中医临床病证大典

总主编
陈仁寿

耳鼻喉科病卷

主编
陈仁寿

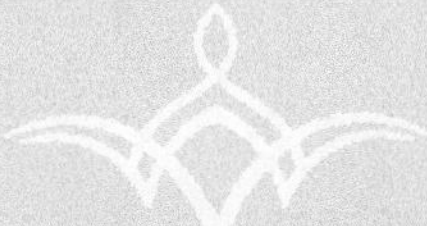

上海科学技术出版社

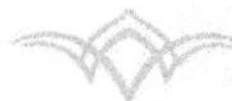

图书在版编目（CIP）数据

中医临床病证大典．耳鼻喉科病卷 / 陈仁寿总主编 ；陈仁寿主编．-- 上海 ：上海科学技术出版社，2023.8
ISBN 978-7-5478-6257-5

Ⅰ．①中… Ⅱ．①陈… Ⅲ．①中医临床②中医五官科学一耳鼻咽喉科学 Ⅳ．①R24②R276.1

中国国家版本馆CIP数据核字(2023)第130243号

中医临床病证大典·耳鼻喉科病卷

总主编　陈仁寿

主　编　陈仁寿

上海世纪出版(集团)有限公司
上 海 科 学 技 术 出 版 社 出版、发行
(上海市闵行区号景路159弄A座9F－10F)
邮政编码 201101　www.sstp.cn
上海新华印刷有限公司印刷
开本 889×1194　1/16　印张 41.25
字数 950 千字
2023年8月第1版　2023年8月第1次印刷
ISBN 978－7－5478－6257－5/R·2798
定价：450.00元

内容提要

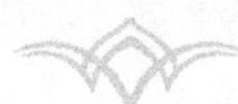

《中医临床病证大典·耳鼻喉科病卷》分为耳病、鼻病、喉病与口齿病四个章节，以中医常见耳鼻喉科疾病（包括口齿病）如耳胀耳闭、耳聋、耳鸣、脓耳、耳疮、鼻疔、鼻痔、鼻槁、鼻渊、喉风、喉痹、喉痈、牙痛、牙宣、口疮、唇风等24个病证为纲，广泛收集历代中医药古籍中的相关论述，选取其精要，分辨病名、辨病因、辨病机、辨病证、论治法、论用方、论用药、医论医案等进行梳理、分类、归纳、评述，阐述历代医家对耳、鼻、喉与口齿病证的命名与内涵、病因病机、临床表现、诊断、治疗、方药等方面的认识，归纳总结历代医家诊治耳、鼻、喉与口齿病证的理论和经验，揭示中医耳、鼻、咽喉与口齿病证的历史沿革与学术源流，展示古代医家对耳、鼻、喉与口齿病证的辨治与认识轨迹。

本书收集资料广泛，遵循中医药规律，立足中医临床，体现传统认识，展示耳鼻喉病证体系，梳理中医辨治方法，为临床提供中医思维与素材，力求使本书成为一部中医耳鼻喉病临床、教学、科研的重要参考工具书，从而既为现代中医临床诊治提供资料与思路，也为中医药科研、新药开发提供有效信息。本书丰富的文献资料及对病证梳理体系，亦可为中医耳鼻咽喉科学教材编写与教学改革提供重要参考。

《耳鼻喉科病卷》编委会

主　编

陈仁寿

副主编

薛　昊

编　委

（以姓氏笔画为序）

马东瑞　王露凝　刘师言　关　洁

吴纪东　陆　跃　陈　悆　陈仁寿

赵君谊　倪圣懿　高加欣　薛　昊

薛文轩

序 言

历代医书以传承为旨，记述中医精粹，启悟后人，可谓功德无量。

对病证之认识，是中医发展过程的一大升华，以病证为目标，则治病可以做到有的放矢。自《黄帝内经》始，可散见有病名或病证的记载，而到了唐代《备急千金要方》，已形成较为系统的五脏分科，对病证及病证系统的认识逐渐深入并丰富，此后更加日益发展。

古人著书立说，擅长总结自己的临床经验，还有一部分熟悉前贤医著的医家，喜欢集解历代医学前贤对病证的认识与治病的思想与经验，并考源与阐释，使分散于众多医书中的内容精华集于同一本医著之中而流传下来。书如明代徐春甫的《古今医统大全》，"撰取历代医源与圣贤立法制方，足为天下准绳者；取诸名医家书与文集，其学本《内经》而方法醇正者。医道以脉为先，分类病证首论病源，病机祖述《内经》与《诸病源候论》"。这种记录中医药文献的范式成了传承中医精华的一种较好的模式，它不仅可以反映历代中医对临床病证的源流与沿革认识，而且较好地将历代对病证认识的精华记述并流传下来。在历史演变过程中，有的著作原书虽已散佚，而正因为有了这一类文献，原书中的全部或部分内容被保存下来，而今天可以从中辑佚原文，以恢复原貌，并且使后人能够十分便捷地查阅到众多古籍中自己所需要的知识。以这种形式所编纂的文献被称为"类书"，它较"丛书"的编纂工作难度要大得多。编纂者不仅需要有校勘古医书的能力，而且知识面要求更广，且要熟悉更多的中医药古籍，还需要将众多文献中的资料进行分门别类、编辑排序、归纳点评，使之成为一种全新的文献著作。

在类书的编纂上，南京中医药大学中医药文献所与中医文献学科团队的《中药大辞典》《中医方剂大辞典》和《中华本草》做出了很好的榜样，这几本书倾注了一大批专家多年的心血和汗水，它们以记录古代方药认识源流为主，并夹有今人的认识与总结，做到了古今交融，均具有划时代的学术价值。今天这个团队的新一代中医药文献学者，鉴于目前对中医临床病证的系统整理工作尚属空缺，为此以所长陈仁寿教授为首精心策划、带领中青年老师共同编纂《中医临床病证大典》，将成为一部反映历代发展源流的中医病证类临床实用性文献。

与前面三部方药类著作相比，关于临床病证的论述在古代文献中更为繁杂，收集与整理起来更加困难。从我已经看到的部分书稿看，这部书前期准备工作十分仔细，编纂中作者们付出了很多的心血。据了解参考古籍文献超过 1 000 部，稿件中将内容分为病名、病因、病机、病证以及用方、用药，还有医论医案，各项内容分门别类，层次清晰；归纳点评，层层递进。在每一项目中的引用文献，大多数按出处年代排列，这样既避免了重复，又能体现中医知识的发展进程。各个小标题与简要概述起到了点睛的作用，能够帮助读者理解古代文献的原意与内涵，省去中医临床工作查阅古籍的时间，随时可以收集到临床常见病证的文献资料，为诊疗提供思路。

从古代病证到现代疾病，其间经过了中医本身对疾病认识的不断演变，又到现代西方医学疾病的明确诊断，故古今“疾病观”存在明显的差异和区别。可以说，古今疾病名称既有相关性，又有明显的区别，如消渴与糖尿病、头痛与高血压，它们既有关联又有区别，如何利用中医传统理论与疾病认识观来辨治现代疾病常常会造成困惑。因此本书的价值还在于，通过对古代病证进行重新考证与辨别，能引起我们进行古今疾病比较，寻找他们之间的异同点。书中的内容大大超出了我们的现有视野，通过这部书可以让我们对中医古代病证有更加深入和充分的认识，或许通过此，能让新一代中医人，充分利用好中医传统的“病证思维”来辨治现代疾病，真正做到古今融合，守正创新。

书中的每一种病证均具有研究的现实价值与意义，尽管中医临床类教材或参考书籍对一些常见病证都有总结，但从古代大量的文献来看，已有总结都不够全面和系统，如从病证的数量来说，内科疾病只有数十种，但是在古代文献中的病证数量远远超过这些。而且现在的内容一般都不全面，古籍中相关的病证内容要比现在一些教材中丰富得多。所以说《中医临床病证大典》为后人研究病证开辟了一道门径，这或许本就是该书的编纂目的所在。

我还希望通过这部对中医病证进行系统整理的著作，能够对重新构建中医病证体系，让今天的中医人能够真正从中医的角度认识病证，构建既符合古代中医传统病证理论，又能为现代医学思维所接受的“中医病证体系”有所启发。

总之，对历代中医病证的整理总结是一项十分艰巨又有价值的研究工作，《中医临床病证大典》

做了很好的尝试工作，希望陈仁寿教授团队在整理总结的基础上，今后能够进一步挖掘中医病证的学术精华，总结古人留下的中医临证学术思想与经验，充分发挥中医古籍中的丰富内涵在诊疗当代疑难病和重大疾病方面的指导作用，真正做到古为今用。

故乐而为序！

周仲瑛

2020.11 于南京

前言

从不同学科角度对中医药文献进行阶段性分类整理研究，一直是历代中医药文献研究领域的重要工作之一，无论是古代的《备急千金要方》《外台秘要》《证类本草》《普济方》《本草纲目》，还是当代的《中药大辞典》《中华本草》《中医方剂大辞典》，均成为划时代的著作，为中医药学术的发展起到了促进作用。《中药大辞典》《中华本草》《中医方剂大辞典》等大型著作的出版，表明现代对中医方药的研究成果已有了全面的系统整理，而对于临床中医病证的系统整理工作一直属于空白，因此有必要对中医病证进行系统整理研究，这是编纂本书的初衷之一。

历史上的医家均十分重视对中医病证的理论和诊治研究，并积累了丰富的文献资料，目前中医临床的分科就是在对古代中医病证研究的基础上产生的，古代医家对病证的认识与研究，对现代中医临床产生了极大的影响。然而通过查阅古代文献可以发现，在古代文献中所记载的病证比我们现在所认识的病证种类要多得多。在临床上也可以发现，有许多病证从现在的教科书上找不出对应的病证，但是从古代文献中可以找到比较相应的认识和治疗方法。所以对于一些疑难杂证，应不忘从古文献中查找治疗方法。即使是一些古今均属常见的病证，也需在中医传统思维下进行辨治，方能起到最佳疗效。

近年来，对中医病证的研究越来越受到重视，许多专家提出应加强对中医临床文献的研究，倡导对中医病证的全面认识。有专家提出“中医临床离不开中医文献的研究”的观点，并举例说明一些疑难杂证在古代文献中可以找到相应的病证，对如何进行治疗具有指导意义，认为对病、证、治的研究是中医临床文献研究的重点，提出要深入挖掘中医文献中有关病证的认识，做到“古为今用”。虽然研究中医病证的相关论文近年来也屡有发表，如水肿、消渴、咳嗽、胃痛等，从认识源流到诊治演变均有归纳和阐释，但大多以单个疾病为主题展开，尚不够系统和全面；部分以古代病证为专题的图书出版物也仅仅以一个或几个疾病为主题进行历代文献的介绍，对内容的分析与分类皆不够深入和细致。

鉴于目前中医临床文献研究的不足及临床需求，我们认为应对历代中医病证文献进行全面而系统的整理和归纳，以病证为纲，从病证名称出处、概念、鉴别、病因病机到治法、方药、病案等进行逐项介绍，从而反映古今中医文献有关各病证的学术发展源流，阐述历代医家对中医病证病因病机、诊断治疗的认识与发展沿革，总结他们诊治各科病证的学术理论和临证经验，编撰完成一部为中医临床、教学、科研提供学习和参考的工具书，既为现代临床诊治提供丰富资料，以提高中医临床诊疗水平，也为中医药科研、新药开发提供有效信息。此外，系统整理研究中医病证及其内容和体系，对中医临床教材与教学方式的改革也将有重要的参考价值。为此，我们一直在计划并实施编纂这样一部大型的中医临床病证文献著作《中医临床病证大典》。经过多年的努力，本书被列入“十三五”国家重点图书出版规划项目，并得到了很多专家与上海科学技术出版社的大力支持。

收载病证的中医古籍浩如烟海，各种病证分散在不同的书籍之中，为此在编纂过程中，我们首先对中医古籍进行目录编排、版本考证，并参考有关病证辞书，制定了文献目标，涉及中医古籍逾1 000种，从中采集各种病证，确定了总目录与各科分目录。接下来以病证为纲，对历代文献进行考证、梳理、分类、简评，对病证正本清源、梳理源流、整理治法、古今对照，从而系统介绍历代文献对临床病证从病名、病因、病机、病证到治法、方剂、药物、医论与医案等内容的论述，尽可能为现代临床提供丰富的古代文献资料。

从古代病证到现代疾病，其间经过了中医本身对疾病认识的不断演变，又到现代西方医学疾病的明确诊断，故古今“疾病观”存在明显的差异和区别。可以说，古今疾病名称既有相关性，又有明显的区别，如消渴与糖尿病、头痛与高血压，它们既有关联又有区别，可以说古代文献中的中医病名与现代某一病名绝对一致者，这样的病证十分稀少。因此本书主要以中医病名为纲，但在分类与分科上，书中或多或少蕴含我们对古今病证（病名）相关性的探索。当然，中医病证（病名）认识下的文献摘录与编排，对于利用好中医传统的“病证思维”来辨治现代疾病，具有很大的指导意义。

中医对病证的认识与现代医学对疾病的认识完全是两条不同的思路，不仅古今病名无法一一对应，而且从现代疾病观的角度看，古代疾病本身也存在混杂的现象，如泄泻与痢疾、胃痛与腹痛、痞病与积病等。对于疾病的认识,今天的中医已经无法完全脱离现代医学的知识,因此我们将一些古代资料尽可能按照不同病证进行分开摘录与表述,但一些无法分开的病证资料只能并存共载,如泄泻与痢疾,宋之前资料混杂较为严重,宋以后尽量做到分开。从现代医学的角度,古代病证的"混杂",或许正是中医病证体系和架构的特征,所以必须予以保留,为中医临床提供"守正"思路与方法。

历代中医药文献对于病证的记载,资料重复甚至抄袭的现象十分严重,我们在编纂过程中,对于重复者尽量予以删除,但有些资料为了保持文献的完整性,部分重复的内容有所保留。按病名、病因、病机到医案分类后的引用资料,均按年代排列。本书的编纂风格,以收载历代医家论述为主,通过建立小标题与撰写概述的方式,对古代文献进行归纳评述,给现代中医临床给予指导。

全书按内、外、妇、儿、眼、耳鼻喉科分类编纂,内科下又分脾胃病、肺系病、肾系病、心系病、肝系病、气血津液与肢体经络病卷等,分不同卷册分批出版。各册之间的内容亦是尽量避免重复,但由于病名的重合以及资料的不可分割,因此少量的重复也在所难免。

本书的编写难度超出预期,不仅涉及资料多、年代跨度长,而且历代文献存在相互摘抄的情况,因此内容重复现象也十分严重,加上很多资料的流传过程中,错漏亦不时存在。为此编纂中尽管允许借助电子图书或现代网络寻找资料线索,但要求认真核对原文,出处也尽量选择最佳版本,以保证原文的正确性。然而,由于工作量巨大,时间有限,加上作者水平的原因,书中错漏难免存在,敬请读者与同行批评指正,以便再版时修正。

编　者

2023. 5

凡 例

一、本书是一部全面介绍中医临床病证的文献类著作，书中对中医药古籍中的主要病证进行梳理、分类、归纳并简述，以便对中医临床病证有一个全面系统整理与展示，可供现代中医临床工作者查阅与参考。

二、全书按脾胃病卷、肾系病卷、肺系病卷、肝系病卷、心系病卷、气血津液病与肢体经络病卷、妇科病卷、儿科病卷、眼科病卷、外科病卷、耳鼻喉科病卷编排，原则上是1卷1册，少数2卷1册。每卷下设若干临床常见病证。

三、内科五脏病及气血津液与肢体经络病每卷下所列病证从常见病到非常见病排序，妇科病、儿科病、眼科病、外科病、耳鼻喉科病基本按照现代中医教材上的疾病分类系统编排。

四、每个病证记录历代有关病名、病因、病机、证候、治法、方剂、药物、医论、医案的文献论述，并对文献进行分类与归纳，通过列出标题或撰写概述，对所摘录的文献进行必要的小结。

1. 辨病名：主要收录历代文献有关该病的名称论述，包括病名的命名方式、分类及其他名称，反映历代对该病病名认识的历史演变。

2. 辨病因：主要收录历代文献对该病有关病因的论述，包括内因、外因、不内外因等各种致病原因。

3. 辨病机：主要收录历代文献对该病有关疾病产生机理的论述。病因与病机的内容常常在一起论述，根据主要论述的角度会将内容收录于辨病因或辨病机项中。

4. 辨病证：主要收录历代文献中关于该病的症候属性（外感内伤、脏腑、寒热、阴阳、缓急）、色脉、吉凶等内容。

5. 论治法：主要收录历代文献中有关该病的治疗大法、原则、禁忌等内容。

6. 论用方：主要收录历代文献中有关该病的治疗处方，包括通用方、某病方，主要是有名方为主，收载少量的无名方。

7. 论用药：主要收录历代文献有关某药治疗该病的论述，药物依照笔画排序。

8. 医论医案：主要收录文献中有关该病治疗思路的论述和/或典型病案。

五、书中引文力求正确，发现有问题者根据校勘原则予以迳改，不出注。原文按照成书年代排列。本书根据编写要求，对古籍原文进行了分割摘录，为了保持句子的完整性，部分原文段落会有少量重复。

目录

第二章 鼻病 · 168

第一章 耳病

第一节 耳胀耳闭

耳胀病名最早见于《幼科医验》，耳闭病名最早见于《黄帝内经》，耳胀耳闭是指以耳中胀满闭塞，闻声不真为主要症状的病证。在文献记载中，耳胀耳闭病证常并见于类中风、崩漏、麻疹、喘嗽、便血等多种病证当中，诸病证兼耳胀耳闭者，辨证治疗可与此互为参考。

【辨病名】

《黄帝内经素问·生气通天论》："阳气者，烦劳则张，精绝辟积，于夏使人煎厥。目盲不可以视，耳闭不可以听，溃溃乎若坏都，汩汩乎不可止。"

《医阶辨证·耳聋耳闭辨》："耳聋，耳不鸣，只不能听，是肾气不通于耳。耳闭，耳中鸣，或痒，或气满不能听，是外声不得入。"

【辨病因】

耳胀耳闭的病因由外因、内因、不内外因组成，主要包括外邪侵袭、劳倦所伤、情志失调以及异物创伤。所感外邪由风、寒、暑、热邪构成，外受风寒，风热，壅遏气机，发为耳闭。内中暑邪，煎熬肾精，精亏耳闭。情志失调，怒则气上，发为耳闭。劳倦内伤，肾精衰惫，发为耳闭。耳部外伤，经络阻滞，发为耳闭。

一、外邪侵袭

《医学正传·卷之二·中暑》："［愚按］《内经》有曰：阳气者，烦劳则张，精绝辟积，于夏使人煎厥，目盲不可以视，耳闭不可以听，愦愦乎若坏都，汩汩乎不可止。是则中暑运厥之候也。"

《苍生司命·卷六利集·耳病证》："《内经》曰：耳为肾之外候。又曰：肾通窍于耳。盖耳之所主者精，精气调和，肾气充足，则耳闻而聪。若劳伤气血，风热袭虚，使精脱肾惫，则耳闭而聋。"

《绛雪园古方选注·下卷·附耳鼻科·益肾散》："假如风虚耳闭，阴阳乍隔，脉道不利，经气冲击，鼓动听户，而作嘈嘈风雨诸声者，考诸方书，皆以桂星散为主方。"

《罗氏会约医镜·卷之六·杂证·论耳病》："凡耳痛、耳鸣、耳闭、耳聋，当辨虚实，而后症可治也……此外又有……邪闭者，因风寒外感，邪传少阳而然，宜和解之。"

《沈菊人医案·卷上·头痛耳胀》："风热郁于少阳、阳明，耳胀，流水，脉弦数。"

二、劳倦所伤

《儒门事亲·卷三·九气感疾更相为治衍二十六》："劳气所至，为咽噎病，为喘促，为嗽血，为腰痛、骨痿，为肺鸣，为高骨坏，为阴痿，为唾血，为瞑视，为耳闭，男为少精，女为不月，衰甚则溃溃乎若坏都，汩汩乎不可止。"

《三元参赞延寿书·卷之一·欲不可纵》："《书》云：肾阴内属于耳中，膀胱脉出于目眦，目盲所视，耳闭厥聪，斯乃房之为患也。"

《苍生司命·卷六利集·耳病证》："若劳伤气血，风热袭虚，使精脱肾惫，则耳闭而聋。"

《医方集宜·卷之六·耳门·病源》："有大病后耳闭不闻，皆虚之候。然虽不一，未有不因劳伤血精，使邪气乘虚而入也。"

《医学入门·外集卷四·杂病分类·内伤类》："夏月劳役犯房，以致阳气烦扰，目盲耳闭，《内经》谓之煎厥，言热气煎逼，损肾与膀胱而成也。"

《证治汇补·卷之一·提纲门·暑症》:“若或劳役犯房,精血内耗。阴火沸腾,致目盲不明,耳闭不聪,举动懒倦,失其常度,五心烦热,如火燔灼。名曰煎厥。(《内经》)”

三、情志失调

《丹溪手镜·卷之上·五脏》:“怒,为呕血飧泄,胸满胁痛,食则气逆而不下,为喘渴烦心,为消瘅肥气,目盲,耳闭,筋缓。怒伤肝,为气逆,悲治怒。”

《临证指南医案·卷八·耳》:某,风木之郁,耳胀欲闭……倪(十三),因大声喊叫,致右耳失聪。想外触惊气,内应肝胆,胆脉络耳。震动其火风之威,亦能郁而阻窍。

四、异物创伤

《彤园医书(外科)·卷之二外科病症·耳部》:“耳结,外因取耳剔伤海底,初则胀痛流脓,渐渐干涩,耳闭不通,脓结成挺,撑耳硬痛。”

【辨病机】

耳胀耳闭病机或为外感风寒、风热邪气,壅遏于耳,发为耳闭;或内中暑邪,煎迫阴精,耳道失于濡养,又兼虚火上炎,发为耳闭;或由情志失调,肝胆气郁,阳气上逆,闭塞清道,发为耳闭;或由肾阳不足,耳部失于温煦,发为耳闭;或由脾失运化,湿热内生,热伤肾阴,发为耳闭;或由耳道所伤,气血经络受损,耳部功能失常,发为耳闭。总之,耳胀耳闭或由肾中阴阳不足,或由肝胆心经实火上逆,亦或耳道外受创伤,其最主要的病机为肾阴亏虚与气火上逆。

一、肾阴亏虚

《黄帝内经太素·卷第三·阴阳·调阴阳》:“目盲不可以视,耳闭不可以听。(精绝则肾腑足太阳脉衰,足太阳脉起目内眦,故太阳衰者即目盲也。精绝肾虚,则肾官不能听也)”

《医学纲目·卷之一·阴阳脏腑部·阴阳》:“辟,偏也,盖阳者,视听动作之体也。若烦劳而不清静,则视听动作所张之精竭绝偏枯,至夏月而剧,故目盲耳闭而视听失,溃溃汩汩而动作废。”

《医学原理·卷之七·耳症门·治耳聋大法》:“耳属足少阴,为肾家之寄薮,所主者精,若精元充足,则耳闻而聪,苟精脱肾惫,则耳鸣耳闭之症作矣。”

《周慎斋遗书·卷七·阴虚》:“或耳鸣如波涛、蝉鸣、鹊噪、琴瑟之声,或耳闭不能听,至夜多梦,睡时惊骇不宁,魂飞魄荡,喜暗恶明而怕见人,或妄见鼠窜蛇行、孩童前后相戏,自觉手足脱落,或头玲珠堕下,或见有人同伴同眠,或鬓发显然如有人揪扯,各样异患不一,总皆肾虚阴不足,火动变见之故也。”

《辨证录·卷之三·耳痛门》:“夫肾开窍于耳,肾气不足则耳闭。然耳闭之前必痛而后闭,何也?盖肾火冲之也,火冲而不得出,则火之路塞而不通,于是火不再走于耳而成聋矣。”

二、肾阳不足

《医学入门·外集卷三·病机·外感》:“脉微,面黑,善恐,耳闭,气逆而泄兼肾有寒也。”

三、气火上逆

《丹溪手镜·卷之上·五脏》:“怒,为呕血飧泄,胸满胁痛,食则气逆而不下,为喘渴烦心,为消瘅肥气,目盲,耳闭,筋缓。怒伤肝,为气逆,悲治怒。”

《医经溯洄集·煎厥论》:“及其过动而张,亦即阳气亢极而成火耳。阳盛则阴衰,故精绝。水不制火,故亢。火郁积之甚,又当夏月火旺之时,故使人烦热之极。若煎迫然,而气逆上也。火炎气逆,故目盲耳闭,而无所用。此阳极欲绝,故其精败神去,不可复生。若堤防之崩坏,而所储之水奔散滂流,莫能以遏之矣。夫病至于此,是坏之极矣。”

《疡医大全·卷十三·正面耳颏部·耳鸣门主论》:“陈实功曰:心肾不交,心劳则火上炎,气结则不下降。盖肾开窍于耳,故心火乘之,遂有耳鸣耳闭之患矣。(《正宗》)”

《罗氏会约医镜·卷之六·杂证·论耳病》:“凡耳痛、耳鸣、耳闭、耳聋,当辨虚实,而后症可治也……此外又有火闭者,因诸经之火,壅塞清道,其症或烦热,或头面赤肿者皆是,宜清之。气闭者,因肝、胆气逆,必忧郁恚怒而然,宜顺气舒心。”

《中风斠诠·卷第一·中风总论》:“目盲不可

视，耳闭不可听，则即‘五脏生成篇’之所谓徇蒙招尤、目冥耳聋，已是天旋地旋、日月无光之候。更申之以愦愦乎、汩汩乎二句，无非形容其昏然无识、莫名所苦之状。谓非肝阳暴动、眩晕昏昧、猝厥猝仆之病而何？”

四、外邪壅遏

《罗氏会约医镜·卷之六·杂证·论耳病》：“凡耳痛、耳鸣、耳闭、耳聋，当辨虚实，而后症可治也……此外又有……邪闭者，因风寒外感，邪传少阳而然，宜和解之。”

《沈菊人医案·卷上·头痛耳胀》：“风热郁于少阳、阳明，耳胀，流水，脉弦数。”

五、窍伤气滞

《景岳全书·卷之二十七必集·杂证谟·耳证》：“窍伤则气窒，窒则闭也。”“窍闭者，必因损伤，或挖伤者，或雷炮之震伤者，或患聤耳溃脓不止，而坏其窍者，是宜用开通之法，以治之也。”

《彤园医书（外科）·卷之二 外科病症·耳部》：“耳结，外因取耳剔伤海底，初则胀痛流脓，渐渐干涩，耳闭不通，脓结成挺，撑耳硬痛。”

六、湿热阴伤

《延陵弟子纪要·桐泾桥孙·憩岩杨》：“中虚湿热生痰生饮，为咳为嗽，甚至为喘，喘出于肺，关于肾肺，病及肾水，失金之母也，如此日虚一日，而所患之湿热蒄蒸于内，化热伤阴，溺黄，口干，味苦，苔白，脘痞，头昏，耳闭，小有寒热等证。”

【辨病证】

一、辨外感内伤

外感以风热、风寒、暑热为主，内伤以情志、饮食、劳伤为主。

1. 外感

《医学正传·卷之二·中暑》：“［愚按］《内经》有曰：阳气者，烦劳则张，精绝辟积，于夏使人煎厥，目盲不可以视，耳闭不可以听，愦愦乎若坏都，汩汩乎不可止。是则中暑运厥之候也。”

《绛雪园古方选注·下卷·附耳鼻科·益肾散》：“假如风虚耳闭，阴阳乍隔，脉道不利，经气冲击，鼓动听户，而作嘈嘈风雨诸声者，考诸方书，皆以桂星散为主方。”

《罗氏会约医镜·卷之六·杂证·论耳病》：“凡耳痛、耳鸣、耳闭、耳聋，当辨虚实，而后症可治也……此外又有……邪闭者，因风寒外感，邪传少阳而然，宜和解之。”

《沈菊人医案·卷上·头痛耳胀》：“风热郁于少阳、阳明，耳胀，流水，脉弦数。”

2. 内伤

《儒门事亲·卷三·九气感疾更相为治衍二十六》：“劳气所至，为咽噎病，为喘促，为嗽血，为腰痛、骨痿，为肺鸣，为高骨坏，为阴痿，为唾血，为瞑视，为耳闭，男为少精，女为不月，衰甚则溃溃乎若坏都，汩汩乎不可止。”

《三元参赞延寿书·卷之一·欲不可纵》：“《书》云：肾阴内属于耳中，膀胱脉出于目眦，目盲所视，耳闭厥聪，斯乃房之为患也。”

《丹溪手镜·卷之上·五脏》：“怒，为呕血飧泄，胸满胁痛，食则气逆而不下，为喘渴烦心，为消瘅肥气，目盲，耳闭，筋缓。怒伤肝，为气逆，悲治怒。”

《苍生司命·卷六利集·耳病证》：“若劳伤气血，风热袭虚，使精脱肾惫，则耳闭而聋。”

《医方集宜·卷之六·耳门·病源》：“有大病后耳闭不闻，皆虚之候。然虽不一，未有不因劳伤血精使邪气乘虚而入也。”

《证治汇补·卷之一·提纲门·暑症》：“若或劳役犯房，精血内耗。阴火沸腾，致目盲不明，耳闭不聪，举动懒倦，失其常度，五心烦热，如火燔灼，名曰煎厥。（《内经》）”

《延陵弟子纪要·桐泾桥孙·憩岩杨》：“中虚湿热生痰生饮，为咳为嗽，甚至为喘，喘出于肺，关于肾，肺病及肾水，失金之母也，如此日虚一日，而所患之湿热蒄蒸于内，化热伤阴，溺黄，口干，味苦，苔白，脘痞，头昏，耳闭，小有寒热等证。”

二、辨虚实

《罗氏会约医镜·卷之六·杂证·论耳病》：“凡耳痛、耳鸣、耳闭、耳聋，当辨虚实，而后症可治也。暴病者多实，久病者多虚。少壮热盛者多实，中衰无火者多虚。饮酒味厚，素有痰火者多实；质清脉细，素行劳苦者多虚。”

三、辨阴阳

《医学纲目・卷之一・阴阳脏腑部・阴阳》："辟，偏也，盖阳者，视听动作之体也。若烦劳而不清静，则视听动作所张之精竭绝偏枯，至夏月而剧，故目盲耳闭而视听失，溃溃汩汩而动作废。"

"或曰郑康成云：口鼻之呼吸，为魂；耳目之聪明，为魄。夫魄者，阴血也，耳目之聪明乃阴血所为，今《经》言阳气烦劳则目盲耳闭者，何也？曰：以耳目与口鼻对言则口鼻为阳，耳目为阴。以耳目口鼻与脏腑对言，则耳目口鼻为阳，脏腑为阴。故阳气行阳二十五度，于身体之外，则耳目口鼻皆受阳气，所以能知觉视听动作而寤；行阴二十五度于脏腑之内，则耳目口鼻无阳气运动，所以不能知觉而寐，聪明者岂非阳气为之乎。夫人之耳目犹月之质也，月质必受日光所加始能明，耳目亦必受阳气所加始能聪明，是故耳目之阴血虚，则阳气之加，无以受之，而视听之聪明失。耳目之阳气虚，则阴血不能自施，而聪明亦失。是故耳目之聪明必阴血阳气相须始能视听也。"

《绛雪园古方选注・中卷・内科・茯神汤》："'生气通天论'曰：烦劳则张，精绝者是。劳则阴精内绝，不交外阳，致阳气张大也。辟积于夏，使人煎厥者，朱子曰：辟，如驱；辟积，辟蹙也；煎，炎蒸热极也，阳气张大不能治。辟蹙至夏，而天气炎蒸，阴精愈竭，乃为煎厥，此以内外论厥也。处方当从益阴为主，河间选用《圣济》人参汤实脾，莫若《圣济》之茯神汤为切近。何则？目盲不可以视，肝精不交于阳也，以葳蕤、羚羊角、北沙参、枣仁凉肝热，救阴精；耳闭不可以听，肾精不承于阳也，以远志通调肾经不足之气，五味子收摄肾经耗散之精。溃溃乎若坏都，汩汩乎不可止，乃神气散驰不守，以茯神、龙骨收肝肾散漫之阳，补救阴阳，纤悉毕贯矣。"

四、辨脏腑

耳部气机受各脏腑共同调节，心寄窍于耳，肾在窍为耳，足厥阴肝经络于耳。耳胀耳闭与心、肝、肾密切相关。

《王九峰医案（二）・上卷・痰饮》："相火内寄于肝，听命于心。心为一身之主宰，肾为十二脉之根本。操劳不寐，心肾不交，阴不敛阳，不能和气，气有升无降，所以耳闭不聪也。"

《延陵弟子纪要・桐泾桥孙・憩岩杨》："中虚湿热生痰生饮，为咳为嗽，甚至为喘，喘出于肺，关于肾，肺病及肾水，失金之母也，如此日虚一日，而所患之湿热菀蒸于内，化热伤阴，溺黄，口干，味苦，苔白，脘痞，头昏，耳闭，小有寒热等证。"

1. 肾虚

《苍生司命・卷六利集・耳病证》："《内经》曰：耳为肾之外候。又曰：肾通窍于耳。盖耳之所主者精，精气调和，肾气充足，则耳闻而聪。若劳伤气血，风热袭虚，使精脱肾惫，则耳闭而聋。"

《周慎斋遗书・卷七・阴虚》："或耳鸣如波涛、蝉鸣、鹊噪、琴瑟之声，或耳闭不能听，至夜多梦，睡时惊骇不宁，魂飞魄荡，喜暗恶明而怕见人，或妄见鼠窜蛇行、孩童前后相戏，自觉手足脱落，或头玲珠堕下，或见有人同伴同眠，或鬓发显然如有人揪扯，各样异患不一，总皆肾虚阴不足，火动变见之故也。"

《医学入门・外集卷三・病机・外感》："脉微，面黑，善恐，耳闭，气逆而泄兼肾有寒也。"

《赤水玄珠・第十七卷・伤寒门・伤寒五脏受病脉证相克诀》："肾家面黑爪甲青，耳闭足寒泄腹疼。"

《辨证录・卷之三・耳痛门》："夫肾开窍于耳，肾气不足则耳闭。然耳闭之前必痛，而后闭何也？盖肾火冲之也，火冲而不得出，则火之路塞而不通，于是火不再走于耳而成聋矣。"

《寿世传真・修养宜堤防疾病第七・肾脏》："面色黑悴者，肾竭也；齿动而疼者，肾炎也；耳闭耳鸣者，肾虚也。"

2. 心劳

《绛雪园古方选注・下卷・附耳鼻科・益肾散》："若水衰火实，热郁于上，而听户玄府窒塞，清神不能通泄而重听者，以犀角饮子独治心经，俾清明之气，上通于舌，而走于寄窍，则耳受之而听亦聪矣。"

《疡医大全・卷十三・正面耳颊部・耳鸣门主论》："陈实功曰：心肾不交，心劳则火上炎，气结则不下降。盖肾开窍于耳，故心火乘之，遂有耳鸣耳闭之患矣。（《正宗》）"

3. 肝火

《圣济总录・卷第四十一・肝脏门・煎厥》：

"论曰：《内经》谓阳气者烦劳则张精绝，辟积于夏，使人煎厥，目盲不可以视，耳闭不可以听，溃溃乎若坏都，汩汩乎不可止。夫阳气者卫外而为固也，起居有常，喜怒调节，则志气治而阳不扰，若动作烦劳，气乃张大，阳气张大则真气耗而精绝。积至于夏，阳气益盛，则卫外者躁而不静，此其证所以煎迫而厥逆，视听昏塞，溃溃汩汩，莫知所以然也。《内经》又曰，少气善怒者，阳气不治，则阳气不得出，肝气当治而未得，故善怒，名曰煎厥；亦以谓阳气抑郁于内，不得其平，故气煎迫而厥逆也。"

《临证指南医案·卷八·耳》：某，风木之郁，耳胀欲闭……倪（十三），因大声喊叫，致右耳失聪。想外触惊气，内应肝胆，胆脉络耳。震动其火风之威，亦能郁而阻窍。

《中风斠诠·卷第二·内风暴动之脉因证治·第六节论肝阳宜于潜镇》："若其肝火之炽盛者，则气火嚣张，声色俱厉，脉必弦劲实大，症必气粗息高，或则扬手掷足，或则暴怒躁烦，耳胀头鸣，顶巅俱痛。"

《汪艺香先生医案·下》"《内经》脏象，肝生于左。耳胀而痒，腹胀而撑，皆盛于左者，肝家风火之象也。"

五、辨脉

《古今医统大全·卷之四·内经脉候·统属诊法候病》："尺逢浮紧……按涩则为耳闭。"

《脉理集要·原序要略·统属诊法》："左尺浮紧，腰足疼急，沉紧腹痛，小便短涩，浮紧沉涩，兼虚耳闭。左尺逢弱，骨疼酸体，小便频数，肾虚耳闭，右尺弱泻，兼涩失气。"

《四诊抉微·卷之七·切诊·弱（阴）》："分部诗：寸弱阳虚病可知，关为胃弱与脾衰，欲求阳陷阴虚病，须把神门两部推。滑伯仁曰：精气不足，故脉痿弱而不振，为痼冷、为烘热、为虚汗。方谷曰：为痿痓，为厥逆，为血虚，为气少及力乏，为伤精及损血，为耳闭，为眩晕。"

【论治法】

耳胀耳闭病因病机诸多，气逆者宜导气降逆，阴虚宜补阴，实火宜清降，外感寒热则宜祛风散寒。以攻补兼施，导气通闭为治疗大法。

一、概论

《医方集宜·卷之六·耳门·病源》："有大病后耳闭不闻，皆虚之候。然虽不一，未有不因劳伤血精使邪气乘虚而入也。治疗之法必当祛散风热、平和血气、固精远色，斯无聋闭之症矣。"

《景岳全书·卷之二十七必集·杂证谟·耳证》："一，火盛而耳鸣耳闭者，当察火之微甚，及体质之强弱而清之降之。火之甚者，宜抽薪饮、大分清饮、当归龙荟丸之类主之。火之微者，宜徙薪饮主之。兼阴虚者，宜加减一阴煎、清化饮之类主之。兼痰者，宜清膈饮主之。一，气逆而闭者，宜六安煎加香附、丹皮、厚朴、枳壳之类主之。气逆兼火者，宜加山栀、龙胆草、天花粉之类主之。气逆兼风寒者，加川芎、细辛、苏叶、菖蒲、蔓荆子、柴胡之类主之。一，虚闭证，凡十二经脉皆有所主，而又惟肝肾为最，若老年衰弱，及素禀阴虚之人，皆宜以大补元煎，或左归、右归丸、肉苁蓉丸，或十全大补汤之类主之。若忧愁思虑太过而聋者，宜平补镇心丹、辰砂妙香散之类主之。若阳虚于上者，宜补中益气汤、归脾汤之类主之。凡诸补剂中，或以川芎、石菖蒲、远志、细辛、升麻、柴胡之类，皆可随宜加用，但因虚而闭或已久者，终不易愈耳。一，窍闭证，非因气血之咎而病在窍也，当用法以通之。《经验方》：用巴豆一粒，蜡裹，以针刺孔令透，塞耳中。又古法以酒浸针砂一日，至晚去砂，将酒含口中，用活磁石一块，绵裹塞耳，左聋塞左，右聋塞右，此导气通闭法也。凡耳窍或损，或塞，或震伤，以致暴聋，或鸣不止者，即宜以手中指于耳窍中轻轻按捺，随捺随放，随放随捺，或轻轻摇动以引其气，捺之数次，其气必至，气至则窍自通矣。凡值此者，若不速为引导，恐因而渐闭，而竟至不开耳。"

《绛雪园古方选注·下卷·附耳鼻科·益肾散》："《经》言：耳者肾之窍，而心亦寄窍于耳，除膀胱心包络外，其余十经之络脉，皆入耳中，故其受邪不一，而所因所治亦不一，当各随其经以为治；风为之疏散，热为之清利，气厥则为之通其肾气，镇其逆气。假如风虚耳闭，阴阳乍隔，脉道不利，经气冲击，鼓动听户，而作嘈嘈风雨诸声者，考诸方书，皆以桂星散为主方。取其官桂从里透表，南星从表达里，佐以六经之药，分布于入耳之络脉，以宣脏腑之气，是仅与人以规矩也。后贤权衡在手，揆度病情，酌而用之，其利溥矣。若水衰火实，热郁于上，而听户玄府窒塞，清神不能通泄而重听者，以犀角饮子独治心经，俾清明之气，上通于舌，而走于寄窍，则耳受之而听亦聪矣。又若非风、非热、非精脱，而属于肾劳气厥者，耳中浑浑焞焞，闭塞不聪，此即《经》言地气冒明也，由于肾经浊阴上逆，蒙蔽其阳，治以益肾散，辛热发其阳，重坠镇其逆。然亦不可久服。河间、洁古二老论曰：耳目不可以温补也。喻嘉言曰：凡治年高肾气逆上而耳不聪者，当以磁石镇之，但性主下吸，不能制肝木之上吸，须佐以地黄、山药等群阴之药辅之，令阴气自王于本宫，不上触于阳窍，自然空旷无碍而能听矣，是亦治肾虚耳聋之良图也。至于精髓告竭，宗脉耗损者，即有填补之方，终难复聪，不复多赘。”

二、滋阴降火论治

《周慎斋遗书·卷七·阴虚》：“或胸前、两足内忽然作热，有如电状，来无常度，去亦无定，口鼻出入气息时有焦腐之气，痞痹不安而呻吟，唇红舌焦而燥黑，足心似炙，气从脐下入腹，或唇舌、小腹、两胁如火烙，或腰痛如折，骨痿不能起床，遍体疼痛，舌本强而不能言，此少阴之脉系舌本故也。或耳鸣如波涛、蝉鸣、鹊噪、琴瑟之声，或耳闭不能听，至夜多梦，睡时惊骇不宁，魂飞魄荡，喜暗恶明而怕见人，或妄见鼠窜蛇行、孩童前后相戏，自觉手足脱落，或头玲珠堕下，或见有人同伴同眠，或鬓发显然如有人揪扯，各样异患不一，总皆肾虚阴不足，火动变见之故也。此不可妄为痰火，遽用燥烈苦寒之药，亦不可执丹溪之法，一例以四物汤加知、柏之类治之。夫知、柏、芩、连，泄有余之火，用之得当，则能祛邪，而元气自复，故有裨益；若真元不足，而亦以此用之，反泻天真，以致大便泄泻，饮食少进，胃气虚而肌肉削，往往致死，不可胜计。又不可执阳旺能生阴之说，治以补中。初用一二帖，略以为中病，久泥于此，岂不谬哉！若房劳伤肾，只宜补水益元汤加减，而诸证悉愈。或有津液之阴不足而火动，发热恶寒；又有精髓之阴不足而火动，则口干舌燥；又有营血之阴不足而火动，遗精梦泄。”

《辨证录·卷之三·耳痛门》：“夫肾开窍于耳，肾气不足则耳闭。然耳闭之前必痛，而后闭何也？盖肾火冲之也，火冲而不得出，则火之路塞而不通，于是火不再走于耳而成聋矣。但火既上冲于耳，而火之路何以致塞？盖火邪上冲耳窍之内，如有物塞之状，故此等之病，必须速治，否则成聋而难治矣。方用益水平火汤：熟地一两，生地一两，麦冬一两，玄参一两，菖蒲一钱，水煎服。一剂而痛止，二剂而响息，三剂而全愈，而耳不再聋也。

四味乃补水之药，又能于水中泻火，且不损伤肾气，则肾火自降。菖蒲引肾气而上通，火得路而上达，又何有阻抑之虞乎。此等之病，老人最多，老人耳聋，虽高寿之征，似可不必施治。不知已成之聋不必治，未成之聋正不可不治也。此方治已聋者尚有奇功，矧治未聋之耳，有不取效者哉。”

《杂病源流犀烛·卷八·虚损痨瘵源流》：“煎厥症治，《入门》曰：煎厥而至目盲所视，耳闭厥听，大矣哉，房之为患也，治法宜与阴虚火动同。”

三、虚实寒热论治

《医学原理·卷之七·耳症门·治耳聋大法》：“耳属足少阴，为肾家之寄薮，所主者精，若精元充足，则耳闻而聪；苟精脱肾惫，则耳鸣耳闭之症作矣。多因阴虚火动，用补元虎潜丸，或滋阴大补丸皆好。虽然，又有气厥而聋者，乃湿热郁于耳中，而作肿痛，宜凉膈散加酒炒大黄、黄芩、酒浸防风、荆芥、羌活；若是耳中水流，加枯矾吹之。”

《周慎斋遗书·卷七·阴虚》：“《内经》言天气不足，地气乘之；地气不足，天气乘之。昼剧则阳不足，夜剧则阴不足。又有营血衰少，感冒风寒，邪入阴分，午夜发热，宜四物加降火清热之味则愈；或大怒伤肝而内动风热，致气血错乱，留滞阴分发热者，宜疏肝补阴清热则愈。有因饮食惊恐与食相挟，致伤阴气，留滞于阴分而为患者，此阴分受伤，至夜发热，而似乎阴虚火动，其证不同，必须穷本求源，庶几医无谬妄，而病无横夭。《经》云：阳火易救，阴火难扶，若真阴虚弱，药非百剂，功非岁月，何能全愈？其他外来有余之邪及过餐炙煿膏粱厚味，以致病热为患者，非惟黄芩、黄连、知母、石膏之类可用，即硝、黄亦不顾矣。虽然亦可用之于壮盛，若元气衰弱，当先补元气，而后祛邪，如邪盛，又当攻补兼施，量其虚实而施治，斯为善矣。”

《本草纲目·序例上·脏腑虚实标本用药式》："肝，标病：寒热疟，头痛吐涎，目赤面青，多怒，耳闭颊肿，筋挛卵缩，丈夫㿗疝，女人少腹肿痛、阴病。

有余泻之。泻子：甘草。行气：香附、芎䓖、瞿麦、牵牛、青橘皮；行血：红花、鳖甲、桃仁、莪术、京三棱、穿山甲、大黄、水蛭、虻虫、苏木、牡丹皮；镇惊：雄黄、金箔、铁落、真珠、代赭石、夜明砂、胡粉、银箔、铅丹、龙骨、石决明；搜风：羌活、荆芥、薄荷、槐子、蔓荆子、白花蛇、独活、防风、皂荚、乌头、白附子、僵蚕、蝉蜕。

不足补之。补母：枸杞、杜仲、狗脊、熟地黄、苦参、萆薢、阿胶、菟丝子；补血：当归、牛膝、续断、白芍药、血竭、没药、芎䓖；补气：天麻、柏子仁、白术、菊花、细辛、密蒙花、决明、谷精草、生姜。

本热寒之。泻木：芍药、乌梅、泽泻；泻火：黄连、龙胆草、黄芩、苦茶、猪胆；攻里：大黄。

标热发之。和解：柴胡、半夏；解肌：桂枝、麻黄。"

《中风斠诠·卷第二·内风暴动之脉因证治·第六节论肝阳宜于潜镇》："若其肝火之炽盛者，则气火嚣张，声色俱厉，脉必弦劲实大，症必气粗息高，或则扬手掷足，或则暴怒躁烦、耳胀头鸣、顶巅俱痛，则非羚羊角之柔肝抑木、神化通灵者，不能驾驭其方张之势焰，抑遏其奋迅之波澜。而古方如龙胆泻肝汤、当归龙荟丸、抑青丸等，皆是伐木之利器，亦可因时制宜，随证择用。"

四、从脉论治

《医灯续焰·卷二·浮脉主病第十六》："《素问·生气通天论》曰：阳气者，烦劳则张，精绝辟积。于夏使人煎厥，目盲不可以视，耳闭不可以听。溃溃乎若坏都，汩汩乎不可止。盖言阳气清净，烦劳则阳精张散而竭绝。积于夏长之时，当振发而反退陷，故变病如上，是名煎厥。煎厥者，气应振而反靡，应出而反入，如煎迫之自外及里，煎熬之由多渐少，即《难经·十四难》所谓自皮毛以及于骨之五损，从上下者是也。今之五劳六极，虚怯损瘵，皆煎厥之类。阳主浮，以其因于耗阳，故脉浮微耳（宜十全大补汤、生脉散、大造丸、四君子汤、八珍汤之类）。脉浮而濡，衰薄之甚，仅有其上，若无其下，故主阴虚（宜四物汤、六味丸之类）。若浮而散，则又阴虚之极矣。阳在外，阴之使；阴在内，阳之守。阴虚极而不能为守，则阳无所依，浮越而散，略无阴凝内敛之象，故阴虚剧。然而孤精于内，气耗于外，谓之阴阳两虚亦可（宜十全大补汤、金匮肾气丸之类）。脉浮弦者痰饮，痰饮何自而生乎？《素问·经脉别论》曰：饮食入胃，游溢精气，上输于脾。脾气散精，上归于肺。通调水道，下输膀胱，水精四布，五经并行。又'营卫生会篇'曰：上焦如雾，中焦如沤，下焦如渎。二说虽殊，其理则一。方饮之由胃游溢而上输于脾也，腐熟如酒酵之喷发，炊釜之沸腾，即中焦之如沤。由脾散精而上归于肺也，拔粹升纯，氤氲若噀，即上焦之如雾。由肺之通调而下输膀胱也，气化开通，溲便注泄，即下焦之如渎。名虽有三，实则一气。若气虚寒不运，则饮亦停留不行，随不运之处停留，则随停留之处见病矣。大约暴则为饮，久则成痰。清薄则为饮，浊厚则成痰；寒多则为饮，热多则成痰。熬汁收膏，煮水结盐之义也。弦乃阴脉，为阳不足。仲景云：弦为阳运，正言阳之不能运也。又云：沉潜水蓄，支饮急弦，俱言阳气衰弱，不能运行其饮，故见此弦敛不鼓之脉耳（宜《金匮》苓桂术甘汤、小青龙汤之类）。水饮应沉，而言浮者，当在上焦。若浮而滑，则非弦敛不鼓之脉，寒当化热，饮当成痰，此必然之理也（宜二陈汤，或栀、芩、花粉、玄明粉之类）。"

五、补阴救阳论治

《绛雪园古方选注·中卷·内科·茯神汤》："'生气通天论'曰：烦劳则张，精绝者是。劳则阴精内绝，不交外阳，致阳气张大也。辟积于夏，使人煎厥者，朱子曰：辟，如驱；辟积，辟蹙也；煎，炎蒸热极也，阳气张大不能治。辟蹙至夏，而天气炎蒸，阴精愈竭，乃为煎厥，此以内外论厥也。处方当从益阴为主，河间选用《圣济》人参汤实脾，莫若《圣济》之茯神汤为切近。何则？目盲不可以视，肝精不交于阳也，以葳蕤、羚羊角、北沙参、枣仁凉肝热，救阴精；耳闭不可以听，肾精不承于阳也，以远志通调肾经不足之气，五味子收摄肾经耗散之精。溃溃乎若坏都，汩汩乎不可止，乃神气散驰不守，以茯神、龙骨收肝肾散漫之阳，补救阴阳，纤悉毕贯矣。"

六、针灸治法

《针经指南·流注通玄指要赋》:“耳闭须听会而治也,眼痛则合谷以推之。”

七、养生功法

《养生导引秘籍·养生导引法全·老人门》:“三焦嘻,主颊痛、喉痹、耳闭浑浑然。”

八、按摩疗法

《动功按摩秘诀·耳症》:“设有耳闭者,可于翳风穴掐五七十度,擦五七十度,兼静功。翳风穴乃手少阳三焦经,在于耳后尖角陷中,开口便得穴。兼治鼠疮、瘰疬、项间痰咳、咽喉疼痛并皆治之。”

【论用方】

一、治耳胀耳闭专方

1. 人参汤(《圣济总录·卷第四十一·肝脏门·煎厥》)

治煎厥气逆,头目昏愦,视听不明,少气善怒。

人参　远志(去心)　赤茯苓(去黑皮)　防风(去叉,各二两)　芍药　麦门冬(去心)　陈橘皮(汤浸去白,焙)　白术(各一两)

上八味,锉如麻豆。每服五钱匕,水一盏半煎取八分,去滓温服日再。

2. 龙骨丸(《圣济总录·卷第四十一·肝脏门·煎厥》)

治阳气内郁,肝气不治,少气善怒,视听昏塞,煎迫厥逆。

龙骨　白茯苓(去黑皮)　远志(去心)　防风(去叉)　人参　柏子仁(别捣)　犀角(镑)　生干地黄(焙,各一两)　牡蛎(一两半,烧研如粉)

上九味,除柏子仁外,捣罗为末,同拌匀,入煮枣肉二两,炼蜜和杵数百下,丸如梧桐子大。每服三十丸,粥饮下,空心食前。

3. 定志豁痰汤(《医方集宜·卷之六·耳门·治方》)

治痰上攻,与气相搏,作鸣,如人言语或心神不宁,多言,耳闭。

茯神　陈皮　生地黄　黄连　远志　枳壳　半夏　石菖蒲　青皮　防风　桔梗　麦门冬　黄芩(酒炒)　甘草　薄荷

水二钟,姜三片,灯心十根,食远服。

4. 补元益阴汤(《周慎斋遗书·卷七·阴虚》)

若耳闭咳唾呻吟,肌骸骨痿腰折,并以补元益阴汤佐桂以从。

熟地(三钱)　当归　生地　枣仁(各二钱)　白芍　甘草　茯神(各一钱)　麦冬(一钱五分)

5. 防风通圣散(《仁术便览·卷一·伤寒》)

治风寒暑饥饱劳役,及伤寒表不解,半入于里,下症未全,下后燥热怫结于心,内烦懊侬不得眠,脏腑积热,燥渴,唇焦,咽燥,喉痹,目赤,耳闭,口舌生疮,咳唾稠黏,谵语狂妄,肠胃燥涩,便秘溺结,及风热壅滞,并治之。

防风　川芎　当归　芍药　大黄　薄荷　麻黄　连翘　芒硝(各五钱)　石膏　黄芩　桔梗(各一两)　滑石(三两)　甘草(三两)　荆芥　白术　栀子(各二钱半)

上每服一两,水二钟,姜三片,煎服。耳聋加菖蒲,去芒硝。涎嗽加半夏。一方有砂仁无硝。大头面肿病,加葛根、鼠粘子。

6. 聪耳四物汤(《鲁府禁方·卷三康集·妇人》)

治耳闭。

当归(酒洗)　川芎　赤芍　生地黄(各一钱)　石菖蒲　酸枣仁(炒)　白芷　木通　枳壳(麸炒)　青皮(去穰)　荆芥　薄荷　藁本(各七分)　甘草(二分)

上锉,水煎,食后服。

7. 荆芥散(《赤水玄珠·第三卷·耳门·耳聋耳鸣》)

风热上壅,耳闭塞或耳鸣,及出脓。

防风　荆芥　升麻　甘菊　木通　黄芩(炒)　羌活　甘草　蔓荆子

水煎服。

8. 地黄汤(《赤水玄珠·第三卷·耳门·耳聋耳鸣》)

因疮毒后肾经热,右耳听事不真,每心中拂意,则转觉重,虚鸣疼痛。

生地(一两半)　枳壳　羌活　桑白皮(一两)　甘草　防风　黄芩　木通(各五钱)　磁石(捣碎,水淘二三十次,去尽赤汁为度,二两)

为粗末。每服四钱,用水煎去渣,日三服,不拘时候。

9. 大无神术散(《瘴疟指南·卷下·正气方》)

治兼耳闭心痛者。

苍术　厚朴　陈皮　藿香　甘草　石菖蒲

姜水煎服。此方即不换金去半夏,加石蒲。此太无治瘴之方,若瘴初起兼耳闭心气痛者,可择用之。以菖蒲味辛能散邪开窍,治冷气也。

10. 加味二妙丸(《寿世保元·卷五·脚气》)

一论男妇五劳七伤,肾气衰败,精神耗散;风湿流注,脚膝酸痛,行步艰辛;饮食无味,耳闭眼昏,皮肤枯燥;妇人脏冷无子,下部秽恶,肠风痔漏;吐血泻血诸气,并皆治之。

苍术(泔制,四两)　黄柏(酒浸晒干,二两)　牛膝(一两)　当归尾(酒洗,一两)　萆薢(一两)　防己(一两)　龟板(醋炙,一两,或去龟板加熟地黄二两亦可)

上为细末,好酒打糊为丸如梧桐子大。每服七十丸,空心,盐姜汤下。

11. 益水平火汤(《辨证录·卷之三·耳痛门》)

熟地(一两)　生地(一两)　麦冬(一两)　玄参(一两)　菖蒲(一钱)

水煎服。一剂而痛止,二剂而响息,三剂而全愈,而耳不再聋也。

12. 舒气释郁汤(《罗氏会约医镜·卷之六·杂证·论耳病》)

治肝胆恚怒,气逆耳闭。

香附　枳壳　川芎　陈皮(各一钱)　木香(三四分)　当归(钱半)　苏梗(五分)　柴胡(酒炒,八分)　薄荷(四分)

姜五分引。

13. 十全大补汤(《罗氏会约医镜·卷之六·杂证·论耳病》)

治气血两虚,耳鸣耳闭。

人参(或以淮山药炒黄三钱代之)　白术(钱半)　茯苓　炙甘草(各一钱)　当归(一二钱)　抚芎(一钱)　白芍(酒炒,一钱)　熟地(二钱)　黄芪(蜜炒,二钱)　肉桂(钱半)　石菖蒲(炒,六分)

14. 清化饮(《不知医必要·卷二·耳症列方》)

凉。治内火上炎耳闭。

生地　茯苓(各二钱)　黄芩(一钱)　麦冬(去心)　白芍(酒炒)　丹皮　石斛(各一钱五分)

15. 柴胡清肝饮(《不知医必要·卷二·耳症列方》)

凉。治怒动肝火而耳闭。

柴胡　白芍(酒炒,各一钱五分)　黑栀　连翘　黄芩(各一钱)　甘草(七分)

16. 当归龙荟丸(《中风斠诠·卷第三·古方平议·清热之方》引《宣明论》)

治肝经实火,头痛晕眩,巅顶热痛,耳胀耳聋,惊悸搐搦,躁扰狂越,大便秘结,小溲涩滞,或胸胁搘撑,䐜胀结痛,脉弦大有力数实者。

当归　龙胆草　黄芩　黄连　黄檗　栀子(各酒炒,一两)　芦荟　大黄　青黛(各五钱)　广木香(二钱半)　麝香(半钱)

为末,神曲和丸。

二、治耳胀耳闭验方

1)《医学入门·外集卷四·杂病分类·内伤类》

夏月劳役犯房,以致阳气烦扰,目盲耳闭,《内经》谓之煎厥,言热气煎逼,损肾与膀胱而成也。宜四君子汤,加远志、防风、赤芍、麦门冬,陈皮。凡外感发热者,宜解散药中加姜汁。

2)《本草汇言·卷之一·草部·知母》引《集方》

治阴虚不足,发热自汗,腰酸背折,百节烦疼,咳嗽无痰津液干少,头眩昏倦,耳闭眼花,小便黄赤等证。

知母(四两)　地骨皮　沙参　黄耆　牛膝　怀熟地　黄柏　川贝母　百合　麦门冬　菟丝子　山药　山茱萸(各二两)　人参(一两)

或为丸,或为膏。每早晚各服三钱,白汤下。

3)《本草汇言·卷之八·木部·辛夷》引《方脉正宗》

治耳闭不通,或虚鸣如雨响,或耳内作痒

作痛。

辛夷　黄芩　柴胡　川芎　半夏　甘草(各五钱)

为末。每晚服三钱,白汤调下。如肾虚亦有耳闭耳鸣,作痒作痛者,用辛夷二两,配入六味地黄丸料中,每服五钱,临睡白汤送下。

4)《本草汇言·卷之十·木部·蔓荆实》

治九窍不通,目昏耳闭,鼻齆,口舌蹇涩,二便不通。

蔓荆子(三钱,研)　川芎　北细辛　辛夷(各一钱)　茯苓　白术(各二钱)　车前子　牛膝　萆薢(各二钱五分)

生姜三片,水煎徐徐服。

5)《疡医大全·卷十三·正面耳颏部·耳鸣门主方》

耳闭:新荷叶为末装枕,枕之。又方,甘遂为末,包,塞耳内,口含甘草,静卧,自通。

治耳闭。

生地黄(水煮,四两)　远志肉(甘草汤泡,焙)　石菖蒲(焙,各八钱)　菟丝子(拣净,炒)　生白芍　白茯神(炒,各二两)　益智仁(盐水拌炒,五钱)　酸枣仁(炒,三两)　当归身(酒炒,二两)　干姜炭(江西者,三钱)

研细末,炼蜜丸。清晨淡盐汤送下三钱。

6)《罗氏会约医镜·卷之六·杂证·论耳病》

又方,以酒浸针砂一日,去砂,将酒含口中,用活瓷石一块,绵裹塞耳。此导气通闭法也。耳猝闭:用甘遂半寸,绵裹塞耳中,口嚼甘草少许。

7)《彤园医书(外科)·卷之二 外科病症·耳部》

耳结:外因取耳剔伤海底,初则胀痛流脓,渐渐干涩,耳闭不通,脓结成挺,撑耳硬痛,当用热花酒频滴耳内,润透耳结,良久用小箝取出,再滴麻油。

8)《急救广生集·卷二·杂症·耳疾》引《奇方类编》

治耳闭。

细辛　石菖蒲　木通(各一分)　麝香(一厘)

共为末,绵裹,塞耳即愈。

9)《验方新编·卷一·耳部·少壮病后耳闭》

南枣半斤,桂圆四两,葱半斤(此味后下),煮服,三五次自通,忌盐数日。

10)《医学妙谛·卷下·杂症·耳病章》

轻清泄降,治胆火上郁耳聋头痛耳胀。

青蒿　丹皮　象贝　石决明　桑叶　山栀　连翘　滁甘菊

【论用药】

一、治耳胀耳闭专药

1. 山茱萸

《本草述钩元·卷二十四·枳·山茱萸》:"味酸平,气微温,阳中之阴,入足厥阴少阴经气分。又为肾之血药……治肾虚耳鸣耳闭,疗脑骨痛,久服明目。"

2. 白颈蚯蚓

《本草述钩元·卷二十七·虫部·白颈蚯蚓》:"凡属阴中之阳不足,恒取以为导阳于阴之先资,而且上通于天,则能治鼻息(如地龙散)及耳闭。下益肾气,更能令齿摇者坚牢(如五倍子散),故郭璞赞为土精。"

3. 辛夷

《本草汇言·卷之八·木部·辛夷》:"辛夷,温肺气,通鼻窍之药也。(《别录》)故善走三阳(詹润寰),除风寒、风湿于头面、耳鼻、齿牙诸分,若头眩昏冒,兀兀如欲呕,若面肿面痒,隐隐如虫行,若耳闭耳鸣,或痒或痛,若鼻渊鼻塞,或胀或疮,若齿痛齿肿,或牙龈浮烂等证,咸宜用之。"

4. 知母

《本草汇言·卷之一·草部·知母》:"知母,主……耳闭眼花,小便黄赤,是皆阴虚火动之证,惟此可以治之。"

5. 金果榄

《本草征要·第二卷形体用药及专科用药·头面七窍·金果榄》:"寒凉败毒,靖咽清上。咽喉红肿腐破,口烂目痛耳胀,磨汁内服,生效极良。亦可外用吹嗓治疡。"

6. 虎耳草

《疡医大全·卷十三·正面耳颏部·耳蕈耳痔门主论》:"窦汉卿曰:耳痔、耳蕈,先用针刺破,用红玉膏点之;耳胀痛,用虎耳草汁滴入耳内,痛即止。”

7. 骨碎补

《本草纲目·草部第二十卷·草之九·骨碎补》:“耳鸣耳闭:骨碎补削作细条,火炮,乘热塞之。(苏氏《图经》)”

二、治耳胀耳闭药对

1. 麝香+葱管

《万病回春·卷之五·耳病》:“治耳闭不明:用真麝香为末,葱管吹入耳内,后将葱塞耳孔内,耳自明矣。”

2. 鼠胆+麝香

《惠直堂经验方·卷二·耳病门·年久耳聋方》:“雄鼠胆汁,入麝少许,倾耳中,能开三十年耳闭。如不得,用龟尿滴之,亦大有奇效。”

3. 石斛+荔枝

《疡医大全·卷十三·正面耳颏部·耳鸣门主方》:“耳闭:石斛五钱,荔枝三十个(连壳、肉、核),水煎服。”

4. 田螺+麝香

《救生集·卷二·耳鼻门》:“耳闭作痛:田螺去盖,入麝香五厘自化成水,滴耳内即愈。”

5. 杏仁+麝香

《鲟溪秘传简验方·鲟溪外治方选卷上·耳门》:“耳中气闭:用杏仁,烧灰存性,入麝香少许,吹入即愈。”

【医案】

《外科精要·卷中·形症逆顺务在先明第二十八》

大尹陈国信,素阴虚,背患疽。用参、芪大补而不敛,内热发热,舌燥唇裂,小便频数,口干饮汤,呕吐泻利,耳闭目盲,仰首眩晕,脉浮大而数。余曰:疮口不敛,脾土败也。舌燥唇裂,肾水枯也。小便频数,肺气衰也。内热发热,虚火上炎也。口干饮汤,真寒之象也。呕吐泻利,真火衰败也。耳闭目盲,肝木枯败也。仰首眩晕,肾气绝也。辞不治,后果殁。

《幼科医验·卷上·初生杂症》

一儿,十九朝。至夜多啼,腹中痛,漉漉有声,面色红赤,舌肿耳胀口频撮起如鱼吸水。此胎热而兼惊也。宜兼治之。钩藤、川连、连翘、小生地、粉丹皮、赤芍、甘草、灯心。煎一小杯,随服二三匙,徐徐下之。

《王氏医案绎注·卷三》

李某。向患脘痛,孟英频予建中获瘳。今秋病偶发。医闻建中曾效。壶卢温补,服后耳闭腿疼,不饥便滞。孟英视之,曰:暑邪偶伏,误投补药使然,治宜清涤。彼疑风气,误付外科灼灸,遂致筋不能伸而成锢疾。《内经》治病原有熨治之法,然但可以疗寒湿凝滞之证。不可轻试于阴虚之体与挟热之证。仲景焦骨之训,云胡不闻。

《扫叶庄医案·卷一·劳倦阳虚寒热》

喜暖畏冷,阳气弱,少护卫,近日耳闭失聪,非外邪客侵。由乎气不下纳所致,先用镇逆导引主之。磁石、萸肉、菖蒲、牛膝、茯苓、熟地、远志、五味、龟甲。

《临证指南医案·卷二·咳嗽》

某(十九)。舌白咳嗽,耳胀口干。此燥热上郁,肺气不宣使然。当用辛凉,宜薄滋味。鲜荷叶二钱,连翘壳一钱半,大杏仁三钱,白沙参一钱,飞滑石三钱,冬桑叶一钱。

《临证指南医案·卷八·耳》

某。风木之郁。耳胀欲闭。连翘、羚羊角、薄荷梗、苦丁茶、夏枯草花、黑山栀皮、小生香附。

倪(十三)。因大声喊叫,致右耳失聪。想外触惊气,内应肝胆,胆脉络耳。震动其火风之威,亦能郁而阻窍。治在少阳,忌食腥浊。青蒿叶、青菊叶、薄荷梗、连翘、鲜荷叶汁、苦丁茶。

《续名医类案·卷四·热病》

又耳闭,宜清肺,与耳鸣宜滋阴者有间。天水散以清虚热,正取滑石、甘草一甘一寒之义也。设误投参、芪、苓、术补脾之药为补,宁不并邪热而补之乎?至于饮食之补,但取其气,不取其味,如五谷之气以养之,五菜之气以充之,每食之间,便觉津液汗透,将身中蕴蓄之邪热,以渐运出于毛孔,何其快哉。人皆不知此理,急于用肥甘之味以补之。目下虽精采健旺可喜,不思油腻阻滞经络,邪热不能外出,久之充养完固,愈无出期矣。前哲有鉴于此,宁食淡茹蔬,使体暂虚而热易出,乃为贵耳。前医药中以浮肿属脾,用苓、术为治,致余热纠缠不已。总由补虚清热之旨未明,故详及之。

《续名医类案·卷二十三·崩漏》

一妇半月前小产,继以血崩舌硬,心摇,汗出发润，日夜俱热，耳闭不闻，目视不见，身浮浮如在舟车，六脉细数欲脱。用人参二两，黄芪二两，白术一两，熟地二两，当归五钱，炮姜、制附、枣仁各三钱，龙骨一钱五分，一剂顿减，二剂精神爽慧。

《怡堂散记·卷上·杂治得心随录可为法者二十二症》

湖边程芑堂兄子，十岁。久患牙肿不消，屡用吹药脱去一齿，因大骇，请予治。予诊视无外症，令服六味地黄汤，不用吹药，为之立案云：小儿纯阳之体，阴未足，每多热症，故钱氏以六味为主，治久患牙腮肿。不红不痛，非阳明风热可知，吹药过施，致损一齿，古方吹药多用冰硼，冰片辛窜之性，直透齿根，硼砂能柔五金化腐肉，所损之齿，损于药非损于病也。且内热，脉数，时作耳闭，皆阴虚之明证，当此夏令火旺，金水俱亏，服药宜以养阴为主，一切吹药皆不可，必阴得所养，则虚火自不上浮，齿患自然不作，治病求本，此之谓也。六味加麦冬、霍斛，蜜杵为丸，服之两月病不复作。

《新订痘疹济世真诠·三集·麻疹医案》

解六姑出疹，脉无滑数象，肺脾两部亦微，即以芪、术固中，芎、归养血，生芪、荆、防、蝉蜕托苗，疹乃渐次由上及下，三日出透，身亦不甚大热，咽喉亦不肿痛，疹色老红可爱。将收之际，更见红艳，似乎有热，脉则六部犹迟紧，脾肺更虚弱，再重用芪、术、芎、归，鹿胶，晚间红退身凉。后因其耳闭面肿，少加姜、附、山药、百合、茯神、志肉、枣仁，进以鸡鲜荤食，调补而安。

《友渔斋医话·第四种·肘后偶钞上卷·耳》

沈(三七)。肝肾之火，上冲清道，左耳胀痛。羚羊角、夏枯草、丹皮、黑栀、知母、川柏、香附、通草、葱管。两服出脓而愈。

《叶天士曹仁伯何元长医案·曹仁伯医案》

中虚湿热，生痰生饮，为咳为嗽，甚至为喘。喘出于肺，关于肾。水失金之生养，如此日虚一日，而所患之湿热郁蒸于内，化热伤阴，溺黄、口干、味苦、苔白、脘痞、头昏、耳闭、小有寒热等症继之于后，更觉无力以消，所以右脉虽空，其形弦大且数，左部虽沉，反见弦急不静。从肺肾立法，本属堂堂正正，无如湿热反蒸何？甘露饮(去草)，水泛资生丸，取炒香花生肉煎汤代水。

次诊：寒热一除，精神有半日之爽，未几复蹈前辙。是湿邪尚盛，热又蒸湿，蒙其清窍。将前方加其补者，重其清降。生地、川斛、半夏、茵陈、洋参、桑皮、枳壳、竹沥、麦冬、苏子、通草、枇杷叶。

《王九峰医案(一)·副卷二·七窍》

《经》以十二经脉、三百六十五络，其血气皆上注于目而走空窍，其别气走于耳而为听。心开窍于耳，肾之所司也。肾为藏水之脏，肾虚则水不能升，心火无由下降，壮火食气，气虚不能上走清空。阴液下亏，脉络为之干涸。气血源流不畅，是以耳内常鸣。素多抑郁，五志不伸，水虚不能生木，肝燥传脾，土虚不能生金。肺病及肾，肾气不平，五内互克，展转沉疴，岁月弥深。壮岁固不足虑，恐衰年百病相侵，故不仅耳闭已矣。是宜沉志静养，遣抱舒怀，补以药饵，方可有济。拟局方平补正心丹，去上病下取之意。平补正心丹去车前子、山药、朱砂、柏子仁，加白术、丹皮、龟板、元参、山栀，蜜丸。

《王九峰医案(二)·上卷·风火》

心肝之气郁结，化火刑金，阴不化气，喉痛生疴，颈项结核，两耳闭气，少阳厥阴用事，风火相煽，清心凉肝，兼解郁结。生地、石决、当归、菊花、柴胡、木通、薄荷、麦冬、甘草、赤芍、茯苓。

《王九峰医案(二)·上卷·痰饮》

外强中干，气火并于上。病因前年受寒咳嗽，曾服麻黄数剂，未经得汗。又服杷叶、款冬，似觉稍轻。素来善茶，故成茶饮，发则咳嗽痰多，呕吐清水，背脊发寒，手足发烧，服《金匮》肾气，口鼻出血无休时。服半夏饮，两耳鸣不寐。继又考试，操劳郁闷，且相火素旺，木火易兴，大便燥结，右手伸而难屈。相火内寄于肝，听命于心。心为一身之主宰，肾为十二脉之根本。操劳不寐，心肾不交，阴不敛阳，不能和气，气有升无降，所以耳闭不聪也。肺为相傅之官，秉清肃之令。六叶两耳，二十四节，按二十四气。风寒内伏，清肃不行，上输之津不能敷于五脏，而痰饮生焉。且茶饮苦寒，最能伤胃。脾虚生湿，水积不行。辗转相因，遂成痼癖。化热伤阴，苦寒败胃，外强中干，恐伤生发之气。拟归脾、二地、二术，以养心脾，兼和肝调中，化痰治饮。党参、茯苓、枣仁、木香、杏仁、半夏、橘红、於术、当归、麦冬、远志、豆豉、神曲、羚羊、竹茹、枳实、生地、熟地、枇杷叶、茅术(玄参拌蒸五次)。

《王九峰医案(二)·中卷·便血》

便血已历多年,近乃肤胀腹大,脉沉潜无力,绝不思食,脾肾两亏,生阳不布,水溢则肿,气凝则胀。心开窍于耳,肾之所司,耳闭绝无闻者,肾气欲脱,不能上承心也。勉拟一方,以尽人力。洋参、冬术、茯苓、炙草、熟地、归身、枣仁、远志、苡仁。

《王九峰医案(二)·下卷·耳聋》

1) 心开窍于耳,肾之所司也。耳闭之症,不宜劳神动火,厥、少不和,夹有湿热生痰。利湿伤阴,清热耗气,清心保肾,佐以宁心柔肝,兼化湿痰。生地、丹皮、山药、萸肉、茯苓、泽泻、菖蒲、磁石、黄芩、柴胡、木通。

2) 去秋右耳或闭,或作蝉鸣,或如风雨声。冬月患痔,时痛时痒,水流不止,遂服补中益气。痔患虽愈,右耳仍闭,昼夜常鸣,二目迎亮处,无限小黑点闪烁不定。右脉滑疾无力,左脉虚弦,气虚有痰,肝虚生风,脾虚生湿。每日服天王补心丹一钱,以养其气,午后服资生丸以助坤顺。黑归脾汤去阿胶。

3) 脉弦右滑,按之大疾,气分有湿有痰,耳闭不聪,精通之时,清心相以化湿热,午后服资生丸。生地黄汤加柴胡、木通、川柏、茯苓、蚕茧。

4) 两耳不聪,气火交并于上,清心相以和肝肾。风热平静,清上实下,是其王道。多酌明哲。原方加磁石、黄芩、羚羊。

5)《经》以十二经脉,三百六十五络,其气血皆上注于目,而走空窍。其别气走于耳而为听,心开窍于耳,肾之所司也。肾为藏水之脏,肾虚则水不能上升,心火无由下降,壮火食气,二气不能别走清空。阴液下亏,脉络干涸,气血源流不畅,是以耳内常鸣。素多抑郁,五志不伸,水虚不能生木,肝燥生脾,土虚不能生金,肺病及肾,二气不平,五内互克,辗转沉痼,岁月弥深。壮年固不足虑,恐衰年百病相侵,未必不由乎此,岂仅耳闭而已哉!是以澄心静养,遣抱舒怀,辅以药饵,方克有济。拟《局方》平补镇心丹加减,以上病下取之意。熟地、洋参、茯苓、麦冬、菖蒲、枣仁、远志、龙齿、龟版、元参、山栀、白术、丹皮、当归、五味,蜜丸。

《王氏医案续编·卷一·浙西王士雄孟英医案》

李某向患脘痛,孟英频与建中法获瘳。今秋病偶发,他医诊之,闻其温补相投,迳依样而画葫芦。服后耳闭腿疼,不饥便滞。仍就孟英视之,曰:暑邪内伏,误投补药使然,治宜清涤为先。彼不之信,反疑为风气,付外科灼灸,遂致筋不能伸而成锢疾。孟英曰:此证较金病轻逾十倍,惜其惑于浅见,致成终身之患,良可叹也!独怪谋利之徒,假河间太乙针之名,而妄施毒手,举国若狂,竟有不惜重价,求其一针,随以命殉之者,吾目击不少矣。夫《内经》治病,原有熨之一法,然但可以疗寒湿凝滞之证,河间原方,惟二活、黄连加麝香、乳香耳,主治风痹。今乃托诸鬼神,矜夸秘授,云可治尽内伤外感四时十二经一切之病,天下有是理乎?况其所用之药,群集辛热香窜之品,点之以火,显必伤阴,一熨而吐血者有之,其不可轻试于阴虚之体与挟热之证也,概可见矣。吾友盛少云之尊人卧云先生,误于此而致周身溃烂,卧床数载以亡。仲圣焦骨伤筋之训,言犹在耳。操医术者,胡忍执炮烙之严刑,欺世俗而罔利哉!

《王氏医案续编·卷四·杭州王士雄孟英医案》

毕方来室,患痰嗽碍眠,医与补摄,而至涕泪全无,耳闭不饥,二便涩滞,干嗽无痰,气逆自汗。孟英切脉,右寸沉滑,左手细数而弦。乃高年阴亏,温邪在肺,未经清化,率为补药所锢,宜开其痹而通其胃。与蒌、薤、紫菀、兜铃、杏、贝、冬瓜子、甘、桔、旋、茹之剂而安。逾二年以他疾终。

《王氏医案三编·卷二》

屠小苏令正,自乳经停,泛泛欲吐,或疑为妊。所亲高啸琴进以养阴之药,渐致时有微热,脘闷不饥,气逆嗽痰,卧难著枕,二便秘涩,耳闭汗频。孟英脉之虚软而涩。曰:根蒂素亏,经停乳少,血之不足;泛泛欲呕,肝乘于胃,率投滋腻,窒滞不行;略受风邪,无从解散,气机痹塞,九窍不和。先以葱、豉、通草、射干、兜铃、杏仁、蒌壳、枇杷叶、白蔻开上,两剂热退,次用小陷胸合雪羹,加竹茹、旋覆、白前、紫菀宣中。三剂便行安谷。继予冬虫夏草、苁蓉、当归、枸杞、麦冬、紫石英、楝实、熟地、牛膝滋下而瘳。

《张畹香医案·卷上》

外感后用下法,大便已解,虽舌黄未去,而知味不渴,是内邪亦去其大半,乃耳胀脚手不能动,动则痛不可忍,是固产后血分之虚,带起肝风。根生地六钱，当归三钱，续断三钱，丹参四钱，羚羊角二钱(先煎)，桂枝一钱半，刺蒺藜三钱(炒)，片姜黄三钱，生白芍三钱，宣木瓜三钱，嫩桑枝一尺。

《沈菊人医案·卷上·头痛耳胀》

朱。九窍不和都属胃病，鼻衄，耳蔽不闻、流水。风热上郁。蔓荆子、茅根、丹皮、牛蒡、桑叶、苦丁茶、通草、荷叶、连翘、薄荷。

又：风热郁于少阳、阳明，耳胀，流水，脉弦数。以微辛宣泄。冬桑叶、丹皮、通草、元参、钩钩、薄荷叶、连翘、荷叶、牛蒡、苍耳子。

《沈菊人医案·卷下·产后》

顾。久疟正气拖虚，又兼新产，营阴大夺，阴气重虚，肝营自少滋养，化风上旋，眩晕，心宕，呕吐酸水。又感风邪，耳胀流水，咳嗽肤热，内外合邪，病情虚实互见。《经》云：二虚一实先治其实。仲圣云：先治新病，病当在后。皆独做一面文也。白蒺藜、浙菊花、丹参、竹茹(姜汁炒)、茯神、钩藤钩、石决明、法夏、川贝。

《张聿青医案·卷七·气郁》

徐(右)。情怀郁结，胸中之阳气，郁痹不舒，胸次窒塞不开，不纳不饥，耳胀头巅烙热，大便不行。脉细弦微滑，仿胸痹例治。光杏仁三钱，郁金一钱五分，生香附二钱，白茯苓三钱，栝蒌皮三钱，川贝母一钱五分，山栀二钱，鲜竹茹一钱五分，炒枳壳一钱，枇杷叶(去毛)一两。

《王仲奇医案·正文》

姚，虹口。肾主骨髓，主五液，开窍于耳，循喉咙，系舌本，又开窍于二阴。耳胀失聪较差，举动扶掖亦稍较便，惟机关仍未能受精力驱使，小溲尿管作痛，语声低咽而欠清利，湿热阻遏，发病诱因是实，则精气肾脏之损耳。湿热易袪，肾损难治。连藤首乌五钱，潼沙苑三钱，楮实子三钱，川杜仲三钱，蒸淮牛膝二钱，炒川柏一钱二分，炒杞子二钱，川续断二钱，金钗石斛三钱，甘草梢一钱五分，炙龟板五钱，功劳叶二钱，真虎骨一钱(炙，锉研细末，冲)。

《汪艺香先生医案·下》

《内经》脏象，肝生于左。耳胀而痒，腹胀而撑，皆盛于左者，肝家风火之象也。丹皮、夏枯草、砂仁壳、香附、芍(吴萸四分同炒)、钩钩、生石决明、木香、合欢皮、陈香橼、池菊、制蚕，摩开心果五分，摩上沉香三分。

第二节

耳 聋

耳聋是指不同程度的听力减退，包括听不清与听不见。最早记载耳聋的文献为《左传·僖公二十四年》："即聋从昧。"作为疾病则最早记载于《国语·卷十晋语四》："聋聩不可使听。"明确是"八疾"之一。现代认为是听觉器官对声音的传导、感受或神经功能异常而引起的听力下降。

【辨病名】

耳聋是指不同程度的听力减退，先秦时期已有记载，因地域不同而名称各异，多用于文学作品，医籍中鲜有使用，故此处不作赘述。总体而言，耳聋的别名少见。《内经》中又称耳聋作"聋""无闻""微闻"等，后世基本称之为"聋"或"耳聋"。

《黄帝内经太素·卷第八·经脉之一·经脉病解》："所谓浮为聋者，皆在气也。"

《黄帝内经太素·卷第三十·杂病·耳聋》："耳痛不可刺者，耳中有脓，若有干擿抵，耳无闻也。"

《素问吴注·黄帝内经素问第十四卷·刺禁论五十二》："聋，耳无闻也。"

《医灯续焰·卷十九·问诊·病证》："问病不答，必耳聋。"

《伤寒论辑义·卷二·辨太阳病脉证并治中》："所以肾窍之两耳无闻，亦两耳无闻。两耳无闻，或耳聋无闻。"

【辨病因】

耳聋病因主要有外感六淫、情志失调、劳倦内伤、运气盛衰等方面。外感六淫以风邪为主，或夹热夹寒；情志失调，怒则气上，发为耳聋；劳倦内伤，肾开窍于耳，肾精亏损，清窍失养，发为耳聋；运气盛衰，脏腑失调，发为耳聋；耳窍为异物阻塞或为邪气蒙闭，亦会发生耳聋。

一、外感六淫

《诸病源候论·耳病诸候·耳风聋候》："足少

阴，肾之经，宗脉之所聚，其气通于耳。其经脉虚，风邪乘之，风入于耳之脉，使经气痞塞不宣，故为风聋。风随气脉，行于头脑，则聋而时头痛，故谓之风聋。”

《诸病源候论·小儿杂病诸候四·耳聋候》：“小儿患耳聋，是风入头脑所为也。手太阳之经，入于耳内。头脑有风，风邪随气入乘其脉，与气相搏，风邪停积，即令耳聋。”

《诸病源候论·妇人杂病诸候三·耳聋风肿候》：“耳聋风肿者，风邪搏于肾气故也。肾气通于耳，邪搏其经，血气壅涩，不得宣发，故结肿也。”

《诸病源候论·妇人杂病诸候三·耳聋候》：“耳聋者，风冷伤于肾。肾气通于耳，劳伤肾气，风冷客之，邪与正气相搏，使经气不通，故耳聋也。”

《太平圣惠方·卷第三十六·治耳耵聍诸方》：“夫耳耵聍者，是耳里津液结聚所成，人耳皆有之。轻者不能为患，若加以风热乘之，则成丸核塞耳，亦令耳暴聋也。”

《圣济总录·卷第一百一十四·耳门·久聋》：“论曰：久聋者，肾脏虚，血气不足，风邪停滞故也。足少阴经，宗脉所聚，其气通于耳，若肾脏劳伤，宗脉虚损，血气既衰，风邪乘之，是为耳聋。积久不瘥，劳伤过甚，邪气留滞，故为久聋也。”

《圣济总录·卷第一百一十四·耳门·风聋》：“论曰：风聋者，本于足少阴经虚，风邪乘之，令气脉不通，风邪内鼓，则耳中引痛，牵及头脑，甚者聋闭不通，故谓之风聋。”

《圣济总录·卷第一百一十五·耳耵聍》：“论曰：耳者肾之候，心之寄窍，风热搏于经络，则耳中津液结聚，如麸片之状，久则丸结不消，或似蚕蛹，致气窍不通，耵聍为聋。”

《伤寒经解·卷四·少阳经全篇》：“风为阳而主气，血少气寒(塞)，故耳无闻。虚故如此。”

《儒医心镜·各症病原并用药治法要诀·中湿》：“田氏考之曰：内外受湿，皆是元气不足，邪乘而聋。气血和平，岂有此病?”

《辨舌指南·卷三·辨舌证治》：“吴坤安察舌辨证歌：凡暑湿合邪，轻者气分微结，重者三焦俱病，清解不应，即属湿温重症，肺气不得宣畅，则酿成脓血；湿热上蒙清窍，则耳聋无闻。治当急清三焦，气分一松，则疹瘀得以外达，再议清火清痰，渐入养阴之品。”

《伤寒论汇注精华·卷三·辨少阳病脉证篇》：“风热上壅，则耳无闻，目赤。”

二、情志失调

《医宗金鉴·四诊心法要诀(上)》：“肝病善怒，面色当青，左有动气，转筋胁疼。诸风掉眩，疝病耳聋，目视䀮䀮，如将捕惊。”

《形色外诊简摩·卷下·外诊杂法类·闻法》：“若呻而好恚，恚而善忘，恍惚有所思，此为土克水，阳击阴，阴气伏而阳气起，起则热，热则实，实则怒，怒则忘，耳听无闻，四肢满急，小便赤黄，言音口动而不出，笑而看人，此为邪热伤肾，甚则不可治；若面黑黄耳不应，亦可治。”

三、劳倦内伤

《诸病源候论·耳病诸候·劳重聋候》：“足少阴，肾之经，宗脉之所聚。其气通于耳。劳伤于肾，宗脉则虚损，血气不足，故为劳聋。劳聋为病，因劳则甚。有时将适得所，血气平和，其聋则轻。”

《太平圣惠方·卷第三十六·治劳聋诸方》：“夫劳聋者，是肾气虚乏故也。足少阴肾之经，宗脉之所聚，其气通于耳。劳伤于肾，则宗脉虚损，气血不足，故名劳聋。为其病因劳则甚。若有时将息得所，气血和平，其聋则轻；或房室不节，其聋则甚也。”

《古今医统大全·卷之九十九·养生余录(上)·欲不可强》：“强勉房劳者，成精极体瘦，尪羸惊悸，梦遗便浊，阴痿里急，面黑耳聋。”

四、运气盛衰

《古今医统大全·卷之五·运气易览·五运主方治例》：“民病胁小腹痛，目赤背痒，耳无闻，体重烦冤，胸痛引背，胁满引小腹。”

《类经·二十四卷·运气类·五运太过不及下应民病上应五星德化政令灾变异候》：“民病疟，少气咳喘，血溢血泄注下，嗌燥耳聋，中热肩背热。”

《类经·二十六卷·运气类·六十年运气病治之纪》：“民病热中，聋瞑血溢，脓疮咳呕，鼽衄渴嚏欠，喉痹目赤，善暴死。”

《类经·二十七卷·运气·天地淫胜病治》：“民病饮积心痛，耳聋浑浑焞焞，嗌肿喉痹，阴病血见，少腹痛肿，不得小便，病冲头痛，目似脱，项似拔，腰似折，髀不可以曲，腘如结，腨如别。”

《内经博议・卷之二・病能部・少阴岁气病疏》：“火盛水涸而伤肾，故嗌燥耳聋。”

【辨病机】

耳聋病机主要为肾精亏损、体虚不足、阳亢气逆、邪气壅塞等方面。肾开窍于耳，故耳与肾的关系最为密切，同时耳也与心、肺、肝、脾四脏以及胆、胃、小肠、大肠、膀胱、三焦等阳经经络均有着一定的联系。肾开窍于耳，肾精亏损，清窍失养，出现耳聋；脾之气血生化不足，不能上荣头面五官，可导致耳窍失养而耳聋；肝胆受邪，气机厥逆，上冲耳窍引起耳聋；耳窍为异物阻塞或为邪气蒙闭，亦会发生耳聋。

一、肾精亏损论

《黄帝内经太素・卷第二・摄生之二・六气》：“伯曰：精脱者，耳聋。”

《太平圣惠方・卷第二十六・治精极诸方》：“夫精极者，通主五脏六腑之病候也。若五脏六腑衰，则形体皆极，眼视无明，齿焦而发落，身体重，耳聋，行不正。”

《考证病源・考证病源七十四种・病因赋》：“耳聋者，肾虚之故。”

《古今医统大全・卷之八十八・幼幼汇集（上）・小儿诸病状》：“耳聋是肾之亏。”

《万病回春・卷之五・耳病》：“耳者，肾之窍。肾虚则耳聋而鸣也。”

《景岳全书・卷之十一从集・杂证谟・非风》：“耳聋绝无闻，骨痛之极者，肾之经病。”

《内经博议・卷之二・病能部・少阴岁气病疏》：“火盛水涸而伤肾，故嗌燥耳聋。”

《四诊抉微・卷之三・问诊・十问篇・七问聋》：“若随治渐轻，可察其病之渐退也，进则病亦进矣；若病至聋极，甚至绝然无闻者，此诚精脱之症。”

《外科证治全书・卷二・耳部证治・筋脉・暴聋》：“暴聋者，猝然闭塞无闻，肾气虚脱则有之，亦或三焦气逆、气郁而然者。”

《灵素节注类编・卷一・禀赋源流总论・经解・精气津液血脉虚脱》：“证状：肾者，受五脏六腑之精而藏之。耳为肾窍，精气空虚则窍闭塞，故聋也；脏腑精气上注于目则明，故气脱，则昏眊不明矣。”

《难经正义・卷四・五十八难》：“耳聋者，肾中也……至若体纵不收，耳聋无闻，目瞀不见，口开眼合，撒手遗溺，失音鼾睡，乃本实先拨，阴阳枢纽不交，为难治之脱证矣。此名同而证异者，不可不辨也。”

二、体虚不足论

《黄帝内经太素・卷第八・经脉之一》：“是主液所生病者，耳聋目黄颊肿，颈颔肩臑肘臂外后廉痛。”

《诸病源候论・妇人产后病诸候下・产后耳聋候》：“肾气通耳，而妇人以肾系胞。因产血气伤损，则肾气虚，其经为风邪所乘，故令耳聋也。”

《太平圣惠方・卷第三十六・治耳久聋诸方》：“夫足少阴肾之经，宗脉所聚，其气通于耳。劳伤于肾，宗脉虚损，血气不足，为风邪所乘，故成耳聋。劳伤甚者，血虚气极，风邪停滞，故为久聋也。”

《圣济总录・卷第一百一十四・耳门・劳聋》：“论曰：劳聋者，肾气虚劳所致也。足少阴肾经，宗脉所聚，其气通于耳，肾气虚弱，宗脉耗损，则气之所通，安得聪彻而不聩哉。旧说谓因劳则甚，要当节嗜欲，慎起居，而无损肾脏。”

《古今医统大全・卷之六十二・耳证门・病机》：“凡人大病之后而耳聋者，多是气虚。若老人耳听渐重，亦是气虚。”

《类经・十四卷・疾病类・五脏虚实病刺》：“手太阴之络会于耳中，故气虚则聋。”“虚则少气不能报息，耳聋嗌干。”

《类经・十八卷・疾病类・口问十二邪之刺》：“阳明为诸脉之海，故胃中空则宗脉虚，宗脉虚则阳气不升而下溜，下溜则上竭，轻则为鸣，甚则为聋矣。”

《医灯续焰・卷十九・问诊・病证》：“即当询之，是素聋否？不则病久，或汗下过伤虚聋。”

《内经博议・卷之二・病能部・手太阴肺脏病论》：“肝火挟心而刑金，则亦伤肺……此皆火燥焦枯之症。虚则少气，不能报息，耳聋嗌干。”

《四诊抉微・卷之三问诊・十问篇・七问

聋》："仲景曰：耳聋无闻者，阳气虚也。"

《医学指要·卷一·藏府总论》："小肠液竭，则耳聋目黄、颊肿、颈颔肩臑肘臂诸痛作矣。"

《伤寒论辑义·卷二·辨太阳病脉证并治中》："此必两耳聋无闻也，所以然者以重发汗。"

《脉义简摩·卷六名论汇编·王汉皋论老人脉病证治》："老年津液亏则生燥，故有头晕耳聋、发白眼花、怔忡健忘、不眛、久咳口臭一切上焦热证，皆燥也。"

三、阳亢气逆论

《脉经·卷六·肝足厥阴经病证第一》："足厥阴与少阳气逆，则头目痛，耳聋不聪，颊肿，取血者。"

《黄帝内经太素·卷第二十六·寒热·经脉厥》："少阳之厥，则暴聋颊肿而热，胁痛，骭不可以运。""手太阳脉厥逆，聋，泣出，项不可以顾，腰不可以俯仰，治主病者。"

《类经·十四卷·疾病类·五脏虚实病刺》："气逆则头痛、耳聋不聪、颊肿。"

《类经·十七卷·疾病类·杂病所由》："暴厥而聋，偏塞闭不通，内气暴薄也。"

《诊家正眼·卷一·望色》："耳痛，耳肿，耳聋，及耳前红肿，皆系少阳之热。"

《伤寒说意·卷七·少阳经坏病·少阳坏病入阳明证》："凡少阳中风，两耳无闻，目睛色赤，胸满而心烦者，是胃气上逆，贼于甲木，不可吐下，吐下则甲木升摇，悸而且惊。"

四、邪气壅塞论

《诸病源候论·耳病诸候·耳风聋候》："足少阴，肾之经，宗脉之所聚，其气通于耳。其经脉虚，风邪乘之，风入于耳之脉，使经气痞塞不宣，故为风聋。风随气脉，行于头脑，则聋而时头痛，故谓之风聋。"

《诸病源候论·妇人杂病诸候三·耳聋候》："耳聋者，风冷伤于肾。肾气通于耳，劳伤肾气，风冷客之，邪与正气相搏，使经气不通，故耳聋也。"

《诸病源候论·妇人杂病诸候三·耳聋风肿候》："耳聋风肿者，风邪搏于肾气故也。肾气通于耳，邪搏其经，血气壅涩，不得宣发，故结肿也。"

《诸病源候论·小儿杂病诸候四·耳聋候》："小儿患耳聋，是风入头脑所为也。手太阳之经，入于耳内。头脑有风，风邪随气入乘其脉，与气相搏，风邪停积，即令耳聋。"

《太平圣惠方·卷第三十六·治耳耵聍诸方》："夫耳耵聍者，是耳里津液结聚所成，人耳皆有之。轻者不能为患，若加以风热乘之，则成丸核塞耳，亦令耳暴聋也。"

《圣济总录·卷第二十二·中风伤寒》："少阳中风，两耳无闻，目赤，胸中满而烦，不可吐，吐之则悸而惊。"

《圣济总录·卷第一百一十四·耳门·风聋》："论曰：风聋者，本于足少阴经虚，风邪乘之，令气脉不通，风邪内鼓，则耳中引痛，牵及头脑，甚者聋闭不通，故谓之风聋。"

《圣济总录·卷第一百一十四·耳门·耳聋有脓》："论曰：耳聋有脓者，盖肾脏虚，劳伤血气，与津液相搏，热气乘之，则结聚于耳中，腐化脓汁，气不开窍，则致耳聋。"

《圣济总录·卷第一百一十五·耳耵聍》："论曰：耳者肾之候，心之寄窍，风热搏于经络，则耳中津液结聚，如麸片之状，久则丸结不消，或似蚕蛹，致气窍不通，耵聍为聋。"

《素问玄机原病式·六气为病·火类》："天鼓无闻，则听户玄府闭绝，而耳聋无所闻也。"

《素问病机气宜保命集·卷中·中风论第十》："中脏者，唇吻不收，舌不转而失音，鼻不闻香臭，耳聋而眼瞀，大小便秘结。"

《神农本草经疏·卷三·玉石部上品·空青》："耳者肾之窍，水涸火炎耳聋，肾家热解则火息水生而听复聪矣。九窍不和，无非火壅。"

《伤寒论翼·卷下·少阳病解第三》："如曰两耳无闻，胸满而烦，只举得中风一症之半表半里。"

《广瘟疫论·卷之三·里证·耳聋》："耳聋者，少阳邪热挟痰上壅也。时疫耳聋者多，盖邪之传变，出表入里，必干少阳，又时疫属热，热至上升，挟痰涎浊气上壅隧道，故耳聋也。"

《伤寒经解·卷四·少阳经全篇》："风为阳而主气，血少气寒（塞），故耳无闻。虚故如此。"

《增订通俗伤寒论·伤寒脉舌·察舌辨证歌》："湿热上蒙清窍，则耳聋无闻，重则三焦俱病，变症百出。"

《不知医必要·卷二·耳鼻》："凡耳之聋闭，

若由诸经之火，壅塞清道而然者。”

《形色外诊简摩·卷下·色诊舌色应病类·伤寒舌苔辨证篇一》：“耳聋，肾之火闭也。”

《形色外诊简摩·卷下·外诊杂法类·诊耳法》：“少阳之经入于耳，故伤寒以耳聋时眩欲呕，脉弦细数者，为少阳经病，是热蒐津耗，三焦气结，不升降也。”

《伤寒论汇注精华·卷三·辨少阳病脉证篇》：“风热上壅，则耳无闻，目赤。”

【辨病证】

一、辨症候

（一）辨外感内伤

1. 六淫耳聋

（1）风邪耳聋

《诸病源候论·耳病诸候·久聋候》：“足少阴，肾之经，宗脉之所聚。其气通于耳，劳伤于肾，宗脉虚损，血气不足，为风邪所乘，故成耳聋。劳伤甚者，血气虚极，风邪停滞，故为久聋。”

《诸病源候论·耳病诸候·耳风聋候》：“足少阴，肾之经，宗脉之所聚，其气通于耳。其经脉虚，风邪乘之，风入于耳之脉，使经气痞塞不宣，故为风聋。风随气脉，行于头脑，则聋而时头痛，故谓之风聋。”

《诸病源候论·妇人杂病诸候三·耳聋候》：“耳聋者，风冷伤于肾。肾气通于耳，劳伤肾气，风冷客之，邪与正气相搏，使经气不通，故耳聋也。”

《诸病源候论·妇人杂病诸候三·耳聋风肿候》：“耳聋风肿者，风邪搏于肾气故也。肾气通于耳，邪搏其经，血气壅涩，不得宣发，故结肿也。”

《诸病源候论·小儿杂病诸候四·耳聋候》：“小儿患耳聋，是风入头脑所为也。手太阳之经，入于耳内。头脑有风，风邪随气入乘其脉，与气相搏，风邪停积，即令耳聋。”

《圣济总录·卷第一百一十四·耳门·风聋》：“论曰：风聋者，本于足少阴经虚，风邪乘之，令气脉不通，风邪内鼓，则耳中引痛，牵及头脑，甚者聋闭不通，故谓之风聋。”

《圣济总录·卷第一百一十四·耳门·久聋》：“论曰：久聋者，肾脏虚，血气不足，风邪停滞故也。足少阴经，宗脉所聚，其气通于耳，若肾脏劳伤，宗脉虚损，血气既衰，风邪乘之，是为耳聋。积久不瘥，劳伤过甚，邪气留滞，故为久聋也。”

《伤寒经解·卷四·少阳经全篇》：“风为阳而主气，血少气寒（塞），故耳无闻。虚故如此。”

（2）风热耳聋

《太平圣惠方·卷第三十六·治耳耵聍诸方》：“夫耳耵聍者，是耳里津液结聚所成。人耳皆有之，轻者不能为患，若加以风热乘之，则成丸核塞耳，亦令耳暴聋也。”

《圣济总录·卷第一百一十五·耳耵聍》：“论曰：耳者肾之候，心之寄窍，风热搏于经络，则耳中津液结聚，如麸片之状，久则丸结不消，或似蚕蛹，致气窍不通，耵聍为聋。”

《伤寒论汇注精华·卷三·辨少阳病脉证篇》：“风热上壅，则耳无闻，目赤。”

（3）暑湿耳聋

《辨舌指南·卷三·辨舌证治》：“吴坤安察舌辨证歌：凡暑湿合邪，轻者气分微结，重者三焦俱病，清解不应，即属湿温重症，肺气不得宣畅，则酿成脓血；湿热上蒙清窍，则耳聋无闻，治当急清三焦，气分一松，则疹瘀得以外达，再议清火清痰，渐入养阴之品。”

2. 内伤耳聋

《诸病源候论·耳病诸候·劳重聋候》：“足少阴，肾之经，宗脉之所聚。其气通于耳。劳伤于肾，宗脉则虚损，血气不足，故为劳聋。劳聋为病，因劳则甚。有时将适得所，血气平和，其聋则轻。”

《太平圣惠方·卷第三十六·治劳聋诸方》：“夫劳聋者，是肾气虚乏故也。足少阴肾之经，宗脉之所聚，其气通于耳，劳伤于肾，则宗脉虚损，气血不足，故名劳聋。为其病因劳则甚。若有时将息得所，气血和平，其聋则轻。或房室不节，其聋则甚也。”

《古今医统大全·卷之九十九·养生余录（上）·欲不可强》：“强勉房劳者，成精极体瘦，尪羸惊悸，梦遗便浊，阴痿里急，面黑耳聋。”

《四诊心法要诀·四诊心法要诀（上）》：“肝病善怒，面色当青，左有动气，转筋胁疼。诸风掉眩，疝病耳聋，目视䀮䀮，如将捕惊。”

《形色外诊简摩·卷下·外诊杂法类·闻法》：“若呻而好恚，恚而善忘，恍惚有所思，此为土克水，阳击阴，阴气伏而阳气起，起则热，热则实，实则怒,怒则忘,耳听无闻,四肢满急,小便赤黄,言音口动而不出,笑而看人,此为邪热伤肾,甚则不可治,若面黑黄耳不应,亦可治。"

(二)辨经络

1. 太阳经耳聋

《素问要旨论·卷第七·法明标本篇第八·十二经本病》:"手太阳小肠病,则嗌痛,颔痛肿,不可回顾,肩似拔,臑似折。虚则少腹控睾,引腰脊,上冲心痛,耳聋,目黄,颊颔肿,肩、臑、臂外后廉痛。"

《类经·十五卷·疾病类·十二经之厥》:"手太阳厥逆,耳聋泣出,项不可以顾,腰不可以俯仰,治主病者。"

2. 阳明经耳聋

《黄帝内经太素·卷第九·经脉之二·十五络脉》:"阳明络别入耳中,与宗脉会,故实则龋而聋也。"

《类经·二十卷·针刺类·缪刺巨刺》:"邪客于手阳明之络,令人耳聋,时不闻音。"

3. 少阳经耳聋

《黄帝内经太素·卷第二十五·伤寒·热病决》:"九日少阳病衰,耳聋微闻。""三日少阳受之,少阳主骨,其脉循胁络于耳,故胸胁痛,耳聋……九日少阳病衰,耳聋微闻。"

《素问要旨论·卷第七·法明标本篇第八·十二经本病》:"手少阳三焦病,则耳聋浑浑焞焞,嗌肿,喉痹,小腹肿,不得小便。虚则汗出,目锐眦痛,耳后、肩、臑、肘、臂外皆痛,小指次指不能为用。"

《黄帝内经灵枢注证发微·卷之二·经脉第十》:"(三焦手少阳之脉)其支者,从耳后入耳中,出走耳前,过客主人前,交颊,至目锐眦。是动则病耳聋,浑浑焞焞,嗌肿喉痹,是主气所生病者。"

《证治准绳·伤寒卷三·少阳病·耳聋》:"耳聋有二,一由重发汗虚,一由少阳中风,胸胁痛耳聋尺寸脉俱弦者,少阳受病也。"

《类经·十五卷·疾病类·十二经之厥》:"少阳之厥,则暴聋颊肿而热,胁痛,胻不可以运。"

《类经·十五卷·疾病类·伤寒》:"少阳受之,少阳主胆,其脉循胁络于耳,故胸胁痛而耳聋。"

《类经·十八卷·疾病类·十二经终》:"少阳终者,耳聋百节皆纵,目瞏绝系,绝系一日半死,其死也,色先青白乃死矣。"

《医学心悟·卷二·少阳经证·耳聋》:"问曰:耳聋何以是少阳证?答曰:足少阳胆经,上络于耳,邪在少阳,则耳聋也。又问曰:厥阴亦耳聋,何也?答曰:肝胆相为表里,肝病连胆,故亦耳聋也。但少阳耳聋,必往来寒热;厥阴耳聋,则舌蜷、囊缩,自有别耳。"

《四圣心源·卷八·七窍解·耳病根原》:"耳聋者,手少阳之阴虚,而足少阳之阳败。"

《脉诀新编·卷二·辨伤寒伤风脉歌》:"少阳耳聋胁痛,寒热呕而口为之苦。"

4. 厥阴经耳聋

《素问要旨论·卷第七·法明标本篇第八·十二经本病》:"足厥阴肝病,则腰痛不可以俯仰,丈夫㿗疝,妇人小腹肿,胠胁痛引少腹。甚则嗌干,面尘,善怒,忽忽眩冒巅疾,目赤肿痛,耳聋颊肿。"

《丹溪心法·十二经见证·足厥阴肝经见证》:"头痛,脱色善洁,耳无闻,颊肿。"

《本草纲目·虫部第四十卷·虫之二·蝎》:"时珍曰:蝎产于东方,色青属木,足厥阴经药也,故治厥阴诸病。诸风掉眩搐掣,疟疾寒热,耳聋无闻,皆属厥阴风木。"

《四诊抉微·卷之一·望诊·察耳部》:"若耳聋舌卷唇青,此属足厥阴,为难治也。"

5. 少阳、厥阴经耳聋

《黄帝内经太素·卷第十五·诊候之二·色脉诊》:"徇蒙招尤,目冥耳聋,下实上虚,过在少阳、厥阴,甚则入肝。"

《类经·十五卷·疾病类·两感》:"三日则少阳与厥阴俱病,则耳聋囊缩而厥,水浆不入,不知人,六日死。"

(三)辨脏腑

1. 肾虚

《脉经·卷六·肾足少阴经病证第九》:"肾病,其色黑,其气虚弱,吸吸少气,两耳苦聋,腰痛,时时失精,饮食减少,膝以下清,其脉沉滑而迟,此为可治。"

《脉经·卷二·平三关阴阳二十四气脉第一》:"左手关后尺中阴实者,肾实也。苦恍惚,健忘,目视䀮䀮,耳聋怅怅,善鸣。刺足少阴经,治阴。"

《诊家枢要·脉阴阳类成》:"小便数,肾虚耳聋,骨内痠痛,右寸弱。"

《景岳全书·卷之十一从集·杂证谟·非风》:"耳聋绝无闻,骨痛之极者,肾之经病。"

《济阳纲目·卷一百零三·耳病·论》:"戴氏曰:耳病多属于肾,肾虚故耳中或如潮声、蝉声或暴聋无闻,当用益肾地黄丸。"

《四诊抉微·卷之三·附儿科望诊·病机》:"耳前赤色,痌虫攻肾,必耳鸣或聋。"

《难经正义·卷四·五十八难》:"耳聋者,肾中也……至若体纵不收,耳聋无闻,目瞀不见,口开眼合,撒手遗溺,失音鼾睡,乃本实先拨,阴阳枢纽不交,为难治之脱证矣。此名同而证异者,不可不辨也。"

2. 肝实

《察病指南·卷下·五脏虚实外候》:"肝实则目赤,胁疼多怒,颊肿头旋耳聋,宜泻之。"

《四诊心法要诀·四诊心法要诀(上)》:"肝病善怒,面色当青,左有动气,转筋胁疼。诸风掉眩,疝病耳聋,目视䀮䀮,如将捕惊。"

《医门补要·附载采集先哲察生死秘法·耳部》:"耳痛耳肿,与耳痛耳聋者,皆胆病。耳痛,耳鸣者,三焦病。耳痛耳轮黄者,类伤寒。耳聋舌卷,唇青者,肝病险。耳聋发狂者,阳虚病。两耳枯焦者死。耳上起青筋者,肝风。"

《华佗神方·卷一·论肝脏虚实寒热生死逆顺脉证之法》:"大凡肝实引两胁下痛,其气逆,则头痛耳聋颊赤,其脉沉而急。"

(四)辨阴阳

《类经·十八卷·疾病类·口问十二邪之刺》:"阳明为诸脉之海,故胃中空则宗脉虚,宗脉虚则阳气不升而下溜,下溜则上竭,轻则为鸣,甚则为聋矣。"

《四诊抉微·卷之三问诊·十问篇·七问聋》:"仲景曰:耳聋无闻者,阳气虚也。"

《四圣心源·卷八·七窍解·耳病根原》:"耳聋者,手少阳之阴虚,而足少阳之阳败。"

《医门补要·附载采集先哲察生死秘法·耳部》:"耳痛耳肿,与耳痛耳聋者,皆胆病。耳痛,耳鸣者,三焦病。耳痛耳轮黄者,类伤寒。耳聋舌卷,唇青者,肝病险。耳聋发狂者,阳虚病。两耳枯焦者死。耳上起青筋者,肝风。"

(五)辨虚实

《脉经·卷二·平三关阴阳二十四气脉第一》:"左手关后尺中阴实者,肾实也。苦恍惚,健忘,目视䀮䀮,耳聋怅怅,善鸣。刺足少阴经,治阴。"

《诸病源候论·五脏六腑病诸候·肝病候》:"气逆则头眩,耳聋不聪,颊肿,是肝气之实也,则宜泻之。"

《黄帝内经太素·卷第十五·诊候之二·色脉诊》:"徇蒙招尤,目冥耳聋,下实上虚,过在少阳、厥阴,甚则入肝。"

《察病指南·卷下·五脏虚实外候》:"肝实则目赤,胁疼多怒,颊肿,头旋,耳聋,宜泻之……肺实则肩背股胫皆痛,喘嗽上气,宜泻之。虚则少气咳血,耳聋嗌干,宜补之。肾实则腹胀体肿,汗出憎风,面目黧黑,少气飧泄,小便黄色,宜泻之。虚则眇中冷(乃胁下挟脊两旁空软处也),脊疼耳聋,厥逆无时,小便色变,宜鹿茸、巴戟补之。"

《诊家枢要·脉阴阳类成》:"小便数,肾虚耳聋,骨内痠痛,右寸弱。"

《古今医统大全·卷之四·内经脉候·内经三部九候脉法》:"两尺前之上至此肾之所候也。诊得浮涩,主耳聋,盖肾藏精而寄窍于耳,耳得肾之精气上荣而能聪听。今浮而涩为肾不足,不能上荣于耳则耳聋矣。"

《古今医鉴·卷之九·耳病》:"肾脉浮而盛为风,洪而实为热,短而涩为虚。两尺脉短而微,或大而数,皆属阴虚。相火上炎,其人必遗精,而两耳蝉鸣,或聋。"

《证治准绳·伤寒卷三·少阳病·耳聋》:"耳聋有二,一由重发汗虚,一由少阳中风,胸胁痛、耳聋、尺寸脉俱弦者,少阳受病也。"

《寿世保元·卷六·耳病》:"两寸脉浮洪上鱼为溢,两尺脉短而微,或大而数,皆属阴虚,法当补阴抑阳。左寸洪数,心火上炎,两尺脉洪者,或数者,相火上炎,其人必遗精、梦交,两耳蝉鸣或聋。"

《济阳纲目·卷一百零三·耳病·论》:"戴氏曰:耳病多属于肾,肾虚故耳中或如潮声、蝉声或暴聋无闻,当用益肾地黄丸。"

《脉象统类·正文》:"迟:迟以候脏(其象呼吸之间,脉仅三至,去来极慢)。迟为阴盛阳虚之候,阳不胜阴,故脉来不及也。居寸为气不足,气寒则缩也；居尺为血不足，血寒则凝也……左尺（小便频数、肾元虚、耳鸣或聋、骨肉间酸疼）。”

《一见能医·卷之七·病因赋下·耳聋者肾虚之故》：“耳者，肾之窍也。肾气实，则耳聪；肾气虚，则耳聋，此大概言之耳。其实少阳经之所过，故左耳聋者，其因忿怒过度，动少阳胆火，当归龙荟丸主之。右耳聋者，因其色欲过度，太阳膀胱相火，六味地黄丸主之。左右俱聋者，其因醇酒厚味过度，阳明胃火，从中而起，通圣散、滚痰丸主之。若淫欲耗其真元，面颊黧黑者，是为肾虚，四物汤加枸杞、苁蓉、知母、黄柏、菖蒲、柴胡。若兼头痛，耳内发痒者，是为风聋，九味羌活汤加柴胡、菖蒲。若四肢懒倦，眩晕少食者，是为劳聋，补中益气汤加远志、菖蒲。”

《华佗神方·卷一·论肝脏虚实寒热生死逆顺脉证之法》：“大凡肝实引两胁下痛，其气逆，则头痛耳聋颊赤，其脉沉而急。”

二、辨色脉

1. 形色辨证

《脉经·卷六·肾足少阴经病证第九》：“肾病，其色黑，其气虚弱，吸吸少气，两耳苦聋，腰痛，时时失精，饮食减少，膝以下清，其脉沉滑而迟，此为可治。”

《古今医统大全·卷之六十二·耳证门·病机》：“其肾病脱精耳聋者，其候颊颧色黑。”

《证治准绳·伤寒卷一·总例·察耳》：“凡耳轮红润者，生；黄或白，或黑或青，而枯燥者，死；薄而白，薄而黑，皆为肾败。凡耳聋耳中疼，皆属少阳之热，尚为可治；若耳聋舌卷唇青，此属厥阴，为难治也。”

《四诊抉微·卷之二·望诊·灰色舌》：“舌尖灰黑，有刺而干，是得病后，犹加饮食之故，虽证见耳聋胁痛，发热口苦，不得用小柴胡，必大柴胡，或调胃承气加消导药，方可取效。”

《四诊抉微·卷之三·附儿科望诊·病机》：“耳前赤色，疳虫攻肾，必耳鸣或聋。”

《医宗金鉴·四诊心法要诀·四诊心法要诀（上）》：“肝病善怒，面色当青，左有动气，转筋胁疼。诸风掉眩，疝病耳聋，目视䀮䀮，如将捕惊。”

《医门补要·附载采集先哲察生死秘法·耳部》：“耳痛耳肿，与耳痛耳聋者，皆胆病。耳痛，耳鸣者，三焦病。耳痛耳轮黄者，类伤寒。耳聋舌卷，唇青者，肝病险。耳聋发狂者，阳虚病。两耳枯焦者死。耳上起青筋者，肝风。耳轮枯薄而青，耳轮枯薄而黑，耳轮枯薄而白者，皆肾败。”

2. 寸口脉诊

《脉经·卷二·平三关阴阳二十四气脉第一》：“左手关后尺中阴实者，肾实也。苦恍惚，健忘，目视䀮䀮，耳聋怅怅，善鸣。刺足少阴经，治阴。”

《脉经·卷五·扁鹊诊诸反逆死脉要诀第五》：“病若耳聋，脉反浮大而涩者，死。”

《太平圣惠方·卷第一·扁鹊诊诸反逆脉法》：“病若耳聋，脉反浮大而涩者死。”

《察病指南·卷中·辨七表八里九道七死脉·七表脉》：“左手尺内脉浮，膀胱受风热，主小便赤涩。浮而紧，主耳聋及淋闭。浮而大，为阳干阴，溺则阴中痛。浮而数，主小便频，并热淋。”

《诊家枢要·脉阴阳类成》：“小便数，肾虚耳聋，骨内痠痛，右寸弱。”

《医学纲目·卷之三十七小儿部·心主热·痘疮治法通论》：“（丹）一男子年十六岁，发热而昏，目无视，耳无闻，两手脉皆豁大而略数，知其为劳伤矣。”

《古今医统大全·卷之四·内经脉候·统属诊法候病》：“浮弦而涩耳无闻，浮短胫清，浮滑而弦腰膝直。”

《古今医统大全·卷之四·内经脉候·内经三部九候脉法》：“两尺前之上至此肾之所候也。诊得浮涩，主耳聋，盖肾藏精而寄窍于耳，耳得肾之精气上荣而能聪听。今浮而涩为肾不足，不能上荣于耳则耳聋矣。”

《古今医鉴·卷之九·耳病》：“肾脉浮而盛为风，洪而实为热，短而涩为虚。两尺脉短而微，或大而数，皆属阴虚。相火上炎，其人必遗精，而两耳蝉鸣，或聋。”

《万病回春·卷之五·耳病》：“其脉浮大为风；洪动火贼；沉涩气凝；数实热塞。此久聋者，专于肾责；暴病浮洪，两尺相同；或两尺数，阴火上冲。”

《寿世保元·卷六·耳病》：“两寸脉浮洪上鱼为溢，两尺脉短而微，或大而数，皆属阴虚，法当补阴抑阳。左寸洪数，心火上炎，两尺脉洪者，或数者，相火上炎，其人必遗精、梦交，两耳蝉鸣或聋。”

《脉理集要·原序要略·统属诊法》：“两尺前肾，水火左右，专司骨髓，腰耳精瞳，诊浮弦涩，俱为耳聋。”

《脉决阐微·洞垣全书脉诀阐微·第三篇》：“浮见尺左，水亏而双耳齐聋。”

《脉象统类·正文》：“迟：迟以候脏（其象呼吸之间，脉仅三至，去来极慢）。迟为阴盛阳虚之候，阳不胜阴，故脉来不及也。居寸为气不足，气寒则缩也；居尺为血不足，血寒则凝也……左尺（小便频数、肾元虚、耳鸣或聋、骨肉间酸疼）。”

《医学指要·卷五·浮中沉脉形主病指要》：“若脉弦而数，此为少阳经病，其症胸胁痛，耳聋，寒热，呕而口苦，两阳交中，故名曰少阳，俱用小柴胡汤加减。”

《医学指要·卷五·伤寒三阳三阴指要》：“在少阳经则脉必尺寸俱浮弦，其症胸胁痛，耳聋，口苦舌干，往来寒热而呕者，以其脉循胁络于耳故也。”

《脉诀乳海·卷二·肾脉歌》：“池氏曰：肾脉浮紧，主肾有风耳，乃肾之窍上攻于耳，是致耳聋也。”

《脉义简摩·卷六名论汇编·烟利烟脱》：“凡瘾者病时，不能吸烟，其初左三脉弱，右三脉强，即脱烟也。其证必略能食粥，胸似结而舌无苔，口不苦而汗常出，甚则便泻不止，右关盛而口渴喜饮热，不喜饮冷，左关弱而耳反聋。”

《脉义简摩·卷八儿科诊略·诸脉应病》：“浮紧脉，疳气耳聋。”

《诊脉三十二辨·辨肾膀胱脉》：“浮紧应耳聋。”

《华佗神方·卷一·论肝脏虚实寒热生死逆顺脉证之法》：“大凡肝实引两胁下痛，其气逆，则头痛耳聋颊赤，其脉沉而急。”

《华佗神方·卷一·论诊杂病必死脉候》：“病耳无闻，其脉浮大而涩者死。”

【论治法】

耳聋病机诸多，肝实耳聋者，宜泻而通之。痰火耳聋者，宜清而降之。外感风邪者，宜疏散之。阴虚火旺者，宜滋阴降火。失治误下者，宜养其阴。肾精亏虚者，宜补肾益精。少阳耳聋者，宜和解少阳。气郁耳聋者，宜解郁开闭。瘀阻耳聋者，宜活血通窍。耳聋证以和解、疏散、补益、通气为主要治疗方法。

一、概论

《仁斋直指方论·卷之二·证治提纲·佐助小柴胡汤》：“伤寒留蓄恶血，内外俱热，昏愦谵语，亦有耳聋虚鸣之证，与少阳经受病相似，如服小柴胡汤不效，当以黄连一分，赤茯苓半分锉细入灯心，煎与之。男女通用。”

《察病指南·卷下·五脏虚实外候》：“肝实则目赤，胁疼多怒，颊肿头旋耳聋，宜泻之……肺实则肩背股胫皆痛，喘嗽上气，宜泻之。虚则少气咳血，耳聋嗌干，宜补之。肾实则腹胀体肿，汗出憎风，面目黧黑，少气飧泄，小便黄色，宜泻之。虚则胁中冷（乃胁下挟脊两旁空软处也），脊疼耳聋，厥逆无时，小便色变，宜鹿茸巴戟补之。”

《丹溪治法心要·卷五·耳》：“耳聋、耳鸣，有痰、有火、有气虚。耳聋，少阳、厥阴热多，皆属于火，宜开痰散风热，通圣散、滚痰丸之类。大病后耳聋，须用补阴与降火，有阴火动而耳聋者，同法，四物汤加黄柏之类。一方，雄鼠胆汁滴入耳中。聋病必用龙荟、四物养阴。亦有湿热痰者，槟榔、神芎。耳中哄哄然，亦是无阴者。耳因郁而聋，以通圣散，纳大黄用酒煨，再用酒炒三次，然后入诸药，通用酒炒。”

《医方选要·卷之八·耳鼻门》：“风则疏散之，热则清利之，虚则调养之。邪气屏退，然后以通耳调气安肾之剂主之，如此则无不愈矣。”

《古今医统大全·卷之六十二·耳证门·治法》：“耳聋属少阳厥阴热多，当用开痰散风热，防风通圣散主之，滚痰丸之类，四物汤吞当归龙荟丸降火，间用复元通气散调其气。以大补丸治耳欲聋，用黄柏一味不拘多少细切盐酒拌，新瓦上炒褐色，为细末，滴水丸梧桐子大，每服一百丸，气虚以四君子汤煎汤送下，血虚以四物汤下。”

《万氏家抄济世良方·卷三·耳病》：“聋病必用龙荟丸、四物汤养阴，大病后耳聋与阴虚火动聋耳内哄然，俱用四物汤降火。因郁而聋者通圣散内大黄酒煨，再用酒炒三次后入诸药，通用酒炒。”

《考证病源·考证病源七十四种·耳聋者肾虚之故》：“耳者，肾之窍也。肾气实则耳聪，肾气虚则耳聋，此大概言之耳。其实少阳经之所遇，故有气厥而聋，有挟风而聋，有劳伤而聋者，务必审其因而药之。肾虚者宜四物汤加枸杞、知母、石菖蒲、黄柏、柴胡、肉苁蓉。风聋，九味羌活丸加柴胡、菖蒲；劳聋，补中益气汤加远志、菖蒲。”

《广瘟疫论·卷之三·里证·耳聋》：“治法以疫邪大势为主，见于初起传表时，于表药中加荆、防、川芎；见于入里时，于里药中加黄芩、知母。屡经汗、下，耳聋不愈，不可急治，养阴调胃为主。须待粥食如常，二便调匀，始由渐而愈也。”

《温证指归·卷二·耳聋》：“温邪耳聋乃少阳邪热上壅清阳，时邪自三焦起，三焦属手少阳，无论初终，皆以神解合小柴胡清散少阳，耳聋自愈；如病后耳聋或肾水素虚，又当以养阴壮水为主，六味地黄汤缓缓图治可也。”

《医学刍言·头痛耳聋》：“暴聋肝火为多，龙胆泻肝汤、当归龙荟丸；久聋肾虚也，六味丸加菖蒲，磁石、牛膝、五味，再用磁朱丸。又有耳中溃脓，或流臭水，属肝火，须外科另看。”

《一见能医·卷之七·病因赋下·耳聋者肾虚之故》：“耳者，肾之窍也。肾气实，则耳聪；肾气虚，则耳聋。此大概言之耳。其实少阳经之所过，故左耳聋者，其因忿怒过度，动少阳胆火，当归龙荟丸主之。右耳聋者，因其色欲过度，太阳膀胱相火，六味地黄丸主之。左右俱聋者，其因醇酒厚味过度，阳明胃火，从中而起，通圣散、滚痰丸主之。若淫欲耗其真元，面颊黧黑者，是为肾虚，四物汤加枸杞、苁蓉、知母、黄柏、菖蒲、柴胡。若兼头痛，耳内发痒者，是为风聋，九味羌活汤加柴胡、菖蒲。若四肢懒倦，眩晕少食者，是为劳聋，补中益气汤加远志、菖蒲。”

二、和解法

《全生指迷方·卷二·热证》：“若发热，耳暴聋，颊肿胁痛，胻不可以运，由少阳之气厥，而热留其经，宜小柴胡汤。”

《证治准绳·伤寒卷三·少阳病·耳聋》：“未持脉时，病人叉手自冒心，试教令咳而不咳者，此必耳聋无闻，所以然者，以重发汗虚故如此（黄芪建中汤）。少阳中风，两耳无闻，目赤胸满而烦者，不可吐下，吐下则悸而惊（或用小柴胡汤）。”

《四诊抉微·卷之一·望诊·察耳部》：“若耳聋，若耳中痛，皆属少阳，此邪正在半表半里，当和解之。若耳聋舌卷唇青，此属足厥阴，为难治也。”

《医学指要·卷五·伤寒阴症阳症指要》：“脉弦而数，即少阳脉也，外症胁痛耳聋，寒热往来而口苦，以小柴胡汤和之。”

“少阳与厥阴俱病，耳聋囊缩而厥者，此两感证，厥阴荣卫不通，耳聋囊缩不知人危矣。湿温证治在太阴，不可汗，汗则不能言。耳聋不知病处，身青面色变，名曰重暍（白虎加苍术汤）。”

《一见能医·卷之一·入门看病诀·耳》：“若耳聋及耳中痛，皆属少阳（胆），此邪在半表半里，当和解之。若耳聋，舌卷，唇青，此症属厥阴，为最重也。”

三、疏散法

《太平圣惠方·卷第九·治伤寒三日候诸方》：“夫伤寒三日者，足少阳受病。少阳者，胆之经也。其脉循于胁，上于头耳，故得病三日，胸胁热而耳聋也。三阳经络始相传，病未入于脏，可汗而解也。”

《脉义简摩·卷六 名论汇编·陶节庵伤寒六经脉证》：“尺寸俱弦者，少阳受病也。当三四日发，以其脉循胁络于耳，故胸胁痛，而耳聋，口苦，咽干，目眩，往来寒热而呕。此三经受病，未入于腑者，可汗而已。”

四、补益法

《圣济总录·卷第四十三·小肠门·小肠虚》：“论曰：小肠者受盛之官，心之腑也。太手阳其经也，其气虚则为不足，故左手寸口人迎以前，脉阳虚者，小肠虚也。虚则生寒，是故有颅际头角偏痛，耳聋不聪，惊跳，小便频数之证，治宜补之。”

《世医得效方·卷第十六·眼科·总论》：“然上虚乃肝虚，下虚乃肾虚，肝虚则头晕、耳聋、目眩，肾虚则虚壅生花，耳作蝉鸣，尤宜补肝益肾。”

《古今医统大全·卷之六十二·耳证门·治法》：“大病后耳聋及阴虚火动而聋者，宜补阴降火，四物汤加黄柏主之。又云：耳鸣、耳聋皆是阴虚火动，补肾丸、虎潜丸、滋阴大补丸之类皆好。”

《疡医大全·卷十三·正面耳颏部·耳聋门主论》：“冯鲁瞻曰：耳聋因于火者，或暴怒之乍乘，或情欲之自肆，或因有余之火，或因不足之火，故耳聋及痛者。所主宜芩、连、归、芍之类。（《锦囊》）”

“又曰：人有耳聋不闻雷声，又并不疼，此大病后或年老之人则有之。乃肾火闪闭而气塞也，最难取效。法当内外兼治，必大补心肾。虽耳属肾，而非心气相通，则心肾不交，反致阻塞，故必补肾。使肾液滋心，即用补心之剂，使心气降于肾火，肾气交，自然上升通于耳矣。用启窍丹主之：熟地二两，山萸肉、麦冬各一两，远志、茯神、柏子仁、熟枣仁各三钱，北五味二钱，石菖蒲一钱，水煎服。四剂耳中必作响，此欲开聋之兆也。又服十剂，外用龙骨一分，雄鼠胆汁一枚，麝香一厘，冰片三厘，研末，为三丸，绵裹塞耳中，勿取出，一昼夜即通矣。神效之至。再用前方服一日，后用六味丸为善后之计。否则恐不能久也。”

五、通气法

《诸病源候论·五脏六腑病诸候·肝病候》：“气逆则头眩，耳聋不聪，颊肿，是肝气之实也，则宜泻之。”

《古今医统大全·卷之六十二·耳证门·治法》：“耳聋证，乃气道不通，痰火郁结壅塞而成聋也。凡用清痰降火之药，须兼味辛行气通窍之药，方得治法之要。古方用酒浸针砂一日，至晚去针砂，将酒含口中，用紧磁石一块绵裹塞耳，左聋塞左，右聋塞右，此欲导其气而通其闭也。有峻用痰火药则反伤脾胃，亦不能开其塞。有急补气虚则火愈上，而亦不能开。惟以前法，痰火药中佐以辛温之味，细细平治，自然痊愈。予见攻之太过反伤正气，变生他疾者有之，此又不可不察也。”

《医林改错·卷上·通窍活血汤所治症目·耳聋年久》：“耳孔内小管通脑，管外有瘀血靠挤，管闭，故耳聋。晚服此方，早服通气散，一日两副，三二十年耳聋可愈。”

《金匮启钥（幼科）·卷二·目病论》：“若或无肿无痛，忽聋闭无闻，是因风邪入脑，气闭而然，治宜导赤散加防风，或通窍丸主之。”

【论用方】

一、治耳聋通用方

1. 丹参膏

1）《小品方·卷第五·治风诸方》

治伤寒时行贼风恶气，耳聋齿痛。

丹参　蒴藋（各三两）　莽草叶　踯躅花（各一两）　秦胶　独活　乌头　川椒　连翘　桑白皮　牛膝（各二两）

十二物，以苦酒五升，油麻七升 煎令苦酒尽，去滓，用如前法，亦用猪脂同煎之。若是风寒冷毒，可用酒服。若毒热病，但单服，牙齿痛单服之，仍用绵裹嚼之，比常用猪脂煎药。

2）《圣济总录·卷第一百一十四·耳门·耳聋》

治耳聋，塞耳。

丹参（洗）　蜀椒（去目并闭口，炒出汗）　大黄　白术　芎䓖　附子（去皮脐）　干姜　巴豆（去皮心）　细辛（去苗叶）　桂（去粗皮，各半两）

上一十味，㕮咀，以醋渍一宿，用炼成猪脂三斤，同置银器中，微火煎成膏，去滓，倾入瓷合中澄凝。以绵裹枣核大，塞耳中。

3）《普济方·卷五十三·耳门·耳聋诸疾》

治耳聋齿痛。

丹参（五两）　蜀椒（一升）　大黄　白术　细辛　芎䓖（各一两）　大附子（十枚）　干姜（三两）　巴豆（十枚，去心）　桂心（四寸）

上锉，以苦酒渍一宿，以楮膏三斤，煎三上三下，药成去滓。可服可摩。耳聋者绵裹膏纳耳中，齿冷痛者着齿间，诸痛皆摩服，腹内有痛以酒服一枣许大，咽喉痛吞一枣核大一枚。

2. 烧肾散（《太平圣惠方·卷第三十六·治耳聋诸方》）

治肾虚上攻耳内生疮，虚鸣及聋者。

磁石（一两，烧醋淬七遍，细研水飞过）　附子（一两，炮裂，去皮脐）　巴戟（一两）　川椒（一两，去目及闭口者，微炒去汗）

上件药，捣细罗为散。每服用猪肾一只，去筋膜，细切，葱白、薤白各一分，细切，入散药一钱、盐花一字，和搅令匀，以十重湿纸裹，于煻灰火内烧熟。空腹细嚼，酒解，薄粥下之，十日效。

3. 塞耳丸

1）《太平圣惠方·卷第三十六·治耳聋诸方》

治耳聋立效。

松脂（半两）　杏仁（一分，去皮尖）　巴豆（半分，去皮膜）　椒目末（半两）　葱汁（半合）

上件药，都烂捣如膏，捻如枣核大。绵裹塞耳中。

桃仁(一分，汤浸去皮) 松脂(一分) 椒目末(半分) 巴豆(七枚，去皮心)

上件药，捣烂如膏，捻为枣核大。绵裹一丸塞耳中，三日一易之。

松脂(三分) 巴豆(一分，去皮心) 大麻子仁(三分) 薰陆香(三分) 食盐(三分)

上件药，和捣如膏，丸如枣核大。纳于耳中，日一度换之。

杏仁(一分，汤浸去皮尖、双仁，炒熟) 甜葶苈(一分，隔纸炒令紫色) 盐末(一分)

上件药，捣研令细，以少许猪脂合煎，丸如枣核大。以绵裹塞耳中。

鲤鱼脑(四两) 防风(一分，去芦头) 菖蒲(一分) 细辛(一分) 附子(一分，去皮脐，生用) 芎䓖(一分)

上件药，捣细罗为散，以鱼脑煎成膏，丸如枣核大。绵裹纳耳中，日一易之。

附子(一分，炮裂，去皮脐) 甜瓜子(一分) 杏仁(一分，汤浸去皮尖、双仁)

上件药，和捣令熟。绵裹如枣核大，塞耳中，日一换之。

生地黄(一两半) 杏仁(七枚，汤浸去皮尖，令黑) 巴豆(二枚，去皮心，炒令紫色) 印成盐(一两颗) 头发(一鸡子大，烧灰)

上件药，熟捣，炼蜡和丸如枣核大。针穿透，纳耳中，日二三度换之。

雄黄(一分) 硫黄(一分)

上件药，都研。以绵裹纳耳中，以瘥为度。

牛子(一分) 石胆(一分) 钟乳(一分)

上件药，同细研，用一瓷瓶盛之，以炭火烧令通赤，候冷取出，研入龙脑少许。每用油引药少许入耳，无不瘥。

乌驴乳(一合) 皂荚(半挺，为末) 蜡(一两)

上件药，相和，于铫子内熔成膏，堪丸即丸，如枣核大。用针穿透，安耳中一宿。至来日看之，有物下来在耳门中，即便取却，再用一两度即瘥。

豆(五枚，去皮) 蜡(少许)

上件药，用蜡裹巴豆，穿透两头，安耳中，一日一易瘥。

2)《严氏济生方·耳门·耳论治》

治耳聋无不效。

石菖蒲(一寸) 巴豆(一枚，去皮) 全蝎(一枚，去毒)

上为细末，葱涎打和如枣核大。绵裹纳耳中。

4. 羚羊角散(《太平圣惠方·卷第三十六·治暴热耳聋诸方》)

治耳聋，不闻言语，利肾气，退热。

羚羊角屑(一两) 沙参(三分) 防风(三分，去芦头) 木通(三分，锉) 旋覆花(半两) 泽泻(三分) 前胡(三分，去芦头) 菖蒲(半两) 牵牛子(一两半，微炒)

上件药，捣粗罗为散。每服三钱，以水一中盏，入生姜半分，煎至五分，去滓，食后温服。

5. 细辛膏(《太平圣惠方·卷第八十九·治小儿耳聋诸方》)

治小儿耳聋，或因脑热，或因水入，或因吹着。

细辛 防风(去芦头) 川大黄(锉，微炒) 黄芩(以上各一分) 川椒(半两，去目) 蜡(半两)

上件药，细锉，用清麻油三合，煎药紫色，滤过，下蜡，候消为膏。每日三度，用一大豆，点于耳中。

6. 干柿粥(《太平圣惠方·卷第九十七·食治耳鸣耳聋诸方》)

治耳聋及鼻不闻香臭。

干柿(三枚，细切) 粳米(三合)

上于豉汁中煮粥，空腹食之。

7. 通神散(《仁斋直指方论·卷之二十一·耳·耳病证治》)

全蝎(一枚) 土狗(二枚) 中地龙(二条) 雄黄 明矾(半生半煅，各半钱) 麝(一字)

上研细。葱白引药入耳，闭气面壁坐一时，三日一次。

8. 黄芪丸(《圣济总录·卷第一百一十四·耳门·耳聋》)

治耳聋。

黄芪(锉) 栀子仁(炒) 犀角(镑) 木通(锉，炒) 升麻 人参 玄参 木香 干蓝 黄芩(去黑心) 芍药(锉，各一两)

上一十一味，捣罗为末，炼蜜和丸如梧桐子

大。每服二十丸，煎枸杞根汤下，加至三十丸，食后服。

9. 牡荆酒(《圣济总录·卷第一百一十四·耳门·耳聋》)

治耳聋。

牡荆子(微炒，一升)

上一味，以酒二升浸，寒七日，暑三日，去滓任性饮之，虽久聋亦瘥。

10. 大豆酒(《圣济总录·卷第一百一十四·耳门·耳聋》)

治耳聋。

大豆(拣，一升)　鸡屎白(捣炒，半升)

上二味，先炒大豆声绝，入鸡屎白，取酒五升沃之，良久去滓，分温三服，厚衣盖取汗。

11. 铁酒(《圣济总录·卷第一百一十四·耳门·耳聋》)

铁(五两)　酒(一升)

上二味烧铁令赤，投酒中，去铁饮之，仍以磁石塞耳中。

12. 枫香脂丸(《圣济总录·卷第一百一十四·耳门·耳聋》)

治耳聋。

枫香脂(半钱)　巴豆(七粒，去皮心)

上二味同研相入，捻如枣核，绵裹塞耳中。

13. 菖蒲丸

1)《圣济总录·卷第一百一十四·耳门·耳聋》

治耳聋，塞耳。

菖蒲　木通(锉)　磁石(煅醋淬研)　乳香　杏仁(汤浸去皮尖、双仁，炒)　蓖麻子(去皮)　松脂　蜡(各一分)

上八味，捣研极细，入鹅膏，同捣一二百杵，捻如枣核大。以针穿中心，作一孔子，先挑耳令净，然后内药耳中，日再，初著时痒及作声，勿怪。

治耳聋，塞耳。

菖蒲(一寸)　巴豆(一粒，去皮心，炒)　蜡(一分)

上三味，捣烂捻作七丸。每一丸，中穿一孔子，以绵裹塞耳中，日一易。

2)《活人事证方后集·卷之十七·耳鼻门》

治耳卒痛，及聋塞不闻声。

菖蒲　附子(炮，去皮脐，各等分)

上为末，以醋圆如杏仁大。绵裹内耳中，日二易之。

14. 百合散(《圣济总录·卷第一百一十五·耳疼痛》)

治耳聋疼痛。

百合(不拘多少)

上一味，焙干为细散。食后温水调下一钱匕，日三服。

15. 乳香丸(《圣济总录·卷第一百一十四·耳门·耳聋》)

治耳聋，塞耳。

乳香　杏仁(汤浸去皮尖、双仁，炒)　蓖麻子(去皮)　附子(炮裂，去皮脐)　磁石(煅醋淬七遍)　木通(锉)　桃仁(汤浸去皮尖、双仁，炒，各半两)　巴豆(去皮心，炒，一分)　菖蒲　松脂(各三分)

上一十味，先捣罗磁石、木通、菖蒲、附子为末，其余捣研为膏，入末同捣一二百杵。捻如枣核大，中心通一孔子，以绵裹塞耳中，一日三换，轻者三日，重者十日愈。

16. 地黄丸(《圣济总录·卷第一百一十四·耳门·耳聋》)

治耳聋，塞耳。

生地黄(洗)　杏仁(汤浸去皮尖、双仁，炒)　巴豆(去皮心，炒)　食盐　乱发灰(各半两)

上五味，捣烂如膏。捻如枣核，以薄发裹，塞耳中，日一易之，当有黄水出，即去药。

17. 蓖麻丸

1)《圣济总录·卷第一百一十四·耳门·耳聋》

治耳聋，塞耳。

蓖麻子(去皮，半两)　乳香　食盐　巴豆(去皮，炒，各一分)　松脂　蜡　杏仁(汤浸去皮尖、双仁，炒，各半两)

上七味，捣烂如膏。捻如枣核，塞耳中，三日一易。

2)《圣济总录·卷第一百一十四·耳门·久聋》

治耳聋，不问久近，塞耳。

蓖麻子(去皮，五十枚)　大枣(去核，二十五枚)

上二味，先将枣捣烂，渐渐入蓖麻，杵得所，丸如枣核，内耳中，日一易。

18. 附子散（《圣济总录·卷第一百一十四·耳门·耳聋》）

治耳聋，塞耳。

附子（炮裂，去皮脐） 磁石（煅醋淬一七遍） 龙骨 菖蒲 藁本（去苗、土，各一分）

上五味，捣罗为散。以绵裹一钱匕，塞耳中。

19. 羌活丸（《圣济总录·卷第一百一十四·耳门·耳聋》）

治耳聋，塞耳。

羌活（去芦头） 玄参 木通（锉） 乌头（炮裂，去皮脐） 防风（去叉，各一分）

上五味，捣罗为末。熔蜡和捻如枣核，塞耳中，日一易。

20. 葶苈膏（《圣济总录·卷第一百一十四·耳门·耳聋》）

治耳聋，塞耳。

葶苈（纸上炒，烂捣） 盐（研） 杏仁（汤浸去皮尖、双仁，炒，研，各一两）

上三味，捣研极烂，入猪膏中，以银器盛，慢火煎成膏，倾入瓷合中。以绵裹枣核大，塞耳中。

21. 食盐丸（《圣济总录·卷第一百一十四·耳门·耳聋》）

治耳聋，塞耳。

食盐 杏仁（去皮尖、双仁，炒，各一分）

上二味烂捣，以纯乌、羊屎新湿者和丸如枣核大，塞耳中，勿令风入，干即易之。至七日二七日，耳中有声渐入，即以苇管长二寸内耳中，四畔以面封之，勿令气出，以薄面饼子裹筒头上，以艾炷灸三壮，耳内即有干黑脓出，须挑却，还依前法，一日两度，以后常用乱发塞之。

22. 附子丸（《圣济总录·卷第一百一十四·耳门·耳聋》）

治耳聋，塞耳。

附子（炮裂，去皮脐） 菖蒲（各半两）

上二味捣罗为末。以醋和如枣核，绵裹，临卧时塞耳中，夜一易之，有黄水出瘥。

23. 大枣丸（《圣济总录·卷第一百一十四·耳门·耳聋》）

治耳聋，塞耳。

大枣（十五枚，去核） 蓖麻子（一百粒，去皮）

上二味烂捣，捻如枣核，塞耳中，二十日效。

24. 巴豆丸（《圣济总录·卷第一百一十四·耳门·耳聋》）

治耳聋，塞耳。

巴豆（十粒，去皮心，炒） 松脂（半两）

上二味，捣烂捻如枣核，塞耳中，汁出即愈。

25. 牙硝散（《圣济总录·卷第一百一十四·耳门·耳聋》）

治耳聋，塞耳。

马牙硝（半两） 龙脑（半钱匕） 蕤仁（去皮，半分）

上三味为散，入黄蜡二钱熔和，绵裹一枣核大，塞耳中。

26. 椒目丸（《圣济总录·卷第一百一十四·耳门·耳聋》）

治耳聋，塞耳。

椒目（四十九粒） 巴豆（二粒，和皮用）

上二味，同研匀，入饭丸如枣核。绵裹，夜后塞在聋耳内。

27. 真珠粉（《圣济总录·卷第一百一十四·耳门·耳聋》）

治耳聋，塞耳。

真珠末（一分）

上一味，研如粉。以绵裹一钱匕，塞耳中。

28. 麝香散（《圣济总录·卷第一百一十四·耳门·耳聋》）

治耳聋，吸鼻。

麝香 细辛（去苗叶） 干姜（炮） 著莛根（洗净，焙，各一分）

上四味，捣罗为散。患左耳吸入右鼻，患右耳吸入左鼻，不拘时。

29. 鲫鱼胆膏（《圣济总录·卷第一百一十四·耳门·耳聋》）

治耳聋，滴身。

鲫鱼胆（一枚） 乌驴脂（少许） 生油（半两）

上三味和匀，内楼葱管中七日，滴于耳内，瘥。

30. 胡麻油（《圣济总录·卷第一百一十四·耳门·耳聋》）

治耳聋，滴耳。

胡麻油（一合） 木香（醋浸一宿，焙，杵末，

半两）

上二味，银器内微火煎三五沸，绵滤去滓，旋滴耳中，以瘥为度。

31. 鹅膏（《圣济总录·卷第一百一十四·耳门·耳聋》）

治耳聋，滴耳。

鹅膏（一合）

上一味，以少许滴耳中。

32. 生油（《圣济总录·卷第一百一十四·耳门·耳聋》）

治耳聋，滴耳。

生油（一合）

上一味，滴入耳中，日三五次，候其塞出即瘥。

33. 蟹汁（《圣济总录·卷第一百一十四·耳门·耳聋》）

治耳聋，滴耳。

生蟹（一枚）

上一味，捣绞取汁，以少许滴耳中。

34. 益母草汁（《圣济总录·卷第一百一十四·耳门·耳聋》）

治耳聋，灌耳。

益母草（一握，洗）

上一味研取汁，少灌耳中、瘥。

35. 雄黄散（《圣济总录·卷第一百一十四·耳门·耳聋》）

治耳聋，熏耳。

雄黄　防风（去叉）　菖蒲　礜石　乌头（去皮脐）　椒（去目并闭口，炒出汗，各一分）　大枣核（十枚）

上七味，捣罗为散。以香炉中安艾一弹子大，次著黄柏末半钱匕于艾上，复以药二钱匕著艾上，火燃向耳熏之。

36. 鸡卵膏（《鸡峰普济方·卷第十四·淋痰饮头面·淋》）

治耳聋：上用鸡子一个，于头边打一眼子，内入小虾蟆一个，以麻缠脚；巴豆二个，去皮，蜡纸封合，炮鸡子候熟，研细点入耳中。

37. 蚯蚓散（《鸡峰普济方·卷第十四·淋痰饮头面·淋》）

治耳聋。

蚯蚓（去土）　川芎

上二味，等分，为细末。每服二钱，食后临卧，茶清调下。

38. 一醉膏（《扁鹊心书·神方》）

治耳聋：麻黄一斤，以水五升熬一升，去渣熬膏。每服一钱七分，临卧热酒下，有汗即效。

39. 木通丸（《杨氏家藏方·卷第二十·杂方五十八道》）

治耳聋。

磁石（三两，煅赤、醋淬九次）　石菖蒲　远志（去心）　破故纸（炒，三味各一两）　木通（半两）　麝香（一钱，别研）

上件为细末，用葱白汁煮面糊为丸如梧桐子大。每服三十丸至四十丸，煎通草汤送下，食前。

40. 大通膏（《杨氏家藏方·卷第二十·杂方五十八道》）

治耳聋。

蓖麻子（去皮）　巴豆（去皮膜、油心）　杏仁（去皮尖）　乳香（别研）　松脂（别研，五味各半两）　青盐（一分）

上件同研和，捻作枣核样如小拇指大，用黄蜡薄裹之，大针扎两三眼子，两头透。用塞耳，经宿当闻钟声，黄水出即愈。

41. 蝎梢膏（《杨氏家藏方·卷第二十·杂方五十八道》）

治远年、日近耳聋。

蝎梢（七枚，焙）　淡豉（二十一粒，拣大者，焙）　巴豆（七粒，去心膜，又去油）

上先研蝎梢、淡豉二味令细，别研巴豆成膏，入前二味同研匀，捏如小枣核状，用葱白小头取孔，以药一粒在内，用薄棉裹定。临卧时置在耳中，来早取出。未通再用，以通为度。

42. 菖蒲散

1）《活人事证方后集·卷之十七·耳鼻门》

治耳聋。

石菖蒲（十两，一握九节者）　苍术（五两，事治净）

上二味，锉成块子，置于缸内，用米泔浸七日，取出，去苍术不用，只用菖蒲。于甑上蒸三两时，取出焙干，捣罗为细末。每服二钱，糯米饮调下，日进三服。或将蒸熟者作指面大块子，食后置口中，时时嚼动，咽津亦可。

2）《普济方·卷五十三·耳门·耳聋诸疾》

治耳聋。

石菖蒲（二两） 磁石（四两，醋淬） 白蔹 牡丹皮 山茱萸 牛膝 土瓜根（各二两）

上治下筛。绵裹塞耳，日一易之。

43. 乌鸡煎丸（《妇人大全良方·卷之二·众疾门·通用方序论第五》引《三因方》）

治妇人百病，耳聋。

吴茱萸 良姜 白姜 当归 芍药 延胡索（炒） 椒（炒） 陈皮 青皮 刘寄奴 生地黄 莪术 川芎（各一两） 荷叶灰（四两） 北艾（二两） 破故纸（炒，一两）

上为细末，醋煮面糊丸如梧子大。每服四五十丸，治妇人百病、耳聋，腊茶煎汤下。

44. 二芎饼子（《严氏济生方·头面门·头痛论治》）

治气厥，上盛下虚，痰饮，风寒伏留阳经，偏正头疼，痛连脑巅，吐逆恶心，目瞑耳聋。常服清头目，化风痰。

抚芎 川芎 干姜（炮） 藁本（去芦） 苍耳（炒） 天南星（炮，去皮） 防风（去芦） 甘草（炙）

上等分，为细末，生姜汁浸，蒸饼为丸如鸡头大，捏作饼子，晒干。每服五饼，细嚼，茶酒任下，不拘时候。

45. 姜蝎散（《瑞竹堂经验方·头面口眼耳鼻门》）

治耳聋神效。

全蝎（四十九个，去虿）

上将蝎泡湿，用糯米半升于大瓦上铺平，将蝎铺于米上，焙令米黄为度，去米不用；又切生姜四十九片，每片放蝎，再焙姜焦为度，去姜不用，将蝎研为极细末。三五日前，每日先服黑锡丹三五服，临服药时，令夜饭半饱，服时看其人酒量，勿令大醉，酒调服毕，令其人睡，切勿令人叫醒，令熟睡却令人轻唤，如不听得，浓煎葱白汤一碗，令服，耳即鸣。

46. 磁石散（《普济方·卷五十三·耳门·耳聋诸疾》）

治耳聋。

磁石（四两） 天门冬 地骨皮 生姜（各二两） 山茱萸 土瓜根 蔓荆子 茯苓 菖蒲 芎䓖 枳实 白芷 橘皮 甘草（各二两） 竹沥（二升）

上㕮咀。以水八升煮减半，纳沥煮，取二升五合，分三服，五日一剂，三日乃著散纳耳中。

47. 矾石膏（《普济方·卷五十三·耳门·耳聋诸疾》）

治耳聋。

矾石 甘草 菖蒲 当归 细辛 防风 芎䓖 白芷 乌贼骨 附子 皂荚（各半两） 巴豆（十四枚）

上薄切，三升酢渍一宿，以下中水鸡膏九合，煎三上三下，以巴豆黄膏成，去滓纳雄黄末，搅调取枣核大，沥于耳中，绵塞之，日三易。

48. 追风散（《普济方·卷五十三·耳门·耳聋诸疾》）

治耳聋闭塞不通。

藜芦 雄黄 川芎 白芷 石菖蒲 全蝎 藿香 薄荷 鹅不食草（无鹅草加龙脑少许） 苦丁香（以上各等分） 麝香（少许）

上为细末，吹鼻中。

49. 通耳丹（《普济方·卷五十三·耳门·耳聋诸疾》）

治耳聋。

桑螵蛸 安息香 阿魏（各一钱半） 朱砂（半钱） 大蒜（一大瓣） 蓖麻子仁 巴豆仁（各七个）

上为细末，入二仁与蒜同研烂，为丸如枣核样。每服一丸，绵裹纳耳中，如觉微痛，即取其药。

50. 蓖麻子丸（一名**大通膏**）（《普济方·卷五十三·耳门·耳聋诸疾》）

治耳聋塞耳。

蓖麻子（去皮，半两） 乳香 食盐 巴豆〔去皮，炒，各一两（分）〕 松脂 蜡 杏仁（汤浸去皮尖、双仁，炒，各半两）

上捣烂如膏。捻如枣核样，如小手指大，用黄蜡薄绵卷之，大针扎两三眼子，两头透，用塞耳，经宿当闻钟声，黄水出即愈。

51. 黄蜡丸（《普济方·卷五十三·耳门·耳聋诸疾》）

治耳聋。

蜡 松脂 薰陆香 蓖麻子 食盐 乱发灰

上等分，为末，作丸。绵裹塞耳，时易之，瘥止。

52. 松脂膏（《普济方·卷五十三·耳门·耳

聋诸疾》)

疗耳聋不闻人语声。

松脂(四分) 巴豆(二分,去皮心,熬) 麻子仁(二分) 蜡(二分) 薰陆香(二分) 石盐(二分)

上捣如膏,丸枣核大纳耳,三日一易,取瘥。一方无蜡。

53. 地黄散(《普济方·卷五十三·耳门·耳聋诸疾》)

治耳聋。

巴豆 杏仁(各七枚) 生地黄(极粗者,长一寸半) 盐(两颗,用切成者) 头发(如鸡子大,烧灰)

上件捣筛,以绵薄裹纳耳中,一日一夜,若不损即去之。直以物塞耳中,黄水及脓出,渐渐有效。如不瘥者,更纳一日一夜,必瘥。一方捣成膏为丸,以薄发裹塞耳中,名地黄丸。

54. 明硫黄膏(《普济方·卷五十三·耳门·耳聋诸疾》)

治耳聋。

明硫黄 雄黄(各研细) 远志(去心) 白皂荚(等分)

上为细末。葱白捣粘,入麝少许,绵包入耳。

55. 蜗牛子膏(《普济方·卷五十三·耳门·耳聋诸疾》)

治耳聋塞耳。

蜗牛子(一分) 石胆(一分) 钟乳(一分) 龙脑(少许)

上除龙脑,同研细末,一瓷瓶盛之,以炭火烧令通赤,候冷取出,研入龙脑少许。每用油调药一字,滴入耳中,无不瘥。

56. 硼砂丸(《普济方·卷五十三·耳门·耳聋诸疾》)

治耳聋。

硼砂 信石 巴豆(去壳) 红娘子(各等分)

上为细末,蒸饭为丸如豌豆大。用新绵裹一丸,塞入耳内。一丸可治,仍夜塞,日去之。

57. 干柿饮(《普济方·卷五十三·耳门·耳聋诸疾》)

治耳聋鼻塞。

粳米(三合) 豉(少许) 干柿(三枚,细切)

上煮粥,空心食之。

58. 太乙追命丸(一名**夺命丸**)(《普济方·卷二百五十一·诸毒门·解诸毒例》)

专治百病,若中恶气,心腹胀满,不得喘息,心痛积聚、胪胀、疝瘕,不消宿食、吐逆、呕啘,寒热瘰疬蛊毒。妇人产后瘀疾方。

蜈蚣(一条) 丹砂 附子(炮裂,去皮脐) 矾石 雄黄 藜芦 鬼臼(各一分) 巴豆

上为末,炼蜜丸如麻子大。一服二丸,日一服。伤寒一二日,服一丸当汗出;绵裹两丸,塞两耳中。下痢服一丸,塞下部。蛊毒服二丸,在外膏和摩病上。在膈下痢,有疮一丸涂之,毒自出。产后瘀疾,一丸,耳聋绵裹塞耳。一方无丹砂,用温酒服。

59. 地风散(《奇效良方·卷之五十八·耳鸣耳聋门·耳鸣耳聋通治方》)

治耳聋闭塞不通。

藜芦 雄黄 川芎 石菖蒲 全蝎 白芷 藿香 鹅不食草 薄荷 苦丁香(各等分) 麝香(少许)

上为细末。每用些少吹鼻中。如无鹅不食草,加片脑少许。

60. 千金补肾丸(《苍生司命·卷六利集·耳病证·耳病方》)

治劳聋、气聋、风聋、虚聋、毒聋、久聋、耳鸣者,此方主之。

人参 黄芪 当归 丹皮 白芍 山萸肉 桂心 远志 巴戟 细辛 苁蓉 菟丝子 附子 熟地 茯苓 甘草 干姜 蛇床子 泽泻 石斛(各一两) 防风(八钱) 石菖蒲(五钱)

羊肾二具,炙干为末,炼蜜为丸梧子大。日服二钱。

61. 四物汤加减(《扶寿精方·耳门》)

治聋有验。

四物汤 加瞿麦 萹蓄 山栀 木通(各一钱)

锉,水煎服。

62. 通灵丸(《医便·卷三·秋月诸症治例》)

治耳聋。

松香(五钱) 巴豆(二十粒,为末)

上将松香溶化,入巴豆末和匀,葱汁为丸如枣核大。绵裹塞耳,左聋塞右,右聋塞左,两耳聋次

第塞之。

63. 通神丹（《济阳纲目·卷一百零三·耳病·外治耳聋杂方》）

治耳聋。

安息香　桑白皮　阿魏（各一钱半）　朱砂（半钱）

上用巴豆、蓖麻子、大蒜各七个研烂，入药末和匀，丸枣核大。每用一丸，绵裹纳耳中，如觉微痛即出。

64. 凤珠丹（《外科大成·卷三分治部下·耳部·耳聋》）

耳聋：鸡蛋一个，开一孔，入巴豆一粒，去心膜，用双层纸封之。与鸡抱之，以雏出为度。取蛋清滴耳内，日二次。

二、治肾虚耳聋方

1. 羊肾汤（《太平圣惠方·卷第二十六·治肾劳诸方》）

治肾劳虚损，面黑耳聋，腰脚疼痛，小便滑数。

磁石（一两，捣碎，水淘去赤汁）　肉苁蓉（一两，酒浸刮去皱皮，炙干）　白茯苓（半两）　桂心（半两）　石菖蒲（半两）　附子（半两，炮裂，去皮脐）　五味子（半两）　当归（半两）　芎䓖（半两）　石斛（半两，去根，锉）　桑螵蛸（半两，微炒）　杜仲（半两，去粗皮，炙令微黄，锉）　熟干地黄（一两）

上件药，捣筛为散。每服，用羊肾一对，切去脂膜，以水一大盏半煎至一盏，去肾，下药末半两，入生姜半分，煎至五分，去滓，空腹温服，晚食前再服。

2. 补肾汤

1）《太平圣惠方·卷第三十·治虚劳耳聋诸方》

治虚劳肾脏乏损，耳聋体瘦，脚膝少力，疼痛。

磁石（二两，捣碎，水淘去赤汁）　牛膝（一两，去苗）　桂心（一两）　黄芪（一两半，锉）　人参（一两，去芦头）　白茯苓（一两）　独活（一两）　芎䓖（一两）　当归（一两）　白芍药（一两）　白术（一两）　白蒺藜（一两，微炒，去刺）　附子（一两，炮裂，去皮脐）　泽泻（一两）　汉椒（一两，去目及闭口者，微炒去汗）

上件药，捣粗罗为末。每服，用羊肾一对，切去脂膜，以水一大盏半，煎羊肾至一盏，去肾，下药末半两，更煎至六分，去滓，空心及晚食前，分暖为二服。

2）《圣济总录·卷第五十一·肾脏门·肾虚》

治肾虚忪悸恍惚，眼花耳聋；肢节疼痛，皮肤搔痒；小腹拘急，面色常黑，黄疸消渴。

磁石（煅醋淬七遍，研，一两）　五味子（炒）　附子（炮裂，去皮脐）　防风（去叉）　黄芪（锉，炒）　牡丹（皮）　桂去（皮）　甘草（炙，锉）　桃仁（去皮尖、双仁，炒令黄，各二两）

上九味，㕮咀如麻豆。每服五钱匕，以水一盏半，入生姜半分切，煎取八分，去滓，空心顿服。

3. 白羊肉汤（《太平圣惠方·卷第三十·治虚劳耳聋诸方》）

治虚劳羸瘦，脚腰无力，耳聋盗汗，心多忪悸。

白羊肉（二斤，去脂膜以，水四升煮取二升）　杜仲（一两，去粗皮，炙微黄，锉）　白茯苓（一两）　熟干地黄（一两半）　牛膝（一两，去苗）　人参（一两，去芦头）　黄芪（一两，锉）　白术（一两）　桂心（三分）　磁石（三两，捣碎，水淘去赤汁）　龙骨（一两）　远志（一两，去心）

上件药，捣粗罗为散。每服四钱，用羊肉汁一中盏煎至六分，去滓，每于食前温服之。

4. 菖蒲浸酒（《太平圣惠方·卷第三十·治虚劳耳聋诸方》）

治虚劳耳聋。

菖蒲（三两）　木通（二两，锉）　磁石（五两，捣碎，水淘去赤汁）　防风（二两，去芦头）　桂心（二两）　牛膝〔二（三）两，去苗〕

上件药，细锉，用生绢袋盛，以酒一斗，内药浸七日后。每日食前，暖一小盏服之。

5. 补肾虚磁石丸（《太平圣惠方·卷第三十·治虚劳耳聋诸方》）

治虚劳肾脏乏弱，耳聋，或常闻钟磬风雨之声。

磁石〔一（二）两，烧令赤，以醋淬七遍，捣碎水飞过〕　鹿茸（一两半，去毛，涂酥炙微黄）　人参（一两，去芦头）　黄芪（一两，锉）　白茯苓（一两）　远志（三分，去心）　附子（三分，炮裂，去皮脐）　牡蛎（三分，烧为粉）　牛膝（一两，去苗）　楮实子（一两半，水淘去浮者，焙干）　防风（三分，去芦头） 肉苁蓉（三分，酒浸一宿，刮去皱皮，炙干） 五味子（半两） 薯蓣（三分） 巴戟〔二（三）分〕 石斛（一两，去根，锉） 桂心（三分） 熟干地黄〔二（一）两〕

上件药，捣罗为末，炼蜜和捣三五百杵，丸如梧桐子大。每服，空心及晚食前，以温酒下三十丸。

6. 肉苁蓉丸

1）《太平圣惠方·卷第三十·治虚劳耳聋诸方》

治虚劳肾气不足，耳聋。

肉苁蓉（一两，酒浸一宿刮去皱皮，炙干） 黄芪（一两，锉） 熟干地黄（一两） 巴戟（一两） 枳壳（三分，麸炒微黄去瓤） 白蔹（三分） 五味子（三分） 白术（三分） 牛膝（一两，去苗） 附子（一两，炮裂，去皮脐） 牡蛎粉（三分） 泽泻（一两） 干姜（三分，炮裂，锉） 菟丝子（二两，酒浸三日曝干，别捣为末）

上件药，捣罗为末，炼蜜和捣三五百杵，丸如梧桐子大。每日空心及晚食前，以温酒下三十丸。

2）《圣济总录·卷第一百一十四·耳门·耳聋》

治肾虚耳聋。

肉苁蓉（酒浸一宿切，焙） 菟丝子（酒浸别捣） 白茯苓（去黑皮） 山芋 人参 熟干地黄（切，焙） 桂（去粗皮） 防风（去叉） 芍药（锉） 黄芪（锉，各半两） 羊肾（一对，薄批去筋膜，炙干） 附子（炮裂，去皮脐） 羌活（去芦头） 泽泻（锉，各一分）

上一十四味，捣罗为末，炼蜜和丸如梧桐子大。每服三十丸，空心温酒下。

治劳聋积久耳鸣。

肉苁蓉（酒浸一宿切，焙） 附子（炮裂，去皮脐） 干姜（炮裂） 山茱萸（洗，微炒） 巴戟天（去心） 桂（去粗皮） 泽泻 菟丝子（酒浸一宿，别捣） 熟干地黄（焙） 石斛（去根） 蛇床子（微炒） 白茯苓（去黑皮） 当归（酒洒令润切，焙） 人参 细辛（去苗叶） 牡丹皮 甘草（炙，锉） 黄芪（细锉） 远志（去心） 菖蒲（米泔浸一宿，锉，焙） 芍药（各一两） 防风（去叉，三两） 羊肾（一对，薄批去筋膜，炙干）

上二十三味，除菟丝子外，为细末，再入菟丝子末重罗，炼蜜丸如梧桐子大。每服二十丸，食后温酒下，渐加至三十丸，日三。

7. 熟干地黄散（《太平圣惠方·卷第三十六·治劳聋诸方》）

治劳聋肾气不足，耳无所闻。

熟干地黄（一两半） 磁石（一两，捣碎，水淘去赤汁） 桂心（一两半） 附子（半两，炮裂，去皮脐） 人参（一两，去芦头） 牡荆子（一两） 当归（一两，锉，微炒） 牡丹皮（半两） 白茯苓（一两） 芎䓖（半两）

上件药，捣筛为散。每服，先以水一大盏半，入羊肾一对，去脂膜，切，煎至一盏，去肾，入药五钱，枣三枚，生姜半分，同煎至五分，去滓，每于食前温服。

8. 菖蒲散（《太平圣惠方·卷第三十六·治劳聋诸方》）

治劳聋肾气虚损，耳无所闻。

菖蒲（一两） 菟丝子（一两，酒浸三日，曝干，别捣为末） 附子（一两，炮裂，去皮脐） 桂心（一两） 车前子（半两） 肉苁蓉（一两，酒浸一宿，刮去皱皮，炙干）

上件药，捣细罗为散。每服以温酒调下一钱，空心及晚食前，各二服。

9. 薯蓣丸（《太平圣惠方·卷第三十六·治劳聋诸方》）

治劳聋，脏腑久虚，肾气不足，肌体羸瘦，腰脚无力。

薯蓣（一两） 熟干地黄（一两） 附子（一两，炮裂，去皮脐） 桂心（一两） 天门冬（一两半，去心，焙） 石斛（一两，去根，锉） 人参（一两，去芦头） 肉苁蓉（一两，酒浸一宿，刮去皱皮，炙干） 远志（半两，去心） 鹿茸（一两，去毛，涂酥炙微黄） 钟乳粉（二两） 白茯苓 菟丝子（一两，酒浸三日曝干，锉，捣） 磁石（一两，烧令赤，醋淬七遍，捣碎细研，水飞过）

上件药，捣罗为末，入研了药令匀，炼蜜和捣五七百杵，丸如梧桐子大。每日空心，以温酒下三十丸，晚食前再服。

10. 羊肾附子丸（《太平圣惠方·卷第三十六·治劳聋诸方》）

治劳聋。

附子（一两半，炮裂，去皮脐） 磁石（一两，烧令赤，醋淬七遍，捣碎研，水飞过）　牛膝（一两，去苗）　菟丝子（一两，酒浸三日，曝干，别捣为末）　肉苁蓉（一两，酒浸一宿，刮去皱皮，炙干）　远志（一两，去心）

上件药，捣罗为末。用羊肾五对，去脂膜，细切烂研，入酒三升，于银锅中，微火煎如膏，入药末，和捣二三百杵，丸如梧桐子大。于空心及晚食前，以温酒下三十丸，盐汤下亦得。

11. 鹿肾粥（《太平圣惠方·卷第九十七·食治耳鸣耳聋诸方》）

治肾气损虚，耳聋。

鹿肾（一对，去脂膜，切）　粳米（二合）

上于豉汁中相和，煮作粥，入五味，如法调和，空腹食之。作羹及入酒，并得食之。

12. 猪肾粥（《太平圣惠方·卷第九十七·食治耳鸣耳聋诸方》）

治肾脏气惫耳聋。

豮猪肾（一对，去脂膜，细切）　葱白（二茎，去须，切）　人参（一分，去芦头，末）　防风（一分，去芦头，末）　粳米（二合）　薤白（七茎，去须，切）

上先将药末，并米、葱、薤白着水下锅中煮，候粥临熟，拨开中心，下肾，莫搅动，慢火更煮良久，入五味，空腹食之。

13. 骨汁煮索饼（《太平圣惠方·卷第九十七·食治虚损羸瘦诸方》）

治虚损羸瘦，下焦久冷，眼昏耳聋。

大羊尾骨（一条，以水五大盏煮取汁二盏五分）　葱白（七茎，去须，切）　陈橘皮（一两，汤浸去白瓤，焙）　荆芥（一握）　面（三两）　羊肉（四两，细切）

上件药，都用骨汁煮五七沸，去滓，用汁少许溲面作索饼；却于汁中与羊肉煮，入五味，空腹食之。

14. 石斛饮（《圣济总录·卷第五十二·肾脏虚损骨痿羸瘦》）

治肾气虚损，骨痿体瘦无力，两耳嘈嘈鸣，甚即成聋，短气不足。

石斛（去根）　当归（切，焙）　人参　肉苁蓉（酒浸一宿切，焙）　附子（炮裂，去皮脐）　芎䓖　桂（去粗皮，各半两）　白茯苓（去黑皮）　熟干地黄（焙）　白术（米泔浸一宿锉，炒令黄）　桑螵蛸（切破，炙黄）　磁石（火煅醋淬二七遍，各一两）　羊肾（一对，批去筋膜，炙令黄）

上一十三味，㕮咀如麻豆。每服三钱匕，水一盏煎至七分，去滓温服，不拘时候。

15. 五味子丸（《圣济总录·卷第八十六·虚劳门·肾劳》）

治肾劳虚损，精气不足，面黑耳聋，小便白浊。

五味子　白茯苓（去黑皮）　车前子　巴戟天（去心）　肉苁蓉（酒浸切，焙）　菟丝子（酒浸一宿，别捣，各一两）

上六味，捣罗为末，炼蜜和杵三二百下，丸如梧桐子大。每服三十丸，空腹晚食前温酒下。

16. 橘皮煎丸（《圣济总录·卷第八十七·冷劳》）

治冷劳羸瘦，手足挛急，目暗耳聋，腹胀泄利，不能纳食，食物无味，面黄力弱，积年肠风痔疾，癖积气块，一切劳病，妇人血瘕，赤白带下，子宫宿冷，五种膈气。

陈橘皮（汤浸去白，焙，一斤）　桂（去粗皮）　干姜（炮）　当归（锉，炒，四味别捣罗）　附子（炮裂，去皮脐）　京三棱（炮，锉）　萆薢（三味别捣罗）　陈曲（炒，各六两）　乌头（炮，水煮三五沸，去皮脐，焙）　木香　蜀椒（去目及闭口，炒出汗，各一两）　大麦蘖（四两）　厚朴（去粗皮，生姜汁炙，六味别捣为末）

上一十三味，用无灰酒四升，于银石器内，先煎上四味，如人行十里，更下次三味，如人行十里，次入下六味，又添酒两碗，煎成膏，取出杵一千下，丸如梧桐子大。每服空心日午，茶酒任下二十丸至三十丸。

17. 大补益摩膏（《圣济总录·卷第八十九·虚劳腰痛》）

治五劳七伤，腰膝疼痛，鬓发早白，面色萎黄，水脏久冷，疝气下坠，耳聋眼暗，痔漏肠风，凡百疾病，悉能疗除，兼治女人子脏久冷，头鬓疏薄，面生皯䵟，风劳血气，产后诸疾，赤白带下。

木香　丁香　零陵香　附子（炮裂）　沉香　吴茱萸　干姜（炮）　舶上硫黄（研）　桂（去粗皮）　白矾（烧灰，研，各一两）　麝香（研）　腻粉（研，各一分）

上一十二味，捣罗八味为末，与四味研者和匀炼蜜，丸如鸡头实大。每先取生姜自然汁一合，煎沸，投水一盏，药一丸同煎，良久化破，以指研之，就温室中蘸药摩腰上。药尽为度。仍加绵裹肚系之，有顷腰上如火，久用之，血脉舒畅，容颜悦泽。

18. 杜仲丸（《圣济总录·卷第九十二·虚劳小便利》）

治虚劳下焦伤惫，目昏耳聋，腰膝冷痛，小便滑数，日渐瘦悴。

杜仲（去粗皮，炙，锉）　肉苁蓉（酒浸去皴皮切，焙）　巴戟天（去心）　楮实　五味子　茴香子（炒）　远志（去心）　山茱萸　白茯苓（去黑皮，各一两）　山芋　牛膝（酒浸切，焙，各三分）

上一十一味，捣罗为末，炼蜜和丸如梧桐子大。每服十五丸，加至三十丸，空心温酒下。

19. 人参丸（《圣济总录·卷第九十二·精极》）

治精极虚寒，少腹拘急，耳聋发落，行步不正，梦寐失精。

人参　麦门冬（去心，焙）　赤石脂　远志（去心）　续断（各三分）　韭子（炒，一两）　鹿茸（去毛，酥炙，三分）　茯神（去木）　龙齿（研）　磁石（煅醋淬）　肉苁蓉（酒浸切，焙，各一两）　丹参　柏子仁（炒，别研，各半两）　熟干地黄（焙，一两半）

上一十四味，捣罗为末，炼蜜丸如梧桐子大。每日空腹温酒下二十丸。

20. 鹿茸散（《圣济总录·卷第九十二·精极》）

治精极虚损，梦中失精，阴气微弱，少腹拘急，体重耳聋。

鹿茸（去毛，酥炙）　龙骨　露蜂房（炙，各半两）　泽泻　白茯苓（去黑皮）　菟丝子（酒浸一宿，别捣）　桂（去粗皮）　牛膝（酒浸切，焙）　石龙芮　赤芍药（各一分）　韭子（炒，二两）　巴戟天（去心，三分）

上一十二味，捣罗为散。每服三钱匕，空腹温酒调下，日二，或炼蜜丸如梧桐子大。空腹温酒下二十丸，加桑螵蛸三分亦得。

21. 补虚汤（《圣济总录·卷第一百二·眼目门·肾肝虚眼黑暗》）

治肝肾虚目暗，兼治耳聋。

赤芍药（一分）　木香（半两）　黄连（去须，半分）

上三味，粗捣筛。每服三钱匕，水一盏煎至六分，去滓，温服。

22. 菖蒲丸（《圣济总录·卷第一百一十四·耳门·耳聋》）

治肾虚耳聋。

菖蒲　蜀椒（去目并闭口，炒出汗，各三分）　羊肾（一对，酒一升煮干，取出片切曝干）　葱子（炒，半两）　皂荚（一挺，去皮子，炙）

上五味，捣罗为末，炼蜜丸如梧桐子大。每服三十丸，空心温酒下，日三。凡欲服此药，临睡时，先安铁物于所患耳边，口中以牙硬咬定，却以磁石一小块，安耳内，觉气微通，略能听声，然后服药。

23. 内补丸（《圣济总录·卷第一百一十四·耳门·劳聋》）

治肾虚劳聋。

熟干地黄（焙）　附子（炮裂，去皮脐）　桂（去粗皮）　肉苁蓉（酒浸一宿切，焙）　鹿茸（去毛，酒浸一宿，酥炙）　人参（各一两）　山芋（一两半）　柴胡（去苗，三分）　胡黄连（一分）　远志（去心，半两）　细辛（去苗叶，半两）　白茯苓（去黑皮，一分）　钟乳（鹅管者，二两，以甘草水煮三日研三日）

上一十三味，除研药，余为细末，再研匀，炼蜜丸如梧桐子大。空心温酒下二十丸。

24. 磁石汤

1)《圣济总录·卷第一百一十四·耳门·劳聋》

治劳聋，耳中溃溃然，补肾。

磁石（二两，醋淬七遍）　山茱萸（洗，炒）　菖蒲（米泔浸一宿，锉，焙）　芎䓖　牡荆子　茯神（去木）　白芷　枳壳（去瓤麸炒黄）　甘草（炙，锉）　陈橘皮（汤浸去白，焙，各一两）　地骨皮（去土）　天门冬（去心，各一两半）

上一十二味，粗捣筛。每服三钱匕，水一盏半，入生姜半分切，竹沥二合，同煎至七分，去滓温服，日三。

2)《医灯续焰·卷十八·耳·附方》

治肾虚耳聋，面黑，饥不欲食，腰胁背痛。

磁石　五味子　杜仲　白术　白石英（各二钱）　黄芪　白茯苓（各一钱）

水煎服。

25. 肾著散（《圣济总录·卷第五十一·肾脏

门·肾著》)

治腰背疼重,少腹拘急,小便不利,耳聋脚冷。

羊肾(一对,作脯令燥,炙之) 磁石(醋淬,一两半) 人参(二两) 桑根白皮(炙,锉) 防风(去叉) 天雄(炮裂,去皮脐) 玄参 赤茯苓(去黑皮,各三两) 续断(一两三分) 熟干地黄(焙,一两) 阿胶(炒燥) 肉苁蓉(酒浸切,焙) 干漆(炒烟出) 龙骨 天门冬(去心,焙,各半两)

上一十五味,捣罗为散。每服三钱匕,煎大麦汤调下,食前服。

26. 补肾石斛丸(《圣济总录·卷第一百一十四·耳门·劳聋》)

治劳聋久,耳中溃溃。

石斛(去根) 附子(炮裂,去皮脐) 肉苁蓉(酒浸一宿切,焙) 山茱萸(洗,微炒) 菟丝子(酒浸一宿,别捣) 桂(去粗皮) 泽泻 巴豆(去皮心膜,炒黄色,研如泥,纸裹压去油) 当归(切,焙) 蛇床子(炒) 白茯苓(去黑皮) 干姜(炮) 菖蒲(米泔浸一宿,锉,焙) 熟干地黄(焙) 芍药 细辛(去苗叶) 远志(去心) 黄芪(细锉,各一两) 防风(去叉,三分)

上一十九味,除菟丝子外,为细末,再入菟丝子末重罗,炼蜜丸如梧桐子大。每服十五丸,温酒下,日三。

27. 蓖麻子丸(《圣济总录·卷第一百一十四·耳门·劳聋》)

治劳聋虚鸣,塞耳。

蓖麻子(去皮壳,研) 杏仁(汤浸去皮尖、双仁,炒黄) 桃仁(汤浸去皮尖、双仁,炒黄) 磁石(醋淬七遍) 木通(锉) 菖蒲(各一两) 巴豆(去皮,炒黄,一分) 食盐(研,三分) 蜡(三两) 松脂(研) 乳香(研,各二两半) 附子(炮裂,去皮脐,半两)

上一十二味,先捣菖蒲、磁石、附子、木通为细末,再将诸药,别捣如膏,入诸药同捣数千杵,丸如枣核大。以绵裹塞耳中,日一易。

28. 菖蒲散(《圣济总录·卷第一百一十四·耳门·劳聋》)

治劳聋积久,塞耳。

菖蒲 山茱萸(洗,微炒) 土瓜根 牡丹皮 牛膝(酒浸一宿,焙) 白蔹(各半两) 磁石(醋淬七遍,一两)

上七味为细散。每以一钱匕,绵裹塞耳中,日一易。

29. 硫黄散(《圣济总录·卷第一百一十四·耳门·劳聋》)

治劳聋经久,塞耳。

石硫黄 雌黄(各一分)

上二味,研为细末。每以一钱匕,绵裹塞耳中,数日则闻人语声。

30. 黄芪汤(《圣济总录·卷第一百一十四·耳门·耳虚鸣》)

治肾虚耳数鸣而聋,补肾。

黄芪(锉) 人参 紫菀(去土) 甘草(炙,锉) 防风(去叉) 当归(切,焙) 麦门冬(去心,焙) 五味子(各一两) 干姜(炮) 桂(去粗皮,各二两) 芎䓖(一两半)

上一十一味,粗捣筛。每服五钱匕,先以水三盏,煮羊肾一只,至一盏半,去肾下药,入葱白三寸切,大枣三枚劈破,煎至八分,去滓,空心食前温服。

31. 桑螵蛸散(《圣济总录·卷第一百一十四·耳门·耳虚鸣》)

治肾气虚弱,气奔两耳,鸣甚成聋。

桑螵蛸(切破,炙) 附子(炮裂,去皮脐) 人参 白茯苓(去黑皮) 当归(切,焙) 桂(去粗皮,各半两) 熟干地黄(焙) 牡丹皮 白术(锉,炒,各一两) 羊肾(一对,薄切去筋膜,炙干)

上一十味,捣罗为散。每服一钱匕,空心食前,温酒调下日三,加至二钱匕。

32. 桑螵蛸汤(《圣济总录·卷第一百一十五·聤耳·耳诸疾》)

治虚损耳聋。

桑螵蛸(炙,十枚) 牡丹皮(半两) 白术(米泔浸一宿锉,炒) 白茯苓(去黑皮) 当归(切,焙) 桂(去粗皮) 牡荆子(炒) 磁石(煅醋淬七遍) 附子(炮裂,去皮脐) 菖蒲(米泔浸一宿,锉,焙) 熟干地黄(焙,各一两) 大黄(锉,炒) 细辛(去苗叶) 芎䓖(各半两)

上一十四味㕮咀。每服三钱匕,先以水三盏,煮猪肾一只,取汁一盏,去肾下药,煎至七分,去滓,食前温服。

33. 甘草汤(《圣济总录·卷第一百二十四·咽干》)

治咽干,涕唾如胶,或肾气不足,心中悒悒,目视䀮䀮,少气耳聋,消渴黄疸,一身悉痒,骨中疼痛,小肠拘急。

甘草(炙,半两)　磁石(煅醋淬三遍,二两)　玄参　防风(去叉,各一两半)　五味子　牡丹皮　桂(去粗皮,各一两)　黑豆(半合)　附子(炮裂,去皮脐,半两)

上九味,粗捣筛。每服五钱匕,水一盏半,入生姜半分拍碎,煎至一盏,去滓,食后服,日再。

34. 五补丸(《圣济总录·卷第一百八十七·补虚明耳目》)

治男子元脏虚惫,目昏耳聋,阳道衰弱,夜多小便,膀胱积滞,脐下疼痛,疝气攻注,夜梦鬼交,精神恍惚,腰重膀痛,脚膝酸疼,筋力困乏;并妇人血海虚弱,子宫久冷,面无颜色,心腹疼痛,四肢羸瘦。丈夫久服,乌须鬓,驻颜色,进食壮气;女人久服,除风气诸疾。

巴戟天(去心)　牛膝(酒浸焙)　山芋　蜀椒(去目并闭口,炒出汗)　苁蓉(酒浸令软切,焙,各四两)　附子(炮,去皮脐)　桃仁(浸去皮尖、双仁,炒)　黄芪(锉)　补骨脂(酒浸一宿,炒干)　茴香子(舶上者,炒,各三两)　木香　人参　白茯苓(去黑皮)　山茱萸　五味子　桂(去皮)　羌活(去芦头,各二两)

上一十七味,捣罗为末,酒煮面糊为丸如梧桐子大。每服三十丸,盐汤温酒下,空心食前。

35. 磁石羊肾粥(《圣济总录·卷第一百九十·食治耳病》)

治耳聋,养肾脏,强骨气,益精髓,除烦热。

磁石(半斤,捣碎,淘三遍绵裹置器中)　羊肾(一对,去脂膜,研烂)　米(三合)

上三味,用水五升,先煮磁石取汁二升,去磁石,下羊肾及米煮粥,临熟入酒一合,调和如常法,空腹服。

36. 鹿肾粥(《圣济总录·卷第一百九十·食治耳病》)

治耳聋,补肾气。

鹿肾(一对,去脂膜,研烂)　米(三合)

上二味,于豉汁中,五味调和,煮如常法,空腹食。

37. 肾气丸(《鸡峰普济方·卷第十五·消渴水》)

治肾不足,羸瘦日剧,吸吸少气,体重耳聋,小便频浊,渴欲饮水,腰脚无力,行履艰难。

熟地黄(八两)　山药　山茱萸(各四两)　牡丹　泽泻　茯苓(各三两)　附子　桂心(各二两)

上为细末,炼蜜和丸梧桐子大。每服三十丸,空心酒下。

38. 三仙丹(一名**长寿丸**)(《太平惠民和剂局方·卷之五·淳祐新添方》)

治肾经虚寒,元气损弱,神衰力怯,目暗耳聋。常服补实下经,温养脾胃,壮气搜风,驻颜活血,增筋力,乌髭须。

川乌头(一两,生,去皮,锉作骰子块,用盐半两同炒黄色,去盐)　茴香(净称三两,炒令香透)　苍术(二两,米泔浸一宿,刮去皮,切碎,取葱白一握,同炒黄色,去葱)

上为细末,酒煮面糊丸如梧桐子大。每服五七十丸,空心温酒、盐汤任下。

39. 补脬汤(《三因极一病证方论·卷之八·肾膀胱经虚实寒热证治》)

治膀胱虚冷,脚筋急,腹痛引腰背,不可屈伸,耳聋,目视䀮䀮,坐欲倒,小便数遗白,面黑如炭。

黄芪　白茯苓(各一两半)　杜仲(去皮,锉,姜汁淹,炒断丝,三两)　磁石(煅淬)　五味子(各三两)　白术　白石英(捶碎,各二两半)

上为锉散。每服四钱,水盏半煎七分,去滓,空心温服。

40. 宣和赐耆丝丸(《三因极一病证方论·卷之十三·虚损证治》)

治少年色欲过度,精血耗竭,心肾气惫,遗泄白浊,腰背疼痛,面色黧黑,耳聋目昏,口干脚弱,消渴便利,梦与鬼交,阳事不举。

当归(酒浸焙轧,半斤)　菟丝子(酒浸,去土,乘湿研破,焙干秤,一斤)　薏苡仁　茯神(去木)　石莲肉(去皮)　鹿角霜　熟地黄(各四两)

上为末,用芪二斤锉碎,水六升浸一宿,次早挼洗味淡,去滓,于银石器中熬汁成膏,搜和得所,捣数千杵,丸如梧子大。每服五十丸加至百丸,米汤、温酒任下,空心食前服。常服守中安神,禁固精血,益气驻颜,延年不老。

41. 干蝎散(《三因极一病证方论·卷之十六·耳病证治·干蝎散》)

治耳聋因肾虚所致,十年内一服效。

干蝎(黄色小者,并头尾用,四十九个) 生姜(切如蝎大,四十九片)

二味银石器内炒至干,为细末。上向晚勿食,初夜以酒调作一服,至二更以来,徐徐尽量饮,五更耳中闻百十攒笙响,便自此闻声。

42. 还少丸(《杨氏家藏方·卷第九·补益方三十六道》)

大补本气虚损,及脾胃怯弱,心忪恍惚,精神昏愦,气血凝滞,饮食无味,肌瘦体倦,目暗耳聋。

干山药(一两半) 牛膝(酒浸一宿,焙干,一两半) 白茯苓(去皮) 山茱萸 楮实 杜仲(去粗皮,生姜汁和酒炙令香熟) 五味子 巴戟(去心) 肉苁蓉(酒浸一宿切,焙干) 远志(去心) 茴香(九味各一两) 石菖蒲 熟干地黄(洗,焙) 枸杞子(三味各半两)

上件为细末,炼蜜入蒸熟、去皮核枣肉和匀,丸如梧桐子大。每服五十丸,空心、食前,温酒、盐汤下,日三服。若只一服,倍加丸数。五日有力,十日眼明,半月筋骨盛,二十日精神爽,一月夜思饮食。此药无毒,平补性温,百无所忌。久服牢齿,身轻目明、难老,百病俱除,永无疟痢,美进酒食,行步轻健。

43. 补肾圆(《活人事证方后集·卷之十七·耳鼻门》)

治肾虚耳聋,或劳顿伤气,中风虚损,肾气升而不降,致耳内虚鸣。

山茱萸 干姜(炮) 巴戟 芍药 泽泻 桂心 菟丝子(酒浸) 黄芪 远志(去心) 石斛 当归 干地黄 蛇床子 细辛 牡丹皮 人参 甘草 苁蓉(酒浸) 附子(炮,以上各二两) 菖蒲(一两) 防风(一两半) 茯苓(半两) 羊肾

上为末,以羊肾研细,酒煮面糊为圆,如梧子大。食前、盐酒任下三十丸至五十丸。

44. 蜡弹圆(一名**蜡弹丸**)(《活人事证方后集·卷之十七·耳鼻门》)

治耳虚聋。

白茯苓(二两) 山药(炒,三两) 杏仁(去皮尖,炒,一两) 黄蜡(二两)

上以前三味为末,研匀,熔蜡为丸如弹子大。盐汤嚼下。有人止以黄蜡细切,嚼,点好建茶送下,亦效。

45. 十补丸(《严氏济生方·五脏门·肾膀胱虚实论治》)

治肾脏虚弱,面色黧黑,足冷足肿,耳鸣耳聋,肢体羸瘦,足膝软弱,小便不利,腰脊疼痛,但是肾虚之证,皆可服之。

附子(炮,去皮脐) 五味子(各二两) 山茱萸(取肉) 山药(锉,炒) 牡丹皮(去木) 鹿茸(去毛,酒蒸) 熟地黄(洗,酒蒸) 肉桂(去皮,不见火) 白茯苓(去皮) 泽泻(各一两)

上为细末,炼蜜为丸如梧桐子大。每服七十丸,空心,盐酒、盐汤任下。

46. 冷补丸(《严氏济生方·五脏门·肾膀胱虚实论治》)

治肾水燥少,不受峻补,口干多渴,耳痒耳聋,腰痛腿弱,小便赤涩,大便或难。

熟地黄(酒蒸,焙) 生地黄(洗) 天门冬(去心) 川牛膝(去芦,酒浸) 白芍药 地骨皮(去木) 白蒺藜(炒) 麦门冬(去心) 石斛(去根) 玄参 磁石(火煅七次,细研水飞) 沉香(别研,不见火,各等分)

上为细末,炼蜜为丸如梧桐子大。每服七十丸,空心,盐汤、盐酒任下。

47. 苁蓉丸(《严氏济生方·耳门·耳论治》)

治肾虚耳聋,或风邪入于经络,耳内虚鸣。

肉苁蓉(酒浸切片,焙) 山茱萸(去核) 石龙芮 石菖蒲 菟丝子(淘净,酒浸蒸,焙) 川羌活(去芦) 鹿茸(燎去毛,切片,酒浸蒸) 石斛(去根) 磁石(火煅,醋淬七次,水飞) 附子(炮,去皮脐,各一两) 全蝎(去毒,二七个) 麝香(一字,旋入)

上为细末,炼蜜为丸如梧桐子大。每服七十丸加至一百丸,空心,盐酒、盐汤任下。

48. 地黄丸(《仁斋直指方论·卷之二十一·耳·耳病证治》)

治劳损耳聋。

大熟地黄(洗,焙) 当归 川芎 辣桂 菟丝子(酒浸三日,晒干,捣末) 大川椒(出汗) 故纸(炒) 白蒺藜(炒,杵去刺) 葫芦巴(炒) 杜仲(姜制,炒去丝) 白芷 石菖蒲(各一分)

磁石(火烧,醋淬七次,研细,水飞,一分半)

上为细末,炼蜜为丸,如桐子大。每服五十丸,以葱白、温酒空心吞下,晚饭前又服。

49. 益肾散(《仁斋直指方论·卷之二十一·耳·耳病证治》)

治肾虚耳聋。

磁石(制度如前) 巴戟 大川椒 (开口者,各一两) 沉香 石菖蒲(各半两)

上为细末。每服二钱,用猪肾一只,细切,和以葱白、少盐并药,湿纸十重裹,煨令香熟,空心嚼,以酒送下。

50. 石脂散(《类编朱氏集验医方·卷之十妇人门·带下》)

治白冷精带下,阴挺脱出,或青黑黄白弹下攻痛,腹闷,头旋,眼晕,耳聋,啾啾痰上壅。

赤芍药(四两,炒) 干姜 香附子(二两)

上细末。每服三钱,空心,酒下;如带赤冷,即用陈米饮下,煎阿胶艾汤尤妙。若要顺气加茴香。

51. 羊肾丸(《世医得效方·卷第十大方脉杂医科·头痛·耳病》)

治肾虚耳聋,或劳顿伤气,中风虚损,肾气升而不降,或耳虚鸣。

山茱萸 干姜 川巴戟 芍药 泽泻 北细辛 菟丝子(酒浸) 远志(去心) 桂心 黄芪 石斛 干地黄 附子 当归 牡丹皮 蛇床子 甘草 苁蓉(酒浸) 人参(各二两) 菖蒲(一两) 防风(一两半) 茯苓(半两)

上为末,以羊肾一双研细,以酒煮面糊丸梧桐子大。食前,盐、酒下三十丸至五十丸,立效。

52. 安肾丸(《世医得效方·卷第十·大方脉杂医科·头痛·耳病》)

治虚弱耳聋。

大安肾丸(四两) 磁石(半两,醋煅) 石菖蒲 羌活(各半两)

上三件为末混合,为丸梧桐子大。每服四五十丸,盐汤、温酒任下。

53. 透耳筒(《世医得效方·卷第十大方脉杂医科·头痛·耳病》)

治耳聋,及由肾气虚,耳中如风水声,或如钟鼓声。

椒目 巴豆 菖蒲 松脂

上各半钱,为末,更以蜡摊令薄,候冷,卷作筒子,塞耳内,一日一易。

54. 肾沥汤(《世医得效方·卷第十三·风科·热症》)

肾虚为厉风所伤,语言蹇吃不转,偏枯胻脚跛蹇,缓弱不能动,口喎言音混浊,便利,耳聋塞,腰背相引。

羊肾(一具) 黄芪 芎䓖 桂心 当归 人参 防风 甘草 五味子(各一两) 玄参 芍药 茯苓(各一两二钱半) 磁石(一两七钱) 地骨皮(五钱) 生姜(二两)

上锉散。以水一斗煮羊肾,取五升,下诸药取二升,分三服。

55. 三五七散(《世医得效方·卷第三大方脉杂医科·眩晕·感寒》)

治阳虚,眩晕,头痛,恶寒,耳鸣或耳聋。

人参 附子 北细辛(各三钱) 甘草 干姜 山茱萸 防风 山药(各五钱)

上锉散。每服四钱,生姜五片,枣二枚煎,食前服。

56. 冷补丸(《普济方·卷二十九·肾脏门·肾虚》)

治肾水燥火,不受峻补,口干多渴,耳痒、目暗、耳聋,腰痛腿弱,小便赤涩,大便或难。

熟地黄(酒蒸,焙) 生地黄(洗) 天门冬(去心) 川牛膝(去芦,酒浸) 白芍药 地骨皮(去木) 白蒺藜(炒) 麦门冬(去心) 石斛(去根) 玄参 磁石(煅七次,细研水飞) 沉香(别研不见火,各等分)

上为细末,炼蜜为丸如梧桐子大。每服三十丸,空心盐酒、盐汤任下。

57. 羊肾汤(《普济方·卷三十·肾脏门·肾劳》)

治肾劳虚损,面黑耳聋,腰脚疼痛,小便滑数。

磁石(捣碎,水淘去赤汁) 白茯苓 桂心 石菖蒲 附子(炮裂,去皮脐) 五味子 当归 芎䓖 石斛(去根,锉) 桑螵蛸(微炒,各半两) 杜仲(去粗皮,炙令微黄,锉,半两)

上为散。每服用羊肾一对,切去脂膜,以水一大盏半煎至一盏,去肾,下药末半两,入生姜半分,煎至五分,去滓,空腹温服,晚食前再服。

58. 五味子丸(《普济方·卷三十·肾脏门·肾劳》)

治肾劳虚损，精气不足，面黑，耳聋，小便白浊。

五味子　白茯苓（去黑皮）　车前子　巴戟天（去心）　肉苁蓉（酒浸切，焙）　菟丝子（酒浸一宿，别捣，各一两）

上为末，炼蜜和杵三五百下，丸如梧桐子大。每服三十丸，空腹晚食前，温酒下。

59. 益肾膏（《普济方·卷五十三·耳门·耳聋诸疾》）

治肾虚耳聋。

磁石（火烧醋淬七次，研细水飞）　巴戟　大川椒（开口者，各一两）　沉香　石菖蒲（各半两）

上为细末。每服二钱，用猪肾一只，细切，和以葱白少许，盐并药，湿纸十重裹煨令香熟，空心嚼，以酒送下。

60. 椒目膏（《普济方·卷五十三·耳门·耳聋诸疾》）

治耳聋，及由肾气虚，耳中如风水声，或如钟鼓声。

椒目　巴豆　菖蒲　松脂〔各一分（钱）〕

上为末。摊令薄，候冷，卷作筒子塞耳内，一日一易，神效。一方用川椒，以蜡为丸如枣核大，塞耳中。一方无松脂，治耳聋。

61. 麝香黑豆丸（《普济方·卷五十三·耳门·耳聋诸疾》）

治肾虚耳聋。

黑豆（一升）　韭菜（二束）　石菖蒲（二两，去须，锉）

上用韭束、蒲豆煮烂，去蒲勿用，只以豆韭成余汁；及取生韭一束，共捣研成膏，入麝香半钱，如梧桐子大，就捻作饼子，用橘叶盛，晒干，仍以元橘叶煎汤，临卧嚼二十粒。

62. 鹿肾饮（《普济方·卷五十三·耳门·耳聋诸疾》）

治肾气虚损耳聋。

鹿肾（一对，去脂膜）　粳米（二合）

上切，于豉汁中，入粳米二合，和煮粥，入五味之法调和，空腹食之。作羹及酒并得。

63. 地黄散（《普济方·卷二百三十四·虚劳门·虚劳耳聋》）

治虚劳耳聋及虚鸣。

熟地黄（一两）　磁石（二两，捣碎，水淘去赤汁）　防风（三分，去芦头）　羌活（三分）　黄芪（一两，锉）　白芍药　木通（锉）　桂心（各三分）　人参（一两，去芦头）

上为末，每服用羊肾一对，切去脂膜，以水一大盏半煎至一盏，去肾，入药末五钱，煎至六分，去滓，空心及晚食前，分暖为二服。

64. 八仙丹（《奇效良方·卷之二十一·诸虚门·诸虚通治方》）

善治耳聋并目暗，能调营卫壮元阳。

何首乌　茴香　川椒（炒）　川楝子（取肉）　牡蛎（煨）　白姜（炮，各一两）　苍术（泔浸一宿）　香附（各二两）

上为细末，酒煮面糊和丸如梧桐子大。每服三十丸，空心用盐汤送下，小肠气用霹雳酒送下。

65. 椒红丸（《奇效良方·卷之二十一·诸虚门·诸虚通治方》）

治元脏伤备，目暗耳聋。

蜀椒（去目并合口者，炒出汗，曝干，捣为细末，取红，净秤一斤）　生地黄（七斤，拣嫩者）

上先将生地黄捣绞取自然汁，入铜器中煎至一升许，住火候稀稠得所，即和前椒末为丸如梧桐子大。空心用暖酒送下三十丸。合药时勿令妇人、鸡犬见。服百日觉身轻少睡，足有力，是药效也，服及三年，心智爽悟，目明倍常，面色红悦，髭发光黑。

66. 大补摩腰膏（《奇效良方·卷之二十二·痨瘵门》）

治五劳七伤，腰膝疼痛，鬓发早白，面色痿黄，水脏久冷，疝气下堕，耳聋目暗，痔瘘肠风。凡百疾病，悉能除疗；兼治女人子宫久冷，头发疏薄，面生皯䵳，风劳血气，产后诸疾，赤白带下，并皆治之。

木香　丁香　沉香　零陵香　附子（炮，去皮脐）　干姜（炮）　官桂（去粗皮）　吴茱萸　腻粉（另研）　白矾（火煅，另研）　麝香（另研）　舶上硫黄（另研，等分）

上将前八味为细末，入后四味同研匀，用炼蜜和丸如鸡头实大。每用生姜自然汁一合，煎令沸，投水一盏，入药一丸同煎，良久化破，以指研之，就温室中蘸药摩腰上，药尽为度，仍如棉裹肚系之，少顷腰上热如火，久用之则血脉舒畅，容颜悦怿。

67. 补肾丸（《医方集宜·卷之六耳门·

治方》)

治肾虚耳聋。

黄柏(酒炒) 龟板(炙,各三两) 牛膝(酒浸) 杜仲(姜炒,各二两) 陈皮(一两) 五味子(一两,夏加之) 干姜(五钱,冬加之)

上姜汁糊丸,或酒糊丸。

68. 无比山药丸(《古今医统大全·卷之四十八·虚损门·药方》)

治诸虚伤损,肌肉消瘦,耳聋目暗。常服壮筋骨,益肾水,令人不老。

赤石脂 茯神(各二两) 山药 肉苁蓉(酒浸,各四两) 巴戟(去心) 泽泻 牛膝 熟地黄 山茱萸肉(各一两) 杜仲(制,二两) 菟丝子(制,三两) 五味子(三两)

上为末,炼蜜丸梧桐子大。每服三十丸,空心温酒下。

69. 平胃镇心丹(《古今医统大全·卷之六十二·耳证门·药方》)

治男妇心气不足,志意不定,精神恍惚,夜多异梦,惊悸烦郁,及肾气伤败,血少气多,四肢倦怠,足膝酸疼,睡卧不安,梦寐遗精,时有白浊,渐至羸,以致耳聋。

熟地黄 生地黄 干山药 天门冬(去心) 麦门冬(去心) 柏子仁 茯神(各四两) 辰砂(另研为末) 苦梗(炒,各一两) 石菖蒲(一斤) 远志(甘草水煮去心,七两) 当归(六两) 龙骨(一两)

上为细末,炼蜜丸如梧桐子大。每服三十丸,空心饮汤下,温酒亦可,渐加至五十丸。

70. 骨汁煮饼〔《古今医统大全·卷之八十七·老老余编(下)》〕

治虚损昏聋。

大羊尾骨(一条,水五大盏煮取一半) 葱白(五茎,去须切) 荆芥(一握) 陈皮(一两,炮,去白) 羊肉(四两,细切) 面(三两)

上以骨汁煮药去滓,用汁搜面作索饼,却以羊肉入汁煮,和以五味食之。

71. 磁肾羹〔《古今医统大全·卷之八十七·老老余编(下)》〕

治老人久患耳聋,养肾脏强骨气。

磁石(一斤,杵碎,水淘去赤,用绵裹) 猪肾(一对,细切,去皮)

上以水五升煮磁石取二升,去磁石投肾煮之,调和以葱、豉、姜、椒作羹,空腹食之,作粥及入酒并可。

72. 滋阴地黄汤(《万病回春·卷之五·耳病》)

大病后耳聋。

熟地黄(一钱六分) 山药(八分) 山茱萸(去核,八分) 牡丹皮 泽泻 白茯苓 黄柏(酒炒) 石菖蒲(各六分) 知母(酒炒,六分) 远志(去心,六分) 当归(酒炒,八分) 川芎(八分) 白芍(煨,八分)

上锉一剂,水煎,空心服。如作丸,用炼蜜为丸如梧桐子大。每服百丸,空心盐汤送下,酒亦可。

73. 八味丸(《寿世保元·卷四·补益》)

治肾脏虚弱,面色黧黑,足冷足肿,耳鸣耳聋,肢体羸瘦,足膝软弱,小便不利,或多或少,腰脊疼痛。

怀生地黄(用酒蒸黑,八两) 山茱萸肉(酒蒸去核) 山药(各四两) 白茯苓(去皮) 牡丹皮(各三两) 肉桂(且三分厚者,去皮方能补肾引虚火归源) 大附子(一两半重者,切四片童便浸火焙干各二两) 泽泻(三两)

上忌铁器,共为细末,炼蜜为丸如梧桐子大。每服八十丸。空心。滚汤送下。

74. 安神复元汤(《寿世保元·卷六·耳病》)

治劳聋、气聋、风聋、虚聋、毒聋、久聋、耳鸣。

黄芪(蜜炙,一钱五分) 人参(一钱五分) 当归(酒洗,一钱五分) 柴胡(一钱) 升麻(五分) 黄连(酒炒,一钱) 黄芩(酒炒,一钱) 黄柏(酒炒,三钱) 知母(一钱) 防风(一钱) 蔓荆子(七分) 麦门冬(一钱) 茯神(一钱) 酸枣仁(炒,一钱五分) 川芎(一钱) 甘草(五分) 甘枸杞子(一钱五分)

上锉一剂,圆眼肉三枚,水煎服。

75. 震灵丹(一名**紫金丹**)(《医灯续焰·卷十七·奇经八脉脉证第七十九》引《道藏》)

治男子真元衰惫,五劳七伤,脐腹冷疼,肢体酸痛,上盛下虚,头目眩晕,心神恍惚,血气衰微,及中风瘫痪,手足不遂,筋骨拘挛,腰膝沉重,容枯肌瘦,目暗耳聋,口苦舌干,饮食无味,心肾不足,精滑梦遗,膀胱疝坠,小腹淋沥,夜多盗汗,久泻久痢，呕吐不食，八风五痹，一切沉寒痼冷，服之如神；及治妇人血气不足，崩漏虚损，带下，久冷胎藏无子。

禹余粮（火煅醋淬不计遍数，手捻得碎为度） 紫石英 赤石脂 丁头代赭石（如禹余粮炮制，各四两）

以上四味，并作小块，入坩埚内，盐泥固济，候干，用炭十斤，煅通红，火尽为度。入地埋，出火毒二宿：

滴乳香（另研） 五灵脂（去砂石，筛） 没药（去砂石，研，各二两） 朱砂（水飞过，一两）

上八味，并为细末，以糯米粉煮糊为丸如鸡豆大，晒干出光。每一丸，空心温酒或冷水任下。常服镇心神，驻颜色，温脾胃，理腰脐，除尸疰蛊毒，辟鬼魅邪厉。久服轻身，渐入仙道。忌猪、羊血，恐减药力。妇人醋汤下。孕妇不可服。

76. 加味磁朱丸（《医学见能·卷一·证治·两耳》）

治耳鸣耳聋，并无障碍壅闭者，肾虚阴气逆也。

磁石（三钱） 朱砂（一钱） 熟地（四钱） 山药（三钱） 云苓（三钱） 泽泻（三钱） 丹皮（三钱） 山茱萸（三钱） 五味子（五分） 菖蒲（一钱）

77. 清离滋坎丸（《太医院秘藏膏丹丸散方剂·卷四》）

此药专治虚劳烦瘵，发热咳嗽，吐痰喘急，自汗盗汗，五心烦热，吐血衄血，咽疮声哑，夜梦遗精，耳聋眼花等症。

生地黄（一两） 熟地黄（一两） 麦门冬（一两，去心） 天冬（一两，去心） 白芍（一两，酒炒） 白茯苓（一两） 牡丹皮（六钱，酒洗） 当归（一两，酒洗） 山茱萸（一两，酒蒸去核） 山药（一两，炒） 白术（一两，土炒） 泽泻（五钱，去毛） 黄柏（五钱，盐水炒） 知母（五钱，盐水炒） 甘草（三钱，炙）

上为细末，蜜水为丸如梧桐子大。每服一钱五分或二钱，食远白滚水送下。

78. 十补丸（《临症验舌法·下卷·方略》）

治肾脏虚冷，面黑足寒，耳聋膝软，小便不利等症。

熟地（八两） 山药（四两） 萸肉（四两） 丹皮（三两） 茯苓（三两） 泽泻（三两） 附子（一两，制） 肉桂（一两） 鹿茸（二两，无则鹿胶代之） 五味（一两）

三、治肾热耳聋方

1. 泻肾汤

1）《备急千金要方·卷十九·肾脏方·肾虚实第二》

治肾热好怒好忘，耳听无闻，四肢满急，腰背转动强直方。

柴胡 茯神（《外台》作茯苓） 黄芩 泽泻 升麻 杏仁 大青 芒硝（各二两） 磁石（四两） 羚羊角（一两） 地黄 淡竹叶（各一升）

上十二味，㕮咀。以水一斗煮取三升，去滓，下芒硝，分为三服。

2）《圣济总录·卷第五十一·肾脏门·肾实》

治肾实热，少腹胀满、气急；耳聋多梦，腰脊离解，及梦伏水中。

芒硝（研） 大黄（锉） 赤茯苓（去黑皮） 黄芩（去黑心，各二两） 生干地黄（焙） 菖蒲（各三两） 磁石（火煅醋淬二七遍，五两） 玄参 细辛（去苗叶，各一两半） 甘草（炙，锉，一两）

上一十味，粗捣筛。每服三钱匕，水一盏半煎至一盏，去滓温服，微利为度。

2. 泻肾大黄散（《太平圣惠方·卷第七·治肾实泻肾诸方》）

治肾脏实热，小腹胀满，足下热疼，耳聋，腰脊离解，梦伏水中。

川大黄（二两，蜜水浸一宿，曝干） 赤茯苓（一两） 黄芩（一两） 泽泻（一两） 菖蒲（一两） 甘草（半两，炙微赤，锉） 磁石（二两，捣碎，水淘去赤汁） 五加皮（一两） 羚羊角屑（半两） 玄参（一两）

上件药，捣筛为散。每服五钱，以水一大盏煎至六分，去滓，入生地黄汁一合，食前分温二服。

3. 干地黄散（《太平圣惠方·卷第二十六·治肾劳诸方》）

治肾劳实热，胀满四肢黑色，耳聋多梦，见大水，腰脊离解。

生干地黄（二两） 赤茯苓（一两） 玄参（一两） 石菖蒲（一两） 人参（一两，去芦头） 黄芪（一两，锉） 远志（半两，去心） 甘草（半两，炙微赤，锉）

上件药。捣筛为散。每服四（三）钱，以水一中盏煎至六分，去滓，食前温服。

4. 羚羊角散（《太平圣惠方·卷第三十六·治暴热耳聋诸方》）

治肾气实，上焦风热壅滞，耳暴聋，头重。

羚羊角屑（一两） 白术（三分） 防风（三分，去芦头） 黄芪（三分，锉） 玄参（三分） 泽泻（三分） 赤茯苓（三分） 赤芍药（三分） 甘草（一分，炙微赤，锉）

上件药，捣筛为散。每服四钱，以水一中盏，入生地黄一两、竹叶二七片，同煎至六分，去滓，食后温服。

5. 泻肾大黄汤（《圣济总录·卷第五十一·肾脏门·肾实》）

治肾脏实热，小腹䐜胀，足下热痛，耳聋膀离解，梦伏水中。

大黄（二两，锉，蜜水半盏浸一宿，焙） 赤茯苓（去黑皮） 黄芩（去黑皮） 泽泻 菖蒲 甘草（锉） 玄参 五加皮（锉） 羚羊角（镑，各一两） 磁石（火煅醋淬三七遍） 生干地黄（切，焙，各二两）

上一十一味，粗捣筛。每服三钱匕，水一盏煎至七分，去滓，不拘时候温服。

6. 清源汤（《三因极一病证方论·卷之八·肾膀胱经虚实寒热证治》）

治肾实热，小腹胀满，四肢正黑，耳聋骨热，小便赤黄，腰脊离解，及伏水等。

茯苓 黄芩 菖蒲（各五两） 玄参 细辛（各四两） 大黄（水浸一宿） 甘草（炙，各二两） 磁石（八两，煅，醋淬）

上为锉散。每服四钱，水一盏煎七分，去滓热服。

7. 地黄汤（《严氏济生方·诸虚门·五劳六极论治》）

治肾劳实热，腹胀，四肢黑色，耳聋，多梦见大水，腰脊难解。

生地黄（洗） 赤茯苓（去皮） 玄参（洗） 石菖蒲 人参 黄芪（去芦，各一两） 远志（去心，甘草煮） 甘草（炙，各半两）

上㕮咀。每服四钱，水一盏半，姜五片，煎至八分，去滓，温服，不拘时候。

8. 黄龙散（《古今医鉴·卷之九·耳病》）

治脓耳，因肾经气实，其热上冲于耳，遂使津液壅滞为脓，久不瘥，变成耳聋；亦有小儿沐浴，水入耳中停留，搏于气血，酝酿成热，亦成脓耳。

枯白矾（一钱） 龙骨（一钱，研） 黄丹（一钱，飞） 胭脂（一钱，烧灰） 麝香（少许）

上为末，先以绵杖子卷去耳中脓水，以药掺入内，日日用之，勿令风入。

9. 龙胆汤（《万病回春·卷之五·耳病》）

耳右聋者，色欲动相火也。

黄连 黄芩 栀子 当归 陈皮 胆星（各一钱） 龙胆草 香附（各八分） 玄参（七分） 青黛 木香（各五分） 干姜（炒黑，二分）

上锉一剂，生姜三片，水煎至七分，入玄明粉三分，痰盛加至五分，食后服。如作丸药，加芦荟五分、麝香二分为末，神曲糊丸如梧桐子大。每服五十丸，淡姜汤下。

10. 补肾养阴汤（《简明医彀·卷之五·耳证》）

治右耳鸣聋，属肾不足，命门火盛。

黄柏（酒炒） 知母（酒炒） 山药 山茱萸 牡丹皮 泽泻 白芍 白茯苓 石菖蒲 远志 当归 川芎（各八分） 熟地（一钱五分）

上锉，水煎，空心温服。

11. 六味丸（一名**地黄丸**）（《医灯续焰·卷二·浮脉主病第十六》）

治肾经不足，发热作渴，小便淋闭，气壅痰嗽，头目眩晕，眼花耳聋，咽燥舌痛，齿牙不固，腰腿痿软，自汗盗汗，便血诸血，失音，水泛为痰，血虚发热等证。其功不能尽述。

熟地黄（八两，酒蒸，杵膏） 山茱萸肉 干山药（各四两） 牡丹皮（去骨） 白茯苓（去皮） 泽泻（去毛，各三两）

上各另为末，和地黄膏，加炼蜜，丸桐子大。每服七八十丸，空心滚汤下。

12. 大补阴丸（《医方集解·补养之剂第一》）

治水亏火炎，耳鸣耳聋，咳逆虚热。耳为肾窍，耳鸣耳聋，皆属肾虚，水不制火，木挟火势冲逆而上，则为咳逆，即今之呃忒也。肾脉洪大，不能受峻补者。

黄柏(盐、酒炒) 知母(盐水炒,四两) 熟地黄(酒蒸) 败龟板(酥炙,六两)

猪脊髓和蜜丸,盐汤下。

四、治风聋方

1. 薯蓣散(《太平圣惠方·卷第二十二·治头面风诸方》)

治头面风,目眩耳聋。

薯蓣(一两) 防风(一两,去芦头) 细辛(半两) 山茱萸(半两) 川升麻(半两) 甘菊花(半两) 蔓荆子(半两) 藁本(半两)

上件药,捣细罗为散。每服,不计时候,以温酒调下二钱。

2. 甘菊花丸(《太平圣惠方·卷第二十二·治头面风诸方》)

治头面风,皮肤瘰痒,肢节疼痛,头目不利,项强耳聋。

甘菊花(三分) 人参(三分,去芦头) 当归(三分) 防风(半两,去芦头) 秦艽(半两,去苗) 山茱萸(半两) 白藓皮(半两) 黄芪(半两,锉) 汉防己(半两) 桂心(半两) 白术(半两) 白蒺藜(半两,微炒,去刺) 生干地黄(半两) 独活(半两) 薯蓣(半两) 芎䓖(半两) 细辛(半两) 苍耳子(半两)

上件药,捣罗为末,炼蜜和捣三五百杵,丸如梧桐子大。每服,不计时候,以温酒下二十丸。

3. 天雄散(《太平圣惠方·卷第二十二·治风头旋诸方》)

治风,头旋口㖞,目痛耳聋。

天雄(三分,炮裂,去皮脐) 细辛〔二(三)两〕 山茱萸(三两) 干姜(三两,炮裂) 薯蓣(七两) 防风(七两,去芦头)

上件药,捣细罗为散。每服食前,以温酒调下二钱。

(《圣济总录·卷第一百一十四·耳门·风聋》)

治风聋,头目痛。

天雄(炮裂,去皮脐,三两) 细辛(去苗叶,三两) 山茱萸(五两) 干姜(炮,二两) 山芋(七两)

上五味,捣为散。每服一钱匕,空心温酒调下,日二服。

4. 磁石散

1)《太平圣惠方·卷第三十六·治耳风聋诸方》

治风虚耳聋。

磁石(二两,捣碎,水淘去赤汁) 防风(三分,去芦头) 羌活(三分) 黄芪(一两,锉) 白芍药(一两) 木通(三分,锉) 桂心(半两) 人参(一两,去芦头)

上件药,捣粗罗为散。每服以水一大盏,入羊肾一对,切去脂膜,用药末四钱,同煎至四分,去滓,食前温服。

2)《严氏济生方·耳门·耳论治》

治风虚耳聋无闻。

磁石(火煅) 防风(去芦) 羌活(去芦) 黄芪(去芦,盐水浸焙) 木通(去粗皮) 白芍药 桂心(不见火,各一两) 人参(半两)

上㕮咀。每服四钱,水一盏半,羊肾一对,切片去脂膜,煎至七分,去滓,食前温服。

5. 黄芪散(《太平圣惠方·卷第三十六·治耳风聋诸方》)

治风虚耳聋啾啾。

黄芪〔一(二)两,锉〕 当归(二两,锉,微炒) 桂心(二两) 芎䓖(二两) 杏仁(二两,汤浸去皮尖、双仁,麸炒微黄) 白术(二两) 石菖蒲(一两) 蔓荆子(一两) 白藓皮(二两) 白芍药(二两)

上件药,捣粗罗为散。每服五钱,以水一大盏,纳羊肾一只,去脂膜,切开,入生姜一分,同煎至六分,去滓,空心温服。

6. 山茱萸散(《太平圣惠方·卷第三十六·治耳风聋诸方》)

治风虚耳聋,头脑旋闷,四肢不利。

山茱萸(一两) 薯蓣(一两) 菖蒲(一两) 土瓜根(一两) 甘菊花(一两) 木通(一两,锉) 防风(一两,去芦头) 赤茯苓(一两) 天雄(一两半,炮裂,去皮脐) 牛膝(一两,去心) 沉香(一两) 甘草(半两,炙微赤,锉) 远志(一两,去心) 生干地黄(一两) 蔓荆子(一两)

上件药,捣筛为散。每服五钱,以水一大盏,入生姜半分,同煎至五分,去滓,食前温服。

7. 磁石浸酒(《太平圣惠方·卷第三十六·治耳风聋诸方》)

治风虚,耳中悾悾闹,便聋不闻人语声。

磁石(五两,捣碎,水淘去赤汁) 山茱萸〔一(二)两〕 木通(一两) 防风(一两,去芦头) 薯蓣(一两) 菖蒲(二两) 远志(一两,去心) 天雄(一两,炮裂,去皮脐) 蔓荆子(一两) 甘菊花(一两) 芎䓖(一两) 细辛(一两) 肉桂(一两,去皴皮) 熟干地黄(三两) 干姜(一两,炮裂,锉) 白茯苓(一两)

上件药,细锉拌和,用生绢袋盛,以酒二斗,浸经七日后,每日任性饮之,以瘥为度。

8. 羊肾羹(《太平圣惠方·卷第三十六·治耳风聋诸方》)

治风虚耳聋。

黄芪(半两,锉) 羊肾(一只,去脂膜,切) 杜仲(半两,去粗皮,炙微黄,锉) 磁石(五两,捣碎,水淘去赤汁,绵裹悬煎不得到锅底) 肉苁蓉(一两,酒浸一宿,刮去皱皮,炙干)

上件药,都以水三大盏,先煮磁石,取汁二大盏,去磁石,下黄芪等;文煎,取一盏半,去滓,入羊肾粳米一合,葱白、姜椒、盐醋一如作羹法,空心服之。磁石重重用之无妨。

9. 苁蓉丸(《太平圣惠方·卷第三十六·治耳风聋诸方》)

治风虚耳聋。由肾脏不足,风邪入于经络,致四肢羸瘦,腰背强直,耳无所闻。

肉苁蓉(二两,汤浸一宿刮去皱皮,炙干) 山茱萸〔二(三)分〕 石斛(三分,去根,锉) 磁石(二两,烧醋淬七遍,捣碎,细研水飞过) 石龙芮(三分) 杜仲(三分,去粗皮,炙微黄,锉) 附子(三分,炮裂,去皮脐) 菟丝子(三分,酒浸三日曝干,别捣为末) 巴戟(三分) 鹿茸(一两,去毛,涂酥炙微黄) 熟干地黄(一两) 菖蒲(三分) 天麻(三分) 干蝎(三分,微炒)

上件药,捣罗为末,炼蜜和捣三五百杵,丸如梧桐子大。每于空心,以酒下三十丸。

10. 犀角散(《太平圣惠方·卷第三十六·治暴热耳聋诸方》)

治风毒壅热,胸心痰滞,两耳虚鸣,头重目眩。

犀角屑(半两) 甘菊花(半两) 前胡(半两,去芦头) 枳壳(半两,麸炒微黄去瓤) 菖蒲(半两) 麦门冬(一两,去心) 泽泻(半两) 羌活(半两) 木通(半两,锉) 生干地黄(半两) 甘草(一分,炙微赤,锉)

上件药,捣筛为散。每服三钱,以水一中盏煎至五分,去滓,食后服。

11. 松叶酒(《太平圣惠方·卷第九十五·药酒序》)

除一切风,挛跛躄,疼闷,手不上头,腰背强直,两脚酸疼,顽痹,不能久立,半身不随,头风,耳聋目暗,见风泪出,鼻不闻香臭,唇口生疮,恶疰流转,如锥刀所刺,皆悉主之。

松叶(十斤) 独活(十两) 麻黄(十两,去节)

上都细锉,入生绢袋盛,以酒五斗,入瓮密封渍之,春秋七日,冬十日,夏五日。候日足,每温饮一小盏,日三。

12. 山芋散(《圣济总录·卷第一十六·风头眩》)

治风头眩转耳聋。

山芋(二两) 防风(去叉,二两半) 升麻 山茱萸(各一两半) 细辛(去苗叶) 甘菊花(择,各一两) 蔓荆实(一两一分)

上七味,为细散。每服三钱匕,食前温酒调下,日再。

13. 羌活散(《圣济总录·卷第五十二·肾脏风毒流注腰脚》)

治肾脏风毒气流注,腰脚虚肿疼痛,或上攻头目昏眩,耳聋生疮,及脚气上冲,心头迷闷,腹肚坚硬,冷汗出者。

羌活(去芦头,一两) 干蝎(炒,三两) 楝实(锉,炒,一两半) 硇砂(飞炼成霜,一分) 桃仁(去皮尖、双仁,炒,研,二两) 附子(炮裂,去皮脐) 天麻 白附子(炮) 桂(去粗皮) 槟榔(锉) 芎䓖 地龙(去土,炒) 木香 沉香(各一两) 阿魏(用醋化,面拌作饼子,炙,半两)

上一十五味,捣罗为散。每服二钱匕,温酒调下。

14. 黄芪汤(《圣济总录·卷第一百一十四·耳门·风聋》)

治风聋,飕飕如风雨钟磬声,或时出清水,或有脓汁。

黄芪(锉,一两半) 附子(炮裂,去皮脐)

菖蒲（米泔浸一宿切，各一两） 木通（锉，二两） 磁石（火烧醋淬一七遍，三两） 五味子 防风（去叉） 玄参 人参 杜仲（去粗皮，锉，炒） 白茯苓（去黑皮） 熟干地黄（焙，各一两一分）

上一十二味，粗捣筛。每服三钱匕，以水一盏半，入生姜三片，大枣一枚劈，同煎至七分，去滓，空心温服，日三。

15. 菖蒲汤（《圣济总录·卷第一百一十四·耳门·风聋》）

治风聋。

菖蒲（米泔浸一宿切，四两） 木通（锉，三两） 瞿麦（二两，用穗） 白术（锉碎，炒，三两） 独活（去芦头，四两） 山芋（三两） 甘草（炙，锉，二两） 附子（炮裂，去皮脐，二两） 桂（去粗皮，三两） 杏仁（去皮尖、双仁，炒，三两） 茯神（去木，二两） 人参（三两） 前胡（去芦头，三两） 石膏（二两） 磁石（火烧醋淬七遍，二两）

上一十五味，锉如麻豆。每服三钱匕，以水一盏半，入竹叶七片，生姜一枣大切，葱白一寸，同煎至七分，去滓温服。

16. 独活煮散（《圣济总录·卷第一百一十四·耳门·风聋》）

治风聋。

独活（去芦头，一两）

上一味，捣罗为散。每服二钱匕，以水酒各半盏煎至七分，去滓空心服，以瘥为度；时用水浸椒，煮令热，以布裹熨之。

17. 杏仁膏（《圣济总录·卷第一百一十四·耳门·风聋》）

治风聋久不瘥者，塞耳。

杏仁（去皮尖、双仁，别研） 蓖麻子（去皮，各一两，别研） 巴豆（去皮心，别研，一分） 食盐（别研，二分） 附子（炮裂，去皮脐，一分） 桃仁（去皮尖、双仁，别研，一两） 乳香（别研，一分） 磁石（火烧醋淬一七遍，一两） 木通（锉，半两） 蜡（二两） 菖蒲（一两）

上一十一味，除别研外，捣罗为末，后入别研者相和，捣丸。拈如枣核大，绵裹塞耳中，日四五易。

18. 菖蒲散（《圣济总录·卷第一百一十四·耳门·风聋》）

治风聋积久，及耳鸣。

菖蒲（切） 附子（炮裂，去皮脐，各一分）

上二味，捣罗为散。每以一钱匕，绵裹塞两耳中。

19. 雄黄散（《圣济总录·卷第一百一十四·耳门·五聋》）

治风聋。

雄黄（半两，研） 丹砂（三分，研） 丁香（一分） 桂（去粗皮，一分） 干蝎（去足，炒，半两） 乌蛇（酒炙，用肉半两） 硫黄（一分，研） 天麻 人参（各半两） 山芋（一分） 天南星（炮，三分） 白附子（炮，一分） 麝香（三分，研） 槟榔（三枚，煨，锉） 木香（一分） 麻黄（去根节，半两）

上一十六味，捣研为散，再罗令匀。每服二钱匕，温酒调服。

20. 桂星散（《仁斋直指方论·卷之二十一·耳·耳病证治》）

治风虚耳聋。

辣桂 川芎 当归 细辛 净石菖蒲 白蒺藜（炒，杵去刺） 木通 木香 麻黄（去节） 甘草 天南星（煨裂） 白芷梢（各四钱）

上件锉碎。每服三钱，水盏半，葱白二片，紫苏五叶，姜五片，食后煎服，晚少食，临卧加些全蝎服。

21. 芎羌汤（《普济本事方·卷第十·妇人诸疾》）

妇人患头风者，十居其半，每发必掉眩，如在车上，盖因血虚肝有风邪袭之尔。

川芎（一两，洗） 当归（三分，洗，去芦，薄切，焙干，秤） 羌活（洗，去芦） 旋覆花 细辛（华阴者，去叶） 蔓荆子（拣） 石膏（生） 藁本（去苗，净洗） 荆芥穗 半夏曲（炒） 防风（去钗股） 熟地黄（酒洒九蒸九曝，焙干） 甘草（各半两，炙）

上为末。每服二钱，水一大盏，姜五片，同煎至七分，去滓温服，不拘时候。

22. 补益肾肝丸（《普济方·卷三十一·肾脏门·肾脏风虚耳鸣》引《兰室秘藏》）

治目中流火，视物昏花，耳聋耳鸣，困倦乏力，寝汗恶风，行步不正，二足欹侧，卧而多惊，脚膝无力，腰下消瘦。

柴胡　羌活　生地黄（炒）　苦参（炒）　防己（炒，以上各半分）　附子（一分）　肉桂（一分）　当归身（三分）

上件为末，熟水为丸鸡头仁大。每服五十丸，温水下，食前。与表寒、冬寒、心肺寒药中，每服兼一丸，须以二药相兼服之，不可单服。

23. 小三五七散（《普济方·卷四十七·头门·风头眩》）

治头风，目眩耳聋。

天雄（三两，一方用附子）　薯蓣（七两）　山茱萸（五两）

上治下筛，以清酒服五分，日再，不知稍增，以知为度；或用姜枣煎服亦得。

五、治耳鸣耳聋方

1. 菖蒲酒

1）《太平圣惠方·卷第三十六·治耳虚鸣诸方》

治耳虚聋及鸣。

菖蒲（三分）　木通（三分，锉）　磁石（二两，捣碎，水淘去赤汁）　防风（三分，去芦头）　桂心（三分）

上件药，细锉，以酒一斗，用绵裹，浸七日后，每日空心暖饮一盏，晚再饮之。

2）《圣济总录·卷第一百一十四·耳门·耳聋》

治耳聋。

菖蒲（米泔浸一宿，锉，焙，三分）　木通　磁石（捣碎绵裹）　桂（去粗皮，各半两）　防风（去叉）　羌活（去芦头，各一两）

上六味，吹咀如麻豆。以酒一斗渍，寒七日，暑三日，每日空腹饮三两盏，以瘥为度。

2. 桂心汤（《圣济总录·卷第一百一十四·耳门·耳聋》）

治肾气不足，耳聋耳中虚鸣。

桂（去粗皮）　羌活（去芦头）　黄芪（锉，各一分）　防风（去叉，半两）　芍药　人参　木通（锉，各一分半）　磁石（煅，醋淬七遍，二两）

上八味，粗捣筛。每服三钱匕，水三盏，先煮羊肾一只，去肾取汁一盏，然后下药，煎至七分，去滓温服。

3. 山芋丸（《圣济总录·卷第一百一十四·耳门·耳聋》）

治耳聋耳鸣。

山芋　熟干地黄（切，焙）　磁石（煅，醋淬七遍）　菊花（微炒）　黄芪（锉）　茯神（去木）　木通（锉，各一两）　升麻　独活（去芦头，各三分）

上九味，捣罗为末，炼蜜和丸如梧桐子大。每服二十丸，米饮下，渐加至三十丸。

4. 磁石酒（《圣济总录·卷第一百一十四·耳门·耳聋》）

治耳聋鸣，常如风水声。

磁石（捣碎，绵裹，半两）　木通　菖蒲（米泔浸一两日切，焙，各半斤）

上三味吹咀，以绢囊盛，用酒一斗浸，寒七日，暑三日。每饮三合，日再。

5. 木通丸（《圣济总录·卷第一百一十四·耳门·耳聋》）

治耳鸣耳聋，塞耳。

木通（锉）　细辛（去苗叶）　桂（去粗皮）　菖蒲　当归（切，焙）　甘草（炙，锉）　独活（去芦头，各半两）　附子（炮裂，去皮脐）　礜石（研如粉，各一分）

上九味，捣研为末。旋以葱汁和丸如枣核，绵裹塞耳中。

6. 芎䓖膏（《圣济总录·卷第一百一十四·耳门·耳聋》）

治耳鸣耳聋，塞耳。

芎䓖　当归　细辛（去苗叶）　白芷（各一分）

上四味细锉，以雄鱼脑六合和，于银器中煎成膏，去滓倾入合中澄凝，以枣核大绵裹，塞耳中。

7. 羊肾羹（《圣济总录·卷第一百九十·食治耳病》）

治耳聋耳鸣。

羊肾（去筋膜，细切，一对）　生山芋（去皮，四两）　葱白（一握，擘碎）　生姜（细切，一分）

上四味，作羹如常法，空腹食。

8. 猪肾羹（《圣济总录·卷第一百九十·食治耳病》）

治耳聋，耳鸣如风水声。

猪肾（去筋膜，细切，一对）　陈橘皮（洗切，半分）　蜀椒（去目并闭口，炒出汗，三十粒）

上三味，用五味汁作羹，空腹食。

9. 菖蒲羹（《圣济总录·卷第一百九十·食治耳病》）

治耳聋，耳鸣如风水声。

菖蒲（米泔浸一宿，锉，焙，二两） 猪肾（去筋膜，细切，一对） 葱白（一握，擘碎） 米（淘，三合）

上四味，以水三升半煮菖蒲，取汁二升半，去滓，入猪肾、葱白米及五味，作羹如常法，空腹食。

10. 人参粥（《圣济总录·卷第一百九十·食治耳病》）

治耳聋，耳虚鸣。

人参（为末，一合） 防风（去叉，为末，一分） 磁石（捣碎，绵裹，二两） 猪肾（去筋膜，细切，一对）

上四味，先将磁石于银器中，以水一斗煮取三升，入猪肾及粳米五合，如常法煮粥，候熟入前二味，更煮数沸，空腹服。

11. 椒目膏（《杨氏家藏方·卷第二十·杂方五十八道》）

治耳内如风雨声、如钟声，及暴聋者。

椒目（一分） 石菖蒲（一分） 巴豆（连皮研，一枚）

上为细末。以蜡搜为挺子，塞耳内，一日一易。

12. 鸣聋散（《严氏济生方·耳门·耳论治》）

治耳中如潮声蝉声，或暴聋。一称通耳法，治耳聋无所闻。

磁石（一块如豆大） 穿山甲（烧存性，为末，一字）

上用新绵子裹了，塞于所患耳内，口中衔小生铁，觉耳内如风声即住。

13. 沉香磁石丸（《严氏济生方·眩晕门·眩晕论治》）

治上盛下虚，头目眩晕，耳鸣耳聋。

沉香（半两，别研） 磁石（火煅，醋淬七次，细研，水飞） 葫芦巴（炒） 川巴戟（去心） 阳起石（煅，研） 附子（炮，去皮脐） 椒红（炒） 山茱萸（取肉） 山药（炒，各一两） 青盐（别研） 甘菊花（去枝萼） 蔓荆子（各半两）

上为细末，酒煮米糊为丸如梧桐子大。每服七十丸，空心盐汤送下。

14. 柴胡聪耳汤（《兰室秘藏·卷上·眼耳鼻门·内障眼论》）

治耳中干结，耳鸣耳聋。

连翘（四钱） 柴胡（三钱） 炙甘草 当归身 人参（各一钱） 水蛭（五分，炒，别研） 麝香（少许，另研） 虻虫（三个，去翅足，炒，另研）

上除三味，别研。外生姜三片，水二大盏煎至一盏，去渣，再下三味，上火煎一二沸，稍热服食远。

15. 净液汤（一名**连翘防风汤**）（《兰室秘藏·卷下·疮疡门》）

治皮肤痒，腋下疮、背上疮，耳聋耳鸣。

桂枝（二分） 连翘 生地黄 桔梗 升麻 甘草（各五分） 当归梢（七分） 麻黄 草豆蔻仁 羌活 防风 柴胡 苍术（各一钱） 酒黄芩（一钱） 红花（少许）

上锉如麻豆大。都作一服，水二盏煎至一盏，去渣，食后热服。

16. 独胜丸（《古今医鉴·卷之九·耳病》）

专治耳鸣、耳聋。

黄柏（八两，人乳拌匀，酒浸晒干，再用盐水炒褐色，去皮）

上为末，水糊丸梧子大。每服百丸，空心盐汤下。

17. 通明利气丸（《仁术便览·卷一·耳病》）

治耳聋耳鸣。

陈皮（七分） 香附（童便炒，一钱半） 菖蒲（去毛，二钱） 木香（五分） 黄连（酒浸猪胆拌炒，一钱半） 黄芩（酒炒，钱半） 栀子（炒，二钱） 玄参（酒洗，二钱） 黄柏（酒炒，二钱） 槟榔（一钱） 白术（米泔浸，盐水拌炒，一钱） 苍术（米泔浸炒，一钱） 生地（姜汁浸，一钱） 川芎（八分） 贝母（三钱） 甘草（五分）

上为末，姜汁糊丸梧子大。每五十丸温水下。

六、治耳久聋方

1. 塞耳蓖麻丸（《太平圣惠方·卷第三十六·治耳久聋诸方》）

治耳聋，三十年无所闻。

蓖麻子（半两，去皮） 杏仁（半两，汤浸去皮尖） 桃仁（半两，汤浸去皮尖） 巴豆〔一两（二枚），去皮心〕 食盐（半两） 附子（一分，去皮

脐,生用） 薰陆香〔二（一）分〕 磁石（一两） 菖蒲（一两） 蜡（四两） 木通（半两,锉）

上件药,先捣菖蒲、食盐、磁石、木通、薰陆、香附子等为末,次捣蓖麻子、杏仁、桃仁、巴豆四味,纳蜡同捣一千余杵。丸如枣核大,用塞耳中,日四五度,抽出重捻之,三日一易,以瘥为度。

2. 铁浆酒（《太平圣惠方·卷第三十六·治耳久聋诸方》）

治耳久聋鸣,或有汁出,皆由肾虚,致多年不瘥。

故铁（三十斤,烧令赤,以水五斗渍铁三宿,澄清） 菖蒲（七斤,切,以水一石煮取五斗,去滓澄清） 柘根（三十斤,以水一石煮取五斗,去滓澄清）

上件药,合成一石五斗,用米二石,并曲三斗,酿如常法。候酒熟即开,用磁石三斤,捣罗为末,纳酒中,渍三宿。日夜恒饮之,取醉为度,候听闻人语乃止。

3. 塞耳枫香丸（《太平圣惠方·卷第三十六·治耳久聋诸方》）

治耳聋二十年不瘥。

枫香（一两） 巴豆（七枚,去皮心,微炒） 松脂（三两半） 黄蜡（半两） 婆律膏（半两） 胡桃仁（半两）

上件药,先捣枫香、巴豆,后下松脂,又捣,次销蜡下之,捣令稠和,后下婆律膏、胡桃仁,熟捣如泥。膏成,丸如枣核大,以绵裹,日三两度纳耳中,有汁出尽,即愈。

4. 磁石肾羹（《太平圣惠方·卷第九十七·食治耳鸣耳聋诸方》）

治久患耳聋,养肾脏,强骨气。

磁石（一斤,捣碎,水淘去赤汁,绵裹） 猪肾（一对,去脂膜,细切）

上以水五升,煮磁石取二升,去磁石,投肾,调和以葱豉姜椒作羹,空腹食之。作粥及入酒并得。磁石常用煎之。

5. 乌鸡脂粥（《太平圣惠方·卷第九十七·食治耳鸣耳聋诸方》）

治耳聋久不瘥。

乌鸡脂（一两） 粳米（三合）

上相和煮粥,入五味调和,空腹食之。乌鸡脂和酒饮亦佳。

6. 鲤鱼脑髓粥（《太平圣惠方·卷第九十七·食治耳鸣耳聋诸方》）

治耳聋久不瘥。

鲤鱼脑髓（二两） 粳米（三合）

上煮粥,以五味调和,空腹食之。

7. 鱼脑膏

1)《太平圣惠方·卷第三十六·治耳久聋诸方》

治耳聋年久,耳中常鸣。

生鲤鱼脑（三两） 当归（半两,捣为末） 细辛（半两） 白芷（半两,捣为末） 附子（半两,去皮脐,为末） 羊肾脂（三两）

上件药,将鱼脑及羊肾脂合煎诸药,三上三下,膏成,滤去滓,令冷,即丸如枣核大。以绵裹塞鼻中,每日一易,以瘥为度。

2)《圣济总录·卷第一百一十四·耳门·风聋》

治风聋年久。

生鲤鱼脑（二两） 当归（切,焙） 细辛（去苗叶） 白芷 附子（炮裂,去皮脐） 菖蒲（各半两）

上六味,除鱼脑,捣罗为末,以鱼脑置银器中,入药在内,微火上煎候香滤去滓,倾入瓷合中,候凝,如枣核大,绵裹塞耳中。

治耳鸣耳聋塞耳。

鲤鱼脑（六合） 当归 防风（去叉） 细辛（去苗叶） 附子（去皮脐） 芎䓖 白芷（各一分）

上七味,除鱼脑,并锉碎,银器中和鱼脑,煎成膏,去滓,倾入合中澄凝。每以枣核大绵裹,塞耳中。

8. 磁石丸（《圣济总录·卷第一百一十四·耳门·久聋》）

治久聋塞耳。

磁石（煅醋淬七遍,研,半两） 菖蒲 狼牙 木通（锉） 食盐（研） 熏陆香（研） 松脂（研） 杏仁（汤浸去双仁、皮尖,炒,研） 蜡（熔入药捣） 巴豆（去皮壳,炒,研） 生地黄（洗,研,各半两）

上一十一味,先捣前三味为末,次同研者药,捣三二百杵可丸,即丸如枣核大。绵裹塞耳中,日一易。

9. 木通丸(《圣济总录·卷第一百一十四·耳门·久聋》)

治久聋不瘥,塞耳。

木通(锉) 菖蒲 磁石(煅醋淬七遍,研) 熏陆香(研) 杏仁(汤浸去双仁、皮尖,炒,研) 巴豆(去皮壳,炒,研) 蜡(各半两) 附子(炮裂,去皮脐,一分)

上八味,除研外,捣罗为末,次将诸药入鹅膏,同捣可丸。拈如枣核大,绵裹塞耳中,日一易。

10. 山茱萸丸(《圣济总录·卷第一百一十四·耳门·久聋》)

治久聋,塞耳。

山茱萸 干姜(炮) 巴豆(去皮壳,炒,别研,各一两)

上三味,先捣前二味为末,入巴豆同研令匀,绞葱汁和丸如枣核大,绵裹塞耳中,食顷干即易新药塞之。凡如此五日当小愈,十日闻人声,瘥即止。常以发塞耳孔,避风。

11. 麒麟竭丸(《圣济总录·卷第一百一十四·耳门·久聋》)

治久聋,塞耳。

麒麟竭(研) 铅丹(各二两半,研) 硝石(研) 巴豆(去壳,各一分,研)

上四味,同研匀。蜜丸如枣核大,新绵裹内耳中,有脓出即拭去,别用新绵裹再内。避风,以瘥为度。

12. 桂心膏(《圣济总录·卷第一百一十四·耳门·久聋》)

治久聋耵聍,灌耳。

桂(去粗皮,二两) 野葛(一两)

上二味细锉,以铜器盛,入成炼鸡肪五两,微火煎三五沸,去滓密贮,勿令泄气,以小竹筒盛,枣核大,火炙令热,仰倾灌耳中,十日耵聍自出。久聋者不过二十日瘥,乃以发裹膏深塞之,勿使泄气,五日后去之。

13. 木香散(《圣济总录·卷第一百一十五·耳疼痛》)

治耳风疼痛,久聋不通。

木香

上一味,捣罗为细散。用葱黄心截了尖,沾鹅脂在上,蘸木香散,深内耳中,觉痛,止待一时辰,方取去,日三五上。

14. 天雄鸡子散(《奇效良方·卷之五十八·耳鸣耳聋门·耳鸣耳聋通治方》)

治耳聋三十年不闻者。

天雄(一分) 附子(一枚) 鸡子(一枚)

上为细末,将鸡子开一孔,取去黄,用清和药,却内鸡子,封合其头,还令鸡抱之,待诸雏出,其药乃成。取出以绵裹塞耳内,取瘥为度。

15. 胜金透关散(《奇效良方·卷之五十八·耳鸣耳聋门·耳鸣耳聋通治方》)

治多年耳聋不可治者,用此十日见效,除病根。

川乌头(一个,炮,去皮脐,一方草乌用尖) 细辛(各二钱) 胆矾(半钱) 活鼠(一个,热汤内浸死,砍喉开取胆,真红色是)

上为细末,用鼠胆调和匀,再焙令干,研细,却入麝香半字,用鹅毛管吹入耳中,吹时口含茶清,待少时。

七、治风热耳聋方

1. 茯神散

1)《太平圣惠方·卷第三十六·治暴热耳聋诸方》

治上焦风热,耳忽聋鸣,四肢满急,昏闷不利。

茯神(一两) 羌活(半两) 蔓荆子(半两) 薏苡仁(半两) 黄芪(半两,锉) 防风(半两,去芦头) 菖蒲(半两) 麦门冬(一两,去心,焙) 五味子(半两) 甘草(一分,炙微赤,锉)

上件药,捣粗罗为散。每服三钱,以水一中盏,入生姜半分,煎至五分,去滓,食后温服。

2)《古今医统大全·卷之六十二·耳证门·上焦痰火耳聋诸剂》

治上焦风热耳鸣及聋,四肢满急,昏闷不利。

茯神(去木,一钱) 羌活 防风 蔓荆子 黄芪 石菖蒲 薏苡仁(各五分) 甘草(炙,三分) 麦门冬(去心,一钱) 柴胡 薄荷 荆芥(各三分)

上㕮咀。作一服,水二钟,姜三片,煎八分,食后温服。

2. 大黄丸(《太平圣惠方·卷第三十六·治暴热耳聋诸方》)

治风热,毒气攻耳,暴聋。由肾气实热所致。

川大黄(半两,炙碎,微炒) 栀子仁(半

两）　黄芪（半两，锉）　川升麻（半两）　川朴硝（半两）　黄连（半两，去须）　生干地黄（半两）　玄参（半两）　磁石（一两，烧醋淬七遍，捣碎，细研水飞过）

上件药，捣罗为末，炼蜜和丸，如梧桐子大。每于食后，以温水下三十丸，以利为度。

3. 犀角饮子（《仁斋直指方论·卷之二十一·耳·附诸方》引《济生方》）

治风热上壅，两耳聋闭，内外肿痛，脓水流出。

犀角（镑）　菖蒲　木通　玄参　赤芍药　赤小豆（炒，各一两）　甘菊花（去梗，一两）　甘草（炙，半两）

上㕮咀。每服四钱，水一盏半，生姜五片，煎七分，温服。

4. 犀角汤（《圣济总录·卷第一十二·风热》）

治风热毒气，心胸痰滞，两耳虚聋，头重目眩。

犀角（镑）　甘菊花　前胡（去芦头）　枳壳（去瓤麸炒）　菖蒲　泽泻　羌活（去芦头）　木通（锉）　生干地黄（焙，各半两）　甘草（炙，锉，一分）　麦门冬（去心，焙，一两）

上一十一味，粗捣筛。每服三钱匕，水一盏煎至七分，去滓，食后温服。

5. 苍耳酒（《圣济总录·卷第一百一十四·耳门·风聋》）

治肾间风热，骨疼耳聋，及肾中实邪。

苍耳（净拣）　防风（去叉）　恶实（炒，各三两）　独活（去芦头）　木通（各二两）　生地黄（洗，三两）　人参（一两）　薏苡仁（二两）　黄芪（三两）　桂（去粗皮，一两半）　白茯苓（去黑皮，二两半）

上一十一味细锉，以酒一斗浸七日，空心饮之，初一盏日再，量性加至二三盏。

6. 天门冬散（《鸡峰普济方·卷第二十六·备急单方》）

治诸虚风有热，癫痫恶疾，耳聋目昏。

天门冬（不以多少，去心，焙干）

上为细末。每服二钱，温酒调下，不以时。

7. 清热祛风散（《医方集宜·卷之六耳门·治方》）

治风热上壅，耳内结聚成核，令人暴聋或流脓水。

升麻　蔓荆子　陈皮　枳壳　黄芩（酒炒）　防风　大黄（酒煨）　甘草　川芎　羌活　半夏　茯苓　桔梗

水二钟，姜三片，煎八分，食远服。

八、治郁热耳聋方

1. 大承气汤（《太平圣惠方·卷第十·治伤寒谵语诸方》）

治伤寒阳明病谵语，有潮热，不能食者，必有燥粪在肠胃。若能食者，但耳聋宜服下之方。

川大黄〔二（一）两，锉碎，微炒〕　川芒硝（一两半）　枳实（三分，麸炒微黄）　厚朴（一两，去粗皮，涂生姜汁炙令香熟）

上件药，捣罗为散。每服四钱，以水一中盏煎至六分，去滓，温服，如人行五里再服，以利为度。

2. 黄芪丸（《圣济总录·卷第一十三·热毒风》）

治热毒风上攻，头旋目眩，耳聋心烦，手足痛痹，皮肤瘙痒。

黄芪（锉）　防风（去叉）　麦门冬（去心，焙）　羌活（去芦头，各二两）　五加皮（一两半）　甘草（炙，锉）　升麻　苦参　白藓皮　菊花　枳壳（去瓤麸炒）　黄连（去须，炒）　车前子（各一两）　葶苈（隔纸炒，半两）

上一十四味，捣罗为末，炼蜜和丸如梧桐子大。每服二十丸，加至三十丸，空心食前温酒下。

3. 解仓饮子（《世医得效方·卷第十大方脉杂医科·头痛·耳病》）

治气虚热壅，或失饥冒暑，风热上壅，耳内聋闭，彻痛，脓血流出。

赤芍药　白芍药（各半两）　当归　甘草（炙）　大黄（蒸）　木鳖子（去壳，各一两）

上锉散。每服四钱，水煎，食后，临卧服。

4. 升明汤（《运气易览·卷之二·六气时行民病证》）

治寅申之岁，少阳相火司天，厥阴风木在泉，病者气郁热，血赤咳逆，头痛，满呕吐，胸臆不利，聋瞑渴，身重，心痛，阳气不藏，疮疡，烦躁。

紫檀香　车前子　青皮　半夏　酸枣仁　蔷靡　生姜　甘草

上㕮咀。每服四钱，水一盏煎七分，去滓，食前服，自大寒至春分加白薇去参各半两，大暑至秋分加茯苓半两，秋分至小雪依正方，小雪至大寒加五味子半两。

5. 升麻汤合小柴胡汤(《医方选要·卷之二·伤寒门》)

治伤寒三四五日，脉息洪弦而数，其症头疼发热，作渴面赤，口干耳聋，胁痛干呕，口苦，寒热往来，此阳明与少阳合病，宜服之。

升麻(二钱)　干葛(一钱五分)　甘草(三分)　白芍药(炒，一钱)　柴胡(二钱)　人参(八分)　黄芩(二钱)　半夏(一钱)

㕮咀。水二钟，姜三片，煎至八分，不拘时服。既服煎药，无大汗，仍厚盖发大汗遍身即解。

6. 滋肾通耳汤(《万病回春·卷之五·耳病》)

治耳左聋者，忿怒动胆火也。

当归　川芎　白芍　生地黄　知母(酒炒)　黄柏(酒炒)　黄芩(酒炒)　柴胡　白芷　香附(各等分)

上锉一剂，水煎温服。胸膈不快加青皮、枳壳少许。

7. 疏肝清耳汤(《简明医彀·卷之五·耳证》)

治左耳鸣聋，恚怒气郁，肝火炎灼。

黄连　黄芩　栀子　当归　青皮　胆星(各一钱)　香附　龙胆草　玄参(各七分)　青黛　木香(各五分)　焦姜(三分)

上锉，加生姜三片，水煎服。

8. 半夏左经汤(《医灯续焰·卷二·浮脉主病第十六》)

治足少阳经受风、寒、湿、暑，流注发热，腰脚俱痛，头疼眩晕，呕吐酸水，耳聋惊悸，热闷心烦，气促喘满，肩背麻痹，腰腿不随。

半夏(汤洗七次、切片)　干葛　细辛(去苗)　白术(去芦)　茯苓(去皮)　桂心　防风(去芦)　干姜(炮)　黄芩　甘草(炙)　柴胡(去芦)　麦门冬(去心，各七钱半)

上㕮咀。每服七钱，水一盏半，姜五片，枣一枚，煎一盏，去滓，空腹服。热闷，加竹沥，每服半合。喘满，加杏仁、桑白皮。

9. 红雨丹(《四圣悬枢·卷一·温病解第一·少阳经证·胁痛耳聋》)

柴胡(四钱)　黄芩(三钱)　芍药(三两)　石膏(三钱)　甘草(三钱)　丹皮(三钱)　生姜(三钱，切)　元参(三钱)

流水煎大半杯，热服，覆衣，饮热稀粥，取微汗。

10. 柴芩栝蒌芍药汤(《四圣悬枢·卷二·疫病解第二·少阳经证》)

治少阳经温疫，目眩耳聋，口苦咽干，胸痛胁痞者。

柴胡(三钱)　黄芩(三钱)　半夏(三钱)　甘草(二钱，生)　生姜(三钱)　大枣(三枚，劈)　芍药(三钱)　栝蒌根(三钱)

流水煎大半杯，热服，覆衣，饮热粥，取微汗。

11. 小柴胡汤(《四圣悬枢·卷二·疫病解第二·少阳经证》)

治口苦咽干，目眩耳聋，胸痛胁痞，寒热往来。

柴胡(四钱)　黄芩(三钱)　半夏(三钱)　人参(二钱)　甘草(二钱)　生姜(三钱)　大枣(三枚)

流水煎大半杯，热服，覆衣。

12. 加味泻肝汤(《医学见能·卷一·证治·两耳》)

治耳鸣耳聋，或兼胁痛善怒者，肝经之火郁。

当归(三钱)　生地(三钱)　柴胡(三钱)　黄芩(三钱)　栀子(三钱)　泽泻(三钱)　木通(二钱)　胆草(三钱)　车前子(三钱)　牡蛎(三钱)　青皮(一钱)　甘草(一钱)

13. 聪耳芦荟丸(《太医院秘藏膏丹丸散方剂·卷四》)

此药治风热上攻，痰气炽郁，或心火上炎，或怒动肝气，以致耳聋鸣，或生聤耳，肿痛作痒等症。

芦荟(五钱)　熟大黄(五钱)　青黛(五钱)　柴胡(五钱)　当归(一两，酒洗)　龙胆草(一两)　山栀(一两，微炒)　青皮(一两，酒炒)　黄芩(一两，胆炒)　木香(二钱)　南星(三钱，炒)　麝香(五分)

上药为末，神曲打糊为丸如梧桐子大。每服一钱五分，食远白滚水送下。

14. 泻火清肝饮(《临症验舌法·下卷·方略》)

主治肝胆两经实邪，以致胁痛耳聋，胆溢口苦，筋痿阴汗，阴肿阴痛，白浊溲血等症。

柴胡(酒炒)　黄芩(酒炒)　山栀(酒炒，各

一钱）　生地（酒浸，三钱）　当归（酒洗，二钱）　生甘草（一钱）

九、治肺热耳聋方

1. 大青丸（《圣济总录·卷第一百一十五·聤耳·耳诸疾》）

治脑热脑脂流下，塞耳成聋。

大青　大黄（锉，炒）　栀子（去皮）　黄芪（锉）　升麻　黄连（去须，各一两）　朴硝（二两）

上七味，捣罗为末，炼蜜丸如梧桐子大。每服三十丸，空心温水下。

2. 麦门冬汤（《运气易览·卷之二·五运主病治例》）

治肺经受热，上气咳喘，咯血痰壅，嗌干，耳聋，泄泻，胸胁满痛，连肩背两臂膊痛，息高。

麦门冬（去心）　香白芷　半夏（洗滑）　桑白皮　竹叶　甘草（炙）　紫菀茸　钟乳粉　人参（各等分）

上㕮咀。每服四钱，水一大盏，姜三片，枣二枚，煎七分，去滓，食前服，以效为度。

3. 清络饮（《医方絜度·卷三》）

主暑入肺络，身热，头胀，咳呛，耳聋而胀。

西瓜翠（五钱）　丝瓜叶（一两）　荷叶边（三钱）　金银花（一钱五分）　竹叶（十片）

水煎服。

十、治风寒湿耳聋方

1. 独活散（《太平圣惠方·卷第七·治肾脏中风诸方》）

治肾脏中风，腰脊疼痛，不得俯仰，两脚冷痹，缓弱不遂，头昏耳聋，语音浑浊，四肢沉重。

独活（一两）　附子（一两，炮裂，去皮脐）　防风（半两，去芦头）　芎䓖（半两）　丹参（半两）　萆薢（半两，锉）　菖蒲（半两）　天麻（一两）　桂心（一两）　黄芪（半两，锉）　当归（一两，锉，微炒）　细辛（半两）　山茱萸（半两）　白术（半两）　甘菊花（半两）　牛膝（半两，去苗）　枳壳（半两，麸炒微黄去瓤）　甘草（半两，炙微赤，锉）

上件药，捣筛为散。每服四钱，以水一中盏，入生姜半分，煎至六分，去滓，不计时候温服。

2. 附子独活汤（《圣济总录·卷第二十·骨痹》）

治肾脏中风寒湿成骨痹，腰脊疼痛，不得俯仰，两脚冷痹，缓弱不遂，头昏耳聋，语音浑浊，四肢沉重。

附子（炮裂，去皮脐）　独活（去芦头，各一两）　防风（去叉）　芎䓖　丹参　萆薢　菖蒲（各半两）　天麻　桂（去粗皮，各一两）　黄芪（半两）　当归（切，焙，一两）　细辛（去苗叶）　山茱萸　白术　甘菊花　牛膝（酒浸，切，焙）　枳壳（去瓤麸炒）　甘草（炙，锉，各半两）

上一十八味，锉如麻豆。每服三钱匕，以水一盏，生姜三片，煎至七分，去滓，不计时候温服。

3. 附子汤（《黄帝素问宣明论方·卷一·诸证门·骨痹证》）

治肾藏风寒湿骨痹，腰脊痛，不得俯仰，两脚冷，受热不遂，头昏耳聋音浑。

附子（炮）　独活　防风（去苗）　川芎　丹参　萆薢　菖蒲　天麻　官桂　当归（各一两）　黄芪　细辛（去苗）　山茱萸　白术　甘菊花　牛膝（酒浸）　甘草（炙）　枳壳（麸炒去穰，各半两）

上为末。每服三钱，水一大盏，生姜五片，煎至七分，去滓，温服，不计时候，日进三服。

十一、治耳聋有脓方

1. 黄芪汤（《圣济总录·卷第一百一十四·耳门·五聋》）

治五聋鸣闹，不闻人声，出黄水。

黄芪（锉，一两半）　附子（炮裂，去皮脐，一两）　菖蒲（米泔浸一宿，锉碎，焙干，一两）　磁石（醋淬一七遍，三两）　木通（锉）　白茯苓（去黑皮）　五味子　熟干地黄（焙）　防风（去叉）　玄参　人参（各一两一分）　杜仲（去粗皮，炙，锉，一两）

上一十二味，锉如麻豆。每服五钱匕，以水一盏半，生姜半分拍碎，大枣二枚劈破，同煎至一盏，去滓温服，续吃羊肾粥助之，日四五服，不计时候。

2. 黄芪丸（《圣济总录·卷第一百一十四·耳门·耳聋有脓》）

治耳聋出脓。

黄芪（锉）　升麻　栀子仁　犀角镑　玄参　木香　黄芩（去黑心）　芒硝（各一两半）　干姜（炮）　芍药　人参（各一两）　大黄（锉，炒，

二两)

上一十二味,捣罗为末,炼蜜丸如梧桐子大。每服二十丸至三十丸,煎枸杞根汤下,食后良久服。

3. 附子丸(《圣济总录·卷第一百一十四·耳门·耳聋有脓》)

治耳聋,出脓疼痛。

附子(炮裂,去皮脐) 菖蒲(米泔浸一宿锉,焙) 矾石(熬令汁枯) 蓖麻子仁(研) 松脂(研,各一两) 杏仁(去皮尖、双仁,炒,二两) 染烟脂(半两)

上七味,捣研为末,熔黄蜡和拈如枣核大,针穿一孔子令透,塞耳中,日一换之。

4. 禹余粮散(《圣济总录·卷第一百一十四·耳门·耳聋有脓》)

治耳聋有脓。

禹余粮(煅醋淬,一分) 乌贼鱼骨(去甲) 伏龙肝 龙骨(各半两) 附子(炮裂,去皮脐,一两)

上五味,捣研为散。每以一钱,绵裹塞耳中,日一易,取瘥为度。如有虫,加麝香一黑豆大。一方加铛墨半两。

5. 蚕香散(《圣济总录·卷第一百一十四·耳门·耳聋有脓》)

治耳脓久不瘥。

蚕纸(已出者,烧灰) 乌贼鱼骨(去甲) 染烟脂(各一钱) 麝香(研,半钱)

上四味,捣研为散,满塞耳中不动,候自落,未瘥再用。

6. 矾黄散(《圣济总录·卷第一百一十四·耳门·耳聋有脓》)

治耳内脓水,疼痛不止。

矾石(晋州者,熬令汁枯,半两) 雄黄(好者一分)

上二味,同研极细。每用手指甲,挑半字,先以绵枚子,拭耳内令干,却滴生麻油一二点,入耳内,仍以绵枚子惹药末在耳中,不拘久近,只一二度瘥。

7. 二圣散(《圣济总录·卷第一百一十四·耳门·耳聋有脓》)

治耳内出脓水。

白附子(炮) 羌活(去芦头,各一两)

上二味,同为细散。用猪羊肾各一只切开,每只入药末半钱,不得著盐,湿纸裹煨熟,五更初,温酒嚼下,续吃粥压。

8. 速效散(《圣济总录·卷第一百一十四·耳门·耳聋有脓》)

治耳聋脓出,久不瘥。

地龙(一条,盛在白葱管内,当门挂阴干)

上一味,同麝香少许,研为细散,渗在耳中。

9. 鱼醋膏(《圣济总录·卷第一百一十四·耳门·耳聋有脓》)

治耳聋出脓,或有虫。

鲤鱼肠(一具,切) 醋(三合)

上二味,合捣如膏,取少许绵裹塞耳,二食顷当闷痛,或白虫出,即易之,虫尽乃止。

10. 桂骨散(《圣济总录·卷第一百一十四·耳门·耳聋有脓》)

治耳聋有脓。

桂(去粗皮) 鱼骨(各一两)

上二味合捣为散,渗入耳中,瘥。

11. 红白散〔《圣济总录·卷第一百八十一·小儿聤耳(百虫入耳附)》〕

治小儿耳聋脓出,久不瘥者。

白矾(熬令汁枯) 染胭脂

上二味等分,研为细末。先以绵杖子缠去脓极干,用药半钱匕掺之,不过三两次。

12. 仙人玉壶丸(《千金宝要·卷之六》)

治耳聋脓血汁出及卒聋。

雄黄 藜芦 丹砂 矾石(一作矾石) 巴豆 八角附子(各二两)

上六味,先捣巴豆三千杵,次内矾石,又捣三千杵,次内藜芦三千杵,次内附子三千杵,次内雄黄三千杵,次内丹砂三千杵,内蜜又捣万杵。若不用丹砂,内珍珠四两。无在每内药,辄治五百杵,内少蜜,恐药飞扬。治药用王相吉日良时,童子斋戒为良。天晴明日,无云雾,白昼药成,封密器中,勿泄气,着清洁处。大人服丸如小豆。欲下病者,宿勿食,平旦服二丸。不知者,以粥饮发之令下。下不止,饮冷水以止之。病在膈上吐,膈下利,或但噫气即已。若欲渐除,及将服消病者,如麻子大三丸。卒中恶欲死不知人,以酒若汤和二丸,强开口灌喉中。鬼疰病百种不可名,浆水服二丸,日再。

13. 白龙散（《普济方·卷五十三·耳门·耳聋诸疾》）

小儿肾脏盛而有热，热气上冲于耳，津液结滞则生脓汁；有因沐浴水入耳内，水湿停积，搏于血气，蕴积成热，亦令耳脓汁出，谓之聤耳，久而不瘥，则变成聋。

白矾（枯）　黄丹（各半两）　麝香（一钱）　龙骨（半两）

上研极细。先以绵杖子点尽耳中脓出。用药一字。分掺两耳内。日二次。勿令风入。

14. 矾石散（《奇效良方·卷之五十八·耳鸣耳聋门·耳鸣耳聋通治方》）

治耳卒肿出脓，并底耳，及治耳聋不瘥有虫。

上用矾石，熬令汁枯，研细，每以苇筒吹少许入耳中，日三四度；或以绵裹如枣核大，塞耳中亦得。一方先以干盐掺之，次入矾末，尤妙。一方先以纸缠去耳中汁，次以矾末粉耳中，次以食盐末粉其上，食久乃起，不过再度，永瘥。一方不用盐。

15. 龙骨散（《奇效良方·卷之六十四·小儿门·聤耳》）

治小儿聤耳，脓出不止，久不瘥成聋耳也。

龙骨（一钱）　黄丹（炒，七分）　枯矾（一钱）　麝香（少许）　胭脂（四分）

上同研令细，先以绵杖子捻去耳中脓，用竹筒纳叶少许，吹入耳内，勿令风入。本方加海螵蛸半钱，亦妙。

16. 蔓荆子散（《医方集宜·卷之六·耳门·治方》）

治上焦耳鸣而聋及出脓水。

甘草　升麻　木通　赤芍药　桑皮　麦门冬　前胡　生地黄　赤茯苓　菊花　蔓荆子

水二钟，姜三片，枣一枚，煎八分，不拘时服。

17. 解热饮子（《证治准绳·类方第八册·耳·耳痛》）

治气虚热壅，耳内聋闭彻痛，脓血流出。

赤芍药　白芍药（各半两）　当归　川芎　炙甘草　大黄（蒸）　木鳖子（去壳，各一两）

上为锉散。每服四钱，水一盏煎至七分，食后临卧服。

十二、治气壅耳聋方

1. 白鹅膏粥（《太平圣惠方·卷第九十七·食治耳鸣耳聋诸方》）

治五脏气壅，耳聋。

白鹅脂（二两）　粳米（三合）

上件和煮粥，调和以五味、葱豉，空腹食之。

2. 太一白丸（《鸡峰普济方·卷第十六·气》）

治八痞，两胁积聚，有若盘盂，胸痛彻背，奄奄恻恻，里急气满，项强痛极者，耳聋，消渴，泄痢，手足烦热，或有流肿，小便苦数，淋沥不尽，不能饮食，少气流饮，时觉妨闷，小腹寒大肠热，恍惚喜忘，意有不定，五缓六急，食不生肌，面目黧黑。

狼毒　桂（各半两）　附子　乌头　白芍药（各一两）

上为细末，炼蜜和丸梧桐子大。每服二十丸，空心温酒下。

3. 钩藤散（《妇人大全良方·卷之四·妇人虚风头目眩晕及心眩方论第四》引《本事方》）

治肝厥头晕耳聋，清头目。

钩藤　陈皮　半夏　麦门冬（去心）　茯苓　茯神　人参（去芦）　甘菊花　防风（各半两）　甘草（一分）　石膏（一两）

上㕮咀。每服四钱，水一盏半，生姜七片，煎至八分，去滓热服。

4. 复元通气散

1)《卫生宝鉴·卷十三·疮肿门》

治诸气涩闭，耳聋耳痛，腹痈便痈，疮疽无头。通一切气。

青皮　陈皮（各四两）　甘草（三两，半生半熟）　穿山甲（炮）　栝蒌根（各二两）　金银花（一两）

上为末。每服二钱，热酒调下。如疮无头，津液调涂。此方活血止痛，内消疮肿。

2)《证治准绳·类方第八册·耳·耳聋》

治诸气涩耳聋，腹痈便痈，疮疽无头，止痛消肿。

青皮　陈皮（去白，各四两）　甘草（三寸半，炙）　连翘（一两）

上为末，热酒调服。

5. 秘传降气汤（《世医得效方·卷第三·大方脉杂医科·诸气》）

气壅耳聋，泛热咽疼，亦效。

五加皮（半两，酒浸半日，炒黄色）　枳壳（一两，汤浸去穰，麸炒） 柴胡（去毛芦，洗，一两） 骨碎补（燎去毛，锉，炒，半两） 地骨皮（半两，炒黄） 桔梗（半两，炒黄色） 桑白皮（二两，锉，炒） 陈皮（一两，炒黄色） 诃子（炮，取肉半两，炒） 甘草（一两，炒） 半夏（半两，生为末，生姜自然汁为饼，再碎，炒） 草果（去皮膜，半两，净洗炒黄）

上锉散，和匀，以碗盛，就饭甑上蒸一伏时，倾出摊令冷收之。每服二钱，紫苏三叶，生姜三片，水一盏同煎七分，食后通口服。痰咳，加半夏曲；心肺虚，每料加人参、茯苓一两；上膈热，加北黄芩五钱；下部大段虚，加少许炮附子煎，如使附子，多加生姜；妇人血虚，加当归一两煎。

6. 塞耳丹（《世医得效方·卷第十大方脉杂医科·头痛·耳病》）

治气道壅塞，两耳大聋聩。

石菖蒲（一寸） 巴豆（一粒） 全蝎（一个，去毒）

上为末，葱涎丸如枣核大。每用一丸，绵裹塞耳内。

7. 川芎汤（《普济方·卷五十三·耳门·耳聋诸疾》）

治耳聋气闭。

川芎（半两） 蚯蚓（半两不出土）

上为末。每服二三钱，煎麦门冬汤，临卧服后，埋低头伏睡，三夜三服立效。

8. 通气散（《医方集宜·卷之六·耳门·治方》）

治气闭耳聋鸣。

茴香 木香 全蝎 玄胡索 陈皮 羌活 僵蚕 川芎 蝉蜕 石菖蒲 穿山甲（炮）

水二钟，熟时入酒一杯，煎服。

9. 益气聪明散（《医方集宜·卷之六·耳门·治方》）

治气闭耳聋。

全蝎（五个） 木香 茴香 玄胡索 蝉蜕 甘草（各一钱二分半） 陈皮 当归（各五钱） 石菖蒲 羌活 防风 僵蚕 川芎（各二钱五分）

上为末，每服一钱，用滚白汤调下。

10. 流气饮（《古今医统大全·卷之六十二·耳证门·药方》）

治气闭耳聋，皆当调气。

川芎 白芷 苍术 石菖蒲 细辛 厚朴 半夏（制） 紫苏茎叶 辣桂 木通 甘草（炙） 陈皮（各一钱）

上水二钟，姜五片，葱白一根，煎一钟，食后服。

十三、治痰积耳聋方

1. 消饮白术丸（《圣济总录·卷第六十三·痰饮门·痰癖》）

治痰癖，及饮酒停痰，积聚不利，呕吐，目视，耳聋，肠中水声。

白术 半夏（汤洗去滑，焙，各三两） 枳壳（去瓤麸炒，四两） 干姜（炮，二两）

上四味，捣罗为末，炼蜜和丸如梧桐子大。每服三十丸，温米饮下，食前服。

2. 如圣饼子

1）《太平惠民和剂局方·卷之三·绍兴续添方》

治男子、妇人气厥，上盛下虚，痰饮风寒，伏留阳经，偏正头疼，痛连脑巅，吐逆恶心，目瞑耳聋。常服清头目，消风化痰，暖胃。

防风 天麻 半夏（生，各半两） 天南星（洗） 干姜 川乌（去皮尖，各一两） 川芎 甘草（炙，各二两）

上为细末，汤浸蒸饼和丸如鸡头大，捻作饼子，曝干。每服五饼，同荆芥三五穗细嚼，茶、酒任下，熟水亦得，不拘时候。

2）《仁斋直指方论·卷之十九·头风·头风证治》

治偏正头疼，痛连脑项，吐逆恶心，耳聋目暗。

川乌（炮，去皮尖） 南星 川白姜（各一两） 川芎 甘草（各二两） 天麻 防风 半夏（重洗去滑，生，各半两）

上末，蒸饼糊丸鸡头大，捻作饼，晒干。每服五饼，同荆芥二穗细嚼，姜汤下。

3. 消饮丸（《太平惠民和剂局方·卷之四·治痰饮》）

疗酒癖停饮，痰水不消，满逆呕吐，目暗耳聋，胁下急痛，腹中水声。

枳实（麸炒，半两） 茯苓（去皮） 干姜（炮，各三两） 白术（八两）

上同为细末，炼蜜和丸如梧桐子大。每服五

十丸，温米饮下，不计时候。

4. 复聪汤(《仁斋直指方论·卷之二十一·耳·附诸方》)

治痰火上攻，耳聋耳鸣。

半夏(制)　陈皮(去白)　白茯苓(去皮)　甘草(炙)　瞿麦　萹蓄　木通　黄柏(去粗皮，炒褐色，各一钱)

上用水二茶钟，生姜三片，煎至一茶钟，空心、临卧各一服。

5. 槟榔神芎丸(《济阳纲目·卷一百零三·耳病·治痰火耳聋方》)

耳聋有湿痰者，以此下之。

大黄　黄芩(各二两)　牵牛　滑石(各四两)　槟榔(三两)

上为末，滴水丸如桐子大。每服十丸，每次加十丸，白汤下。

十四、治心肾不交耳聋方

1. 远志丸(《太平惠民和剂局方·卷之五·续添诸局经验秘方》)

治丈夫、妇人心气不足，肾经虚损，思虑太过，精神恍惚，健忘多惊，睡卧不宁，血气耗败，遗沥泄精，小便白浊，虚汗盗汗，耳或聋鸣，悉主之。

远志(去心，姜汁炒)　牡蛎(煅取粉，各二两)　白茯苓(去皮)　人参　干姜(炮)　辰砂(别研，各一两)　肉苁蓉(净洗，切片，焙干，四两)

上为细末，炼蜜为丸如梧桐子大。每服三十粒，空心，食前，煎灯心盐汤下，温酒亦可。此药性温无毒，常服补益心肾，聪明耳目，定志安神，滋养气血。

2. 芡实丸(《仁斋直指方论·卷之十·梦泄·附诸方》引《济生方》)

治思虑伤心，疲劳伤肾，心肾不交，精元不固，面少颜色，惊悸健忘，小便赤涩，遗精白浊，足胫酸疼，耳聋目暗。

芡实(蒸，去皮)　莲花须(各二两)　茯神(去木)　山茱萸肉　龙骨(生用)　五味子　枸杞子　熟地黄(酒蒸)　韭子(炒)　肉苁蓉(酒洗)　川牛膝(去芦，酒洗)　紫石英(煅七次，各一两)

上为末，酒煮山药为丸如梧子大。每服七十丸，空心盐汤下。

3. 固本聪耳丸(《冯氏锦囊秘录·杂症大小合参卷六·方脉耳病合参》)

治心肾不足，诸虚耳聋。

熟地(四两，焙)　柏子仁(焙，去油)　人参(一两，焙)　石菖蒲(五钱，蜜酒拌焙)　远志肉(甘草炙，一两，焙)　五味子(七钱)　白茯神(一两，人乳拌炒)　山药(二两，炒黄)

为末，蜜丸。早晚食前食远，白汤各服三钱。

十五、治癞病耳聋方

1. 茵芋散(《圣济总录·卷第一十八·大风眉须堕落》)

治大风癞，并痈疽疥癞，骨肉疽败，百节烦痛，眉须凋落，身体苦痒，眦烂耳聋，风疳齲齿。

茵芋(去粗茎)　附子(炮裂，去皮脐)　天雄(炮裂，去皮脐)　踯躅花(炒微黄色)　细辛(去苗叶，轻炒)　乌头(炮裂，去皮脐)　石南(酒洒微炒)　干姜(炮，各半两)　独活(去芦头，一两半)　白术(灰炒)　防风(去叉)　菖蒲(九节者，用米泔浸后切，焙干)　蜀椒(去目及闭口者，炒出汗，各一两)

上一十三味，捣罗为散。每用温酒，调一钱匕，日二夜一。心腹稍空时服勿更增，唇麻痹甚，啜少许温甘豆汤止之。

2. 天雄散(《圣济总录·卷第一十八·大风癞病》)

治大风癞疾痈疽，骨肉脱败，百节疼，眉落，身体瘤瘤痛痒，目痛烦躁，耳聋齿齲痔瘘。

天雄(炮裂，去皮脐)　细辛(去苗、土)　乌头(炮裂，去皮脐)　莽草(炙)　干姜(炮，各一两)　石南(炙)　菖蒲　防风(去叉，各二两)　白术　独活(去芦头，各三两)

上一十味，捣罗为散。空腹温酒调下三钱匕，日一服。

3. 百神散(《圣济总录·卷第一十八·大风癞病》)

治一切癞病，风瘙疮癣，遍身瘙痒，百节疼痛，眉毛堕落，眦烂耳聋，四肢痛痹。

天雄(炮裂，去皮脐)　附子(炮裂，去皮脐)　茵芋(炙)　踯躅　细辛(去苗叶)　乌头(炮裂，去皮脐)　干姜(炮)　菖蒲　甘草(炙)

石南叶(各一两) 防风(去叉) 白术 独活(去芦头,各二两)

上一十三味,捣罗为散。每日空心,温酒下四钱匕,日再服。

十六、治耵聍塞耳聋方

1. 猪脂膏(《圣济总录·卷第一百一十五·耳耵聍》)

治耵聍塞耳聋,强坚不可挑,塞耳。

生猪脂(一合) 釜下墨(半两,研)

上二味,调和成膏,捏如枣核大,绵裹塞耳中。

2. 黄连散(《圣济总录·卷第一百一十五·耳耵聍》)

治耵聍塞耳聋,强坚不得出。

黄连(去根须,半两) 附子(炮裂,去皮脐,一分)

上二味,捣罗为散。每以少许渗入耳中。

3. 地龙汁(《圣济总录·卷第一百一十五·耳耵聍》)

治耵聍塞耳聋,强坚不可挑。

地龙(湿者,五七条)

上一味研,取汁数滴入耳中,挑即自出。

4. 葱涎膏(《奇效良方·卷之五十八·耳鸣耳聋门·耳鸣耳聋通治方》)

治耵聍塞耳聋,不可强挑。

葱汁(三合) 细辛(去苗) 附子(炮,去皮脐,各一分)

上将细辛、附子为末,以葱汁调令稀,灌入耳中。

5. 柴胡聪耳汤(《奇效良方·卷之五十八·耳鸣耳聋门·耳鸣耳聋通治方》)

治耳中干耵,耳鸣致聋。

柴胡(三钱) 连翘(四钱) 水蛭(半钱,炒,另研) 虻虫(三个,去翅足,另研) 麝香(少许,另研) 当归身 人参 炙甘草(各一钱)

上除另研外,以水二盏,入生姜三片,煎至一盏,去滓,稍热下水蛭等末,再煎一二沸,食远稍热服。

十七、治肾间有水耳聋方

1. 泽泻汤(《圣济总录·卷第一百一十五·聤耳·耳诸疾》)

治肾间有水耳聋,经年不瘥。

泽泻(一两半) 熟干地黄(焙,二两) 五味子 丹参 玄参 防风(去叉) 桂(去粗皮) 人参 当归(切,焙,各一两半) 白茯苓(去黑皮) 石斛(去根) 地骨皮(各二两) 磁石(煅醋淬七遍,三两) 牛膝(去苗,酒浸切,焙) 甘草(炙) 黄芪(锉) 菖蒲(米泔浸一宿锉,焙,各一两半)

上一十七味,粗捣筛。每服三钱匕,先以水三盏,煮羊肾一只,取汁至一盏,去羊肾下药,入生姜一枣大拍碎,大枣三枚去核,同煎七分,去滓,食前温服。

2. 柏子仁汤(《圣济总录·卷第一百一十五·聤耳·耳诸疾》)

治肾间有水,使人耳聋,补不足。

柏子仁(酒浸一宿,曝干) 桂(去粗皮) 白术(米泔浸一宿,锉,炒) 人参 干姜(炮) 甘草(炙) 防风(去叉) 乌头(炮裂,去皮脐) 陈橘皮(汤浸去白,焙) 山芋 芎䓖 磁石(煅醋淬七遍) 芍药 黄芪 白茯苓(去黑皮,各一两半)

上一十五味㕮咀。每服三钱匕,先以水三盏,煮羊肾一只,取汁一盏,去羊肾下药,入生姜一枣大拍碎,同煎至七分,去滓,食前温服。

十八、治脾虚耳聋方

1. 调中益气汤(《仁斋直指方论·卷之六·附调理脾胃·调理脾胃方论》)

治因饥饱劳役,损伤脾胃,元气不足,其脉弦,或洪缓而沉,按之无力中之下时得一涩,其证身体沉重,四肢倦懒,百节烦疼,胸满短气,膈咽不通,心烦不安,耳鸣耳聋,目有淤肉,热壅如火,视物昏花,口中沃沫,饮食失味,怠惰嗜卧,忽肥忽瘦,溺色变,或清利而数,或上饮下便,或夏月飧泄,腹中虚痛,不思饮食。

升麻 柴胡 橘皮(各二分) 木香(二分) 甘草(炙) 人参 苍术(各五分) 黄芪(一钱) 当归(五分) 芍药(三分) 五味子(七个,此后三味出《东垣证效方》有之)

上㕮咀。作一处水煎,食前热服。如时显热躁,是下元阴火蒸蒸然发也,加生地黄、黄柏;如大便虚坐不得,或大便了而不了,腹常逼迫,血虚血涩也,加归身。

2. 加味益气汤(《罗氏会约医镜·卷之六·杂证·论耳病》)

治劳苦太过,气虚耳聋,或耳鸣眩运、倦怠等症。

人参　当归　甘草(炙,各一钱)　白术(钱半)　陈皮(八分)　川芎(六分)　黄芪(蜜炙,二钱)　升麻(蜜炒)　柴胡(酒炒,各三分)　石菖蒲(六分)

姜枣引。无参者,以淮山药三钱代之,或以时下生条参三钱代之。

十九、治产后耳聋方

1. 大三五七散(《圣济总录·卷第一百六十二·产后头痛》)

治产后伤风头痛,风眩口㖞耳聋。

天雄(炮裂,去皮脐)　细辛(去苗叶,各二两)　山茱萸　干姜(炮,各五两)　山芋　防风(去叉,各七两)

上六味,捣罗为散。每服二钱匕,清酒调下,日再,未知稍加。

2. 芎䓖汤(《太平惠民和剂局方·卷之九·治妇人诸疾》)

治产后去血过多,晕闷不省,及伤胎去血多,崩中去血多,金疮去血多,拔牙齿去血多,不止,悬虚,心烦眩晕,头重目暗,耳聋满塞,举头欲倒,并皆治之。

当归(去芦,洗,焙)　芎䓖(各等分)

上粗散。每服三钱,水一盏半煎至一盏,去渣,稍热服,不拘时。

二十、治汗后耳聋方

1. 独圣散(《圣济总录·卷第一百一十五·聤耳·耳诸疾》)

治汗后耳聋。

灵磁石(有窍子如针眼者)

上一味,捣研为细散。每服一钱匕,冷水调下。

2. 桂枝甘草汤(《尚论后篇·卷三·太阳经寒伤营方》)

服麻黄汤后,有阳气暴虚,叉手自冒心悸,及耳聋无闻二法。

桂枝(四两,去皮)　甘草(二两,炙)

上二味,以水三升,煮取一升,去滓,顿服。

二十一、治精血耗竭耳聋方

黑丸(《严氏济生方·诸虚门·虚损论治》)

治精血耗竭,面色黧黑,耳聋目昏,口干多渴,腰痛脚弱,小便白浊,上燥下寒,不受峻补。

鹿茸(酒蒸)　当归(去芦,酒浸)

上等分,为细末,煮乌梅膏为丸如桐子大。每服五十丸,空心,米饮下。

二十二、治神乱耳聋方

磁朱丸(《不知医必要·卷二·癫狂痫列方》)

治癫狂如神;又治耳聋,及眼目神水渐散,睹物成二体;内障,神水淡绿淡白色,均治。

真磁石(一两)　朱砂(五钱)　神曲(一两五钱,不得经火)

共研细末,另用神曲五钱,水煎干,入前药炼蜜为丸如绿豆大。每服二钱,白汤下。

二十三、治时行、心气夺耳聋方

蓝实丸(《圣济总录·卷第一百一十五·聤耳·耳诸疾》)

治时行、心气夺耳聋。

蓝实　茯神(去木)　防风(去叉,各一两一分)　黄连(去须,一两半)　人参(半两)　菖蒲　远志(去心,各等分)

上七味,捣罗为末,炼蜜丸如梧桐子大,每服二十丸,空心温水下。

二十四、治运气耳聋方

牛膝木瓜汤(《三因极一病证方论·卷之五·五运时气民病证治》)

治肝虚遇岁气,燥湿更胜,胁连小腹拘急疼痛,耳聋目赤,咳逆,肩背连尻、阴、股、膝、髀、腨、胻皆痛,悉主之。

牛膝(酒浸)　木瓜(各一两)　芍药　杜仲(去皮,姜制,炒丝断)　枸杞子　黄松节　菟丝子(酒浸)　天麻(各三分)　甘草(炙,半两)

上锉散。每服四钱,水盏半,姜三片,枣一个,煎七分,去滓,食前服。

二十五、治卒耳聋方

1. 菖蒲根丸(《肘后备急方·卷六·治卒耳聋诸病方第四十七》)

治卒耳聋。

菖蒲根(一寸)　巴豆(一粒,去皮心)

二物合捣筛,分作七丸,绵裹,卧即塞,夜易之,十日立愈。黄汁,立瘥。

2. 耳聋巴豆丸(《肘后备急方·卷六·治卒耳聋诸病方第四十七》)

治卒耳聋。

巴豆(一枚,去心皮)　斑蝥(一枚,去翅足)

二物合捣筛,绵裹塞耳中,再易甚验。

3. 蒲黄膏(《证治准绳·类方第八册·耳·耳聋》)

治卒耳聋。

细辛　蒲黄(各一分)　曲末　杏仁(汤浸去皮尖、双仁,各三分)

上为末,研杏仁如膏,和捻如枣核大。绵裹塞耳中,日一易。

二十六、治耳聋验方

1)《小品方·卷第十·治耳眼鼻口齿诸方》

聋有五种:风聋者,掣痛;劳聋者,黄汁出;干聋者,耵聍生;虚聋者,萧萧作声;聤聋者,脓汁出,治之方。

巴豆(十四枚,去心皮)　松脂(半两,练去滓)

凡二物,合捣,取如黍米粒大,著簪头著耳中,风聋即愈。劳聋当汁出,痒后乃愈。数用有验。

治风聋耳中鸣:但用鲤鱼脑,竹筒盛,塞头,蒸令烊,以灌耳即愈。

2)《太平圣惠方·卷第三十六·治耳聋诸方》

治耳聋。

鹅毛翎根筒(七茎)　灯心(七茎)　木通(一两)　地龙〔二(三)条〕

上件药相和,烧为灰,细研。每用半钱,以生油调,倾入耳中,便用绵子塞耳,且侧头卧,良久。如此三度。

治耳聋疼痛。

干百合(二合)

上捣细罗为散。每于食后,以温水调下一钱。

鸡屎白(二合,净择,熬令黄色)　黑豆(半升,炒令黄熟)

上件药,以无灰酒三大盏,投于药中,良久,滤去滓。分温三服,如人行三二里,一服尽。厚衣取汗,其耳中如鼓声勿怪。

治耳聋及通耳。

人中白(一分)　地龙(一条,干者)

上件药,捣罗为末。取小驴儿尿一合,和调,以瓷盒盛之。滴少许在耳中,立瘥。

地龙(三条)　盐(少许)

上二味,贮在葱叶中,自化为水,用点耳中,三五日即瘥。

韭子(一分,微炒)　头发(一分,烧灰)　巴豆(半分,去心皮)

上件药,同研令细,绵裹塞耳中,三日一换。

蓖麻子(五十枚,去皮)　大枣(五枚,去皮核)

上件药,捣熟以人乳和丸如枣核大。绵裹纳耳中,每日一易,以瘥为度。

菖蒲(一寸)　巴豆(一枚,去皮心)

上件药,和捣,分作七丸。绵裹塞耳中,日换一丸。

生螃蟹(一枚)

上捣碎绞取汁,点耳中瘥。

龟(一枚,净洗)

上用漆盘中养之,合却经宿,候有尿,即取滴入耳中,瘥。

鲫鱼胆(一枚)　乌点脂(一分)　生油(半两)

上件药,相和令匀,纳蒌葱管中,一七日后倾出。每用少许,滴于耳中瘥。

上以鹅膏一合,旋用少许滴耳中,瘥。

牡荆子(一升,捣碎)

上件药,以酒五升,浸七日,去滓。任性服尽,三十年聋者皆瘥。

上以竹筒盛鲤鱼脑,蒸之令烊,冷即用滴耳中。

3)《太平圣惠方·卷第三十·治虚劳耳聋诸方》

治虚劳耳聋及虚鸣。

熟干地黄(一两)　磁石(二两,捣碎,水淘去赤汁） 防风（三分，去芦头） 羌活（三分） 黄芪（一两，锉） 白芍药（三分） 木通（三分，锉） 桂心（三分） 人参（一两，去芦头）

上件药，捣粗罗为散。每服用羊肾一对，切去脂膜，以水一大盏半煎至一盏，去肾，入药末半两，煎至六分，去滓。空心及晚食前，分温为二服。

4）《太平圣惠方·卷第三十六·治耳风聋诸方》

治风虚耳聋，头脑旋闷，四肢不利。

附子（一两，炮裂，去皮脐） 桂心（一两） 五味子（一两） 木香（一两） 桃仁（一两，汤浸去皮尖、双仁，麸炒微黄） 白蒺藜（一两，微炒去刺）

上件药，捣细罗为散。每服二钱，空心以暖酒调服，夜临卧时再服。

5）《太平圣惠方·卷第三十六·治耳久聋诸方》

治久聋。

菖蒲〔三（二）分〕 羊肾（一对，以酒一升煮酒尽为度，薄切曝干） 葱子（三分，微炒） 皂荚（一挺，去黑皮，涂酥炙微焦，去子） 川椒（三十二枚，去目及闭口者，微炒去汗）

上件药，捣罗为末，炼蜜和丸如梧桐子大。每日空心，以温酒下三十丸。有患经七八年者，亦瘥。

故铁（三十斤）

上以水七斗，渍经三宿，取汁；入曲三十斤，米五斗，如常造酒法；候熟，取磁石一斤，渍酒中三宿。饮酒取醉，后以磁石安在耳上，放好覆头卧，醒去磁石，即瘥。

治耳聋久不瘥。

天雄末〔二（一）分〕 鸡子（一枚） 附子末（一分）

上件药，取鸡子，开头出黄和药，却纳入壳中，封合讫，还鸡窠中。候抱别者雏出，药成，绵裹枣核大塞耳中，便愈。

炼了松脂（一两） 食盐（半两） 巴豆（半两，去皮心） 蓖麻子（半两，去皮） 薰陆香（半两） 杏仁（半两，汤浸去皮尖） 磁石（三分，细研）

上件药，捣细罗为末，以猪脂一两，黄蜡一两，先于铫子中，销令溶，后下诸药末，搅令匀。捻如枣核大，中心通孔，如米粒许，以薄绵裹纳耳中，三日一易。

治久耳聋。

芜菁（一枚） 巴豆（一枚，去皮心） 蓖麻子（一枚，去皮）

上件药，细研，以蜜二两，文武火熬半日，不得令焦，焦即不堪用，只可为三丸。以绵子裹一丸，插在耳内，仍留一绵头垂下在外，耳中脓出，已闻声也。入耳之时，须炙热用。

吴茱萸（半两，生用） 巴豆（二枚，去皮心） 干姜（一分，炮裂）

上件药，捣细罗为散。以葱涕和绵，裹枣核大，纳耳中食顷，干即去之，更和湿者纳之。如此五日，当觉病去，八九日便闻人语声。常以发塞耳，避风。

松脂（半两） 巴豆（四枚，去皮心）

上件药，捣熟捻如枣核大，以绵裹塞耳中，日一易之。药硬，即微火炙软用之。

鸡脂（五两，炼成下） 桂心（半两） 野葛（半两）

上件药，捣粗罗为散，以鸡脂熬三二十沸，去滓成膏。每用笔管纳入少许膏，炙令管热，侧卧滴入耳中。

驴胫骨髓（一分） 针砂〔一（二）合，用水二合浸十日，却取清水少许〕

上二味和搅令匀。每用少许，滴在耳中。以半个净方砖，烧令通赤，用醋泼之，将磁石末一两，铺在上面，着头枕之至晓，如此三度瘥。

治耳聋，无问年月及老小并治：上取驴前蹄胫骨，打破，于日阳中，以瓷盒子盛，沥取髓，候尽，收贮。每用时，以绵乳子点少许，于所患耳内，良久，即倾耳侧卧候药行。其髓不得多用，重者不过一两度。如新患，点一上便有效。其髓带赤色者，此是乏髓不堪，白色者为上也。

又方，上取鼠胆，令人侧卧，沥一胆尽入耳中，须臾胆汁透下。初益聋，半日乃可，三十年者亦瘥。

治久聋二三十年不瘥者。

鼠脂（半合） 青盐（一钱） 地龙（一条，系头捻取汁）

上件药，以鼠脂、地龙汁调青盐，温过绵蘸之，即侧卧，捻滴耳中。

熊胆(一分)　鼠胆(二枚,十二月收者)

上件药,以水和,旋取如绿豆大,滴入耳中,日一两度瘥。

水银(一分)　地龙(湿者,一条)

上件药,就一蒌葱栽子上,掏一茎,去头,纳管中,系却头,勿令倾出,候地龙化为水,乃收之。每取少许,滴入耳中。

治久聋无问年岁。不瘥者。

古吊脂

上一味,于琉璃瓶子中贮之,以樟木盒盛瓶。每日一度,滴半杏仁大入耳中。此方极验。此物出南海,及福建有之。瓶子若不着樟木衬之,即当透却。

6)《太平圣惠方·卷第三十六·治暴热耳聋诸方》

治暴热耳聋,心膈壅闷。

磁石(一两,捣碎,水淘去赤汁)　木通(一两,锉)　防风(一两,去芦头)　枳壳(三分,麸炒微黄去瓤)　桑根白皮(一两,锉)　生干地黄(一两)

上件药,捣筛为散。每服五钱,以水一大盏煎至五分,去滓,空腹服。

栝蒌根(削令可入耳)

上以腊月猪脂,煎三五沸,取出,候冷。用塞耳中,日三易之。

7)《太平圣惠方·卷第三十六·治耳耵聍诸方》

治耵聍塞耳聋,强坚挑不可得出者。

生猪脂(一合)　釜下墨(半两,细研)

上件药,和调如膏。捻如枣核大,绵裹一丸,塞耳中,令濡润后,即挑之。

葱汁(三分)　细辛(一分)　附子(一分,炮裂,去皮脐)

上件药,捣细辛、附子为末,以葱汁调令稀,灌入耳中,即出。

地龙(五七条,湿者)

上捣取汁,数数灌之,即轻挑自出。

8)《太平圣惠方·卷第三十六·治耳虚鸣诸方》

治耳鸣兼聋。

当归(半两)　细辛　芎䓖　防风(去芦头)　附子(生用)　白芷(以上各半两)

上件药,捣罗为末。以雄鲤鱼脑一斤,合煎,三上三下,膏香,去滓。以绵裹枣核大,塞耳中。

雄鲤鱼脑(八两)　防风(去芦头)　菖蒲　细辛　附子(生用)　芎䓖(以上各半两)

上件药,捣罗为末,用鱼脑煎令稠。每取枣核大,绵裹纳耳中。

9)《太平圣惠方·卷第八十九·治小儿耳聋诸方》

治小儿风热,两耳聋鸣。

远志(去心)　菖蒲　柴胡(去苗)　甘草(炙微赤,锉,以上各一分)　磁石〔三两(分),捣碎,水淘去赤汁〕　麦门冬(半两,去心,焙)

上件药,捣细罗为散。每服,以葱白汤调下半钱,日三服。量儿大小,以意加减。

治小儿耳聋不瘥。

生地黄(一寸半)　杏仁(七枚,汤浸去皮)　巴豆(七枚,去皮)　盐〔半两(钱)〕

上件药,捣碎同研,堪丸即丸,如蕤核大。用发薄裹,纳耳中,日一易之,若耳内痛,有水出,即去药,未效再用之。

杏仁(汤浸去皮)　甜葶苈　盐(各等分)

上件药,捣研如膏。以少许猪脂,和合,煎令稠,以绵裹,如蕤核大,塞耳中,日一易之。

松脂　菖蒲末　乌油麻(各半两)

上件药,相和。捣熟绵裹,如一豇豆大,塞于耳中,日一易之。

菖蒲末(一分)　杏仁(半两,汤浸去皮尖、双仁,研如泥)

上相和,研令乳入。每用少许,绵裹内于耳中,日一易之。

又方,上取葱白,于煻灰中煨令熟,以葱白头内耳中,日三易之。

蓖麻子(十枚,去皮)　枣肉(七枚)

上件药,同捣如膏。每取蕤核大,绵裹内于耳中,日一易之。

又方,上捣芥子令烂,以人乳和,绵裹少许,塞耳中,日一易之。

治小儿耳聋立效:上取自死白头地龙,内葱菜中,面裹蒸令熟,以汁沥着耳中,不过三度瘥。

10)《圣济总录·卷第一百一十四·耳门·耳聋》

治久耳聋。

乌驴乳（一合） 皂荚（半挺，为末） 蜡（一两）

上三味相和，于铫子内熔成膏堪丸，即丸如枣核大。用针穿透，安耳中一宿，至来日看之，有物下来在耳门中，即便取却，再用一两度即瘥。

桃仁（三分，汤浸去皮） 松脂（三分） 椒目末（一分半） 巴豆（三七粒，去皮心，炒，研）

上四味，都研如膏，捻如枣核，中穿一孔，绵裹塞耳中，数日一易。

治耳聋，灌耳。

酽醋（二合）

上一味，温灌耳中，以绵塞定，半日许，必有物出，即瘥。

治耳卒聋。

菖蒲（一寸） 巴豆（一枚，去心皮）

上二味捣研，分为七丸。每取一丸，绵裹塞耳中。

治卒耳聋：上取栝蒌根，削可耳孔大，以腊月猪脂，煎三五沸，以塞耳中，七日一换良。

治耳聋，塞耳。

黄瓜根

上一味，削如枣核塞耳，数日干，耵聍脓血自出尽，即瘥。

醋煮附子方，治耳聋，塞耳。

附子

上一味，以醇醋微火煮一宿，削如枣核，以绵裹塞耳中。

治耳聋，塞耳。

桃仁（汤浸去皮尖、双仁，炒，一分）

上一味捣烂，捻如枣核，以赤楮皮裹，塞耳中。

杏仁（去皮尖，一分）

上一味，捣烂如枣核大，以赤楮皮裹，塞耳中。

鸡卵方，治耳聋，滴耳。

新鸡卵（一枚） 巴豆（一粒，去皮心膜）

上二味，先于鸡卵上开一窍，将巴豆内鸡卵中，以纸两重面粘贴盖，却与鸡抱，以其余卵鸡子出为度，取汁滴于耳内，日三两次，五七日瘥。

治耳聋，滴耳。

龟

上一物，安于合中荷叶上养之，专看叶上有尿，收取滴耳中。

治耳聋，滴耳。

杏仁（七粒，汤浸去皮尖、双仁，炒）

上一味，分三停，各以绵裹，每裹著盐一颗如小豆许，以器盛，于饭甑上蒸之，饭熟取出一裹，令患人侧卧，捻汁入耳中，久又以一裹捻入耳中，取瘥为度。

治耳聋，灌耳。

鲫鱼脑（一合）

上一味，以竹筒子盛蒸之，冷灌耳中。

治耳聋，灌耳。

鼠胆

上一味，取汁滴入耳内令透，初益聋，半日后，便能听，虽久亦瘥。

治耳聋。

蜡纸（一张）

上一物，剪为四片，每一片，于箸上紧卷，抽却箸，以蜡纸卷子，安耳中燃之，待火欲至耳，急除去，当有恶物出在残纸上，日一角之，角了以蜡塞定。

治耳聋。

铁镤

上一物，口内含之，随聋耳左右，以磁石一块枕之，旬余气通即止。又方以绵裹铁沙内耳中，口含磁石，大法本同，今并为一方。

治耳聋。

巴豆（一枚，去皮心膜）

上一味，以黄蜡裹，两头作孔通气，安耳中。

11）《圣济总录·卷第一百一十四·耳门·劳聋》

治劳聋，滴耳。

童子小便

上一味，以少许，灌入耳中。

12）《圣济总录·卷第一百一十四·耳门·风聋》

治耳聋，牙关急，塞耳。

附子（一枚，生，去皮）

上一味，以醋渍三两宿，令润透里，削一头尖，内耳中上灸二七壮，令气通耳中，即瘥。

13）《圣济总录·卷第一百一十四·耳门·五聋》

治干聋生耵聍（上都挺下乃挺切耳垢也）不可出。

蚯蚓（不以多少）

上一味，取自死者，安葱叶中，面封头蒸之令熟，去面取出，捣研如泥取汁灌耳中满，即不过数灌，即挑易出，瘥后发裹盐塞之。

治聤聋有脓散方。

乌贼骨　釜底墨　龙骨　伏龙肝（各半两）　附子（一两）　禹余粮（六铢）

上六味，捣罗为细末。取皂荚子大，绵裹内耳中，日一易取瘥，不瘥者必有虫，加麝香一豆大。

治聤聋脓水不绝，宜用此方。

白矾（半两，烧灰）　麻勃（一分）　木香（一分）　松脂（一分）　花烟脂（一分）

上五味，捣罗为细末。每用时，先以绵子净拭脓后，满耳填药效。

治耳聋，气塞不通，时作声。

生附子（尖，一枚，削作小枣核大）

上一味，以绵裹置耳内。

14）《圣济总录·卷第一百一十四·耳门·久聋》

治耳聋不问久近，塞耳。

湿土瓜根

上一味，截长半寸，塞耳中向上，以艾炷灸七壮，每日勿绝，以瘥为度。

治久聋，滴耳。

鼠脂（半合）　青盐（一钱）　蚯蚓（一条，系头捻取汁）

上三味，以鼠脂、蚯蚓汁，调青盐汤温，以绵蘸，侧卧捻滴耳中，继塞耳孔，即瘥。

治久聋，滴耳。

水银（一分）　蚯蚓（生者，一条）

上二味，就楼葱丛内，以一茎去尖头，入水银、蚯蚓在内，即系却头，勿令倾出，候蚯蚓化为水，即取滴耳中，立愈。

15）《圣济总录·卷第一百一十四·耳门·耳聋有脓》

治耳聋有脓水不绝臭秽。

肉苁蓉（一两）　龙胆（一两）　白茅根（一两）

上三味，共烧为灰研细，以少蜜和令匀，后入鲤鱼胆汁三枚，搅令稀，即以绢捩取汁，沥入耳中；其捩干滓，捻作挺子，以薄绵裹塞耳，不过三两上愈。

治肾热耳聋，有脓血溜，日夜不止方。

鲤鱼脑（一枚）　鲤鱼肠（一具）　乌麻子（一升）

上三味，先捣乌麻令碎，次入二味相和，微火熬，以暖布裹薄耳，两食顷开之，当有白虫出，复更作药；若两耳并脓，分药于两耳中用；若一耳，即于一面薄之，不过三度，瘥。

治耳聋有脓水不止方。

麻子（一合）　花烟脂（一分）

上二味，共研为细末，满耳塞，药以绵轻揾三两上，愈。

矾石（熬令汁枯，一两）　铅丹（炒，一钱）

上二味，同研匀细。每用半字，渗入耳中。

地骨皮（半两）　五倍子（一分）

上二味，捣为细末。每用少许，渗入耳中。

16）《圣济总录·卷第二十·周痹》

治风湿周痹，肢节中痛，不可持物，行动无力，耳聋及肾脏虚损。益精髓，保神守中。

白石英（碎如大麻粒）　磁石（火煅令赤，醋淬，如此五遍，捣，各五两）

上二味，粗捣筛，生绢囊贮，以酒一升浸，经五六日。每服不计时，随性温服，服将尽，可更添酒浸之。

17）《鸡峰普济方·卷第二十一·杂治》

治耳聋。

菖蒲（一寸）　巴豆（一粒，去皮心）

上二味，合杵分作七个，绵裹塞耳中，日一次易。一方巴豆与菖蒲同等分。

18）《儒门事亲·卷十五·头面风疾第四·耳聋方》

蓖麻子（五十个，去皮）

上与熟枣一枚，同捣，丸如枣子大，更入小儿乳汁就和。每用一丸，绵裹，纳于聋耳内，觉热为度，一日一易。如药难丸，日中曝干。

又方，口噙甘草一枚，耳中塞二块，用绵裹，立通。

19）《仁斋直指方论·卷之二十一·耳·附诸方》

治耳聋久不闻。

磁石（一块，如豆大）　穿山甲（烧存性，为末，一字）

上用新绵子裹塞于患耳内，口中含些生铁，觉耳内如风声即愈。

20)《仁斋直指方论·卷之二十一·耳·耳病证治》

蓖麻子(二个,一个去油用)　远志(去心)　乳香　磁石(烧如前,各二钱)　皂角(煨,取肉,半挺)　生地龙(中者一条)　全蝎(二个,焙)

上为细末,入蜡捣丸,柱入耳。

明硫黄　雄黄(各研细)　远志(去心)　皂角肉(等分)

上为细末,葱白捣粘,入麝少许,绵包入耳。

蓖麻子肉　巴豆(去膜油)　杏仁(去皮)　滴乳香　松脂(各另研,等分)　青盐(半分)

上件细研,熔蜡,丸如枣核大,入耳。

菖蒲(一寸)　巴豆(一个,去心膜)　麝(少许)

上为末,合研,作七丸,绵包入耳,日一丸。

用大蒜一瓣,从一头开孔,以巴豆肉一粒,慢火煨极热,入蒜孔中,以新绵包,塞耳,逐日换。

又方,用猛熘石半钱,捶碎,生研细,入聋耳孔,别用针砂末,入不聋耳孔,自然通透,然后倾出。

21)《瑞竹堂经验方·头面口眼耳鼻门·治赤眼头风等证》

专治赤眼冷泪,头风耳聋,耳痒鼻塞声重。

乳香　没药　川芎　石膏　雄黄(二钱,同半两盆硝共用)

上件将为细末,一搐牙疼便住。

22)《普济方·卷四十五·头门·风头痛》

治中风头痛,发热耳聋。

麻黄　葛根　石膏　桂心(各三两)　附子　芍药　甘草　秦艽　防风(各二两)　生姜(五两)

上㕮咀。以水一斗煮取三升,分三服,覆取汗。

23)《普济方·卷五十三·耳门·耳聋诸疾》

治耳聋及通耳痛。

人中白(一分)　地龙(一条干者)

上为末。取驴驹屎一合和调,以瓷合盛之,滴少许在耳中,立瘥。

治耳聋。

紧磁石(一块如豆大,研细)　穿山甲(烧存性,为细末,一字)

上用新绵裹了,塞于所患耳内,口中衔少生铁,觉耳内如风雨声,即愈。

24)《古今医鉴·卷之九·耳病》

专治气聋,不论远年近日者神效,实聋难治。

蕲艾(一两,为粗末,后用)　磁石(七钱,烧过)　当门子(即麝香,三粒)　珍珠(七颗,用铁筒套在铁锅底上煅过)

上三味,研为细末,合一处令匀,却将白绵纸一张铺热铁器上,用黄蜡五钱搽纸上,分作数片,纸上摊艾,艾上掺药,卷作筒子,点火吹灭,侧耳熏之。重者三四根即通,力能隔耳透咽,既通且用艾塞,不可见风。

治耳聋:用好活磁石二块,锉如枣大头尖,搽麝香少许于磁石尖上,塞两耳孔,口中噙生铁一块,候一时两耳气透,飒飒有声为度,勤用三五次即愈。

25)《外科大成·卷三·分治部下(小疵)·耳部·耳聋》

治暴聋,熏一二次;三五年者,熏五七次,全愈。多年者不治。

灵磁石(七钱,煅)　珍珠(七粒,微焙)　当门子麝(三粒)

为细末。蕲艾一钱为粗末,次用白绵纸一张,镇热铜器上,用黄蜡五钱,遍擦纸上,裁为五寸大方块,将前艾均分铺纸上。艾上掺药,卷成筒,仍以火烘蜡纸,粘牢听用。再用厚纸卷筒如喇叭样,以小口对耳次,将药筒点着吹灭,侧耳熏之,力能隔耳透咽,其功甚捷。熏毕,用艾羢塞耳,以避风入。

26)《石室秘录·卷二乐集·上治法》

孙真君曰:耳聋用珍珠一粒,外用龙骨末一分,以蜜调之,丸在珠上,外又用丹砂为衣。绵裹塞耳中即愈,神方也。一月后取出,再用六味地黄丸一料,不再聋。

27)《寿世编·上卷·耳门》

治少年耳聋:木耳一撮醋炒,白糖拌食。甚者数次即愈。

28)《华佗神方·卷十·华佗治肾虚耳聋神方》

治肾虚耳聋神方。

鼠胆(一具)　龙齿(一分)　龙脑　麝香　朱砂(各一分)　乳香　潮脑(各半分)

上研成极细末,人乳为丸大如桐子。裹以丝

绵，塞入耳中，以不可受而止。三日后取出，耳聪，永不复聋。

【论用药】

一、概论

《医方考·卷五·耳疾门第六十二·〈千金〉补肾丸》："劳聋者，劳火鼓其听户也。气聋者，经气滞塞于听户也。风聋者，风热闭其听户也。虚聋者，气血虚耗而神不用也。毒聋者，脓血障碍，妨于听户也。久聋者，病非一日，邪气痹聚也。凡是聋者，势必耳鸣，故总系其耳鸣也。味之甘者，可以补虚，亦可以却劳，人参、黄芪、羊肾、山萸、干地、菟丝、巴戟、苁蓉、泽泻、芍药、当归、茯苓、甘草，均味甘之品也，能疗虚聋、劳聋。味之辛者，可以驱风，亦可以顺气，防风、细辛、菖蒲、远志、丹皮、石斛，均味辛之品也，能疗气聋、风聋。性之毒者，可以开结毒，亦可以疗久痹，蛇床、桂心、附子、干姜，均辛温微毒之品也，能疗毒聋、久聋。"

《本草纲目·序例第二卷·序例·李东垣随证用药凡例》："风中五脏：耳聋目瞀，先疏其里，三化汤。然后行经，独活、防风、柴胡、白芷、川芎随经用之。"

《本草纲目·果部第三十二卷·果之四·蜀椒》："椒红丸：治元脏伤惫，目暗耳聋。服此百日，觉身轻少睡，足有力，是其效也。服及三年，心智爽悟，目明倍常，面色红悦，髭发光黑。用蜀椒去目及合口者，炒出汗，曝干，捣取红一斤；以生地黄捣自然汁，入铜器中煎至一升，候稀稠得所，和椒末丸梧桐子大。每空心暖酒下三十丸。合药时勿令妇人、鸡、犬见。诗云：其椒应五行，其仁通六义。欲知先有功，夜间无梦寐。四时去烦劳，五脏调元气。明目腰不痛，身轻心健记。别更有异能，三年精自秘。回老返婴童，康强不思睡。九虫顿消亡，三尸自逃避。若能久饵之，神仙应可冀。"

《本草汇言·卷之四·草部·生地黄》："六味丸：治形体虚弱，五脏齐损，肾气久虚，寝汗发热，无力多困，眩晕眼花，耳聋咽燥，腰腿痿软等证，及肾虚发热，自汗盗汗，衄血、便血，阴虚津液不降，水泛为痰，血虚发热或为咳逆，败浊为痿。又治小便不禁，淋沥涩浊。败精气之虚脱，定妄火之攻冲，使机关利而脾土健实。用熟地黄八两，酒煮，捣膏；山茱萸肉、山药、白茯苓各四两，牡丹皮、泽泻各一两，俱为细末，和入地黄膏内，炼蜜丸梧子大。每早服五钱，白汤下。"

《本草汇言·卷之十七·虫部·蚱蝉》："耳者，肾之窍，心气亦相通也。肾虚则耳鸣、耳聋，加生熟地黄、当归、白术、酸枣仁、石菖蒲。耳暴聋者，肝热气闭也，加当归、白芍、石菖蒲、龙胆草、柴胡。耳聋而头眩目花者，色欲动相火也，加生熟地黄、枸杞子、黄柏、知母、山药。两耳肿痛者，肝肾有风热也，加荆芥、防风、连翘、柴胡、白芷、黄芩。两耳溃脓不干者，肝肾有火郁也，加黑山栀、白芍药、黄柏、白芷。久溃不敛，加桂枝、黄耆、白芍药，外用吹耳散，治两耳湿烂。"

《本草汇言·卷之十八·兽部·鹿角胶》："治五脏阳虚气弱，精血内损，伤中劳绝，头眩目晕，耳鸣耳聋，四肢无力，腰脊酸疼，脚膝痿软，或小便下坠欲遗，或精水不时溢出，或久痢久疟迁延不休，或久漏痈疡，脓水不净，或男子阳绝无子，妇人阴痿不育，或经岁久崩，淋沥不断，或频年白带，下脱不痊，或胃肠久虚，溏泻不实，凡一切虚寒痼冷，久顽不愈之证，并皆治之。用鹿角胶一斤（剪碎，麦面拌炒），人参八两，白术、当归、白芍药、枸杞子、石斛、杜仲、茯苓、山药、补骨脂、女贞实、覆盆子、黄耆各四两，肉桂、木香、砂仁各二两。俱酒拌炒，共研为极细末，炼蜜丸弹子大。每服二丸，早、晚米汤化下。"

《神农本草经疏·卷二·〈续序例〉下·三阳治法总要》："少阳病：其证口苦，咽干，目眩，往来寒热，胸胁痛，胸满或痛，耳聋。脉法弦细，头痛发热者，属少阳。少阳不可发汗，发汗则谵语。胃和者，当自愈；不和者，则烦而悸。伤寒三日，少阳脉小者，欲已也。凡太阳病不解，传入少阳者，胁下硬满，干呕不能食，往来寒热，未经吐下，脉沉紧者，与小柴胡汤。柴胡二钱四分，人参九分，黄芩九分，甘草九分，半夏一钱五分，生姜九分，大枣二枚，水煎，温服，日三。"

《神农本草经疏·卷二·〈续序例〉下·春温夏热病大法》："少阳往来寒热等证，不可汗、吐、下，宜和解，小柴胡汤。渴者，去半夏，加栝楼根；耳聋，热盛，去人参，加麦冬、知母、栝楼根；渴亦加之。"

《神农本草经疏·卷六·草部上品之上·菖

蒲》："菖蒲同熟地黄、黄柏作丸，治肾虚耳聋。若中年预服，可使老而听聪。"

《医学心悟·卷四·耳》："凡伤寒邪热耳聋者，属少阳证，小柴胡汤主之。若病非外感，有暴发耳聋者，乃气火上冲，名曰气闭耳聋，宜用逍遥散，加蔓荆子、石菖蒲、香附主之。若久患耳聋，则属肾虚，精气不足，不能上通于耳，宜用六味地黄丸加枸杞、人参、石菖蒲、远志之类。"

二、治耳聋专药

1. 大枣

《证类本草·卷第二十三·上品·大枣》："疗耳聋、鼻塞，不闻音声、香臭者，取大枣十五枚，去皮核，萆麻子三百颗，去皮，二味和捣，绵裹塞耳鼻。"

2. 山茱萸

《本草经集注·草木中品·山茱萸》："味酸，平、微温，无毒。主治心下邪气，寒热，温中，逐寒湿痹，去三虫。肠胃风邪。寒热，疝瘕，头脑风，风气去来，鼻塞，目黄、耳聋，面疱，温中，下气，出汗，强阴，益精，安五脏，通九窍，止小便利。久服轻身，明目，强力，长年。"

3. 王瓜

《神农本草经·卷二·中经·王瓜》："味苦，寒。主消渴内痹瘀血，月闭，寒热，酸疼，益气，愈聋。一名土瓜。生平泽。"

《本草蒙筌·卷之三·草部下·王瓜》："通经堕孕，益气愈聋。"

《本草纲目·草部第十八卷·草之七·王瓜》："耳聋灸法：湿土瓜根，削半寸塞耳内，以艾灸七壮，每旬一灸，愈乃止。(《圣济录》)"

4. 木香

《本草纲目·草部第十四卷·草之三·木香》："耳猝聋闭：昆仑真青木香一两(切)。以苦酒浸一夜，入胡麻油一合，微火煎，三上三下，以绵滤去滓，日滴三、四次，以愈为度。"

《本草汇言·卷之二·草部·广木香》："《外台秘要》：治耳卒聋闭：用广木香一两，枸杞子三两。共为末，每食后服二钱，白汤调服。"

5. 水苏

《证类本草·卷第二十八·水苏》："孟诜云：鸡苏，一名水苏。熟捣生叶，绵裹塞耳，疗聋。"

6. 乌头

《证类本草·卷第十·乌头》："《千金方》：治耳鸣如流水声，耳痒及风声，不治久成聋。全乌头一味，掘得承湿削如枣核大，塞耳。旦易夜易，不过三日愈。"

《本草纲目·草部第十七卷·草之六·乌头》："耳卒聋闭：附子醋浸，削尖插之；或更于上灸二七壮。(《本草拾遗》)"

7. 乌蛇

《证类本草·卷第二十二·下品·乌蛇》："《千金方》：治耳聋。以绵裹蛇膏塞耳中，神效。"

8. 巴豆

《肘后备急方·卷六·治卒耳聋诸病方第四十七》："又方，巴豆十四枚，捣，鹅脂半两火熔，纳巴豆，和取如小豆，绵裹纳耳中，瘥。日一易，姚云，瘥三十年聋。"

《证类本草·卷第十四·巴豆》："治耳卒聋：巴豆一粒，蜡裹，针刺令通透用，塞耳中。"

《本草纲目·木部第三十五卷·木之二·巴豆》："治泻痢惊痫，心腹痛疝气，风㖞，耳聋，喉痹牙痛，通利关窍。(时珍)"

9. 巴戟天

《本草述钩元·卷七·山草部·巴戟天》："(元阳虚者)腰痛，积聚痹痿不能食，消瘅泄泻，溲血淋浊，小便不禁，疝，并治目疾耳聋。"

10. 甘遂

《本草纲目·草部第十七卷·草之六·甘遂》："耳卒聋闭：甘遂半寸，绵裹插入两耳内，口中嚼少甘草，耳卒自然通也。(《永类方》)"

《本草易读·卷五·甘遂》："耳猝聋，甘遂半两，绵包纳入耳内，口嚼甘草。"

11. 石胡荽

《本草纲目·草部第二十卷·草之九·石胡荽》："解毒，明目，散目赤肿云翳，耳聋头痛脑酸，治痰疟齁䶎，鼻窒不通，塞鼻息自落，又散疮肿。(时珍)"

《本草易读·卷五·野芫荽》："辛，平，无毒。辟臭气而通九窍，吐风痰而散疮肿，去目翳而开鼻塞，解耳聋而疗痔病。"

12. 石硫黄

《本草纲目·石部第十一卷·金石之五·石硫黄》："危氏《得效方》，耳猝聋闭：硫黄、雄黄等分研末，绵裹塞耳，数日即闻人语也。”

13. 龙骨

《本草图经·兽禽部卷第十三·龙骨》：“《延龄至宝方》治聋，无问年月者：取吉吊脂，每日点半杏仁许，入耳中便瘥。”

14. 龙脑香

《新修本草·卷第十三·龙脑香及膏香》：“味辛、苦，微寒，一云温，平，无毒。主心腹邪气，风湿积聚，耳聋，明目，去目赤肤翳。出婆律国，形似白松脂，作杉木气，明净者善；久经风日，或如雀屎者不佳。云合粳米炭、相思子贮之，则不耗。膏主耳聋。”

《万氏家抄济世良方·卷八·药性木部》：“龙脑香(味辛苦，气温，无毒)，主风湿积聚，耳聋，明目，通关膈，治大人、小儿风涎闭塞及暴惊热。”

15. 生铁

《证类本草·卷第四·生铁》：“《千金方》治耳聋：烧铁令赤，投酒中饮之，仍以磁石塞耳。”

16. 生硝

《证类本草·卷第三·生硝》：“味苦，大寒，无毒。主风热癫痫，小儿惊邪瘛疭，风眩头痛，肺壅，耳聋，口疮，喉痹咽塞，牙颔肿痛，目赤热痛，多眵泪。”

17. 白石英

《本草纲目·金石部第八卷·金石之二·白石英》：“孙真人《千金翼》，风虚冷痹，诸阳不足，及肾虚耳聋，益精保神。白石英三两，坩埚内火煅酒淬三次，入瓶中密封，勿泄气。每早温服一钟，以少饭压之。一法：磁石(火煅醋淬五次)、白石英各五两，绢袋盛，浸一升酒中五六日，温服。将尽，更添酒。”

18. 白青

《神农本草经·卷一·上经·白青》：“味甘，平。主明目，利九窍，耳聋，心下邪气，令人吐，杀诸毒、三虫。久服，通神明，轻身、延年、不老。生山谷。久服轻身，延年不老，令人不忘，志高、神仙。能化铜、铁、铅、锡作金。生益州山谷及越西山有铜处。铜精熏则生空青，其腹中空。三月中旬采，亦无时。”

19. 白鹅膏

《本草经集注·虫兽三品·上品·白鹅膏》：“主治耳猝聋，以灌之。”

《证类本草·卷第十九·禽上·白鹅膏》：“尾罂治聤耳及聋，纳之，亦疗手足皴。”

《滇南本草·第三卷·鹅》：“白鹅熬膏，治耳聋。”

20. 白蒺藜

《本草衍句·高士宗用药大略·本草衍句》：“治聋：用白蒺藜炒去刺，为末，蜜丸空心服三钱。”

21. 戎盐

《本草经集注·玉石三品·下品·戎盐》：“一名胡盐。生胡盐山，及西羌北地，及酒泉福禄城东南角，北海青，南海赤。十月采……胡盐，治耳聋目痛。”

22. 地黄

《本草经集注·草木上品·干地黄》：“《仙经》亦服食，要用其华；又善生根，亦主耳暴聋、重听。”

《本草易读·卷四·生地黄》：“治肾阴不足，发热作渴，小便淋闭，气壅痰嗽，头目眩晕，目花耳聋，咽干吞痛，齿牙不固，腰腿痿软，盗汗失血，血虚发热，失音等症。”

23. 百合

《证类本草·卷第八·百合》：“《胜金方》治耳聋疼痛：以干百合为末，温水调下二钱匕，食后服。”

24. 吊脂(一名吊膏)

《本草纲目·鳞部第四十三卷·鳞之一·吊》：“治聋耳，不问年月。每日点入半杏仁许，便瘥。(苏颂，出《延龄方》)”

25. 羊骨

《本草纲目·兽部第五十卷·兽之一·羊》：“肾虚耳聋：羖羊脊骨一具(炙，研)，磁石(煅，醋淬七次)、白术、黄芪、干姜(炮)、白茯苓各一两，桂三分。为末。每服五钱，水煎服。(《普济》)”

“虚损昏聋：大羊尾骨一条，水五碗，煮减半，入葱白五茎，荆芥一握，陈皮一两，面三两，煮熟，取汁搜面作索饼，同羊肉四两煮熟，和五味食。(《多能鄙事》)”

26. 安石榴

《证类本草·卷第二十三·下品·安石榴》：“治耳聋法：以八、九月取石榴一，开上作孔如球子大，留靥子，纳米醋满石榴中，却以靥子盖之，然后搜面裹却石榴，无令醋出，煻灰火中烧面熟，药成。入少黑李子、仙沼子末，取水滴点耳内，不得辄转。脑中痛勿惊。如此三夜，又点别耳，依前法，佳。”

27. 安息香

《本草述钩元・卷二十二・香木部・安息香》：“方书治中风、风痹、风痫，鹤膝风，腰痛耳聋。”

28. 远志

《本草约言・药性本草约言卷之一・草部・远志》：“味苦，气温，无毒，阴中之阳，可升可降。通塞而利滞，畅外而慧中，理心神之惊悸，去耳目之昏聋。”

29. 芫青

《本草纲目・虫部第四十卷・虫之二・芫青》：“主疝气，利小水，消瘰疬，下痰结，治耳聋目翳，猘犬伤毒。余功同斑蝥。（时珍）”

30. 芥子

《证类本草・卷第二十七・芥》：“《外台秘要》治聋：芥子捣碎，以人乳调和，绵裹塞耳，瘥。”

31. 芦荟

《本草征要・第三卷・肝胆二经・芦荟》：“善疗五疳、能杀三虫。主去热明目，理幼稚惊风。肝火上炎，耳鸣或聋。”

32. 杏仁

《证类本草・卷第二十三・下品・杏核仁》：“治耳聋：以杏仁七枚，去皮拍碎，为三分，以绵裹，于中着颗盐如小豆许，以器盛于饭甑中蒸之，候饭熟出裹。令患人侧卧，和绵捻一裹，以油汁滴入耳中。久又一裹，依前法。”

33. 连翘

《本草纲目・草部第十六卷・草之五・连翘》：“治耳聋浑浑焞焞（好古）。”

《本草汇言・卷之四・草部・连翘》：“主瘰疬结核（沈孔庭集），诸疮痈肿，热毒炽盛，未溃可散，已溃解毒，眼证肿赤涩痛，耳证昏塞暴聋，头证头风眩痛，喉证胀闭不通，或腮肿齿疼，或舌破生疮，或痘瘖斑疹，隐现出没，以上诸证，皆心、肝、胆、肾四经之病。”

34. 牡荆子

《证类本草・卷第二十五・酒》：“治耳聋：酒三升，渍牡荆子一升，碎之，浸七日去滓，任性饮尽，三十年聋瘥。”

35. 龟溺

《证类本草・卷第二十・上品・秦龟》：“陈藏器《本草》云：龟溺，主耳聋，滴耳中瘥。”

《本草蒙筌・卷之十一・虫鱼部・龟甲》：“溺，止久嗽断疟。滴耳中，治耳聋亦验。溺最难得，采时置雄龟于磁盘中，以镜照之，龟见影往往淫发而失溺，急以物收。又法：以纸炷火上爝热以点其尻，亦致失溺，然不及镜照快也。”

《本草易读・卷八・败龟板・龟尿》：“走窍透骨，染须发，治哑聋。”

《本经逢原・卷四・介部・龟板》：“溺滴耳治聋。”

36. 灵通草

《本草纲目拾遗・卷四・草部中・灵通草》：“楚庭稗珠：僧建公之徒参悟患聋，达公谓得罗浮灵通草始瘳。参悟来博馆，入山于玉女峰得此草，茎长三尺，如箸而茎虚中，两头皆实，顶开七叶，取叶煎水服。截其虚者，贯两耳中。夜一声若雷，聋遂开。治聋。”

37. 附子

《证类本草・卷第十・附子》：“今按陈藏器《本草》云：附子醋浸，削如小指，纳耳中，去聋。”

“崔氏方疗耳聋风，牙关急不得开方：取八角附子一枚，酢渍之三宿令润，微削一头纳耳中，灸上十四壮，令气通耳中，即瘥。”

《本草纲目・草部第十七卷・草之六・附子》：“合葱涕，塞耳治聋。（时珍）”

38. 鸡屎白

《本草纲目・禽部第四十八卷・禽之二・鸡》：“耳聋不听：鸡矢白（炒）半升，乌豆（炒）一升，以无灰酒二升，乘热投入服，取汗。耳如鼓鼙勿讶。（《外台》）”

39. 驴（驴脂、驴髓、驴溺）

《证类本草・卷第十八・驴屎》：“生脂和生椒熟捣，绵裹塞耳中，治积年耳聋。”

《本草纲目・兽部第五十卷・兽之一・驴》：“滴耳治聋：乌驴脂少许，鲫鱼胆一个，生油半两。和匀，纳楼葱管中，七日取滴耳中，日二。（《圣惠》）”

“多年耳聋：重者用三两度，初起者一上便效。用驴前脚胫骨打破，向日中沥出髓，以瓷盒盛收。每用绵点少许入耳内,侧卧候药行。其髓不可多用,以白色者为上,黄色者不堪。又方:驴髓以针砂一合,水二合,浸十日。取清水少许,和髓搅匀,滴少许入耳中。外以方新砖半个烧赤,泼醋,铺磁石末一两在砖上,枕之至晚。如此三度,即通。(并《普济方》)"

《得配本草·卷九·兽部·马》:"驴溺:辛,寒。有小毒。治反胃,杀诸虫。冲滋阴之剂,治噎膈。得人中白、干地龙,滴耳聋。"

40. 苦丁茶

《本草征要·第二卷·形体用药及专科用药·头面七窍·苦丁茶》:"聤耳流脓,耳鸣或聋。"

41. 苟印

《证类本草·卷第二十二·下品·苟印》:"一名苟汁,取膏滴耳中,令左右耳彻。出潮州,似蛇,有四足。大主聋也。"

42. 松脂

《证类本草·卷第十二·松脂》:"[臣禹锡等谨按]《药性论》:松脂,使,味甘,平。杀虫用之。主耳聋,牙有蚛孔,少许咬之不落,虫自死,能贴诸疮脓血,煎膏生肌止痛,抽风。"

《本草纲目·木部第三十四卷·木之一·松》:"除邪下气,润心肺,治耳聋。"

43. 乳头香

《海药本草·木部卷第三·乳头香》:"[谨按]《广志》云:生南海,是波斯松树脂也,紫赤如樱桃者为上。仙方多用辟谷,兼疗耳聋,中风口噤不语,善治妇人血气。能发粉酒。红透明者为上。"

《证类本草·卷第十二·乳香》:"疗耳聋,中风口噤,妇人血气,能发酒,理风冷,止大肠泄澼,疗诸疮令内消。"

44. 兔膏、兔髓

《新修本草·卷第十五·兽中·兔头骨》:"膏,主耳聋。"

《本草图经·兽禽部卷第十三·兔》:"髓及膏并主耳聋。"

45. 空青

《神农本草经·卷一·上经·空青》:"味甘,寒。主眚盲耳聋。明目,利九窍,通血脉,养精神。久服,轻身、延年、不老。能化铜、铁、铅、锡作金。生山谷。"

《本草经集注·玉石三品·上品·空青》:"味甘、酸,寒、大寒,无毒。主治青盲、耳聋,明目,利九窍,通血脉,养精神,益肝气,治目赤痛,去肤翳,止泪出,利水道,下乳汁,通关节,破坚积。"

《万氏家抄济世良方·卷八·药性石部》:"空青(君,味甘酸,气寒,无毒),主耳聋明目,疗赤痛去浮翳,止泪出,通血脉,益肝气。腹中浆点眼为要药。壳亦可摩翳。"

46. 细辛

《本草纲目·草部第十三卷·草之二·细辛》:"诸般耳聋:细辛末,溶黄蜡丸鼠屎大,绵裹一丸塞之,一二次即愈。须戒怒气,名聪耳丸。(龚氏《经验方》)"

《本草易读·卷三·细辛》:"诸般耳聋,为末蜡丸,绵包塞之,戒怒气。"

47. 珍珠

《证类本草·卷第二十·上品·珍珠》:"寒,无毒。主手足皮肤逆胪,镇心。绵裹塞耳,主聋。敷面令人润泽好颜色。粉点目中,主肤翳障膜。"

48. 茈胡根

《本草纲目·草部第十三卷·草之二·茈胡》:"治阳气下陷,平肝胆三焦包络相火,及头痛眩运,目昏赤痛障翳,耳聋鸣,诸疟,及肥气寒热,妇人热入血室,经水不调,小儿痘疹余热,五疳羸热。(时珍)"

49. 茯苓

《神农本草经疏·卷十二·木部上品·茯苓》:"《普济方》治卒然耳聋:黄蜡不拘多少,和茯苓末细嚼,茶汤下。"

50. 柘木

《证类本草·卷第十四·柘木》:"味甘,温,无毒。主补虚损。取白皮及东行根白皮,煮汁酿酒,主风虚耳聋,劳损虚羸瘦,腰肾冷,梦与人交接泄精者。"

"《衍义》曰:柘木,里有纹,亦可旋为器。叶饲蚕曰柘蚕,叶梗,然不及桑叶。东行根及皮,煮汁酿酒,治风虚耳聋有验。"

51. 牵牛子

《本草纲目·草部第十八卷·草之七·牵牛子》:"疳气耳聋,疳气攻肾,耳聋阴肿:牵牛末一钱,猪腰子半个,去膜薄切,掺入内,加少盐,湿纸包煨,空心服。(《郑氏方》)"

52. 骨碎补

《本草图经·草部下品之下卷第九·骨碎补》:“又用治耳聋:削作细条,火炮,乘热塞耳。”

53. 香附

《本草纲目·草部第十四卷·草之三·莎草香附》:“耳卒聋闭:香附子瓦炒研末,萝卜子煎汤,早夜各服二钱。忌铁器。(《卫生易简方》)”

《本草易读·卷四·香附》:“耳猝聋,炒末,莱菔子汤下。”

54. 香油

《本草易读·卷五·胡麻·香油》:“耳聋有塞,日滴数次。”

55. 穿山甲

《本草纲目·鳞部第四十三卷·鳞之一·鲮鲤》:“耳内疼痛:穿山甲二个,夹土狗二个,同炒焦黄,为末。每吹一字入耳内。亦治耳聋。(《普济方》)耳鸣耳聋,卒聋,及肾虚,耳内如风、水、钟、鼓声:用穿山甲一大片(以蛤粉炒赤),去粉,蝎梢七个,麝香少许,为末,以麻油一滴化蜡,和作梃子,绵裹塞之。(《摄生众妙方》)”

56. 枲耳实(苍耳实)

《本草汇言·卷之三·草部·枲耳实》:“治耳病痛痒湿烂,或肿或聋:用苍耳仁二两,香白芷二钱。”

57. 蚕茧

《本草纲目·虫部第三十九卷·虫之一·蚕茧》:“熏耳治聋:蚕蜕纸作捻,入麝香二钱,入笔筒烧烟熏之,三次即开。”

58. 栝蒌根

《证类本草·卷第八·栝蒌》:“治二三年聋耳方:栝蒌根三十斤细切之,以水煮,用酿酒如常法。久久服之,甚良。”

《本草品汇精要·卷之十·草部中品之上·栝蒌根》:“水煮酿酒,久服治耳聋。”

《本草征要·第一卷通治部分·治痰药·天花粉》:“耳聋未久者,可用酿酒,饮之有益。”

59. 柴胡

《本草易读·卷三·柴胡》:“口苦咽干最灵,目赤耳聋良效。”

60. 狼毒

《本草纲目·草部第十七卷·草之六·狼毒》:“合野葛纳耳中,治聋。(《抱朴子》)”

61. 羖羊角

《证类本草·卷第十七·羖羊角》:“[臣禹锡等谨按]《日华子》云:肾,补虚,耳聋,阴弱,壮阳,益胃,止小便,治虚损盗汗。”

62. 海螵蛸

《证类本草·卷第二十一·中品·乌贼鱼骨》:“《药性论》云:乌贼鱼骨,使,有小毒。止妇人漏血,主耳聋。”

《本草纲目·鳞部第四十四卷·鳞之四·乌贼鱼》:“同麝香吹耳,治聤耳有脓及耳聋。(时珍)”

63. 陵石

《本草纲目·石部第十一卷·金石之五·附录诸石二十七种》:“时珍曰:按《圣济录》云:汗后耳聋,用陵石,有窍如银眼者,为末。每服一钱,冷水下。”

64. 通草

《本草经集注·草木中品·通草》:“治脾疸,常欲眠,心烦,哕出音声,治耳聋,散痈肿诸结不消,及金疮,恶疮,鼠瘘,踒折,齆鼻,息肉,堕胎,去三虫。”

《本草蒙筌·卷之二·草部中·通草》:“烦哕,开耳聋,出音声,通鼻塞。”

65. 预知子

《神农本草经疏·卷十一·草部下品之下·预知子》:“《圣惠方》治耳卒聋:八月取石榴,开一孔,留盖,入米醋满中,盖定,面裹煻火中煨熟,取出,入仙诏子、黑李子末,取水滴耳中,脑痛勿惊。如此二夜,又点一耳。”

66. 黄芪

《证类本草·卷第七·黄芪》:“《药性论》云:黄芪,一名王孙。治发背,内补,主虚喘、肾衰、耳聋,疗寒热。生陇西者下,补五脏。蜀白水赤皮者,微寒,此治客热用之。”

67. 菖蒲

《本草经集注·草木上品·菖蒲》:“味辛,温,无毒。主治风寒湿痹,咳逆上气,开心孔,补五脏,通九窍,明耳目,出音声。主耳聋,痈疮,温肠胃,止小便利,四肢湿痹,不得屈伸,小儿温疟,身积热不解,可作浴汤。久服轻身,聪耳明目,不忘,不迷惑,延年,益心智,高志不老。”

《本草蒙筌·卷之一·草部上·石菖蒲》:“劫

耳聋耳鸣，禁尿遗尿数。”

《本草纲目·草部第十九卷·草之八·菖蒲》：“耳卒聋闭：菖蒲根一寸，巴豆一粒（去心），同捣作七丸。绵裹一丸，塞耳，日一换。一方不用巴豆，用蓖麻仁。（《肘后方》）”

“病后耳聋：生菖蒲汁，滴之。（《圣惠方》）”

68. 雀脑

《本草经集注·虫兽三品·中品·雀卵》：“脑：主治耳聋。”

《本草蒙筌·卷之十·禽部·雀卵》：“脑髓，治双耳聋塞，仍敷冻疮。”

69. 野马豆

《本草纲目拾遗·卷五·草部下·野马豆》：“金御乘言：慈溪有患耳聋者，其家有藏中带来嘛哒子，取服三粒，忽闻两耳中大声一震，轰然如掣去数百斤物者，嗣后耳更聪甚。其人一日忽眠食妓家，次日复聋如故，再服亦无效矣。”

70. 蚺蛇肉

《本草纲目·鳞部第四十三卷·鳞之二·蚺蛇》：“绵裹塞耳聋。（时珍，出《外台》）”

71. 蚯蚓

《新修本草·卷第十六·虫鱼下·白颈蚯蚓》：“《别录》云：盐沾为汁，疗耳聋。”

《本草纲目·虫部第四十二卷·虫之四·蚯蚓》：“葱化为汁，疗耳聋。（苏恭）”

“耳卒聋闭：蚯蚓入盐，安葱内，化水点之，立效。（《胜金》）”

“耳聋气闭：蚯蚓、川芎䓖各两半，为末。每服二钱，麦门冬汤下，服后低头伏睡。一夜一服，三夜立效。（《圣济总录》）”

72. 鹿茸

《本草纲目·兽部第五十一卷·兽之二·鹿》：“生精补髓，养血益阳，强筋健骨，治一切虚损，耳聋目暗，眩晕虚痢。（时珍）”

“精血耗涸，面色黧黑，耳聋，目昏口渴，腰痛，脚弱白浊，上燥下寒，不受峻补者：鹿茸（酒蒸）、当归（酒浸）各一两。焙为末，乌梅肉煮膏捣，丸梧桐子大。每米饮服五十丸。（《济生方》）”

73. 斑蝥

《本草纲目·虫部第四十卷·虫之二·斑蝥》：“塞耳治聋：斑蝥（炒）二枚，生巴豆（去皮、心）二枚，杵丸枣核大。绵裹塞之。（《圣惠方》）”

“塞耳治聋：芫青、巴豆仁、蓖麻仁各一枚研，丸枣核大。绵包塞之。（《圣惠方》）。”

74. 雁肪

《证类本草·卷第十九·禽上·雁肪》：“孟诜云：雁膏可合生发膏，仍治耳聋。”

75. 雄黄

《证类本草·卷第四·雄黄》：“治耳聋：以雄黄、硫黄等分为末，绵裹塞耳中。”

76. 紫芝

《神农本草经·卷一·上经·紫芝》：“味甘，温。主耳聋，利关节，保神，益精气，坚筋骨，好颜色。久服，轻身、不老、延年。一名木芝。生山谷。”

77. 紫葳

《证类本草·卷第十三·紫葳》：“《斗门方》：治暴耳聋。凌霄叶，烂杵自然汁，灌耳内，瘥。”

78. 猬脂

《证类本草·卷第二十一·中品·猬皮》：“猬脂主耳聋，可注耳中。”

79. 童子尿

《本草纲目·人部第五十二卷·人之一·人尿》：“劳聋已久：童子小便，乘热少少频滴之。（《圣济总录》）”

80. 鹈鹕（淘鹅）

《本草纲目·禽部第四十七卷·禽之一·鹈鹕》：“耳聋：用淘鹅油半匙，磁石一小豆，麝香少许，和匀，以绵裹成挺子，塞耳中，口含生铁少许。用三五次即有效。（《青囊》）”

《本草分经·原例·通行经络·鹈鹕油》：“咸温滑，透经络，治聋痹、痈肿诸病，不入汤丸。”

81. 蓖麻

《本草纲目·草部第十七卷·草之六·蓖麻》：“主偏风不遂，口眼㖞斜，失音口噤，头风耳聋，舌胀喉痹，齁喘脚气，毒肿丹瘤，汤火伤，针刺入肉，女人胎衣不下，子肠挺出，开通关窍经络，能止诸痛，消肿追脓拔毒。（时珍）”

《本草易读·卷五·蓖麻子》：“耳猝聋：百粒，大枣十五，乳汁丸。绵包塞之，日易，耳热为度，二十日瘥。”

82. 槐胶

《本草纲目·木部第三十五卷·木之二·槐》：“煨热，绵裹塞耳，治风热聋闭。（时珍）”

83. 蜗牛

《本草纲目·虫部第四十二卷·虫之四·蜗牛》："治小儿脐风撮口，利小便，消喉痹，止鼻衄，通耳聋，治诸肿毒痔漏，制蜈蚣、蝎虿毒，研烂涂之。（时珍）"

《玉楸药解·卷六·鳞介鱼虫部》："蜗牛：味咸，性寒，入足太阳膀胱、足厥阴肝经。利水泻火，消肿败毒。蜗牛去湿清热，治痔瘘瘰疬，发背脱肛，耳聋鼻衄，喉痹腮肿，目翳面疮，解蜈蚣、蚰蜒、蜂、蝎诸毒。生捣，烧，研，涂敷皆良。"

84. 蜀椒

《证类本草·卷第十四·蜀椒》："主和巴豆、菖蒲、松脂以蜡溶为筒子，纳耳中，抽肾气虚，耳中如风水鸣，或如打钟磬之声，卒暴聋，一日一易，若神验。"

85. 鼠耳草

《本草乘雅半偈·第九帙·鼠耳》："主痹寒，寒热，止喘咳，疗耳聋，明目。"

86. 鼠胆

《证类本草·卷第二十二·下品·牡鼠》："《肘后方》耳卒聋：取鼠胆纳耳中，不过三，愈。有人云侧卧沥一胆尽，须臾胆汁从下边出。初出益聋，半日须臾乃瘥，治三十年老聋。"

《本草蒙筌·卷之十一·虫鱼部·牡鼠》："胆汁：点目生光，耳聋可滴。"

《本草纲目·兽部第五十一卷·兽之三·鼠》："耳猝聋闭：以鼠胆汁二枚滴之，如雷鸣时即通。（《本事方》）"

"多年老聋，《卫生家宝》方胜金透关散：用活鼠一枚系定，热汤浸死，破喉取胆，真红色者是也；用川乌头一个（炮，去皮）、华阴细辛各二钱，胆矾半钱，为末，以胆和匀，再焙干研细，入麝香半字。用鹅翎管吹入耳中，口含茶水，日二次。十日见效，永除根本。《圣惠》治久聋：腊月取鼠胆二枚，熊胆一分，水和，旋取绿豆大，滴耳中，日二次。"

《本草新编·卷之五羽集·鼠骨（鼠胆）》："鼠胆，治耳聋。余亲见治一小儿，将胆汁滴入耳，痒甚，忽有一虫走出，长半寸，四足，遍身鳞甲，色正白也。此虫名为环耳虫，专食人髓。（[批]此虫非外入者，乃内生之虫耳）幸小儿速治即愈，否则虫入于脑，则头痛如破，终身之病也。鼠胆治耳聋，效捷如此，因志之。"

87. 槟榔

《本草纲目拾遗·卷七·果部上·豆蔻槟榔》："耳聋灸法，《经验广集》：用鸡心槟榔一个，将脐内挖一窝如钱眼大，实以麝香，坐于患耳内，以艾炷灸之，不过三、四次，即效。"

88. 磁石

《神农本草经·卷二·中经·磁石》："味辛，寒。主周痹风湿，肢节中痛，不可持物，洗洗酸消，除大热烦满及耳聋。一名元石，生山谷。"

《本草衍义·卷五·磁石》："色轻紫，石上皲涩，可吸连针铁，俗谓之熁铁石。养益肾气，补填精髓，肾虚耳聋、目昏皆用之。"

《神农本草经疏·卷四·玉石部中品·磁石》："《直指方》耳卒聋闭：吸铁石半钱，入病耳内，铁砂末入不病耳内，自然通透。"

《本草蒙筌·卷之八·石部·生铁》："耳聋亦可服之，必塞磁石才效。（凡耳聋以生铁投酒，日服，任绵裹磁石塞耳内，日一易，夜去之）"

《本草纲目·石部第十卷·金石之四·磁石》："耳猝聋闭：熁铁石半钱，入病耳内，铁砂末入不病耳内，自然通透。（《直指方》）肾虚耳聋：真磁石一豆大，穿山甲（烧存性，研）一字。新绵裹塞耳内，口含生铁一块，觉耳中如风雨声即通。（《济生方》）老人耳聋：磁石一斤捣末，水淘去赤汁，绵裹之。猪肾一具，细切；以水五斤煮石，取二斤，入肾，下盐豉作羹食之。米煮粥食亦可。（《养老方》）"

89. 熊脑

《新修本草·卷第十五·兽上·熊脂》："脑，疗诸聋。"

《本草蒙筌·卷之九·兽部·熊脂》："脑髓，作油茶头，亦去白秃风屑，止头旋发落。除耳聋耳鸣。"

90. 醋

《证类本草·卷第二十六·醋》："《千金方》治耳聋：以醇酢微火煎附子，削令尖塞耳效。"

"经验后方：治汗不溜，瘦却腰脚并耳聋。米醋浸荆三棱，夏浸四日，冬浸六日，杵为末，醋汤调下三钱匕。"

91. 蝎

《证类本草·卷第二十二·下品·蝎》："桂壬方：治耳聋。因肾虚所致，十年内一服愈。蝎，至小者四十九枚，生姜如蝎大四十九片，二物铜器内，炒至生姜干为度，为末。都作一服，初夜温酒下，至二更尽，尽量饮酒至醉，不妨。次日耳中如笙簧，即效。”

《本草蒙筌·卷之十一·虫鱼部·蝎》：“却风痰耳聋，解风毒瘾疹。”

《万氏家抄济世良方·卷八·药性虫鱼部》：“蝎（味甘辛，有毒。洗炙用），主诸风、瘾疹、中风、半身不遂、口眼剐斜，手足抽掣、耳聋，小儿惊风。”

92. 蝮蛇脂

《本草纲目·鳞部第四十三卷·鳞之二·蝮蛇》：“绵裹，塞耳聋。亦敷肿毒。（时珍）”

93. 蝼蛄

《本草纲目·虫部第四十一卷·虫之三·蝼蛄》：“塞耳治聋：蝼蛄五钱，穿山甲（炮）五钱，麝香少许，为末，葱汁和丸，塞之。外用嗜鼻药，即通。（《普济》）”

94. 鲤鱼胆

《证类本草·卷第二十·上品·鲤鱼胆》：“胆，主耳聋，滴耳中。”

《滇南本草·第三卷·鲤鱼》：“胆，苦，性寒，无毒。治目赤热痛，青盲，明目，久服强骨益气。点眼，去膜翳，雀盲即明。滴耳，治聋。”

《本草纲目·鳞部第四十四卷·鳞之三·鲤鱼》：“滴耳，治聋。（藏器）”

95. 鲫鱼胆

《本草纲目·鳞部第四十四卷·鳞之三·鲫鱼》：“滴耳治聋：鲫鱼胆一枚，乌驴脂少许，生麻油半两，和匀。纳入楼葱管中，七日取滴耳中，日二次。（《圣惠方》）”

96. 鲫鱼脑

《本草纲目·鳞部第四十四卷·鳞之三·鲫鱼》：“耳聋：以竹筒蒸过，滴之。（《圣惠》）”

97. 蟹

《滇南本草·第三卷·蟹》：“滴耳内，可医聋。”

《本草纲目·介部第四十五卷·介之一·蟹》：“捣汁，滴耳聋。（时珍）”

98. 鳝鱼

《药性切用·卷之六中·鱼部·鳝鱼》：“滴耳中，治老聋。”

99. 麝香

《本草易读·卷八·麝香》：“解恶气而杀鬼精，止惊痫而解魇寐，治疟疾而吐风痰，退目翳而疗耳聋。”

100. 蠮螉

《神农本草经·卷三·下经·蠮螉》：“味辛，平。主久聋，咳逆，毒气，出刺，出汗。生川谷。”

《本草经集注·虫兽三品·下品·蠮螉》：味辛，平，无毒。主治久聋，咳逆，毒气，出刺，出汗。治鼻室。其土房主痈肿，风头。一名土蜂，生熊耳川谷及牂牁，或人屋间。

101. 鹈鹕膏

《证类本草·卷第十九·禽下·鹈鹕膏》：“主耳聋，滴耳中。又主刀剑令不锈，以膏涂之。水鸟也，如鸠，鸭脚连尾，不能陆行，常在水中，人至即沉，或击之便起。”

三、治耳聋食物药

1. 丹雄鸡

《神农本草经·卷一·上经·丹雄鸡》：“味甘，微温。主女人崩中漏下，赤白沃，补虚温中，止血，通神，杀毒，辟不祥……肪：主耳聋。”

2. 乌雄鸡

《本草品汇精要·卷之二十六·禽部上品·乌雄鸡》：“肪寒，主耳聋。”

《本草纲目·禽部第四十八卷·禽之二·鸡》：“肾虚耳聋：乌雄鸡一只治净，以无灰酒三升煮熟，乘热食三五只，效。”

“年久耳聋：用炼成鸡肪五两，桂心十八铢，野葛六铢，同以文火煎三沸，去滓。每用枣许，以苇筒炙熔，倾入耳中。如此十日，耵聍自出，长寸许也。（《千金翼》）”

3. 柿

《证类本草·卷第二十三·中品·柿》：“《圣惠方》治耳聋鼻塞：以干柿三枚细切，粳米三合，豉少许煮粥，空心食之。”

4. 黄雌鸡

《本草品汇精要·卷之二十六·禽部上品·黄雌鸡》：“合蜡炒，治痟痢，耳鸣耳聋。”

5. 猪肾

《证类本草·卷第十八·豚卵》：“［臣禹锡等谨按］孟诜云：肾，主人肾虚，不可久食。《日华子》云：肾，补水脏，暖腰膝，补膀胱，治耳聋。虽补肾，又令人少子。"

《本草纲目·兽部第五十卷·兽之一·豕》："老人耳聋：猪肾一对去膜切，以粳米二合，葱白二根，薤白七根，人参二分，防风一分，为末，同煮粥食。（《奉亲养老》方）"

6. 鹿肾

《证类本草·卷第十七·鹿茸》："《圣惠方》治肾气虚损，耳聋：用鹿肾一对，去脂膜，切，于豉汁中，入粳米二合和煮粥，入五味之法调和。空腹食之，作羹及酒并得。"

7. 黑豆

《本草征要·第四卷食疗·谷类·黑豆》："今以二药加骨碎补，治中毒耳聋，得效。"

8. 鲤鱼脑

《本草蒙筌·卷之十一·虫鱼部·鲤鱼》："脑煮粥，除暴聋。"

四、治耳聋主治药

《本草纲目·主治第四卷·百病主治药·耳》：耳鸣、耳聋，有肾虚，有气虚，有郁火，有风热。耳痛是风热，聤耳是湿热。

1. 治耳聋补虚药

熟地黄、当归、肉苁蓉、菟丝子、枸杞子：肾虚耳聋，诸补阳药皆可通用。

干柿：同粳米、豆豉煮粥，日食，治聋。

柘白皮：酿酒，主风虚耳聋。

牡荆子：浸酒，治聋。

茯苓：卒聋，黄蜡和嚼。

山茱萸、黄柏、磁石：养肾气，治聋。老人取汁，作猪肾羹食。

鸡子：作酒，止耳鸣。和蜡炒食，治聋。

猪肾：煮粥，治聋。

羊肾：补肾治聋。脊骨，同磁石、白术诸药，煎服。

鹿肾、鹿茸角：并补虚治聋。

2. 治耳聋解郁药

柴胡：去少阳郁火，耳鸣、耳聋。

连翘：耳鸣辉辉焞焞，除少阳三焦火。

香附：卒聋，炒研，莱菔子汤下。

牵牛：疳气耳聋，入猪肾煨食。

栝蒌根：煮汁，酿酒服，治聋。

黄芩、黄连、龙胆、芦荟、抚芎、芍药、木通、半夏、石菖蒲、薄荷、防风：风热郁火耳鸣，诸流气，解郁消风降火药，皆可用也。

生铁：热甚耳聋，烧赤淬酒饮，仍以磁石塞耳。

空青、白青、蠮螉：并治聋。

全蝎：耳聋，酒服一钱，以闻水声为效。

乌鸡屎：卒聋，同乌豆炒，投酒取汗为愈。

3. 耳聋外治药

木香：浸麻油煎，滴聋，日四五次。

预知子：卒聋，入石榴，酿酒滴。

凌霄叶：汁滴。

地黄、骨碎补：并煨，塞聋。

菖蒲：同巴豆塞。

附子：卒聋，醋浸插耳；烧灰，同石菖蒲塞耳，止鸣。

草乌头：塞鸣痒聋。

甘遂：插耳，口含甘草。

蓖麻子：同大枣作挺插。

土瓜根：塞耳，灸聋。

经霜青箬叶：入椒烧吹。

鸡苏：生挼。

巴豆：蜡和。

细辛、狼毒、龙脑、槐胶、松脂：同巴豆，并塞耳聋。

胡桃：煨，研，热塞，食顷即通。

芥子：人乳和，塞聋鸣。

葱茎：插耳鸣；同蜜水，滴聋鸣。

杏仁：蒸，油滴。

石榴：入醋煨熟，入黑李子、仙枣子，滴卒聋。

生麻油：日滴，取耵聍。

烧酒：耳中有核，痛不可动。滴入半时，即可箝。

磁石：入少麝香，淘，鹅油和塞。同穿山甲塞耳，口含生铁。

硝石、芫青：同巴豆、蓖麻。

斑蝥：同巴豆。

真珠：并塞。

地龙水、龟尿、蟹膏、吊脂、苟印膏：并滴聋。

蚺蛇膏、花蛇膏、蝮蛇膏：并塞聋。

海螵蛸：同麝香吹。

穿山甲：同蝎尾、麝香和蜡，塞鸣聋。

鲤鱼胆、脑，鲫鱼胆、脑，乌贼鱼血，白鹅膏、髎，雁肪，乌鸡肪，鹈鹕油，鹳鹬膏，鼠胆，猬脂，驴脂，猫尿，人尿：并滴聋。

雀脑、兔脑、熊脑、鼠脑：并塞聋。

蚯蚓：同青盐、鼠脂塞。

蚕蜕纸：卷麝香，熏聋。

【医论医案】

一、医论

1. 概论

《圣济总录·卷第九十二·精极》

论曰：五脏六腑皆有精，腑脏调和，则精常输泻，若腑脏衰，则形体皆极，令人少气吸吸，五脏内虚，齿焦毛发落，悲伤喜忘，目视不明，耳聋行步不正，身体重，是皆精极之候。然精极有虚极、有实极，凡阳邪害五脏，阴邪害六腑；阳实则从阴引阳，阴虚则从阳引阴；阳病主高，高则实热，则宜泻于内；阴病主下，下则虚寒，故体重耳聋。行步不正，若邪气入脏则咳，咳则多涕唾面肿气逆也，此邪气逆于六腑，淫虚厥于五脏，所以精极，治法形不足者，温之以气，精不足者，补之以味，当治其微，若甚则五阴气俱绝，绝即目系转而目精夺，是为志先死，不可救矣。

《圣济总录·卷第一百一十四·耳门·五聋》

论曰：五聋不同，曰风聋、曰干聋、曰劳聋、曰虚聋、曰聤聋是也。肾气通于耳，足少阴其经也，经虚受风邪，及劳伤血气，停滞津液，皆能致聋，惟所受不同，故其证各异，葛氏所谓风聋者痛掣，干聋者生耵聍，劳聋者出黄汁，虚聋者肃肃作声，聤聋者脓汁出，可不辨哉。

《圣济总录·卷第一百一十五·聤耳·耳诸疾》

论曰：肾开窍于耳，足少阴之经，宗脉所会也，若精气调和，元脏充盛，则耳聪而诸疾不生；或劳伤气血，客受风邪，则肾虚而为耳病。有肾间积水而耳聋者，有心气虚热而耳聋者，有脑脂下流成耵聍耳垢而耳聋者，其证不一。

《扁鹊心书·卷下·耳聋》

有为风寒所袭而聋者，有心气不足而聋者，当服一醉膏，滚酒下，汗出而愈。若多酒色人，肾虚而致聋蔽者，宜先服延寿丹半斤，后服一醉膏。若实聋则难治。（肾开窍于耳，又胃之宗气别走于耳，故耳聋一证属虚者多，今言心气不足，而用一醉膏，此理未解。又云实聋者难治，尚俟细参。[琦按]人于六十外，精神强健，不减少壮，而惟耳重听，乃肾气固藏之征，多主老寿不须医治。此书所谓若实聋则难治者，当是指此一种）

《素问病机气宜保命集·卷下·大头论第三十》

论曰：耳者，盖非一也。以窍言之，是水也。以声言之，金也。以经言之，手足少阳俱会其中也。有从内不能听者主也，有从外不能入者经也。有若蝉鸣者，有若钟声者，有若火熇熇状者，各随经见之。其间虚实不可不察也。假令耳聋者肾也，何谓治肺？肺主声，鼻塞者，肺也。何谓治心？心主臭，如推此法。皆从受气为始，肾受气于巳，心受气于亥，肝受气于申，肺受气于寅，脾王四季，此法皆长生之道也。

《素问玄机原病式·六气为病·火类》

所谓聋者，由水衰火实，热郁于上，而使听户玄府壅塞，神气不得通泄也。其所验者，《仙经》言双手闭耳如鼓音，是谓“鸣天鼓”也。由脉气流行，而闭之于耳，气不得泄，冲鼓耳中，故闻之也。或有壅滞，则天鼓微闻。天鼓无闻，则听户玄府闭绝，而耳聋无所闻也。故一法含浸针砂酒，以磁石附耳，欲导其气令通泄也。

或问曰：聋既为热，或服干蝎、生姜、附子、醇酒之类辛热之物，而或愈者，何也？答曰：欲以开发玄府，而令耳中郁滞通泄也。故《养生方》言：药中其效，则如闻百攒乐音。由阳气开冲耳中也。凡治聋者，适其所宜，若热证已退，而聋不已者，当以辛热发之。三两服不愈者，则不可久服，恐热极而成他病尔！若聋有热证相兼者，宜以退风散热凉药调之，热退结散而愈。然聋甚闭绝，亦为难矣；慎不可攻之过极，反伤正气，若非其病，不可服其药，饮食同法。当所宜者过度，则反伤正气，病已则止药，欲求不病无损而已矣。

《严氏济生方·耳门·耳论治》

夫耳者，肾之所候。肾者，精之所藏。肾气实则精气上通，闻五音而聪矣。若疲劳过度，精气先虚，于是乎风寒暑湿，得以外入，喜怒忧思，得以内伤，遂致聋聩耳鸣。热壅加之，出血出脓，则成聤耳底耳之患。候其颧颊色黑者，知其耳聋也。亦有手少阳之脉动厥而聋者，耳内辉辉焞焞也。手太阳脉动厥而聋者，耳内气满也。大抵气厥耳聋尚易治，精脱耳聋不易药愈。诸证既殊，治各有法。

《仁斋直指方论·卷之二十一·耳·耳论》

耳属足少阴之经，肾家之寄窍于耳也。肾通乎耳，所主者精，精气调和，肾气充足，则耳闻而聪；若劳伤气血，风邪袭虚，使精脱肾惫，则耳转而聋。又有气厥而聋者，有挟风而聋者，有劳损而聋者。盖十二经脉，上络于耳，其阴阳诸经，适有交并，则脏气逆而为厥，厥气搏入于耳，是为厥聋，必有时乎眩晕之证。耳者，宗脉之所附，脉虚而风邪乘之，风入于耳之脉，使经气痞而不宣，是为风聋，必有时乎头痛之证。劳役伤于气血，淫欲耗其精元，瘦悴力疲，昏昏聩聩，是为劳聋。有能将适得所，血气和平，则其聋暂轻，其或日就劳伤，风邪停滞，则为久聋之证矣。外此，又有耳触风邪，与气相击，其声嘈嘈，眼或见光，谓之虚鸣。热气乘虚，随脉入耳，聚热不散，脓汁出焉，谓之脓耳。人耳间有津液，轻则不能为害，若风热搏之，津液结鞕成核塞耳，亦令暴聋，谓之耵耳。前是数者，肾脉可推，风则浮而盛，热则洪而实，虚则涩而濡。风为之疏散，热为之清利，虚为之调养，邪气屏退，然后以通耳调气安肾之剂主之，于此得耳中三昧。

《卫生宝鉴·卷十·耳中诸病并方》

《黄帝针经》云：精脱者则耳聋。夫肾为足少阴之经，而藏精气通乎耳。耳者，宗脉之所聚也。若精气调和，则肾脏强盛，耳闻五音。若劳伤气血，兼受风寒，损于肾脏而精脱，精脱则耳聋也。然五脏六腑十二经脉，有络于耳者，其阴阳经气有相并时，并则脏逆，名之曰厥。气搏于耳之脉，故令聋。其肾病精脱耳聋者，其候颊颧色黑。手少阳之脉动，其气厥逆而耳聋者，其证耳内辉辉焞焞也。手太阳厥而耳聋者，其候聋而耳内气满也。

《普济方·卷五十三·耳门·总论》

夫耳属足少阴之经，肾家之寄窍于耳也。肾通乎耳，所主者精，精气调和，肾气充足，则耳闻而聪。若劳伤气血，风邪袭虚，使精脱肾惫，则耳转而聋。又有气厥而聋者，有挟风而聋者，有劳伤而聋者。盖十二经脉上络于耳，其阴阳诸经，适有交并，则脏气逆而为厥，厥气搏入于耳，是为厥聋，必有时见眩晕之证。耳者，宗脉之所附，脉虚而风邪乘之，风入于耳之脉，使经气痞而不宣，是为风聋，必有时见头痛之证。劳役伤于血气，淫欲耗其精元，瘦悴力疲，昏昏聩聩，是为劳聋。有能将适得所，血气和平，则其聋暂轻。其或日就劳伤，风邪停滞，则为久聋。又有耳触风邪，与气相击，其声嘈嘈，眼或见火为虚鸣，热气乘虚，随脉入耳不散，脓出为脓耳。人耳间有津液，轻则不能为害。若风热搏之，津液结聚，成核塞耳，亦令暴聋，谓之聤耳。前是数者，肾脉可推。风则浮而盛，热则洪而实，虚则涩而濡。风为之疏散，热为之清利，虚为之调养，邪气屏退，然后以通耳调气安肾之剂主之。如此得耳中三昧耳。不致聋聩耳鸣，耳痛耳痒，耳内生疮，或为聤耳，或为焮肿。六淫伤之，调乎肾也。七情所感治乎心，医疗之法，宁心顺气，欲其气顺心宁则耳为之聪矣。宜用《局方》妙香散，以石菖蒲煎汤调服，以顺心气；参、丹、蜜、砂，以宁心君。调肾之药，前方所载苁蓉丸是也。续有二方为之佐使，参而用之可也。

耳证歌云：耳为听会肾之官，五脏关通理可详。内运唏嘘呵久咽，外司角徵羽宫商。猝然内塞不闻声，劳碌忧思过度生。聋聩耳鸣脓血出，风寒暑湿薄于经。聤耳底耳证多端，用意消详不一般。或实或虚随证疗，百虫入耳别为看。

五脏六腑十二经脉，有络于耳者。其阴阳经气有相并时，并则有脏气逆，名之为厥。厥气相搏，入于耳之脉，则令耳聋。其肾病精脱耳聋者，其候颊颧色黑。手少阳之脉动，其气厥逆而耳聋者，其候耳内浑浑淳淳也。手太阳厥而耳聋者，其候聋而耳内气满。《养生方》云：勿塞故井及水渎，令人耳聋目盲。

《普济方·卷五十三·耳门·耳聋诸疾》

夫肾开窍于耳，足少阴之经，宗脉所会也。若精气调和，元藏充盛，则耳聪而诸疾不生。或劳伤气血，客受风邪，则肾虚而为耳病。有肾间积水而耳聋者，有心气虚热而耳聋者，有脑脂下流成耵聍耳垢而耳聋者，其证不一。耳聋之证有二，有肾虚精脱而聋者，肾气通于耳也。有经脉气厥而聋者，经脉络丁耳也。肾虚而聋者，其候面色黑。气厥抟入于耳而聋者，其候耳中浑浑淳淳，或耳中气满是也。浑浑淳淳，过在手少阳。耳中气满，过在手太阳。以至五络皆会于耳中，各有证候，审而治之。盖肺虚而少气，不能报息，耳聋嗌干，肺之络会于耳中故聋。此说非也。盖气涩必寒盛，则气血俱涩，滞而不行也。耳者宗气也，肺气不行故聋也。耳聋有五，曰风聋、曰干聋、曰劳聋、曰虚聋、曰聤聋是也。肾气通于耳，足少阴其经也。经虚受风邪及劳伤血气，停滞津液，皆能致聋。惟所受不同，故其证各异。葛氏所谓风聋者痛掣，干聋者生耵聍，劳聋者出黄汁，虚聋者肃肃作声，聤聋者脓汁出，可不辨欤。

《奇效良方·卷之五十八·耳鸣耳聋门》

河间云：耳者盖非一也。以窍言之，是水也；以经言之，手足少阳俱会其中也。有从内不能听者主也，有从外不能入者。经见有若蝉鸣者，有若钟声者，有若火熇熇然者，各随经也。之其间虚实，不可不察也。夫耳鸣有声，非妄闻也。耳为肾窍，交会手太阳少阳、足厥阴少阴少阳之经。若水虚火实，而热气上甚，客其经络，冲于耳中，则鼓其听户，随其脉气微甚而作诸音声也。《经》言阳气上甚而跃，故耳鸣也。夫耳聋者，由水衰火实，热郁于上而使听户玄府壅塞，神气不得通泄也。其所验者，论曰：属足少阴肾经，寄窍于耳而通之，所主者精，精气调和，肾气充足，则耳目聪矣。且耳聋所感不一，有劳伤气血，风邪乘热，使精脱肾惫而聋者；有挟风而聋者；有劳损而聋者。盖十二经脉，上络于耳，其诸经适有交并，则脏气逆而为厥，厥气搏入于耳为厥聋。耳为厥聋，耳者宗脉之所附，脉虚而风邪乘之，风入于耳，使经气否而不宽为风聋。劳役伤于血气，淫欲耗其精元，瘦悴力疲，昏昏愦愦为劳聋。或人善调养，气血和平，不妄作劳，其证渐愈；或不能谨迎劳伤，精气神风邪停滞，则为久聋之证。又有耳触风邪，热邪相持，其声嘈嘈，眼或见光为虚鸣，有热气乘热随脉入耳，聚热不散，脓汁出焉，为脓耳。俗医多用剽悍燥烈之药制之，往往谓肾水虚冷故也。夫心火本热，虚则寒矣；肾水本寒，衰则热矣。肾水既少，岂能反为病耶？故一法用酒浸针砂一日，至晚去针砂，将酒含口中，用好瓷石一块，绵裹塞耳，在左塞左，在右塞右，欲导其气而通泄也。或问曰：聋既为热，或服干蝎、生姜、附子、醇酒之类性热之物，而或愈者何也？答曰：欲以开发玄府，而令耳中郁滞通泄也。凡治聋者，适其所宜，若热证已退，而聋不已者，当以辛热之剂发散，疾止即已，不可久服，恐热极而成他病尔。若聋有热证相兼者，宜以退风散热调之，热退结散而愈。然聋甚闷绝，亦为难已，慎不可攻之，过极反伤正气。若非其病，不可服其药，饮食同法，当所宜者，过度则反伤正气，病已即止，药欲求不病无损而已矣。又言老人之气也，多病头目昏眩，耳鸣或聋上气等证，此皆阳实阴虚之证也。俗言老弱为虚冷而无热也，纵有热证，或云少水不胜多火，而反言肾水虚则为寒，此乃举世受误之由也，可不鉴哉！

《医方集宜·卷之六·耳门·病源》

夫耳者，肾之窍，肾气克则耳聪，肾气虚则邪气乘之，而诸症生焉。或邪风入耳与气相缚，头痛昏眩，耳内嘈嘈，谓之风耳；或热气乘虚，与脉凝结久而不散，脓汁流出，谓之脓耳；或风郁久，内有津液结聚成核塞于耳中，令人暴聋，谓之聤耳；或肝气冲逆，时有眩晕，令人气闭，谓之厥聋；或色欲过度，损伤精气，肾水虚惫，谓之劳耳。有大病后耳闭不闻，皆虚之候。然虽不一，未有不因劳伤血精，使邪气乘虚而入也。治疗之法必当祛散风热，平和血气，固精远色，斯无聋闭之症矣。

《古今医统大全·卷之六十二·耳证门·病机》

诸书论聋证有六候，有气聋、热聋、风聋、厥聋、劳聋、阴聋，又有耵耳、脓耳。大抵耳属足少阴之肾经，肾寄窍于耳也。肾通乎耳，所主者精。精气调和，肾气充足，则耳闻而聪。若劳伤血气，精脱肾惫，必主耳聋。且十二经脉上络于耳，其阴阳诸经适有交并，则脏气入于耳而为厥，是为厥聋，必有眩运相兼。耳者宗脉之所附，脉虚而风邪乘之，经气痞而不宣，谓之风聋，必有头痛之证。劳役伤于气血，淫欲耗其精元，瘦瘁力疲，昏昏聩聩而哄哄然者，是谓劳聋，必兼虚怯等证，此好色肾虚者有之。有痰火上升，郁于耳中而鸣。有热乘虚随脉入耳，结为脓汁，谓之脓耳。或耳间有津液风热搏之，结硬成核塞耳，亦令暴聋，此为耵耳。前是数者皆当推其肾脉，风则浮盛，热则洪大，虚则涩而微。风者散之，热者清之，肾虚者补益之，痰火者凉而降之，各随其宜而治之，岂有不聪听者也。

《脉症治方·卷之三·火门·上部》

按诸书论耳症不一，有气聋、热聋、阴虚聋、脓耳、聤耳。气厥而聋，又挟风与劳损而聋者。盖十二经脉，上络于耳，其阴诸经，适有交并，则脏气逆而厥，厥气抟入于耳，是为厥聋，必兼眩运。况耳为宗脉之所附，若脉虚而风邪乘之，经气闭而不宣，谓之风聋，必兼头痛。如瘦悴力怯，昏昏积积而暗暗然者，为劳聋，必兼虚怯等症，此好色肾虚者有之。有痰火上升，郁于耳中而鸣。有热气乘虚，随脉入耳，结为脓汁，谓之脓耳。或耳有津液，风热抟之，结硬成核塞耳，亦令暴聋，为聤耳。大抵耳属足少阴之经，肾之寄窍也。肾气通于耳，所主者精，精气充足，则耳闻而聪也。若劳伤气血，精脱肾败，则耳聋矣。治之之法，风者散之，热者凉之，肾虚者补而养之，痰火者清而降之。各随其宜，不可不察也。

《古今医鉴・卷之九・耳病》

夫耳者，肾之窍也，其为病亦有数种：有气厥而聋者；有挟风而聋者；有劳伤而聋者；有热气乘虚，随脉入耳，而为脓耳者；有耳出津液，风热搏之，结核塞耳，亦令暴聋而为聤耳者。然又有左聋者，有右聋者，有左右俱聋者。不可不分经而治之也。

治：夫左耳聋者，因有所忿怒过度，则动少阳胆火，故从左起，以龙荟丸主之；右耳聋者，因有所色欲过度，则动太阳膀胱相火，故从右起，以六味地黄丸主之；左右俱聋者，因有所醇酒厚味过度，则动足阳明胃火，故从中起，以通圣散、滚痰丸主之。盖左耳聋者，妇人多有之，以其多忿怒故也；右耳聋者，男子多有之，以其多色欲故也；左右俱聋者，膏粱之家多有之，以其多肥甘故也。总三者而论之，忿怒致耳聋者为多。丹溪曰：厥阴、少阳热多，当用开痰散风热，其此之谓乎。

《景岳全书・卷之二十七必集・杂证谟・耳证》

且可因耳之轻重以察病之进退，若因治而聋渐轻者，其病将愈；聋渐甚者，病必日甚也；其有聋闭至极而丝毫无闻者，此其肾气已绝，最是大凶之兆。

《张氏医通・卷八・七窍门下・耳》

《经》云：肾气通于耳，肾和则耳能闻五音矣。狗蒙招尤，目冥耳聋，下虚上实，过在足少阳厥阴，甚则入肝。所谓耳鸣者，阳气万物盛上而跃，故耳鸣也。所谓浮为聋者，皆在气也。赵以德曰：耳者，肾之窍，足少阴经之所主。然心亦寄窍于耳，在十二经脉中，除足太阳、手厥阴外，其余十经脉络，皆入于耳中。盖肾治内之阴，心治外之阳，合天地之道，精气无不变通。故清净精明之气上走空窍，耳受之而听斯聪矣。《灵枢》云：肾气通于耳，肾和则耳闻五音矣。五脏不和，则七窍不通。故凡一经一络，有虚实之气入于耳中者，皆足以乱主窍之精明，而兼至聋聩。此言暴病者也，若夫久聋者，于肾亦有虚实之异。左肾为阴，主精。右肾为阳，主气。精不足，气有余，则聋为虚。其人瘦而色黑，筋骨健壮，此精气俱有余，固藏闭塞，是聋为实，乃高寿之兆也。此皆禀赋使然，不须治之。又有乍聋者，《经》云：不知调阴阳七损八益之道，早丧之节也。其年五十体重，耳目不聪明矣，此亦无治也。惟暴聋之病，与阴阳隔绝之未甚，经脉欲行而未通，冲击其中，鼓动听户，随其气之微甚而作嘈嘈风雨诸声者，则可随其邪以为治。外此又有耳触风邪，与气相击，其声嘈嘈，眼如见火，谓之虚鸣，热气乘虚，随脉入耳，聚热不散，脓汁出焉，谓之脓耳。人耳间有津液，轻则不能为害。若风热搏之，津液结硬，成核塞耳，亦令暴聋，谓之耵耳。前是数者，肾脉可推，风则浮而盛，热则洪而实，虚则涩而濡。风为之疏散，热为之疏利，虚为之调养，邪气并退，然后以通脉调气安肾之剂治之。罗谦甫云：夫暴聋者，由肾虚风邪所乘，搏于经络，随其血脉上入耳，正气与邪气相搏，故卒聋也。风虚耳聋，排风汤、桂辛散。肾脏风虚，黄芪丸，兼气虚，去附子加肉桂、人参。肝肾虚火，姜蝎散。风热耳聋，犀角饮子。厥聋，《经》云：暴厥而聋，偏闭塞不通，内气暴薄也，复元通气散去白牵牛，加全蝎、石菖蒲、川芎、生姜、葱白，吞养正丹。凡治耳聋，皆当调气。肝气逆则头痛、耳聋、颊肿，四物汤加肉桂，吞龙荟丸降火，及复元通气散调气。耳聋有湿痰者，滚痰丸下之。耳聋面颊黑者，为精脱肾虚，烧肾散。耳聋多恐者，为肝虚，温胆汤下养正丹，外治用通神散、蓖麻丸。一方，用地龙三枚，盐少许，同入葱管内，化水滴耳中，三五日效。一法，用磁石豆大一块，鲮鲤甲三片，烧存性，绵裹塞耳中，口衔生铁少许，觉耳中如风雨声即愈。

《方症会要・卷四・耳病》

《内经》曰：耳为肾之外候，又曰肾通窍于耳。盖耳之窍主者精，精气调和，肾气充足，则耳闻而聪；若劳伤气血，风热袭虚，使精脱肾惫，则耳转而聋。是故有气虚耳聋者，有肾虚耳聋者，有上焦手少阳经热而聋者，有气逆耳聋者，有大病后肾水枯涸，阴火上炎，耳痒耳鸣，时闻如钟鼓之声者。治法气虚补气，肾虚滋肾，热者开痰散风热，气逆顺气，大病阴虚火动者，四物汤降火，统宜泻南方之火，补北方之水，无不安者。钱仲阳曰肾有补而无泻，厥有旨哉。

《罗氏会约医镜·卷之六·杂证·论耳病》

凡耳痛、耳鸣、耳闭、耳聋，当辨虚实，而后症可治也。暴病者多实，久病者多虚。少壮热盛者多实，中衰无火者多虚。饮酒味厚，素有痰火者多实；质清脉细，素行劳苦者多虚。且耳为肾窍，肾气充足，则耳目聪明。《经》曰：人年四十，而阴气自半。半即衰之谓也。阴衰肾亏，每多耳鸣，聋之渐也。聋者，气阴也。此外又有火闭者，因诸经之火，壅塞清道，其症或烦热，或头面赤肿者皆是，宜清之。气闭者，因肝、胆气逆，必忧郁恚怒而然，宜顺气舒心。邪闭者，因风寒外感，邪传少阳而然，宜和解之。窍闭者，必因损伤，或取耳，或雷炮震之，或停耳溃脓而坏，宜用法以通之。以外止有肾亏虚聋，非大培根本不可。故谓暴聋者易治，久聋者难愈也。

《冯氏锦囊秘录·杂症大小合参卷六·儿科耳病》

耳者，宗脉之所聚，肾气之所通也。有小儿肾经气实，其热上冲于耳，遂使津液壅而为脓，或为清汁，然则厥阳之与足阳明，手少阴之与足太阳，为症尤甚。推其所致之由，其原有七，有实热有阴虚；有因痰；有因火；有气闭；有肝风，有胎元及发而为病也。症有五焉，鸣、痛、聋、肿、聤是也。实热者何？即肾气有余，积热上冲，津液壅结，故成聤耳。聤耳之名，更有五般。常出黄脓者，谓之聤耳；常出红脓者，谓之脓耳；耳内痟臭者，谓之沍耳；白脓出者，谓之缠耳；耳内虚鸣，时出青脓者，谓之囊耳。其名虽异，总由积热上壅，或风水入耳所致。若不速治，久则成聋，法宜清火养血，或去湿化毒。阴虚者何？其候手足心热，体瘦色黑，口渴肠燥，两尺脉大，时或作痒，耳聋及鸣，所主在滋阴疏肝。因痰者何？其候气壅口燥，不痛而痒，体重脉弦，耳鸣聤耳者是也，所主在二陈竹沥之类。因火者何？或暴怒之乍乘，或情欲之自肆，或因有余之火，或因不足之火，故耳聋及痛者，所主在芩、连、归、芍之类。气闭者何？有因怒伤及肝，痰生于火，或一时卒中，或久病气虚，故耳聋及鸣者，所主在舒郁调血，外用导引宣通之法。肝风者何？有因火壅上焦，忽作大痛，或流或胀者，有因纵怒纵酒，湿热相乘，耳肿及痛者，所主在平肝，除热疏风。胎元者何？是因父母不谨，故先天之毒攻冲，脓臭流处成疮，四傍肿赤，时发时愈，所生在化毒滋肾，更有风入于脑，停滞于手太阳之脉，则令气塞耳聋。若风湿相搏，则生耳疮。更有以手指月，遂使两耳之后生疮者，名曰月蚀疮，及冻耳虫伤拨损之类。外因者，并从外治。更有耳根及牙床肿痛者，属上焦风热，阳明、少阳二经受病也，当用清胃辛凉而散之。实热盛者，酒蒸大黄，微利之。至若大病后，而耳聋者，是血枯而气弱也，当服地黄丸以疗之。若耳中忽作大痛，如有虫在内奔走殊痛，或出血或水或干，痛不可忍者，用蛇蜕火烧存性为末，鹅管吹入立止。取蛇之善脱，以解散郁火也。

《冯氏锦囊秘录·杂症大小合参卷六·方脉耳病合参》

耳聋皆属于热，然有左耳聋者，有右耳聋者，有左右耳俱聋者，不可不分经而治也。左耳聋者，少阳火也，龙荟丸主之。右耳聋者，太阳火也，六味丸主之。左右耳俱聋者，阳明之火也，通圣散、滚痰丸主之。凡有所忿怒过度，则动少阳胆火，从左起，故使左耳聋也。有所色欲过度，则动太阳膀胱相火，从右起，故使右耳聋也。有所醇酒厚味过度，则动阳明胃火，从中起，故使左右耳俱聋也。左耳聋者，妇人多有之，以其多忿怒也。右耳聋者，男子多有之，以其多色欲也。左右耳俱聋者，膏粱之家多有之，以其多肥甘也。

新聋多热，少阳阳明火多故也。旧聋多虚，肾常不足故也。一宜散风清热，一宜滋肾通窍。故大病后耳聋，须用补阴降火，然在病后，则气血俱虚，必诊两手之脉，孰胜而为之治。若脉大无力，或右手细小沉弱者，阳气大虚也，宜甘温之剂，仿阳生阴长之义，少加血药佐之。若纯视为阴虚，而用滋阴降火之剂，则阳气愈弱，非惟耳聋不痊，反增恶心胸满泄泻之患矣。

有气逆而聋者，所属有二。凡手太阳气厥而耳聋者，其候聋而耳内气满也。手少阳气厥而耳聋者，其候耳内浑浑焞焞，此皆气逆而聋也。治法宜四物汤，加降火通气之药。然脏气逆而为厥聋，必有眩昏之症，风聋必有头痛之症。劳役伤其气血，淫欲耗其精元，昏昏瞆瞆是谓劳聋也。必有虚损之症，其声嘈嘈眼见黑花，此乃虚聋症也。

2. 论肾虚耳聋

《太平圣惠方·卷第三十六·治耳聋诸方》

夫肾为足少阴之经，而藏精而气通于耳。耳宗脉之所聚也，若精调和，则肾脏强盛，耳闻五音。若劳伤血气，气兼受风邪，损于肾脏而精脱，精脱者则耳聋。然五脏六腑十二经脉，有络于耳者，其阴阳经气，有相并时，并则有脏气逆，名之为厥气，搏入于耳之脉，则令聋。其肾病精脱耳聋者，其候颊颧色黑。手少阳之脉，动而气厥逆而耳聋者，其候耳内烨烨焞焞也。手太阳厥而聋者，其候聋而耳内气满也。

《扁鹊心书·卷上·要知缓急》

故耳聋不呻吟，身生赤黑靥，而十指冷至脚面，身重如山，口多痰唾，时发躁热者，皆少阴证也。仲景以耳聋系之少阳，谵语归之阳明，用柴胡承气辈误人不少。夫但知少阳脉循胁络耳，却不思耳窍属肾，以耳聋归少阳，此仲景所未到之处也。

《杂病源流犀烛·卷二十三·耳病源流》

有肾气虚，风邪传经络，因入于耳，邪与正相搏，而卒无闻者，谓之卒聋，亦曰暴聋(宜芎芷散、清神散)。亦有不至无闻，但闻之不真者，名为重听，其症之来，或由风气壅耳，常觉重听，头目不清(宜清神散、聪耳汤)。

3. 论温热耳聋

《脉义简摩·卷八儿科诊略·诊舌法》

温热初发，便烦热发渴，舌正赤而多白苔如积粉者，虽滑，亦当以白虎清内热也。又中宫有水饮者，舌多不燥，不可误认为寒证也。亦有虚热者，舌心虽黑或灰黑而无积苔，舌形枯瘦而不甚赤，其证烦渴耳聋，身热不止，大便五六日十余日不行，腹不硬满，按之不痛，睡中或呢喃一二句，或带笑，或叹息，此津枯血燥之虚热也。宜大料六味汤。若误与承气，必死矣。此论温热也。

《温病辨症·卷下》

治温病要辨得表里、虚实、寒热六字明白，然后用药，方不差误……均是耳聋也。温邪之热，易伤肾阴(肾开窍于耳)，非伤寒少阳经耳聋可比。[叶案]云：温热熏蒸之气，上迫清窍，耳为失聪，不与少阳耳聋同例。[元按]伤寒有胸胁满而口苦，寒热脉弦，今温邪只口渴烦躁神昏，脉躁溲赤也。若误用小柴胡汤升阳则阴耗，所谓以少阳药治少阴也。宜陈修园谓：有病之经络未蒙其救，无病之经络，徒受其殃耳。

初起二三日，身热恶风而耳聋者，为表(清露饮加生地、荷叶)。身热腹痛，便闭脉实而耳聋者，为实(增液承气汤加荷叶，不可用菖蒲治耳聋，反引邪入心胞也)。有神昏谵语，舌黑溲赤而耳聋者，为欲内闭(紫雪丹、牛黄丸以石菖蒲、鲜荷叶煎水下)。有汗下后，神倦盗汗，脉虚舌红而耳聋者，为虚。不可急治，以甘润为主(三甲复脉汤加鲜石斛或石菖蒲，待粥食如常，二便调匀，始由渐而全)。更有症久虚极，致神昏肢厥，舌蹇不言，循衣摸床，面额珠汗而耳聋者，为津脱不治(温邪无论始终，皆以耳聋为最忌，因耳聋显系少阴肾水被热邪劫灼，故初起方中宜刻刻保阴，若内闭心脏，或病后虚甚者，终归无济)。

4. 论运气耳聋

《运气易览·卷之二·五运主病治例》

凡遇六戊年，赫曦之纪，岁火太过，炎暑流行，肺金受邪，民病疟，少气咳喘，血溢血泄，注下，嗌燥，耳聋，中热，肩背热，甚则胸中痛，胁支满，背肩并两臂痛，身热骨痛，而为浸淫。为水所复，则反谵妄狂越，喘鸣，血溢，泄不已，甚则太渊绝者死。

《运气易览·卷之二·六气时行民病证》

寅申之岁，少阳相火司天，厥阴风木在泉，气化运行先天。初之气，少阴君火，加临厥阴风木，民病温，气拂于上，血溢，目赤，咳逆，头痛，血崩，胁满，肤腠生疮。二之气，太阴湿土，加临少阴君火，民病热郁，咳逆，呕吐，疮发于中，胸臆不利，头痛，身热昏愦，脓疮。三之气，少阳相火，加临少阳相火，民病热中，聋瞑，血溢，脓疮，咳，呕，鼽衄，渴，嚏欠，喉痹，目赤，善暴死。四之气，阳明燥金，加临太阴湿土，民病满，身重。五之气，太阳寒水，加临阳明燥金，民避寒邪，君子周密。终之气，厥阴风木，加临太阳寒水，民病关闭不禁，心痛，阳气不藏而咳。治法宜咸寒平其上，甘温治其下，腹而作寒中。

《古今医统大全·卷之五·运气易览·五运主病治例》

肝木受邪，病则腹痛目赤，体重胸痛胁满，引小腹，耳无闻。

《类经·二十七卷·运气·客主胜而无复病治各有正味》

少阴司天，客胜则鼽嚏，颈项强肩背瞀热，头痛少气，发热耳聋目瞑，甚则胕肿血溢，疮疡咳喘；主胜则心热烦躁，甚则胁痛支满。

《运气要诀·正文·六气客气主病歌》

少阳司天火下临，肺气上从火刑金，风行于地肝木胜，风火为灾是乃因，民病热中咳失血，目赤喉痹聋眩瞑，疮疡心痛，瘛冒，暴死皆因臣犯君。

《灵素节注类编·卷十·运气要略缘起·司天在泉南北政不应》

火木同德，上应荧惑岁星，风热参布，胜复寒中，外发疮疡，内为泄满，外热内寒，疟，痢，聋，瞑，呕吐上拂，肿色变，热盛寒复，水火交争也。

5. 论土湿耳聋

《黄帝内经灵枢注证发微·卷之三·热病第二十三》

热病身重骨痛，耳聋而好瞑，取之骨，以第四针五十九刺。骨病不食，啮齿耳青，索骨于肾；不得，索之土。土者，脾也。此言热病之邪在骨者，当取之骨，如病不已，必补脾以胜肾也。肾主水，其合在骨。今热病而身体重，其骨痛，其耳聋(肾开窍于耳)，又好瞑目(阴病则目瞑)，乃病在于骨也。当取之骨，用第四针曰锋针者，以刺五十九穴之骨。且其热病而不能食，又啮其齿，齿为骨余也，耳又青(肾窍在耳，肾衰故耳青)，此其求之于骨，正所以求之于肾也。如刺之而病不已，则当求之于土。所谓土者，脾也。补其脾经，以致土王则水衰，肾邪自可退耳。

热病不知所痛，耳聋，不能自收，口干，阳热甚，阴颇有寒者，热在髓，死不可治。此言热病在髓者不可治也。热病而痛无定所，耳中聋，不能有闻，四肢懈惰不能收持，口中干枯，此其阳经热甚，而阴经颇有寒意，若迁延日久，阴经亦已热甚，遂至热在于髓，则死不可治矣。

《素灵微蕴·卷四·耳聋解》

张氏，少因半产，下血虚损。中年腹中郁满，头目昏晕，咽喉有物如草。后因媳女卒病，惊悸火发，自肩上项，升腾耳后，右耳遂聋，数日左耳亦病滞塞，怒则更甚，头面麻痒，如蜂蚁纷挠，心烦生躁，则头上汗流，膈右烦热，胶痰瘀塞，食下胸闷吐酸，项脊筋疼，饥则心空气馁，酸水浸淫，心神慌乱不寐，寐必手足麻软，醒后不能转移，腿胫骨髓空虚，筋脉酸楚，膝踝浮肿，小便赤涩，病半年矣。

此缘土湿火升，清陷浊逆。“阴阳应象论”：北方生寒，在脏为肾，在窍为耳。耳为肾官，亦为心官，“金匮真言论”：南方赤色，入通于心，开窍于耳。肾藏精，心藏神，神为阳，精为阴，阳清而阴浊，清气上升，则孔窍空虚，浊气上逆，则孔窍闭塞，空虚则善听，闭塞则莫闻。而阴根于阳，阳根于阴，阴生则浊，阳生则清，清则必升，浊则必降。盖水为纯阴，而内含阳气，此气左升，则化木火，是清阳出于浊阴之中也，火为纯阳，而中抱阴精，此精右降，则化金水，是浊阴生于清阳之内也。肾水之内，一阳常升，心火之中，一阴常降，七窍空虚，但有清阳布濩，而无一线浊阴，稍生闭塞，是以声入耳通，钜细必闻。非水火相济，精神互交，不能如是，故耳以一窍而并官心肾。

心为君火，相火者，君火之佐也。胆以甲木而化相火，随君火而交癸水，君相下根，则精温而清升，神肃而浊降。神胎于魂，魂藏于血，血统于肝，肝胆之气，表里相合，血脱则温气亡泄，魂虚木陷，不能生火化神，则心君浮动，常有升摇之意，而温泄胆寒，甲木失其培养，君相感应，亦将飞腾，其头目昏晕，咽喉梗碍者，皆甲木飘扬，根本不秘之象也，但未全逆耳。偶因惊悸卒发，君相同奔，浊气上逆，孔窍冲塞，是以重听不闻。少阳之脉，循耳后而下肩项，甲木逆冲，由经倒上，故相火升炎，自肩项而绕耳后也。君相下行，肺金敛之也，肺自右降，相火上逆，肺金被克，收令不行，故先聋右耳，胆自左升，续则渐及本位，故后聋左耳。怒则胆气更逆，是以病加。甲木郁升，浊气纷乱，故头面麻痒，如蚁动蜂飞。火能上泄，金不下敛，故头上汗流。肺被火刑，故膈右烦热。君相虚浮，故心慌胆怯，不能寐也。

究其根原，总由阳衰而湿旺。太阴以湿土主令，而清气左升，则化阳魂，阳明从燥金化气，而浊气右降，则生阴魄。盖肺金藏气而含魄，胃为化气之原，气清则魄凝，肝木藏血而含魂，脾为生血之本，血温则魂见。气之清者，生水之基，故精孕于魄，血之温者，化火之根，故神胎于魂。火旺则土燥，水盛则土湿，燥济其湿，则胃降而脾升，湿夺其燥，则脾陷而胃逆。血脱温亡，泻其化火之根，火衰水盛，精脏生寒，寒水上泛，脾土滋湿，湿夺阳明之燥，脾陷胃逆，故君相拔根，而肺失收藏之政也。

胃土不降，浊气右填，肺津郁遏，凝为痰涎，蒸以君相之火，则胶塞不流。脾湿不化水谷，食下而中焦郁胀，肺胃更逆，故胸膈壅闷。肺气不得前下，逆而上冲，后侵太阳之部，故项脊筋疼。肾主髓，《灵枢·决气》：谷入气满，淖泽注于骨，补益脑髓，是肾为髓之下源而肺为髓之上源也，肺郁化痰，无缘下生肾水，故骨髓空虚。脾陷木遏，筋脉不舒，故觉酸楚。脾主五味，入肝为酸，土燥则乙木直升，土湿则乙木曲陷，吞吐酸水者，湿土而遭曲木，温气抑郁之所化也。谷消气馁，胃虚心空之时，乙木郁冲，故酸水泛滥。阳气不得下达，阴凝气滞，故膝踝浮肿。痳而中气愈郁，不能四布，故手足麻软。水源上竭，膀胱空涸，而乙木遏陷，疏泄不行，是以水道淋涩也。

6. 论郁热耳聋

《医学要数·十二经见证足厥阴肝经见证》

头痛脱色，善洁耳无闻，颊肿肝逆，颊肿面青，目赤肿痛，两胁下痛，小腹胸痛，背下侧两胁肿痛，妇人小腹痛，腰痛不可俛仰，四肢满闷挺长热，呕逆，血晕，肿睾疝，足逆寒胻，善瘛，节时肿，遗沥，淋溲，便难，眩冒，癃狐疝，洞泄，大人㿉疝，转筋，阴缩，两筋挛，善恐，胸中喘，骂言，血在胁下喘。

《四圣悬枢·卷一·温病解第一·少阳经证》

耳聋，温病寒水失藏，相火炎蒸，已旺于衰废之时。春夏病感，卫闭营郁，热盛火发，势当得令之候，愈极熏赫。少阳伤寒，有寒热之往来，以二阳在表，三阴在里，阳胜则热，阴胜则寒，少阳居表里之半，是以寒往而热来。温病三阴经气，从阳化热，故但热而无寒。其经络耳循胁，行身之侧，故胸胁痛而耳聋。火曰炎上，炎上作苦，故咽干而口苦。

相火内郁，则肺金受刑，甲木内郁，则刑胃土，外无泄路，势必焦土流金，而入阳明。当以清凉和解之法，散其炎烈也。

《幼科释谜·卷四·耳目鼻口舌齿咽喉·耳病原由症治》

巢元方曰：耳者，宗脉之所聚，肾气之所通。小儿肾脏盛而有热者，热气上冲于耳，津液壅结，即生脓汁；亦有因沐浴水入耳内，水湿停积，搏于血气，蕴结成热，亦令脓汁出，皆谓之聤耳。日久不瘥，即变成聋也。红蓝花散。

刘完素曰：耳者，心肾之窍，肝胆之经也。心肾主内症，若其人精血不足也。肝胆主外症，若其人风热有余也。或聋聩，细辛膏。或虚鸣者，通鸣散。禀赋虚也，总治六味地黄丸。或胀痛，菖附散。或脓痒者，菖乌散。邪气客也，总治柴胡清肝汤。若因肾肝疳热，六味丸、芦荟丸并用。若因热积内热，四味肥儿丸。若因脾经郁热，加味归脾汤。若因肝经怒火，加味逍遥散。若因乳食膏粱积热，加味清胃散。其药皆令乳母小儿同服，不可耑于治外。不惟闭塞耳窍，且恐变生他症。延留日久，遂成终身聋聩。盖外治方，只可治腑症之轻者。若系肝经风热血燥元虚等症，必依前方论内，服各宜之药，或外治以收脓湿亦可。

《内经博议·卷之四·述病部下·厥逆痹病第五》

少阳之厥，暴聋，颊肿，胁痛，胻不可以运。少阳起于下而与厥阴之气并行，故其经和而无病。今少阳之厥，是相火上炎而无阴也。其脉入耳故暴聋，脉下颊车故颊肿，皆火症也。胁痛，其部气逆而不和也。胻不可以运，则少阳不能及下矣。

7. 论气虚耳聋

《圣济总录·卷第一百一十四·耳门·耳统论》

论曰：肾气通于耳，心寄窍于耳，气窍相通，若窗牖然，音声之来，虽远必闻；若心肾气虚，精神失守，气不宣通，内外窒塞，斯有聋聩之疾，《经》所谓五脏不知，则九窍不通是也。

《景岳全书·卷之一入集·传忠录上·十问篇九·七问聋》

耳虽少阳之经，而实为肾脏之官，又为宗脉之所聚，问之非惟可辨虚实，亦且可知死生。凡人之久聋者，此一经之闭，无足为怪。惟是因病而聋者，不可不辨。其在《热论篇》则曰：伤寒三日，少阳受之，故为耳聋。此以寒邪在经，气闭而然。然以余所验，则未有不因气虚而然者。《素问》曰：精脱者耳聋。仲景曰：耳聋无闻者，阳气虚也。由此观之，则凡病是证，其属气虚者什九，气闭者什一耳。

一，聋有轻重，轻者病轻，重者病重。若随治渐轻，可察其病之渐退也。进则病亦进矣。若病至聋极，甚至绝然无闻者，此诚精脱之证，余经历者数人矣，皆至不治。

二、医案

1. 治结胸耳聋

《脉义简摩·卷六名论汇编·戒烟》

一少年四月戒烟，午节后感冒。初用桂附，致尿赤多汗谵语。复用大黄，致便滑结胸，十日矣。诊其左脉沉细无力，右脉皆洪，寸上鱼际，尺下尺泽，耳聋，唇舌如常，有津而渴，喜饮热，频汗频泻，长卧而已。知非实热，而结胸又不可补，用洋参、白芍、贝母等无效。嗣问知戒烟未久，急用烟泡一粒，开水化服，再用生首乌、洋参、甘草、麦冬、牡蛎、贝母等味，仍加烟泡一粒，数日愈。

2. 治肾虚耳聋

《王旭高临证医案·卷之四·遗精淋浊门》

高。淋浊而兼遗滑，耳聋目花。肝肾大虚，不宜渗利，法当固摄。沙苑子、怀山药、补故纸、茯神、家韭子、芡实、龙骨、牡蛎，朝暮服威喜丸三钱。

[渊按]纯属虚象，宜加熟地、山茱萸。

《沈氏医案·正文》

黄维思令侄。血症之后，肾虚而肺气受伤，耳聋不聪，自汗不止，大便不实，脉息数大无神。夫耳聋肾绝也，汗出气脱也。大便不实，脾虚也。此皆不治之症，以补肾纳气之药，以安病者之心耳。

3. 治虚热耳聋

《孙文垣医案·卷一·三吴治验·沈别驾夫人产后发热》

沈三石别驾公夫人严，产三日而腹不畅。南浔女科陈姓者，为下之，大泻五六次，遂发热恶心，又用温胆汤止吐，小柴胡退热，服四日，热吐四日，粒米不进亦四日，又进八珍汤加童便，服后昏愦，耳聋，眼合，口渴，肠鸣，眼胞上下及手足背皆有虚浮。因逆予治。诊其六脉皆数，时五月初二日也。予曰：脉书云数脉所主，其邪为热，其症为虚。法当以十全大补汤加炮姜进之。夜半稍清爽，进粥一盂，始开目言语。次日午时，以承值者倦而药不相接，且言语太多，复昏昧不知人事。初四日，以人参、白术各三钱，炮姜、茯苓、陈皮各一钱，甘草五分，煎服讫，体微汗，遍身痱痤，热退而神爽。下午又药不接，又动怒，昏昧复如前，六脉散乱无伦，状如解索，痱痤没而虚极矣。亟以人参、白术各五钱，炙甘草、炮姜，大附子各一钱，连进二帖。是夜熟寝，唯呼吸之息尚促。初六日，脉又数，下午发热不退，环跳穴边发一毒如碗大，红肿微痛。夫人父严翁，与陈女科交谮之，曰：向之发热恶心，皆此所致，由附子、干姜温补误也，须急用寒凉解毒之剂。予正色而谕以理曰：此乃胃中虚火游行无制，大虚之症，非毒也。若作毒治而用寒凉，速其死尔。《内经》云：壮者气行则愈，怯者着而成病。惟大补庶可万全。三石翁然予言，急煎附子理中汤进之，日夕两帖，参、术皆用七钱，服后痱痤复出，毒散无踪，热亦退，沾沾喜矣。复以参苓白术散调理而全安。皆由产后误用下药，致变百出，噫唏！彼不达变之专科，其可任哉。

4. 治邪郁耳聋

《孙文垣医案·卷三·新都治验·琼兄内伤饮食外感风邪》

琼兄内伤饮食，外感风邪，洒淅恶寒发热，烦躁不宁。已经表汗泻吐之后，小水短赤，口渴腹中疼，夜不能睡，耳聋气塞，神魂不安，懊侬不已。予脉之，两寸滑大，左关弦，右关滑，两尺皆弦皆七至。据此乃少阳阳明两经合病。仲景云：渴而小便不利者，当利其小便。先与柴苓汤加竹茹进之。耳稍聪，稍得睡，热仍不退，闻食气即呕，以《济生》竹茹汤加人参、麦冬、黄连与辰砂六一散三钱，服后神稍清，手足心仍热，用竹叶石膏汤而热亦不退，且懊侬殊甚，合目即谵语。按仲景谓伤寒汗吐下后懊侬不得眠者，热在心胸之间，宜轻涌之。以栀子豆豉汤主之。服后晚间仍不得眠，两耳气塞难当，改以小柴胡汤合白虎汤进之，即得睡。睡中汗出二次，耳顿通利。因进食早，又发热口渴，舌上黄苔，此阳明余热复萌，乃用石膏七钱，甘草一钱，知母三钱，黄连一钱五分，百合、竹茹各一钱，竹叶三十片，急进而热全退，始得获安。

《证类本草·卷第一·新添本草衍义序·序例下》

又妇人病温已十二日，诊之，其脉六七至而涩，寸稍大，尺稍小，发寒热，颊赤、口干，不了了，耳聋。问之，病后数日，经水乃行，此属少阳热入血室也。若治不对病，则必死。乃按其证，与小柴胡汤服之。二日，又与小柴胡汤加桂枝干姜汤，一日，寒热遂已。又云：我脐下急痛，又与抵当丸，微利，脐下痛痊。身渐凉和，脉渐匀，尚不了了，乃复与小柴胡汤。次日云：我但胸中热燥，口鼻干。又少与调胃承气汤，不得利。次日又云：心下痛。又与大陷胸丸半服，利三行。而次日虚烦不宁，时妄有所见，时复狂言。虽知其尚有燥屎，以其极虚，不敢攻之。遂与竹叶汤，去其烦热。其夜大便自通，至晓两次，中有燥屎数枚。而狂言虚烦尽解。但咳嗽唾沫，此肺虚也。若不治，恐乘虚而成肺痿，遂与小柴胡去人参、大枣、生姜，加干姜、五味子汤。一日咳减，二日而病悉愈。以上皆用张仲景方。

《孙文垣医案·卷二·三吴治验》

陈茂之劳倦色欲伤寒。陈茂之，劳倦之后，勉强色欲，精竭而血继至。续感风寒，发热头痛，胸膈饱闷。始从太阳而传之少阳，胸胁痛而耳聋，呕逆口苦，咳嗽，六脉俱弦数，此少阳症也。以小柴胡汤加枳壳、桔梗、竹茹，而呕逆止，热退。因进粥早，夏热口渴，小水不利，大便一日夜六七次，所行皆清水，日晡热甚，舌上黄苔，昏沉振颤。此食夏之候。书云：渴而小便不利者，当先利其小便。以猪苓汤为主，猪苓、泽泻各二钱，滑石三钱，赤茯苓一钱，柴胡八分，升麻、木通各五分。连进两帖，小便利而大便实，但热不退。以六神通解散一帖，其夜热仍不退。次早诊之，左脉不弦数矣。两寸脉虚，以故服药无汗，口渴，漱水而不欲咽，咽热，此邪传阳明经，不急凉血，必作鼻衄，病势至此，可谓极恶矣。投黄芩芍药汤合生脉散以止嗽渴，用葛根汤以解肌热。白芍药三钱，葛根、升麻、黄芩各一钱，人参一钱五分，麦冬、滑石各三钱，甘草、五味子各五分，乌梅一枚。急煎二帖饮之。日中大便下燥粪十数枚。始得微汗，就得睡矣。晚进粥一盂，夜卧向安。

《孙文垣医案·卷五·宜兴治验》

吴孝廉球泉公内人痢疾后感寒而经至发热口渴遍身疼等症。吴孝廉球泉公内人，痢疾后感寒，又月水适至，大发热，口渴，遍身疼，胸膈饱闷烦躁，头微疼，耳亦聋，大便泻，舌上白苔，脉七八至，乱而无序。此三阳合病，春温症也。时师误以为漏底伤寒不治。予曰：病已危，医而不起者有矣，未有不医而起者也。且投三阳药服之，挑察征应，再相时而动。以柴胡三钱，葛根、白芍药各二钱，枳实、桔梗、酒芩、竹茹各一钱，天花粉八分，炙甘草、桂枝各五分，服后但觉遍身冷如冰，面与四肢尤甚，六脉俱无，举家及医者皆叹为物故矣。予独曰：非死候也，盖夜半阴极阳生，势欲作汗，比之天将雨而六合皆阴。球泉疑信相半，而诸医闻之皆笑去，四鼓后果战而汗出，衣被皆湿，四肢体面渐温，神思清爽，且索粥，举家欣欣，以为再生。次日惟耳尚聋，腹中大响，脉近六至，改以柴苓汤加乌梅，两帖而愈。

《王旭高临证医案·卷之一·温邪门》

尤。症交十二日，目赤耳聋，舌白烦渴，脉洪大而汗出。当辛凉以彻气分之热邪，甘凉以救肺胃之津液。北沙参、麦冬、知母、竺黄、元参、生石膏（薄荷同打）、滑石、竹叶、芦根。

《临证指南医案·卷九·热入血室》

沈（氏）。温邪初发，经水即至，寒热耳聋，干呕，烦渴饮，见症已属热入血室。前医见咳嗽、脉数、舌白，为温邪在肺，用辛凉轻剂，而烦渴愈甚。拙见热深十三日不解，不独气分受病。况体质素虚，面色黯惨，恐其邪陷痉厥，三日前已经发痉，五液暗耗，内风掀旋，岂得视为渺小之恙。议用玉女煎两清气血邪热，仍有救阴之能。（热邪内陷液伤发痉）玉女煎加竹叶心，武火煎五分。

又，脉数，色黯，舌上转红，寒热消渴俱缓。前主两清气血，伏邪已得效验。大凡体质素虚，驱邪及半，必兼护养元气。仍佐清邪，腹痛便溏，和阴是急。白芍、炙草、人参、炒麦冬、炒生地。又，脉右数左虚，临晚微寒热，复脉汤去姜、桂。

《龙砂八家医案·王钟岳先生方案》

殷家庄朱堃官时感症。

乾隆甲申五月初三日：身热十余日，头有汗而热不解，口苦耳聋，自利不止，即此已为上厥下夺之症，前医所用辛凉达表不应。今细按脉皆浮弦，舌苔白滑，气弱神倦，治法宜从一表一里和之。用柴苓法，俾两阳之邪，自然解散矣。茯苓三钱，柴胡、淡芩、猪苓、泽泻、半夏各一钱，桂枝五分，葛根二钱，生姜。

初六：脉浮弦略减，自利稀少，里邪欲和，反恶寒者，表邪亦欲和也。身热，漐漐汗出，口渴，有转退少阳之象，用温胆法以清余热。半夏、茯苓、甘草、枳实、花粉、黄芩、广皮、竹茹。

5. 治湿阻耳聋

《证指南医案·卷五·湿》

周。病起旬日，犹然头胀，渐至耳聋。正如《内经·病能》篇所云：因于湿，首如裹。此呃忒鼻衄，皆邪混气之象。况舌色带白，咽喉欲闭，邪阻上窍空虚之所，谅非苦寒直入胃中可以治病。病名湿温，不能自解，即有昏痉之变，医莫泛称时气而已。连翘、牛蒡子、银花、马勃、射干、金汁。

《张聿青医案·卷二·湿温》

某。呕吐已止，而气湿不化，烦热仍然不退，耳聋不聪，时带谵语。脉糊数不扬。此湿邪弥漫，清窍被阻。有神昏发痉之虞。拟方即请商正。光杏仁、郁金、桔梗、赤茯苓、蔻仁、制半夏、香豆豉、橘红、枳壳、晚蚕砂、九节菖蒲，万氏牛黄清心丸七分（灯心汤先送下）。

6. 治湿热耳聋

《临证指南医案·卷四·吐蛔》

叶（十七）。热气上闭，耳聋身热，神识不清。当清心营肺卫。（湿热结于厥阴）竹叶心、飞滑石、连翘、川贝、石菖蒲根、生绿豆皮。

又，暑湿热内蒸，吐蛔，口渴耳聋。川连（水炒）四分，半夏一钱半，枳实一钱，广皮白三钱，菖蒲一钱半，杏仁三钱。

又，身热，三候不解，胸痞，入暮谵语，耳聋吐蛔。此热结厥阴，症势最险。川连、黄芩、干姜、枳实、半夏、姜汁、茯苓、菖蒲。

7. 治痰火耳聋

《临证指南医案·卷五·温热》

胡。脉数，舌赤耳聋，胸闷。素有痰火，近日冬温，引动宿病，加以劳复，小溲不利。议治胞络之热。鲜生地五钱，竹叶心一钱，丹参一钱半，元参一钱半，石菖蒲根六分，陈胆星六分。

8. 治阴虚风动耳聋

《王旭高临证医案·卷之二·中风门》

金。左手脉沉弦而涩数不调，乃血虚而肝风暗动也；右关脉独缓滑，胃有湿痰，尺寸俱弱，金水两虚。症见耳聋，两肩膊瘦而难举，痰多，口中干腻，是其征也。大生地、麦冬、归身、石决明、半夏、蒺藜、钩钩、橘红、牡蛎、元参，指迷茯苓丸。

《临证指南医案·卷一·中风》

曾（五二）。脉弦动，眩晕耳聋，行走气促无力，肛痔下垂。此未老欲衰，肾阴弱，收纳无权，肝阳炽，虚风蒙窍，乃上实下虚之象。质厚填阴，甘味熄风，节劳戒饮，可免仆中。虎潜去锁阳、知母，加大肉苁蓉炼蜜丸。

《临证指南医案·卷一·肝风》

胡。久病耳聋，微呛喉中不甚清爽。是阴不上承，阳挟内风，得以上侮清空诸窍。大凡肝肾宜润宜凉，龙相宁，则水源生矣。人参一钱（秋石一分化水拌，烘干同煎）　鲜生地三钱，阿胶一钱，淡菜三钱，白芍一钱，茯神一钱半。

又，阴虚液耗，风动阳升，虽诸恙皆减，两旬外大便不通。断勿欲速，惟静药补润为宜，照前方去白芍，加柏子仁。

又，大便两次颇逸，全赖静药益阴之力。第纳食未旺，议与胃药。人参、茯神、炒麦冬、炙甘草、生谷芽、南枣。

又，缓肝益胃。人参、茯神、生谷芽、炙甘草、木瓜、南枣。

《临证指南医案·卷三·木乘土》

朱（氏）。上冬用温通奇经，带止经转两月间，纳谷神安。今二月初二日，偶涉嗔忿，即麻痹干呕，耳聋，随即昏迷如厥。诊脉寸强尺弱，食减少，口味淡，微汗。此厥阴之阳化风，乘阳明上犯，蒙昧清空。法当和阳益胃治之。人参一钱，茯苓三钱，炒半夏一钱半，生白芍一钱，乌梅七分肉，小川连二分，淡生姜二分，广皮白一钱。此厥阴阳明药也，胃腑以通为补，故主之以大半夏汤。热拥于上，故少佐姜连以泻心。肝为刚脏，参入白芍、乌梅，以柔之也。

又，三月初五日。经水不至，腹中微痛，右胁蠕蠕而动。皆阳明脉络空虚，冲任无贮，当与通补入络。人参一钱，当归二钱，茺蔚子二钱，香附（醋炒）一钱，茯苓三钱，小茴一钱，生杜仲二钱。

又，照方去茺蔚、杜仲、白芍、官桂。

《临证指南医案·卷五·痰饮》

周。向有耳聋鸣响，是水亏木火蒙窍，冬阳不潜，亦属下元之虚。但今咳聋，喉下有痰音，胁痛，卧着气冲。乃冲阳升而痰饮泛，脉浮，当此骤冷，恐有外寒引动内饮，议开太阳以肃上。云茯苓、粗桂枝、干姜、五味（同姜打）、白芍、炙草。当午时服。

《临证指南医案·卷七·痉厥》

余。脉细促，神迷，舌缩言謇，耳聋，四肢牵引，牙关不紧。病已月余，乃温邪劫液，阳浮独行，内风大震，变幻痉厥危疴。议以育阴熄风法，必得痉止神清，方有转机。阿胶二钱，鸡子黄一枚，人参(秋石拌烘)一钱,天冬一钱,细生地二钱,白芍一钱半。

又,神气稍苏,脉来敛静。五液交涸,风阳尚动,滋液救其焚燎,清补和阳去热。用药全以甘寒,津液来复,可望向安。阿胶、人参、淡菜、鲜生地、天冬、川斛。

《三家医案合刻·卷一·桑螵蛸散》

舌色白晦,脉得右大,来去不整,左部小促,耳聋,身热不寐,语言謇涩,非是少阳伤寒,良由小产。阴气不复,愓气上冒,恐有牵搐暴厥之忧,勿以轻浅视之。生地、阿胶、丹皮、麦冬、白芍、蔗浆。

再诊:前方去白芍,加元参、羚羊角。

《环溪草堂医案·卷二·肝气肝风肝火》

金。左手脉沉弦而涩数不调,乃血虚而肝风暗动也。右关脉独缓滑,胃有湿痰。尺寸俱弱,金水两虚。证见耳聋,两肩膊酸而难举,痰多,口中干腻,是其征也。大生地、麦冬、归身、石决明、半夏、蒺藜、钩钩、橘红、牡蛎、玄参,指迷茯苓丸。

9. 治耳久聋

《肘后备急方·卷六·治卒耳聋诸病方第四十七》

葛氏。耳卒聋,取鼠胆,纳耳内,不过三,愈。有人云,侧卧沥一胆尽,须臾胆汁从下边出,初出益聋,半日顷,乃瘥,治三十年老聋。

《古今医案按·卷七·耳》

石山治一人,年近六十,面色苍白,病左耳聋,三十年矣。近年来,或头左边及耳皆肿,溃脓,脓从耳出甚多,时或又肿复脓,今则右耳亦聋。屡服祛风去热逐痰之药,不效。汪诊左手心脉浮小而快,肝肾沉小而快,右脉皆虚散而数。此恐乘舆远来,脉未定耳。来早脉皆稍敛,不及五至,非比日前之甚数也。夫头之左边及耳前后皆属于少阳也,《经》曰:少阳多气少血。今用风药痰药,类皆燥剂。少血之经,又以燥剂燥之,则血愈虚少矣。血少则涩滞,涩滞则壅肿,且血逢冷则碍,今复以寒剂凝之,愈助其壅肿,久则郁而为热,腐肉成脓,从耳中出矣。渐至右耳亦聋者,脉络相贯,血气相依,未有血病而气不病也。故始则左病,而终至于右亦病矣。是为病久气血两虚,且年六十,气血日涸,而又出外劳伤气血,又多服燥剂以损其气血,脓又大泄以竭其气血,则虚而又虚可知矣。以理论之,当滋养气血,气血健旺,则运行有常而病自去矣。否则不惟病不除,而脑痈耳疽,抑亦有不免矣。人参二钱,黄芪三钱,归身、白术、生姜各一钱,鼠粘子、连翘、柴胡、陈皮各六分,川芎、片芩、白芍各七分,甘草五分。煎服十数帖而愈。

10. 治疫病耳聋

《孙文垣医案·卷一·三吴治验·金妓时疫》

有老妓金姓者,其嫂三月患头痛,身热,口渴,水泻不止,身重不能反侧,日渐昏沉,耳聋眼合,梦多乱语。嘉秀医者,历试不效,视为必死。予适吴江归,便道过槜李,访南溪、吉泉二兄。吉泉兄以是症见询,且言诸医有以补中益气汤进者,有以附子理中汤进者,二药已煎成未服,幸弟至,乞为诊之。六脉洪大,观其色内红外黑,口唇干燥,舌心黑胎,不知人事。予曰:此疫症也,法当清解,急以小白汤进之,犹可生也。若附子理中汤,杀之耳,安可用!南溪兄问:小白何汤也?予曰:小柴胡、白虎汤,合而一之是也。南溪兄谓:泄泻昏沉如此,恐石膏不可用也。予曰:此挟热下痢,但使清阳上升,则泻止热退,而神气自清也。服讫,夜半神气苏醒,惟小水不利,热渴不退。予思仲景法谓,渴而身热不退,小便不利者,当利其小便。乃以辰砂六一散一两,灯心汤调服之。两帖而瘳。南溪兄曰:死生信乎命也,弟顷刻不至,必服理中汤,此妇不为泉下人哉!

《孙文垣医案·卷三·新都治验》

一仆妇瘟疫以劳食复作。一仆妇,年三十,患瘟疫一月余矣,非劳复即食复,今则发热咳嗽,胸胁痛,耳聋口渴,大便七八日不行,不知人事。乃与柴胡、石膏各三钱,栝蒌、桔梗、枳壳各一钱五分,黄芩、前胡各一钱,天花粉八分,甘草五分,黄连八分,急煎服之,人事稍清。因大便不行,次日以大柴胡汤下之,又次日大便虽行热仍不退,改以柴胡二钱,白芍药、黄芩、麦门冬各一钱,天花粉、茯苓、甘草各六分,四帖而愈。

《孙文垣医案·卷四·新都治验》

程玄祖兄春温食复僵寝如尸。程玄祖兄春温食复,人事昏沉,内热口渴,舌如焦煤,胁痛耳聋,身热如火,僵硬不能转动,尸寝者十日,口中喃喃,盖梦语也。城中时疫正盛,亲友咸不吊庆。予为脉之,左弦数,右洪大而数。以柴胡、石膏各五钱,黄芩、知母、葛根各二钱,山栀子、枳实各三钱,甘草五分,连饮三剂。额上微汗,腹中雷鸣,其夜大便泻三次，皆清水，热仍不退。次早脉之，右寸稍软，前方加人参七分，又二帖而汗出热退。身仍僵，口仍渴，耳仍聋，泻也不止，汗也不收，四肢如冰，勺粒不进者已十三日。人皆以为死矣，予独不忍弃。以人参、麦门冬、白芍药、石斛各一钱，五味子十一粒，当归八分，桂枝三分，黄柏、甘草各五分。后再诊之，左脉已弱。咳嗽，人事渐爽，粥饮稍进，乃能开目发声。泻已止，颇可转身，才有生气。后以四物汤加苡仁、甘草、陈皮、白术、石斛、百合、贝母，调理一月全瘳。

鲍子五保时疫耳聋泄泻。鲍子五保，时疫，耳聋，体有热，口干，大便五日不行，人事不清。竹叶、黄芩、柴胡、半夏曲、甘草、枳壳、天花粉、知母煎服，而热渴更甚，大便行而泻，手挛缩不能伸，且发呃，或又咳嗽。改以柴胡、石膏、竹茹、人参、甘草、麦冬、半夏曲、橘红、黄芩、黄连一帖而呃止泻除，诸症悉罢而安睡矣。

《程杏轩医案·沈虹桥广文疫证》

时疫十朝，正虚挟邪，证见神卷耳聋，热发不退，脉息沉细无力。凭脉用药，理应壮中温托，阅方曾服理阴煎三剂，病样日增，前法似难再进。夫阳证阴脉，原属不宜，方书有时疫，邪伏于里，脉多沉细，不同伤寒邪自外来，脉多浮大，语属可参。仿赵氏六味汤加柴胡一法。复诊脉仍虚细，神形倦怠，唇齿干枯，舌苔黄燥变黑。夫邪热最为真阴之贼，高年肾阴本亏，热甚津液更耗。《已任编》所谓感证始终以存津液为第一义，盖阳明燥土，全赖少阴肾水以滋养之。如旱田侧有井泉，犹可供其灌溉之资，倘并井泉干涸，燥土炎蒸，则苗槁矣，宗甘露饮。

11. 治脚气耳聋

《素圃医案·卷四·女病治效》

休邑汪介臣，流寓瓜镇，孙媳素有脚气证，余不知也。产后弥月，脚指微痛，继又乳痛。前医者不知用何药，脚乳皆不痛，渐次发热耳聋，言语谬妄，或歌或笑。又一医作阳明病，用大黄下之，下后愈甚。十日后求治于余，两手脉沉细欲脱，耳聋神昏，唇焦舌黄，身微热，口苦干呕，身痛僵卧，不能转侧，夜则呢喃谵语不休，至辰刻乃止。邪之错杂，不辨何证。但足三阳经皆病，身痛僵卧太阳也，夜谵语阳明也，耳聋干呕少阳也，又非伤寒三阳合病下利之证。先以三阳经药投之，观其应否。用紫苏、葛根、柴胡为君，二陈为使，日投四剂，通身微汗，遂能认人。自言腰腿痛甚，余方识其为脚气也。盖前医初误致脚气冲心，再误下致脉细欲绝。幸人壮实，两误而邪尚在三阳，未入于阴，犹得汗解，始能神清。即以前药加苍术、防己、独活、赤芍、当归，作脚气主治，痛渐下注于足指，半月方愈。若入三阴脚气冲心，即喘汗厥逆，不可治矣。

第三节

耳　鸣

耳鸣是常见的耳科疾病，是指患者在没有任何外界刺激条件下自觉耳内产生的异常声音感觉，如感觉耳内有蝉鸣声、嗡嗡声、嘶嘶声、滋滋声等单调或混杂的响声，其响度不一。耳鸣既是独立的病证，也是多种疾病的常见症状，如伴发于眩晕、头痛等疾病，或为耳聋的前期病症。耳鸣可为间歇性或持续性。持续性的耳鸣，或严重的耳鸣，可使患者烦恼，影响睡眠与工作。中医学对耳鸣的认识较早，早在《黄帝内经》中就有耳鸣及其病因、病机等相关记载。经过历代的传承，中医对耳鸣的因机证治有独特的认识，临床治疗有优势。

【辨病名】

耳鸣之名在《黄帝内经》中便已存在，历代遵而用之，一般形容耳鸣如耳内有蝉鸣之声、钟鼓之响、流水之声等。

《黄帝内经素问·脉解》："所谓耳鸣者，阳气万物盛上而跃，故耳鸣也。"

《诸病源候论·耳病诸候·耳鸣候》："肾气通于耳，足少阴，肾之经，宗脉之所聚。劳动经血，而血气不足，宗脉虚，风邪乘虚随脉入耳，与气相击，故为耳鸣。"

《医学正传·卷之五·耳病》："或如蝉噪之声，或如钟鼓之响，甚为可恶，早而不治，渐而至于龙钟，良可叹哉！"

《古今医统大全·卷之六十二·耳证门病机·痰火怒甚以致耳鸣》："耳鸣证，或鸣甚如蝉，或左或右，或秘塞。"

《外科证治全书·卷二·耳部证治·耳鸣》："耳鸣者，耳中有声，或若蝉鸣，或若钟鸣，或若火熇熇然，或若流水声，或若簸米声，或睡着如打战鼓，如风入耳。”

《奇效简便良方·卷一·头面·头脑夹风》：“耳鸣，头上啾啾有声者是。”

【辨病因】

耳鸣的病因，历来强调劳倦伤肾，髓海不足，同时，《黄帝内经》提出运气盛衰对于耳鸣的发生也欧一定影响。后世医家逐渐认识到思虑伤心、郁怒伤肝、风邪外感、饮食肥甘、酗酒助湿等诸多因素也是耳鸣发生的原因。

《普济方·针灸·卷十一·耳鸣》：“人之耳鸣，医者皆以为肾虚所致，是则然矣。然亦有因气而得者，用心而得者，不可一概论也。”

《医学妙谛·卷下·杂症·耳病章》：“肾开窍于耳，心寄窍于耳。耳为清空之窍，阳交会流行之所。一受风热火郁之邪，及水衰火实，肾虚气厥者，皆致耳鸣失聪。耳为肾窍病属肾，肾虚耳聋不能听。少阳脾湿绕耳中，邪气感之耳鸣应。湿热扰胃胃火炎，亦致耳鸣红肿甚。右属阳明左少阳，肿而出脓风热病。”

一、外感风邪

《圣济总录·卷第五·诸风门·肾中风》：“论曰：肾风之状，多汗恶风，脊痛不能正立。其色炲，隐曲不利，诊在肌上，其色黑。夫身之本在肾，受五脏六腑之精神，以养百骸九窍。肾受风，则诸阳之气，不能上至于头面，故有面庞然浮肿之证。阳气虚者，则多汗恶风。肾主骨，骨不强，则脊痛不能立，精神衰弱，则隐曲之事不利，肌上色黑如炲色。又踞而腰疼不可俯仰，或为冷痹，或为偏枯，耳鸣声浊，志意昏沉，善恐多忘，皆肾风证也。”

《黄帝素问宣明论方·卷三·风门·诸风总论》：“风为病者，或为寒热，或为热中，或为寒中，或为疠风，或为偏枯，或为腰脊强痛，或为耳鸣、鼻塞诸证，皆不仁，其病各异，其名不同。”

《活人事证方后集·卷之十七·耳鼻门》：“风寒暑湿，使人聋聩耳鸣。”

《类编朱氏集验医方·卷之一诸风门·中风评》：“风之为病，或为寒中，或为热中，或为厉风（世传大风也），或为偏枯，或为腰脊强痛，或为耳鸣、鼻塞、头晕、痰厥，其证各异。”

《素问灵枢类纂约注·卷中·病机第三》：“所谓耳鸣者，阳气万物盛，上而跃也。（太阳耳鸣属外感，非肾虚）”

《类证治裁·卷之五·头风论治》：“风邪上干，新感为头痛，深久则为头风。其症头巅重晕，或头皮麻痹，或耳鸣目眩，眉棱紧掣。”

二、情志失调

《明医杂著·卷之三·续医论·耳鸣如蝉》：“耳鸣证……大抵此症多先有痰火在上，又感恼怒而得，怒则气上，少阳之火客于耳也……若怒便聋而或鸣者，属肝胆经气实。”

《寿世保元·卷六·耳病》：“论治人因怒耳鸣，吐痰作呕，不食，寒热胁痛。”

《外科证治全书·卷二·耳部证治·耳鸣》：“有因怒而鸣者，乃三焦气逆。”

三、饮食失宜

《丹溪治法心要·卷五·耳》：“多饮酒之人耳鸣……耳鸣因酒过者。”

《明医杂著·卷之三·续医论·耳鸣如蝉》：“耳鸣证……若遇此症，但审其平昔饮酒厚味，上焦素有痰火，只作清痰降火治之。”

四、劳倦内伤

《黄帝内经太素·卷第二·摄生之二·六气》：“脑髓无补，故脑髓消、胻酸、耳鸣。”

《太平圣惠方·卷第七·肾脏论》：“肾气不足则腰背冷，胸内痛，耳鸣或聋。”

《千金宝要·卷之六》：“有虚劳损羸乏，咳逆短气，四肢烦疼，腰背引痛，耳鸣，面黧黑，骨间热，小便赤黄，心悸目眩者。”

《医述·卷十一·杂证汇参·脑》：“过思则心火烁脑，头眩、眼花、耳鸣之象立见，而髓伤矣。”

《医学正传·卷之五·耳病》：“其或嗜欲无节，劳役过度，或中年之后，大病之余，肾水枯涸，阴火上炎，故耳痒耳鸣，无日而不作也。”

《古今医统大全·卷之六十二·耳证门·治法》：“忧愁思虑则伤心，心虚血耗必致耳聋、耳鸣。房劳过度则伤肾，肾虚精竭亦必致耳聋、耳鸣。”

《医学原理·卷之七·耳症门·治耳聋大法》：“耳属足少阴，为肾家之寄薮，所主者精，若精元充足，则耳闻而聪，苟精脱肾惫，则耳鸣耳闭之症作矣。"

《济阳纲目·卷七十一·眩晕·论》："有头眩证者，耳中常鸣，头上有鸟雀啾啾之声，且不可全谓耳鸣为虚，此头脑挟风所为也。"

《医宗必读·卷之八·头痛》："耳者，肾之外候，肾气虚故耳鸣也。"

《本草备要·草部·骨碎补》："苦温补肾，故治耳鸣(耳鸣必由肾虚)。"

《成方切用·卷二上·补养门·大补阴丸》："耳为肾窍，耳鸣耳聋，皆属肾虚。"

《灵素节注类编·卷五·外感内伤总论·经解》："上焦如雾者，清阳之气氤氲旋转，如云之上腾，而充于头脑也，故气不足，则脑中如空，耳鸣头倾目眩者，清阳不伸，则浊阴上僭，浊阴上僭，则头重而倾，阳郁于下，则耳鸣目眩也。"

五、病理产物

《万病回春·卷之二·痰饮》："王隐君曰：痰之为病难明，或头晕目眩耳鸣。"

《裴子言医·卷之二》："头眩耳鸣恍惚者，痰证也。"

《罗氏会约医镜·卷之六·杂证·论耳病》："饮酒味厚，素有痰火者多实。"

六、运气盛衰

《黄帝内经素问·五常政大论》："厥阴司天，风气下临，脾气上从，而土且隆，黄起水乃眚，土用革，体重肌肉萎，食减口爽，风行太虚，云物摇动，目转耳鸣。"

《黄帝内经素问·六元正纪大论》："凡此厥阴司天之政……三之气，天政布，风乃时举，民病泣出耳鸣掉眩。"

《黄帝内经素问·至真要大论》："帝曰：六气相胜奈何？岐伯曰：厥阴之胜，耳鸣头眩，愦愦欲吐，胃膈如寒，大风数举，倮虫不滋，胠胁气并，化而为热，小便黄赤，胃脘当心而痛，上支两胁，肠鸣飧泄，少腹痛，注下赤白，甚则呕吐，膈咽不通。""岐伯曰：厥阴司天，客胜则耳鸣掉眩，甚则咳。"

《史载之方·卷上·厥阴所胜生病·司天所胜》："体重，肌肉萎，食减口爽，目转耳鸣，胃脘当心而痛，饮食不下，舌本强，食则呕飧泄，腹胀，溏泄，瘕，水闭。"

《素问要旨论·卷第四·抑怫郁发篇第四》："木郁之发，太虚昏埃，云物以扰，大风乃至，发屋折木，木有变(土生异木，奇状也)。故民病胃脘当心而痛，上支两胁，膈咽不通，食饮不下，甚则耳鸣眩转，目不识人，善暴僵仆。"

《读素问钞·卷下之三·运气》："少阳所至，为嚏呕，为疮疡(火气生也)，为惊躁、瞀昧、暴病，为喉痹、耳鸣、呕涌(溢气不下)，为暴注。"

《医学纲目·卷之二十九肾膀胱部·耳聋·耳鸣》："运气耳鸣皆属风火。《经》云：厥阴司天，风行太虚，云物摇动，目转耳鸣。三之气，天政布，风乃时举，民病耳鸣。又云：厥阴之脉，耳鸣头眩。又云：少阳所至为耳鸣，治以凉寒是也。"

【辨病机】

肾开窍于耳，肾精不足、髓海空虚导致耳失所养，耳中虚鸣是古人较早认识，也是古人论述颇多的耳鸣病机。脾虚不足，导致气血生化不足，宗脉亏虚，也可导致耳失所养而耳鸣。"邪之所凑，其气必虚"，正虚不足时，外邪容易侵扰，耳鸣的常见病机也多见正虚邪实夹杂为病。风有内、外之分，不管是外风侵袭，还是内风上扰，都可致耳鸣。思虑过多，心火上炎；郁怒不畅，化火上炎，火夹风势，风火相助，可发为耳鸣。饮食肥甘、酗酒过多，痰湿、湿热内蕴，经脉不畅，气机郁遏，遂致耳鸣发作。他如肝脾不调、气血失调等都可以引发耳鸣。

一、肾虚精亏

《类经·四卷·藏象类·精气津液血脉脱则为病》："液脱者，骨属屈伸不利，色夭，脑髓消，胫痠，耳数鸣。(液所以注骨益脑而泽皮肤者，液脱则骨髓无以充，故屈伸不利而脑消胫痠。皮肤无以滋，故色枯而夭。液脱则阴虚，故耳鸣也)"

《类经·九卷·经络类·人之四海》："髓海有余，则轻劲多力，自过其度；髓海不足，则脑转耳鸣。胫痠眩冒，目无所见，懈怠安卧。(髓海充足，即有余也，故身轻而劲，便利多力，自有过人之度而无病也。若其不足，则在上者为脑转，以脑空而运，似旋转也。为耳鸣，以髓虚者精必衰，阴虚则耳鸣也。为胫痠，髓空无力也。为眩冒忽不知人，为目无所见，怠惰安卧，皆以髓为精类，精衰则气去而诸证以见矣）"

《时方妙用・卷三・眩晕》:"肾虚则高摇髓海,不足则脑转耳鸣。"

《程杏轩医案・辑录・庆敬斋方伯耳鸣》:"《经》言肾气通于耳,故人至中年以后,肾气渐衰,每多耳鸣之患。"

二、脾虚失养

《医学指要・卷一・经络贯通说》:"耳目之脉,《内经》曰:耳者,宗脉之所聚也。宗脉者,百脉一宗,肺所主也。百脉之血气,水谷所生,胃所主也,故胃中空则宗脉虚,虚则耳鸣。"

三、正虚邪侵

《诸病源候论・耳病诸候・耳鸣候》:"肾气通于耳,足少阴,肾之经,宗脉之所聚。劳动经血,而血气不足,宗脉虚,风邪乘虚随脉入耳,与气相击,故为耳鸣。"

《诸病源候论・小儿杂病诸候四・耳鸣候》:"手太阳之经脉,入于耳内。小儿头脑有风者,风入乘其脉,与气相击,故令耳鸣。则邪气与正气相击,久即邪气停滞,皆成聋也。"

《外台秘要・卷第二十二・耳鸣方六首》:"病源肾气通于耳,足少阴肾之经,宗脉之所聚,劳动经血,而血气不足,宗脉则虚,风邪乘虚随脉入耳,与气相击,故为耳鸣。诊其右手脉寸口,名曰气口以前脉。浮则为阳,手阳明,大肠脉也;沉则为阴,手太阴,肺脉也;阴阳俱虚者,此为血气虚损,宗脉不足,病苦耳鸣嘈嘈,眼时妄见花,此是肺与大肠俱虚也;左手尺中,名曰神门,其脉浮为阳,足太阳,膀胱脉也,虚者,膀胱虚也;肾与膀胱合病,苦耳鸣,忽然不闻,时恶风,膀胱虚,则三焦实也;膀胱为津液之府,若三焦实,则克消津液,克消津液,故膀胱虚也;耳鸣不止,则变成聋。"

《太平圣惠方・卷第九十七・食治耳鸣耳聋诸方》:"夫耳鸣、耳聋者,肾为足少阴之经而藏精。其气通于耳,耳宗脉之所聚,若精气调和,则肾气强盛,五音分晓。若劳伤血气,兼受风邪,积于肾脏,而精气脱,则耳聋也。血气不足,宗脉即虚,风邪乘虚随入耳中,与气相击,则为耳聋也。"

《严氏济生方・耳门・耳论治》:"若疲劳过度,精气先虚,于是乎风寒暑湿,得以外入,喜怒忧思,得以内伤,遂致聋聩耳鸣。"

《济世全书・巽集卷五・耳病》:"若劳役过度,精气先虚,于是四气得以外入,七情得以内伤,遂至聋聩耳鸣。"

《景岳全书发挥・卷二・眩运・经义》:"此言邪之所凑,皆因不足而袭之,七情六欲,风寒暑湿,或痰或火,乘虚侵入而为耳鸣、目眩等证。"

四、邪风外扰

《诸病源候论・小儿杂病诸候四・耳中风掣痛候》:"小儿耳鸣及风掣痛,其风染而。皆起于头脑有风,其风入经脉,与气相动而作,故令掣痛。其风染而渐至,与正气相击,轻者动作几微,故但鸣也。其风暴至,正气又盛,相击,则其动作疾急,故掣痛也。若不止,则风不散,津液壅聚,热气加之,则生黄汁,甚者亦有薄脓也。"

《全体病源类纂・附六淫病・风淫》:"'六元正纪大论':风病行于上(节),木郁之发,大风乃至,民病胃脘当心而痛,上支两胁,隔咽不通,食饮不下,甚则耳鸣眩转,善暴僵仆。"

五、肝风内扰

《临证指南医案・卷八・耳》:"心肾两亏,肝阳亢逆,与内风上旋蒙窍而为耳鸣暴聋。"

《程杏轩医案・辑录・洪庭光兄肝风眩晕证类猝中》:"肝风症由肝阳吸耗肾水,致水涸木炽,故上冒为仆,为痰迷,上泛为晕,为呕,为惊悸,为不寐,为痉厥,为耳鸣。"

六、火热上炎

《黄帝内经素问・脉解》:"所谓耳鸣者,阳气万物盛上而跃,故耳鸣也。"

《金匮钩玄・卷第一・耳聋》:"少阳厥阴热多,皆属于热,耳鸣者是。"

《奇效良方・卷之五十八・耳鸣耳聋门》:"夫耳鸣有声,非妄闻也。耳为肾窍,交会手太阳少阳、足厥阴少阴少阳之经。若水虚火实,而热气上甚,客其经络,冲于耳中,则鼓其听户,随其脉气微甚而作诸音声也。《经》言阳气上甚而跃,故耳鸣也。"

《古今医统大全・卷之六十二・耳证门・治法》:"耳鸣、耳聋皆是阴虚火动。"

《类经·十四卷·疾病类·六经病解》："所谓耳鸣者，阳气万物盛上而跃，故耳鸣也。（太阳支者，从巅至耳上角，阳邪上盛，故为耳鸣也）"

《医学入门·外集卷三·病机外感·温暑》："耳鸣，热冲听户。"

《医验大成·眩晕章》："耳鸣者，水虚火实。"

《本草备要·木部·黄柏》："目赤耳鸣（肾火）。"

《不居集·上集卷之十八·郁证例方》："赵羽皇曰：肝苦急，急食甘以缓之。盖肝性急善怒，其气上行则顺，下行则郁，郁则火动而诸症生矣。发于上则头眩耳鸣，而或为目赤。"

《不居集·上集卷之二十二·怔忡惊悸健忘善怒善恐不眠·阴火怔忡》："有阴火上冲，头晕眼花，耳鸣齿落，或腹中作声，怔忡。"

《血证论·卷二·耳衄》："阴火上冲，则为耳鸣。"

《医学衷中参西录·医论·论心病治法》："有下焦阴分虚损，不能与上焦阳分相维系，其心中之君火恒至浮越妄动，以致心机亢进者，其人常苦眩晕，或头疼、目胀、耳鸣，其脉象上盛下虚，或摇摇无根，至数加数。"

七、经脉壅塞

《仁斋直指方论·卷之三·诸风》："气壅滞，筋脉拘倦，肢体焦痿，头目昏眩，腰脊强痛，耳鸣鼻塞，口苦舌干。"

《黄帝内经素问集注·卷五·脉解篇第四十九》："春三月，所谓发陈，天地俱生，万物以荣。天地万物之气，皆盛上而跃。而人之阳气，亦虚于上，是以经脉上壅而耳鸣也。"

《黄帝内经素问集注·卷七·缪刺论篇第六十三》："耳中生风者，耳鸣之如风生也。此邪在于络，从外窍而欲出。"

《素问悬解·卷四·经络·脉解》："小肠手太阳之脉，耳聋目黄颊肿，是所谓耳鸣，所谓浮为聋也。耳聋即耳鸣之重者，以阳气盛上而跃动，冲于听宫之内，郁勃鼓荡，故耳鸣也，甚则孔窍闭塞，遂成聋病，皆在乎阳气之上浮也。"

《素问悬解·卷六·病论·奇病论》："头痛耳鸣，九窍不利，是胃逆肠陷，浊气堵塞之所生也。"

《医学读书记·附静香楼医案三十一条》："肺受风火，久而不清，窍与络俱为之闭，所以鼻塞不闻香臭，耳聋、耳鸣不闻音声也。"

八、肝脾不调

《素问悬解·卷十二·运气·至真要大论》："厥阴木胜则土败，腹痛肠鸣，泄注赤白，小便黄赤者，肝脾下陷之病，心痛支胁，膈咽不通，耳鸣头眩，呕吐者，胆胃上逆之病也。"

《素问悬解·卷十三·运气·六元正纪大论》："风气淫泆，传之于人，甲木刑胃，民病胃脘当心而痛，上支两胁，胸膈咽喉壅塞不通，饮食难下，甚则耳鸣目眩，昏愦无识，善暴僵仆。"

《血证论·卷六·眼目》："肝火外越，必兼口苦、耳鸣等证。"

九、气血失调

《医学指要·卷六·望形色审苗窍》："耳鸣，气不和也。"

《医学衷中参西录·医方·治内外中风方·加味补血汤》："且因上气不足，不能斡旋其神经，血之注于脑者少，无以养其神经，于是而耳鸣、头倾、目眩，其人可忽至昏仆可知。"

【辨病证】

耳鸣以内伤为主，首当辨其虚实，虚者如髓海空虚、气血不足、清阳不升等，实者如火热内蕴、气机郁滞、痰湿内阻等；次当辨在何脏、何经，以肾、肝、脾胃，手太阳小肠经、足阳明胃经、足少阳胆经、手少阳三焦经等为多见。

一、辨症候

（一）辨外感内伤

1. 六淫耳鸣

（1）风邪耳鸣

《黄帝素问直解·卷之八·至真要大论第七十四篇》："厥阴之胜，风气胜也。风胜则耳鸣头眩，鸣眩无定，则愦愦欲吐，欲吐不吐，则胃膈如寒。凡此鸣眩欲吐如寒，皆火风数举之所致也。"

《黄帝内经素问集注·卷八·五常政大论篇第七十》："目转耳鸣，风淫于上也。"

《黄帝内经素问集注·卷八·六元正纪大论

篇第七十一》："民病泣出耳鸣掉眩，乃风病行于上也。"

（2）火邪耳鸣

《简明医彀·卷之二·火证》："诸热瞀瘈，暴喑冒昧，躁扰狂越，骂詈骇惊，嚏呕喉痹，耳鸣及聋，呕涌溢食不下，目眛不明，暴注瞤瘛，暴病暴死，皆属于火。"

2. 内伤耳鸣

《儒门事亲·卷十·风木郁之病》："风木郁之病，故民病胃脘当心而痛，四肢、两胁、咽膈不通，饮食不下，甚则耳鸣眩转，目不识人，善僵仆，筋骨强直而不用，卒倒而无所知也。"

《裴子言医·卷之二》："头眩、耳鸣恍惚者，痰证也。"

《类证治裁·卷之三·肝气肝火肝风论治》："风依于木，木郁则化风，为眩，为晕，为舌麻，为耳鸣，为痉，为痹，为类中，皆肝风震动也……至于肝阳化风，上扰清窍，则巅痛头晕，目眩耳鸣，心悸痞烦，由营液内虚，水不涵木，火动痰升，其实无风可散，宜滋液和阳。"

（二）辨经络

1. 太阳经耳鸣

《素问识·卷六·脉解篇第四十九》："高云：'经筋'篇云：手太阳之筋，其病应耳中鸣。故申明所谓耳鸣者，乃阳气万物，盛上而跃，跃则振动，故耳鸣也。"

2. 阳明经耳鸣

《素问识·卷三·通评虚实论篇第二十八》："吴云：阳明胃脉，上耳前循发际，至颞颥，故头痛耳鸣，为肠胃之所生。张同。［简按］'口问'篇云：胃中空，宗脉虚，而下溜，脉有所竭，故耳鸣。'决气'篇云：液脱者耳数鸣。据此数义，王注为得矣。"

3. 少阳经耳鸣

《形色外诊简摩·卷上·形诊病形类·五脏病证总例篇》："少阳所至，为嚏呕，为疮疡，为惊躁瞀昧暴病（即暴痛也），为喉痹、耳鸣、呕涌，为暴注、瞤瘛、暴死。"

《素问吴注·黄帝内经素问第七卷·经脉别论二十一》："一阳独啸，少阳厥也。一阳，足少阳胆，手少阳三焦也。啸，耳鸣也。二经之脉皆入耳，故耳鸣，谓其经气厥逆也。"

4. 厥阴经耳鸣

《素问经注节解·外篇·卷之四·六元正纪大论》："肝经循喉咙，入颃颡，连目系，上会于巅，故为耳鸣眩转，目不识人等证。"

（三）辨脏腑

1. 脾胃失调耳鸣

《黄帝内经素问·通评虚实论》："头痛耳鸣，九窍不利，肠胃之所生也。"

2. 肝旺耳鸣

《丹溪手镜·卷之上·五脏》："肝：胃脘当心而痛，上支两胁（肝经也），鬲咽不通，饮食不下（土衰病也），甚则耳鸣眩转，目不识人，善暴僵仆，里急緛戾，胁痛呕泄，令人善怒也。"

《素问悬解·卷十二·运气·至真要大论》："厥阴司天则风木旺，耳鸣掉眩者，肝木升扬也。"

《素问悬解·卷十三·运气·六元正纪大论》："肾主五液，入肝为泪，泣出耳鸣掉眩者，皆风木之病也。"

3. 心虚耳鸣

《灵枢识·卷一·邪气脏腑病形篇第四》："耳鸣颠疾，志云：南方赤色，入通于心，开窍于耳。心气虚，故耳鸣、颠疾。"

4. 肾虚耳鸣

《诸病源候论·五脏六腑病诸候·肾病候》："肾气不足，则厥，腰背冷，胸内痛，耳鸣苦聋，是为肾气之虚也。"

《圣济总录·卷第一十八·恶风》："论曰：恶风者，皆五风厉气所致也。风有青、白、赤、黑、黄之异，其毒中人五脏则生虫。亦有五种虫，生息滋蔓，入于骨髓，五脏内伤，形貌外应。故食肝则眉睫堕落，食肺则鼻柱倒塌，食脾则语声变散，食肾则耳鸣如雷鼓之声，心不受食，食心则为不可治，是故谓之恶风。"

《圣济总录·卷第五十一·肾脏门·肾虚》："若肾气虚弱，则足少阴之经不利，故其证腰背酸痛，小便滑利，脐腹痛，耳鸣，四肢逆冷，骨枯髓寒，足胫力劣，不能久立。"

《圣济总录·卷第一百一十四·耳门·耳虚鸣》："论曰：耳者心之寄窍，肾气所通也，腑脏和平，则其窍通而无碍；肾气既虚，风邪干之，复以思虑劳心，气脉内结，不得疏通，则耳内浑焞与气相击而鸣，或如钟磬雷鼓，或如蝉噪，皆肾虚所致也。”

《丹溪手镜·卷之上·五脏虚实》：“肾：虚，腰背切痛，不得俯仰，足腿酸，手足冷，呼吸少气，骨节痛，腹结痛，面黑，耳鸣，小便数。”

《普济方·卷十三·脏腑总论·五脏病症虚实论》：“面黑而恐，呵欠呻吟，齿痛，骨痿，耳鸣，精泄，足胫寒，腰脊痛，小腹急疼，瘕泄而里急后重，脐下有动气者，肾家病也……肾虚则心悬如饥，胸痛，引脊厥逆，溲变，腹冷，耳鸣。”

《寿世保元·卷六·耳病》：“耳者属肾，而开窍于少阳之部，通会于手三阳之间，坎离交则聚气以司聪以善听也。关于肾而贯于脑，《内经》曰：五脏不和，则九窍不通。其耳鸣、耳痒、耳聋者，皆属肾虚。”

《医贯·卷之五·先天要论下·耳论》：“若肾虚而鸣者，其鸣不甚。其人必多欲，当见劳怯等证。”

《类证普济本事方释义·卷第五·眼目头面口齿鼻舌唇耳诸疾》：“夜睡耳鸣，如闻打战鼓，四肢掣痛，由乎肾虚下不收摄。”

《幼幼集成·卷一·一审颜色苗窍知表里之寒热虚实》：“耳与齿乃肾之窍，耳鸣，气不和也。”

《脉诀乳海·卷四》：“歌曰：肾开窍于耳，肾气不藏，则上冲于耳，故又耳鸣。”

5. 三焦病

《医门补要·附载·采集先哲察生死秘法·耳部》：“耳痛，耳鸣者，三焦病。”

（四）辨阴阳

《医学纲目·卷之二十九肾膀胱部·耳聋·耳鸣》：“耳中哄哄然，是无阴者，上阴虚耳鸣。《经》云：液脱者脑髓消，胫酸、耳数鸣是也。”

《医法圆通·卷一·各症辨认阴阳用药法眼·耳病肿痛》：“更有耳鸣耳聋，辨认不外阴阳两法。”

（五）辨寒热

《辨舌指南·卷三·第三编辨舌证治·胡玉海察舌辨证法》：“目赤，舌苔红，耳鸣，左关脉洪大而数，此热甚邪胜也。”

（六）辨虚实

《太平惠民和剂局方·附指南总论·卷下·论诸虚证候》：“论诸虚不足，皆因肾气虚惫，下元积冷，腰背疼痛，肢体倦怠，面色无光，精神不爽，唇口干燥，眼暗耳鸣，小便滑数，夜多异梦，盗汗失精，不思饮食，日渐羸瘦。”

《奇效良方·卷之二十四·头痛头风大头风门》：“头痛耳鸣，九窍不利者，肠胃之所生，乃气虚头痛也。”

《医贯·卷之五·先天要论下·耳论》：“耳鸣以手按之而不鸣，或少减者，虚也。手按之而愈鸣者，实也。”

《简明医彀·卷之三·眩运》：“发则头运目眩，耳鸣身转，昏愦欲倒，如立舟车，乃上实下虚也。”

《简明医彀·卷之四·虚损》：“有所劳伤，皆损其气。气衰则火旺，火旺则乘其脾土而胃气散解，不能滋荣百脉，灌溉脏腑，卫护周身，而病成矣。故百脉烦痛，腰脚酸软，胸满气短，心烦不安，耳鸣目眩，口干盗汗，嗽痰失血，遗精白浊，飧泄肌瘦，食少无味，睡中惊悸，乍寒乍热，倦怠嗜卧，女子经闭，皆虚损之候也。”

《罗氏会约医镜·卷之六杂证·论耳病》：“凡耳痛、耳鸣、耳闭、耳聋，当辨虚实，而后症可治也。暴病者多实，久病者多虚。少壮热盛者多实，中衰无火者多虚。饮酒味厚，素有痰火者多实；质清脉细，素行劳苦者多虚。且耳为肾窍，肾气充足，则耳目聪明。《经》曰：人年四十，而阴气自半。半即衰之谓也。阴衰肾亏，每多耳鸣，聋之渐也。”

二、辨色脉

1. 形色辨证

《四诊抉微·卷之三·附儿科望诊·病机》：“耳前赤色，疳虫攻肾，必耳鸣或聋。”

2. 寸口脉诊

《脉经·卷二·平人迎神门气口前后脉第二》：“右手寸口气口以前脉阴阳俱虚者，手太阴与阳明经俱虚也。病苦耳鸣嘈嘈，时妄见光明，情中不乐，或如恐怖。”

《脉经·卷三·心小肠部第二》：“心脉急甚，为瘛疭……微涩，为血溢，维厥，耳鸣，巅疾。”

《诸病源候论·耳病诸候·耳鸣候》：“诊其右三手脉，寸口名曰气以前脉，浮则为阳，手阳明大肠脉也；沉则为阴，手太阴肺肺也。阴阳俱虚者，皮为血气虚损，宗脉不足，病苦耳鸣嘈嘈，眼时妄见光，此是肺与大肠俱虚也。

右手尺中神门以后脉，浮为阳，足太阳膀胱脉也。虚者，膀胱虚也。肾与膀胱合，病苦耳鸣，忽然不闻，时恶风。膀胱虚则三焦实也。膀胱为津液之府，若三焦实，则克消津液，克消津液，故膀胱虚也。耳鸣不止，则变成聋。"

《察病指南·卷中·辨七表八里九道七死脉·八里脉》："左手尺内脉缓，肾虚耳鸣，有冷结气，梦为鬼随，小便难，有余沥。"

《普济方·卷十六·心脏门·总论》："心脉急甚为瘛疭……微涩为血溢维厥，耳鸣癫疾。"

《苍生司命·卷六利集·耳病证》："左寸脉洪数，心火上炎；两尺脉洪或数者，相火上炎，其人必遗精，梦与鬼交，两耳蝉鸣或聋。"

《古今医统大全·卷之六十二·耳证门·脉候》："两寸脉洪大，痰火耳鸣。肾脉洪盛为肾火，心脉微涩为耳癫痰，肾脉濡涩为虚，短而微者阴虚。左心洪数心火上炎，两尺洪数相火上炎，其人必梦遗耳鸣或聋。耳聋脉缓大而涩者死。"

《医学纲目·卷之四阳脏腑部·诊五邪相干》："涩甚为喑，微涩为血溢，维厥，耳鸣，颠疾。"

《脉理集要·原序要略·统属诊法》："两尺前肾，水火左右，专司骨髓，腰耳精瞳……弱短弱涩，俱主耳鸣。"

《订正太素脉秘诀·卷下·七表八里》："（肾右尺部脉）浮，耳鸣、便秘。"

《脉诀汇辨·卷三·数脉（阳）》："数脉主府，其病为热……数在左关，目泪耳鸣，左颧发赤……肝开窍于目，热甚而泪迫于外；耳鸣者，火逞其炎上之虐耳。"

《四诊抉微·卷之六·切诊二十九道脉析脉体象主病·数（阳）》："（左寸）数咽干口舌疮，关中目赤泪汪汪，耳鸣口苦皆肝热。"

《诊脉三十二辨·辨浮脉所统有十》："尺浮，客阳在下焦，虚喘、耳鸣、溲便秘。"

《脉诀新编·卷二·诊杂病脉法》："两尺洪数，相火炎也，其人心梦遗耳鸣或聋。"

【论治法】

耳鸣的临证治疗当根据虚实，及其病位所在的脏腑、经络进行辨治。肾精亏虚者，当补肾益精、填补髓海；津血亏虚、虚热内扰者，当补血养阴、清退虚热；阳虚风动者，当潜阳息风、引火归元；痰火内阻者，当清热化痰；肝气郁结、气机不畅者，当疏肝解郁、条畅气机；脾胃亏虚者，当补益脾胃；经络壅塞不通者，当疏邪通络。另外，可结合一些外治方法进行治疗。

一、概论

《医述·卷十·杂证汇参·痰》："凡热痰乘风火上入，目暗耳鸣，多似虚证，错行温补，转锢其痰，永无出路，医之罪也。凡遇肾虚水泛，痰涌气高喘急之证，不补其下，反清其上，必致气脱而死，医之罪也。（《医门法律》）"

《丹溪治法心要·卷五·耳》："多饮酒之人耳鸣，木香槟榔丸。耳鸣因酒过者，用大剂通圣散加枳壳、柴胡、大黄、甘草、南星、桔梗、青皮、荆芥，不愈四物汤。耳鸣必用当归声荟丸，食后服。气实人槟榔、神芎下之。"

《明医杂著·卷之三·续医论·耳鸣如蝉》："耳鸣证，或鸣甚如蝉，或左或右，或时闭塞，世人多作肾虚治，不效。殊不知此是痰火上升，郁于耳中而为鸣，郁甚则壅闭矣。若遇此症，但审其平昔饮酒厚味，上焦素有痰火，只作清痰降火治之。大抵此症多先有痰火在上，又感恼怒而得，怒则气上，少阳之火客于耳也。若肾虚而鸣者，其鸣不甚，其人多欲，当见在劳怯等症。

［愚按］前症若血虚有火，用四物加山栀、柴胡；若中气虚弱，用补中益气汤；若血气俱虚，用八珍汤加柴胡；若怒便聋而或鸣者，属肝胆经气实，用小柴胡加芎、归、山栀，虚用八珍汤加山栀；若午前甚者，阳气实热也，小柴胡加黄连、山栀；阳气虚用补中益气汤加柴胡、山栀；午后甚者，阴血虚也，四物加白术、茯苓；若肾虚火动，或痰盛作渴者，必用地黄丸。《经》云：头痛耳鸣，九窍不利，肠胃之所生也。脾胃一虚，耳目九窍皆为之病。"

《明医指掌·卷八·杂科·耳证五》："耳鸣酒遏者，加枳、桔、柴胡、干葛、南星。阴虚火动耳鸣者，四物汤加黄柏、知母。痰气耳鸣者，滚痰丸。"

《医学原理·卷之七·耳症门·治耳聋大法》："凡耳鸣，必用龙荟丸，若气实人用槟榔丸或神芎丸下之，如湿痰致聋亦可通用。"

《医学原理·卷之七·耳症门·治耳症方》："治一切耳鸣，用川乌之辛，以散淫邪；菖蒲之辛，开窍以通中灵气。"

《济阳纲目·卷一百零三·耳病·论》:“丹溪曰:耳聋属热,少阳厥阴热多,当用开痰散、风热通圣散、滚痰丸之类。大病后耳聋,与阴虚火动而聋者,宜补阴降火,四物汤加黄柏主之。因郁而聋者,通圣散纳大黄酒煨,再用酒炒三次,后入诸药,通用酒炒。耳聋,须用四物龙荟养阴。气滞耳聋,用复元通气散。湿痰者,神芎丸、槟榔丸。耳鸣,宜当归龙荟丸。多饮酒人,宜木香槟榔丸。耳鸣因酒过者,用大剂通圣散加枳壳、柴胡、大黄、甘草、南星、桔梗、青皮、荆芥,不愈,四物汤。凡耳鸣耳聋,皆是阴虚火动,或补肾丸,或虎潜丸,或滋阴大补丸,皆好。耳湿肿痛,凉膈散加酒炒大黄、黄芩酒浸、防风、荆芥、羌活。耳内哄哄然,亦是阴虚。”

《简明医彀·卷之五·耳证》:“耳鸣、聋因火者,吴茱萸、草乌尖、大黄,三味为末,津调涂足底,引火下行。耳鸣、耳塞,用石菖蒲、肥巴豆一粒(去壳)、全蝎一个,共为末,葱涎为丸。如枣核,绵裹塞耳。或用生川乌为末,绵裹塞耳。或用磁石(能引针者)豆大,穿山甲(炒为末)各三分,二味绵裹塞二耳,口含少生铁,觉耳内如风声,愈……耳鸣及脓:用香附为末,砂锅煎,萝卜种汤调二钱服。”

《类证治裁·卷之六·耳症论治》:“足少阴肾窍于耳,肾气充则耳听聪,故经言精脱者耳聋也。又言肝病气逆,则头痛耳聋,以胆附于肝,而胆脉上贯耳中也。精脱失聪,治在肾。气逆闭窍,治在胆。凡耳聋以及耳鸣,治法悉准乎此。”

《医易通说·下卷·人身八卦》:“气虚耳鸣,则宜补肾,以复坎中之爻。然中爻之阳,又赖两爻之阴以封蛰之。设阴虚阳动,亦能耳鸣,宜滋肾阴。至于少阳经风火壅塞耳聋鸣者,是火扰其阴,不能成坎卦外阴内阳之象,须清火以还其阴爻,则耳自清澈。”

《增订通俗伤寒论·调理诸法·瘥后调理法·药物调理法》:“温热症身凉后,尚有耳鸣耳聋等症者,其因有三:一因余邪留于胆经,宜养阴药中加柴胡、鲜菖蒲、钩藤、滁菊、通草、荷叶之类,以清解少阳之郁;二因痰火上升,阻闭清窍,其耳亦聋,宜导痰汤去半夏、南星,加瓜蒌皮、京川贝、枇杷叶、杜兜铃、通草、鲜菖蒲之类,以轻宣肺气之郁;三因肾虚精脱,则耳鸣而聋,宜常服耳聋左慈丸或磁朱丸等,以滋阴镇逆。”

二、补肾益精

《诸病源候论·五脏六腑病诸候·肾病候》:“肾气不足,则厥,腰背冷,胸内痛,耳鸣苦聋,是为肾气之虚也,则宜补之。”

《类编朱氏集验医方·卷之十五拾遗门·养生杂论》:“耳鸣,直须补肾。”

《血证论·卷六·耳病》:“有先耳鸣而后聋者,肾虚不能闭藏阴气,窒塞于阳窍也,宜六味丸去丹皮,加磁石五味龟板。令阴气自盛于本宫,不触于阳窍而愈。”

三、滋阴清热

《医学正传·卷之五·耳病》:“治法宜泻南方之火,补北方之水,无有不安者焉。”

《古今医统大全·卷之六十二·耳证门·治法》:“忧愁思虑则伤心,心虚血耗必致耳聋、耳鸣。房劳过度则伤肾,肾虚精竭亦必致耳聋、耳鸣。药宜泻南方补北方,滋阴降火为主。”“耳鸣、耳聋皆是阴虚火动,补肾丸、虎潜丸、滋阴大补丸之类皆好。”

《医学原理·卷之七·耳症门·治耳症方》:“治肾虚败,耳鸣耳聋,法当补肾元,故用黄柏、知母、肉桂等滋阴补肾。”

《济世全书·巽集卷五·耳病》:“六味地黄丸,治虚火耳聋,依本方加黄柏、知母、远志、石菖蒲。”

《医医偶录·卷二·肾部》:“耳鸣者,血虚火旺也,六味地黄丸加牛膝、知母主之。”

四、潜阳息风

《未刻本叶氏医案·方桉·天真丹》:“阳浮不潜,耳鸣齿痛,当摄少阴。”

《未刻本叶氏医案·方桉·真武汤》:“下焦空虚,阳浮化风,头旋耳鸣,法宜收摄,熟地、牡蛎、川斛、磁石、萸肉、牛膝、茯神、青盐。”

五、清热化痰

《医学原理·卷之七·症门·丹溪治耳聋活套》:“如因痰热抑遏而致耳鸣者,以大剂通圣散,加枳壳、柴胡、大黄、甘草、南星、桔梗、青皮、荆芥、木通之类,合四物汤服。”

《寿世保元·卷六·耳病》:“一论耳鸣,因虚火妄动,心神不宁,以益气汤去升麻、参、芪,加半夏、茯苓、川芎、白芍、竹茹、黄柏、黄连、天麻、蔓荆子、细辛。”

六、疏肝解郁

《寿世保元·卷六·耳病》:“一论治人因怒耳鸣,吐痰作呕,不食,寒热胁痛,用小柴胡合四物,加山栀、茯苓、陈皮而瘥。”

《外科证治全书·卷二耳部证治·筋脉·耳鸣》:“有因怒而鸣者,乃三焦气逆,小柴胡汤加当归、川芎、山栀仁主之。”

七、补益脾胃

《血证论·卷六·耳病》:“但又有久病之人,以及产妇,中宫大虚,不能堵塞肝肾之气,以致虚火上冲,而发耳鸣者,虽系胆与肾中之火,却要填补脾胃,以堵塞之。归脾汤加柴胡、山栀子、鱼鳔、莲子、五味治之;四君子汤加莲米、芡实、薏苡仁、黄精、白芍、淮山药,亦治之。”

八、疏邪通络

《医学读书记·附静香楼医案三十一条》:“肺受风火,久而不清,窍与络俱为之闭,所以鼻塞不闻香臭,耳聋、耳鸣不闻音声也。兹当清通肺气,苍耳、薄荷、桔梗、连翘、辛夷、黄芩、山栀、杏仁、甘草、木通。”

九、外治法

《黄帝内经灵枢集注·卷三·厥论第二十四》:“耳聋无闻,取耳中。耳鸣,取耳前动脉。耳痛不可刺者,耳中有脓。若有干耵聍,耳无闻也。耳聋取手小指次指爪甲上与肉交者,先取手,后取足。耳鸣取手中指爪甲上,左取右,右取左,先取手,后取足。

此言经气之厥逆,从经而气,从足而手,自下而上也。故逆在上之经络,而为耳聋、耳鸣者,即从耳间之络脉以取之。若气之上逆而为耳聋、耳鸣者,当取手足之指井,先取手而后取足。盖六气止合六经,其逆盛而躁者在手,故阴阳二气厥逆而为耳聋耳鸣者,从足而手,手而头也。若有脓而痛者,有干耵聍,而耳聋无闻者,此又与经气无涉,故不可刺耳间之络脉,及手足之指井也。按小指、次指者,乃手少阳之关冲。手中指者,乃手厥阴之中冲。后取足者,乃足厥阴之大敦,手足三阴之脉,皆不上循于头,亦非左络右而右络左,此因气之上逆,而为耳聋耳鸣也。盖耳者肾之窍,厥阴主春,少阳乃初生之气,皆生于肾脏之水中,所生气之厥逆,则母脏之外窍不通,是以取手足之指,乃经气之所出也。夫首论厥头痛者,因气厥而及于经;次论厥心痛者,因脏厥以及于脉,乃脏腑经气之相通也。此复论厥在经络者,即取之络;厥在气分者,即取手足之指井以疏其气,此经气离合之道也。阴阳出入,寒暑往来,皆从地而出。自足而上,是以先取阳而后取阴,气自下而上也。先取手而后取足,气从足而手也。沈亮宸曰:此论人经气上下,脏腑阴阳,各有分别。”

【论用方】

一、治耳鸣通用方

1. 葱涕丸(《太平圣惠方·卷第三十六·治耳虚鸣诸方》)

治耳鸣。或因水入耳。方。

葱涕(半合)　木通(半两,锉)　细辛(半细)　桂心(半两)　菖蒲(三分)　附子(半两,去皮脐,生用)　当归(半两)　甘草(一分,生用)　独活(一两)　白矾(一两,烧灰)

上件药,捣罗为末,以鹅脂并葱涕和丸,如枣核大。绵裹一丸纳耳中,日三度,旋用之。

2. 塞耳葶苈丸(《太平圣惠方·卷第三十六·治耳虚鸣诸方》)

治耳中常有声哄哄者。

甜葶苈(一两,长流水洗净,微火熬,捣为末)　山杏仁(半两,汤浸去皮)　盐花(二钱)

上件药同研了,更入腊月猪脂一钱,和研如泥,硬软得所,丸如枣核大。绵裹一丸,纳耳中,两日一换。初安药,三两日耳痛,出恶脓水,四体不安,勿惧之。一百日内,慎一切毒、鱼肉、生冷、滑腻等。

3. 山芋丸(《圣济总录·卷第一百一十四·耳门·耳聋》)

治耳聋、耳鸣。

山芋　熟干地黄(切,焙)　磁石(煅醋淬七

遍） 菊花（微炒） 黄芪（锉） 茯神（去木） 木通（锉，各一两） 升麻 独活（去芦头，各三分）

上九味，捣罗为末，炼蜜和丸如梧桐子大。每服二十丸，米饮下，渐加至三十丸。

4. 万灵丸（《黄帝素问宣明论方·卷三·风门·诸风总论》）

治肾脏，一切耳鸣、腰疼、筋骨痛。

赤芍药 五灵脂 防风 草乌头（炮，各二两） 黄芪 细辛 海桐皮 山茵陈 骨碎补 地龙（各八钱） 黑狗脊（二两） 牛膝 何首乌 蔓京子 白附子 川乌头 巨胜子（各八钱） 白术（一两） 芫花（三钱，炒） 黑牵牛（半两） 青皮（二钱） 御米子（二钱，炒）

上为末，酒、面糊为丸如桐子大。每服十丸至二十丸，温酒下，空心食前服。

5. 柴胡聪耳汤（《兰室秘藏·卷上·眼耳鼻门·内障眼论》）

治耳中干结，耳鸣，耳聋。

连翘（四钱） 柴胡（三钱） 炙甘草 当归身 人参（各一钱） 水蛭（五分，炒，别研） 麝香（少许，另研） 虻虫（三个，去翅足，炒，另研）

上，除三味别研外，生姜三片，水二大盏煎至一盏，去渣，再下三味，上火，煎一二沸，稍热服，食远。

6. 麝香散（《证治准绳·类方第八册·耳·耳鸣》）

治耳内虚鸣。

麝香（半钱） 全蝎（十四个） 薄荷（十四叶，裹麝香、全蝎，瓦上焙干）

上为细末，滴水捏作挺子，塞耳内，极妙。

7. 芎归饮（《奇效良方·卷之五十八·耳鸣耳聋门·耳鸣耳聋通治方》）

治耳鸣。

川芎 当归 细辛（各半两） 石菖蒲 官桂（去粗皮） 白芷（各三钱）

上㕮咀。每服三钱，水二盏，入紫苏、姜枣，煎至一盏，去滓，不拘时服。如虚冷甚者，酌量加生附子。

8. 通耳筒（《古今医统大全·卷之六十二·耳证门·药方》引《千金》）

治耳聋，耳鸣如风声，或如钟声、钲声。

椒目 巴豆（去油） 菖蒲 松香（各五分）

上为末。以腊溶化和调，乘热摊薄纸上，候冷卷作筒子塞耳内，一日一易，有效。

9. 独胜丸（《古今医鉴·卷之九·耳》）

专治耳鸣、耳聋。

黄柏（八两，人乳拌匀，酒浸晒干，再用盐水炒褐色，去皮）

上为末，水糊丸梧子大。每服百丸，空心盐汤下。

10. 通明利气丸（《仁术便览·卷一·耳病》）

治耳聋、耳鸣。

陈皮（七分） 香附（童便炒，一钱半） 菖蒲（去毛，二钱） 木香（五分） 黄连（酒浸猪胆拌炒，一钱半） 黄芩（酒炒，钱半） 栀子（炒，二钱） 玄参（酒洗，二钱） 黄柏（酒炒，二钱） 槟榔（一钱） 白术（米泔浸，盐水拌炒，一钱） 苍术（米泔浸炒，一钱） 生地（姜汁浸，一钱） 川芎（八分） 贝母（三钱） 甘草（五分）

上为末，姜汁糊丸梧子大。每五十丸温水下。

11. 清聪丸（《万病回春·卷之五·耳病》）

治耳鸣及壅塞至于聋者。

橘皮（盐水洗，去白，一两半） 赤茯苓（去皮） 半夏（姜制，一两） 青皮（醋炒） 柴胡梢 酒黄芩 玄参 蔓荆子 桔梗 全蝎（去毒） 菖蒲 黄连（酒炒，各一两五钱） 生甘草（五钱）

上为细末，酒糊丸绿豆大。每服一百二十丸，临卧茶清送下。

12. 滋肾通耳汤（《济世全书·巽集卷五·耳病》）

治男妇耳鸣、耳聋，久服奏效。

当归 川芎 白芍 生地黄 黄柏（酒炒） 知母（酒炒） 黄芩（酒炒） 柴胡 白芷 香附 甘草（各等分）

上锉，水煎服。胸膈不快加青皮、枳壳少许。

13. 摄阴煎（《外科证治全书·卷二·耳部证治·耳鸣》）

治耳鸣。元阴虚损、高年逆上之气，屡有奇效。

活磁石（一两） 地黄 首乌 龟版 鳖甲（各五钱） 山茱萸肉 白芍 山药（各二钱） 五味子（一钱五分）

上水煎二次，去渣，食前温服。如为丸，将方内磁石减半，龟、鳖、首乌各减二钱，依方合十剂，水跌为丸，每清晨淡盐汤下五六钱。

14. 安神复元汤（《救生集·卷四·耳疾门》）

治耳鸣。

黄芪（一钱五分） 人参（一钱五分） 当归（一钱五分） 柴胡（一钱） 升麻（五分） 黄连（一钱） 黄芩（一钱） 黄柏（一钱） 知母（一钱） 防风（一钱） 蔓荆子（七个） 枸杞（一钱五分） 麦冬（一钱） 茯神（一钱） 小草（一钱） 枣仁（一钱五分） 甘草（五分）

上锉一剂，圆眼肉三枚，水煎服。

15. 治耳鸣验方

1）《苍生司命·卷六利集·耳病证·耳病方》

陈皮 半夏 菖蒲 片芩 柴胡 知母 枸杞 桑皮 香附 甘草 菊花 升麻 蔓荆子

2）《简明医彀·卷之五·耳证》

治肾虚耳鸣。

黄柏（盐酒炒） 知母（盐酒炒） 当归 川芎 白芍 柴胡 生地（各一钱） 麦冬 五味子（各七分）

上水煎，空心服。

二、治风袭耳鸣方

1. 远志汤（《小品方·卷第二·治狂妄噤痉诸方》）

治中风，心气不定，惊悸，言语谬误，恍恍惚惚，心中烦闷，耳鸣方。

远志（三两，去心） 茯苓（二两） 独活（四两） 甘草（二两） 芍药（三两） 当归（二两） 桂肉（三两） 麦门冬（三两半，去心） 生姜（五两） 人参（二两） 附子（一两，炮） 黄芪（三两）

凡十二物，以水一斗二升，煮取四升，服八合，人羸可服五合，日三夜一。

2. 天雄散

1）《太平圣惠方·卷第七·治肾脏中风诸方》

治肾脏风邪所伤，语音謇急，腰脊不可转侧，脚膝缓弱疼痹，头旋耳鸣，身体沉重无力。

天雄（一两，炮裂，去皮脐） 石龙芮（三分） 独活（三分） 防风（三分，去芦头） 麻黄（一两，去根节） 茯神（三分） 杜仲（三分，去粗皮，炙微黄，锉） 萆薢（三分，锉） 丹参（三分） 桂心（一两） 羌活（三分） 五味子（三分） 细辛（三分） 牛膝（三分，去苗） 当归（三分，锉，微炒） 人参（三分，去芦头） 枳壳（半两，麸炒微黄去瓤）

上件药，捣筛为散。每服四钱，以水一中盏，入生姜半分，煎至六分，去滓，不计时候温服。

2）《杨氏家藏方·卷第四·风湿方八道散》

治水脏风上攻，目暗耳鸣，身体疼重，腰脊拘急，不可转侧，脚膝缓弱，行步艰难。

天雄（炮，去皮脐） 石龙芮 独活（去芦头） 防风（去芦头） 茯神（去木） 杜仲（去粗皮，炙黄，锉） 萆薢 丹参 羌活（去芦头） 五味子 细辛（去叶、土） 牛膝（去苗，酒浸一宿） 当归（洗焙） 人参（去芦头，十四味各七钱半） 麻黄（去根节，一两） 肉桂（去粗皮，一两） 枳壳（半两，麸炒去穰）

上件㕮咀。每服四钱，水一盏，生姜五片，煎至七分，去滓温服，不拘时候。

3. 海桐皮散（《圣济总录·卷第五·诸风门·肾中风》）

治肾中风踞而腰痛，脚肿疼重，耳鸣面黑，志意不乐。

海桐皮（锉） 五加皮（去粗皮，锉） 萆薢（炒） 薏苡仁（炒，各一两） 虎骨（涂酥炙令黄） 枳壳（麸炒去瓤） 赤芍药 牛膝（去苗，酒浸切，焙，各一两半） 恶实（炒，半两） 防风（去叉） 续断 杜仲（去粗皮，锉，炒） 郁李仁（汤退去皮尖、双仁，炒） 熟干地黄（焙，各一两）

上一十四味，捣罗为散。每服二钱匕，温酒调下，渐加至三钱匕，空腹食前各一。

4. 羚羊角汤（《圣济总录·卷第一十三·热毒风》）

治热毒风上攻，头旋目痛耳鸣，或头面瘾疹，四肢不遂。

羚羊角（镑，一分） 防风（去叉） 羌活（去芦头，各半两） 甘菊花（未开者，一两半） 前胡（去芦头） 藁本（去苗、土） 玄参 黄芩（去黑心） 杏仁（去皮尖、双仁，炒） 甘草（炙，锉） 菖蒲（去须节，切，焙，半两）

上一十一味，粗捣筛。每服五钱匕，以水一盏半煎取一盏，去滓，每食后良久服。

5. 松香散（《圣济总录·卷第一十七·风头旋》）

治风头旋，肩背拘急，肢节疼痛，鼻塞耳鸣，面赤咽干，心忪痰逆，眼见黑花，当风泪出。

松实（去壳） 白芷 当归（切，焙） 芎䓖 甘草（炙，各三两） 甜瓜子（洗，一升）

上六味，捣罗为细散。每服二钱匕，食后以荆芥、薄荷茶清调下。

6. 菖蒲散（《圣济总录·卷第一百一十四·耳门·风聋》）

治风聋积久，及耳鸣。

菖蒲（切） 附子（炮裂，去皮脐，各一分）

上二味，捣罗为散。每以一钱匕，绵裹塞两耳中。

7. 鱼脑膏（《圣济总录·卷第一百一十四·耳门·久聋》）

治久聋耳鸣，塞耳。

生雄鲤鱼脑（二两） 当归（切，焙） 菖蒲 细辛（去苗叶） 白芷 附子（炮裂，去皮脐，各一分）

上六味，除鱼脑外，并捣为末，先以鱼脑银石器内，慢火煎沸，滤去滓，次入药，再煎成膏，以瓷合盛。每用枣核大，绵裹塞耳中。

8. 大通圣白花蛇散（《太平惠民和剂局方·卷之一·治诸风》）

大治诸风，无问新久，手足亸曳，腰脚缓弱，行步不正，精神昏冒，口面㖞斜，语言謇涩，痰涎壅盛，或筋脉挛急，肌肉顽痹，皮肤瘙痒，骨节烦疼，或痛无常处，游走不定；及风气上攻，面浮耳鸣，头痛目眩；下注腰脚，腰疼腿重，肿痒生疮，并宜服之。

海桐皮（去粗皮） 杜仲（锉，炒） 天麻（去苗） 干蝎（炒） 郁李仁 赤箭 当归（去芦头，酒浸） 厚朴（生姜汁制） 蔓荆子（去白皮） 木香 防风（去苗） 藁本（去土） 白附子（炮） 肉桂（去粗皮） 羌活（去芦头） 萆薢（酒浸一宿） 虎骨（醋炙） 白芷 山药 白花蛇（酒浸炙，去皮骨，用肉） 菊花（去枝梗） 牛膝（去苗） 甘草（炙） 威灵仙（去土，各一两）

上等分，为末。每服一钱至二钱，温酒调下，荆芥汤亦得，空心服之。常服祛逐风气，通行荣卫，久病风人，尤宜常服，轻可中风，不过二十服，平复如故。

9. 清神散（《太平惠民和剂局方·卷之一·治诸风》）

消风壅，化痰涎。治头昏目眩，心忪面热，脑痛耳鸣，鼻塞声重，口眼瞤动，精神昏愦，肢体疼倦，颈项紧急，心膈烦闷，咽嗌不利。

檀香（锉） 人参（去芦） 羌活（去苗） 防风（去苗，各一十两） 薄荷（去土） 荆芥穗 甘草（爁，各二十两） 石膏（研，四十两） 细辛（去苗洗，焙，五两）

上为末。每服二钱，沸汤点服，或入茶末点服亦得，食后服。

10. 乳香应痛丸（《太平惠民和剂局方·卷之一·宝庆新增方》）

治一切风气，左瘫右痪，口眼㖞斜，半身不遂，语言謇涩，精神恍惚，痰涎壅塞，筋脉拘挛，或遍身顽痹，走注疼痛，脚膝缓弱，行步艰难；又治打扑伤损，瘀血不散，痛不可忍，或行路劳伤，脚膝浮肿疼痛，或肾脏风毒，上攻，面肿耳鸣；下注，脚膝沉重；及治偏正头痛，攻注眼目，并皆疗之。

龙骨（酒浸一宿，焙干，研粉水飞三度，晒干，四两半） 蜈蚣（六条，去尾针，以薄荷叶裹煨熟） 赤小豆（生用） 虎骨（酥炙焦，各六两） 白僵蚕（炒，去丝嘴） 草乌头（炮，去皮尖，各十二两） 白胶香（拣净，炼过） 天麻（去芦，洗） 川牛膝（酒浸，去芦） 川当归（去芦，酒浸，各三两） 全蝎（去尾针，微炙，七十个） 乳香（研，六钱） 木鳖仁（七十二只，别研）

上为细末，用醋糊丸如梧桐子大。每服五丸至七丸，冷酒吞下，或冷茶清下亦得，不计时候，忌诸热物一时辰久。此药但临睡服尤妙，忌湿、面、炙爆、鲊脯、发热、动风等物。

11. 乳香丸（《太平惠民和剂局方·卷之一·宝庆新增方》）

治一切风疾，左瘫右痪，口眼㖞斜，半身不遂，语言謇涩，精神恍惚，痰涎壅塞，手足亸曳，筋脉拘挛；或遍身顽痹，走注疼痛，脚膝缓弱，行步艰辛。又治打扑损伤，瘀血不散，痛不可忍；或行路劳伤，脚膝浮肿疼痛；或肾脏风毒，上攻面肿耳鸣；下注，脚膝沉重，并皆治之。

糯米（炒） 川乌头（炮，去皮尖） 五灵脂

（去砂土，各二两） 乳香（研） 白芷（锉） 藿香叶（洗） 天南星（炮） 没药（研） 荆芥（去枝梗） 赤小豆（生） 骨碎补（去毛） 白附子（炮，各一两） 松脂（研，半两） 香墨（煅） 草乌头（炮，去皮脐，各五两）

上为细末，酒煮面糊丸如梧桐子大。每服十丸至一十五丸，冷酒吞下，茶清亦得，不拘时。忌热物一时辰。

12. 追风应痛丸（《太平惠民和剂局方·卷之一·续添诸局经验秘方》）

一切风疾，左瘫右痪，半身不遂，口眼㖞斜，牙关紧急，语言謇涩，筋脉挛急，百骨节痛，上攻下注，游走不定，腰腿沉重，耳鸣重听，脚膝缓弱，不得屈伸，步履艰难，遍身麻痹，皮肤顽厚；又，妇人血风攻注，身体疼痛，面浮肌瘦，口苦舌干，头旋目眩，昏困多睡；或皮肤瘙痒，瘾疹生疮；暗风夹脑，偏正头疼，并治之。

威灵仙 狗脊（去毛，各四两） 何首乌 川乌（炮，去皮脐，各六两） 乳香（研，一两） 五灵脂（酒浸，淘去沙石，五两半）

上为末，酒糊为丸。每服十五丸，加至二十丸，麝香温酒吞下，只温酒亦得，食稍空服。常服轻身体，壮筋骨，通经活络，除湿去风。孕妇不可服。

13. 菩萨散（《太平惠民和剂局方·卷之七·绍兴续添方》）

治男子、妇人风气攻注，两眼昏暗，眵泪羞明，睑眦肿痒，或时赤痛，耳鸣头眩。

荆芥穗（一两半） 苍术（米泔浸一宿，去皮，锉，炒） 白蒺藜（炒） 防风（锉，炒，各二两） 甘草（炒，一两）

上并为细末。不拘时，入盐少许，沸汤或酒调下一大钱，神妙。

14. 搜风丸（《黄帝素问宣明论方·卷三·风门·诸风总论》）

治邪气上逆，以致上实下虚，风热上攻，眼目昏耳鸣，鼻塞头痛眩运，燥热上壅，痰逆涎嗽，心腹痞痛，大小便结滞。清利头目，鼻聪耳鸣，宣通血气。

人参 茯苓 天南星（各半两） 藿香叶（一分） 干生姜 白矾（生，各一两） 蛤粉（二两） 寒水石（一两） 大黄 黄芩（各一两） 牵牛（四两） 薄荷叶（半两） 滑石（四两） 半夏（四两）

上为末，滴水为丸如小豆大。每服十丸，生姜汤下，加至二十丸，日三服。

15. 木香万安丸（《黄帝素问宣明论方·卷四·热门·诸病总论》）

治一切风热怫郁，气血壅滞，头目昏眩，鼻塞耳鸣，筋脉拘卷，肢体焦痿，咽嗌不利，胸膈痞塞，腹胁痛闷，肠胃燥涩，淋闷不通，腰脚重痛，疝瘕急结，痃癖坚积，肠滞胃满，久不了绝，走注疼痛，暗俳痫病，湿病腹胀水肿。

木香 拣桂 甘遂（各一分） 牵牛（二两） 大戟（半两） 大黄 红皮 槟榔（各一两） 皂角（二两，要得肥好者，洗净，水三盏，煮三二沸，取出，槌碎，揉取汁，再熬成稠膏，下蜜，熬二沸，便取出） 半夏 蜜（各一两）

上膏，丸小豆大。每服十丸至十五丸，生姜汤下。小儿丸如麻子大。水肿、痫病、诸积，快利为度。

16. 大防风丸（《杨氏家藏方·卷第二·诸风下·头面风方四十四道》）

治风邪上攻，头目昏眩，鼻塞耳鸣，项背拘急。

防风（去芦头） 山药 甘草（炙，以上三味各二两半） 川芎 蔓荆子 香白芷 独活（去芦头） 藁本（去土，五味各一两半） 天麻（去苗） 肉桂（去粗皮） 白附子（炮，以上三味各一两） 全蝎（去毒，微炒） 细辛（去叶、土） 大豆黄卷（炒） 雄黄（以上四味各半两）

上件为细末，炼蜜为丸，每一两作一十丸，朱砂一分为衣。每服一丸，细嚼，茶酒任下，食后。

17. 天麻除风丸（《杨氏家藏方·卷第二·诸风下·头面风方四十四道》）

治一切风气上壅，头昏目涩，鼻塞耳鸣，项背拘急，肢体倦怠。常服疏风顺气，清利头目。

天麻（去苗） 防风（去芦头） 细辛（去叶土） 藁本（去土） 川芎 香白芷 干山药 黄芪（蜜炙） 蝎梢（略炒，去毒） 当归（洗，焙，以上一十味各一两） 甘草（八钱，炙） 附子（半两，炮）

上件为细末，炼蜜和丸，每一两作一十丸。每服一丸，茶酒任下，食后。

18. 天麻丸（《杨氏家藏方·卷第二·诸风

下·头面风方四十四道》)

治风气壅盛,头疼目涩,项背拘急,鼻塞耳鸣。

天麻(四枚,酒浸一宿,焙干) 川芎(四两) 防风(去芦头,四两) 甘草(二两)

上件为细末,炼蜜为丸,每一两分作一十丸,朱砂为衣。每服一丸,细嚼,茶清送下,食后。

19. 甘菊丸(《杨氏家藏方·卷第二·诸风下·头面风方四十四道》)

治风痰壅盛,头目昏痛,肢节拘倦,鼻塞耳鸣,头皮肿痒。

天南星(四两,洗焙,为末,以好酒一升煮成膏,并蜜同搜和诸药) 鸡苏(去土,四两) 荆芥穗(二两) 细辛(去叶土,二两) 川芎 防风(去芦头) 甘草(炙,以上三味各一两半) 白僵蚕(炒去丝嘴) 菊花(二味各一两)

上件除天南星外并为细末,次入天南星膏子,并炼蜜和丸如梧桐子大。每服二十丸,生姜汤吞下,食后。

20. 蒺藜散(《仁斋直指方论·卷之十九·肾脏风痒·肾痒证治》)

治癞风上攻,耳鸣目眩,下注阴湿疮痒。

蒺藜(炒,杵去刺) 草乌头(水浸三日,逐日换水,去皮,晒,各半两) 白芷 白附(生) 苍术(炒) 荆芥穗(各二钱半)

上晒,末,米糊丸桐子大。每三十丸,上则茶清,下则盐酒服。

21. 消风散(《世医得效方·卷第十三·风科·热症》)

治诸风上攻,头目昏痛,项背拘急,肢体烦痛,肌肉蠕动,目眩晕,耳鸣,眼涩好睡,鼻塞多嚏,皮肤顽麻,瘙痒瘾疹。又治妇人血风,头皮肿痒,眉棱骨痛,旋晕欲倒,痰逆恶心。

荆芥穗 甘草 川芎 羌活 人参 茯苓 白僵蚕(炒,去丝嘴) 蝉蜕(去足翼,各二两) 厚朴(去粗皮,芦汁炒) 陈皮(去白,各半两)

上为末。每服二钱,茶清调下。如久病偏风,每日三服,便觉轻减。如脱者沐浴,暴感风寒,头痛声重,寒热倦疼,用荆芥、茶清调下,温酒亦可,可并服之。小儿虚风,目涩,及急慢惊风,用乳香、荆芥汤调下半钱,并不拘时候。

22. 芷芎散(《证治准绳·类方第八册·耳·耳鸣》)

治风入耳虚鸣。

白芷 石菖蒲(炒) 苍术 陈皮 细辛 厚朴(制) 半夏(制) 辣桂 木通 紫苏茎叶 炙甘草(各一分) 川芎(二分)

上锉散。每服三钱,姜五片,葱白二根,煎,食后临卧服。

23. 四生散

1)《奇效良方·卷之五十四·疮疡门·疮科通治方》

治风气,上攻下注,耳鸣目痒,鼻赤齿浮,或作口疮,下疰阴湿,四肢燥痒,遍体生疮,及妇人血风疮。

羌活 黄芪 白附子 沙苑蒺藜

上等分为细末。用猪腰子一枚,切开去筋膜,入药少许于内,湿纸裹炮熟,再入药三钱,浸酒调药,并腰子嚼吃令尽,服三五服后,只用盐酒调亦可,或腰子一枚,分两次用。羊腰、猪腰皆可,雄猪羊者为妙。

2)《疠疡机要·下卷·各症方药》

治肾脏风,耳鸣目痒,鼻赤齿浮,或妇女血风疮。

白附子 独活 黄芪 白蒺藜(各等分)

上为末。每服二钱,用猪腰子劈开入药,湿纸裹煨熟细嚼,盐汤下,风癣酒下,为丸亦可。

24. 清气宣风散(《医方选要·卷之一·诸风门》)

治上焦风热,气不升降,膈上有痰,兼治两目赤涩,耳鸣、耳塞不听。

川芎 羌活 半夏(汤泡七次) 生地黄 僵蚕(炒,各八分) 当归 白术 芍药(各一钱) 防风(去芦) 甘菊花 枳壳(麸炒) 陈皮 荆芥 升麻 黄连 山栀子(炒,各五分) 蝉蜕(炒) 茯苓(各六分) 甘草(三分)

上㕮咀。分二帖,每帖水二盅,姜三片、枣一枚,煎八分,食远温服。

25. 荆芥散(《赤水玄珠·第三卷·耳门·耳聋耳鸣》)

风热上壅,耳闭塞或耳鸣,及出脓。

防风 荆芥 升麻 甘菊 木通 黄芩(炒) 羌活 甘草 蔓荆子

水煎服。

26. 芎芷散(《济阳纲目·卷一百零三·耳

病·治耳鸣方》）

治风入耳虚鸣。

川芎（二钱） 白芷 石菖蒲（各一钱半） 苍术（米泔水浸，炒） 陈皮 细辛 防风 半夏（姜汤泡，各八分） 木通 紫苏茎叶（各一钱） 甘草（四分）

上锉，加生姜三片、葱二根，水煎，食后服。一方无防风，有厚朴、辣桂。

27. 桂辛散（《张氏医通·卷十五·耳门》）

治风虚耳鸣。

辣桂 川芎 当归 石菖蒲 木通 麻黄（去节，另为末，各一两） 细辛 木香（一作全蝎） 甘草（炙，各五钱） 白蒺藜 南星 白芷（各两半）

为散。每服四钱，加葱白一茎，苏叶五片，水煎去滓，食前服。一方，加全蝎去毒、三钱。

28. 六圣散（《太医院秘藏膏丹丸散方剂·卷四》）

治头风牙疼赤眼，脑泻耳鸣，偏正头疼，鼻塞声重，及蜈蚣蛇蝎所伤。

乳香 没药 川芎 雄黄 白芷（以上各二钱） 盆硝（五钱）

上为细末，每用少许，口噙凉水，以药吹鼻。

三、治寒袭耳鸣方

1. 附子丸（《太平圣惠方·卷第七·治肾脏风冷气诸方》）

治肾脏风冷气，腰脚疼痛，头目昏闷，耳鸣腹胀，四肢无力。

附子（一两，炮裂，去皮脐） 五加皮〔三（二）分〕 丹参（三分） 麋角霜（一两） 石斛（一两，去根，锉） 牛膝（一两，去苗） 蛇床子（三分） 巴戟（三分） 桂心（三分） 海桐皮（三分） 木香（三分） 菖蒲（三分） 汉椒（三分，去目及闭口者，微炒去汗） 磁石（二两，烧醋淬七遍，捣碎，细研水飞过）

上件药，捣罗为末，炼蜜和捣三二百杵，丸如梧桐子大。每日空心，以温酒下三十丸，晚食前再服。

2. 石斛丸（《类编朱氏集验医方·卷之八虚损门·治方》）

治肾经积寒，丹田凝阴，小肠时痛，腰膝时冷，小便白浊，头晕耳鸣，或痰涎壅塞，身或倦怠，膈满怔讼，饮食化迟，肠鸣气走。

胡芦巴 荜拨 石斛 附子 巴戟（去心） 荜澄茄 茯苓 山药 沉香 鹿茸（蜜炙）

上件各一两，为细末，猪腰五味煮烂，同汁打米糊为丸，如梧桐子大。空心，米饮下四五十丸，酒亦可。

四、治痰饮耳鸣方

1. 大人参半夏丸（《黄帝素问宣明论方·卷九·痰饮门·痰饮总论》）

化痰坠涎，止嗽定喘，治诸痰，不可尽述。呕吐痰逆，痰厥头痛，风气偏正头疼，风壅头目昏眩，耳鸣鼻塞，咽膈不利，心腹痞满，筋脉拘卷，肢体麻痹疼痛，中风偏枯，咳唾稠黏，肺痿劳嗽。虚人保养，宣通气血，调和脏腑，进饮食。

人参 茯苓（去皮） 天南星 薄荷叶（各半两） 半夏 干生姜 白矾（生） 寒水石（各一两） 蛤粉（一两） 藿香叶（一分）

上为末，面糊为丸如小豆大。生姜汤下二三十丸，食后，温水亦得。一法，加黄连半两、黄柏二两，水丸，取效愈妙。治酒病，调和脏腑，尤宜服之。

2. 复聪汤（《仁斋直指方论·卷之二十一·耳·附诸方》）

治痰火上攻，耳聋耳鸣。

半夏（制） 陈皮（去白） 白茯苓（去皮） 甘草（炙） 瞿麦 萹蓄 木通 黄柏（去粗皮，炒褐色，各一钱）

上用水二茶钟，生姜三片，煎至一茶钟，空心、临卧各一服。

3. 清痰降火饮（《济阳纲目·卷一百零三·耳病·治耳鸣方》）

治痰火上升，耳鸣。

半夏（姜汤泡，一钱半） 橘红 茯苓（各一钱二分） 黄芩（酒拌炒，二钱） 山栀 枳壳（麸炒） 桔梗 柴胡梢（各一钱） 甘草（五分）

上锉，加生姜三片，水煎，食后服。气闭者，加石菖蒲、木通各一钱。

五、治火热上炎耳鸣方

1. 三黄汤（《备急千金要方·卷十九·肾脏

方·骨极第五》)

治骨极,主肾热病,则膀胱不通,大小便闭塞,颜焦枯黑,耳鸣虚热方。

大黄(切,别渍水,一升) 黄芩(各三两) 栀子(十四枚) 甘草(一两) 芒硝(二两)

上五味㕮咀。以水四升,先煮黄芩、栀子、甘草,取一升五合,去滓,下大黄,又煮两沸,下芒硝,分三服。

2. 三黄丸(《三因极一病证方论·卷之八·六极证治》)

治骨实极热,耳鸣,面色焦枯,隐曲膀胱不通,牙齿脑髓苦痛,手足酸疼,大小便闭。

黄芩(六两,冬用三两) 大黄(二两,冬用四两,夏用三两) 黄连(春用四两,夏用七两,秋用六两,冬用二两)

上三味捣,和蜜丸豆大。每服十丸至十五丸,米饮下。

3. 蔓荆子散(《苍生司命·卷六利集·耳病证·耳病方》)

治上焦热,耳鸣而聋,及出浓汁。

蔓荆子 炙甘草 甘菊花 升麻 木通 赤芍 桑皮 麦冬 赤茯 生地 前胡(各五钱)

加姜、枣。

4. 茯神散(《古今医统大全·卷之六十二·耳证门·药方》引《选要》)

治上焦风热耳鸣及聋,四肢满急,昏闷不利。

茯神(去木,一钱) 羌活 防风 蔓荆子 黄芪 石菖蒲 薏苡仁(各五分) 甘草(炙,三分) 麦门冬(去心,一钱) 柴胡 薄荷 荆芥(各三分)

上㕮咀。作一服,水二钟、姜三片煎八分,食后温服。

5. 加减龙荟丸(《古今医鉴·卷之九·耳病》)

聪耳泻火,治耳鸣。

当归(一两,酒洗) 龙胆草(一两,酒洗) 栀子仁(一两,炒) 黄芩(一两) 大黄(五钱,酒蒸) 芦荟(五钱) 青黛(五钱) 木香(二钱半) 柴胡(五钱) 青皮(一两) 胆星(三钱) 麝香(五分)

上为末,神面糊为丸绿豆大。每二十丸,姜汤下,日进三服。

6. 清聪化痰丸(《万病回春·卷之五·耳病》)

治耳聋耳鸣,壅闭不闻声音,乃饮食厚味,夹怒气以动肝胃之火,宜清窍也。

橘红(盐水洗,去白) 赤茯苓(去皮) 蔓荆子(各一两) 枯芩(酒炒,八钱) 黄连(酒炒) 白芍(酒浸,煨) 生地黄(酒洗) 柴胡 半夏(姜汁炒,各七分) 人参(六钱) 青皮(醋炒,五钱) 生甘草(四钱)

上共十二味为细末,葱汤浸蒸饼丸,如绿豆大。每服百丸,晚用姜汤茶清任下。

7. 疏肝清耳汤(《简明医彀·卷之五·耳证》)

治左耳鸣聋,恚怒气郁,肝火炎灼。

黄连 黄芩 栀子 当归 青皮 胆星(各一钱) 香附 龙胆草 玄参(各七分) 青黛 木香(各五分) 焦姜(三分)

上锉,加生姜三片,水煎服。

8. 平肝清胃丸(《简明医彀·卷之五·耳证》)

治耳聋耳鸣,因于饮食厚味,挟怒气以动肝胃之火。

枯芩 黄连 白芍(俱酒炒) 生地(酒洗) 柴胡 半夏(各七钱) 人参(五钱) 青皮(醋炒,五钱) 赤茯苓 蔓荆(各一两) 甘草(二钱)

上为末,葱汤浸,蒸饼为丸绿豆大。每服百丸,食远,姜、茶汤下。

9. 当归龙荟丸(《成方切用·卷八下·泻火门》引《宣明》)

治一切肝胆之火,神志不宁,惊悸搐搦,躁扰狂越,头晕目眩,耳鸣耳聋;胸膈痞塞,咽嗌不利,肠胃燥涩;两胁痛引少腹,肝移热于肺而咳嗽;亦治盗汗。

当归(酒洗) 龙胆草(酒洗) 栀子(炒黑) 黄连(炒) 黄蘗(炒) 黄芩(炒,一两) 大黄(酒浸) 青黛(水飞) 芦荟(五钱) 木香(二钱) 麝香(五分)

蜜丸,姜汤下。

10. 翘荷汤(《温病条辨·卷一上焦篇·秋燥》)

治清窍不利,如耳鸣目赤,龈胀咽痛之类;亦清上焦气分之燥热。

薄荷（一钱五分） 连翘（一钱五分） 生甘草（一钱） 黑栀皮（一钱五分） 桔梗（二钱） 绿豆皮（二钱）

水二杯煮取一杯，顿服之，日服二剂，甚者日三。耳鸣者，加羚羊角、苦丁茶；目赤者。加鲜菊叶、苦丁茶、夏枯草；咽痛者，加牛蒡子、黄芩。

11. 犀角上清丸（《太医院秘藏膏丹丸散方剂·卷二》）

此丸专治心经火盛，三焦有热，口舌生疮，眼目赤肿，牙齿急痛，耳鸣作痒，鼻塞不通，咽喉不利，咳嗽痰实，躁烦不安，大便秘结，小便赤黄，一切火盛等症。

犀牛角（一两） 桔梗（一两） 赤苓（一两） 大生地（一两） 牛蒡子（一两） 川芎（一两） 青黛（一两） 净连翘（一两二钱） 条黄芩（一两二钱） 元参（一两二钱） 薄荷（一两二钱） 生甘草（一两二钱）

共为细末，水叠为丸如梧桐子大。每服一钱，壮实人一钱五分，食远清茶送下；老弱者每服五六分。孕妇勿服。

六、治气滞耳鸣方

滋营养液膏（《医方絜度·卷二》）

主肝气不和，头晕、耳鸣，久不愈。

女贞子 旱莲草 沙苑蒺藜 桑叶 芝麻 枸杞 菊花 白芍 归身 地黄 穞豆 南烛 茯神 玉竹 陈皮 甘草（各四两）

以天泉水、桑火熬膏，收以阿胶、白蜜各三两，贮好。日服五六钱。

七、治肾虚耳鸣方

1. 肾沥汤（《备急千金要方·卷十九·肾脏方·补肾第八》）

治虚劳损羸乏，咳逆短气，四肢烦疼，腰背相引痛，耳鸣面黧黯，骨间热，小便赤黄，心悸目眩，诸虚乏方。

羊肾（一具） 桂心（一两） 人参 泽泻 五味子 甘草 防风 川芎 地骨皮 黄芪 当归（各二两） 茯苓 元参 芍药 生姜（各四两） 磁石（五两）

上十六味㕮咀。以水一斗五升，先煮肾，取一斗，去肾入药，煎取三升，分三服。可常服之。《近效方》除风下气，强腰脚，明耳目，除痰饮，理营卫，永不染时疾、诸风者，无当归、芍药、磁石，有独活、牛膝各一两半，麦冬二两，丹参五两，为煮散，分作二十四帖，每帖入生姜一分，杏仁十四枚，水三升，煮取一升。

2. 羊肾补肾汤（《外台秘要·卷第十六·肾劳虚寒方二首》）

疗肾虚寒损，耳鸣好唾，欠呿委顿。

羊肾（一具，细切） 磁石（碎绵裹） 白术（各八两） 黄芪 茯苓 干姜（各四两） 桂心（三两）

上七味切。以水三斗，煮取七升，绞去滓，分服一升，昼四服，夜三服。燥器贮之，六月减水。忌生葱、桃李、雀肉、酢等物。

3. 肾气丸（《外台秘要·卷第十七·肾气不足方六首》）

疗丈夫腰脚疼，肾气不足，阳气衰，风痹虚损，惙惙诸不足，腰背痛，耳鸣，小便余沥，风虚劳冷。

羊肾（二具，炙） 细辛（二两） 石斛（四两） 苁蓉（四两） 干地黄（四两） 狗脊（一两，黑者） 桂心（二两） 茯苓（五两） 牡丹皮（二两） 麦门冬（三两，去心） 黄芪（四两） 人参（二两） 泽泻（二两） 干姜（二两） 山茱萸（二两） 附子（二两，炮） 薯蓣（二两） 大枣（一百枚，取膏和丸）

上十八味捣筛，以枣膏少着蜜合丸如梧子大。以酒服二十丸，渐加至三十丸，日再服。忌猪肉、冷水、生葱、生菜、胡荽、芜荑、酢物。

4. 肉苁蓉丸

1）《太平圣惠方·卷第七·治肾虚补肾诸方》

治肾脏久虚，面色萎黑，足冷耳鸣，四肢羸瘦，脚膝缓弱，小便滑数。

肉苁蓉（二两，酒浸去皴皮微，炒炙） 磁石（二两，烧醋淬七遍，捣碎，细研水飞过） 熟干地黄（二两） 山茱萸（三分） 桂心（一两） 附子（一两，炮裂，去皮脐） 薯蓣（三分） 牛膝（一两，去苗） 石南（三分） 白茯苓（三分） 泽泻（三分） 黄芪（三分，锉） 鹿茸（二两，去毛，涂酥炙令微黄） 五味子（三分） 石斛（一两，去根，锉） 覆盆子（三分） 远志（三分，去心） 补骨脂（一两，微炒） 萆薢（三分） 巴戟（三分） 杜仲（一两，去粗皮，炙微黄，锉） 菟丝子（二两，酒浸三分，曝干，别杵为末） 白龙骨（一两）

上件药，捣罗为末，炼蜜和捣三五百杵，丸如梧桐子大。每服，空心以温酒下三十丸，晚食前再服。

2)《圣济总录·卷第一百一十四·耳门·耳虚鸣》

治男子患耳内虚鸣，腰肾疼痛，髀膝风冷，食饮无味。

肉苁蓉（酒浸切，焙） 石斛（去根） 白术 五味子 桂（去粗皮） 巴戟天（去心） 防风（去叉） 人参（各二两） 白茯苓（去黑皮） 泽泻 山茱萸（各三两） 熟干地黄（焙） 磁石（煅醋淬七遍，各四两）

上一十三味，捣罗为末，炼蜜丸如梧桐子大。每服三十丸，空心食前服，温酒下。

5. 肉苁蓉散（《太平圣惠方·卷第七·治肾气不足诸方》）

治肾气不足，体重嗜卧，骨节酸疼，目暗耳鸣，多恐喜唾，腰背强痛，小腹满急，食饮无味，心悬少气。

肉苁蓉（一两半，酒浸去皴皮，微炙） 石斛（一两，去根） 五味子（一两） 黄芪（一两，锉） 丹参〔二(一)两〕 牛膝（一两，去苗） 肉桂（二两，去粗皮） 附子（一两，炮裂，去皮脐） 当归（一两，锉，微炒） 人参（一两，去芦头） 沉香（一两） 白茯苓（一两） 石南（一两） 杜仲（一两，去粗皮，炙微黄，锉） 枳实（一两，麸炒微黄） 熟干地黄（一两） 磁石（二两，捣碎，水淘去赤汁，以绢包之）

上件药，捣筛为散。每服四钱，以水一中盏，每用磁石包子同煎至六分，去滓，空心及晚食前热服。

6. 石斛丸

1)《太平圣惠方·卷第七·治肾脏虚损骨萎羸瘦诸方》

治肾脏虚损，头昏耳鸣，目暗茫茫，心中喜忘，恍惚不定，饮食无味，心恒不乐，多有恐思，时吐酸水，面无光泽，肌体虚羸，骨萎不能行立。

石斛（一两，去根，锉） 天门冬（半两，去心，焙） 五味子（三分） 巴戟（半两） 牛膝（一两，去苗） 肉苁蓉（三分，酒浸一宿，刮去皴皮，炙干） 干漆（半两，捣碎，微炒） 菟丝子（一两，酒浸三宿，焙干，别捣为末） 白术（三分） 远志（半两，去心） 白茯苓（三分） 熟干地黄（三分） 覆盆子（半两） 薯蓣（半两） 补骨脂（一两，微炒） 人参（半两，去芦头） 石龙芮（三分） 五加皮（三分） 萆薢（三分，锉） 狗脊（半两） 石南（半两） 杜仲（二分，去粗皮，炙微黄，锉） 天雄（三分，炮裂，去皮脐） 鹿茸（一两，去毛，涂酥炙微黄）

上件药，捣罗为末，炼蜜和捣三五百杵，丸如梧桐子大。每服，空心及晚食前，以温酒下三十丸，渐加至五十丸。

2)《圣济总录·卷第一百一十四·耳门·耳虚鸣》

治肾虚耳内作声，或如蝉噪，或如风水声，诊其左手尺脉微而细，右手关脉洪而大，是其候也。

石斛（去根） 黄芪（锉） 鹿茸（去毛，酒浸一宿，酥炙） 地骨皮 附子（炮裂，去皮脐，各一两） 菟丝子（酒浸别捣） 山茱萸（各一两一分） 远志（去心） 熟干地黄（焙） 菖蒲（米泔浸一宿锉，焙） 防风（去叉，各三分） 桂（去粗皮，半两） 玄参（一两）

上一十三味，将十二味捣罗为末，入菟丝子末，再罗，炼蜜丸如梧桐子大。每服三十丸，空心温酒下，以瘥为度。此药妊娠人，去桂、附，加蜀椒三分、丹参半两。

7. 磁石丸（《太平圣惠方·卷第七·治肾脏虚损骨萎羸瘦诸方》）

治肾气虚损，骨萎羸瘦，耳鸣心烦，小腹里急，气引膀胱，连腰膝疼痛，不欲饮食。

磁石（二两，烧醋淬七遍，细研水飞过） 肉苁蓉（二两，酒浸一宿，刮去皴皮，炙干） 钟乳粉（二两） 黄芪（一两，锉） 巴戟（一两） 石斛（一两，去根，锉） 白茯苓（半两） 桂心（一两） 杜仲〔一两，去粗皮，炙令微赤(黄)，锉〕 当归（半两，锉，微炒） 鹿茸（一两，去毛，涂酥炙微黄） 五味子〔半(一)两〕 天门冬（三分，去心，焙） 续断（半两） 木香（半两） 菟丝子（一两，酒浸三日，曝干别捣） 阳起石（一两，细研） 牛膝（一两，去苗） 远志（三分，去心） 附子（一两，炮裂，去皮脐） 泽泻（三分） 覆盆子（三分）

沉香（三分） 熟干地黄（一两） 丹参（一两，去芦头） 干漆（三分，捣碎，微炒）

上件药，捣罗为末，炼蜜和捣三二百杵，丸如梧桐子大。每服，空心及晚食前，以温酒下三十丸，渐加至五十丸。

8. 茯苓散（《太平圣惠方·卷第二十六·治肾劳诸方》）

治肾劳，虚损羸乏，咳逆短气，四肢烦疼，耳鸣，骨间热，小便赤色，腰脊疼痛无力。

白茯苓（一两） 人参（一两，去芦头） 白芍药（一两半） 甘草（一两，炙微赤，锉） 羚羊角屑（一两） 防风（一两，去芦头） 黄芪（一两，锉） 桂心（半两） 芎䓖（一两） 麦门冬（一两，去心） 地骨皮（三分） 磁石（一两半，捣碎，水淘去赤汁） 当归（一两） 牛膝（一两，去苗） 五味子（一两）

上件药，捣筛为散。每服四钱，以水一中盏煎至六分，去滓，空腹及晚食前温服。

9. 干地黄散（《太平圣惠方·卷第三十六·治耳虚鸣诸方》）

治耳中蝉鸣。

熟干地黄（一两） 防风（一两，去芦头） 桑耳（三分，微炒） 枳壳（三分，麸炒微黄去瓤） 杏仁（三分，汤浸去皮尖、双仁，麸炒微黄） 黄连（一分，去须） 木通（三分，锉） 黄芪（三分，锉） 槟榔（三分） 茯神（三分） 甘草（三分，炙微赤，锉）

上件药，捣粗罗为散。每服三钱，以水一中盏，入生姜半分，煎至五分，去滓，食前温服。

10. 菖蒲酒（《太平圣惠方·卷第三十六·治耳虚鸣诸方》）

治耳虚聋及鸣。

菖蒲（三分） 木通（三分，锉） 磁石（二两，捣碎，水淘去赤汁） 防风（三分，去芦头） 桂心（三分）

上件药，细锉。以酒一斗，用绵裹，浸七日后，每日空心暖饮一盏，晚再饮之。

11. 补肾熟干地黄丸（《圣济总录·卷第二十·骨痹》）

治肾虚骨痹，面色萎黑，足冷耳鸣，四肢羸瘦，脚膝缓弱，小便滑数。

熟干地黄（切，焙） 肉苁蓉（酒浸切，焙） 磁石（煅，醋淬，各二两） 山茱萸（三分） 桂（去粗皮） 附子（炮裂，去皮脐，各一两） 山芋（三分） 牛膝（酒浸切，焙，一两） 石南 白茯苓（去黑皮） 泽泻 黄芪（锉，各三分） 鹿茸（去毛，酥炙，二两） 五味子（三分） 石斛（去根，锉，一两） 覆盆子 远志（去心，各三分） 补骨脂（微炒，一两） 萆薢（锉） 巴戟天（去心，各三分） 杜仲（去粗皮，炙，锉，一两） 菟丝子（二两，酒浸，别捣） 白龙骨（一两）

上二十三味，捣罗为末，炼蜜和杵数百下，丸如梧桐子大。每服空心以温酒下三十丸，日三服。

12. 羊骨饮（《圣济总录·卷第五十一·肾脏门·肾虚》）

治肾虚寒，耳鸣多唾。

羊脊骨（一具，椎碎） 磁石（二两半，碎） 白术（一两半） 黄耆 干姜（炮） 白茯苓（去黑皮） 桂（去皮，各半两）

上七味，除羊骨外，锉如麻豆大。先以水五升，煮骨取二升，去骨内药煎取一升，去滓，空腹分温三服。

13. 羊骨补肾汤（《圣济总录·卷第五十一·肾脏门·肾虚》）

治肾虚寒耳鸣好睡，日渐痿损。

羊胫骨（五两，炙黄，锉） 磁石（火煅醋淬二七遍） 白术（各二两） 黄芪（锉） 干姜（炮） 白茯苓（去黑皮，各一两） 桂（去皮，三分）

上七味，粗捣筛。每五钱匕，水一盏半煎至一盏，去滓，分温二服，空腹、夜卧各一。

14. 磁石汤（《圣济总录·卷第五十二·肾脏虚损阳气痿弱》）

治肾脏虚损，骨髓枯竭，小便滑数，腰背拘急，耳鸣色黯，阳气痿弱。

磁石（火煅醋淬二七遍，二两） 附子（炮裂，去皮脐，一两） 黄芪（锉，炒） 五味子 白术 地骨皮 桂（去粗皮） 牡蛎（火煅） 泽泻 白茯苓（去黑皮） 人参 熟干地黄（焙，各三分）

上一十二味，㕮咀如麻豆。每服三钱匕，先以水二盏，羊肾一具，去筋膜切开，煮取一盏，去羊肾入药，并生姜三片，大枣二枚劈破，再煎至七分，去滓通口服，食前。

15. 鹿茸丸

1）《圣济总录·卷第五十二·肾脏虚损骨痿

羸瘦》

治肾气虚损，骨痿羸瘦，心烦腹急，腰重耳鸣，行坐无力。

鹿茸（酒浸一宿，涂酥炙） 石斛（去根） 桂（去粗皮） 附子（炮裂，去皮脐） 牛膝（酒浸切，焙） 肉苁蓉（酒浸一宿切） 熟干地黄（焙） 萆薢（炒） 人参 五味子（炒） 蛇床子（炒） 白茯苓（去黑皮） 覆盆子（去茎） 黄芪（锉） 木香 车前子 天门冬（去心，焙） 山芋（各一两）

上一十八味，捣罗为末，炼蜜为丸如梧桐子大。每日空心温酒下十五丸，渐加至三十丸。

2）《圣济总录·卷第一百一十四·耳门·耳虚鸣》

治肾劳虚后，耳常闻钟磬风雨之声，补肾。

鹿茸（去毛，酒浸一宿，酥炙） 磁石（煅醋淬七遍） 枳实（去瓤麸炒，各二两） 附子（炮裂，去皮脐） 山芋 牡蛎（熬） 肉苁蓉（酒浸切，焙，各一两半） 五味子 巴戟天（去心，各一两） 楮实（炒，别捣末，三两）

上一十味，将九味捣罗为末，入楮实末，再罗令匀，炼蜜丸如梧桐子大。每服二十丸至三十丸，空心浸牛膝酒下。

16. 补骨脂丸（《圣济总录·卷第五十二·肾脏虚损骨痿羸瘦》）

治肾气虚损，骨痿肉瘦，耳鸣心烦，小腹里急，气引膀胱连腰膝痛。

补骨脂（微炒） 五味子（炒） 石斛（去根） 肉苁蓉（酒侵一宿切，焙，各二两） 白茯苓（去黑皮） 熟干地黄 人参 杜仲（锉，炒尽丝） 天雄（炮裂，去皮脐） 菟丝子（酒浸一宿，别捣为末，各一两）

上一十味，捣罗为末，炼蜜为丸梧桐子大。空心、日午、夜卧，温酒下二十丸至三十丸。

17. 磁石散（《圣济总录·卷第一百一十四·耳门·耳虚鸣》）

治肾气虚弱，气奔两耳作声，甚则成聋。

磁石（煅醋淬七遍） 熟干地黄（焙） 菖蒲（米泔浸一宿锉，焙） 牡丹皮 白术（各一两） 附子（炮裂，去皮脐） 白茯苓（去黑皮） 人参 芎䓖 大黄（锉，炒） 牡荆子（微炒） 桂（去粗皮） 当归（切，焙） 桑螵蛸（切破，炙，各半两） 羊肾（一对，薄切，去筋膜，炙干）

上一十五味，捣罗为散。每服一钱匕，温酒调下，日三，加至二钱匕，不拘时。

18. 保命丸（《圣济总录·卷第一百一十四·耳门·耳虚鸣》）

治耳内虚鸣。

熟干地黄（焙） 肉苁蓉（酒浸切，焙） 桂（去粗皮） 附子（炮裂，去皮脐） 丁香 菟丝子（酒浸别捣） 人参（各一两） 白豆蔻（去皮） 木香 槟榔（锉） 甘草（炙，各半两） 鹿茸（去，毛酒浸一宿，酥炙） 白茯苓（去黑皮） 蒺藜子（炒，去角，各三分）

上一十四味，将十三味捣罗为末，入菟丝末再罗，炼白蜜丸如梧桐子大。每服十五丸，空心食前，温酒下，渐加丸数。

19. 黄芪汤（《圣济总录·卷第一百一十四·耳门·耳虚鸣》）

治肾虚耳数鸣而聋，补肾。

黄芪（锉） 人参 紫菀（去土） 甘草（炙，锉） 防风（去叉） 当归（切，焙） 麦门冬（去心，焙） 五味子（各一两） 干姜（炮） 桂（去粗皮，各二两） 芎䓖（一两半）

上一十一味，粗捣筛。每服五钱匕，先以水三盏，煮羊肾一只，至一盏半，去肾下药，入葱白三寸切，大枣三枚劈破，煎至八分，去滓，空心食前温服。

20. 桑螵蛸散（《圣济总录·卷第一百一十四·耳门·耳虚鸣》）

治肾气虚弱，气奔两耳，鸣甚成聋。

桑螵蛸（切破，炙） 附子（炮裂，去皮脐） 人参 白茯苓（去黑皮） 当归（切，焙） 桂（去粗皮，各半两） 熟干地黄（焙） 牡丹皮，白术（锉，炒，各一两） 羊肾（一对，薄切去筋膜，炙干）

上一十味，捣罗为散。每服一钱匕，空心食前，温酒调下日三，加至二钱匕。

21. 菖蒲浸酒（《圣济总录·卷第一百一十四·耳门·耳虚鸣》）

治耳聋及耳鸣。

菖蒲（米泔浸一宿锉，焙，三分） 木通（一分，锉） 桂（去粗皮） 磁石（碎，绵裹，各半两） 防风（去叉） 羌活（去芦头，各一两）

上六味，㕮咀。以酒一斗浸七日，每日空腹温饮一二盏。

22. 龙齿散（《圣济总录·卷第一百一十四·耳门·耳虚鸣》）

治肾虚热毒，乘虚攻耳，致耳内常鸣如蝉声，不可专服补药。

龙齿　人参　远志（去心）　白茯苓（去黑皮）　麦门冬（去心，焙，各半两）　丹砂（研）　铁粉（研末飞）　龙脑（研）　牛黄（研）　麝香（研，各一分）

上一十味，捣研为散，再同研匀细。每服半钱匕，食后夜卧，温熟水调下，日三，病愈即已。

23. 牛膝煎丸（《圣济总录·卷第一百一十四·耳门·耳虚鸣》）

治肾气虚弱，风邪干之，上攻于耳，常作蝉鸣，以至重听。

牛膝（去苗）　海桐皮（二味各半斤，捣末，用好酒五升与银石器内熬成膏）　茯香子（炒）　当归（切，焙）　赤箭　五加皮（锉）　赤芍药　桂（去粗皮）　麻黄（去根节）　地龙（炒）　木香　独活（去芦头）　没药（研）　乳香（研）　防风（去叉）　骨碎补　麒麟竭　沉香（锉）　干蝎（炒，去土）　天南星（生用，各一两）　附子（炮裂，去皮脐）　乌头（炮裂，去皮脐）　楝实　芎䓖（各二两）　麝香（研，半两）　虎脑骨（四两，酥炙）

上二十六味，捣研二十四味为末，入前膏内，和捣三千杵，丸如梧桐子大。每服十丸至十五丸，空心温酒或盐汤下。

24. 地黄丸（《圣济总录·卷第一百一十四·耳门·耳虚鸣》）

治肾虚耳鸣。

熟干地黄（焙，三分）　黄芪（锉，焙）　山茱萸　桑根白皮（各二两）　黄连（去须）　羚羊角屑　桂（去粗皮）　当归（切，焙）　代赭（各一两）　芎䓖　天雄（炮裂，去皮脐，各一两半）

上一十一味，捣罗为末，炼蜜和丸如梧桐子大。每服三十丸，空心温酒下。

25. 鹿茸散（《圣济总录·卷第一百八十五·补益门·补虚益精髓》）

治肾久虚，精气耗惫，腰脚酸重，神色昏黯，耳鸣焦枯，阳道萎弱。此由精少，欲事过度。益精。

鹿茸（去毛，酥炙）

上一味，捣罗为散。每服一钱匕，渐至二钱匕，空心，浓煎苁蓉酒七分一盏，放温，入少盐调下。

鹿茸（去毛，酥炙，一两）　肉苁蓉（酒浸一宿，焙干）　蛇床子（洗，焙干，各一分）

上三味，同为末，炼蜜和捣，丸如梧桐子大。每服二十丸至三十丸，温酒或盐汤下。

26. 菟丝子丸

1）《圣济总录·卷第五十二·肾脏虚损阳气痿弱》

治肾脏虚损，阳气痿弱，少腹拘急，四肢酸疼，面色黧黑，唇口干燥，目暗耳鸣，气短力乏，精神倦怠，小便滑数。

菟丝子（酒浸透，别捣）　桂（去粗皮）　鹿茸（去毛，酥炙）　附子（炮裂，去皮脐）　泽泻　石龙芮（去土，以上各一两）　肉苁蓉（酒浸切，焙）　杜仲（去粗皮，锉，炒）　白茯苓（去皮）　熟干地黄　巴戟（去心）　荜澄茄　沉香（锉）　茯香（炒）　石斛（去苗）　牛膝（酒浸一宿）　续断（各三分）　桑螵蛸（酒浸炒）　芎䓖　覆盆子（去枝叶并萼）　五味子（各半两）

上二十一味，捣为细末，以酒煮糊为丸如梧桐子大。每服二十丸，温酒或盐汤下，空心服。如脚膝无力，木瓜汤下，晚食前再服。

2）《太平惠民和剂局方·卷之五·治诸虚》

治肾气虚损，五劳七伤，少腹拘急，四肢酸疼，面色黧黑，唇口干燥，目暗耳鸣，心忪气短，夜梦惊恐，精神困倦，喜怒无常，悲忧不乐，饮食无味，举动乏力，心腹胀满，脚膝痿缓，小便滑数，房室不举，股内湿痒，水道涩痛，小便出血，时有余沥，并宜服之。久服填骨髓，续绝伤，补五脏，去万病，明视听，益颜色，轻身延年，聪耳明目。

菟丝子（净洗，酒浸）　泽泻　鹿茸（去毛，酥炙）　石龙芮（去土）　肉桂（去粗皮）　附子（炮，去皮，各一两）　石斛（去根）　熟干地黄　白茯苓（去皮）　牛膝（酒浸一宿，焙干）　续断　山茱萸　肉苁蓉（酒浸切，三分）　五味子　桑螵蛸（酒浸炒）　芎䓖　覆盆子（去枝、叶、萼，各半两）

上为细末，以酒煮面糊为丸如梧桐子大。每服二十丸，温酒或盐汤下，空心服。如脚膝无力，木瓜汤下，晚食前再服。又方，用龙齿三分，远志去苗、心，半两，黑豆煮，不用石龙芮、泽泻、肉茯蓉。

27. 黄芪丸(《普济本事方·卷第五·眼目头面口齿鼻舌唇耳》)

治肾虚耳鸣,夜间睡着如打战鼓,觉耳内风吹,更四肢抽掣痛。

黄芪(独茎者,去芦,一两,蜜炙) 白蒺藜(炒,瓦擦扬去细碎刺) 羌活(去芦,各半两) 黑附子(大者一个,炮,去皮脐) 羯羊肾(一对,焙干)

上细末,酒糊丸如梧子大。每服三四十丸,空心晚食前,煨葱盐汤下。

28. 腽肭脐丸(《太平惠民和剂局方·卷之五·治诸虚》)

补虚壮气,暖背祛邪,益精髓,调脾胃,进饮食,悦颜色。治五劳七伤,真气虚惫,脐腹冷痛,肢体酸疼,腰背拘急,脚膝缓弱,面色黧黑,肌肉消瘦,目暗耳鸣,口苦舌干,腹中虚鸣,胁下刺痛,饮食无味,心常惨戚,夜多异梦,昼少精神,小便滑数,时有余沥,房室不举,或梦交通,及一切风虚痼冷,并宜服之。

腽肭脐(一对,慢火酒炙令熟) 硇砂(研飞,二两) 精羊肉(熟切碎烂,研) 羊髓(取汁,各一斤) 沉香 神曲(炒,各四两)

以上六味,用无灰好酒一斗,同于银器内,慢火熬成膏,候冷入下项药:

阳起石(用浆水煮一日,细研飞过,焙干用) 人参(去芦) 补骨脂(酒炒) 钟乳粉(炼成者) 巴戟(去心) 川芎 肉豆蔻(去壳) 紫苏子(炒) 枳壳(去瓤麸炒) 木香 荜澄茄 葫芦巴(炒) 天麻(去苗) 青皮(去白) 丁香 茴香(舶上,炒,各二两) 肉桂(去粗皮) 槟榔 蒺藜子(炒) 大腹子(各二两半) 山药(一两半) 苁蓉(洗,切片,焙,四两) 白豆蔻(去壳,一两) 大附子(炮,去皮脐,用青盐半斤,浆水一斗五升煮,候水尽,切,焙干,八两)

上件药各依法修事,捣罗为末,入前膏内搜成剂,于臼内捣千余杵,丸如梧桐子大。每服二十丸,空心,温酒下,盐汤亦得。

29. 金钗石斛丸(《太平惠民和剂局方·卷之五·治诸虚》)

治真气不足,元脏虚弱,头昏面肿,目暗耳鸣,四肢疲倦,百节酸疼,脚下隐痛,步履艰难,肌体羸瘦,面色黄黑,鬓发脱落,头皮肿痒,精神昏困,手足多冷,心胸痞闷,绕脐刺痛,膝胫酸疼,不能久立,腰背拘急,不得俯仰,两胁胀满,水谷不消,腹痛气刺,发歇无时,心悬噫醋,呕逆恶心,口苦咽干,吃食无味,恍惚多忘,气促喘乏,夜梦惊恐,心忪盗汗,小便滑数,或水道涩痛,一切元脏虚冷之疾,并能治之。常服补五脏,和血脉,驻颜色,润发,进食肥肌,大壮筋骨。

川椒(去目,微炒出汗) 葫芦巴(炒) 巴戟天(去心) 地龙(去土,炒,各四两) 苍术(去浮皮) 乌药(各十六两) 川乌头(炮,去皮脐) 羌活(去芦) 茴香(炒) 赤小豆 马蔺子(醋炒) 金铃子(麸炒) 石斛(去根,各八两) 青盐(二两)

上为细末,酒煮面糊为丸如梧桐子大。每服二十丸,温酒下,或盐汤亦得,空心、食前服之。

30. 张走马玉霜丸(《太平惠民和剂局方·卷之五·吴直阁增诸家名方》)

疗男子元阳虚损,五脏气衰,夜梦遗泄,小便白浊,脐下冷疼,阳事不兴,久无子息,渐致瘦弱,变成肾劳,眼昏耳鸣,腰膝酸疼,夜多盗汗,并宜服之。自然精元秘固,内施不泄,留浊去清,精神安健。如妇人宫脏冷,月水不调,赤白带漏,久无子息,面生䵟黵,发退不生,肌肉干黄,容无光泽,并宜服此药。

大川乌(用蚌粉半斤同炒候裂,去蚌粉不用) 川楝子(麸炒,各八两) 破故纸(炒) 巴戟(去心,各四两) 茴香(焙,六两)

上件碾为细末,用酒打面糊为丸如梧桐子大。每服三五十丸,用酒或盐汤下,空心,食前。

31. 小菟丝子丸(《太平惠民和剂局方·卷之五·吴直阁增诸家名方》)

治肾气虚损,五劳七伤,少腹拘急,四肢酸疼,面色黧黑,唇口干燥,目暗耳鸣,心忪气短,夜梦惊恐,精神困倦,喜怒无常,悲忧不乐,饮食无味,举动乏力,心腹胀满,脚膝痿缓,小便滑数,房室不举,股内湿痒,水道涩痛,小便出血,时有遗沥,并宜服之。久服填骨髓,续绝伤,补五脏,去万病,明视听,益颜色,轻身延年,聪耳明目。

石莲肉(二两) 菟丝子(酒浸研,五两) 白茯苓(焙,一两) 山药(二两,内七钱半打糊)

上为细末,用山药糊搜和为丸如梧桐子大。

每服五十丸，温酒或盐汤下，空心服。如脚膝无力，木瓜汤下，晚食前再服。

32. 密补固真丹（《黄帝素问宣明论方·卷七·积聚门·积聚总论》）

治脾肾真元损虚，泄利痰嗽，嗲痞水谷酸臭，饮食无味，脐腹冷痛，肢体麻痹，下虚痿厥，上实壅滞，肾虚耳鸣，脾虚困惫，耳焦齿槁，面黧身悴，目黄口燥，发堕爪退，风虚遍枯，中满膈气，一切脾胃虚证。常服补养，宣通气血。

天南星（半两） 半夏（制） 神曲 麦蘖 茴香（炒） 荆三棱（炮，各一两） 白附子 干生姜 川乌头（生，各一两） 巴豆（七个） 牵牛（三两） 代赭石（二两） 官桂（一分）

上为末，水和丸小豆大。每服十丸，加至五十丸，温水下。除泄泻外，并加大黄一两。

33. 安肾丸（《三因极一病证方论·卷之十三·腰痛治法》）

治肾虚腰痛，阳事不举，膝骨痛，耳鸣口干，面色黧黑，耳轮焦枯。

补骨脂（炒） 葫芦巴（炒） 茴香（炒） 川楝（炒） 续断（炒，各三两） 桃仁（麸炒，去皮尖，别研） 杏仁（如上法） 山药（炒，切） 茯苓（各二两）

上为末，蜜丸如梧子大。盐汤五十丸，空心服。

34. 八仙丸（《杨氏家藏方·卷第九·补益方三十六道》）

疗元脏气虚，头昏面肿，目暗耳鸣，四肢疲倦，步履艰难，肢节麻木，肌体羸瘦，肩背拘急，两胁胀满，水谷不消，吃食无味，恍惚多忘，精神不清。

肉苁蓉 牛膝 天麻（去苗） 木瓜（去子，切，四味各四两，并用好酒浸三日，取出焙干） 当归（洗焙，二两） 附子（炮，去皮脐，二两） 鹿茸（一两，火燎去毛，涂酥炙） 麝香（一分，别研）

上件为细末，炼蜜和丸如梧桐子大。每服五十丸，温酒送下，空心、食前。

35. 十补丸（《严氏济生方·五脏门·肾膀胱虚实论治》）

治肾脏虚弱，面色黧黑，足冷足肿，耳鸣耳聋，肢体羸瘦，足膝软弱，小便不利，腰脊疼痛，但是肾虚之证，皆可服之。

附子（炮，去皮脐） 五味子（各二两） 山茱萸（取肉） 山药（锉，炒） 牡丹皮（去木） 鹿茸（去毛，酒蒸） 熟地黄（洗，酒蒸） 肉桂（去皮，不见火） 白茯苓（去皮） 泽泻（各一两）

上为细末，炼蜜为丸如梧桐子大。每服七十丸，空心，盐酒盐汤任下。

36. 双补丸（《严氏济生方·诸虚门·虚损论治》）

治真精不足，肾水涸燥，咽干多渴，耳鸣头晕，目视昏花，面色黧黑，腰背疼痛，脚膝酸弱，服僭药不得者。

菟丝子（淘，酒蒸，擂，二两） 五味子（一两）

上为细末，炼蜜为丸如梧桐子大。每服七十丸，空心食前，盐酒任下。

37. 还少丸（《奇效良方·卷之二十一·诸虚门·诸虚通治方》）

大补真气虚损，肌体瘦悴，目暗耳鸣；气血凝滞，脾胃怯弱，饮食无味，并皆治之。

牛膝（酒浸一宿，焙干） 干山药（各一两半） 白茯苓（去皮） 山茱萸（去核） 肉苁蓉（酒浸，焙干） 远志（去心） 茴香（盐炒） 杜仲（姜汁和酒炙，去丝） 楮实子 五味子（各一两） 石菖蒲（去毛） 枸杞子 熟干地黄（酒洗，焙，各五钱）

上为细末，炼蜜同蒸，熟枣肉和捣三二百杵，丸如梧桐子大。每服五十丸，空心温酒、盐汤任下。

38. 无比山药丸（《奇效良方·卷之二十一·诸虚门·诸虚通治方》）

治诸虚百损，五劳七伤，肌体消瘦，目暗耳鸣。常服壮筋骨，益肾水。

赤石脂（煅） 茯神（去皮木） 山茱萸（去核） 熟干地黄（酒浸焙） 巴戟（去心） 牛膝（去苗，酒浸） 泽泻（以上各一两） 杜仲（去皮，切，生姜汁炒） 菟丝子（酒浸） 山药（以上各三两） 五味子（拣，六两） 肉苁蓉（酒浸，四两）

上为细末，炼蜜和丸如梧桐子大。每服五十丸，空心用温酒送下。

39. 子午丸（《奇效良方·卷之三十四·遗精白浊门·遗精白浊通治方》）

治心肾俱虚，梦寐惊悸，体常自汗，烦闷短气，悲忧不乐，消渴引饮，漩下赤白，停凝浊甚，四肢无力，面黄肌瘦，耳鸣眼昏头晕，恶风怯寒，并皆治之。

榧子（去壳，二两） 莲肉（去心） 枸杞子 白龙骨 川巴戟（去心） 破故纸（炒） 真琥珀（另研） 苦楮实（去壳） 白矾（枯） 赤茯苓（去皮） 白茯苓（去皮） 莲花须（盐蒸） 芡实 白牡蛎（煅） 文蛤（以上各一两） 朱砂（一两半，碾末为衣）

上为细末，用肉苁蓉一斤二两，酒蒸烂，碾为膏和丸如梧桐子大，以朱砂为衣。每服五十丸，空心浓煎萆薢汤下。忌劳力房事，专心服饵，渴止浊清，自有奇效。

40. 补肾丸

1）《古今医统大全·卷之六十二耳证门·药方·肾虚耳聋剂》

治肾虚耳聋耳鸣。

山茱萸 芍药 干姜（炮） 巴戟（去心） 泽泻 桂心 菟丝子（酒浸） 远志（酒浸） 黄芪 细辛 石斛 干地黄 附子（炮） 蛇床子（酒浸） 当归 牡丹皮 肉苁蓉（酒浸） 人参（各二两） 菖蒲（一两） 羊肾（二枚） 防风（半两） 茯苓（一两） 甘草（半两）

上为末，以羊肾研细，酒糊丸梧桐子大。每服五十丸，盐酒下。

2）《医学入门·外集卷六·杂病用药赋》

治两肾虚圆翳，或头眩耳鸣，起坐生花，视物不真。

巴戟 山药 故纸 小茴 牡丹皮（各五钱） 苁蓉 枸杞（各一两） 青盐（二钱半）

为末，蜜丸梧子大。空心盐汤下五十丸。

41. 补益肾肝丸（《医学纲目·卷之二十八肾膀胱部·厥》）

治目中溜火，视物昏花，耳聋耳鸣，困倦乏力，寝汗憎风，行步不正，两脚欹侧，卧而多惊，脚膝无力，腰以下消瘦。

柴胡 羌活 生地 苦参（炒） 防己（炒，各五分） 附子（炮） 肉桂（各一钱） 当归（二钱）

上细末，熟水丸如鸡头大。每服五十丸，温水送下。此药如在冬天中寒，或心肺表寒，目中溜火，嚏喷，鼻流清涕，咳嗽痰涎者，止可服一丸，须与姜附御汗汤等药相兼服之，不可单服此表药也。

42. 大补回光丸（《济世全书·巽集卷五·眼目》）

治肝肾俱虚，精血不足，眼昏黑花，迎风有泪，头眩耳鸣，眼多瞤动，或肾脏风毒下注，腰沉重，筋骨酸痛，步履无力，阴虚盗汗，湿痒生疮。常服延年益寿，耐寒暑，进饮食，黑须发，润肌肤，壮筋骨，滋荣卫，大臻奇效。

当归（二两） 川芎（二两） 熟地（二两） 白茯苓（一两五钱） 牛膝（去芦，酒浸，二两） 巴戟（去心，一两） 肉苁蓉（二两） 石枣（酒蒸去核，二两） 甘枸杞（一两五钱） 菟丝子（酒煮，一两五钱） 覆盆子（二两） 五味子（二两） 杜仲（蜜炒，一两五钱） 石斛（去根，一两五钱） 续断（一两五钱） 防风（去芦，一两五钱） 肉桂（一两）

上为细末，炼蜜为丸如梧子大。每服五十丸，盐汤、温酒任下。又加山药二两尤妙。

43. 金锁正元丹（《景岳全书·卷之五十九宙集·古方八阵·固阵》引《和剂》）

治真气不足，遗精盗汗，目暗耳鸣，吸吸短气，四肢酸倦，一切虚损等证。

补骨脂（一两，酒浸炒） 肉苁蓉（酒洗，焙） 紫巴戟（去心） 葫芦巴（炒，各一斤） 文蛤（八两） 茯苓（去皮，六两） 龙骨（二两） 朱砂（三两，另研）

上为细末，酒糊丸桐子大。每服二十丸，空心温酒、盐汤任下。

44. 究源心肾丸（《济阳纲目·卷六十四·治心肾两虚方》）

理水火不既济，心怔盗汗，夜梦遗精，目暗耳鸣，腰膝缓弱。常服调阴阳，补心肾。

牛膝（酒浸） 熟地黄（酒蒸） 肉苁蓉（酒浸，各一两） 鹿茸 附子（炮，去皮脐） 人参 远志 茯神 黄芪（蜜炙） 山药（炒） 当归（酒浸） 龙骨 五味子（各一两） 菟丝子（酒浸蒸成饼，三两）

上为末，用浸药酒煮面糊为丸如桐子大。每服七十丸，空心枣汤下。

45. 健步虎潜丸（《太医院秘藏膏丹丸散方剂·卷一》）

治肾气虚损，筋骨无力，行步艰难，腿酸脚软，腰痛耳鸣，四肢无力，麻木浮肿，鹤膝风症，阳事痿弱，阴囊冷汗，或下部虚损，并宜服之。

炙芪 杜仲（炒） 补骨脂（炒） 当归（各一

两五钱，酒洗）　牛膝（二两，酒洗）　白术（二两，土炒）　羌活　独活　防风　茯苓（各一两）　黄柏（二两）　附子（五钱，制）

共为细末，叠水为丸如梧桐子大，每料一斤一两五钱，碾筛每斤伤折四两，共折二两四钱五分，净得丸十三两二钱五分。每服一钱五分或二钱，空心滚水送下。常服济阴共阳，壮筋强骨，腰腿轻健。忌烧酒、房事。

46. 龟龄露（《太医院秘藏膏丹丸散方剂·卷一》）

治男子下元虚损，久无子嗣，阳痿不兴，举而不固，肾虚精冷，遗尿不禁，腰腿酸痛，行步无力，耳鸣眼花。以上诸症皆因先天不足，少年斫丧过度。此药培元固本，益髓添精，兴阳种子，益寿延年。每日饮之，大有奇效。

熟地（五钱）　生地（六钱）　天门冬（四钱）　当归（五钱）　牛膝（四钱）　杜仲（二钱）　肉苁蓉（六钱半）　枸杞子（五钱）　锁阳（三钱半）　青盐（三钱）　补骨脂（一钱）　地骨皮（四钱）　菊花（二钱半）　茯苓（五钱）　大附子（二钱半）　小丁香（二钱半）　砂仁（二钱半）　莲肉（六钱）　黑芝麻（五钱）　旱莲草（五钱）　细辛（一钱）　辰砂（五钱）　槐角子（六钱半）　穿山甲（八钱）　小雀脑（三钱）　海马（一两）　羊藿（二钱）　紫梢花（四钱半）　红蜻蜓（十五对）　凤仙子（二钱半）

共泡烧酒三十斤，白酒二十斤。

47. 神仙长寿露（《太医院秘藏膏丹丸散方剂·卷一》）

治诸虚百损，五劳七伤，头眩目晕，耳聋耳鸣，自汗盗汗，遗精便浊，腰膝酸痛，卧而不寐，四肢无力，饮食少思，面色痿黄，肌肉消瘦，骨蒸劳热。此酒专滋枯竭之水而清亢甚之火，久饮则阴阳和协，水火既济，乃扶阴抑阳之圣药也。每日随量饮一二盅，功难尽述。

熟地黄（四两）　当归（三两）　枸杞（三两）　白菊（二两）　茯神（二两）　沙蒺藜　骨皮　杜仲　山药　菟丝子（各二两）　楮实子　牛膝　韭子　巴戟　破故纸（各一两）　佛手柑（二个）　桑椹（四两）　桂圆肉（四两）

用好酒十斤，将药入内，煮三炷香之久。每日随量服之，久则延年益寿。

48. 知柏地黄丸（一名**滋阴地黄丸**）（《太医院秘藏膏丹丸散方剂·卷二》）

治下元虚损，心肾不交，腰疼耳鸣，小便频数，心火不降，肾水不生，不能既济而形体瘦弱，精神困倦，潮热往来，遗精便血，自汗盗汗，虚烦消渴，淋漓等症，并皆治之。

熟地（八两）　山萸（四两，炒）　山药（四两，炒）　丹皮（三两，酒洗）　茯苓（三两）　泽泻（三两）　盐柏（二两）　知母（二两）

共为细末，炼蜜为丸如梧桐子大。每服二钱，空心淡盐汤送下，滚白水亦可。常服补肾养血，固本培元。此药降无根之虚火，滋肾水之圣药也。忌猪血、萝卜、烧酒等物。

49. 麦味地黄丸（《太医院秘藏膏丹丸散方剂·卷二》）

治肾水不足，虚火上炎，消渴饮水，五心烦热，心火不降，阴水不升，咳嗽痰血，五脏各损，腰痛耳鸣，眼目昏花，四肢无力，盗汗遗精等症。

大熟地（八两）　山药（四两）　丹皮（三两）　白茯苓（三两）　山萸肉（四两）　泽泻（三两）　寸冬（二两）　五味子（二两）

共为细末，炼蜜为丸如梧桐子大。每服二钱或三钱亦可，盐汤送下。忌萝卜、烧酒等热物。

50. 滋阴地黄丸（《吴氏医方汇编·第一册·耳症》）

治肾虚耳鸣、脓汁不干，肾阴不足。

熟地（一两）　茯苓（四钱）　萸肉（五钱）　甘菊（四钱）　丹皮（四钱）　首乌（黑豆蒸三次）　黄柏（四钱）

上为末，炼蜜丸梧子大。每服三十五丸。

八、治虚寒耳鸣方

1. 补胃黄芪散（《太平圣惠方·卷第五·治胃虚冷诸方》）

治胃虚冷，淅淅恶寒，目中急痛，耳鸣胫寒，不得卧，心腹多冷气，身体无泽。

黄芪（一两，锉）　防风（一两，去芦头）　柏子仁（一两）　细辛（一两）　桂心（一两）　陈橘皮（一两，汤浸去白瓤，焙）　人参（一两，去芦头）　芎䓖（一两）　甘草（一分，炙微赤，锉）　吴茱萸（一分，汤浸七遍，焙干微炒）

上件药，捣筛为散。每服五钱，以水一中盏，入生姜半分、枣三枚，煎至六分，去滓，食前温服。忌生冷、油腻。

2. 桑螵蛸丸（《太平圣惠方·卷第七·治肾脏风虚耳鸣诸方》）

治肾脏风虚耳鸣，腰脊强直，小便数滑。

桑螵蛸（三分，微炒） 菖蒲（三分） 山茱萸（三分） 磁石（二两，烧醋淬七遍，捣碎，细研水飞过） 肉苁蓉（一两，酒浸一宿刮去皴皮，炙令干） 附子（一两，炮裂，去皮脐） 续断（三分） 五味子（三分） 薯蓣（一两） 萆薢（一两） 沉香（一两） 茯香子（一两）

上件药，捣罗为末，炼蜜和捣三二百杵，丸如梧桐子大。每日空心及晚食前，以温酒下三十丸。

3. 黄芪汤

1）《圣济总录·卷第四十一·肝脏门·肝虚》

治肝元虚冷，多困少力，口无滋味，耳鸣眼暗，面色青黄。

黄芪 防风（去叉） 石斛（去根） 当归（焙） 白芷 藿香（择叶） 沉香 白蒺藜（炒，去角） 桑寄生 附子（炮裂，去皮脐） 芎䓖 白术 五味子 桂（去粗皮） 羌活（去芦头，各半两） 木香（一分）

上一十六味，锉如麻豆。每服三钱匕，水一盏，枣一枚劈破，煎一两沸去滓，空心食前温服。

2）《圣济总录·卷第五十四·三焦门·中焦虚寒》

治中焦虚冷，目中急痛，耳鸣胫寒。

黄芪（一两） 防风（去叉） 细辛（去苗叶） 桂（去粗皮） 柏子仁（别研） 陈橘皮（去白，焙） 人参（各半两） 甘草（炙，一分） 芎䓖（半两） 吴茱萸（汤浸焙干，炒，一钱）

上一十味，除研者外，粗捣筛拌匀。每服五钱匕，生姜五片，枣二枚劈破，水一盏半煎至八分，去滓温服，食前。

4. 牛膝丸（《圣济总录·卷第五十二·肾脏积冷气攻心腹疼痛》）

治肾藏虚冷，气攻心腹疼痛，及腰膝冷痹，眼花耳鸣，四肢沉重，食减色昏。

牛膝（去苗切，酒浸焙） 附子（炮裂，去皮脐） 补骨脂（炒） 桂（去粗皮） 萆薢 当归（切，焙） 芎䓖 山茱萸 石斛（去根） 续断 细辛（去苗叶） 木香（炮，各半两）

上一十二味，捣罗为末，炼蜜为丸如梧桐子大。空心盐酒下三十丸。

5. 附子丸（《圣济总录·卷第五十二·肾脏积冷气攻心腹疼痛》）

治肾藏虚冷，心腹疼痛，小便滑数，耳鸣目暗。

附子（炮裂，去皮脐，二两） 巴戟天（去心） 龙骨（研） 茯香子（炒，各一两） 干姜（炮，三分） 木香（半两）

上六味，捣罗为末，酒煮面糊为丸如梧桐子大。每服二十丸，盐汤或盐酒任下，空心食前服。

6. 羊肾汤（《圣济总录·卷第八十六·虚劳门·肾劳》）

治肾劳虚损，寒热耳鸣，好唾善欠，腰脚痿弱。

羊肾（细切，一具） 磁石（煅醋淬七遍，二两） 黄芪（锉，一两） 桂（去粗皮，三分） 干姜（炮，一两） 白术（二两） 白茯苓（去黑皮，一两）

上七味，除羊肾外，粗捣筛。每服五钱匕，水一盏半，先煎羊肾至一盏，下药煎至七分，去滓，空腹温服，夜卧再服。

7. 肉苁蓉丸（《圣济总录·卷第一百一十四·耳门·劳聋》）

治劳聋积久耳鸣。

肉苁蓉（酒浸一宿切，焙） 附子（炮裂，去皮脐） 干姜（炮裂） 山茱萸（洗，微炒） 巴戟天（去心） 桂（去粗皮） 泽泻 菟丝子（酒浸一宿，别捣） 熟干地黄（焙） 石斛（去根） 蛇床子（微炒） 白茯苓（去黑皮） 当归（酒洒令润切，焙） 人参 细辛（去苗叶） 牡丹皮 甘草（炙，锉） 黄芪（细，锉） 远志（去心） 菖蒲（米泔浸一宿锉，焙） 芍药（各一两） 防风（去叉，三两） 羊肾（一对，薄批去筋膜，炙干）

上二十三味，除菟丝子外，为细末，再入菟丝子末重罗，炼蜜丸如梧桐子大。每服二十丸，食后温酒下，渐加至三十丸，日三。

8. 沉香鹿茸丸（《太平惠民和剂局方·卷之五·续添诸局经验秘方》）

治真气不足，下元冷惫，脐腹绞痛，胁肋虚胀，脚膝缓弱，腰背拘急，肢体倦怠，面无精光，唇口干燥，目暗耳鸣，心忪气短，夜多异梦，昼少精神，喜怒无时，悲忧不乐，虚烦盗汗，饮食无味，举动乏力，夜梦鬼交，遗泄失精，小便滑数，时有余沥，阴间湿痒，阳事不兴，并宜服之。

沉香（一两） 附子（炮，去皮脐，四两） 巴戟（去心，二两） 鹿茸（燎去毛，酒浸炙，三两） 熟干地黄（净洗，酒洒蒸，焙，六两） 菟丝子（酒浸研，焙，五两）

上件为细末，入麝香一钱半，别研入和匀，炼蜜为丸如梧桐子大。每服四五十粒，好酒或盐汤空心吞下。常服养真气，益精髓，明视听，悦色驻颜。

9. 椒附丸（《太平惠民和剂局方·卷之五·续添诸局经验秘方》）

补虚壮气，温和五脏。治下经不足，内挟积冷，脐腹弦急，痛引腰背，四肢倦怠，面色黧黑，唇口干燥，目暗耳鸣，心忪短气，夜多异梦，昼少精神，时有盗汗，小便滑数，遗沥白浊，脚膝缓弱，举动乏力，心腹胀满，不进饮食，并宜服之。

附子（炮，去皮脐） 川椒（去目，炒出汗） 槟榔（各半两） 陈皮（去白） 牵牛（微炒） 五味子 石菖蒲 干姜（炮，各一两）

上八味锉碎，以好米醋，于瓷器内，用文武火煮，令干，焙为细末，醋煮面糊为丸如梧桐子大。每服三十丸，盐酒或盐汤空心食前吞下。妇人血海冷，当归酒下。泄泻，饭饮下。冷痢，姜汤下。赤痢，甘草汤下。极暖下元，治肾气亏乏，及疗腰疼。

10. 益志汤（《三因极一病证方论·卷之八·心主三焦经虚实寒热证治》）

治右肾虚寒，小便数，腰胁引痛，短气咳逆，四肢烦疼，耳鸣面黑，骨间热，梦遗白浊，目眩，诸虚困乏。

鹿茸（酥涂炙，去毛尽） 巴戟（去心） 熟干地黄（酒浸） 枸杞子 苁蓉（酒浸） 牛膝（酒浸） 附子（炮，去皮脐） 桂心（不焙） 山茱萸 白芍药 防风（去叉） 甘草（炙，各等分）

上锉散。每服四大钱，水盏半，姜五片，盐少许，煎七分，去滓，食前服。

11. 三五七散（《世医得效方·卷第三·大方脉杂医科·眩晕》）

治阳虚，眩晕，头痛，恶寒，耳鸣或耳聋。

人参 附子 北细辛（各三钱） 甘草 干姜 山茱萸 防风 山药（各五钱）

上锉散。每服四钱，生姜五片，枣二枚煎，食前服。

12. 四柱散（《济阳纲目·卷四十八·沉寒痼冷·治阳虚痼冷方》）

治真阳耗散，耳鸣头晕，脐腹冷痛，滑泄脏寒。

附子 木香 茯苓 人参（各等分）

上姜枣煎，入盐少许。

13. 发阳通阴汤（《辨证录·卷之三·耳痛门》）

人有耳痛之后，虽愈而耳鸣如故者，人以为风火犹在耳也，仍用祛风散火之药，而鸣且更甚，然以手按其耳，则其鸣少息，此乃阳虚而气闭也。法宜补阳气为主，而兼理其肝肾之虚，方用发阳通阴汤治之。

人参（二钱） 茯苓（三钱） 白术（二钱） 黄芪（三钱） 肉桂（五分） 熟地（五钱） 当归（二钱） 白芍（三钱） 柴胡（一钱） 甘草（五分） 白芥子（二钱） 荆芥（炒黑，一钱）

水煎服。一剂轻，二剂愈，不必三剂也。

九、治阴虚耳鸣方

1. 玄参汤（《严氏济生方·诸虚门·五劳六极论治》）

治骨实极，耳鸣，面色焦枯，隐曲，膀胱不通，牙齿脑髓苦痛，手足酸痛，大小便闭。

玄参 生地黄（洗） 枳壳（去瓤麸炒） 车前子 黄芪（去芦） 当归（去芦，酒浸） 麦门冬（去心） 白芍药（各一两） 甘草（炙，半两）

上㕮咀。每服四钱，水一盏半，姜五片，煎至八分，去滓，温服，不拘时候。

2. 毗沙门丸（《鸡峰普济方·卷第四·补虚》）

治诸虚热，头昏眩晕，耳鸣作声，口干微嗽，手足烦热，忪悸不安。

熟干地黄（二分） 阿胶（一分） 黄芪 五味子 天门冬 山药（各二分） 柏子仁 茯神 百部 丹参 远志 人参 麦门冬（各一分） 防风（二分）

上为细末，炼蜜和丸如樱桃大。每服一丸，水八分煎至五分，和滓热服，临卧。

3. 大补丸（《苍生司命·卷六利集·耳病证·耳病方》）

黄柏一味，炒褐色，为末水丸。气虚四君子汤下，血虚四物汤下。

4. 滋肾丸（《济世全书·巽集卷五·耳病》）

治耳聋耳鸣。

黄柏（盐酒炒，一两）　知母（酒渍，一两）　肉桂（五分）

上为末，炼蜜为丸如梧子大。每服五十丸，淡盐汤下。

5. 补肾养阴汤（《简明医彀·卷之五·耳证》）

治右耳鸣聋，属肾不足，命门火盛。

黄柏（酒炒）　知母（酒炒）　山药　山茱萸　牡丹皮　泽泻　白芍　白茯苓　石菖蒲　远志　当归　川芎（各八分）　熟地（一钱五分）

上锉，水煎，空心温服。

6. 两归汤（《辨证录·卷之三·耳痛门》）

人有平居无事，忽然耳闻风雨之声，或如鼓角之响，人以为肾火之盛也，谁知是心火之亢极乎。凡人心肾两交，始能上下清宁，以司视听。肾不交心，与心不交肾，皆能使听闻之乱。然而肾欲上交于心，与心欲下交于肾，必彼此能受，始庆相安。倘肾火大旺，则心畏肾炎，而不敢下交；心火过盛，则肾畏心焰，而不敢上交矣。二者均能使两耳之鸣，但心不交肾耳鸣轻，肾不交心耳鸣重。今如闻风雨鼓角者，鸣之重也。治法欲肾气复归于心，必须使心气仍归于肾，方用两归汤。

麦冬（一两）　黄连（二钱）　生枣仁（五钱）　熟地（一两）　丹参（三钱）　茯神（三钱）

水煎服。二剂而鸣止，四剂不再发。

7. 大补阴丸（《成方切用·卷二上·补养门》）

治水亏火炎，耳鸣耳聋，咳逆虚热，肾脉洪大，不能受峻补者。

黄柏（盐酒炒）　知母（盐水炒，四两）　熟地　败龟板（酥炙，六两）

猪脊髓和蜜丸，盐汤下。

8. 归芍地黄汤（《外科证治全书·卷五·通用方》）

治肝肾真阴不足，不能滋养荣卫，眼花耳鸣，口燥舌干，津液枯竭。

熟地（三五钱或加至一二两）　怀山药（三钱）　山萸肉（二钱）　牡丹皮（一钱五分）　泽泻　茯苓（各一钱）　归身（二三钱）　白芍（二钱）

上水煎，食远服。

9. 鳖甲丸（《不知医必要·卷一·内伤咳嗽列方》）

治虚痨咳嗽，耳鸣眼花。

五味子（二两）　鳖甲（炙）　川地骨（各一两三钱）

炼蜜为丸如绿豆大。每服四钱，盐汤下。

10. 磁朱丸（《医方絜度·卷一》引《千金》）

主心肾不交，虚阳上越，神光短少，耳鸣，狂。

磁石（二两）　朱砂（一两）

为末，生神曲糊丸。

11. 桑麻丸（《医方絜度·卷三》）

主阴亏风动，肢麻，眩晕，耳鸣。

桑叶　胡麻（各八两）

为末，蜜丸。

十、治气虚耳鸣方

1. 加味四君子汤（《奇效良方·卷之五十一·肠澼痔漏门·肠澼痔漏通治方》）

治五痔下血，面色痿黄，心忪耳鸣，脚弱气乏，口淡食不知味。

人参　白术　茯苓　白扁豆（蒸）　黄芪　甘草（各等分）

上为细末。每服二钱，白汤点服。一方有五味子，无甘草。

2. 益气聪明汤（《奇效良方·卷之五十七·眼目门·眼目通用方》）

治饮食不节，劳役形体，脾胃不足，得内障，耳鸣或多年目暗，视物不能。此药能令目广大，久服无内外障、耳鸣耳聋之患，又能令人精神过倍，元气自益，身轻体健，耳目聪明。

升麻　葛根（各三钱）　黄柏（酒制炒）　芍药（各一钱）　蔓荆子（一钱半）　人参　黄芪　甘草（各半两）

上㕮咀。每服三钱，水二盏煎至一盏，去滓，临卧热服，近五更再煎服之，得肿更妙。如烦闷或有热，渐加黄柏，春夏加之，盛暑夏月倍之。若此一味，多则不效，如脾胃虚去之，有热者少用之。如旧有热麻木，或热上壅头目，三两服之后，其热皆除。治老人腰以下沉重疼痛如神，此药久服，令人上重，乃有精神，两足轻浮，不知高下，若如此，空心服之，或少加黄柏，轻浮自减。若治倒睫，去黄柏、芍药，忌烟火酸物。

3. 十全大补汤

1)《济世全书·巽集卷五·眼目》

治久病虚损或因克伐，脾胃伤损，眼目昏暗，或饮食失节，劳役形体，脾胃不足，得内障、耳鸣之患，或多年眼目昏暗，视物不明。此药能令广大聪明，久服无内障、外障之患，耳鸣耳聋等症。此壮肾水以制阳光，治久服眼药，寒凉过度，黑暗全不通路，服之立见光明。

黄芪（蜜炒） 人参 白术（去芦） 白茯苓（去皮） 当归身（酒洗） 川芎 白芍（酒炒） 怀熟地黄（酒蒸） 肉桂 白豆蔻（去壳） 沉香 大附子（面裹火煨，去皮脐） 甘草（炙）

上锉，姜枣煎服。

2)《罗氏会约医镜·卷之六杂证·论耳病》

治气血两虚，耳鸣耳闭。

人参（或以淮山药炒黄三钱代之） 白术（钱半） 茯苓 炙甘草（各一钱） 当归（一二钱） 抚芎（一钱） 白芍（酒炒，一钱） 熟地（二钱） 黄芪（蜜炒，二钱） 肉桂（钱半） 石菖蒲（炒，六分）

姜枣引。

4. 无择养荣汤（《景岳全书·卷之五十四书集·古方八阵·和阵》）

治五疸虚弱，脚软心悸，口淡耳鸣，微发寒热，气急，小便白浊，当作虚劳治之。

人参 黄芪 白术 当归 甘草（炙） 桂心 陈皮（各一两） 白芍药（三两） 生地黄 茯苓（各五钱） 五味子 远志（各三钱）

上㕮咀。每服一两，水一钟半，姜三片，枣三枚，煎七分，食前服。

5. 八珍汤（《杂病源流犀烛·卷二十三·耳病源流·治耳病方七十五》）

治耳鸣。

人参 茯苓 白术 甘草 川芎 当归 白芍 熟地

6. 加味益气汤（《罗氏会约医镜·卷之六杂证·论耳病》）

治劳苦太过，气虚耳聋，或耳鸣眩运、倦怠等症。

人参 当归 甘草（炙，各一钱） 白术（钱半） 陈皮（八分） 川芎（六分） 黄芪（蜜炙，二钱） 升麻（蜜炒） 柴胡（酒炒，各三分） 石菖蒲（六分）

姜枣引。无参者，以淮山药三钱代之，或以时下生条参三钱代之。

十一、治虚实夹杂耳鸣方

1. 远志汤（《备急千金要方·卷十四·小肠腑方·风虚惊悸第六》）

治中风心气不足，惊悸言语谬误，恍惚愦愦，心烦闷耳鸣方。

远志 黄芪 茯苓 甘草 芍药 当归 桂心（一方无） 麦门冬 人参（各二两） 附子（一两） 独活（四两） 生姜（五两）

上十二味㕮咀。以水一斗二升煮取四升，每服八合，羸人服五合，日三夜一。

2. 沉香磁石丸（《严氏济生方·眩晕门·眩晕论治》）

治上盛下虚，头目眩晕，耳鸣耳聋。

沉香（半两，别研） 磁石（火煅醋淬七次，细研水飞） 葫芦巴（炒） 川巴戟（去心） 阳起石（煅，研） 附子（炮，去皮脐） 椒红（炒） 山茱萸（取肉） 山药（炒，各一两） 青盐（别研） 甘菊花（去枝萼） 蔓荆子（各半两）

上为细末，酒煮米糊为丸如梧桐子大。每服七十丸，空心盐汤送下。

3. 川芎散（《校注妇人良方·卷四·妇人虚风头目眩晕方论第四》）

治肝肾虚风，头目眩晕，或头痛耳鸣，目系紧急。

小川芎 山药 白茯神 甘菊花（野菊不用） 人参（各半两） 山茱萸肉（一两）

上为末。每服二钱，酒调，日三服。

4. 镇肝熄风汤（《医学衷中参西录·医方·治内外中风方》）

治内中风证，其脉弦长有力，或上盛下虚，头目时常眩晕，或脑中时常作疼发热，或目胀耳鸣，或心中烦热，或时常噫气，或肢体渐觉不利，或口眼渐形歪斜，或面色如醉，甚或眩晕，至于颠仆，昏不知人，移时始醒，或醒后不能复原，精神短少，或肢体痿废，或成偏枯。

怀牛膝(一两) 生赭石(一两,轧细) 生龙骨(五钱,捣碎) 生牡蛎(五钱,捣碎) 生龟板(五钱,捣碎) 生杭芍(五钱) 玄参(五钱) 天冬(五钱) 川楝子(二钱,捣碎) 生麦芽(二钱) 茵陈(二钱) 甘草(钱半)

心中热甚者,加生石膏一两。痰多者,加胆星二钱。尺脉重按虚者,加熟地黄八钱、净萸肉五钱。大便不实者,去龟板、赭石,加赤石脂一两。

十二、治妇人耳鸣方

1. 赤茯苓散(《太平圣惠方·卷第七十六·妊娠逐月养胎主疗诸方》)

治妊娠四五月,头重耳鸣,时时腹痛。

赤茯苓(一两) 桑寄生(一两) 人参(半两,去芦头) 蔓荆子(一两) 防风(三分,去芦头) 刺蓟(三分)

上件药,捣筛为散。每服四钱,以水一中盏煎至六分,去滓,食前温服。

2. 温卫补血汤(《兰室秘藏·卷中·妇人门·半产误用寒凉之药论》)

治耳鸣,鼻不闻香臭,口不知谷味,气不快,四肢困倦,行步欹侧,发脱落,食不下,膝冷,阴汗,带下,喉中吤吤,不得卧,口舌益干,太息,头不可以回顾,项筋紧,脊强痛,头旋眼黑,头痛,欠嚏。

生地黄 白术 藿香 黄柏(各一分) 牡丹皮 苍术 王瓜根 橘皮 吴茱萸(各二分) 当归身(二分半) 柴胡 人参 熟甘草 地骨皮(各三分) 升麻(四分) 生甘草(五分) 黄芪(一钱二分) 丁香(一个) 桃仁(三个) 葵花(七朵)

上㕮咀。作一服,用水二大盏煎至一盏,去渣,食前热服。

3. 二豆散(《世医得效方·卷第十五·产科兼妇人杂病科·湛浊》)

治耳鸣,心躁,腰脚疼重,腹内虚鸣,脐下冷痛,频下白水如泔,名湛浊证。

肉豆蔻 白豆蔻 丁香 巴戟 丁皮 白茯苓 苍术 桂心 黑附(火煨,各一两) 白术 人参 山药 桔梗 茴香 粉草(各五钱)

上锉散。每服三钱,水一盏半,生姜三片,紫苏叶三皮煎,空腹温服。

4. 猪肾丸(《竹林女科证治·卷二·安胎下·妊娠耳鸣》)

妊娠耳鸣,此肾虚也。

猪腰子(一副,去膜) 青盐(二钱)

焙干为末,蜜丸。空心酒下二三钱,七日见效。

5. 益母丸(《太医院秘藏膏丹丸散方剂·卷三》)

治产后头晕眼黑,腰痛耳鸣,败血过多;或恶露不行,脐腹疼痛;或荣卫虚损,过食生冷,停滞不化;或中风伤寒,头痛口苦,遍身拘痛;及七情相干,以致发热恶寒,自汗口干,心烦喘嗽,两胁胀闷,饮食少进,并皆治之。

益母草(一斤,分四分,每分用老酒、盐水、醋、童便制) 琥珀 干姜 木香(各一两) 人参砂仁 延胡索 黄芩 阿胶(蛤粉炒) 白茯神 丹皮(各二两,酒洗) 香附(童便炙) 白芍 川芎(各四两) 当归 生地(各八两,酒炙)

共为细末,炼蜜为丸,重二钱,蜡皮封固。每服一丸,温酒化服,或淡姜汤亦可。此药大能均气活血,产后诸般难症。

十三、治耳鸣药膳方

1. 苍耳子粥(《太平圣惠方·卷第九十七·食治眼痛诸方》)

治目暗耳鸣。

苍耳子(半分) 粳米(半两)

上捣苍耳子烂,以水二升,绞滤取汁,和米煮粥食之,或作散煎服亦佳。

2. 羊肾羹(《圣济总录·卷第一百九十·食治耳病》)

治耳聋耳鸣。

羊肾(去筋膜,细切,一对) 生山芋(去皮,四两) 葱白(一握,擘碎) 生姜(细切,一分)

上四味,作羹如常法,空腹食。

3. 猪肾羹(《圣济总录·卷第一百九十·食治耳病》)

治耳聋,耳鸣如风水声。

猪肾(去筋膜,细切,一对) 陈橘皮(洗切,半分) 蜀椒(去目并闭口,炒出汗,三十粒)

上三味,用五味汁作羹,空腹食。

4. 菖蒲羹(《圣济总录·卷第一百九十·食治耳病》)

治耳聋，耳鸣如风水声。

菖蒲（米泔浸一宿锉，焙，二两） 猪肾（去筋膜，细切，一对） 葱白（一握，擘碎） 米（淘，三合）

上四味，以水三升半，煮菖蒲，取汁二升半，去滓，入猪肾葱白米及五味，作羹如常法，空腹食。

5. 人参粥（《圣济总录·卷第一百九十·食治耳病》）

治耳聋，耳虚鸣。

人参（为末一合） 防风（去叉，为末，一分） 磁石（捣碎，绵裹，二两） 猪肾（去筋膜，细切，一对）

上四味，先将磁石于银器中，以水一斗煮取三升，入猪肾及粳米五合，如常法煮粥，候熟入前二味，更煮数沸，空腹服。

十四、耳鸣外治方

1. 塞耳丸（《外台秘要·卷第二十二·耳鸣方六首》引《广济》）

1）疗耳鸣。

巴豆（二枚，去皮熬） 桃仁（去皮熬，二枚） 松脂（大豆许）

上三味捣作二丸，绵裹塞耳中。

2）疗耳鸣沸闹方。

吴茱萸 巴豆（去皮熬） 干姜 石菖蒲 磁石 细辛（各一分）

上六味捣末，以鹅膏和少许，以绵裹塞耳中，以盐五升，布裹蒸之，以熨耳门，令其暖气通入耳内，冷复易之，如此数用，瘥后常以乱发卷以塞耳中，慎风。

3）疗耳中常鸣方。（《肘后》）

生地黄截断塞耳，日十易之，以瘥。一云纸裹，微火中煨之用良。

4）疗耳鸣聋方。（《千金》）

当归 细辛 防风 附子 芎䓖 白芷（各六铢）

上六味末之，以雄鲤鱼脑和煎，三上三下，膏香，去滓，以枣核许塞耳中，以绵裹之。鱼脑用六合，微火炼之。

5）疗耳鸣聋方。

通草 细辛 桂心（各三分） 菖蒲（四分） 附子（一分） 矾石（一分） 当归 甘草（各二分） 独活（六分） 葱涕（半合）

上十味捣末，以白鹅膏半合旋旋和，以绵裹枣核大塞耳中，日三取瘥。忌如常。

2. 塞耳菖蒲丸（《圣济总录·卷第一百一十四·耳门·耳虚鸣》）

治耳鸣，并水入耳。

菖蒲 独活（去芦头） 矾石（熬令汁枯，各一两） 木通（锉） 细辛（去苗叶） 桂（去粗皮，各三分） 附子（炮裂，去皮脐，一分） 当归（切，焙） 甘草（炙，各半两）

上九味，捣罗为末，旋以葱汁，同白鹅膏和丸如枣核大，以绵裹内耳中，日三易之。

3. 青火金针（《奇效良方·卷之二十四·头痛头风大头风门·头痛头风大头风通治方》）

治头风，牙痛赤眼，脑泻耳鸣。

焰硝（一两） 青黛 川芎 薄荷（各一钱）

上为细末，口噙水，用此药些少搐鼻。

4. 通耳丸（《古今医统大全·卷之九十三·经验秘方》）

治卒然耳聋，及肾虚耳聋耳鸣。

穿山甲（用大片者，以蛤粉炒焦色，去粉不用） 蝎梢（七个） 麝香（少许）

上为细末，以腊入麻油一滴为丸，绵裹塞耳内。

5. 透耳筒（《杂病源流犀烛·卷二十三·耳病源流·治耳病方七十五》）

治肾气虚，耳鸣如风水声，或如钟磬响，或卒暴聋，皆效。

椒目 巴豆肉 石菖蒲 松脂（各五分）

共为末，以蜡熔化，和匀作筒子样，棉包纳耳中，日易一次，神效。

6. 赤火金针（《春脚集·卷之一·目部》）

治赤眼头风，冷泪鼻塞，耳鸣牙痛者。

火硝（一两） 川芎 雄黄 乳香 没药 石膏（各一钱）

上为细末。每用一分许，如前方吹法，一日三次。

十五、治耳鸣验方

1）《备急千金要方·卷六上·七窍病上·耳疾第八》

治肾热，面黑目白，肾气内伤，耳鸣吼闹、短气，四肢疼痛，腰背相引，小便黄赤方。

羊肾（一具，治如食法） 白术（五两） 生姜（六两） 玄参（四两） 泽泻（二两） 芍药 茯苓（各三两） 淡竹叶（切，二升） 生地黄（切，一升）

上九味㕮咀。以水二斗煮羊肾、竹叶，取一斗，去滓澄之，下药，煮取三升，分三服，不已，三日更服一剂。

治肾虚寒，腰脊苦痛，阴阳微弱，耳鸣焦枯方。

生地黄汁（二升） 生天门冬汁 白蜜（各三升） 羊肾（一具，炙） 白术 麦曲（各一斤） 甘草 干姜 地骨皮（各八两） 桂心 杜仲 黄芪（各四两） 当归 五味子（各三两）

上十四味末之，纳盆中，取前三物汁和研，微火上暖盆，取热更研，日曝干，常研，令离盆。酒服方寸匕，日再。

治劳聋，气聋，风聋，虚聋，毒聋，久聋耳鸣方。

山茱萸 干姜 巴戟天 芍药 泽泻 桂心 菟丝子 黄芪 干地黄 远志 蛇床子 石斛 当归 细辛 苁蓉 牡丹 人参 甘草 附子（各二两） 菖蒲（一两） 羊肾（二枚） 防风（一两半） 茯苓（三两）

上二十三味末之，蜜丸如梧子大。食后服十五丸，日三，加至三四十丸止。皆缘肾虚耳，故作补肾方，又作薄利九窍药即瘥。

治耳鸣聋方。

当归 细辛 川芎 防风 附子 白芷（各六铢）

上六味末之，以鲤鱼脑八两合煎，三上三下，膏成，去滓，以枣核大灌耳中，且以绵塞耳孔。

治耳鸣如流水声，不治久成聋方。

生乌头掘得，乘湿削如枣核大，纳耳中，日一易之，不过三日，愈。亦疗痒及猝风聋。

治耳鸣水入方。

通草 细辛 桂心（各十八铢） 菖蒲（一两） 附子（六铢） 矾石（六铢） 当归 甘草（各十二铢） 独活（一两半）

上九味末之，以白鹅脂半合，稍稍和如枣核，绵裹纳耳中，日三，旋旋和用。一本用葱涕半合。

2）《外台秘要·卷第十七·肾虚腰痛方七首》

疗男子患腰肾疼痛，髀膝有风冷，耳鸣，食饮无味并有冷气方。

干地黄（四两） 茯苓（三两） 白术（二两） 泽泻（三两） 山茱萸（三两） 苁蓉（二两） 五味子（三两） 桂心（二两） 石斛（二两） 巴戟天（二两） 防风（二两） 人参（二两） 磁石（二两，研）

上十三味捣筛蜜丸如梧子。酒下二十丸至三十丸，日再。忌桃李、雀肉、生葱、酢物、芜荑。

3）《太平圣惠方·卷第三十六·治耳虚鸣诸方》

治耳鸣塞耳方。

吴茱萸（一分） 巴豆（一分，去皮脐） 干姜（一分，炮裂，锉） 菖蒲（一分） 细辛（一分）

上件药，捣罗为末。以鹅脂和绵裹，塞于耳中。

治耳鸣兼聋。

当归（半两） 细辛 芎䓖 防风（去芦头） 附子（生用） 白芷（以上各半两）

上件药，捣罗为末。以雄鲤鱼脑一斤，合煎，三上三下，膏香，去滓，以绵裹枣核大，塞耳中。

雄鲤鱼脑（八两） 防风（去芦头） 菖蒲 细辛 附子（生用） 芎䓖（以上各半两）

上件药，捣罗为末。用鱼脑煎令稠，每取枣核大，绵裹纳耳中。

治耳鸣无昼夜方。

菖蒲（一分） 川乌头（一分，去皮脐，生用）

上件药，捣罗为末。用绵裹半钱，塞耳中，日再易之。

上以生肥地黄，截作段子，湿纸裹，微煨，纳耳中。

上以生乌头，削如枣核大，纳耳中，日一易之。

4）《仁斋直指方论·卷之二十一·耳·耳病证治》

治耳鸣暴聋方。

川椒 石菖蒲 旧松脂（各一分） 巴豆肉（五分）

上为细末。熔蜡，丸如枣核大，塞入耳。

5）《证治准绳·类方第八册·耳·耳鸣》

疗耳鸣沸闹。

吴茱萸 巴豆（去皮，炒） 干姜 石菖蒲 磁石 细辛（各一分）

上为末，用鹅膏和少许，以绵裹塞耳中，以盐五升，布裹蒸熨耳门，令暖气通入耳内，冷即易之，如此数次。瘥后常以乱发卷塞耳中，慎风。一方无磁石。

6)《卫生易简方·卷之七·耳疾》

生地黄，截如枣核大，湿纸裹，微火炒煨过，塞耳数易之，以瘥为度。

7)《医学纲目·卷之二十九肾膀胱部·耳聋·耳鸣》

冯宫人左耳鸣，此劳得之，法当补阴而镇坠之。

黄芪　人参(一两)　当归　陈皮　茯苓(七分)　升麻(五分)　酒柏(三钱)　防风(二钱半)　甘草(一钱半)　芍药(酒制)

分十帖，食前热服，饮了，去眠一觉。

8)《仁术便览·卷一·耳病·治耳鸣方》

治耳聋耳鸣。滋阴水，开郁结，降痰火，清头目。

当归　川芎　芍药　地黄　知母　黄柏　香附　栀子　半夏　陈皮　薄荷　荆芥　菖蒲　连翘　黄芩　黄连(各制，各等)

先用酒拌匀，良久，加生姜三片水煎，食远热服，渣再煎服。作丸服，亦好。

9)《万病回春·卷之五·耳病》

治耳聋耳鸣方。

甘草、生地，胭脂包；甘遂、草乌，白绵包。日夜换塞两耳，常塞其耳自通。

10)《寿世保元·卷六·耳病》

治耳鸣主方。

黄连　黄芩　栀子　当归　陈皮　胆星(各一钱)　龙胆草　香附(各八分)　元参(七分)　青黛　木香(各五分)　干姜(炒黑，三分)

上锉一剂。生姜三片，煎七分，入元明粉三分，痰盛加五分，食后服。如作丸子，加芦荟五分、麝香二分，为末，神曲糊为丸。每服五十丸，淡姜汤送下。

11)《本草单方·卷十·耳》

治肾气虚耳鸣。

用巴豆、菖蒲同椒目研细，松脂、黄蜡熔和为挺，纳耳中抽之。

12)《秘方集验·诸虫兽伤·劳损诸症》

肾经虚损，目眩耳鸣，四肢倦怠，心腹胀满，足膝酸疼，步履艰难，小便滑数，水道涩痛，时有遗沥等症。

菟丝子(五两，淘去沙土，酒煮烂)　白茯苓(二两，去皮膜)　莲子(二两，去心)　山药(二两)

上为末，即将山药末二两，水煮糊和丸桐子大。每清晨空心服二三钱，白汤送下。

13)《济世神验良方·耳病门》

治耳鸣、耳聋。

黄柏(去皮，八两)

人乳拌匀，晒干，再用盐水炒褐色，为末，丸如梧子。每服百丸，空心盐汤下。

14)《续名家方选·上病部·耳》

治耳鸣不闻者方。

地黄　黄柏　麦门　当归　桂枝(各等分)

上五味，水煎服。

疗中年后耳鸣方。

六味丸料，加菊花、蔓荆子、蝉蜕，水煎服。

15)《奇效简便良方·卷一·头面·头脑夹风》

治耳鸣，头上啾啾有声者是。

川芎　当归(各一钱)

煎服。

16)《吴氏医方汇编·第一册·耳症》

治耳鸣耳聋，卒聋及肾虚，耳内如风水钟鼓之声。

穿山甲(一大片)　蛤粉(炒山甲用)　赤蝎稍(七个)　麝香(少许)

为末。麻油少许，融烛作梃，绵裹塞之。

17)《医学妙谛·卷下·杂症·耳病章》

风温上郁耳鸣。温邪暑热火风侵窍，用轻可去实法轻清泄降。

薄荷　杏仁　通草　苦丁茶　菊叶　荷梗　连翘　桔梗　马勃　绿豆皮　银花　川贝　羚羊片　大力子　元参　蔓荆子　荷叶汁　夏枯花　滑石　鲜竹叶　石膏　黄芩　益元散　连翘　山栀

治气闭耳鸣。

连翘　川朴　木通　苦丁茶　杏仁　广皮　防己　鲜荷叶汁

18)《未刻本叶氏医案·方桉》

治气弱神倦妨食，耳鸣。

人参　当归　炙甘草　煨姜　茯苓　半夏

生谷芽　大枣

治目涩、耳鸣、精浊，皆属肝肾虚。

熟地　枸杞子　女贞　蕤蕤仁　磁石　北五味　川斛　巨胜子

【论用药】

一、治耳鸣专药

以下从古代本草文献中择录治疗耳鸣的药论，为临证耳鸣处方用药提供参考。

1. 十大功劳叶

《本草征要·第二卷形体用药及专科用药·头面七窍·十大功劳叶》："腰脚痿弱令健，阳浮于上使平。额沉头晕，目眩耳鸣。"

2. 山茱萸

《证类本草·卷第十三·山茱萸》："[臣禹锡等谨按]《药性论》云：山茱萸，使，味咸、辛，大热。治脑骨痛，止月水不定，补肾气，兴阳道，坚长阴茎，添精髓，疗耳鸣，除面上疮，主能发汗，止老人尿不节。"

《本草详节·卷之五·木部·山茱萸》："主脑骨痛，止耳鸣，强阴益精，暖腰膝，逐寒湿痹，老人尿不节，妇人月水不足。"

3. 千针万线草

《滇南本草·第一卷·千针万线草》："治头晕，耳鸣，心慌，目中起翳生花，五心烦热，午后怕冷，夜间发热，小肚胀坠，腰疼脚酸，步行艰难，妇人白带漏下淋沥等症。调养精神，补养肾肝，任督二脉亏损，妇人虚弱要药。

（单方）妇人白带日久，头晕、耳鸣、腰疼、夜间发热、精神短少、饮食无味，治效。千针万线草三钱，水牛肉三五两，煨吃三四次效。"

4. 天麻

《药论·散剂·散风》："天麻入肝，治痰厥而耳鸣目晕，疗风痫而魄悸魂惊。"

5. 天南星

《药论·泻剂·降痰》："尤妙于耳鸣心悸。"

6. 乌头

《证类本草·卷第十·乌头》："《千金方》治耳鸣如流水声，耳痒及风声，不治久成聋：全乌头一味，掘得承湿削如枣核大，塞耳，旦易夜易，不过三日愈……《杨氏产乳》疗耳鸣无昼夜：乌头烧作灰，菖蒲等分为末，绵裹塞耳中，日再用，效也。"

7. 石菖蒲

《证类本草·卷第六·菖蒲》："《药性论》云：菖蒲，君，味苦、辛，无毒。治风湿瘴痹，耳鸣，头风，泪下，鬼气，杀诸虫，治恶疮疥瘙。"

《本草蒙筌·卷之一·草部上·石菖蒲》："劫耳聋耳鸣，禁尿遗尿数。"

8. 龙胆

《本草征要·第二卷形体用药及专科用药·头面七窍·龙胆草》："大苦大寒，性沉而降，主肝胆热邪，耳鸣头胀。"

9. 生地黄

《本草详节·卷之一·草部·生地黄》："主补肾水真阴，劳瘦，骨蒸，日晡寒热；凉心火血热，五心潮热，心肺损吐血，肺热咳嗽，衄血，便血，溺血，目昏耳鸣；逐血痹，润大小肠，去胃中宿食，崩中，胎动胎漏，跌折绝筋，牙痛欲脱。"

10. 代赭石

《本草征要·第三卷脾经与胃经·降逆和胃止痛·代赭石》："寒能降虚阳，平眩晕耳鸣。"

11. 竹茹

《神农本草经疏·卷十三·木部中品·附淡竹茹》："《活人书》治伤寒愈后交接，女劳复，头痛身热，耳鸣口渴，腰骨痛，男子卵肿股痛：竹皮一升，水三升，煮五沸，服汁。"

12. 竹沥

《本草纲目·木部第三十七卷·木之五·竹》："丹石毒发，头眩耳鸣，恐惧不安：淡竹沥，频服二三升。(《古今录验》)"

13. 远志

《滇南本草·第三卷·甜远志》："主补心、肝、脾、肾，滋补阴血，补养精神，润泽形体，止面寒腹痛，止劳热咳嗽，治妇人白带腰痛，头眩耳鸣，男妇虚损，洵为要药。"

《药论·补剂·安神》："远志入肺、肾，补肾以兴阳道之痿，安心以保神气之疲。耳鸣梦遗莫徘徊，惊悸多忘应洽浃。"

14. 芦荟

《本草征要·第三卷肝胆二经·凉肝·芦荟》："主去热明目，理幼稚惊风。肝火上炎，耳鸣或聋……此药清热凉肝，能泻肝经实火，直折火势，若头晕头痛，耳鸣耳聋，躁狂易怒，属阳亢实热之象者，与青黛、栀子、大黄等为伍可收速效。”

15. 还阳参

《滇南本草·第三卷·还阳参》：“无毒，治诸虚百损，五劳七伤，气血衰败，头晕耳鸣，心慌怔忡，妇人白带漏下，肝肾虚弱，任督二脉损伤，其应如响。如肺热者忌用。吃之，恐动火燥热，令人咳血，或痰上带血丝，或出鼻血，烦躁不安。

（单方）治诸虚百损，五种劳症，虚劳蓐劳，白带漏下，头晕耳鸣，心慌怔忡，妇人内伤任督，下元虚寒，不能受胎者用。还阳参四两，乌骨鸡一只，去肠，将参入腹内，煮烂去皮油，将肉晒干，骨用新瓦焙黄色，肉骨共为细末，或用蜜为丸桐子大，或为末。每早服二钱，滚水下。若忌用煨鸡肉，猪肉、牛肉俱可，每次用参三钱。”

16. 辛夷

《本草汇言·卷之八·木部·辛夷》：“若头眩昏冒，兀兀如欲呕，若面肿面痒，隐隐如虫行，若耳闭耳鸣，或痒或痛，若鼻渊鼻塞，或胀或疮，若齿痛齿肿，或牙龈浮烂等证，咸宜用之……如肾虚亦有耳闭耳鸣，作痒作痛者，用辛夷二两，配入六味地黄丸料中，每服五钱，临睡白汤送下。”

17. 苦远志

《滇南本草·第三卷·苦远志》：“治滑精不禁，点滴不收，头晕耳鸣，腰痛，小腹胀痛：苦远志三钱，水煎，点水酒服。”

18. 苦丁茶

《本草征要·第二卷形体用药及专科用药·头面七窍·苦丁茶》：“清头目，散肝风。泻肾火，凉胞宫。活血脉，断斯螽。聤耳流脓，耳鸣或聋。阴浮于上，眩晕瞈矇。”

19. 金鹊花

《滇南本草·第一卷·金鹊花》：“头晕耳鸣、腰膝酸疼，一切虚劳伤损，服之效。”

20. 泽泻

《本草纲目·草部第十九卷·草之八·泽泻》：“脾胃有湿热，则头重而目昏耳鸣。泽泻渗去其湿，则热亦随去，而土气得令，清气上行，天气明爽，故泽泻有养五脏、益气力、治头旋、聪明耳目之功。”

21. 骨碎补

《证类本草·卷第十一·骨碎补》：“《乾宁记》云：去毛细切后，用生蜜拌蒸，从巳至亥准前曝干；捣末用炮，猪肾空心吃，治耳鸣，亦能止诸杂痛。”

《神农本草经疏·卷十一·草部下品之下·骨碎补》：“雷公用以治耳鸣……苏氏《图经》治耳鸣、耳闭……雷公用治耳鸣，耳亦肾之窍也。”

22. 茳芒

《本草汇言·卷之四·草部·茳芒》：“治耳鸣，鼻塞，头风，头痛，并齿痛，目中出泪。”

23. 柘根白皮

《本经逢原·卷三·灌木部·柘根白皮》：“时珍曰：柘能通肾气，故《圣惠方》治耳鸣耳聋。”

24. 秦艽

《本草乘雅半偈·第五帙·秦艽》：“《别录》：诸家用治转胞口噤，目暗耳鸣，即九窍内闭。”

25. 柴胡

《本草述钩元·卷七·山草部·柴胡》：“止偏头痛，目昏赤痛，头昏眩晕，耳聋耳鸣。”

26. 桑叶

《本草征要·第一卷通治部分·发散药退热药·桑叶》：“清上平肝，疗眩晕与头疼，耳鸣重听，视弱目昏。”

27. 桑椹

《本草征要·第二卷形体用药及专科用药·头面七窍·桑椹子》：“补肝益肾，养血生津。头旋心悸，目眩耳鸣。”

28. 黄柏

《本草通玄·卷下·木部·黄柏》：“凡目赤耳鸣，口疮消渴，血痢吐衄，肠风，腰膝痿软者，咸资其用。”

29. 菊花

《本草征要·第一卷通治部分·发散药退热药·菊花》：“散风清热，明目平肝。头痛眩晕，耳鸣心烦。”

30. 椒目

《本草纲目·果部第三十二卷·果之四·蜀椒》：“权曰：椒气下达，故椒目能治肾虚耳鸣。”

31. 蔓荆子

《本草新编·卷之四徵集·蔓荆子》：“主筋骨寒热，湿痹拘挛，本经头痛，头沉昏闷，利关节，长发，通九窍，去虫，散风淫，明目，耳鸣乃止，齿动尤坚。”

32. 猴姜

《玉楸药解·卷一·草部》：“猴姜泻湿通经，

治关节疼痛，手足不仁，耳鸣牙疼，筋断骨折，兼疗肾泄。”

33. 磁石

《本草便读·金石部·磁石》：“其功入肾，能养肾气，镇肾虚，又能引金气下行，故肾虚浊泛，而为内障耳鸣等证，皆可治之。”

34. 熊脑髓

《本草蒙筌·卷之九·兽部·熊脂》：“脑髓：作油茶头，亦去白秃风屑。止头旋发落，除耳聋耳鸣。”

二、治耳鸣药对

石菖蒲+黄连

《药论·散剂·香散》：“石菖蒲入心、脾、肺……鼻塞耳鸣，夹黄连以开心窍。”

三、耳鸣主治药

《本草纲目·主治第四卷·百病主治药·耳》

黄芪、白术、人参：气虚耳鸣，诸补中药皆可通用。

骨碎补：耳鸣，为末，猪肾煨食。

鸡子：作酒，止耳鸣。和蜡炒食，治聋。

柴胡：去少阳郁火，耳鸣、耳聋。

连翘：耳鸣辉辉焞焞，除少阳三焦火。

黄芩、黄连、龙胆、芦荟、抚芎、芍药、木通、半夏、石菖蒲、薄荷、防风：风热郁火耳鸣，诸流气，解郁消风降火药，皆可用也。

栝蒌根：猪脂煎，塞耳鸣。

椒目：肾虚耳鸣，如风水钟磬者，同巴豆、菖蒲、松脂塞之，一日一易，神效。

胡桃：煨研热塞，食顷即通。

葱茎：插耳鸣；同蜜水，滴聋鸣。

茱萸：同大黄、乌头末，贴足心，引热下行，止耳鸣耳痛。

四、治耳鸣食物

1. 鸡卵

《证类本草·卷第十九·禽上·丹雄鸡》：“卵，醋煮，治久痢……作酒，止产后血晕，并暖水脏，缩小便，止耳鸣。和蜡炒，治疳痢，耳鸣及耳聋。”

2. 食盐

《本草纲目·石部第十一卷·金石之五·食盐》：“风病耳鸣：盐五升蒸热，以耳枕之，冷复易之。（《肘后方》）”

3. 葱白

《本草纲目·菜部第二十六卷·菜之一·葱》：“除风湿，身痛麻痹，虫积心痛，止大人阳脱，阴毒腹痛，小儿盘肠内钓，妇人妊娠溺血，通乳汁，散乳痈，利耳鸣，涂猘犬伤，制蚯蚓毒。（时珍）”

五、耳鸣禁药

附子

《神农本草经疏·卷十·草部下品之上·附子》：“目昏，神短，耳鸣，盗汗……上来内、外、男、妇、小儿共七十余症，病属阴虚及诸火热，无关阳弱，亦非阴寒，法所均忌。”

【医论医案】

一、医论

《证治准绳·杂病第八册·七窍门下·耳》

《经》云：耳者，宗脉之所聚也。故胃中空则宗脉虚，虚则下溜，脉有所竭，故耳鸣。补客主人，手大指爪甲上与肉交者也。又云：上气不足，耳为之苦鸣。补足外踝下，留之。又云：脑为髓之海，其输上在百会，下在风府。髓海不足，则脑转耳鸣。审守其输，调其虚实。又云：液脱者，脑髓消，胫酸，耳数鸣。凡此皆耳鸣之属虚者也。《经》云：太阳所谓耳鸣者，阳气万物盛上而跃，故耳鸣也。又云：厥阴司天，风行太虚，云物摇动，目转耳鸣。三之气，天政布，气乃时举，民病耳鸣。又云：厥阴之脉，耳鸣头眩。又云：少阳所至为耳鸣，治以凉寒。凡此皆耳鸣之属实者也。王汝言云：耳或鸣甚如蝉，或左或右，或时闭塞，世人多作肾虚治不效，殊不知此是痰火上升，郁于耳中而为鸣，郁甚则壅闭矣。若遇此证，但审其平昔饮酒厚味，上焦素有痰火，只作清痰降火治之。大抵此证多先有痰火在上，又感恼怒而得，怒则气上，少阳之火客于耳也。若肾虚而鸣者，其鸣不甚，其人多欲，当见劳怯等证。丹溪云：耳鸣因酒过者，用大剂通圣散，加枳壳、柴胡、大黄、甘草、南星、桔梗、青皮、荆芥。如不愈，用四物汤。薛新甫云：若血虚有火，用四物加山栀、柴胡。若中气虚弱，用补中益气汤。若血气俱虚，用八珍汤加柴胡。若怒便聋，而或曰耳属肝胆经气，实用小柴胡加芎、归、山栀，虚用八珍汤加山栀。若午前甚者，阳气实热也，小柴胡加黄连、山栀。阳气虚用补中益气汤加柴胡、山栀。午后甚者，阴血虚也，四物加白术、茯苓。若肾虚火动，或痰盛作渴者，必用地黄丸。胃中空，宗脉虚，上气不足，皆参芪为君，柴升佐之。耳中哄哄然，是无阴也；又液脱者，脑髓消，胫酸，耳数鸣，宜地黄丸。肾虚耳中潮声蝉声无休止时，妨害听闻者，当坠气补肾，正元饮咽黑锡丹，间进安肾丸，有热者龙齿散。肾藏风耳鸣，夜间睡着如打战鼓，更四肢抽掣痛，耳内觉有风吹奇痒，宜黄芪丸。肾者，宗脉所聚，耳为之窍。血气不足，宗脉乃虚，风邪乘虚随脉入耳，气与之搏，故为耳鸣。先用生料五苓散，加制枳壳、橘红、紫苏、生姜同煎，吞青木香丸，散邪疏风下气，续以芎归饮和养之。耳中耵聍，耳鸣耳聋，内有污血，宜柴胡聪耳汤。余法与耳聋相参用之。外治，麝香散、吴茱萸散，及乌头烧灰、菖蒲等分末之，绵包塞耳，或用生地黄截塞耳，数易之，以瘥为度。

《寓意草・面论大司马王岵翁公祖耳鸣用方大意》

人身有九窍，阳窍七，眼耳鼻口是也；阴窍二，前后二阴是也。阳气走上窍，而下入于阴位，则有溺泄腹鸣之候。阴气走下窍，而上入于阳位，则有窒塞耳鸣之候。故人当五十以外，肾气渐衰于下，每每从阳上逆，而肾之窍开于耳，耳之聪司于肾，肾主闭藏，不欲外泄。因肝木为子，疏泄母气而散于外。是以谋虑郁怒之火一动，阴气从之上逆，耳窍窒塞不清，故能听之近不碍，而听远不无少碍。高年之体，大率类然。然较之聋病，一天一渊，聋病者，其窍中另有一膜，遮蔽外气，不得内入，故以开窍为主。而方书所用石菖蒲、麝香等药，及外填内攻等法者，皆为此而设。至于高年，阴气不自收摄，越出上窍，此理从无一人会及，反以治少壮耳聋药，及发表散气药，兼带阴虚为治，是以百无一效。不知阴气至上窍，亦隔一膜，不能越出窍外，止于窍中汩汩有声，如蛙鼓蚊锣，鼓吹不已。以故外入之声，为其内声所混，听之不清。若气稍不逆上，则听稍清。气全不逆上，则听全清矣。不肖悟明此理，凡治高年逆上之气，屡有奇效。方中大意，全以磁石为主，以其重能达下，性主下吸，又能制肝木之上吸故也。而用地黄、龟胶群阴之药辅之，更用五味子、山茱萸之酸以收之，令阴气自旺于本宫，不上触于阳窍。繇是空旷无碍，耳之于声，似谷之受响，万籁之音，尚可细聆，岂更与人声相拒，艰于远听耶。此实至理所在，但医术浅薄之辈，不能知之。试观人之收视而视愈明，返听而听愈聪者。然后知昌之斯言，非臆说也，谨论。

附答岵翁公祖书，捧读祖台钧论，耳中根原甚悉。且考究方书，揣察仲景，即深于医旨者，不能道只字。

不肖昌竦然于金石之音，从兹倍加深入矣。庆幸庆幸！昨方论中，明知左耳有一膜遮蔽，姑置未论。但论右耳，所以时清时混之故，在于阴气上触耳。盖人两肾之窍，虽开于耳，而肾气上入耳际，亦为隔膜所蔽，不能越于耳外，止于耳根下，少则微鸣，多则大鸣。甚且将萦耳之筋，触之跳动，直似撞穿耳轮之象者，然实必不可出也。设阴气能出耳外，而走阳窍，则阴阳相混，非三才之理矣。故耳之用，妙在虚而能受也。外入之气，随大随小，至耳无碍。惟内触之气，咶咶有声。所以外入之气，仅通其半。若郁怒之火动，内气转增，则外入之气转混，必内气渐走下窍，上窍复其虚而能受之体，然后清清朗朗，声入即通，无壅碍也。方书指为少阳胆、厥阴肝，二经热多所致，是说左耳分部。然少阳之气，能走上窍。其穴皆络于脑巅，无触筋中耳之理，不当与厥阴混同立说。其通圣散一方，汗下兼用，乃治壮火之法，丹溪所取，亦无确见。惟滚痰丸一方，少壮用之，多有效者，则以大黄、黄芩、沉香之苦，最能下气。而礞石之重堕，大约与磁石之用相仿也。不肖昌所以不用此方者，以其大损脾胃，且耗胸中氤氲之气耳。至于肾虚耳鸣，指作胱膀相火上升，则阳火必能透出上窍，不为鸣也。尤见丹溪无据之谭，易言水中有火。原说真火，故坎中之一点真阳，即真火也。年高之人。肾水已竭，真火易露，故肾中之气，易出难收。况有厥阴之水，为之挹取乎。然则壮水之主，以制阳光，如盏中添油，而灯焰自小诚为良治。乃云作阴虚治不效者，知其泛论世人，不为老人立法也。夫收摄肾气，原为老人之先务，岂丹溪明哲而为此等议论乎。不肖昌昨方论中欲返祖台右耳十余年之聪，以仰答帝鉴，慰藉苍生耳，非为左耳数十年之锢论也。草野不恭，统惟亮宥，谨复。

胡卣臣先生曰：耳鸣之故，从来无人说透，此案方大开法门。

《张氏医通·卷八·七窍门下·耳》

《经》云：耳者，宗脉之所聚也。故胃中空则宗脉虚，虚则下溜，脉有所竭，故耳鸣。又云：液脱者，脑髓消，筋酸耳数鸣。凡此皆耳鸣之属虚者也。《经》云：太阳所谓耳鸣者，阳气万物，盛上而跃，故耳鸣也。又云：厥阴之脉，耳鸣头眩。又云：少阳所至为耳鸣，治以凉寒。凡此皆耳鸣之属实者也。王汝明曰：耳鸣如蝉，或左或右，或时闭塞，世人多作肾虚治不效。殊不知此是痰火上升，郁于耳中而鸣，郁甚则闭塞矣。若平昔饮酒厚味，上焦素有痰火，清痰降火为主。大抵此证先因痰火在上，又感恼怒而得，怒则气上，少阳之火客于耳也。若肾虚而鸣者，其鸣不甚，其人多欲，当见虚劳等证。喻嘉言曰：凡治高年肾气逆上而耳鸣，当以磁石为主，以其重能达下，但性主下吸，不能制肝木之上吸，更以地黄、龟胶群阴之药辅之，五味、山萸之酸以收之，令阴气自旺于本宫，不上触于阳窍。由是空旷无碍，岂更艰于远听哉。丹溪取通圣散治饮酒过度而耳鸣，亦无确见。惟滚痰丸一方，少壮用之多效。以黄芩、大黄、沉香之苦最能下气，礞石之重坠，大约与磁石相仿也。薛立斋云：若血虚有火，用四物加山栀、柴胡。若中气虚弱，补中益气加山栀、丹皮。若因怒便聋，而或耳鸣，属肝胆气实，小柴胡加芎、归、山栀。若午前甚者，阳气实热也，小柴胡加黄连、山栀。午后甚者，阴血虚也，四物加白术、茯苓。若肾虚火动，耳中哄哄然，是无阴也，加减八味丸。肾虚耳中潮声蝉声，无休止时，妨害听闻者，当坠气补肾，正元散下黑锡丹，间进安肾丸。肾脏虚风耳鸣，夜间睡著如擂战鼓，四肢掣痛，耳内觉有风吹奇痒，黄芪丸、四生散选用。

《静香楼医案·下卷·头痛门》

火升，头痛，耳鸣，心下痞满，饭后即发。此阳明、少阳二经痰火交郁，得食气而滋甚，与阴虚火炎不同。先与清理，继以补降。竹茹、茯苓、橘红、炙草、半夏、羚羊角、石斛、嫩钩藤钩。[诒按]案语分析病机，极其圆到。惟立方似未恰合，阳明药少，宜加知母、枳实。

《薛案辨疏·卷下·肝脾肾亏损头目耳鼻等症》

少宰李蒲汀，耳如蝉鸣，服四物汤，耳鸣益甚。此元气亏损之症，五更服六味地黄丸，食前服补中益气汤顿愈。此症若血虚而有火，用八珍加山栀、柴胡。气虚而有火，四君加山栀、柴胡。若因怒就聋或鸣实，用小柴胡加芎、归、山栀。虚用补中益气加山栀。午前甚用四物加白术、茯苓。久须用补中益气。午后甚用地黄丸。

疏曰：耳如蝉鸣，固属肾之症。而四物之剂，以之补水，亦不甚相远。何至服之而鸣益甚耶？足以见补水补血，大相径庭，而不可混也。且人徒知耳鸣为肾阴不足，而不知其有元气亏损者甚多也。《经》云头痛耳鸣，九窍不利，肠胃所主之病。盖肠为肺之腑，胃为脾之腑，腑与脏同气，而脾肺非元气所主之地乎？经文炳炳，人自不读耳。夫头象天，耳口鼻之系于头者，犹日月星辰之系于大也，而所以不轻不坠，运行普照者，一气之充升也，人同乎天亦犹是也。此补中益气所以治头痛耳鸣，九窍不利之症者，充升其不升之气耳。然不可忘情于肾，以肾为元气之根，而耳实为肾窍。故此案于五更服六味地黄丸，所以壮肾于一阳，初动之时，且抑其虚火上炎之势，于食前服补中益气汤，所以补元气于阳明，正旺之时，且助其升腾易上之势，此欲升先降，补阳根阴之法也。若读其诸法，而此症之灵变尽矣。

少司马黎仰之南银台，时因怒耳鸣，吐痰作呕不食，寒热胁痛，用小柴胡合四物加山栀、陈皮、茯苓而瘥。

疏曰：以大概观之肝经火也。然要知虽有怒伤肝之说，而其怒火之所发者，每从少阳胆经而来，少阳为相火故耳。古人所以治怒火，悉用小柴胡汤是也。然或有伤肝及脏之血者，故合四物补之，更乘所胜，而累及脾胃之气者，故用茯苓、陈皮，同人参、甘草合四君补之。曰何以知其伤于肝也？以寒热胁痛知之，何以知其累及脾胃也？以吐痰不食知之。何以不用白术？白术闭气，非怒气所宜也。

《杂病源流犀烛·卷二十三·耳病源流》

夫鸣何以故？《灵枢》曰：上气不足，耳为之苦鸣。又曰：髓海不足，则脑转耳鸣。又曰：耳者，宗脉所聚，胃中空，则宗脉虚，宗脉虚，则下流，脉有所竭，故耳鸣。《内经》曰：一阳独啸，少阳厥也。注云：啸，谓耳鸣，一阳谓胆三焦，胆三焦脉皆入耳，故气逆上而耳鸣。《正传》曰：肾水枯涸，阴火上炎，故耳痒耳鸣，不治，必至聋聩。《医鉴》曰：痰火上升，两耳蝉鸣，渐欲聋。据此数说，亦可知耳鸣之所由来矣。总之，右耳属肾，左耳属肝，其鸣之故，必先由肝肾之气虚，又为风火痰气之所乘，故其鸣也。或如蝉噪，或如钟鼓，或如水激，不一而足。而其为治，亦有当分者。如正气与风邪相击而虚鸣，须先散邪（宜芎芷散）。肾气虚，宗脉虚，风邪乘入而鸣，须先祛邪下气（宜五苓散加枳、橘、姜、苏，吞青木香丸），而后加以和养（宜芎归饮）。痰火升上而鸣，须理痰清火（宜加减龙荟丸、通明利气汤、复聪汤）。肾精不足，阴虚火动而鸣，须温肾益精（宜补肾丸、滋肾通耳丸）。大约由于痰火者其鸣盛，由于肾虚者其鸣微，此其辨也。肝家本来火甚，或为风乘痰客而鸣，须选清肝，兼治风痰（宜加减龙荟丸）。风热酒热，上贯于耳而鸣，须用扩清之法（宜通圣散加柴、枳、荆、桔、青皮、南星）。卒然而鸣，且失聪，须以开通为主（宜蝎梢挺子）。此则耳鸣之症也。

《罗氏会约医镜·卷之六·杂证·论耳病》

凡耳痛、耳鸣、耳闭、耳聋，当辨虚实，而后症可治也。暴病者多实，久病者多虚。少壮热盛者多实，中衰无火者多虚。饮酒味厚，素有痰火者多实；质清脉细，素行劳苦者多虚。且耳为肾窍，肾气充足，则耳目聪明。《经》曰：人年四十，而阴气自半。半即衰之谓也。阴衰肾亏，每多耳鸣，聋之渐也。聋者，气阴也。此外又有火闭者，因诸经之火，壅塞清道，其症或烦热，或头面赤肿者皆是，宜清之。气闭者，因肝、胆气逆，必忧郁恚怒而然，宜顺气舒心。邪闭者，因风寒外感，邪传少阳而然，宜和解之。窍闭者，必因损伤，或取耳，或雷炮震之，或停耳溃脓而坏，宜用法以通之。以外止有肾亏虚聋，非大培根本不可。故谓暴聋者易治，久聋者难愈也。

《外科证治全书·卷二·耳部证治·耳鸣》

耳鸣者，耳中有声，或若蝉鸣，或若钟鸣，或若火熇熇然，或若流水声，或若簸米声，或睡着如打战鼓，如风入耳。皆因肾元亏损，肝木疏泄，阴气升至上窍，窍隔一膜，不能越出窍外，止于窍中，汩汩有声。格外入之者，为其内声所混，听之不清，服摄阴煎；脾胃弱者，兼服补中益气汤。

《程杏轩医案·辑录·庆敬斋方伯耳鸣》

《经》言肾气通于耳，故人至中年以后，肾气渐衰，每多耳鸣之患。喻氏论之甚晰。然不独肝肾之阴气上逆，必兼挟有内风乘虚上升。夫风善入孔窍，试观帘栊稍疏，风即透入。人之清窍，本属空虚，是以外感风邪，其息即鸣。韩昌黎云：草木之无声，风挠之鸣。水之无声，风荡之鸣。凡物之鸣，由于不得其平。人身之阴失其平，阳失其秘，化风盘旋，上干清窍，汩汩之声，昼夜不息，其义亦然。议与潜阳熄风，静以制动之治。

［安波按］耳为肾之主窍，心胆寄附，是以体虚失聪，心肾同责。案内帘栊稍疏，风即透入之句，真是精议卓识。

二、医案

《女科撮要·卷上·经候不调》

一妇人耳鸣内热，经行不调，肢体倦怠，饮食无味，余以为肝脾虚热，用四君加柴胡、山栀、丹皮、甘草而愈。

《女科撮要·卷上·经闭不行》

一妇人因劳，耳鸣头痛体倦，此元气不足，用补中益气加麦门、五味而痊。三年后得子，因饮食劳倦，前症益甚，月经不行，晡热内热，自汗盗汗，用六味地黄丸、补中益气汤顿愈。前症若因血虚有火，用四物加山栀、柴胡；不应，八珍加前药。若气虚弱，用四君子。若怒耳便聋或鸣者，实也，小柴胡加芎、归、山栀；虚用补中益气加山栀。若午前甚作火治，用小柴胡加炒连、炒栀，气虚用补中益气。午后甚作血虚，用四物加白术、茯苓。若阴虚火动，或兼痰甚作渴，必用地黄丸以壮水之主。《经》云：头痛耳鸣，九窍不利，肠胃之所生也，脾胃一虚，耳目九窍皆为之病。

《女科撮要·卷上·带下》

一妇人耳鸣胸痞，内热口干，喉中若有一核，吞吐不利，月经不调，兼之带下，余以为肝脾郁结，用归脾汤加半夏、山栀、升麻、柴胡，间以四七汤下白丸子而愈。

《校注妇人良方·卷一·调经门·月经不通方论第六》

一妇人因劳耳鸣，头痛体倦，此元气不足，用补中益气加麦门、五味而痊。三年后得子，因饮食劳倦，前症益甚，月经不行，晡热内热，自汗盗汗，用六味地黄丸、补中益气汤顿愈。

《校注妇人良方·卷二十四·妇人血风疮论第六》

一妇人性躁患之，寒热口苦，胁痛耳鸣，腹胀溺涩，年余矣。此属肝火伤脾，用四君子加柴胡、炒山栀、炒龙胆数剂，更与逍遥散兼服而疮愈。又与六味丸及逍遥散，七十余剂而愈。

《孙文垣医案·卷一·三吴治验》

沈晴岳先生五更耳鸣。沈晴岳先生，五更耳鸣，腹不舒畅，稍劳则烘然热，自汗。脉右关滑大有力，左脉和缓。原为当风睡卧而得，素来上焦有痰火，午后过劳或受饿，大作眩晕，冷汗津津，再不敢动，稍动则呕吐，此皆痰火所致，盖无痰不作晕也。先与藿香正气散一帖，以去表里之邪；继与温胆汤加天麻，服后眩晕、呕吐皆止。次日诊之，右关脉仍滑，此中焦食积痰饮胶固已久，卒难动摇，姑以二陈汤加枳实、黄连、滑石、天花粉、天麻、竹茹调理，后以当归龙荟丸加牛胆南星、青礞石，凡数帖痊愈。

《孙文垣医案·卷四·新都治验》

九德侄耳鸣。九德侄，耳鸣，气筑筑然闭而不通，鼻塞不利，口不知味，痰多而膈热不清，脉左浮而弦大，右滑大，俱数。《内经》云：头痛耳鸣，九窍不利，肠胃之所生也。此由胃中痰火上壅，热极生风，乃以蔓荆子、升麻、木通、赤茯苓、桑白皮、麦门冬、生地黄、前胡、甘菊花、赤芍药、甘草、石膏，生姜三片，枣子一枚，水煎饮之四帖。左弦虽减半，而症尚如前。再用甘菊花、橘红、半夏曲、茯苓、甘草、知母、白芍药、酒芩、麻黄、石膏、桑白皮、桔梗加姜枣，又四帖而诸症悉平。后以六君子加酒连、柴胡、川芎、白芍、麦门冬、升麻两帖，饮食亦甘味矣。

《孙文垣医案·卷五·宜兴治验》

徐熙宇文学内眷前后心痛、耳鸣眩晕、呕逆吐酸、四肢酸软。徐熙宇文学内眷，常患前后心痛，每痛必面赤手心热，耳鸣眩晕，即饮白汤，亦停膈间不下，且作酸呕逆，吐出皆酸水，五七日方止。四肢酸软无力，气逆上嗳，乃其常也。两手脉皆沉数，左弦，此上焦有痰饮故也。先以二陈汤加瓦楞子、滑石、吴茱萸、姜连、前胡、枳壳、竹茹、香附、大腹皮服，后以橘红、半夏、滑石各二两为臣，白螺蛳壳煅过四两为君，茯苓、姜连各一两半为佐，旋覆花一两、吴茱萸三钱为使，面糊为丸，每服三钱，调理而愈。

吴官詹少溪翁有酒积而频伤怒致右胁之火冲上作痛、耳鸣眩晕、大便艰涩。吴官詹少溪翁，原有酒积，且频伤于怒，致右胁之火冲上作疼，耳鸣眩晕，大便艰涩，脉右寸关滑数，左弦，以当归龙荟丸加牛胆南星治之而愈。

《医学入门·卷首集例·历代医学姓氏·明医》

孙兆，宋时官殿中丞，尚药奉御太医令用和之子，父子皆以医知名。治平中间有显官坐堂，忽耳鸣，公诊曰：心脉大盛，肾脉不能归耳。以药凉心，则肾脉复归，耳鸣立愈。

《不居集·上集卷之十六·五脏发热·治案》

李士材治顾邻初，丙辰年患发热困倦，目昏耳鸣，脚软不能行，大便燥结，手足麻痹，腰胯疼痛。李诊曰：肾虚不能上交，心虚不能下济，且尺脉迟软，力勉其用八味丸、十全大补汤，加圆眼三十枚，五十余日，精神渐旺，肌肉渐充。

《临证指南医案·卷一·肝风》

王。阳挟内风上巅，目昏耳鸣不寐。肝经主病。熟地炙、炙龟甲、萸肉、五味、磁石、茯苓、旱莲草、女贞子。

陈（四五）。操持烦劳，五志阳气，挟内风上扰清空，头眩耳鸣，目珠痛，但身中阳化内风，非发散可解，非沉寒可清。与六气火风迥异，用辛甘化风方法，乃是补肝用意。枸杞子、桂圆肉、归身、炙草、甘菊炭、女贞子。

郑（三九）。脉右弦，头胀耳鸣火升。此肝阳上郁，清窍失司。细生地、夏枯草、石决明、川斛、茯神、桑叶。

《临证指南医案·卷五·痰》

某。痰火上逆蒙窍，耳鸣头晕。二陈加天麻、钩藤、甘菊、羚羊、蒌皮。

《临证指南医案·卷八·耳》

丁。肾开窍于耳，心亦寄窍于耳。心肾两亏，肝阳亢逆，故阴精走泄，阳不内依，是以耳鸣时闭。但病在心肾，其原实由于郁。郁则肝阳独亢，令胆火上炎。清晨服丸药以补心肾，午服汤药以清少阳，以胆经亦络于耳也。（郁伤心肾胆火上炎）

水煮熟地四两，麦冬一两半，龟版二两，牡蛎一两半，白芍一两半，北味一两，建莲一两半，磁石一两，茯神一两半，沉香五钱，辰砂五钱（为衣）。

煎方：夏枯草二钱，丹皮一钱，生地三钱，山栀一钱，女贞子三钱，赤苓一钱半，生甘草四分。

姚（三十）。气闭耳鸣。（气闭）鲜荷叶、杏仁、厚朴、广皮、木通、连翘、苦丁茶、防己。

金（三八）。下虚，耳鸣失聪。（肾虚）磁石六味去萸，加川斛、龟甲、远志。

《续名医类案·卷三·头晕》

龚子材治大学士高中玄，患头目眩晕，耳鸣眼黑，如在风云中，目中溜火。或与清火化痰，或与滋补气血，俱罔效。诊之，六脉洪数。此火动生痰，以酒蒸大黄三钱为末，茶下，一服而愈，火降则痰自清矣。

《续名医类案·卷二十三·经水》

裴兆期治一妇，头眩耳鸣，肉瞤筋惕，恍惚不得寐，乍作乍止半载矣。后乃阻经四月，小腹如怀孕状，医疑其妊而安之。忽一日，下紫黑血少许，始知为经闭。改用通经药数剂，腹不减，反增恶心呕哕，粥饮下咽，旋即越出，咽喉焦痛，舌黑无津，医不知何故。裴诊之，六脉弦细而滑，两关尤甚。曰：顽痰闭滞，血海壅瘀，月事乃阻耳。其脉细而滑者，痰脉也；头眩耳鸣恍惚者，痰证也；呕吐不食者，痰客中焦也；舌黑无津，咽喉焦痛者，痰生热也。《经》谓治病必求其本，今病本于痰，必以治痰为首务。遂投滚痰丸八十粒，不动。再投七十粒，小腹微痛。次日又服如数，小腹痛不可忍，将夜半下如猪肝者四五块，每块几盈尺，更下如破絮脂膜者无数，又累累若石榴子，红白攒缀，连络而下者，不啻二三斗，小腹顿平，痛亦如失。最异者吐痰碗许，俱如绿草汁色，口角流涎不断，如琴弦之坚。丹溪谓怪病是痰，十居八九，良然。时胸次未平，饮食少进，用橘红、茯苓各一钱，枳实、黄连、半夏曲各八分，水煎入姜汁二匙，竹沥半酒杯。二剂后，以六君子汤加减，更服加味润下丸，调理百余日而愈，逾年生一子。

《续名医类案·卷三十五·外科·疠风》

薛立斋治一男子，冬间口苦耳鸣，阴囊湿痒，来春面发紫块，微肿麻木，至冬遍身色紫，不知痛痒，至春紫处俱大，至夏渐溃，又至春，眉落指溃。此患在肝胆二经，令刺手指缝并臂腿腕出黑血，先与再造散二服，下毒秽。更以小柴胡合四物汤加白芷、防风、天麻、角刺渐愈，又与换肌散。但遍体微赤，此血虚有火，因家贫，未得调理。秋间发热，至春面仍发块，用前散并养血药，喜年少谨疾，得愈。

《古今医案按·卷七·耳》

江应宿治上舍孙顺吾，患耳鸣重听，人事烦冗，杂治半年不愈。江视之，脉数滑，以二陈加瞿麦、萹蓄、木通、黄柏。一服知，二服已。[震按]耳鸣同而此案与下案法各不同，若易而用之，彼此无效。故知治病之难，难于识病也。

《金匮启钥（妇科）·卷一·附案》

一妇忽恶寒耳鸣，以升阳益胃汤二剂，寒退，但耳鸣未平，继进柴胡吴茱萸汤，耳鸣亦愈。

一妇忽恶寒，胃痛，呕吐，耳鸣，进大剂姜附六君子加砂仁、香附、良姜，服四剂，呕吐平；后以理阴煎大剂，加山药、枸杞、枣皮、北味、上桂、附子、鹿胶，日服一剂，至月余愈。

《友渔斋医话·第四种·肘后偶钞上卷·耳》

曹（五九）。时届严寒，封藏不固，两耳鸣胀，切脉洪实，理宜介类潜阳。龟板三钱，牡蛎二钱，贡干二钱，枸杞二钱，萸肉一钱五分，白芍一钱，川柏一钱，知母一钱，桂心四分。

《王九峰医案（一）·副卷二·七窍》

肾虚有火，耳鸣失聪。炙龟板、大熟地、肥玉竹、九节蒲、石决明、沙苑子、制首乌、粉丹皮、左牡蛎、建泽泻。

《王九峰医案（二）·下卷·耳聋》

因于湿，首如裹。耳目如蒙，热蒸湿腾，鼓郁阳明湿痰，少阳不透，致有耳鸣之患。小柴胡合温胆加蒺藜、菊花、羚羊。

《类证治裁·卷之一·中风论治·中风脉案》

孙。高年上盛下虚，头眩肢麻，耳鸣舌强，值少阳司令，肝风内震，脉象浮洪，消谷善饥，便溏汗泄，皆液虚风动之咎。交夏火旺，遂口喎言謇，此风火袭络，类中显然，最防倾仆痰涌。又午刻火升，头汗身热，其由来则本阴不交阳，无攻风劫痰之理。治以水涵木，兼摄虚阳。熟地五钱，五味子五分，麦冬钱半，茯神三钱，牡蛎（醋煅研）三钱，甘菊（炒）钱半，鲜石斛三钱，白芍二钱，川贝母钱半，丹皮一钱，阿胶（水化）二钱。三服诸症悉退，脉渐平，惟夜卧少安帖，此肝虚而魂失静镇也。原剂中加龙骨（煅）七分，接服无间。另订膏方，即用前味加洋参、萸肉、莲实、桑枝（取嫩者），熬膏收贮，窨退火气，每服五钱。能加意调摄，可望回春。

《类证治裁·卷之一·燥症论治·燥脉案》

朱邑尊,疟瘳复感秋燥,虚阳上冒,则为头眩耳鸣,津不上供,则为舌干咽燥。加以公事劳心,渴饮脘闷不饥,左寸关脉大于右,是秋令亢阳致病。后液涸,最忌燥药劫津。用钗斛、丹皮、沙参、麦冬、鲜生地、栝蒌霜、洋参、茯神,二剂霍然。

《类证治裁·卷之三·呕吐论治·呕吐脉案》

夏氏。两寸洪大,两关弦滑,呕逆耳鸣,口干头晕,白带连绵,症属肝胃不和。吴萸(黄连汁炒)、生白芍、山栀、半夏(青盐炒)、茯苓、苏子、枳壳、蒌霜。三服症平。

《类证治裁·卷之三·肝气肝火肝风论治·肝火脉案》

赵。左胁痛,脉洪耳鸣,时呕胀腹痛。皆肝火焮腾,浊瘀不肯泄降,宜戒怒节饮可愈。仿栀萸汤,山栀(姜汁炒)、黄连(吴茱萸汁炒)、白芍、牡蛎(生杵)、丹皮、金橘皮。服效。

《类证治裁·卷之三·肝气肝火肝风论治·肝风脉案》

本。寐醒舌干辣,华池津不上朝,头眩耳鸣,肢麻胁痛,肝风内震,腹满肠鸣,晨泻不爽,木气直犯中宫矣。左关浮弦,右浮滑,痰嗽不利,太阴受戕,有年,须防类中。晨服方:运脾阳以利湿。生白术、茯苓、半夏(青盐制)、炙草、薏米(炒)、砂仁、益智仁(煨)、山药(炒)、小麦。晚服方:养肝阴以熄风。阿胶(水化)、杞子、茯神、麦冬、石斛、白芍、桑枝、甘菊(炒)、黑芝麻、牡蛎粉。寐后,用柿霜二匙含舌下,以生廉泉之津。服效。

沈氏。当夏郁怒不寐,五更起坐,倏然头摇手战,目闭耳鸣,晕绝身冷。此怒动肝阳,内风挟痰火上冒也。急煎淡青盐汤以降风火,一啜即醒。用牡蛎、钩藤、山枝、桑叶、白芍、茯神、菊花(炒),二服神志已清。转方用熟地黄(炒)、杞子(焙)、石斛、枣仁(炒)、龟板(炙)、牡蛎粉、磁石,镇补肝阴而安。

沃。烦劳伤阳,阳气化风上巅,两太阳刺痛,耳鸣口干,寒热不寐,自汗便泻,下元疲乏,脉模糊。治先熄风镇阳。甘菊(炒)、荷叶、磁石、牡蛎粉、茯神、甘杞子(焙)、熟地炭、白芍、五味(炒)。数服诸症向安。惟不嗜味微嗽,加甜杏仁、潞参、莲、枣,以补脾肺,原方去前四味,嗣用丸方牡蛎粉、淡菜、首乌、熟地、杞子、牛膝(酒蒸)、五味(焙)、阿胶(水化),和炼蜜丸,以滋填下元,匝月而愈。

《类证治裁·卷之三·肿胀论治·肿胀脉案》

姜氏,五旬余。腹膨中空,外绷急,食入不加胀,头眩耳鸣,口干舌硬,溺赤沫,便艰,足重坠,脉沉微。症属三焦湿郁生火,《内经》亦谓诸腹胀大,皆属于热。诸病跗肿,皆属于火。若郁热不除,遂成鼓胀不治。用山栀、大腹皮、黄柏、知母(俱酒炒)、生地、麦冬、丹皮、赤苓、冬瓜皮、车前子。数服已效。后去黄柏、丹皮,加海金砂、萆薢,服得安。

《类证治裁·卷之五·眩晕论治·眩晕脉案》

室人。烦劳伤阳,无寐耳鸣,头晕欲呕,伏枕稍定,虚阳上巅,风动痰升,眩呕乃作。宜潜阳熄风。牡蛎(煅研)、白芍、五味、甘菊炭、天麻(煨)、半夏(青盐炒)、生地(炒)、茯神、枣仁、桑叶,二服随愈。

肖。劳力先曾失血数次,近日头眩耳鸣目昏,心悸脘闷,两尺浮大弦劲。相火易炎,龙雷失制,痰随火乘,上干清窍,所谓无痰不作眩悸也。养阴潜阳。淡菜、牡蛎、熟地炭、石斛、甘菊、白芍、贝母、茯神,数服得效后,宜服六味丸。

《类证治裁·卷之八·崩漏论治·崩漏脉案》

谢氏。天癸当断之年屡患崩漏,近兼利血白带,头震耳鸣,项麻面赤。症由任带两亏,火升风煽,致心神浮越,怔悸不安。治以镇阳摄阴,务使阳下交阴,阴上恋阳,震麻暂已。再血海存贮,阴络不伤,下元重振,专在静摄。勿以操持扰动厥阳,则宵寤汗泄渐安矣。熟地、山药、五味(焙)、杞子(焙)、龟板、龙骨、阿胶、牡蛎(煅研)、杜仲(盐水炒)、龙眼肉,数服甚适。去龙骨、牡蛎、杜仲,加羚羊角、丹皮、白芍、茯神、莲子、芡实、续断等熬膏,即用阿胶收,小麦煎汤和服。渐愈。

《类证治裁·卷之八·产后论治·产后脉案》

吴氏。蓐损不复,寒热往来,自汗,咳呕吐沫,心悸耳鸣,脉虚数。《经》言:阳维为病苦寒热。阳失维护,奇脉已损,况中宫小镇,致咳呕悸眩,肝阳升逆,面色忽青忽赤,延为难治。惟大便未溏,肾关未撤,尚堪借箸。拟晨服黄芪建中汤,去姜,加参、苓、山药,橘白,卫外扶中。晚服熟地、杞子(俱炒)、牡蛎(醋煅)、枣仁、白芍、茯神、五味、莲子、小麦煎服,摄阴敛阳。症减,背时凛寒,晨服方中再加鹿角胶，外以白胡椒末掺布膏药贴背脊第三椎至第七节，仍照前分早晚各服五七剂乃安。

《叶天士医案精华·五窍》

1）肾开窍于耳，心亦寄窍于耳。心肾两亏，肝阳亢逆，故阴精走泄，阳不内依，是以耳鸣时闭。但病在心肾，其原实由于郁。郁则胆阳独亢，令肝火上炎。清晨服丸药以补心肾，午服汤药以清少阳，以胆经亦络于耳也。水煮熟地、麦冬、龟板、牡蛎、白芍、北味、建莲、磁石、茯神、沉香、辰砂，丸服。夏枯草、丹皮、生地、山栀、女贞子、赤苓、生甘草，煎服。

2）素有痰火气逆，春令地中阳升，木火化风，上引巅顶，脑热由清窍以泄越，耳鸣鼻渊。甚于左者，春应肝胆，气火自左而升也。宜清热散郁，辛凉达于头而主治。羚羊角、黑山栀、苦丁茶、青菊叶、飞滑石、夏枯草花。

《扫叶庄医案·卷一·中风》

1）耳鸣、眩晕、心悸，寐醒汗出，身汗从牙宣失血所致，此皆肝肾致伤，内风勃升也。生干何首乌、冬桑叶、茯神、黑芝麻、天冬肉、甜北沙参，蜜丸，秋石汤送。

2）瘦人禀属阴亏，耳鸣眩晕，是内风阳气之震，磁石制肝阳上吸，质重镇纳归肾，然必少用填补，于甘酸味厚之药，为合法。用之不效，乃补摄力轻所致。熟地黄、天门冬、龟版、紫胡桃肉、山萸肉、磁石、麦冬、五味、阿胶、芡实，各碾末，炼蜜和为丸，每早服六七钱。

3）据说夜坐久劳，胁下气升，耳鸣头晕，目中黑暗无光。此肝风阳气，上蒙清窍，久恐仆厥。地黄汤加磁石、五味。

《叶天士曹仁伯何元长医案·何元长医案·耳目门》

耳鸣目昏，由郁热上蒙清窍。治以辛凉轻剂。羚羊角、连翘、石决明、山栀、蒺藜、甘菊、薄荷、夏枯草、桑叶。

《邵氏方案·卷之射·肝阳》

心肝肾三阴交虚，为耳鸣不寐。生地、黄菊、茯神、石决明、首乌、蒺藜、女贞三钱、生龙齿、龟板、枣仁、白芍。

《邵氏方案·卷之射·怔忡》

气逆耳鸣，不寐神呆，此怔忡之渐也。现在舌苔黄厚，尚有湿热。枣仁、竹茹、半夏、磁石、石决明、川连、茯神、秫米、胆星、紫贝齿。

《龙砂八家医案·戚云门先生方案》

徽州方时和。耳鸣重听，健忘泄精，心肾久属两虚，食后胃翻欲吐，语多即喘促，中土亦已大亏。近复增咳，咽喉不清，属心火刑金，脾弱失运。宜早用心肾交通补养，晚以和中育脾清气化痰之味佐之。早服丸方：熟地、茯神、远志、枣仁、枸杞、石菖蒲、芡实、兔丝、麦冬、益智仁。蜜丸，冬加羊外肾四具。晚服丸方：橘红、川贝、莲肉、於术、茯苓、川连、牡蛎、沉香、藿香梗，用枇杷叶汤泛丸。

《金氏门诊方案》

汪右，三十三岁。水不涵木，血少濡肝，气升难寐，瘕聚块痛，心悸筋掣，头晕耳鸣，食减脘闷，咳逆痰多。显然肝侮土，木刑金。左脉弦细，舌苔黄腻。拙拟抑木和肝，参入养金泻火。旋覆花、代赭、丝瓜络、生苡仁、石决明、茯神、贝母、玫瑰、炒竹茹、西洋参、橘红、代代花、东瓜子、皮。

《张聿青医案·卷七·气郁》

陈（右）。肝气不和，横逆入络，腹痛牵引腰际，心悸耳鸣。再平肝泄肝。金铃子（切）一钱五分，橘红络各一钱，制香附二钱（打），厚杜仲三钱，白芍一钱五分，春砂仁七分（后入），杞子三钱（炒），甘菊花一钱五分。

《张聿青医案·卷八·肝火肝阳》

孙左。向有遗精，肾水空乏，肝阳上升，扰神则心悸，外越则为汗，上升则头眩耳鸣。脉象虚弦。非壮水不足以涵木也。元武板六钱（先煎），煅磁石三钱，麦冬（辰砂拌）三钱，女贞子三钱（酒蒸），生牡蛎六钱，生白芍三钱，黑豆衣三钱，阿胶珠二钱，辰茯神三钱，大补阴丸二钱（淡盐汤晨服）。

《张聿青医案·卷十五·耳鸣》

沈左。下则遗精，上则眩晕，甚致呕吐欲仆，耳鸣失聪。脉弦尺虚。此肾本空虚，木失涵养，致阳气化风，尽从上越。拟滋水潜阳法。炙龟板六钱，大生地四钱，酒炒杭白芍一钱五分，滁菊花二钱，生牡蛎八钱，黑豆衣二钱，粉丹皮二钱，盐水炒潼沙苑三钱，磁朱丸二钱（先服）。

二诊：遗精眩晕，耳鸣渐聋，右目翳障。脉弦尺涩且数。阴虚火盛，拟滋水清肝。生龟板四钱（先煎），羚羊片一钱五分，石决明六钱，甘菊花二钱，大生地三钱，野黑豆三钱，黑山栀三钱，粉丹皮二钱，蛇蜕七分，白金丸五分（药后服）。

三诊：左耳稍聪，右耳仍闭，头胀眩晕，目翳障不化。水亏木旺，前法出入。炙熟地四钱，粉丹皮二钱，建泽泻一钱五分，酒蒸青葙子三钱，野黑豆三钱，密蒙花二钱，炒萸肉一钱五分，山药三钱，蛇蜕七分，石决明五钱。

四诊：耳鸣窍闭，头胀眩晕，滋肾养肝。脉弦且带滑数。稠痰灰黑，目翳障不化。肾水不足，木火上腾，炼液成痰，痰随火生，清空之地，遂为痰火所占。急则治标，缓则治本，经训如此。黑山栀三钱，桑叶一钱五分，川雅连三分，广橘红一钱，粉丹皮二钱，淡黄芩一钱五分，制半夏二钱，陈胆星一钱二分，晚蚕砂四钱，煨明天麻一钱五分，白蒺藜（去刺，炒）三钱，竹沥一两滴（入姜汁少许）。

五诊：清火豁痰，脉弦滑转为细弱，浊火已退三舍。而眩晕呕吐，咽燥口干。《经》谓头痛巅疾，下虚上实。再填实其下，以治其本。炙龟板一两，生牡蛎八钱，黑豆衣三钱，酒炒杭白芍一钱五分，大熟地五钱，粉丹皮二钱，甘杞子三钱，白茯苓三钱，磁朱丸（包入煎）三钱。

六诊：目障翳稍退，光明较开，耳鸣略定。然眩晕仍然不止。阴腻之药，并不碍胃，其下虚可以概见。效方扩充之。炙龟板一两二钱，甘杞子三钱，杭白芍三钱，酒蒸女贞子三钱，大熟地五钱，肥玉竹三钱，生牡蛎八钱，元参三钱，黑豆衣三钱，磁朱丸三钱，炒萸肉二钱，陈关蛰一两（煎汤代水）。

七诊：滋水填阴，眩晕大退，耳鸣亦减。药既应手，再为扩充。炙龟板一两，炙熟地五钱，生牡蛎五钱，炙鳖甲六钱，甘杞子三钱，炒萸肉一钱五分，盐水炒潼沙苑三钱，酒炒杭白芍一钱五分，酒炒青葙子三钱，密蒙花二钱，元参三钱。

洪左。耳鸣不止，耳窍闭塞。脉象弦滑。此肝风挟痰上逆，致浊邪阻塞清窍。病已经年，恐草木不能遽然奏效。桑叶一钱五分，丹皮二钱，山栀三钱，郁金一钱五分，枳壳一钱，制半夏三钱，胆星五分，橘红一钱，白蒺藜三钱，茯苓三钱，僵蚕一钱五分，礞石滚痰丸三钱。

沈右。产后营血不足，血不养肝阳气不和。多梦少寐，头晕耳鸣，冲气不和，胸中窒闷。宜养血熄肝宁神。阿胶珠二钱，白归身二钱（酒炒），茯神三钱，煅龙齿三钱，黑豆衣三钱，大生地四钱，酒炒白芍一钱五分，炒枣仁三钱，生牡蛎四钱，干枇杷叶三钱。

《张聿青医案·卷十九·膏方》

黄左。痰热有余，甲木少降，乙木过升，致痰生热，热生风，为耳鸣，为重听。胃为中枢，凡风阳必过阳明而后上旋，阳明为十二经之总司，所以肩臂背肋不时注痛，所谓下虚而上实也。拟壮水育阴，以涵肝木，而以清化痰热参之。大生地八两，净柴胡七钱（另煎汤收膏时冲入），白蒺藜三两，生山药二两，西洋参四两，龟板胶四两（溶化冲入），清阿胶二两（溶化冲入），炒杞子三两，橘红（盐水炒）一两，竹沥五两（滴入姜汁三分冲），茯苓神各一两，枳实一两，大麦冬四两，橄榄膏五两（冲入），上绵芪（盐水炒）二两，半夏二两，稆豆衣三两，粉丹皮二两，奎党参四两，黑山栀二两，煅磁石四两，怀牛膝（盐水炒）三两，杭白芍（酒炒）三两，泽泻一两五钱，秦艽一两五钱。上药共煎浓汁，加白蜜三两冲入收膏。每晨服一调羹，开水冲挑。

杨右。气滞则腹满，阳升则偏左头，痛而眩晕耳鸣。气何以滞？生升之性不能遂其扶苏条达也。阳何以升？刚脏而失涵濡。所以在下则为气，在上则为阳矣。宜养其体之不足，而疏其用之有余。大生地（砂仁炙）四两，制首乌六两（切），制香附（打）二两五钱，泽泻一两，大熟地（砂仁炙）五两，奎党参四两，桑叶一钱五分（另煎冲入），厚杜仲三两，白归身（酒炒）二两，生於术一两五钱（木香五钱煎汁收入），白蒺藜（炒去刺）三两，炒山药三两，粉丹皮二两，川断肉二两，黑豆衣二两，朱茯神三两，杭白芍（酒炒）三两，金铃子二两（切），川芎（蜜水炒）一两，新会皮一两二钱，生熟甘草各三钱，滁菊花一两，酸枣仁（炒研）二两，麸炒枳壳一两，炒杞子三两。上药如法宽水煎三次，再煎极浓，用清阿胶三两溶化冲入，白冰糖二两文火收膏。每晨服一调羹，开水冲挑。

《缪松心医案·肝火》

糜。耳鸣头眩，左为甚，发作有时，每值嗔怒则剧，肝火有诸。宗咸苦治法，消息病机。生牡蛎、夏枯草、羚羊角、细生地、元参、金石斛。

《缪松心医案·虚损》

王。下部乏力，耳鸣便艰。《经》云：精不足者，补之以味。熟地、沙苑、杜仲、茯神、龟版、鱼胶、猪腰、川斛。

《医学衷中参西录·医案·气病门·胃气不降》

掖县任××妻，年五旬，得胃气不降证。

原因：举家人口众多，因其夫在外，家务皆自操劳，恒动肝火，遂得此证。

证候：食后停滞胃中，艰于下行，且时觉有气挟火上冲，口苦舌胀，目眩耳鸣，恒有呃欲呕逆或恶心，胸膈烦闷，大便六七日始行一次，或至服通利药始通，小便亦不顺利。其脉左部弦硬，右部弦硬而长，一息搏近五至，受病四年，屡次服药无效。

诊断：此肝火与肝气相并，冲激胃腑，致胃腑之气不能息息下行传送饮食，久之，胃气不但不能下行，且更转而上逆，是以有种种诸病也。宜治以降胃理冲之品，而以滋阴清火之药辅之。

处方：生赭石两半（轧细），生怀山药一两，生杭芍六钱，玄参六钱，生麦芽三钱，茵陈二钱，生鸡内金二钱（黄色的捣），甘草钱半。共煎汤一大盅，温服。

效果：每日服药一剂，三日后大便日行一次，小便亦顺利。上焦诸病亦皆轻减，再诊其脉，颇见柔和。遂将赭石减去五钱，又加柏子仁五钱，连服数剂，霍然全愈。

《黄澹翁医案·卷三》

治脾黄心虚，头眩眼花耳鸣。白茯苓一钱，焦白术三钱，生苡米、当归身二钱，大白芍、建泽泻、净枣仁二钱，远志肉、西茵陈；引生姜皮、小红枣；退肿加宣木瓜；身如黄金色加秦艽；心悸加黄芪、人参。

《临诊医案·正文》

大关招库汪晓春，住陈箍桶桥东首。耳鸣作响，听闻言语甚远，乃先天不足，时逢春分，东方甲木当权，肝火上达，耳鸣。拟平肝泻龙雷之火，壮北方壬癸之水。肝火便除，耳鸣自聪矣。羚羊角一钱五分，川贝母一钱五分，柏子仁三钱，川柏一钱，石决明四钱，知母（盐水炒）一钱，蒸首乌五钱，钩藤钩四钱，女贞子（蒸）三钱，加鲜菖蒲五分。

前进降气泻火，平肝壮水之剂，耳鸣稍减，悉照前法。炙元武四钱，制首乌五钱，云苓三钱，女贞子（蒸）三钱，怀山药三钱，嫩钩钩（后下）四钱，盐水炒川柏一钱，盐水炒知母一钱，柏子仁三钱，加黑芝麻三钱，料豆衣三钱。

《竹亭医案·卷之二》

崇川钱佳修年逾七旬，耳鸣日久，丸方调理。崇川钱佳修，年七十二岁。耳鸣丸方，乾隆戊申仲秋八日定于紫琅书屋，方案列下。耳鸣有年，肾元不固，阳气渐涣之征耳。欲求来复，其势诚难，但得稍缓，即已幸矣。其惟调理得宜，而日培根本乎。方用桂附八味丸一料，加灵慈石一两五钱，用西党参、嫩黄芪各六两煎膏代蜜为丸。每服四钱，清晨滚水送下。服此一料，耳鸣大减。

《竹亭医案·卷之三》

崇川曹普南耳鸣症，丸方调理治验。崇川曹普南，嘉庆丙子四月。耳鸣症，左耳尤甚，服后丸剂全愈。耳内时鸣，肾水不足，相火上炎。左耳甚者，东方甲乙木也。大熟地四两（捣入），淮山药二两（炒），山萸肉一两半，茯神一两半，酸枣仁一两半，甘枸杞一两半，远志肉一两，炙草一两，柏子仁二两，女贞子二两，当归身一两半，元参一两半，石菖蒲五钱。上为细末，先将熟地捣杵，加炼白蜜和丸如桐子大。每服五钱，清晨滚水送下。

《竹亭医案·卷之四》

邹上珍素好饮酒，彻夜不寐，两耳常鸣治验。邹上珍，年逾四旬。素好饮酒，厚味不禁，历有年矣。忽于嘉庆戊寅春得彻夜不寐症，两耳常鸣。遍访医治，月余来毫无一效，因邀余诊。余始作中虚湿阻挟痰治，不应。又以归脾法兼以安神、镇肝之剂，服数帖亦不应。又更医，医以温胆、珍珠母等法，经半月亦不应手。于三月初一日仍复求治于余，余再谛审病情兼察色脉，左脉细数。知其阳有余，阴不足，相火上炎，以致两耳常鸣、目不瞑者两月矣，求一刻安卧竟不可得也。于是处以四物汤为君，配以镇肝舒气之法。最后以酒浸炒龙胆草为引导之使。服两剂而耳鸣之声渐低，可以稍睡片刻。于此加减出入，治经一月而收全功。

方列于下：大生地三钱，归身一钱半，白芍药一钱半（炒），川芎一钱，制半夏一钱半，丹皮一钱半（炒），煅龙齿三钱，沉香一钱，小青皮一钱，枳实一钱，石菖蒲八分，陈皮一钱。加陈酒浸炒龙胆草八分，河水煎服。

复诊：原方去龙齿、枳实、陈皮、青皮，加制首乌、远志、甘菊炭，仍用酒浸炒龙胆草为引。服两剂，三更时睡着，约有一时，至五更复又睡着半时。耳鸣渐轻，舌胎糙腻、两边带淡黄俱减。数日来大荤虽戒，其野味、鱼膻仍未忌，是以舌苔浊腻究未能尽彻也。

复诊：仍用四物汤，佐酒浸炒龙胆草，加制洋参、元参、知母、丹皮、茯神、菖蒲根、五味子等煎服。服后如前安妥，不寐、耳鸣俱减半矣，竟有时不鸣，惟灯后临卧时则两耳仍鸣，较前却轻多矣。头角牵痛已平，小溲带赤，口淡不喜饮，干而不渴。

复诊：用六味地黄汤加甘菊、元参、花粉、苡仁、甘草煎服。服后舌苔、溲赤等亦大减。

复诊：益阴降火，调中除湿。大生地三钱，丹皮一钱半（炒），川黄柏一钱（酒炒），白芍一钱半（炒），五味子五分，归身一钱半，生甘草八分，苡仁三钱（炒），远志肉一钱，青皮一钱，焦冬术一钱半。加沉香八分同煎，服之如前安妥。

复诊：再以熟地、归、芍、知、柏、苓、甘、元参、柏子仁、炒枣仁辈。煎服六剂，安睡如前，耳鸣更轻。

复诊：大熟地四钱，山药三钱（炒），当归身一钱半，白芍一钱半（炒），川石斛三钱，茯苓二钱，黑山栀一钱半，炙草八分，知母一钱半。上药九味，煎好去渣，投元武胶一钱，煎烊炖服四五剂，耳鸣、不寐从此全瘳。

《剑慧草堂医案·卷中·肝阳》

痰浊上泛，肝阳逆举，头疼耳鸣。治以柔熄泄。桑叶、石决、竹沥制半夏、橘红络、枳壳、川贝、旋覆、天麻、池菊、饭蒸荷叶、茯苓神、钩钩、杏仁、竹茹。

二诊：肝肾下虚，饮泛眩旋，耳鸣遗泄，君相不宁。龙骨、桑叶、半夏、白芍、橘红络、蒌仁、旋覆、牡蛎、天麻、归须、枳壳、茯苓神、钩钩、竹茹、丝瓜络。

《剑慧草堂医案·卷中·耳》

湿热熏灼，耳鸣作胀，身热胃钝，脉濡弦。从九窍不和咸推胃病治。辛夷二钱，丁茶八分，扁斛、佩兰（川连拌）、桑叶、石决、丹皮、苍耳二钱五分，钩钩、苡仁、山栀、滁菊 枳壳、蒌仁、荷叶。

《剑慧草堂医案·卷下·女科眩旋》

中阳不足，肝胃失调，耳鸣眩旋，脉濡弦。当治厥阴阳明。辛夷、丁茶、青陈皮、姜夏、吴萸（川连拌）、枳壳、竹茹（玫瑰花制）、苍耳、白芍、川郁金、云苓、川斛、佩兰、桃夹二钱。

《孤鹤医案·眩晕》

1）头晕耳鸣，六脉弦滑，乃肝火挟湿兼痰为患。先清后补。制首乌三钱，半夏一钱半，白蒺藜一钱半，黑山栀一钱半，石决明四钱，橘红一钱，甘菊一钱，茯苓三钱，冬桑叶一钱半。

2）阴亏阳亢，头晕耳鸣。厚生地五钱，丹皮二钱，甘菊花一钱半，钩钩一钱半，桑叶一钱半，石决明四钱，白芍一钱半，黑穞豆二钱，茯神三钱。

《孤鹤医案·耳目》

1）耳鸣目昏，由郁火上蒙清窍也。治以辛凉轻剂。羚羊角一钱半，白蒺藜一钱半，甘菊花一钱，连翘一钱半，冬桑叶一钱半，黑山栀一钱半，石决明四钱，薄荷梗一钱，枯草梗一钱。

2）脾胃气虚，痰湿中积。土薄则木不营，入春以来，虚风易动，时觉耳鸣，脉来浮大，左寸略弦。拟用培补。於术一钱半，枣仁三钱，蒺藜三钱，怀膝一钱半，苍耳子一钱，半夏一钱半，茯神三钱，甘菊一钱，杞子二钱，羌活一钱半。

3）营虚生热，兼挟外风，耳鸣时眩，项间发瘰。冲带不调，肝脾兼治。生地四钱，山栀一钱半，茯苓三钱，新会一钱，荆芥一钱半，甘菊一钱，阿胶二钱，当归二钱，秦艽二钱，枣仁三钱，独活一钱半，丹皮二钱，枳壳一钱半。

《也是山人医案·耳》

谢（四二）。少阴久亏，耳鸣时闭。书云：肾开窍于耳，心亦寄窍于耳。凡外邪治少阳，内伤从少阴为定例。熟地三钱，牡蛎二钱，麦冬（朱砂拌）三钱，北五味一钱五分，磁石一钱五分，白芍二钱，茯神二钱，龟版二钱。

戴（六一）。久患耳鸣，兼有鼻衄、牙宣等症。衄血虽经向愈，仍若是心肾素亏体质，而肝阳上逆。清窍蒙蔽，拟方候裁。原熟地（盐水炒）四钱，拣麦冬二钱，牡蛎二钱，大白芍（刮净酒炙）一钱五分，龟腹版四钱，磁石二钱，云茯神二钱，北五味一钱，泽泻一钱五分，加沉香三分（滚水磨冲）。

《丁甘仁医案·卷三·内伤杂病案·附肝气肝阳案》

赵左。风阳上扰，巅顶为病，痰湿内阻，胃失降和，所以耳鸣失聪，两目红赤，视物模糊者，风阳之为患也；所以头眩泛恶者，胃气不降，而浊阴上僭也。舌质红苔黄，脉弦数。阴亏于下，阳浮于上，危象显然。治宜熄风清肝，而化痰浊。薄荷叶八分，煅石决四钱，净蕤仁二钱，仙半夏一钱五分，冬桑叶三钱，炒竹茹一钱五分，甘菊花三钱，夏枯花一钱五分，嫩钩钩（后下）三钱。

第四节

脓 耳

脓耳是以耳中出脓水为主要症候的病证。或伴耳内疼痛，听力下降，甚出脓血等症状。其称谓众多，不可不察。脓耳病外治用药最多，但其发病受六淫、情志、脏腑功能等多方面的影响。慎不可忽视其内治之法。

【辨病名】

脓耳是以耳中出脓水为主症的病证。在古代文献中有诸多称谓，古时总以聤耳名之。依据历代文献所载症状所示，脓耳有以下不同称谓：聤耳、底耳、脓耳、停耳、囊耳、缠耳、伍耳、震耳、耳疳、风耳、沍耳。

聤耳、底耳最早见于葛洪《肘后备急方》，脓耳、耳疳证名最早见于《仁斋直指方论》，停耳证名最早见于《小儿卫生总微方论》，风耳病证名最早见于《医方集宜》。在《普济方》中首次记载了依据出脓颜色将聤耳分为聤耳、脓耳、缠耳、伍耳和囊耳这五种脓耳的分类方式。在后来文献中又出现了脓耳的其他称谓：震耳证名最早见于《幼科类萃》，沍耳证名最早见于《幼科折衷》。诸脓耳证名可大致作如下区分：出黄脓者，为聤耳，一名停耳；出红脓者，为脓耳，一名风耳；出白脓者，为缠耳；出青脓者，为囊耳，一名震耳；耳内臭者，为底耳、伍耳、沍耳。

《诸病源候论·耳病诸候·聤耳候》："劳伤血气，热乘虚也，入于其经，邪随血气至耳，热气聚则生脓汁，故谓之聤耳。"

《诸病源候论·小儿杂病诸候四·聤耳候》："水入耳内，而不倾沥令尽，水湿停积，搏于血气，蕴结成热，亦令脓汁出。皆为之聤耳。"

《仁斋直指方论·卷之二十一·耳·耳论》："热气乘虚，随脉入耳，聚热不散，脓汁出焉，谓之脓耳。"

《圣济总录·卷第一百一十五·聤耳》："毒气蕴结于耳中，以至脓汁俱出，妨闷疼痛，谓之聤耳。"

《圣济总录·卷第一百八十一·小儿聤耳》："小儿心脏热实，贯冲耳脉开窍者，塞结而为肿，或生脓汁，故谓之聤耳；或因沐浴水入耳内，停积不化，亦为聤耳。"

《小儿卫生总微论方·卷十八·耳中诸病论·耳内疮肿出脓》："小儿有耳中肿……若津液结溃，变为脓血汁出；又有因水或眼泪入耳，停搏正气，亦为脓汁，俱名停耳，又名脓耳也。"

《严氏济生方·耳门·耳论治》："热壅加之，出血出脓，则成聤耳底耳之患。"

《普济方·卷五十三·耳门·耳聋诸疾》："蕴积成热，亦令耳脓汁出，谓之聤耳。"

《普济方·卷三百五十九·婴孩门·五位分部定位》："耳中脓出，肾热疳极臭，名聤耳。"

《普济方·卷三百六十四·婴孩头眼耳鼻门·耳疾》："聤耳者，常有黄脓出是也。脓耳者，常有红脓出是也。伍耳者，里面疳息是也。缠耳者，常有白脓出是也。囊耳者，里面虚明，时有青脓出是也。"

《幼科类萃·卷之二十六·耳目口鼻门·论小儿耳目口鼻诸证》："又汤氏云：有五般停耳候……震耳者，耳内虚鸣，时出青脓。"

《医学入门·外集卷三·病机外感·伤寒》："手太阳热厥聋耳者，耳中塞满，加之热壅，出血出脓，则成停耳。"

《古今医鉴·卷之九·耳病》："一聤耳，俗云耳底脓出。"

《证治准绳·幼科集之一·初生门·证治通论》："耳中脓出，肾热疳极臭，名聤耳。"

《医贯·卷之五·先天要论下·耳疮论》："耳脓即聤耳。"

《外科大成·卷三分治部下·耳部·耳疳》："耳疳者，为耳内流出脓水臭秽也。""红脓为风耳。"

《证治汇补·卷之四·上窍门·耳病》："停耳由气郁生痰，内火攻冲，形似赤肉，或兼脓汁溃烂。（《绳墨》）"

《冯氏锦囊秘录·杂症大小合参卷六·儿科耳病》："肾气有余，积热上冲，津液壅结，故成聤耳。""耳内疳臭者，谓之沍耳。"

《外科证治全书·卷二·耳部证治·脓耳停耳耵耳》："耳孔内时出脓，曰脓耳。赤肿溃烂流脓，曰停耳。"

《外科心法要诀·卷五·耳部·耳疳》："如出黑色臭脓者，名耳疳。"

《经验良方全集·卷一·耳鼻》："耳出恶水，谓聤耳。"

《秘传证治要诀及类方·卷之十·拾遗门·耳》："风毒攻耳，致生脓者，名停耳。"

《婴童百问·卷之四·耳病 第三十五问》："底耳者，里面腥臭。"

《婴儿论·辨上焦病脉证并治第六》："儿耳脓沥而败臭，此为脾郁所致，以食饮过饱故也，名曰聤耳。"

《针灸逢源·卷五·证治参详·耳病》："聤耳，生疮形似赤肉，又耳出恶水曰聤。"

《幼科折衷·下卷·耳症》："耳内干臭者，谓之沍耳。"

《儿科萃精·卷三·身体诸病门·耳脓》："［真按］小儿耳内闷肿出脓，必先验其脓色：耳疳则出黑色臭脓；震耳则出青脓；缠耳则出白脓；停耳则出黄脓。"

【辨病因】

脓耳的病因，包括外邪侵袭、饮食所伤、劳倦过度、情志不节、禀赋不足。外感风、湿、热三种病邪，上犯于耳，产生脓汁。饮食过度，伤及脾胃，脾不运化，水湿停聚，则成脓耳。劳倦过度，正气亏伤，外邪易入体内，热壅成脓。情志不节，气郁生痰，痰火攻冲，溃烂成脓。禀赋不足，肾气不实，易外感内伤，产生脓耳。

一、外邪侵袭

《诸病源候论·小儿杂病诸候四·、聤耳候》："耳，宗脉之所聚，肾气之所通。小儿肾脏盛，而有热者，热气上冲于耳，津液壅结，即生脓汁。""亦有因沐浴，水入耳内，而不倾沥令尽，水湿停积，搏于血气，蕴结成热，亦令脓汁出。皆为之聤耳。"

《圣济总录·卷第一百一十五·聤耳》："论曰：肾气通于耳，耳者肾之候，若其经为风邪所乘，毒气蕴结于耳中，以至脓汁俱出，妨闷疼痛，谓之聤耳。"

《圣济总录·卷第一百八十一·小儿聤耳》："小儿心脏热实，贯冲耳脉开窍者，塞结而为肿，或生脓汁，故谓之聤耳；或因沐浴水入耳内，停积不化，亦为聤耳。"

《幼幼新书·卷第三·病证形候第八》："聤耳是肾积风。（其耳属肾，被外风入肾，停滞则化，脓而出于耳，故知是肾积风）"

《仁斋直指方论·卷之二十一·耳·耳论》："热气乘虚，随脉入耳，聚热不散，脓汁出焉，谓之脓耳。"

《普济方·卷三百六十四·婴孩头眼耳鼻门·耳疾》："聤耳者……虽有五般其病源一也。皆由风水入耳，而内有积热上壅而成。"

《赤水玄珠·第二十六卷·耳门》："停耳者，为水湿之气，久停耳中，与气血搏击，酝为热脓。盖脾主湿，又脾之色黄，以始为停湿所致。"

《针灸大成·卷九·治症总要》："问曰：聤耳生疮，出脓水，尝闻小儿有此症。答曰：洗浴水归耳内，故有。大人或因剔耳触动，耳黄有水误入耳内，故如此。"

《寿世保元·卷八·初生杂症论·耳疾》："一论小儿耳肿、耳痛、聤耳，乃三阳风热壅遏所致。"

《简明医彀·卷之八·耳发》："耳内生毒，皆由手少阳、足少阴二经风热。"

《秘传证治要诀及类方·卷之十·拾遗门·耳》："风毒攻耳，致生脓者，名停耳。"

《四诊抉微·卷之三·经证考·足少阴肾经》："聤耳，肾中风毒攻上。"

《吴氏医方汇编·第一册·耳症》："生于耳轮者，为耳发，属三焦风热……若常出黄水，为聤耳；出红脓者，为风耳；出白脓者，为缠耳；臭秽者为耳疳；耳内虚鸣，常流清水，为震耳。"

《医医偶录·卷二·肝部》："聤耳者，风热相搏，津液凝聚，而痒痛也。"

二、饮食所伤

《婴儿论·辨上焦病脉证并治第六》："儿耳脓沥而败臭，此为脾郁所致，以食饮过饱故也，名曰聤耳。"

三、劳倦过度

《诸病源候论·耳病诸候·聤耳候》："劳伤血

气，热乘虚也，入于其经，邪随血气至耳，热气聚则生脓汁，故谓之聤耳。"

《严氏济生方·耳门·耳论治》："肾气实则精气上通，闻五音而聪矣。若疲劳过度，精气先虚，于是乎风寒暑湿，得以外入，喜怒忧思，得以内伤，遂致聋聩耳鸣。热瘗加之，出血出脓，则成聤耳底耳之患。"

四、情志不节

《证治汇补·卷之四·上窍门·耳病》："停耳由气郁生痰，内火攻冲，形似赤肉，或兼脓汁溃烂。(《绳墨》)"

五、禀赋不足

《普济方·卷三百六十四·婴孩头眼耳鼻门·耳疾》："聤耳者，小儿胎气不充实，关窍不通利。盖有禀赋不足，胞养有亏，脏伤肾经。肾为根本，水之一数也，外应耳孔，或云水入耳，或曰乳食入耳，要之皆非。儿生气脉根壮，脏腑固实，虽水及乳入耳，必不如此。自是气不充、脉不实使之然也。"

《赤水玄珠·第二十六卷·耳门》："小儿肾未充足，偶为气忤，逆于经隧，心主臭，心气不得下降，肾气不得上通，故酝而为痟臭也。"

【辨病机】

脓耳病机为禀赋不足或劳倦过度，肾气亏虚，风邪、湿邪、热邪侵袭，上冲耳部成脓。或外感风热，壅遏于三阳经，发为脓耳。或由饮食所伤，损及脾胃，运化失常，水湿停聚化火，致使耳内流脓，或由情志不节，肝气郁滞，化火成脓。其中热邪为主要的病理因素，病机关键是热壅成脓。

一、肾虚风热

肾开窍于耳，故耳内流脓与肾气不足关系密切，风、湿、热邪乘虚而入，随肾经上冲耳部，则成脓耳。

《圣济总录·卷第一百一十五·聤耳》："论曰：肾气通于耳，耳者肾之候，若其经为风邪所乘，毒气蕴结于耳中，以至脓汁俱出，妨闷疼痛，谓之聤耳。"

《幼幼新书·卷第三·得病之源第七》："生下多患聤耳，主脑内热风兼毒气入肾。"

《幼幼新书·卷第三·病证形候第八》："聤耳是肾积风。(其耳属肾，被外风入肾，停滞则化，脓而出于耳，故知是肾积风)"

《仁斋直指方论·卷之二十一·耳·耳论》："热气乘虚，随脉入耳，聚热不散，脓汁出焉，谓之脓耳。"

《脉因证治·卷四·耳》："(因)风热、气虚火升，肾寄窍于耳。"

《幼科发挥·卷之一·原病论》："脓耳者，肾气上冲也。"

《古今医统大全·卷之八十八·幼幼汇集上·小儿诸病状》："聤耳是肾经邪热。"

《万病回春·卷之七·小儿杂病》："脓耳者，肾气热冲也。"

《证治准绳·幼科集之一·初生门·证治通论》："耳中脓出，肾热痟极臭，名聤耳。"

《秘传证治要诀及类方·卷之十·拾遗门·耳》："风毒攻耳，致生脓者，名停耳。"

《四诊抉微·卷之三·经证考·足少阴肾经》："聤耳，肾中风毒攻上。"

二、风热壅遏三阳

外感风热，壅遏于三阳经，搏结气血，发为脓耳。

《寿世保元·卷八·初生杂症论·耳疾》："一论小儿耳肿、耳痛、聤耳，乃三阳风热壅遏所致。"

《简明医彀·卷之八·耳发》："耳内生毒，皆由手少阳、足少阴二经风热。"

《吴氏医方汇编·第一册·耳症》："生于耳轮者，为耳发，属三焦风热……若常出黄水，为聤耳；出红脓者，为风耳；出白脓者，为缠耳；臭秽者为耳痟；耳内虚鸣，常流清水，为震耳。"

《医医偶录·卷二·肝部》："聤耳者，风热相搏，津液凝聚，而痒痛也。"

三、积热上冲

体内脏腑失调，气机不畅，积热冲耳则成脓。

《诸病源候论·小儿杂病诸候四·聤耳候》："耳，宗脉之所聚，肾气之所通。小儿肾脏盛，而有热者，热气上冲于耳，津液壅结，即生脓汁。"

《圣济总录·卷第一百八十一·小儿聤耳》：

"小儿心脏热实,贯冲耳脉开窍者,塞结而为肿,或生脓汁,故谓之聤耳。"

《医学入门·外集卷三·病机外感·伤寒》:"手太阳热厥聋耳者,耳中塞满,加之热壅,出血出脓,则成停耳。"

《证治汇补·卷之四·上窍门·耳病》:"停耳由气郁生痰,内火攻冲,形似赤肉,或兼脓汁溃烂。(《绳墨》)"

《冯氏锦囊秘录·杂症大小合参卷六·儿科耳病》:"实热者何？即肾气有余,积热上冲,津液壅结,故成聤耳。"

四、湿热蕴结

外感湿邪,或素体虚弱,脾虚不运,水湿停留,酝而化热,热壅于耳则成脓。

《诸病源候论·小儿杂病诸候四·聤耳候》:"亦有因沐浴,水入耳内,而不倾沥令尽,水湿停积,搏于血气,蕴结成热,亦令脓汁出。皆为之聤耳。"

《小儿卫生总微论方·卷十八·耳中诸病论·耳内疮肿出脓》:"小儿有耳中肿,或生疮出脓汁者,由风湿相乘,入于耳,邪正相干,搏于气血,伤于经络,轻则为肿,重则生疮。若津液结溃,变为脓血汁出;又有因水或眼泪入耳,停搏正气,亦为脓汁,俱名停耳,又名脓耳也。"

《普济方·卷三百六十四·婴孩头眼耳鼻门·耳疾》:"聤耳者……虽有五般其病源一也,皆由风水入耳,而内有积热上壅而成。"

《赤水玄珠·第二十六卷·耳门》:"停耳者,为水湿之气,久停耳中,与气血搏击,酝为热脓。盖脾主湿,又脾之色黄,以始为停湿所致。"

《本草纲目·主治第四卷·百病主治药·耳》:"耳痛是风热,聤耳是湿热。"

《针灸大成·卷九·治症总要》:"问曰:聤耳生疮,出脓水,尝闻小儿有此症。答曰:洗浴水归耳内,故有。大人或因剔耳触动,耳黄有水误入耳内,故如此。"

《冯氏锦囊秘录·杂症大小合参卷二·审机(儿科)》:"若停耳者,是肾中湿热上冲。"

《曹沧洲医案·耳目鼻部》:"赵耳:耳疳,湿热病也。"

【辨病证】

一、辨外感内伤

外感以六淫为主,病分外感风热、外感湿热等,内伤以情志、饮食、劳伤为主。

1. 辨外感

《诸病源候论·小儿杂病诸候四·聤耳候》:"亦有因沐浴,水入耳内,而不倾沥令尽,水湿停积,搏于血气,蕴结成热,亦令脓汁出。皆为之聤耳。"

《圣济总录·卷第一百一十五·聤耳》:"论曰:肾气通于耳,耳者肾之候,若其经为风邪所乘,毒气蕴结于耳中,以至脓汁俱出,妨闷疼痛,谓之聤耳。"

《幼幼新书·卷第三·病证形候第八》:"聤耳是肾积风。(其耳属肾,被外风入肾,停滞则化,脓而出于耳,故知是肾积风)"

《普济方·卷三百六十四·婴孩头眼耳鼻门·耳疾》:"聤耳者……虽有五般其病源一也,皆由风水入耳,而内有积热上壅而成。"

《赤水玄珠·第二十六卷·耳门》:"停耳者,为水湿之气,久停耳中,与气血搏击,酝为热脓。盖脾主湿,又脾之色黄,以始为停湿所致。"

《针灸大成·卷九·治症总要》:"问曰:聤耳生疮,出脓水,尝闻小儿有此症。答曰:洗浴水归耳内,故有。大人或因剔耳触动,耳黄有水误入耳内,故如此。"

《寿世保元·卷八·初生杂症论·耳疾》:"一论小儿耳肿、耳痛、聤耳,乃三阳风热壅遏所致。"

《简明医彀·卷之八·耳发》:"耳内生毒,皆由手少阳、足少阴二经风热。"

《秘传证治要诀及类方·卷之十·拾遗门·耳》:"风毒攻耳,致生脓者,名停耳。"

《四诊抉微·卷之三·经证考·足少阴肾经》:"聤耳,肾中风毒攻上。"

《吴氏医方汇编·第一册·耳症》:"生于耳轮者,为耳发,属三焦风热……若常出黄水,为聤耳;出红脓者,为风耳;出白脓者,为缠耳;臭秽者为耳疳;耳内虚鸣,常流清水,为震耳。"

《医医偶录·卷二·肝部》:"聤耳者,风热相搏,津液凝聚,而痒痛也。"

2. 辨内伤

《普济方·卷三百六十四·婴孩头眼耳鼻门·耳疾》:“聤耳者,小儿胎气不充实,关窍不通利。盖有禀赋不足,胞养有亏,脏伤肾经,肾为根本,水之一数也,外应耳孔。或云水入耳,或曰乳食入耳,要之皆非。儿生气脉根壮,脏腑固实,虽水及乳入耳,必不如此,自是气不充脉不实使之然也。”

《赤水玄珠·第二十六卷·耳门》:“小儿肾未充足,偶为气忤,逆于经隧,心主臭,心气不得下降,肾气不得上通,故酝而为痈臭也。”

《证治汇补·卷之四·上窍门·耳病》:“停耳由气郁生痰,内火攻冲,形似赤肉,或兼脓汁溃烂。(《绳墨》)”

《婴儿论·辨上焦病脉证并治第六》:“儿耳脓沥而败臭,此为脾郁所致,以食饮过饱故也,名曰聤耳。”

二、辨经络

《诸病源候论·耳病诸候·聤耳候》:“耳者,宗脉之所聚,肾气之所通。足少阴,肾之经也。劳伤血气,热乘虚也,入于其经,邪随血气至耳,热气聚则生脓汁,故谓之聤耳。”

《简明医彀·卷之八·耳发》:“耳内生毒,皆由手少阳、足少阴二经风热。耳证有五:日聤耳;曰湿耳,常出黄脓水;曰风耳,常出红脓;曰缠耳,出白脓;曰耳痈,生疮臭秽;曰震耳,耳内虚鸣,时出清水。证虽有五,其源则一。”

《证治准绳·疡医卷之三·耳部·耳内疮》:“或问:耳中生毒何如?曰:耳中所患不同,皆由足少阴、手少阳二经,风热上壅而然。”

《外科大成·卷三分治部下·耳部·耳痈》:“耳痈者,为耳内流出脓水臭秽也……由足少阴虚热者,四物汤加丹皮、石菖蒲,及地黄丸滋补之。由手少阳风热者,蔓荆子散、交感丹清之。”

三、辨脏腑

脓耳病变与各脏腑关系密切,故对于脓耳的辨证,还需结合病变的脏腑。

1. 肾虚

《诸病源候论·小儿杂病诸候四·聤耳候》:“耳,宗脉之所聚,肾气之所通。小儿肾脏盛,而有热者,热气上冲于耳,津液壅结,即生脓汁。”

《圣济总录·卷第一百一十五·聤耳》:“论曰:肾气通于耳,耳者肾之候,若其经为风邪所乘,毒气蕴结于耳中,以至脓汁俱出,妨闷疼痛,谓之聤耳。”

《幼幼新书·卷第三·病证形候第八》:“聤耳是肾积风。(其耳属肾,被外风入肾,停滞则化,脓而出于耳,故知是肾积风)”

《严氏济生方·耳·耳论治》:“肾气实则精气上通,闻五音而聪矣。若疲劳过度,精气先虚,于是乎风寒暑湿,得以外入,喜怒忧思,得以内伤,遂致聋聩耳鸣。热壅加之,出血出脓,则成聤耳底耳之患。”

《普济方·卷三百六十四·婴孩头眼耳鼻门·耳疾》:“聤耳者,小儿胎气不充实,关窍不通利。盖有禀赋不足,胞养有亏,脏伤肾经。肾为根本,水之一数也,外应耳孔。或云水入耳,或曰乳食入耳,要之皆非,儿生气脉根壮,脏腑固实,虽水及乳入耳,必不如此,自是气不充、脉不实使之然也。”

《赤水玄珠·第二十六卷·耳门》:“小儿肾未充足,偶为气忤,逆于经隧,心主臭,心气不得下降,肾气不得上通,故酝而为痈臭也。”

2. 脾郁

《赤水玄珠·第二十六卷·耳门》:“停耳者,为水湿之气,久停耳中,与气血搏击,酝为热脓。盖脾主湿,又脾之色黄,以始为停湿所致。”

《婴儿论·辨上焦病脉证并治第六》:“儿耳脓沥而败臭,此为脾郁所致,以食饮过饱故也,名曰聤耳。”

3. 心热

《圣济总录·卷第一百八十一·小儿聤耳》:“小儿心脏热实,贯冲耳脉开窍者,塞结而为肿,或生脓汁,故谓之聤耳。”

《赤水玄珠·第二十六卷·耳门》:“血热化为红脓,心之色赤,故曰脓耳。”

4. 肝火

《赤水玄珠·第二十六卷·耳门》:“震耳者,易曰震为雷,或为雷声震动,故耳中虚鸣,肝之色青,故出青脓也。”

《医医偶录·卷二·肝部》:“肝热之症,脉左关必弦数。其症为眩晕,为目赤肿痛,为口苦,为消渴，为头痛，为胁痛，为瘰疬，为聤耳。”

《友渔斋医话·第五种·证治指要一卷·肝火》：“风从火生，火未必从风生也。然火遇风则猛，故治肝风，必佐和阳，治肝火亦宜加熄风也。肝火之为病，两目赤痛，聤耳出脓，头疼口苦而渴，胁痛胃痛，呕吐咳嗽，或吐血，颈生瘰疬。”

【论治法】

脓耳病机总因风、湿、热邪上犯于耳，或兼脏腑虚实。故脓耳之治法以祛风、除湿、清热为主，有脏腑病者，宜标本兼治。脏腑病变以肾虚、肝郁、脾湿为主，故常以补肾清热、清肝泄火、和胃除湿等为主要治法。外治以提脓、收湿药物为主。针灸治疗以上关、下关、耳门、听宫等为主要针刺穴位。在小儿推拿上，以先泄后补为主要治疗方法。

一、内治法

《严氏济生方·耳门·耳论治》：“肾气实则精气上通，闻五音而聪矣。若疲劳过度，精气先虚，于是乎风寒暑湿，得以外入，喜怒忧思，得以内伤，遂致聋聩耳鸣。热壅加之，出血出脓，则成聤耳底耳之患。候其颧颊色黑者，知其耳聋也。亦有手少阳之脉动厥而聋者，耳内辉辉焞焞也。手太阳脉动厥而聋者，耳内气满也。大抵气厥耳聋尚易治，精脱耳聋不易药愈。诸证既殊，治各有法。”

“又论：夫耳者肾之候，肾乃宗脉之所聚，其气通于耳。肾气和平则闻五音而聪矣，肾气不平则耳为之受病也。前论载之备矣。医经云：肾气通于耳，心寄窍于耳。风、寒、暑、湿、燥、热得之于外，应乎肾，忧、愁、思、虑得之于内，系乎心。心气不平，上逆于耳，亦致聋聩、耳鸣、耳痛、耳痒、耳内生疮，或为聤耳，或为掀肿。六淫伤之调乎肾，七情所感治乎心。医疗之法，宁心顺气，欲其气顺心宁，则耳为之聪矣。宜用局方妙香散，以石菖蒲煎汤调服以顺心气；参丹、蜜砂以宁心君。调肾之药苁蓉丸是也，各方参而用之可也。”

《普济方·卷五十三·耳门·总论》：“风则浮而盛，热则洪而实，虚则涩而濡。风为之疏散，热为之清利，虚为之调养。邪气屏退，然后以通耳调气安肾之剂主之。如此得耳中三昧耳，不致聋聩耳鸣，耳痛耳痒，耳内生疮，或为聤耳，或为焮肿。六淫伤之，调乎肾也。”

《简明医彀·卷之五·耳证》：“有厥、风、阴、热、气、劳诸聋，名虽种种，感受无出肾虚所致。又有邪热乘虚随脉入耳，作耵耳、脓耳之证，亦皆热候。脉尺部洪盛为火，濡涩而短为阴虚。治宜补肾，壮水制火。”

《冯氏锦囊秘录·杂症大小合参卷六·儿科耳病》：“实热者何？即肾气有余，积热上冲，津液壅结，故成聤耳。聤耳之名，更有五般……法宜清火养血，或去湿化毒。”

《疡医大全·卷十三·正面耳颏部·脓耳门主论》：“陈远公曰：人有双耳忽肿痛，内流清水，久则变脓血，身发寒热，耳内如沸汤响，或如蝉鸣，此少阳胆气不舒，而风邪乘之，火不得散，故生此病。法宜舒发胆气，佐以散风泻火之味，则愈矣。然有不效者，何也？盖胆受风火之邪，燥干胆汁，徒用祛风泻火，则胆汁益干，胆火益炽，风藉火威，愈焚灼也，病益甚矣。润肠汤主之，当归、白芍、玄参各一两，黑栀子二钱，柴胡一钱，花粉三钱，石菖蒲八分，水煎服。一剂疼轻，二剂肿消，三剂脓血止，四剂寒热除，十剂全可也。（此方归、芍不但入胆，且入肝也。胆病，肝亦必病，平肝则胆亦平也。柴、栀亦舒肝胆之味，舒肝正所以舒胆也。肝舒则血必旺，而胆汁有不濡润者乎！胆汁既濡，邪风邪火，已有不治自散之机，加天花粉逐痰，则风火无党，以石菖蒲通耳中之窍，玄参退浮游之焰，自然风火渐祛，上焦清凉，耳病随痊也。《冰鉴》）”

“汪省之曰：虚火治以四物汤加牡丹皮、石菖蒲、肾气丸主之。实火，治以柴胡清肝汤主之。（《理例》）”

《幼科释谜·卷四·耳目鼻口舌齿咽喉·耳病原由症治》：“刘完素曰：耳者心肾之窍，肝胆之经也。心肾主内症，若其人精血不足也。肝胆主外症，若其人风热有余也……或脓痒者，菖乌散。邪气客也，总治柴胡清肝汤。若因肾肝疳热，六味丸、芦荟丸并用。若因热积内热，四味肥儿丸。若因脾经郁热，加味归脾汤。若因肝经怒火，加味逍遥散。若因乳食膏粱积热，加味清胃散。其药皆令乳母小儿同服，不可专于治外。不惟闭塞耳窍，且恐变生他症。延留日久，遂成终身聋聩。盖外治方，只可治腑症之轻者。若系肝经风热血燥元虚等症，必依前方论内，服各宜之药，或外治以收脓湿亦可。"

《彤园医书(外科)·卷之二·外科病症·耳部》:"耳内闷肿出脓,名色不一,如出黑色臭脓者名耳疳;青脓名震耳;白脓名缠耳;黄脓名聤耳。总由胃湿兼肝火而成。初起气实火盛服龙胆泻肝汤;后主以柴胡清肝汤。"

《友渔斋医话·第五种·证治指要一卷·肝火》:"风从火生,火未必从风生也。然火遇风则猛,故治肝风,必佐和阳,治肝火亦宜加熄风也。肝火之为病,两目赤痛,聤耳出脓,头疼口苦而渴,胁痛胃痛,呕吐咳嗽,或吐血,颈生瘰疬,药用大黄、龙胆草、芦荟、夏枯草、黄连。以上五味,泻肝实火,余当择其清柔之品,如桑叶、丹皮、羚羊角之类治之。"

《曹沧洲医案·耳目鼻部》:"杜耳:耳疳延蔓,渐转烂皮风,当清化主之。"

二、内外兼治

《普济方·卷三百六十四·婴孩头眼耳鼻门·耳疾》:"聤耳者,小儿胎气不充实,关窍不通利。盖有禀赋不足,胞养有亏,脏伤肾经。肾为根本,水之一数也,外应耳孔。或云水入耳,或曰乳食入耳,要之皆非。儿生气脉根壮,脏腑固实。虽水及乳入耳,必不如此,自是气不充脉不实使之然也。儿无补肾之方,但得清心肺而已。初生之儿而有作,由甚重也,卒难疗理。用药敷掺少愈,愈而复发,至于过周。与服黄耆、白茯苓、人参、白芍药、川当归、熟地黄、甘草等分,作汤剂,以固其内。内若固实,不必掺敷,亦自瘥愈。掺方用壁上蜘蛛一枚瓦上火干,坯子、白矾、脑子、麝香各少许,同研令匀,鸡羽引入自愈。"

《婴童百问·卷之四·耳病第三十五问》:"又汤氏有五般聤耳候。聤耳者……胭脂膏等治之,仍服化痰退热等剂即愈。"

《医学入门·外集卷四·杂病分类·外感》:"脓耳,风热上壅,流脓,外用枯矾五分,陈皮、胭脂俱烧灰各二分,麝五厘,为末,吹耳;重者,内服犀角饮子。耳疼如虫走者,风盛;干痛者,风热或属虚火;有血水者,风湿。外用蛇蜕烧存性为末吹入,或枯矾末亦可。疼甚,用吴萸、乌头尖、大黄捣烂,盦足掌心。重者,内服东垣鼠粘子汤。"

《证治准绳·杂病第八册·窍门下·耳》:"罗谦甫云:耳者,宗脉之所聚,肾气之所通,足少阴之经也。若劳伤气血,热气乘虚入于其经,邪随血气至耳,热气聚则生脓汁,故谓之停耳也。内服柴胡聪耳汤、通气散、蔓荆子散。外用红绵散、松花散、白莲散、麝香散、杏仁膏、矾石散、葱涎膏、菖蒲散、竹蛀散、蝎倍散、立效散、香附散、三黄散、二圣散。如壮盛之人,积热上攻,耳中出脓水不瘥,用无忧散送雄黄丸,泻三、四、五行瘥。"

《医贯·卷之五·先天要论下·耳疮论》:"脓即聤耳,用红绵散、麝香散;内服柴胡聪耳汤、通气散俱可。如壮盛之人,积热上攻,脓水不住,则上二散不宜用,恐收敛太过也,用三黄散有效。"

《杂病源流犀烛·卷二十三·耳病源流》:"有诸般耵耳,出脓水且臭(宜穿山甲烧存性、麝少许,吹之,日三四次愈);或干结不出者(宜白蚯蚓入葱叶中,化为水,滴耳令满,不过数度,即易挑出);有劳伤气血,热气乘虚,入于其经,随郁而成耵耳,或出脓水者(宜柴胡聪耳汤,外吹红棉散),此则耵耳之症也。耳肿耳脓者,乃风邪乘少阴经上入于耳,热气聚,则肿而生痛成脓(宜蔓荆子散、荆芥连翘汤);或风热上壅肿痛,日久脓出,脓不去,则塞耳成聋(宜鼠粘子汤、犀角饮子);或由肝气壅滞,三焦火动(宜龙胆汤)。然大人则有虚火实火之分,小儿则有胎热胎风之别。虚火若何,必耳内蝉鸣,或重听,出水作痒,外不焮肿(宜《金匮》肾气丸加菖蒲,四物汤);实火若何,必耳根耳窍俱肿,甚则寒热交作,疼痛无时(宜柴胡清肝汤)。胎热若何?或洗沐水误入耳,作痛生脓,初起月内,不必治,项内生肿后,毒尽自愈,月外不瘥,治之(宜红棉散敷之)。胎风若何?初生风吹入耳,以致生肿出脓(宜鱼牙散吹之)。此外又有肝风郁滞,其内生疮有脓者(宜东垣鼠粘子汤、抑肝消毒散,外以三仙散吹之);有耳出臭脓(宜竹蛀屑、胭脂坯子等分,麝少许,共末吹之);或出血(宜龙骨末吹之);或耳疳出脓者(宜抱出鸡卵壳炒黄为末,油调灌之,疼即止)。有耳出脓汁,或聋而鸣,属上焦风热者(宜蔓荆子散);有耳中忽大痛,如有虫蠕动,或脓出,或血出,或水出,或干痛者(宜蛇壳烧存性,以鹅翎管吹入,即止);有耳内湿疮肿痛,或有脓水者(宜凉膈散加酒大黄、酒黄芩、荆、防、羌活,以解上焦风热,外用蛇床子、黄连各一钱,轻粉一字,为末吹之)。"

《验方新编·卷一·耳部·耳疳震耳缠耳停耳风耳》："惟风耳则出红脓，偏于肝经血热，俱宜用酱茄（不宜多）自然油滴之，俟脓浮出，再用核桃仁（又名胡桃）研细，押油去渣，每油一分，兑冰片二分，用少许滴耳内自愈。风耳内服四物汤如丹皮、石菖蒲，余症内服清肺泻肝诸药。"

三、针灸疗法

《圣济总录·卷第一百九十一·针灸门·足阳明胃经》："下关二穴，疗聤耳有脓汁出……针入四分，得气即泻，禁不可灸。"

《针灸资生经·针灸资生经第六·聤耳》："下关，治聤耳，有脓汁出。（《铜》）耳门，治耳有脓汁出，生疮，聤耳，聤耳，耳鸣（《明》有聋字）如蝉声，重听无所闻。风池，治耳塞。听宫，治耳如物填塞。"

《普济方·针灸卷十一·针灸门·聤耳》："治聤耳脓出：穴上关，日灸三壮至二百壮。"

"治耳有脓汁出，生疮聤耳，聤耳，耳鸣如蝉声，重听无所闻：穴耳门。治聤耳有脓汁出（《资生经》）：穴下关。"

《针灸问答·卷上·手太阳小肠经穴歌注》："听宫穴，在耳中珠子，大如赤小豆，手足少阳、手太阳三脉之会。一分，禁灸。主治失音，癫疾，心腹胀，聤耳，耳聋如物填塞，无闻等症。"

《针灸问答·卷上·手少阳三焦经穴歌注》："耳门穴，在耳前起肉，当耳缺陷中。三分，禁灸。主治耳鸣如蝉声，聤耳脓汁出，耳生疮，重听，无闻，齿龋，唇吻强等症。"

《针灸问答·卷下·摘录治症要诀》："问：耳聋耳鸣，聤耳生疮，当取何穴？答：合谷、翳风、听会、颊车、耳门、听宫、肾俞、足三里、和髎、下关。"

《古今医统大全·卷之六·经穴发明·手少阳三焦经穴图》："颅息，耳后间青络脉中。灸七壮，禁针。主治：耳鸣喘息，小儿呕吐，瘛疭发痫，身热头痛不得卧，聤耳肿及脓汁。"

《针灸大成·卷九·治症总要》："聤耳生疮，出脓水：翳风、合谷、耳门。问曰：聤耳生疮，出脓水，尝闻小儿有此症。答曰：洗浴水归耳内，故有。大人或因剔耳触动，耳黄有水误入耳内，故如此。复刺后穴：听会、三里。"

《针灸逢源·卷五·证治参详·耳病》："聤耳，生疮形似赤肉，又耳出恶水曰聤：听宫、翳风、耳门、合谷、下关。"

四、针灸禁忌

《外台秘要·卷第三十九·孔穴主对法》："下关：在客主人下，耳前动脉下空下廉，合口有空。张口而闭……聤耳有脓不可灸之。""耳门：在耳前起肉，当耳中缺者……耳中有脓及底耳聤耳皆不灸。"

五、推拿疗法

《幼科推拿秘书·卷四·推拿病症分类·杂症门》："治聤耳流脓：宜推三关，退六腑；推脾土，补肾水；清天河，揉耳珠，先泄后补。"

【论用方】

一、治脓耳内服方

1. 通气散（《圣济总录·第一百一十五·聤耳》）

治聤耳。

郁李仁（去皮，研，半两）　木香（一分）　槟榔（锉，三枚）　大黄（锉，一两）　芍药（半两）　细辛（去苗叶，一分）　人参（半两）　山芋　桂（去粗皮，各一两）　甘草（炙，锉）　牡丹皮（各一分）

上一十一味，除郁李仁别研外，捣罗为散和匀。每服一钱匕，空心温酒调下。

2. 乌白丸（《活幼心书·卷下·信效方·金饼门》）

治五六岁以上小儿，头风苦痛，或一边作痛，及疗耳聤耳。

绵川乌（汤浸润略炮，去皮脐）　草乌（略炮去皮）　川白芷　苍术（如上制，四味各一两）

上件锉，焙为末，用生葱汁合面糊丸绿豆大，慢火焙干，睛晒亦好。每服三十丸至五十丸或七十丸，食后临卧用温清茶送下。其葱汁法，用生葱不去根叶，入水同捣烂取汁。

3. 蔓荆子散

1）《丹溪心法·卷四·耳聋七十五》

治内热，耳出脓汁。

甘草（炙）　川升麻　木通　赤芍　桑白皮

(炒) 麦门冬(去心) 生地黄 前胡 甘菊 赤茯苓 蔓荆子

上等分。每服三钱，姜三片，枣一枚煎，食后温服。

2)《幼幼集成·卷四·耳病证治·入方》

治小儿肾气上冲，灌为聤耳。

蔓荆子(一钱) 粉干葛(一钱) 赤芍药(一钱) 信前胡(一钱) 桑白皮(一钱) 淮木通(一钱) 怀生地(一钱) 杭麦冬(一钱) 赤茯苓(三钱) 绿升麻 小甘草(各五分) 灯芯(十茎)

水煎服。

4. 二圣散(《普济方·卷五十五耳门·耳聋有脓》)引(《圣济总录》)

治耳内出脓水。

白附子(炮) 羌活(去芦头，各一两)

上为细末。用猪肾羊肾各一只，切开，每只入药末半钱，不得着盐，湿纸裹煨熟。五更初，温酒嚼下，续吃粥压。

5. 升气散(《普济方·卷五十五·耳门·耳聋有脓》)

治气不升降，九窍闭塞，耳痛肿聋，耵聍底耳脓出。

川芎 白芷 香附 紫苏叶 陈皮 菖蒲 当归 防风 甘草(以上各等分)

上为捣细。每服五钱，姜葱煎，食后服。

6. 解仓饮子(《普济方·卷五十五·耳门·耳聋有脓》)引(《三因方》)

治气虚热壅，或失饥冒暑，风热上壅，耳内聋闭彻痛，脓血流出。

赤芍药 白芍药(各半两) 当归 甘草(炙) 木鳖子(去壳) 大黄(蒸，各一两)

上为锉散。每服四钱，水一盏煎七分，食后临卧服。

7. 解疮散(《普济方·卷五十五·耳门·耳聋有脓》)

治气虚热壅，或失饥冒暑，风热上壅，耳内闭痛，脓血流出。

赤芍药 白芍药(各半两) 木鳖子仁 当归 甘草 大黄汁〔各一两(升)〕 黄芩 防风(各二钱半)

上捣末。每服五钱，水煎。食后临卧服。

8. 磁石汤(《普济方·卷五十五·耳门·耳聋有脓》)引《千金方》

治肾热，背急挛痛，耳脓血出，或生肉塞之，不闻人声。

磁石 白术 牡蛎(各五两) 甘草(一两) 葱白 生地黄汁(各一升) 芍药(四两) 大枣(十五枚) 生麦门冬(六两)

上㕮咀。以水九升煮取三升，分三服。

9. 黄芪丸(《普济方·卷五十五·耳门·耳聋有脓》)引(《圣济圣济总录》)

治耳聋脓出。

黄芪(锉) 升麻 栀子仁 犀角(镑) 玄参 芒硝(各一两半) 干姜(炮) 芍药 人参(各一两) 大黄(锉，炒，二两) 木香(一两半) 黄芩(去黑心，一两半)

上为末，炼蜜丸如梧桐子大。每服二十丸至三十丸，煎枸杞根汤下，食后良久服。一方治耳肿脓水出者，有食盐，无干姜。

10. 芍药散(《医方选要·卷之八·耳鼻门》)

治热壅生风，耳内痛与头相连，脓血流出。

赤芍药 白芍药 川芎 木鳖子 当归 大黄 甘草(炙，各一钱半)

上作一服，用水二盅煎至八分，食后服。

11. 犀角饮子(《医方选要·卷之八·耳鼻门》)

治风热上壅，耳内聋闭，臖肿掣痛，脓血流出。

犀角(镑) 木通 石菖蒲 甘菊花(去梗) 玄参 赤芍药 赤小豆(炒，各三钱) 甘草(炙，一钱半)

上㕮咀。分二服，每服用水二盅，生姜三片，煎至八分，食后服。

12. 玄参贝母汤(《古今医鉴·卷之九·耳病》)

治耳热出汁作痒，乃痰也，肾火上炎也。

防风 天花粉 贝母 黄柏(盐水炒) 白茯苓 玄参 蔓荆子 白芷 天麻(各一钱) 生甘草(五分) 半夏(一钱，泡)

上锉一剂，生姜三片，水煎，食后温服。

13. 当归龙荟丸(《赤水玄珠·第二十六卷·耳门》)

治肝胆风热，耳中鸣，出青脓，名曰震耳。大便秘，小便黄，常服宣通血气，调顺阴阳。

当归　龙胆草　柴胡　青黛（五钱）　栀子（各一两）　胆星　麝香（五分）　大黄　芦荟（各五钱）　酒芩　黄柏　酒连（各二两）　木香（二钱五分）

上炼蜜丸小豆大。每服二十丸，姜汤送下。

14. 交感丹（《赤水玄珠·第二十六卷·耳门》）

治耳中疳臭，名曰伍耳。或怒气上逆，上下不得宣通，遂成聋聩。

香附子（童便浸透炒，三钱）　茯神　黄连（各二钱）　桂心（一钱）　甘菊花（一钱）

上为末。每一钱五分，灯芯汤调下。

15. 清心丹（《赤水玄珠·第二十六卷·耳门》）

治耳出红脓，名曰脓耳；及舌上生疮，如杨梅状者。

黄连（酒炒，三钱）　滑石（飞，六钱）　甘草　辰砂（飞，各一钱）　薄荷（六分）　犀角屑（二钱）

上为末。每服一钱五分，蜜拌薄荷汤下，夜再服。

16. 清黄散（《赤水玄珠·第二十六卷·耳门》）

治耳出黄脓，名曰聤耳。内有风热，外为水湿所干，酝久而成。

防风　滑石（飞，五钱）　甘草（炙，一钱）　栀子（酒炒，三钱）　藿香（二钱）　酒连（二钱）

上为末。白汤调二钱，食后服。

17. 清上散（《赤水玄珠·第二十五卷·脐突光肿脐汁不干·风热》）

治胎热眼睛肿赤，粪色稠黄，肚热啼哭，及身上红肿，或头顶疮疖，耳出脓汁，皆胎毒也。

川郁金　甘草　北桔梗　天花粉　干葛　薄荷叶

各等分，为末。入蜜拌匀，白汤下三、五、七分，或一钱，仍用艾叶煎浓汤，温浸足底，以引其热下行。

18. 清白散（《赤水玄珠·第二十六卷·耳门》）

治肺热痰火上壅，耳出白脓，名曰缠耳；兼治咳嗽。

桑白皮（蜜炒）　地骨皮（各三钱）　甘草（一钱）　贝母（二钱）　寒水石（煅，三钱）　天花粉　酒芩　天门冬（各一钱五分）

上为末。以蜜水调，食后服，或白通草煎汤下尤妙。

19. 滋阴地黄丸（《赤水玄珠·第二十六卷·耳门》）

治耳虚鸣，脓汁不干，肾阴不足。

熟地黄（一两）　白茯苓（四钱）　山茱萸（五钱）　甘菊（四钱）　牡丹皮（四钱）　何首乌（黑豆蒸三次）　黄柏（各四钱）

炼蜜丸梧子大。每三五十丸。

20. 马勃散（《本草简要方·卷之四·草部三·马勃》）

治聤耳。

马勃　薄荷　桔梗　连翘　杏仁　通草

为散。水煎服。

21. 荆芥连翘汤（《杂病源流犀烛·卷二十三·耳病源流·治耳病方七十五》）

治耳脓。

荆芥　连翘　防风　当归　川芎　白芍　柴胡　黄芩　枳壳　山栀　白芷　桔梗（各七分）　甘草（五分）

食后，温服。

22. 清肝汤（《本草易读·卷三·柴胡》）

托一切两鬓、两胁、两腋诸痈疽，耳衄、耳疳及两耳后锐夭诸痈疽。

柴胡　黄芩　半夏　台参　桂枝　甘草　白芍　姜　枣

二、治脓耳外用方

1. 白矾散（《颅囟经·卷下·杂证》）

治孩子聤耳。

白矾（半两，烧过）　龙骨　铅丹（烧，各一分）　麝香（少许）

上为末。以绵裹竹枝子揬脓水，以一小豆大药敷之。别以绵裹塞填之，勿令见风。[注]原方无名，《太平圣惠方》命名为白矾散。

2. 硫黄散（《颅囟经·卷下·杂证》）

治小儿聤耳。

石硫黄（制）

上为细末。以糁耳中，日一夜一。[注]原方无名，《鸡峰普济方》命名为硫黄散。

3. 杏仁膏(《肘后备急方·卷六·治卒耳聋诸病方第四十七》)

耳痛有汁出方。

熬杏仁令赤黑,捣如膏,以绵裹塞耳,日三易,三日即愈。[注]原无方名,《圣济总录》命名为杏仁膏。

4. 白连散(《千金翼方·卷第十一·小儿·耳病第十一》)

治聤耳出脓汁方。

矾石(三两,烧)　龙骨(一两)　黄连(一两)　乌贼鱼骨(一两)

上四味下筛,取如枣核大,绵裹塞耳,日三易。一方用赤石脂,无龙骨。[注]原方无名,《卫生宝鉴》命名为白连散。

5. 矾石散

1)《外台秘要·卷第二十二·通耳中脓方二首》引《广济》

疗耳脓水、通耳。

吴白矾(八分,烧汁尽)　麻勃(一分)　青木香(二分)　松脂(四分)

上四味捣末,先消松脂,后入药末,可丸如枣核,净拭以塞耳中,取瘥。

2)《圣济总录·第一百一十五·聤耳》

治聤耳出脓汁。

矾石(烧令汁尽研)　食盐(研,各一分)

上二味,各细研为散,先以纸拈子拭去脓汁令干,次以盐渗之,次又以矾石渗之,日再。

3)《圣济总录·卷第一百八十一·小儿聤耳》

治小儿聤耳,汁出不止。

白矾(熬令汁枯)　龙骨　铅丹(炒,各半两)　麝香　竹蚛末(各一分)

上五味,同捣研细。先用绵杖子拭干耳内,以药少许掺之。

4)《普济方·卷五十五·耳门·耳聋有脓》

治耳聋,有脓水不止。

矾石(熬令汁枯,一两)　铅丹(炒,一钱)

上为末。每用半字掺入耳中。

6. 黄连散

1)《外台秘要·卷第二十二·聤耳方一十首》

疗聤耳。

黄连　龙骨　白蔹　赤石脂　乌贼鱼骨(各等分)

上五味捣末,以绵裹塞耳中,每着,以绵缠拭之着药。[注]原方无名,《圣济总录》命名为黄连散。

2)《圣济总录·第一百一十五·聤耳》

治聤耳出脓水。

黄连(去须,半两)　瓠子(干者,一分)

上二味,捣罗为散,以少许渗耳中。

7. 菖蒲膏

1)《外台秘要·卷第二十二·聤耳方一十首》引《广济》

疗聤耳痒有脓不止。

菖蒲(一两)　狼毒　附子(炮)　磁石(烧)　矾石(熬汁尽,各一两)

上五味捣筛,以羊髓和如膏。取枣核大塞耳中,以瘥为度。

2)《圣济总录·第一百一十五·聤耳》

治聤耳,塞耳。

菖蒲(锉,焙)　桂(去粗皮)　野葛(等分)

上三味,捣罗为散,以雀脑髓和,绵裹枣核大。先灸耳中宛宛者七壮,后用药塞耳中,日一易。

8. 菖蒲散(《医心方·卷第五·治聤耳方第四》引《录验方》)

治耳中痛脓血出。

椒(二两)　当归(二两)　姜(二两)　菖蒲(二两)　附子(二两)

凡五物,冶合下筛,绵裹塞耳孔,时时易之。

9. 白矾灰散(《太平圣惠方·卷第八十九·治小儿聤耳诸方》)

治小儿聤耳,有脓血,疼痛不止。

白矾灰　黄柏(锉)　乌贼鱼骨　龙骨(以上各半两)

上件药,捣细罗为散。以绵缠柳杖,展去脓血尽,干糁药末于耳内,日二三用之。

10. 花胭脂散(《太平圣惠方·卷第八十九·治小儿聤耳诸方》)

治小儿聤耳,恒出脓水,久不止。

花胭脂　白龙骨　白矾灰　白石脂(以上各半两)

上件药,都研如粉,用枣瓤和丸如枣核大。以绵裹一丸,内耳中,日三换之。

11. 松花散(《太平圣惠方·卷第三十六·治聤耳诸方》)

治聤耳,脓水不绝。

白矾(半两,烧灰) 麻勃(一分) 木香(一分) 松脂(一分) 花胭脂(一分)

上件药,捣罗为末。每用时,先以绵子净拭脓后,满耳填药效。[注]原方无名,《卫生宝鉴》命名为松花散。

12. 金箔散(《太平圣惠方·卷第八十九·治小儿聤耳诸方》)

治小儿聤耳出脓水。

白矾灰(半两) 金箔(七片) 花胭脂(半两)

上件药,同研为末。每日三四度,糁少许于耳中。[注]原方无名,《普济方》命名为金箔散。

13. 禹余粮丸(《太平圣惠方·卷第三十六·治聤耳诸方》)

治聤耳有脓水塞耳。

禹余粮(一分,烧醋淬七遍) 乌贼鱼骨(一分) 龙骨(一分) 釜底墨(一分) 伏龙肝(一分) 附子(一枚,去皮脐,生用)

上件药,捣罗为末。以绵裹如皂荚子大,纳耳中,日再易之。如不瘥者,内有虫也。

14. 狼牙散(《太平圣惠方·卷第三十六·治聤耳诸方》)

治聤耳有脓水塞耳。

狼牙(一分) 白蔹(一分) 竹蛀屑(一分)

上件药。同研令细。每用少许,纳于耳中。[注]原方无名,《圣济总录》命名为狼牙散。

15. 胭脂散(《太平圣惠方·卷第三十六·治聤耳诸方》)

治聤耳。

1) 胭脂 白矾(烧灰) 麻勃 竹蛀屑(以上各一分) 麝香(一字)

上件药,合和,细研令匀。每用少许,纴在所患耳中。

2) 白麻藍(刮取一合) 花胭脂(十枚)

上件药,捣罗为末。以绵裹塞耳中。

16. 黄矾散(《太平圣惠方·卷第八十九·治小儿聤耳诸方》)

治小儿聤耳出脓水。

黄矾(半两) 乌贼鱼骨(一分) 黄连(一分,去须)

上件药,捣罗为末。绵裹如枣核大,塞耳中,日三易之。

17. 密陀僧散(《太平圣惠方·卷第八十九·治小儿聤耳诸方》)

治小儿聤耳汁出。

密陀僧 白矾灰 夜明沙(微炒,各一分)

上件药,都研令细。用少许干贴,日三上用之。

18. 雄黄散(《太平圣惠方·卷第八十九·治小儿聤耳诸方》)

治小儿聤耳,汁出,外边生恶疮,息肉。

雄黄(半两,细研) 黄芩末(一分) 曾青(一分,细研)

上件药,都细研令匀。以绵裹豇豆大,塞耳中,日再换之。

19. 螵蛸散

1)《太平圣惠方·卷第三十六·治聤耳诸方》

上用桑螵蛸二十枚,烧灰,入麝香少许,同细研。用纸纴子,揾纳耳中。[注]原无方名,《圣济总录》命名为螵蛸散。

2)《丁甘仁先生家传珍方·散部》

专治湿热诸疮,耳内出脓耳痒。此散吹入,立见效验。

海螵蛸(三两) 飞朱砂 梅片(各等分,为末)

或香油调敷耳外,亦可愈也。

20. 红花散(《圣济总录·第一百一十五·聤耳》)

治聤耳出脓水。

红蓝花(一分) 矾石(半两,烧灰)

上二味,捣罗为散,以少许渗耳中。

21. 附子散(《圣济总录·第一百一十五·聤耳》)

治聤耳耳中痛。

附子(炮裂,去皮脐,一分) 黄连(去须,半两)

上二味,捣罗为散,以少许渗耳中。

22. 细辛散(《圣济总录·第一百一十五·聤耳》)

治聤耳,耳中痛脓血出,塞耳。

细辛（去苗，锉） 附子（炮裂，去脐皮，各一分）

上二味，捣罗为散。以葱汁和一钱匕，绵裹塞耳中。

23. 桂膏（《圣济总录·第一百一十五·聤耳》）

治聤耳，耳中痛，脓血出，塞耳。

桂（去粗皮，半两）

上一味，捣罗为末。以鱼膏和，拈如枣核大，塞耳中。

24. 如圣散（《圣济总录·卷第一百八十一·小儿聤耳》）

治小儿水入耳内，脓出疼痛，日夜不止。

箭簳内蚛末（如有虫子同研令细，用三钱） 腻粉 麝香（各一钱，研）

上三味，同研细。先以绵杖子拭耳干，取药三剜耳子，深掺入耳，以绵塞定，如觉刺扎，即是恶物要出，去绵侧耳令出，甚者三度，瘥。大人亦可用。

25. 红白散（《圣济总录·卷第一百八十一·小儿聤耳》）

治小儿耳聋脓出，久不瘥者。

白矾（熬令汁枯） 染胭脂

上二味等分，研为细末。先以绵杖子缠去脓极干，用药半钱匕掺之，不过三两次。

26. 竹蚛散（《圣济总录·卷第一百八十一·小儿聤耳》）

治小儿聤耳出脓汁，疼痛不可忍者。

竹蚛粪（一两） 白矾（熬令枯，半两） 雄黄（二钱） 麝香（一字）

上四味，同研匀细。先用绵裹杖子，拭干耳中，次以药少许掺之。

27. 赤石脂散（《圣济总录·卷第一百八十一·小儿聤耳》）

治小儿聤耳脓血，塞耳。

赤石脂 白矾（熬令汁枯） 黄连（去须） 乌贼鱼骨（去甲，各一分）

上四味，捣研为散。每取少许，绵裹塞耳中，大人可用一钱匕。一方，无赤石脂，有龙骨。

28. 夜明砂散（《圣济总录·卷第一百八十一·小儿聤耳》）

治小儿聤耳。

夜明砂（二钱） 麝香（一字）

上二味，同研极细。先以绵杖子拭去脓，用药半钱匕，掺入耳中。

29. 矾脂散（《圣济总录·卷第一百八十一·小儿聤耳》）

治聤耳脓水不绝。

白矾（熬令汁枯） 松脂 木香 花胭脂（各一分）

上四味，捣罗为散。每用绵拭脓后，满耳填药。

30. 红绵散

1）《普济本事方·卷第五·眼目头面口齿鼻舌唇耳》

治聤耳出脓。

白矾煅成白灰，每用一钱，入胭脂一字，研匀。用绵杖子缠去耳中脓及黄水尽，即别用绵杖子引药入耳中，令到底掺之即干。

2）《小儿卫生总微论方·卷十八·耳中诸病论·耳内疮肿出脓》

治耳内疮肿出脓。

信砒（一钱） 坯子胭脂（三钱） 麝香（一字）

上为末拌匀，以柳絮滚和匀。每用黄米许，掺入耳中。如绕耳生疮，脓汁不瘥者，以此敷疮上，纸片封之，妙。

3）一名**红散**《普济方·卷五十五·耳门·聤耳》

治聤耳出脓及黄汁，亦治滴耳。

枯矾（二钱） 胭脂（半钱） 炉甘石（研二钱） 麝香（少许）

上为细末。用绵子缠缴耳中脓汁尽，别用绵子蘸药，或干吹少许入耳亦可。

31. 蝎倍散（《普济本事方·卷第五·眼目头面口齿鼻舌唇耳》）

治聤耳，脓出不止。

五倍子（一两，炒） 全蝎（三钱，烧存性） 白矾（枯，一钱）

上为末，入麝香少许，吹耳中极效。

32. 甘草膏（《幼幼新书·卷第三十三·聤耳第十六》引《婴孺》）

治小儿耳聋、聤耳脓血出。

甘草 黄芩 黄连 芎䓖 白芷 藁本 当归（各三两） 附子（一两）

上取猪脂四斤煎为膏，内药煎三沸至白芷黄，去滓。用枣大涂耳，敷鸡骨粉。

33. 坯子散(《幼幼新书·卷第三十三·聤耳第十六》)引(《吉氏家传》)

治小儿聤耳方。

坯子　龙首(各末，半钱匕)　麝香(少许)

上为细末。每用少许，鹅毛管吹入耳中。

34. 麝肝散(《幼幼新书·卷第三十三·聤耳第十六》引《惠眼观证》)

治聤耳方。

麝香(少许，研)　猪肝(一小片，烧存性，三指大)　白矾(飞过，半钱)

上三味同研令细，先用绵拭干后掺之。

35. 甘草膏(《幼幼新书·卷第三十三·聤耳第十六》引《婴孺》)

治小儿耳聋、聤耳脓血出。

甘草　黄芩　黄连　芎䓖　白芷　藁本　当归(各三两)　附子(一两)

上取猪脂四斤煎为膏，内药煎三沸至白芷黄，去滓。用枣大涂耳，敷鸡骨粉。

36. 龙朱散(《小儿卫生总微论方·卷十八·耳中诸病论·耳内疮肿出脓》)

治耳内肿及生疮出脓汁，或只痒痛，虚鸣应耳中，一切诸病，悉皆主之。

龙脑(一字，研)　朱砂(一钱，研水飞)　竹箭干内蚺虫粪(三钱，研)　坯子胭脂(半钱，研)　麝香(一字，研)

上匀研细末，以斡耳子挑药入病耳中。如有脓水者，先以新绵捻子缠之净尽，方倾入药，每夜临卧时一次。

37. 矾香散(《小儿卫生总微论方·卷十八·耳中诸病论·耳内疮肿出脓》)

治小儿聤耳内生疮，或有脓汁。

白矾(一两，烧灰)　蛇床子(一分，为末)

上相和，入麝香末五分，同研细。每用一字，掺入病耳。

38. 油引散(《小儿卫生总微论方·卷十八·耳中诸病论·耳内疮肿出脓》)

治小儿耳内生疮，或有脓汁。

石燕子(雌雄一对，用砖垒一地炉，木炭火煅白色为末)　虢丹(飞，等分)　腻粉　麝香(各少许量入)

上同研匀。先以绵捻子搌耳中脓汁尽时，侧卧，掺药一字许，入耳中，以好油一滴引下，立效。

39. 桃红散(《小儿卫生总微论方·卷十八·耳中诸病论·耳内疮肿出脓》)

治小儿耳内生疮，或有脓汁。

白矾(一钱，烧灰)　坯子胭脂(一钱)　麝香(一字)

上研匀细。每用少许，以绵捻子搌耳中脓尽，掺药入耳内。

40. 箭蚺散(《小儿卫生总微论方·卷十八·耳中诸病论·耳内疮肿出脓》)

治小儿耳内生疮，或有脓汁。

竹箭内蚔虫粪屑(二钱)　坯子胭脂(二钱)　凌霄花(干者，二钱)　海螵蛸(二钱)　麝香(一字，研后入)

上为细末，拌匀。每用时先以绵捻子搌耳中脓尽，乃以纸捻蘸药入耳中，日三。

41. 香矾散(《杨氏家藏方·卷第十二·疮肿方七十二道》)

治久患聤耳，风毒冷疮，时发痒痛。

白矾　胆矾　红花(三味各一钱)　麝香(少许)　蛇蜕(一条，烧留性)

上件为细末。用药少许，先以新绵缠细箸头搌令脓干，然后用干耳挑药入耳中。明日用干耳子擀去昨日药，再用前法，以瘥为度。

42. 麝红散(《杨氏家藏方·卷第十二·疮肿方七十二道·麝红散》)

治脓耳，定疼痛。

蝎梢(七枚，去毒，烧干取末)　坯子燕脂(半钱，别研)　乳香(一字，别研)　麝香(半钱，别研)

上件并研令匀。每用以干耳子挑少许入耳中，日夜三四次用之。

43. 真龙骨散(《仁斋直指方论·卷之二十一·耳·耳病证治》)

治脓耳。

1) 真龙骨　白矾(煅)　赤小豆　黄虢丹(煅)　乌贼骨(各一分)　胭脂(半分)

上为细末，掺耳。

2) 烂石膏(于新瓦上煅，出火毒)　明矾(煅)　黄虢丹(煅)　真蚌粉　真龙骨(各等分)　麝(少许)

上为细末。用绵缠竹签拭耳，换绵蘸药入耳。

［注］原方无名，《普济方》命名为真龙骨散。

44. 蝉壳散(《活人事证方后集·卷之十七·耳鼻门》)

治聤耳。

蝉壳(半两，事治净，火烧存性)　麝香(抄半钱)

上同研如尘。用绵先展耳内脓，令净，次入药，拄耳门不得动，追出恶物即愈。

45. 立效散《严氏济生方·耳门·耳论治》

治聤耳底耳，有脓不止。

真陈橘皮(灯上烧黑，一钱，为末)　麝香(少许，别研)

上二味和匀。每用少许，先用绵蘸耳内，脓净上药。

46. 竹屑散(《类编朱氏集验医方·卷之十一小儿门·杂病·耳》)

治聤耳出脓汁。

蛀竹屑　坯子麝香　白矾(煅，一钱)

上为末。吹入耳内，未用药时，先将绵子缴了脓汁方用。

47. 桃花散(《丹溪心法·卷四·耳聋七十五》)

治耳中出脓。

枯矾　干胭脂(各一钱)　麝香(一字)

上为末。绵杖子蘸药捻之。

48. 没药散(《普济方·卷五十五·耳门·聤耳》)

治底耳。

海浮石(一两)　没药(一钱)　麝香(一字)

上为细末。每用半字，吹入耳中。

49. 附子丸(一名矾石膏)(《普济方·卷五十五·耳门·聤耳》)引(《圣济总录》)

治耳聋，出脓疼痛，并耵聍塞耳。

附子(炮，去皮脐)　菖蒲(米泔浸一宿锉，焙)　矾石(熬令汁枯)　蓖麻子仁　松脂(研，各一两)　杏仁(去皮尖、双仁，炒，二两)　染胭脂(半两)

上为末。熔黄蜡和，捻如枣核大，针穿一孔子令透，塞耳中，日一换之。

50. 抵圣散(《普济方·卷五十五·耳门·聤耳》)引(《疮科精要方》)

治耳中脓，经年不愈；及驴涎马汁，攻燃疮疡、骨疽、痔瘘等疮。

白矾灰(一两)　乌鱼骨(三钱)　干胭脂　轻粉(各一钱)　乳香(一钱，另研)　麝香(少许)

上为细末。或掺或纴，以膏贴之。如有耳脓者，用一字纴耳中。

51. 麝香佛手散(《普济方·卷五十五·耳门·聤耳》)

治五般耳出脓血水者。

人牙(煅过存性，出火气)　麝香(少许)

上为细末。吹耳内少许，即干。亦治小儿豆疮出现面靥者，酒调一字服之，即出。

52. 矾黄散(《普济方·卷五十五·耳门·耳聋有脓》)引(《圣济总录》)

治耳内脓水，疼痛不止。

矾石(晋州者，熬令汁枯，半两)　雄黄(好者，一分)

上细研。每用手指甲挑半字，先以绵杖子拭耳内令干，却滴生麻油一二点，入耳内，仍以绵杖子惹药末在耳中。不拘久近，只一二度瘥。

53. 二白散(《普济方·卷二百九十·痈疽门·疖》)

用水和雀屎，敷之。治疮疡诸热毒、疱疮、软疖及聤耳。

用风化石灰不以多少。鸡子清拌匀和，作弹子大。日干火煅，研为细末。凡疮疖初结，清油调敷，已破干掺。若聤耳令患者侧卧，以患耳向上掺药，以干为度。次日患者以爪爬去耳内药，再用药末掺，不过二三次退愈。

54. 竹蛀散(《普济方·卷三百六十四·婴孩头眼耳鼻门·聤耳》)

治小儿聤耳、疮脓。

苦竹蛀(末，二钱)　白矾(二钱枯)　干胭脂(半钱)　麝香(一字)

上为细末。先以绵珠儿搌之，不尽不妨，然后以鹅毛管子，轻轻吹一字入耳中，甚妙。

55. 红蓝花散(《普济方·卷三百六十四·婴孩头眼耳鼻门·聤耳》)

治小儿聤耳，病不瘥。

红蓝花(洗)　黄蘗(各一两)　乌鱼骨　黄芩(各半两)　雄黄(研细半两)　麝香(一分，研)

上研细。以绵缠揾药，塞耳中，日再换。

56. 麝香散(《普济方·卷三百六十四·婴孩头眼耳鼻门·聤耳》)

治小儿聤耳。

蜘蛛(一个)　坯子(半钱)　真麝香(五分)

上同研晒干为末。每用一镊头,以鹅毛管吹入耳,即干。

57. 香附散(《奇效良方·卷之五十八·耳鸣耳聋门·耳鸣耳聋通治方》)

治脓耳。

上用香附子,去毛,研为末,以绵杖送入耳内。

58. 龙骨散(《奇效良方·卷之六十四·小儿门·聤耳》)

治小儿聤耳,脓出不止,久不瘥成聋耳也。

龙骨(一钱)　黄丹(炒,七分)　枯矾(一钱)　麝香(少许)　胭脂(四分)

上同研令细。先以绵杖子捻去耳中脓,用竹筒纳叶少许,吹入耳内,勿令风入。本方加海螵蛸半钱,亦妙。

59. 三黄散(《医方选要·卷之八·耳鼻门》)

治耳内流脓。

雄黄　硫黄　雌黄(各等分)

上为细末。以少许吹入耳内,立效。

60. 麝香轻粉散(《外科集验方·卷下·诸疳疮论》)

治血疳疮,阴蚀疮,耳疳疮,一切恶疮皆治。

麝香　轻粉(各五分)　乳香　没药　白矾(飞过,各一两)

上为细末,量疮干贴。

61. 羊角散(《赤水玄珠·第二十六卷·耳门》)

治耳内脓汁不干。

山羊角烧存性为末,每吹二三分入内,一日二次,三日全瘳。

62. 红棉散(《寿世保元·卷六·耳病》)

治聤耳生脓并黄水。

枯白矾(五分)　干胭脂粉(二分半)　麝香(少许)　片脑(一分)　熟炉甘石(五分)

上为末。先以棉杖子展干脓水。另将鹅翎管子送药入耳底。一方。用蛀竹粉、易矾、甘石。亦效。

63. 无价散(《小儿推命方脉活婴秘旨全书·卷二·奏效方》)

治面上生疮,疳疮,耳疳。

烟岸　枯矾　柏末　飞丹(各等分)

上为末,用香油调搽。

64. 滴耳油(《外科心法要诀·卷五·耳部·耳疳》)

核桃仁研烂,拧油去渣,得油一钱,兑冰片二分。每用少许,滴于耳内。

65. 凤脱散(《吴氏医方汇编·第一册·口齿舌症》)

治红白口疮、牙床疙瘩,并治耳疳、阴疳。

黄连(一钱)　儿茶(二钱)　鸡蛋胞(钱半)

共为末。入冰片少许,擦之即愈。

66. 人中白散(《疡医大全·卷十六·龈齿部·走马牙疳门主方》)

治小儿走马牙疳、口疳以及牙龈腐烂臭黑者,并搽痔疮脓耳、男妇腿上伤、手臁疮神效。

人中白(溺壶者佳,煅红,二两)　儿茶(一两)　冰片(五分)　黄柏　白硼砂　苏薄荷　真青黛(各六钱)　川连(五钱)

共研极细。先用陈松萝茶洗净,日吹五七次。吹后涎从外流为吉,毒涎入里为凶。痔疮用麻油调搽;脓耳吹耳内;伤手疮干掺。

67. 千金不换丹(《疡医大全·卷十三·正面耳颏部·聤耳门主方》)

聤耳不论已未出脓,神效方。

水龙骨(一钱)　硼砂(五分)

研末。吹入耳窍,又绵塞之。二次除根。

头发在新瓦上烧灰存性,为细末,罗过,每灰一钱加真冰片七厘研匀,吹少许入耳内,极验。

68. 鱼牙散(《类证治裁·卷之六·耳症论治·附方》)

治耳脓。

黄鱼齿煅研,和冰片、麝香末,吹之。

69. 停耳散(《经验选秘·卷三》)

治耳内有脓作痛。

鲜鳇鱼胸中枕骨(俗呼鳇鱼牙齿),煅研,每一两重加冰片一钱,先卷干脓水,吹三四次立愈。

70. 吹耳散(《外科传薪集》)

治耳疳脓水不止。

水龙骨(煅一钱)　海螵蛸(一钱)　飞青黛(一钱)　枯矾(三分)　五倍子(炒黄,一钱)　黄鱼齿(煅,五分)　细薄荷(五分)　梅片(三分)

川雅连（三分）　蛀竹屑（三分）　石榴花瓣（炙脆，一钱）

为细末。

71. 龙脑膏（《本草简要方·卷之五·木部一·龙脑香》）

治聤耳。

龙脑（一钱二分）　椒目（五钱）　杏仁（二钱五分）

研末。每用枣核大绵裹塞耳中，日二易。

三、治脓耳验方

1)《小品方·卷第十·治耳眼鼻口齿诸方》

出脓汁散方。

矾石（三两，烧汁令尽）　黄连（一两）　乌贼骨（一两）

上三物，捣冶下筛，如枣核大，绵裹塞耳，日二。

耳中脓血出作聤耳，治之不愈，是有虫也，治之方：鲤鱼肠一具，细锉之，以酢三升，合捣，布裹，以塞两耳，食顷当闻痛，痛则看，应有白虫出著药，乃去故药，更著新者，须虫尽乃止。

2)《备急千金要方·卷六上·七窍病上·耳疾第八》

治肾热背急挛痛，耳脓血出，或生肉塞之，不闻人声方。

磁石　白术　牡蛎（各五两）　甘草（一两）　生麦门冬（六两）　生地黄汁（一升）　芍药（四两）　葱白（一升）　大枣（十五枚）

上九味㕮咀。以水九升煮取三升，分三服。

治肾热耳脓血出溜，日夜不止方。

鲤鱼脑（一枚）　鲤鱼肠（一具，洗，细切）　鲤鱼鲊（三斤）　乌麻子（熬令香，一升）

上四味先捣麻子碎，次下余药捣为一家，纳器中，微火熬暖，布裹敷耳得，两食顷开之，有白虫出，复更作药。若两耳并脓出，用此为一剂，敷两耳。若只一耳，分药为两剂敷，不过三敷，耳便瘥。慎风冷。

治聤耳出脓汁方。

矾石　乌贼骨　黄连　赤石脂

上四味等分末之。以绵裹如枣核，纳耳中，日三。

3)《医心方·卷第五·治聤耳方第四》引《极要方》

疗聤耳出脓水方。

白矾（一分，烧令沸）　白龙骨（一分）　乌贼鱼骨（一分）　蒲黄（二分）

上为散，绵裹纳耳中，日夜五遍，于耳中着十日内必瘥。

4)《太平圣惠方·卷第三十六·治聤耳诸方》

治聤耳，出脓水久不绝方。

白矾灰（一分）　白龙脑（三分）　乌贼鱼骨（一分）　蒲英（半两）

上件药研细为散。每以半钱，绵裹塞耳，日三易之。

治聤耳痒，有脓不止。

菖蒲（半两，米泔浸一宿，锉碎，焙干）　狼毒（半两）　磁石（半两，烧令赤，醋淬七遍研）　附子（半两，炮裂，去皮脐）　白矾（半两，烧令汁尽）

上件药捣细罗为散。以羊髓旋和如枣核大，绵裹塞耳中。

治聤耳，累年脓水不绝臭秽方。

肉苁蓉（一两）　龙胆（一两）　白茅根（一两）

上件药烧为灰，细研。以少蜜和匀后，入鲤鱼胆汁三枚，搅令稀，即以细绢捩取稀者，沥入耳中。其捩干滓，捻作挺子，以薄纸裹塞耳，不过三两上愈。

治肾热，耳中脓血出溜，日夜不止方。

鲤鱼脑（一枚）　鲤鱼肠（一具）　乌麻子（一升）

上件药，先捣乌麻令碎，次入二味相和，微火熬。以暖布裹薄耳，两食顷，开之，当有白虫出，复更作药。若两耳并脓，分药于两耳用。若只一耳，即于一面薄之，不过三度瘥。

治聤耳，通耳脓水出，日夜不止方。

磁石（一分，烧令赤，醋淬七遍研）　龙骨（一分）　白矾灰（一分）

上件药捣罗为散。以生地黄汁和捻如枣核大，绵裹一丸塞耳中，日三度易之。

5)《太平圣惠方·卷第八十九·治小儿聤耳诸方》

治小儿聤耳，恒出脓水。

黄连（三分，去须）　龙骨〔三合（分）〕　乌贼

鱼骨（半两）

上件药捣细罗为散。每取少许，以绵裹内于耳中，日三四度易之。

治小儿聤耳。

上取虫食荆子中白粉，以麻油调，滴于耳中，日再用。

6）《普济本事方·卷第五·眼目头面口齿鼻舌唇耳》引《直指方》

聤耳方。

生猪脂　生地黄　釜下墨（等分）

上细研。以葱汁和匀，捏如枣核，薄绵包入耳，令润即挑去。

7）《普济方·卷五十五·耳门·耳聋有脓》

治聤聋，脓水不绝方。

白矾（半两，烧灰）　马勃（一分）　木香（一分）　松脂〔一钱（分）〕　花胭脂（一分）

上为细末。每用时，先以绵子净拭脓后，满耳填药效。

治耳热出汁。出《直指方》

硝石　烂石膏　天花粉　防风（以上各一钱）　潮脑（少许）

上为末。掺耳立止。

8）《医便·卷三·秋月诸症治例》

治耳痔出脓。

白枯矾（五钱）　麝香（五厘）　胭脂胚（三分半）　陈皮灰（五分）

上为末。先用绵枝子缠去脓，另用绵裹药作丸塞耳内。

9）《本草纲目·石部第九卷·金石之三·炉甘石》引《普济方》

治聤耳出汁。

炉甘石　矾石（各二钱）　胭脂（半钱）　麝香（少许）

为末，缴净吹之。

10）《寿世保元·卷六·耳病》

治上热，耳出脓汁。

甘草（炙）　升麻　木通　赤芍　桑白皮（炒）　生地黄　前胡　赤茯苓　蔓荆子　甘菊花（各等分）

上锉。姜、枣煎服。

11）《本草单方·卷十·耳》引《通玄论》

治耳痔出脓。

用天鹅油调草乌末，入龙脑少许和，敷，立效。

12）《良朋汇集经验神方·卷之五》

专治耳痔方。

枯白矾　龙骨　黄丹　五倍子　杭州胭脂（煅存性，各一钱）　麝香（少许）

共为细末。先用棉条子捻去耳中脓水，以药吹，日日用之，勿使风入耳内，耳外用菜油调搽即好。

13）《疡医大全·卷十三·正面耳颏部·聤耳门主方》

验方：酱茄子挤汁滴耳内，即愈。

青黛　人中白　枯矾　雄黄　冰片　黄柏（各等分）

研细吹。

又方：芦柴梗、叶箨煅存性，加冰片水许，研细吹。

煎方：蔓荆子　升麻　前胡　桑白皮　甘草　麦门冬　赤茯苓　赤芍

14）《种福堂公选良方·卷四·公选良方·儿科》

头耳痱疮：将明松香，用草纸卷之，浸菜油内半日取出，点火将淋下油，加飞丹、枯矾在内调匀，冷定搽之。

治面耳痱疮下疳，诸般恶症。

樟脑（二两）　铜青　轻粉　枫子肉（各一两）　蛇床子（二两）　雄黄　黄丹　寒水石　硫黄（豆腐制，各一两五钱）　漏芦　枯矾（各二两）

共为细末，猪油调搽。

15）《验方新编·卷一·耳部·耳痔震耳缠耳停耳风耳》

胭脂、枯矾、铁锈各等分，为末吹之。立效。

16）《灵验良方汇编·卷之一内科·治耳》

治聤耳流脓：枯竹蛀粉五分、冰片、麝香各一分，照上式，放入耳中即愈。

【论用药】

一、治脓耳专药

1. 千里光

《本草纲目拾遗·卷三·草部上·千里光》：“治时疫赤鼻，聤耳火眼，诸疮疖肿毒破烂及鹅掌风，合千里光膏点赤眼，贴杨梅疮，加狗油熬粉霜尤妙。(王安采药方)"

2. 马钱子

《急救广生集·卷二·杂症·耳疾》:"耳内肿痛流脓:番木鳖一个磨水,滴耳内即愈。(《秘方撮要》)"

3. 车脂

《肘后备急方·卷六·治卒耳聋诸病方第四十七》:"聤耳,脓血出:车辖脂,塞耳中。脓血出尽,愈。"

4. 五倍子

《本草纲目·虫部第三十九卷·虫之一·五倍子》:"聤耳出脓《普济方》:用五倍子末,吹之。"

《雷公炮制药性解·卷五·木部·五倍子》:"主……耳疳疮。"

5. 石胡荽

《普济本事方·卷第五·眼目头面口齿鼻舌唇耳》:"《百一选方》:以鸡肠草捻汁滴耳中。"

6. 生地黄

《幼幼新书·卷第三十三·聤耳第十六》:"《婴孺》治小儿聤耳方:上以生地黄汁,绵缠杖头染汁,摩耳中立瘥。"

7. 鱼脑石

《太平圣惠方·卷第三十六·治聤耳诸方》:"上用石首鱼脑中枕子为末,安耳中。"

《本草纲目·鳞部第四十四卷·鳞之三·石首鱼》:"聤耳出脓:石首鱼魫研末,或烧存性研,掺耳。(《集简方》)"

8. 石硫黄

《证类本草·卷第四·石硫黄》:"《外台秘要》:《千金》疗小儿聤耳:硫黄末以粉耳中,日一夜一,瘥止。"

《本草纲目·石部第十一卷·金石之五·石硫黄》:"小儿聤耳:硫黄末和蜡作挺插之,日二易。(《千金方》)"

9. 石榴花

《疡医大全·卷十三·正面耳颏部·聤耳门主方》:"大红千叶石榴花瓣,研细,吹。"

10. 白矾

《医心方·卷第五·治聤耳方第四》:"《救急单验方》疗胝耳脓血出方:取成练白矾石如小豆,纳耳中,不过三,瘥。"

《太平圣惠方·卷第三十六·治聤耳诸方》:"上用白矾烧灰,以少许纳入耳中,候干即瘥。"

11. 白果

《疡医大全·卷十三·正面耳颏部·聤耳门主方》:"鲜白果捣烂,用棉裹绞汁入耳,脓血自止。"

12. 地龙

《太平圣惠方·卷第三十六·治聤耳诸方》:"上以地龙末,吹入耳中。"

《圣济总录·第一百一十五·聤耳》:"干蚯蚓一两。上一味,捣罗为末,绵裹枣核大,塞耳中。"

《本草纲目·虫部第四十二卷·虫之四·蚯蚓》:"主伤寒疟疾,大热狂烦,及大人、小儿小便不通。急慢惊风、历节风痛,肾脏风注,头风齿痛,风热赤眼,木舌喉痹,鼻息聤耳,秃疮瘰疬,卵肿脱肛,解蜘蛛毒,疗蚰蜒入耳。(时珍)"

13. 地骨皮

《本草纲目·木部第三十六卷·木之三·枸杞地骨皮》:"小儿耳疳,生于耳后,肾疳也。地骨皮一味,煎汤洗之,仍以香油调末搽之。(高文虎《蓼花洲闲录》)"

14. 伏龙肝

《本草纲目·纲目第七卷下·土之一·伏龙肝》:"聤耳出汁:绵裹伏龙肝末塞之,日三易。(《圣济录》)"

15. 血余炭

《疡医大全·卷十三·正面耳颏部·聤耳门主方》:"头发烧存性,研细,每用少许吹入。"

16. 竹蠹虫

《本草纲目·虫部第四十一卷·虫之三·竹蠹虫》:"蛀末,主治聤耳出脓水,汤火伤疮。(时珍)"

17. 羊屎

《外台秘要·卷第二十二·聤耳方一十首》:"《古今录验》小儿聤耳方:青羊屎曝干,以绵裹塞中即瘥。"

18. 灯盏花

《滇南本草·第二卷·灯盏花》:"灯盏花:脓耳,捣汁滴入耳内。"

19. 红花

《太平圣惠方·卷第三十六·治聤耳诸方》:"上以红花末,吹入耳中。无花枝叶亦可用之。"

《证类本草·卷第九·红蓝花》:"主小儿聤

耳，滴耳中。”

20. 陈皮

《太平圣惠方·卷第八十九·治小儿聤耳诸方》：“上以陈橘皮，烧为灰，细研，取少许，绵裹塞耳中。”

21. 鸡子黄

《本草纲目·禽部第四十八卷·禽之二·鸡》：“耳疳出汁：鸡子黄炒油涂之，甚妙。（谈野翁方）”

22. 鸡卵壳

《本草纲目·禽部第四十八卷·禽之二·鸡》：“耳疳出脓：用抱出鸡卵壳，炒黄为末，油调灌之，疼即止。（《杏林摘要》）”

23. 青蒿

《太平圣惠方·卷第三十六·治聤耳诸方》：“上以青蒿捣末，绵裹纳耳中。”

24. 青皮

《本草纲目·果部第三十卷·果之二·橘》：“聤耳出汁：青皮烧研末，绵包塞之。”

25. 苦丁茶

《本草征要·第二卷形体用药及专科用药·头面七窍·苦丁茶》：“清头目，散肝风。泻肾火……聤耳流脓，耳鸣或聋。”

26. 松脂

《太平圣惠方·卷第三十六·治聤耳诸方》：“上用松脂末，以薄绵裹如枣核大，塞耳中。”

27. 枣蠹虫屎

《本草纲目·虫部第四十一卷·虫之三·枣蠹虫》：“屎，主治聤耳出脓水。研末，同麝香少许吹之。（时珍，出《普济》）”

28. 败酱草

《证类本草·卷第八·败酱》：“《日华子》云：味酸。治赤眼障膜，胬肉，聤耳，血气心腹痛，破癥结，产前后诸疾，催生落胞，血晕，排脓，补瘘，鼻洪，吐血，赤白带下，疮痍疥癣，丹毒。又名酸益。”

29. 虎耳草

《本草纲目·草部第二十卷·草之九·虎耳草》：“又治聤耳，捣汁滴之。（时珍）”

30. 鱼鲊

《本草纲目·鳞部第四十四卷·鳞之四·鱼鲊》：“治聤耳痔瘘，诸疮有虫，疗白驳、代指病，主下痢脓血。（时珍）”

31. 狗胆

《本草纲目·果部第三十卷·果之二·胡桃》：“聤耳出汁：胡桃仁烧研，狗胆汁和作挺子，绵裹塞之。（《普济方》）”

《本草纲目·兽部第五十卷·兽之一·狗》：“胆，青犬、白犬者良。主鼻衄聤耳，止消渴，杀虫除积，能破血。凡血气痛及伤损者，热酒服半个，瘀血尽下。（时珍）”“聤耳出脓：用狗胆一枚，枯矾一钱，调匀。绵裹塞耳内，三四次即瘥。（《奇效良方》）”

32. 茺蔚子

《新修本草·卷第六·茺蔚子》：“［谨案］捣茺蔚茎……取汁如豆滴耳中，主聤耳。”

《本草品汇精要·卷之七·草部上品之上·茺蔚子》：“《唐本》注云：茎，产后血胀闷，诸杂毒肿、丹游等肿，捣敷疗肿，并取汁服，使毒内消，及滴耳中，消聤耳。”

33. 茶蛀虫

《本草纲目·虫部第四十一卷·虫之三·茶蛀虫》：“蛀屑，主治聤耳出汁。研末，日日缴净掺之。（时珍，出《圣惠》）”

34. 韭叶

《太平圣惠方·卷第八十九·治小儿聤耳诸方》：“上研韭汁点之，日二三度治之。”

35. 胡桃仁

《证类本草·卷第二十三·下品·桃核仁》：“治少小聤耳：桃仁熟末，以縠裹塞耳。”

36. 柑

《本草纲目·果部第三十卷·果之二·柑》：“主治聤耳流水或脓血：取嫩头七个，入水数滴，杵取汁滴之，即愈。（蔺氏）”

37. 胡粉

《幼幼新书·卷第三十三·聤耳第十六》：“《婴孺》又方：上以胡粉粉耳中良，亦可烧敷之。”

38. 轻粉

《本草征要·第四卷外治·矿物药·轻粉》：“耳脓日久，口疮断续，疳蚀唇鼻，一切肿毒，用以外治，往往平复。”

39. 柿蒂

《疡医大全·卷十三·正面耳颏部·聤耳门主方》：“柿蒂不拘多少，煅存性，研细吹。”

40. 香附

《本草纲目·草部第十四卷·草之三·莎草香附子》:"聤耳出汁:香附末,以绵杖送入。蔡邦度知府常用,有效。(《经验良方》)"

41. 穿山甲

《本草纲目·鳞部第四十三卷·鳞之一·鲮鲤》:"聤耳出脓:穿山甲烧存性,入麝香少许,吹之,三日水干即愈。(《鲍氏小儿方》)"

《玉楸药解·卷六·鳞介鱼虫部》:"鲮甲善穿通走窜,透坚破结……聤耳火眼,蚁瘘鼠疮。"

42. 桃仁

《千金宝要·卷之三·舌耳心目等大小便第十一》:"《肘后》以疗聤耳脓血,聤耳:桃仁熟捣,以故绯绢裹内耳中,日三易,以瘥为度。"

43. 釜脐墨

《本草纲目·纲目第七卷(下)·土之一·釜脐墨》:"聤耳脓血:月下灰吹满耳,深入无苦,即自出。(《肘后方》)"

44. 狼牙草

《本草纲目·草部第十七卷·草之六·狼牙》:"聤耳出汁:狼牙研末,绵裹,日塞之。(《圣惠方》)"

45. 海螵蛸

《本草纲目·鳞部第四十四卷·鳞之四·乌贼鱼》:"同麝香吹耳,治聤耳有脓及耳聋。(时珍)"

《本草求真·上编卷五血剂·温血·海螵蛸》:"暨血瘕血崩血闭,腹痛环脐,目翳泪出,聤耳出脓等症。服此咸能走血,温能除寒逐湿,则血脉通达,而无诸血障害之弊矣!故直入厥阴肝经血分活血。"

46. 黄矾

《本草纲目·石部第十一卷·金石之五·黄矾》:"聤耳出汁:黄矾二两烧枯,绵裹二钱塞之。(《圣惠方》)"

47. 黄箬

《鲟溪秘传简验方·鲟溪外治方选卷上·耳门》:"底耳:黄箬,烧过,棉裹塞,或以笔管吹。"

48. 菖蒲根

《景岳全书·卷之六十宙集·古方八阵·因阵》:"聤耳流脓方:用菖蒲根水洗净,捣取汁,先以绵椗将耳中脓水搅净,然后将蒲汁灌入荡洗数次,全愈,最妙者。"

49. 瓠芦

《玉楸药解·卷四·附谷菜部》:"瓠芦点鼻肉,吹耳脓,吐蛊毒,下死胎,灸下部悬痈,能吐能泄。"

50. 雀血

《幼幼新书·卷第三十三·聤耳第十六》:"《婴孺》又方:上用雀血沥耳中瘥。"

51. 雀脑

《圣济总录·第一百一十五·聤耳》:"治聤耳,塞耳,雀脑方:五月五日雀脑,上一味,以绵裹少许,塞耳中。"

52. 蛇蜕

《片玉心书·卷之五·耳病门》:"脓耳方:用蛇蜕焙黑存性,研末,吹入耳中甚效。"

53. 蚯蚓土

《玉楸药解·卷六·鳞介鱼虫部》:"蚯蚓土,清热消肿,敷乳吹卵肿,聤耳痄腮,一切肿毒,少腹小便胀闭。"

54. 斑鸠屎

《本草纲目·禽部第四十九卷·禽之三·斑鸠》:"屎,主治:治聤耳出脓疼痛,及耳中生耵聍,同夜明沙末等分,吹之。(时珍)"

55. 棉灰

《太平圣惠方·卷第三十六·治聤耳诸方》:"上以故绵烧灰为末,绵裹纳耳中。"

《本草纲目·服器部第三十八卷·服器之一·绵》:"绵灰:主吐血衄血,下血崩中,赤白带下,疳疮脐疮,聤耳。(时珍)"

56. 葱涕

《肘后备急方·卷六·治卒耳聋诸病方第四十七》:"耳中脓血出方:细附子末,以葱涕和,灌耳中,良。单葱涕亦佳,侧耳令入耳。"

57. 雁肪

《本草纲目·禽部第四十七卷·禽之一·雁》:"雁肪:涂痈肿、耳疳。"

58. 鹅膠

《证类本草·卷第十九·禽上·白鹅膏》:"《日华子》云:白鹅,凉,无毒。解五脏热,止渴。脂润皮肤,尾罂治聤耳及聋。"

59. 蒲黄

《本草纲目·草部第十九卷·草之八·蒲

黄》:"聤耳出脓:蒲黄末,掺之。(《圣惠》)"

60. 楠木

《本草纲目·木部第三十四卷·木之一·楠》:"聤耳出脓:楠木烧研,以棉杖缴入。(《圣惠方》)"

61. 硼砂

《本草征要·第二卷形体用药及专科用药·头面七窍·蓬砂》:"外治多端,主在七窍,目翳、耳脓可点,鼻痈、木舌能消。"

62. 蜂房

《太平圣惠方·卷第八十九·治小儿聤耳诸方》:"治小儿聤耳:上以桑树上毒蜂房,炙黄,捣罗为散。空腹,以温酒调下半钱,大人服二钱。"

63. 蜈蚣

《本草纲目·虫部第四十二卷·虫之四·蜈蚣》:"聤耳出脓:蜈蚣末,吹之。(鲍氏)"

64. 鼠肝、鼠胆

《圣济总录·第一百一十五·聤耳》:"母鼠肝一具。上一味,旋取活鼠,乘肝热时,以枣核大,塞耳中。"

《本草纲目·兽部第五十一卷·兽之三·鼠》:"肝,主治箭镞不出,捣涂之。聤耳出汁,每用枣核大,乘热塞之,能引虫也。(时珍)"

65. 槟榔

《本草纲目·果部第三十一卷·果之三·槟榔》:"聤耳出脓:槟榔末吹之。(鲍氏方)"

《本草纲目拾遗·卷七·果部上·豆蔻槟榔》:"聤耳出脓:豆蔻、槟榔为末,吹入立愈。(《救生苦海》)"

66. 鲞鱼枕

《太平圣惠方·卷第八十九·治小儿聤耳诸方》:"上取鲞鱼枕,烧为灰,细研如粉。每用一字,内在耳中。日二上用。"

67. 熊胆

《本草便读·兽部·兽类·熊胆》:"耳疳、鼻蚀并相宜,与夫耳疳、鼻蚀等证,皆外用为功,无非取苦寒凉润之力耳。"

68. 鞋底泥

《本草纲目拾遗·卷二·土部·鞋底泥》:"治聤耳头疮,《良朋汇集》:人生耳底即聤耳,用鞋底陈土吹入耳内,即干。"

69. 鲤鱼肠

《本草纲目·鳞部第四十四卷·鳞之三·鲤鱼》:"聤耳有虫,同酢捣烂,帛裹塞之。"

70. 薄荷

《得配本草·卷二·草部·薄荷》:"捣取自然汁,滴聤耳。"

71. 鳝鱼血

《验方新编·卷一·耳部·耳疳震耳缠耳停耳风耳》:"鳝鱼血滴入,神效。"

二、治脓耳药对

1. 附子+葱涕

《肘后备急方·卷六·治卒耳聋诸病方第四十七》:"耳中脓血出方:细附子末,以葱涕和,灌耳中,良。单葱涕亦佳,侧耳令入耳。"

2. 黄连+附子

《外台秘要·卷第二十二·聤耳方一十首》:"黄连、附子(炮)各等分。上二味捣末,以少许微微吹入耳中,每着药,先拭恶物,然后吹之。"

3. 釜脐墨+猪膏

《外台秘要·卷第二十二·聤耳方一十首》:"釜月下墨末,以猪膏和,绵裹纳耳中,日再。"

4. 麻子+花胭脂

《太平圣惠方·卷第三十六·治聤耳诸方》:"治聤耳,脓水不止方:麻子一合,花胭脂一分。上件药,都研为末,满耳塞药,以绵轻拥,三两上愈。"

5. 红花+白矾

《太平圣惠方·卷第三十六·治聤耳诸方》:"红花一分,白矾一两(烧灰)。上件药,细研为末。每用少许纳耳中,神效。"

6. 楠木+花胭脂

《太平圣惠方·卷第三十六·治聤耳诸方》:"楠木一分(烧灰),花胭脂一分。上件药,细研为散。每取少许,纳于耳中。"

7. 地龙+海螵蛸

《太平圣惠方·卷第三十六·治聤耳诸方》:"地龙(微炒)、乌贼鱼骨各等分。上件药,捣罗为末。每取半钱,用绵裹,塞耳中。"

8. 地龙+白矾

《太平圣惠方·卷第三十六·治聤耳诸方》:"上以地龙末及白矾灰,调匀,绵裹纳耳中。"

9. 桂心+青羊粪

《太平圣惠方·卷第八十九·治小儿聤耳诸方》:"治小儿聤耳久不瘥:桂心一分,青羊粪一分(炒令转色)。上件药,同细研为散。取一字,以绵裹塞耳中,瘥。"

10. 巴豆+鸡卵

《圣济总录·第一百一十五·聤耳》:"巴豆(去皮心)二七粒。上一味,以鸡卵一枚,破头作小窍,内巴豆尽,以纸封之,却安鸡窠中,候鸡抱卵日余,卵雏出,取药绵裹少许,塞耳中。"

11. 伏龙肝+猪膏

《圣济总录·第一百一十五·聤耳》:"伏龙肝(细研)半两。上一味,以猪膏和,捻如枣核大,绵裹塞耳中,日再易,夜一易。"

12. 生油+葱管

《圣济总录·第一百一十五·聤耳》:"生油一合。上一味,内葱管内,隔宿取出,滴耳中。"

13. 五倍子+全蝎

《普济本事方·卷第五·眼目头面口齿鼻舌唇耳》:"治聤耳有脓出不止(《经验良方》):用五倍子(焙干)一两,及全蝎(烧灰存性)三钱,为末,掺耳中。"

14. 胡桃肉+狗胆

《普济本事方·卷第五·眼目头面口齿鼻舌唇耳》:"《海上名方》:胡桃肉烧为末,狗胆汁为丸如桐子大。绵裹塞耳中,尤妙。"

15. 穿山甲+麝香

《普济本事方·卷第五·眼目头面口齿鼻舌唇耳》:"治大人小儿聤耳,热肿痛有脓(出鲍氏方):穿山甲(露天烧灰出火气)、麝香少许。上末,鹅毛筒吹入,三日脓干愈。"

16. 蝉蜕+麝香

《本草纲目·虫部第四十一卷·虫之三·蝉蜕》:"聤耳出脓:蝉蜕半两(烧存性),麝香半钱(炒)。上为末,绵裹塞之。追出恶物,效。(《海上》)"

17. 枯矾+铅丹

《本草纲目·石部第十一卷·金石之五·矾石》:"聤耳出汁:枯矾一两,铅丹(炒)一钱。为末,日吹之。(《圣济录》)"

18. 狗胆+枯矾

《本草纲目·兽部第五十卷·兽之一·狗》:"聤耳出脓:用狗胆一枚,枯矾一钱,调匀。绵裹塞耳内,三四次即瘥。(《奇效良方》)"

19. 青黛+黄柏

《本草单方·卷十·耳》:"耳疳出汁:青黛、黄柏末,干搽。(谈埜翁方)"

20. 轻粉+麝香

《本草单方·卷十·耳》:"底耳肿痛,汁水不绝:轻粉一钱,麝香一分。为末,掺之。(《简便》)"

21. 银杏+麝香

《保幼新编·杂证》:"小儿聤耳,浓汁恒流,久而不瘥,成聋难治:生银杏作汁,滴入耳孔(干银杏磨醋香油),略入麝香末,为妙。"

22. 胭脂+鲤鱼胆

《保幼新编·杂证》:"干胭脂或绵胭脂,调鲤鱼胆滴入亦妙。防风通圣散加减服之,奇效。"

23. 胭脂+冰片

《疡医大全·卷十三·正面耳颏部·聤耳门主方》:"验方:胭脂烧灰为末,加冰片少许,吹之。"

24. 橄榄核+冰片

《疡医大全·卷十三·正面耳颏部·聤耳门主方》:"橄榄核煅存性研细,加冰片少许吹。"

25. 枯矾+人乳

《疡医大全·卷十三·正面耳颏部·聤耳门主方》:"枯矾入人乳内,放炭火上顿滚变黑色,研细吹。"

26. 陈皮+麝香

《疡医大全·卷十三·正面耳颏部·聤耳门主方》:"陈皮煅灰一钱,加麝香少许,吹。"

27. 白鲞牙+冰片

《疡医大全·卷十三·正面耳颏部·聤耳门主方》:"白鲞牙二个煅,加冰片,研细吹。"

28. 五倍子+明矾

《疡医大全·卷十三·正面耳颏部·聤耳门主方》:"五倍子一个,略挖破,入生明矾于内,纸包浸湿火内烧存性,研细。每用少许吹入。"

29. 红枣+雄黄

《疡医大全·卷十三·正面耳颏部·聤耳门主方》:"红枣一枚去核,入雄黄三分,烧干研末,用管吹入耳内。"

30. 虎耳草+枯矾

《疡医大全·卷十三·正面耳颏部·聤耳门

主方》:“耳内肿痛出脓出水:金丝荷叶(即虎耳草)揉汁,灌入耳内自愈。(此味乃治耳病之妙药,如有脓可加枯矾少许)”

31. 小麦+醋

《验方新编·卷一·耳部·耳痔震耳缠耳停耳风耳》:“大人、小儿耳内生疔,出毒之后,脓水久久不干,或伤水湿在底,停耳成脓、臭秽之水时流出者:用小麦粉以醋煎滚,打如浆糊,晚上擦于耳之前后,留出耳上不搽,以纸一张裂缝套耳盖之,免污枕被,次早洗去,晚上再搽。不过三五次,脓干痊愈。此法屡试屡验。”

32. 青鱼胆+冰片

《验方新编·卷一·耳部·耳痔震耳缠耳停耳风耳》:“青鱼胆和冰片滴之,即愈。”

33. 血余炭+冰片

《验方新编·卷一·耳部·耳痔震耳缠耳停耳风耳》:“用头发瓦上烧存性,为细末。每一钱,加冰片七厘,研末吹少许入耳,甚效。”

34. 虫蛀竹灰+麝香

《验方新编·卷一·耳部·耳痔震耳缠耳停耳风耳》:“虫蛀竹灰,加麝香少许吹入,极效。”

35. 鲨鱼枕+冰片

《验方新编·卷一·耳部·耳痔震耳缠耳停耳风耳》:“新鲜白鲨鱼脑中枕骨,烧红,候冷,每两加冰片一钱,共研细(如灰面细),先用棉花绞净脓,吹药二三次即愈。此林屋山人经验方也。”

【医论医案】

一、医论

《普济方·卷三百六十四·婴孩头眼耳鼻门·耳疾》

夫耳者宗脉之所聚,肾气之所通。小儿肾脏盛而有热,气上冲于耳,津液壅结,则生脓汁。亦有因沐浴水入耳内,水湿停积,搏于血气,蕴结成热,亦令耳脓汁出,皆谓之聤耳。久不瘥则变成聋也。聤耳者,常有黄脓出是也。脓耳者,常有红脓出是也。伍耳者,里面痔息是也。缠耳者,常有白脓出是也。囊耳者,里面虚明,时有青脓出是也。虽有五般其病源一也。皆由风水入耳,而内有积热上壅而成。

《赤水玄珠·第二十六卷·耳门》

汤氏云:耳有五般,常出黄脓者为聤耳。出红脓者为脓耳。出白脓者为缠耳。痔臭者为伍耳。耳内虚鸣,出青脓者,为震耳。症虽五般,病源一也。皆由风水入耳,而因有积热上壅而成。

停耳者,为水湿之气,久停耳中,与气血搏击,酝为热脓。盖脾主湿,又脾之色黄,以始为停湿所致,故曰停耳。脓耳者,心主血脉,血热化为红脓,心之色赤,故曰脓耳。缠耳者,肺主气,肺之色白,肺气不利,缠壅上焦,化为白脓,故曰缠耳。伍耳者,耳内痔臭,盖耳为肾之外候,小儿肾未充足,偶为气忤,逆于经隧,心主臭,心气不得下降,肾气不得上通,故酝而为痔臭也。震耳者,易曰震为雷,或为雷声震动,故耳中虚鸣,肝之色青,故出青脓也。此因五脏有所感触,随脏为名,故有此五色之相应也。既有此五脏之因,须推五脏之治,庶为治本。若谓症虽五般,病源一也,则余未敢首肯。

《幼科折衷·下卷·耳症》

小儿肾脏盛而有热气上冲于耳,津液壅结,则生脓汁也。然有五般,黄脓出者,谓之町耳;红脓出者谓之脓耳;耳内干臭者,谓之沍耳;白脓出者谓之缠耳;里而虚鸣有青脓出者,谓之囊耳。病虽有五,其源则一,或由风水入耳,而内有积热上壅而成者,若不速治,久则成聋矣,以蔓荆子散服之,外用敷药。

《疡医大全·卷十三·正面耳颏部·脓耳门主论》

冯鲁瞻曰:耳者,宗脉之所聚,肾气之所通也。有小儿肾经气实,其热上冲于耳,遂使使津液壅而为脓,或为清汁,然则厥阴之与足阳明,手少阴之与足太阳,为证尤甚。推其所致之由,其原有七:有实热,有阴虚,有因痰,有因火,有气闭,有肝风,有胎元所发而为病也。证有五:为鸣、痛、肿、聋、聤是也。当分其所因而治之。(《锦囊》)

二、医案

《保婴撮要·卷四·耳症》

一小儿耳内出脓,秽不可近,连年不愈,口渴足热,或面色微黑,余谓肾痔症也。用六味地黄丸,令母服加味逍遥散而愈。后因别服伐肝之药，耳症复作，寒热面青，小便频数，此肝火血燥也。用柴胡栀子散以清肝，六味地黄丸以滋肾，遂痊。

一小儿耳内出脓，久不愈。视其母，两脸青黄，属乳母郁怒致之也，遂朝用加味归脾汤，夕用加味逍遥散，母子皆愈。

一小儿十二岁，素虚羸，耳出脓水，或痛或痒，至十四，稍加用心，即发热倦怠，两腿乏力八年矣。用补中益气汤及六味地黄丸，稍愈。毕姻后，朝寒暮热，形气倦怠，两足心热，气喘唾痰，仍用前二药，佐以六君子汤而愈。因后不守禁忌，恶寒发热，头晕唾痰，余谓肾虚不能摄水而似痰，清气不能上升而头晕，阳气不能护守肌肤而寒热。遂用补中益气汤加蔓荆、附子一钱，四剂不应，遂用人参一两，附子一钱，二剂而应，乃用十全大补汤，百余剂而痊。又因大劳入房，喉喑痰涌，两腿不遂，用地黄饮子顿愈，仍用十全大补汤而安。后又起居失宜，朝寒暮热，四肢逆冷，气短痰盛，两寸脉短，用十全大补汤加附子一钱，数剂而愈，乃去附子，用人参三钱，常服始安。

一小儿耳中流脓，项中结核，眼目或札或赤痛，小便或痒或赤涩，皆肝胆经风热之症也，用四味肥儿丸悉愈。

一小儿耳出秽水，属肝肾不足，先用九味芦荟丸而痊。毕姻后，面黄发热多病，又用黄柏、知母等药，更胸膈痞满，饮食少思，痰涎上壅，又利气化痰，加噫气下气，余用六君子、补中益气二汤，干姜、木香等味，治之寻愈。

《幼科医验·卷上·诸吐》

一儿，四岁。患耳疳，久服凉剂，致肌肉消瘦，唇红作渴，呕吐不食，泄泻。以气血先从耳疳而耗，继以寒凉伤其脾胃，是以吐泻并作也。急用独参汤进之。俟吐势稍缓再议。

［按］呕吐最易损及脾阴，脾主肌肉，久吐不止，自然肌肉不长；元神虚脱，虚火上炎，火燃则水竭，唇红口渴势所必至也。速为调治，庶图侥幸。人参、茯苓、广藿香、乌梅、新会皮、生姜。

《古今名医汇粹·卷七·病能集五·耳诸证》

有一小儿患耳脓，经年药不效，此肾虚也。用六味地黄丸加桑螵蛸，服之即愈。

《张氏医通·卷八·七窍门下·耳》

薛立斋治一男子，每交接，耳中痒痛或水出。以银簪探之，甚喜阴凉。此肾经虚火，用加减八味丸而愈。

治一妇因怒发，每经行，两耳出脓，两太阳作痛，以手按之痛稍止，怒则胸胁乳房胀痛，或寒热往来，小便频数，或小腹胀闷。皆属肝火血虚，加味逍遥散十剂，诸证悉退。以补中益气加五味而痊。

《续名医类案·卷十七·耳》

赵养葵治一小儿患耳脓，医以药治之，经年累月不效，殊不知此肾疳也。用六味丸加桑螵蛸，服之愈。

《临证一得方·卷一首部·聤耳》

1）耳痛流脂不爽，脉软，畏寒，此风火相搏，已成聤耳之候，久防成漏。柴胡梢、炒僵蚕、青皮、焦夏曲、玉桔梗、青葱、北细辛、薄荷叶、钩藤、池菊花、生甘草。

复：聤耳不避风邪，肿及咽喉，牙关紧急祛风散邪为治。炒僵蚕、荆芥、杏仁、牛蒡子、嫩钩藤、蔓荆子、玉桔梗、贝母、橘红、羚羊片、石决明、淡黄芩，加白茅根。

2）聤耳肿塞作痛，流脓延今二旬，肿痛更甚，有内外交穿之虑，清肝祛风主之。柴胡、羚羊角、石决明、僵蚕、牛膝、蔓荆子、贝母、夏枯草、苍耳子、钩藤、磁石、荷边，加九节石菖蒲。

《柳选四家医案·评选静香楼医案两卷·下卷·诸窍门》

少阳之脉，循耳外，走耳中，是经有风火，则耳脓而鸣。治宜清散。薄荷、连翘、甘菊、芍药、黄芩、刺蒺藜、甘草、木通。［诒按］案既老当，方亦清灵。

《竹亭医案·卷之三》

徽州金子陶右耳脓水结核，几为庸工所误。

徽歙金子陶，癸酉七月三十诊：右耳脓水结核，由寒热而起。其始未经疏解，徒用耳门套药，以致寒热八日未退。幸喜年少，暑湿之邪感之尚轻，未见害事。法宜清解，二者兼治。香薷一钱半，防风一钱半，绿豆皮三钱，扁豆皮三钱，藿香一钱半，柴胡五分，淡黄芩一钱半（炒），生甘草五分，连翘一钱半（去心）。加生姜一片、松萝茶二分，河水煎。

服一帖，寒热退，耳脓少。再剂，耳门之肿硬消矣。

第五节

耳疮

耳疮，是耳部各种外症之通称，症见耳中耳外生疮，甚则破流黄水。历代文献所载耳疮，包括"月食(蚀)疮"和"断耳疮"，二者最早见于《诸病源候论》。清代医家吴谦在《医宗金鉴》中将月食疮称为"旋耳疮"，实为同一病。

【辨病名】

1. 月蚀疮(旋耳疮)

《诸病源候论·疮病诸候·月食疮候》："月食疮，生于两耳及鼻面间，并下部诸孔窍侧，侵食乃至筋骨。月初则疮盛，月末则疮衰，以其随月生死，因名之为月食疮也。又，小儿耳下生疮，亦名月食。世云：小儿见月，以手指指之，则令病此疮也。其生诸孔窍，有虫，久不瘥，则变成也。"

《太平圣惠方·卷第八十九·治小儿耳疮诸方》："夫小儿耳疮者，疮生于两耳，时瘥时发，亦有脓汁……世亦呼之月蚀疮也。"

《普济方·卷二百七十二·诸疮肿门·诸疮》："月中则疮甚，月末则疮衰，以其随月而生，是为月蚀疮。(小儿耳下疮亦名月蚀)"

《外科心法要诀·卷五·耳部·旋耳疮》："旋耳疮生耳后缝，疮延上下连耳疼，状如刀裂因湿热，穿粉散搽即成功。[注]此证生于耳后缝间，延及耳折，上下如刀裂之状，色红，时津黄水，由胆、脾湿热所致。然此疮月盈则疮盛，月亏则疮衰，随月盈亏，是以又名月蚀疮也。"

《外科备要·卷一证治·耳部》："旋耳疮，亦名月蚀疮，以月盈则盛，月亏则衰也。生耳内缝间延及耳摺下，如刀裂之状，色红痒痛，流津黄水。"

2. 断耳疮

《诸病源候论·疮病诸候·断耳疮候》："断耳疮，生于耳边，久不瘥，耳乃取断。此亦月食之类，但不随月生长为异。此疮亦是风湿搏血气所生。以其断耳，因以为名也。"

【辨病因病机】

耳疮的病因属于不内外因。病机为肝、肾、三焦经经络亏虚，风湿热邪乘虚而入，与气血津液相搏而发。

《太平圣惠方·卷第八十九·治小儿耳疮诸方》："夫小儿耳疮者，疮生于两耳，时瘥时发，亦有脓汁。如此，是风湿搏于血气所生。"

《圣济总录·卷第一百一十五·耳内生疮》："论曰：足少阴为肾之经，经虚则风热邪气乘之，与津液相搏，故耳内生疮。"

《针灸逢源·卷六·论治补遗·耳病》："耳疮属三焦经，若发热焮痛，风热所致；若内热痒痛，兼肝经血，热也。"

《卫生宝鉴·卷十·耳中生疮诸方》："夫耳内生疮者，为足少阴肾之经，其气通于耳。其经虚则风热乘之，随脉入于耳，与气血相搏，故令耳内生疮也。"

《外科枢要·卷二·论耳疮》："耳疮属手少阳三焦经，或足厥阴肝经血虚风热，或肝经燥火风热，或肾经虚火等因。"

《丹台玉案·卷之六·耳疮门》："大耳疮，皆缘三焦湿火。肝经风热，并肾家虚火妄动而成疮者，是也。"

【论治法】

耳疮因肝、肾、三焦经经络亏虚，风湿热邪乘虚而入，与气血津液相搏而发。治宜扶正祛邪，养血调经。具体论治时针对病位所在经络分而治之。肝风热者，疏肝清热；肾火虚者，补益肾阴；三焦湿热者，清泄三焦。

《圣济总录·卷第一百一十五·耳内生疮》："世俗治耳疮，多以敷渗塞耳等药，以谓邪气出外，专为外医，殊不知服药以治肾经之为善也。"

《医贯·卷之五·先天要论(下)·耳论》："又有耳痛、耳鸣、耳痒、耳脓、耳疮，亦当从少阴正窍，分寒热虚实而治之者多，不可专作火与外邪治。"

《外科枢要·卷二·论耳疮》："若发热焮痛，属少阳厥阴风热，用柴胡栀子散。若内热痒痛，属前二经血虚，用当归川芎散。若寒热作痛，属肝经风热，用小柴胡汤，加山栀、川芎。若内热口干，属肾经虚火，用加味地黄丸；如不应，用加减八味丸。余当随症治之。"

《医学入门·外集卷五·外科·痈疽总论》：

"耳疮三焦肝风热。耳疮发热焮痛,属三焦、厥阴风热者,柴胡清肝汤、栀子清肝汤;中气素虚者,补中益气汤加酒炒山栀、黄芩、牛蒡子。寒热作痛,属肝风热者,小柴胡汤加山栀、川芎。痒痛出脓兼养血;内热痒痛出脓,寒热溺数,牵引胸胁胀痛,属肝火血虚者,八味逍遥散。出水贪冷属肾虚,火动切忌风药劫。"

《景岳全书·卷之四十七贤集·外科钤(下)·耳疮》:"[愚按]薛氏所治耳证,凡气虚者,以补中益气汤加山栀、黄芩。血虚者,用八珍汤加柴胡、丹皮。肝火血虚者,用栀子清肝散。怒动肝火者,用加味逍遥散。肝脾受伤者,朝用加味归脾汤,暮用加味逍遥散。此其治之大约也。"

《外科备要·卷一证治·耳部》:"旋耳疮……内服柴胡清肝汤(元),外搽穿粉散(称)。若不效,腐烂延及头额,急用束毒膏如法贴洗(淡),后用鹅黄散(奈),加银朱收功。一方,丹桂子研碎敷。"

【论用方】

一、治耳疮方

1. 白矾散(《太平圣惠方·卷第八十九·治小儿耳疮诸方》)

治小儿耳疮及头疮、口边肥疮、蜗疮。

白矾(一两,烧灰) 蛇床子(一两)

上件药,同细研为散,干糁于疮上,立效。

2. 冻耳成疮方(《太平圣惠方·卷第三十六·治冻耳诸方》)

治冻耳成疮方。

柏叶(三两,微炙,为末) 杏仁(四十九枚,汤浸去皮,研成膏) 乱发(两鸡子大) 盐(半两,细研) 乳香(半两,细研) 黄蜡(一两半) 清油(一斤)

上件药,先煎油令沸,即下乱发,以消尽为度,后下诸药同煎令色焦黄,滤去滓,更以绵重滤过,再以慢火煎之,然后入乳香黄蜡等,搅令稀稠得所,于瓷器中盛。以鹅翎旋取涂之。

3. 菖蒲汤(《圣济总录·卷第一百一十五·耳内生疮》)

治耳内生疮。

菖蒲(米泔浸一宿锉,焙,三分) 附子(炮裂,去皮脐) 五味子 熟干地黄 白茯苓(去黑皮) 防风(去叉) 人参(各半两) 磁石(醋淬七遍,一两一分) 木通 玄参 杜仲(去粗皮,锉,炒,各一分) 黄芪(三分)

上一十二味,㕮咀。每服三钱匕,以水一盏,入生姜三片,大枣二枚劈破,同煎至七分,去滓温服。

4. 大黄散(《圣济总录·卷第一百一十五·耳内生疮》)

治耳有恶疮,塞耳。

大黄(半两) 黄连(去须) 龙骨(各一分)

上三味,为细散。每用少许绵裹枣核大,塞耳中。

5. 黄连散(《圣济总录·卷第一百一十五·耳内生疮》)

治耳有恶疮。

黄连(去须,半两) 矾石(三分,烧汁尽研)

上二味,捣研为细散。每以少许绵裹内耳中,兼疗耳痛有脓。

6. 井苔散(《圣济总录·卷第一百一十五·耳内生疮》)

治耳疮,土马鬃涂方。

土马鬃 井中苔(等分)

上二味,捣研为末。以灯盏内油,调涂之。

7. 黍粘子汤(《兰室秘藏·卷下·疮疡门》)

治耳痛生疮。

昆布 苏木 生甘草 蒲黄草 龙胆(各一分) 黍粘子 连翘 生地黄 当归梢 黄芩 炙甘草 黄连(各二分) 柴胡黄(各三分) 桔梗(三钱) 桃仁(三个) 红花(少许)

上锉如麻豆大,都作一服。水二盏煎至一盏,去渣,稍热食后服。忌寒药。利大便。

8. 蛇床子膏(《普济方·卷五十五·耳门·耳内生疮》)

治耳生疮湿痒,效。

蛇床子 枯白矾 五倍子 海桐皮 船上硫黄 海螵蛸 雄黄(少许) 雌黄(少许) 松香 枣儿(烧灰存性)

上各等分,为细末。用轻粉、清油调敷疮上。一方无雌黄。

9. 曾青散(《普济方·卷五十五·耳门·耳内生疮》)

治耳有恶疮。

雄黄(三分) 曾青〔半分(两)〕 黄芩(一分)

上细研为末。每用少许纳耳中,有汁出,即以绵子捻干用之。

10. 黄马散(《普济方·卷五十五·耳门·耳内生疮》)

治耳内外恶疮。

黄柏(半两) 马齿苋(干者,一两)

上为细末。每用小豆许,绵裹纳入耳中、耳外敷之。

11. 白蔹散(《普济方·卷三百六十四·婴孩头眼耳鼻门·耳疮》)

治小儿冻耳成疮,或痒或痛。

黄蘗 白蔹(各半两)

上为末。先以汤洗疮,后用生油调涂。

12. 栀子清肝散(《赤水玄珠·第二十四卷·耳》)

治三焦及肝胆经风热,耳内作痒,或生疮出水,或胁肋胸乳作痛,寒热往来。

柴胡 山栀(炒) 丹皮(各一钱) 茯苓 川芎 芍药 当归 牛蒡子(炒,各七分) 白术(炒) 甘草(各五分)

水煎服。

13. 月蚀疮方(《仁术便览·卷一·耳病》)

治耳后月蚀疮。

胡粉(煅微黄) 枯矾 黄柏 黄连 轻粉(各二钱) 胭脂(一钱) 麝香(少许)

上为细末。用温水洗疮,净后敷。

14. 珍奇散(《丹台玉案·卷之六·耳疮门·立方》)

治耳疮,并耳内流脓。

珍珠 炉甘石(煅) 紫草茸(各三钱) 麝香 枯矾(各二分)

上为细末,吹入耳内。

15. 绿白散(《洞天奥旨·卷十二·鼻疳》)

外治鼻疳,且治肾疳、头疮、耳疮,俱效。

石绿(一钱) 白芷(一钱) 黄柏(一钱)

为末。先以甘草水洗疮,拭净敷之,一日即愈。

16. 穿粉散(《外科心法要诀·卷五·耳部·旋耳疮》)

治旋耳疮。

轻粉(研,隔纸微炒) 穿山甲(炙) 铅粉 黄丹(水飞过,各三钱)

共研极细,香油调敷。

17. 鼠粘子汤(《杂病源流犀烛·卷二十三·耳病源流·治耳病方七十五》)

治耳疮。

桔梗(一钱半) 黄芪 柴胡(各七分) 鼠粘子 酒生地 连翘 归尾 炙草 黄芩 生草(各五分) 昆布 苏木 龙胆草 蒲黄 川连(各三分) 桃仁(三个) 红花酒(炒,一分)

食后服。

18. 当归川芎汤(《杂病源流犀烛·卷二十三·耳病源流·治耳病方七十五》)

治耳疮。

当归 川芎 柴胡 白术 赤芍(各一钱) 山栀(钱二分) 丹皮 茯苓(各八分) 甘草 蔓荆子(各五分)

水煎。肝气不平,寒热,去术加地骨皮。肝实,去术加柴胡、黄芩。气血虚,去柴胡、山栀、蔓荆子,加参、芪、归、地。脾虚饮食不思,去柴胡、山栀、蔓荆子,倍茯苓。肝气不顺,胸膈不利,小腹痞满,去当归、白术,加青皮。痰滞加半夏。肝血不足,胸逆,去山栀,加熟地。肝血虚寒,小腹时痛,加肉桂。此方专治手足少阳经血虚疮症,及耳热耳痒,生疮出水,或妇女经水不调,胸膈痞闷。

19. 当归川芎散(《赤水玄珠·第二十四卷·耳》)

治手足少阳经血虚疮症;或风热耳内痒痛,生疮出水,或头目不清,寒热少食;或经水不调,胸膈不利,腹胁痞痛,小便不调。

当归 川芎 柴胡 白术(炒) 芍药(炒,各一钱) 山栀(炒,一钱二分) 丹皮 茯苓(各八分) 蔓荆子 甘草(各五分)

水煎服。

20. 五味散(《太医院秘藏膏丹丸散方剂·卷四》)

此药专治湿毒流串,皮肤生疮,搔痒无度,破浸黄水,秃疮、耳疮、鬼脸疮、羊胡髭疮、伤手疮、漆疮、臁疮、脓疥、湿疥、风癣、钱癣,一切潮湿疮疖,缠绵不愈等症。

黄芩 黄柏 轻粉 青黛 侧柏(各一钱)

共为细末。加冰片二分，红升丹一钱，用此药面，香油、凉水调敷。

二、治耳疮验方

1）《太平圣惠方·卷第八十九·治小儿耳疮诸方》

治小儿耳内生疮，汁出方。

白矾灰〔一分（钱）〕 麝香（一字）

上件药，同研令细，少少糁于耳中。

治小儿因筑榼损耳，耳内有疮，汁出不止方：上取胡桃，捣肉取油，用滴耳内，即止。

2）《普济方·卷五十五·耳门·耳聋有脓》

治耳疮黄脓出：白矾为末同吹。上烧白矾灰，研胡桃油调涂。

3）《普济方·卷二百七十二·诸疮肿门·诸疮》

以菟丝子绞取汁，涂之，治头耳疮。

4）《普济方·卷二百九十九·上部疮门·头疮》

以大笋壳叶，烧为灰。量疮大小，用灰调生油敷，入少腻粉，佳。治头耳疮。

5）《普济方·卷三百六十四·婴孩头眼耳鼻门·耳疮》

治小儿因筑磕损耳，耳内有疮，汁出不止方：用胡桃捣肉取油，以滴耳内即止。

6）《仁术便览·卷一·耳病》

冻耳成疮：生姜自然汁熬搽。

耳后耳根生疮如割：地骨皮碾细末，先将粗末煎汤，洗后敷细末，如干，唾津调搽。

7）《小儿诸证补遗·小儿外治诸效方》

小儿割耳疮：轻粉、乳香、没药、枯矾、官粉煅、红枣烧糊，等分为末，疮湿干搽，疮干油调搽，两三次即瘥。如疮顽久不愈，加珍珠煅等分，同研用。

8）《幼科切要·头部门》

绣耳疮方。

扫粉 海螵蛸 黄丹（各一钱） 洋片（三分）

上为细末，麻油调之。

【论用药】

1. 马骨

《证类本草·卷第十七·白马茎》："《日华子》云：头骨治多睡，作枕枕之。烧灰敷头、耳疮佳。"

《本草纲目·兽部第五十卷·兽之一·马》："骨：气味，有毒。主治，烧灰和油，敷小儿耳疮、头疮、阴疮、瘭疽有浆如火灼。头骨：气味，甘，微寒，有小毒。主治，烧灰，敷头、耳疮。（《日华》）"

2. 五倍子

《本草纲目·虫部第三十九卷·虫之一·五倍子》："耳疮肿痛：五倍子末，冷水调涂。湿则干掺之。（《海上名方》）"

《本草汇言·卷之十七·虫部·五倍子》："（《海上方》）治耳疮肿痛：用五倍子炒黄研末，冷水调涂，湿则干掺。"

3. 丹雄鸡胆汁

《本草蒙筌·卷之十·禽部·丹雄鸡》："乌雄鸡：微温，补中止痛；疗折伤痈肿，杀鬼安胎……胆汁敷月蚀耳疮，眼目昏暗。"

4. 东壁土

《本草纲目·纲目第七卷（下）·土之一·东壁土》："气味，甘，温，无毒。附方，耳疮、唇疮：东壁土和胡粉敷之。（《救急方》）"

5. 角蒿

《本草纲目·草部第十五卷·草之四·角蒿》："月蚀耳疮：用蒿灰掺之，良。（《集简方》）"

6. 龟甲

《本草纲目·介部第四十五卷·介之一·水龟》："小儿头疮：龟甲烧灰敷之。（《圣惠方》）月蚀耳疮：同上。"

《本草衍句·高士宗用药大略·本草衍句》："小儿头疮、月蚀耳疮、中吻生疮，俱用龟板烧灰傅之。"

7. 苦竹叶

《本草纲目·木部第三十七卷·木之五·竹》："苦竹叶：气味，苦，冷，无毒。主治……烧末，和猪胆，涂小儿头疮、耳疮、疥癣；和鸡子白，涂一切恶疮，频用取效。（时珍）"

8. 败鼓皮

《本草纲目·兽部第五十卷·兽之一·败鼓皮》："气味，平，无毒。主治，治小便淋沥，涂月蚀耳疮，并烧灰用。（时珍，出《药对》）"

9. 粉锡

《本草纲目·金石部第八卷·金石之一·粉

锡》:“小儿耳疮月蚀：胡粉,和土涂之。(《子母秘录》)”

《本草汇言·卷之十二·金石部·胡粉》：“(《子母秘录》)治小儿月蚀耳疮：用胡粉和黄土减半,共研末,猪胆汁调敷。”

10. 菖蒲

《本草崇原·卷上 本经上品·菖蒲》:“气味辛温,无毒。主风寒湿痹,咳逆上气,开心孔,补五脏,通九窍,明耳目,出音声,主耳聋痈疮,温肠胃,止小便利。久服轻身、不忘,不迷惑,延年,益心智,高志,不老。菖蒲禀寒水之精,能濡五脏之窍,故内补五脏,外通九窍,明耳目,出音声,是通耳目口鼻之上窍也。又曰：主耳聋、痈疮者,言耳不能听而为耳痈、耳疮之证。菖蒲并能治之。”

11. 旋覆花

《本草纲目·草部第十五卷·草之四·旋覆花》:“月蚀耳疮：旋覆花烧研,羊脂和涂之。(《集简方》)”

12. 救月杖

《证类本草·卷第十三·救月杖》:“主月蚀疮及月割耳：烧为灰,油和敷之。杖,即月蚀时,救月击物木也。人亦取月桂子,碎,敷耳后月蚀耳疮。”

13. 绿青

《本草纲目·石部第十卷·金石之四·绿青》:“小儿疳疮,肾疳鼻疳、头疮耳疮,久不瘥者：石绿、白芷等分为末。先以甘草水洗疮,拭净敷之,一日愈。(《集玄方》)”

《玉楸药解·卷三·金石部》:“绿矾：味酸,性凉,入手太阴肺、手阳明大肠经。消痈化积,止血平疮。绿矾燥烈收涩,治痰涎疟痢,积聚胀满,喉痹牙虫,耳疮眼疼,弦烂水肿,崩中便血,疥癣秃疮之烂蛆生者。亦外用,未可轻服。”

14. 熊胆

《玉楸药解·卷五·禽兽部》:“熊胆：味苦,性寒,入手少阴心、足少阳胆、足厥阴肝经。清心泻热,去翳杀虫。熊胆苦寒,清君相二火,泻肝明目,去翳杀虫,宁魂止惊,治牙疳鼻衄、耳疮痔瘘之属。”

15. 蟾蜍

《本草纲目·虫部第四十二卷·虫之四·蟾蜍》:“月蚀耳疮：五月五日蛤蟆,烧末,猪膏和敷。(《外台方》)”

【医案】

《景岳全书·卷之四十七贤集·外科铃(下)·耳疮》

予尝治一儒者,年近三旬,素有耳病,每年常发,发必肿溃。至乙亥二月,其发则甚,自耳根下连颈项,上连头角,耳前耳后莫不肿痛。诸医之治,无非散风降火。至一月后,稠脓鲜血自耳迭出,每二三日必出一酒钟许。然脓出而肿全不消,痛全不减,枕不可近,食不可加,气体俱困,自分其危,延余治之。察其形气,已大不足。察其病体,则肿痛如旧,仍若有余。察其脉息则或见弦急,或见缓弱。此非实热可知,然脉不甚紧而或时缓弱,亦得溃疡之体,尚属可治。遂先以六味汤二三剂,而元气稍振;继以一阴煎加牛蒡、茯苓、泽泻,仍倍加白蒺藜为君,服五十余剂,外用降痈散,昼夜敷治,两月而后愈。盖此证虽似溃疡有余,而实以肝肾不足,上实下虚一奇证也,故存识之。

《赤水玄珠·第二十四卷·耳》

一妇耳内外肿痛,胸膈不利,寒热往来,小便不调。此肝火伤血,先用龙胆泻肝汤,四剂诸症顿退。又用加味逍遥散而痊。又因怒复作,用柴胡而安。

一寡妇耳内外作痛,不时寒热,脉上鱼际,此血盛之症,用小柴胡加生地,以抑其血而愈。又项间结核如贯珠,寒热晡热,用加味归脾汤、加味逍遥散,调补肝脾而愈。

一女子耳下肿赤,寒热口苦,月经不调,小腹内结一块,此肝火气滞而血凝也,先用小柴胡加山栀、川芎、丹皮,又用柴胡清肝散而痊。

《外科枢要·卷二·论耳疮》

文选姚海山耳根赤肿,寒热作痛,此属三焦风热也。但中气素虚,以补中益气,加山栀、炒黄芩、牛蒡子,治之而愈。

一儒者因怒,耳内作痛出水,或用祛风之剂,筋挛作痛,肢体如束,此肝火伤血也。用六味丸料,数服而愈。

举人毛石峰子年二十,耳内出水,或作痛年余矣,脉洪数,左尺益甚,此属肝肾二经虚热也。用加减八味丸料,一剂而愈。

一男子每入房,耳内或作痒,或出水,常以银簪探入,甚喜阴凉,此属肾经虚热也。用加减八味丸而愈。

一妇人因怒发热，每经行即两耳出脓，两太阳作痛，以手按之，痛稍止。怒则胸胁乳房胀肿，或寒热往来，或小便频数，或小腹胀闷，此皆属肝火血虚也。先用栀子清肝散二剂，又用加味逍遥散数剂，诸症悉退；又以补中益气加五味而全愈。

一妇人经行后，因怒气劳役，发热寒热，耳内作痛，余以经行为血虚，用八珍汤加柴胡。怒气为肝火，用加味逍遥散。劳役为气伤，用补中益气汤加山栀而愈。

一妇人耳内作痛，或肿焮，寒热发热，面色素青黄，经行则变赤。余以为怒气伤肝，郁结伤脾。用加味归脾汤、加味逍遥散而愈。

一妇人耳内肿痛，寒热口苦，耳内出水，焮连颈项，饮食少思，此肝火甚而伤脾也。用小柴胡汤加山栀、牡丹皮稍愈，用加味逍遥散及八珍汤加柴胡、山栀、丹皮，调补肝脾而痊愈。

一孀妇，或耳内外作痛，或项侧结核，内热晡热，月经不调，唾痰少食，胸膈不利。余以为郁怒伤肝脾，朝用归脾汤，以解脾郁生脾气。夕用加味逍遥散，以清肝火生肝血而愈。

太卿魏庄渠，癸卯仲冬，耳内作痛，左尺洪大而涩。余曰：此肾水枯竭，不能生肝木，当滋化源。彼不信，仍杂用直补之剂。余谓其婿陆时若曰：庄渠不能生肾水，来春必不能起。至明年季春十八日，复请治。昏愦不语，顺耳之分已有脓矣，且卵缩便数，方信余言，求治。辞不克，用六味丸料一钟，阴茎舒出，小便十减六七，神思顿醒。余曰：若砭脓出，庶延数日，为立嗣之计，否则脓从耳出，死立待矣，或谓不砭可生者。余因辞归，翌日，果耳内出脓，至二十一日，己未火日而卒。

第六节

耵　耳

耵耳，又称为耳耵聍，是指耳道被耳垢栓塞后而致耳聋、耳痛的一类病证。其病首见于《灵枢·厥病》，但并未给出病名。至隋代《诸病源候论》，方有"耳耵聍候"一称，宋代《圣济总录》又以"耳耵聍"收入耳病中，元代《丹溪心法》才见"耵耳"之名。

【辨病名】

《黄帝内经灵枢·厥病》："耳痛不可刺者，耳中有脓，若有干耵聍，耳无闻也。"

《诸病源候论·耳病诸候·耳耵聍候》："耳耵聍者，耳里津液结聚所成。人耳皆有之，轻者不能为患；若加以风热乘之，则结硬成丸核塞耳，亦令耳暴聋。"

《丹溪心法·卷四·耳聋七十五》："人耳间有津液，轻则不能为害，若风热搏之，津液结成核塞耳，亦令暴聋，为之耵耳。"

《黄帝内经灵枢注证发微·卷之三·厥病第二十四》："有耳痛不可刺者，以耳中有脓故也，若脓积而为干耵聍，则耳必无闻，须出此干耵聍，而痛可止矣。"

《灵枢悬解·卷九·疾病·厥病》："耵聍，耳垢也。垢塞耳窍，以致无闻，当以法去之，未可以刺愈也。耳病亦缘浊气上逆，故谓之厥病。"

《杂病源流犀烛·卷二十三·耳病源流》："至于耳之杂症不一，可得而悉言之。若耳中本有津液，风热搏之，津液结硬成块，壅塞耳窍，气脉不通，疼痛不止，亦令耳聋，名曰耵耳（宜栀子清肝汤、柴胡聪耳汤）。"

《外科证治全书·卷二·耳部证治·筋脉》："脓湿结块，塞耳暴聋，曰耵耳。"

【辨病因病机】

耵耳病属外感。因风热之邪搏于经络，耳中津液结聚成核，堵塞耳道，致气窍不通，而令耳聋，甚则出脓。

《小品方·卷第十·治耳眼鼻口齿诸方》："聋有五种：风聋者，掣痛；劳聋者，黄汁出；干聋者，耵聍生；虚聋者，萧萧作声；聤聋者，脓汁出，治之方。"

《诸病源候论·耳病诸候·耳耵聍候》："耳耵聍者，耳里津液结聚所成。人耳皆有之，轻者不能为患；若加以风热乘之，则结硬成丸核塞耳，亦令耳暴聋。"

《圣济总录·卷第一百一十四·耳门·五聋》："论曰：五聋不同，曰风聋、曰干聋、曰劳聋、曰虚聋、曰聤聋是也。肾气通于耳，足少阴其经也，经虚受风邪，及劳伤血气，停滞津液，皆能致聋，惟所受不同，故其证各异，葛氏所谓风聋者痛掣，干聋者生耵聍，劳聋者出黄汁，虚聋者肃肃作声，聤聋者脓汁出，可不辨哉。”

《圣济总录・卷第一百一十五・耳耵聍》：“论曰：耳者肾之候，心之寄窍，风热搏于经络，则耳中津液结聚，如麸片之状，久则丸结不消，或似蚕蛹，致气窍不通，耵聍为聋。”

《圣济总录・卷第一百一十五・聤耳・耳诸疾》：“论曰：肾开窍于耳，足少阴之经，宗脉所会也，若精气调和，元脏充盛，则耳聪而诸疾不生……有脑脂下流成耵聍耳垢而耳聋者，其证不一。”

《丹溪心法・卷四・耳聋七十五》：“人耳间有津液，轻则不能为害，若风热搏之，津液结成核丸塞耳，亦令暴聋，为之耵耳。”

《简明医彀・卷之五・耳证》：“又有邪热乘虚随脉入耳，作耵耳、脓耳之证，亦皆热候。脉尺部洪盛为火，濡涩而短为阴虚。”

“耵耳由来，亦复有辨，不止风热相搏一端也。有风温之邪上郁，耳耵右胀者（宜马勃散）。有左耳耵痛，舌白脉数，由体质阴虚，挟受暑风，上焦气郁，须用辛凉轻药者（宜菊叶、苦丁、山栀、飞滑石、连翘、淡竹叶）。有暑热上郁，耳耵作胀，咳呛气热当清者（宜六一散加杏仁、连翘壳、淡竹叶、川贝母、白沙参）。有头重，耳耵胀，缘少阳相火上郁，须以辛凉清解上焦者（宜羚羊角汤）。有先起咳嗽，继而耵耳胀痛，延绵旧久不愈，由本阴亏，风温相触，未经清理外因，伤及阴分，少阳相火陡起，至人暮厥痛愈剧，须先清降，后议育阴者（宜益元散加菊叶、苦丁、川贝、金银花、绿豆皮、鲜荷梗叶）。有诸般耵耳，出脓水且臭（宜穿山甲烧存性、麝少许，吹之，日三四次愈）；或干结不出者（宜白蚯蚓入葱叶中，化为水，滴耳令满，不过数度，即易挑出）。有劳伤气血，热气乘虚，入于其经，随郁而成耵耳，或出脓水者（宜柴胡聪耳汤，外吹红棉散）。此则耵耳之症也。耳肿耳脓者，乃风邪乘少阴经上入于耳，热气聚，则肿而生痛成脓（宜蔓荆子散、荆芥连翘汤）；或风热上壅肿痛，日久脓出，脓不去，则塞耳成聋（宜鼠粘子汤、犀角饮子）；或由肝气壅滞，三焦火动（宜龙胆汤）。”

《外科证治全书・卷二・耳部证治・筋脉》：“脓湿结块塞耳暴聋，曰耵耳。皆内火攻冲，郁聚不散。”

【论治法】

《证治准绳・杂病第八册・七窍门下・耳》：“耳中耵聍，耳鸣耳聋，内有污血，宜柴胡聪耳汤。”

《明医指掌・卷八・杂科・耳证五》：“人或耳间有津液，轻则不能为害，若风热搏之，津液结成核，塞于耳窍，亦令暴聋，谓之耵耳。盖风则肾脉必浮，热则肾脉必数，虚则肾脉涩弱，气郁肾脉沉滞。风者疏散之，热者清利之，虚者补之，气郁开导之，治之活法，不过此也。”

《简明医彀・卷之五・耳证》：“治宜补肾，壮水制火。两耳聋，脓耳、耵耳，上焦痰火，并宜凉膈散、神芎丸、当归龙荟丸、防风通圣散。耵耳由来，亦复有辨，不止风热相搏一端也。有风温之邪上郁，耳耵右胀者（宜马勃散）。有左耳耵痛，舌白脉数，由体质阴虚，挟受暑风，上焦气郁，须用辛凉轻药者（宜菊叶、苦丁、山栀、飞滑石、连翘、淡竹叶）。有暑热上郁，耳耵作胀，咳呛气热当清者（宜六一散加杏仁、连翘壳、淡竹叶、川贝母、白沙参）。有头重，耳耵胀，缘少阳相火上郁，须以辛凉清解上焦者（宜羚羊角汤）。有先起咳嗽，继而耵耳胀痛，延绵旧久不愈，由本阴亏，风温相触，未经清理外因，伤及阴分，少阳相火陡起，至人暮厥痛愈剧，须先清降，后议育阴者（宜益元散加菊叶、苦丁、川贝、金银花、绿豆皮、鲜荷梗叶）。有诸般耵耳，出脓水且臭（宜穿山甲烧存性、麝少许，吹之，日三四次愈）。或干结不出者（宜白蚯蚓入葱叶中，化为水，滴耳令满，不过数度，即易挑出）。有劳伤气血，热气乘虚，入于其经，随郁而成耵耳，或出脓水者（宜柴胡聪耳汤，外吹红棉散）。此则耵耳之症也。耳肿耳脓者，乃风邪乘少阴经上入于耳，热气聚，则肿而生痛成脓（宜蔓荆子散、荆芥连翘汤）；或风热上壅肿痛，日久脓出，脓不去，则塞耳成聋（宜鼠粘子汤、犀角饮子）；或由肝气壅滞，三焦火动（宜龙胆汤）。”

《黄帝内经灵枢集注・卷三・厥论第二十四》：“有干耵聍，而耳聋无闻者，此又与经气无涉，故不可刺耳间之络脉，及手足之指井也。”

《张氏医通・卷八・七窍门下・耳》：“耳中耵聍、耳鸣耳聋、内有污血，外用莱菔捣汁，研麝少许滴入，余法与耳聋相参治之。”

《外科证治全书・卷二・耳部证治・筋脉》：

“脓湿结块塞耳暴聋，曰耵耳。皆内火攻冲，郁聚不散，归芍地黄汤（熟地易生地，白芍易赤芍）加山栀仁、柴胡主之；甚者用龙胆泻肝汤加柴胡。外俱用红棉散。”

【论用方】

一、治耵耳方

1. 桂心膏（《圣济总录·卷第一百一十四·耳门·久聋》）

治久聋耵聍，灌耳。

桂（去粗皮，二两）　野葛（一两）

上二味细锉，以铜器盛，入成炼鸡肪五两，微火煎三五沸，去滓密贮，勿令泄气。以小竹筒盛枣核大，火炙令热，仰倾灌耳中，十日耵聍自出，久聋者不过二十日瘥，乃以发裹膏深塞之，勿使泄气，五日后去之。

2. 矾石膏（《圣济总录·卷第一百一十五·耳耵聍》）

治耵聍塞耳。

矾石（熬令汁尽，三分）　附子（炮裂，去皮脐，一两）　菖蒲（半两）　杏仁（汤浸去皮尖、双仁，炒黄，三两，别研）　蓖麻仁（二两半，别研）　松脂　烟脂（各三分）

上七味，捣研令匀，和如膏。以绵裹枣核大，塞耳中，常令相续，以瘥为度。

3. 猪脂膏（《太平圣惠方·卷第三十六·治耳耵聍诸方》）

治耵聍塞耳聋，强坚挑不可得出者，宜用此方。

生猪脂（一合）　釜下墨（半两，细研）

上件药，和调如膏。捻如枣核大，绵裹一丸，塞耳中，令濡润后，即挑之。

4. 葱液膏（《太平圣惠方·卷第三十六·治耳耵聍诸方》）

治耳耵聍。

葱汁（三分）　细辛（一分）　附子（一分，炮裂，去皮脐）

上件药，捣细辛附子为末，以葱汁调令稀，灌入耳中，即出。

5. 黄连散（《圣济总录·卷第一百一十五·耳耵聍》）

治耵聍塞耳聋，强坚不得出。

黄连（去根须，半两）　附子（炮裂，去皮脐，一分）

上二味，捣罗为散。每以少许渗入耳中。

6. 灌耳地龙汁（《圣济总录·卷第一百一十五·耳耵聍》）

治耵聍塞耳聋，强坚不可挑。

地龙（湿者，五七条）

上一味研，取汁数滴入耳中，挑即自出。

7. 大青丸（《圣济总录·卷第一百一十五·聤耳·耳诸疾》）

治脑热脑脂流下，塞耳成聋。

大青　大黄（锉，炒）　栀子（去皮）　黄芪（锉）　升麻　黄连（去须，各一两）　朴硝（二两）

上七味，捣罗为末，炼蜜丸如梧桐子大。每服三十丸，空心温水下。

8. 耵耳方（《仁斋直指方论·卷之二十一·耳·耳病证治》）

治耵耳。

生猪脂　生地龙　釜下墨（等分）

上件细研，以葱汁和捏如枣核，薄绵包，入耳令润，即挑出。

9. 柴胡聪耳汤（《兰室秘藏·卷上·诸脉者皆属于目论·内障眼论》）

治耳中干耵聍、耳鸣致聋。

连翘（四钱）　柴胡（三钱）　炙甘草　当归身　人参（各一钱）　水蛭（五分，炒，别研）　麝香（少许，另研）　虻虫（三个，去翅足，炒，另研）

上除三味别研外，生姜三片，水二大盏，煎至一盏去渣，再下三味，上火煎一二沸，稍热服食远。

10. 升气散（《普济方·卷五十五·耳门·耳聋有脓》）

治气不升降，九窍闭塞，耳痛肿聋，耵聍、底耳脓出。

川芎　白芷　香附　紫苏叶　陈皮　菖蒲　当归　防风　甘草（以上各等分）

上为捣细。每服五钱，姜葱煎，食后服。

11. 附子丸（《奇效良方·卷之五十八·耳鸣耳聋门·耳鸣耳聋通治方》）

治耳聋，出脓疼痛，及耵聍塞耳。

附子（炮，去皮脐）　菖蒲（米泔浸，焙）　白矾（枯）　蓖麻仁（研）　松脂（研，各一两）　干胭

脂(半两) 杏仁(去皮尖、双仁,炒研,二两)

上为细末,研匀。熔黄蜡和,捻如枣核大,针穿一孔,令透,塞耳中,日一换。一方治耵聍,不用黄蜡捣成膏,以绵裹如枣核大塞耳,亦瘥。

12. 栀子清肝汤(《杂病源流犀烛·卷二十三·耳病源流·治耳病方七十五》)

治耵耳。

山栀 菖蒲 柴胡 当归 黄芩 黄连 丹皮 甘草 牛蒡子

先以生猪脂、地龙、百草霜为末,和葱汁,捏如枣核大,棉包塞耳几日,待软,挑出,后服此药。

13. 马勃散(《杂病源流犀烛·卷二十三·耳病源流·治耳病方七十五》)

治耵耳。

马勃 薄荷 桔梗 连翘 杏仁 通草

14. 红绵散(《济世全书·巽集卷五·耳病》)

治耵耳出脓并黄水。

枯矾(五分) 干胭脂粉(二分半) 片脑(一分) 熟炉甘石(五分) 麝香(少许)

一方去甘石、片脑,加龙骨、黄丹、海螵蛸。上为末,先以棉杖子搌干脓水,另将鹅翎管送药入耳底。一方用蛀竹粉易矾、甘亦效。

二、治耵耳验方

1)《备急千金要方·卷六上·七窍病上·耳疾第八》

治二十年耳聋。

桂心(十八铢) 野葛(六铢) 成煎鸡肪(五两)

上三味㕮咀,于铜器中微火煎三沸,去滓,密贮勿泄,以苇筒盛如枣核大,火炙令少热,欹卧倾耳灌之,如此十日耵聍自出,大如指,长一寸,久聋不过三十日,以发裹膏深塞。莫使泄气,五日乃出之。

治耳聋,干耵聍不可出方:捣自死白项蚯蚓,安葱叶中,面封头,蒸之令熟,并化为水,以汁滴入耳中,满即止,不过数度,即挑易出,瘥后,发裹盐塞之。《肘后》以疗蚰蜒入耳效。

2)《圣济总录·卷第一百一十四·耳门·耳聋》

黄瓜根,削如枣核塞耳,数日干,耵聍脓血自出尽,即瘥。

3)《千金宝要·卷之三·舌耳心目等大小便第十一》

耳聋干,耵聍不可出:三年酢灌之最良,绵塞之半日许,必有物出。

4)《卫生易简方·卷之十二(小儿)·杂证》

治小儿耵耳:用硫黄为末,掺耳中,日一夜一即瘥。

5)《证治准绳·类方第八册·耳·耵耳》

治耵耳。

龙骨 枯矾 胭脂 海螵蛸(各等分) 麝香(少许)

上为细末。先缴耳净,将药干掺耳中。

6)《外科备要·卷一证治·耳部》

诸般耵耳出脓水且臭:穿山甲烧存性,麝少许,研末吹之,日三四次愈。

底耳肿痛汁水不绝者:用桑螵蛸一个烧存性,麝少许,研末掺入,神效。有脓先洗净,愈为度。

【论用药】

1. 生麻油

《本草纲目·主治第四卷·百病主治药·耳》:"外治:生麻油,日滴,取耵聍。"

2. 白颈蚯蚓

《本草纲目·虫部第四十二卷·虫之四·蚯蚓》:"耳中耵聍干结不出:用白蚯蚓,入葱叶中化为水,滴耳令满,不过数度,即易挑出。"

3. 虻虫

《本草述钩元·卷二十七·虫部·虻虫》:"论:用虻之义,与水蛭同。先哲释抵当汤云,血蓄于下,必以咸为主,故水蛭咸寒为君。血结不行,必以苦为助,而虻虫苦寒为臣,此亦可明合用之义,非苟然而已,不独蓄血为然。即如疠风并耳中干耵而鸣者,亦并用之。"

4. 硫黄

《玉楸药解·卷三·金石部》:"硫黄:味酸,性温,入足太阴脾、足少阴肾、足厥阴肝经。驱寒燥湿,补火壮阳。石硫黄温燥水土,驱逐湿寒,治虚劳咳嗽,呕吐泄利,衄血便红,冷气寒瘕,腰软膝痛,阳痿精滑,痈疽痔瘘,疥癣癞秃,敷女子阴痒,洗玉门宽冷,涂䶊疣耵耳,消胬肉顽疮。"

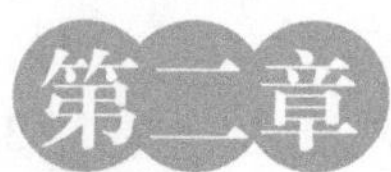

第二章 鼻病

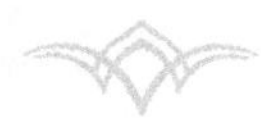

第一节 鼻疔

鼻疔是指发生在鼻内或鼻尖、鼻翼部位的疖肿。以局部红肿疼痛、呈粟粒状突起、有脓点为特征。西医学的鼻疖可参考本病进行辨证施治。

【辨病名】

鼻疔病名首见于《外科正宗》，记载其生长部位以及胀、痛等关键症状。在其他文献记载中，本病亦有白刃疔等别称。

《外科正宗·卷之四·杂疮毒门·拾遗症第一百三十八》："鼻疔生于鼻内，痛引脑门，不能运气，胀塞鼻窍，甚者唇腮俱肿。"

《古方汇精·卷二·疔毒类》："白刃疔，其发初生白泡，顶硬梗突，破流脂水，时痛时痒，易腐易陷，重则腮损咽焦，毛耸肌热，咳吐脓痰，鼻掀气急，此等出于肺经之病也。"

《外科证治全书·卷二鼻部证治·筋脉·鼻疔》："生鼻孔内，肿胀痛引脑门，寒热交作，甚则唇腮俱浮肿。"

《验方新编·卷二十四·疔疮部·五疔分治》："白刃疔，多生鼻孔及两手臂膊之处。初生白泡，顶硬根突，麻痒兼痛，破流脂水，易腐易陷，重则腮损咽焦，咳吐痰涎，鼻掀气急等症，此属肺经之毒火而成也（治法同鼻疔）。"

【辨病因病机】

鼻疔病因病机较为简单，主要为肺经火毒凝结，或兼有正气虚弱以及忧郁劳伤，使脏腑毒气得以上攻而成。

一、正气虚弱，邪毒上攻

《疡医大全·卷十二·颧脸部·鼻疔门主论》："申斗垣曰：鼻疔乃忧郁太过，劳伤太重，脏腑毒气传于经脉而成。"

《疡医大全·卷十二·颧脸部·鼻疔门主论》："澄曰：鼻疔生于鼻窍之中，乃忧郁伤肺，或房欲传肾，火乘金位，燔灼而成。"

二、肺经积热，火毒上攻

《外科心法要诀·卷五·鼻部·鼻疔》："此证生于鼻孔内，鼻窍肿塞，胀痛引脑门，甚则唇腮俱作浮肿，由肺经火毒，凝结而成。"

《疡科捷径·卷上·鼻部·鼻疔》："鼻疔生于鼻孔中，肺经积热自成功。桑丹清毒宜初服，尚若神昏犀地逢。"

【辨病证】

鼻疔病证属肺经之病，其顺逆主要由病程发展程度而定，初则顺，迟则难救。

一、辨顺逆

《疡医大全·卷十二·颧脸部·鼻疔门主论》："申斗垣曰：鼻疔乃忧郁太过，劳伤太重，脏腑毒气传于经脉而成。二三日神思困倦，筋骨酸痛；四五日寒热交作，毒气攻心，头面肿大；八九日呕逆昏迷，痰升气促，十难救一，医者不可不察。"

《彤园医书（外科）·卷之二·外科病症·鼻部》："鼻疔治迟，毒气内攻，神昏呕哕，鼻肿如瓶者，难救。"

二、辨脏腑经络

《疡科捷径·卷上·鼻部·鼻疔》："鼻疔生于鼻孔中，肺经积热自成功。"

【论治法】

鼻疔治法与疔疮相似,此证初起之时,须当速治,迟则毒气内攻,是为难治。

《外科心法要诀·卷五·鼻部·鼻疔》:"此证生于鼻孔内,鼻窍肿塞,胀痛引脑门,甚则唇腮俱作浮肿,由肺经火毒,凝结而成。宜蟾酥丸汗之,再用蟾酥丸研细末,吹入鼻窍。若肿硬外发,用离宫锭涂之。此证初起之时,须当速治,迟则毒气内攻,以致神昏、呕哕、鼻肿如瓶者逆。"

【论用方】

鼻疔方剂记载较少,面生疔疮等病所用方剂多可适用于鼻疔,主从清热、凉血、解毒等治。

一、治鼻疔方

1. 离宫锭(《疡科捷径·卷上·鼻部·鼻疔》)

离宫锭子治诸疔,漫肿无头凉血倾。血竭朱砂为细末,胆矾蟾射墨须京。

血竭(三钱) 朱砂(二钱) 胆矾(三钱) 京墨(一两) 蟾酥(三钱) 麝香(一钱五分)

上为细末,凉水为锭。

2. 桑丹清毒饮(《疡科捷径·卷上·头部·治法歌》)

初起邪轻里热者用之。

桑叶 连翘 花粉 土贝 丹皮 赤芍 甘菊 生草 黄连 羚角 茅根

3. 犀角地黄汤(《疡科捷径·卷上·面部·颧疔》)

热极焦烦者用。

犀角 地黄 赤芍 丹皮

二、治鼻疔验方

1)《奇效简便良方·卷四·痈疽疮毒·疔肿》

葱蜜同捣,贴之。

又巴豆一粒,大米饭一粒,同捣敷疔上,立时拔疔而出,愈。

唇疔、耳疔、目疔、鼻疔:荔枝烧研末,麻油调敷。目疔、鼻疔可涂外面。

2)《华佗神方·卷十一》

治鼻疔神方。

蟾酥(酒化,二钱) 轻粉(五分) 枯白矾 寒水石(煅) 铜青 胆矾 乳香 没药 麝香(各一钱) 雄黄(二钱) 朱砂(三钱) 蜗牛(二十一枚)

上先将各药捣末,于端午日午时。在净室中,先将蜗牛研烂,同蟾酥和匀稠黏,方入各药共捣匀,丸如绿豆大。每服三丸,热酒下,覆被安卧,汗出为效。

【论用药】

石上螺蛳

《本草纲目拾遗·卷十·介部·石上螺蛳》:"鼻疔,《慈航活人书》:花盆中青螺二三个,同盐捣涂,立效。"

【医案】

《陈莘田外科方案·卷五·鼻疔》

范,右。暑邪郁踞肺胃,结为鼻疔,肿痛,身热形寒,舌白脉数。症势方张,慎防转重。羚羊角、白杏仁、淡芩、江枳壳、地丁草、甘中黄、牛蒡子、黑山栀、连翘、苦桔梗、贝母、白茅根。

复诊:原方去黑栀、杏仁,加花粉、桑皮、知母、地骨。

《临证一得方·卷四手足发无定处部·疔疮门》

白刃疔,发泡漫肿,乃肺家毒火所致,易于腐烂,未可轻视。赤芍、象贝母、桑白皮、枳壳、桔梗、黑山栀、连翘、炒知母、地丁草、鲜竹叶。

第二节 鼻窒

鼻窒是指以经常性或交替性鼻塞为主要特征的慢性鼻病,临床中较为常见。西医学的慢性鼻炎等疾病可参考本病进行辨证论治。需要注意的是,鼻窒应与鼻息肉所致鼻塞相区分。

【辨病名】

鼻窒病名首见于《黄帝内经素问·五常政大论》:"大暑以行,咳嚏鼽衄鼻窒。"《素问玄机原病式》曰："鼻窒：窒，塞也。"因而鼻窒又可称鼻塞，《诸病源候论》则称之为齆，由此鼻窒病名另有鼻塞、鼻齆等。

《黄帝内经素问·五常政大论》："大暑以行，咳嗽鼽衄鼻窒。"

《诸病源候论·鼻病诸候·鼻窒塞气息不通候》："肺气通于鼻，其脏为风冷所伤，故鼻气不宣利，壅塞成齆。"

《素问玄机原病式·六气为病·热类》："鼻窒：窒，塞也。"

《普济方·卷五十六·鼻门·鼻塞气息不通》："夫鼻塞气息不通者，以肺感风寒，其气搏结，不得宣快，窒塞既甚，而息不能出入也。巢氏谓：息肉生长，致气窒塞不通，盖有未尝生息肉而气息不通者，宜析而治之。"

《普济方·卷五十六·鼻门·鼻塞不闻香臭》："夫鼻有生息肉，不知香臭者。亦有无息肉，而不知香臭者。"

《奇效良方·卷之五十九·鼻门》："鼻者，肺之通窍，主清气出入之道路。若气血和平，阴阳升降，则呼吸通和，荣卫行焉，鼻和则知香臭矣。或六淫七情，内外伤感，又因饮食劳倦，因时鼻气不得宣通，清道壅塞，其为病也……或冷滞气塞，鼻则不闻香臭，于是为鼻齆。"

《素问吴注·第二十卷·五常政大论七十》："鼻窒，鼽塞也。"

《类经·二十一卷·针刺类·诸热病死生刺法》："言鼻窒之甚，内外不通，亦犹轸之横塞也。"

【辨病因】

鼻窒病因可分内因、外因。多因正气虚弱、肾水不足，肺经素郁痰火，外感邪气，内外搏发。

一、外感邪气

《诸病源候论·鼻病诸候·鼻窒塞气息不通候》："肺气通于鼻，其脏为风冷所伤，故鼻气不宣利，壅塞成齆。"

《圣济总录·卷第一百一十六·鼻门·鼻塞气息不通》："论曰：鼻塞气息不通者，以肺感风寒，其气搏结，不得宣快，窒塞既甚，而息不能出入也。"

《普济方·卷十三·脏腑总论·五邪相干》："贼邪燥热相合，鼻窒鼽衄，血溢血泄。"

二、内生痰火

《种杏仙方·卷二·鼻病》："鼻窒不闻臭与香，素常痰火肺间藏。每遇风寒必便塞，清金降火最为良。"

三、肾水不足

《黄帝素问宣明论方·卷四·热门·诸病总论》："夫肾水真阴本虚，心火狂阳积热以甚，以致风热壅滞，头面昏眩，肢体麻痹，皮肤瘙痒，筋脉拘卷，胸膈痞满，时或痛闷，或鼻窒鼽衄，口舌生疮，咽喉不利，牙齿疳蚀。"

【辨病机】

《素问玄机原病式》曰："火主膜膹肿胀。"故鼻窒病机多因肺经郁热之气经久不散，壅塞上窍，使气不得宣通。

一、火郁阳明

《素问玄机原病式·六气为病·热类》："鼻窒：窒，塞也；火主膜膹肿胀，故热客阳明，而鼻中膜胀则窒塞也。或谓寒主闭藏，妄以鼻窒为寒者，误也。盖阳气甚于上，而侧卧则上窍通利而下窍闭塞者，谓阳明之脉左右相交，而左脉注于右窍，右脉注于左窍，故风热郁结，病偏于左。则右窍反塞之类也。俗不知阳明之脉左右相交，注于鼻孔，但见侧卧则上窍通利，下窍窒塞，反疑为寒尔。所以否泰之道者，象其肺金之盈缩也。"

《医学启源·卷之中·〈内经〉主治备要·鼻窒》："注云：窒，塞也。火主膜膹肿胀，故阳明热，而鼻中(膜胀)，则窒塞也。"

《医方集宜·卷之六·鼻门·治法》："鼻窒者，由郁热之气，久不通散，壅塞上窍，使气不得宣通，而香臭不闻，呼吸不清，则为鼻窒之症，宜用菖蒲散、离泽通气汤、辛夷汤、增损通气散。"

《本草纲日·主治第四卷·百病主治药·鼻》："鼻窒，是阳明湿热，生息肉。"

二、湿困清阳

《医灯续焰·卷十九·闻诊·声》："头中有湿，混其清阳，故鼻窒发声如此也。"

三、脾气不升

《东垣试效方·卷五》:"若因饥饱劳役损伤脾胃,生发之气既弱,其营运之气不能上升,邪害空窍,故不利而不闻香臭也。宜养胃气,使营运阳气宗气上升,鼻则通矣。"

【辨病证】

鼻窒或冷风乘肺,或肺经壅热,皆肺脏不和,气不宣通故也。鼻窒病证辨别可从寒、热、虚、实出发,诊断其脉象,从而进行辨证论治。

一、辨虚实

《黄帝内经太素·卷第九·经脉之二·十五络脉》:"实则鼻窒头背痛,虚则鼽衄,取之所别。(窒,塞也,知栗反。太阳走目内眦,络入鼻中,故实则鼻塞也。虚则无力自守,故鼻衄也。[平按]鼻窒《灵枢》作鼽窒,《甲乙经》作窒鼻)"

二、辨寒热

《普济方·卷五十六·鼻门·鼻塞不闻香臭》:"盖鼻之窒塞,或冷风乘肺,或肺经壅热,冷热固异,其塞则一,皆肺脏不和,气不宣通故也。治塞者,当审其冷热。"

三、辨脉象

《普济方·卷十三·脏腑总论·五邪相干》:"贼邪燥热相合,鼻窒鼽衄,血溢血泄。其脉涩而浮大。"

《医学原理·卷之七·鼻门·鼻症脉法》:"右寸脉浮洪而数,为鼻衄、鼻齄。左寸脉浮缓,为伤风鼻塞,鼻流清涕。"

《脉理集要·原序要略·统属诊法》:"寸关细虚,尺沉细涩,濡细胫清,兼缓偏坠,紧为寒痛,随位而别,寸上尺下,浮外内沉,痈疽紧洪,疝瘕紧细,盛紧胀食,浮紧寒热,头痛项急,无汗鼻窒……右寸前肺,皮毛腠理,应指浮兼,细短滑涩,浮洪溢寸,俱主头痛,浮弦上溢,肩背[服](胀)急,浮涩弦洪,恶寒血衄,沉涩弦洪,虚实有异,虚嗽痰红,实痰凝滞,沉紧洪滑,沉弦短涩,嗽痰侵肺,短仍少气,芤为衄血,虚大鼻窒。"

四、辨脏腑

《本草纲目·序例上·脏腑虚实标本用药式》:"膀胱,主津液,为胞之府,气化乃能出,号州都之官,诸病皆干之。本病:小便淋沥,或短数,或黄赤,或白,或遗失,或气痛。标病:发热恶寒,头痛,腰脊强,鼻窒,足小指不用。"

《类经·二十一卷·针刺类·诸热病死生刺法》:"言鼻窒之甚,内外不通,亦犹轸之横塞也。皆属于肺,肺属金,其合在皮,故但求之于皮,即所以求于肺也。"

【论治法】

治疗鼻窒要把握病因病机,虚则补之,实则泄之,外解束寒,内清郁热。另也有取嚏法,可以导邪外出,通利鼻窍。

一、开通腠理

《奇效良方·卷之五十九·鼻门》:"或因外冒风寒而痛转甚,遂作寒治,而用温热之剂表散,获者偶尔所中,岂知寒覆于热,热郁气浊,清道不利,故有是证。可以辛甘发散,腠理开通,结滞得散,阳热外泄,微者则已,甚者郁结不开,其病转加者,虽用退热疏风辛凉之剂解之时,使结散热退,暂愈而已,全在乎验其内外结热之微甚,宜以辛温辛凉之药可也。凡此诸证,全在医之识病,治之了然,无不瘥矣。"

二、清金泄郁

《本草乘雅半偈·第八帙·香薷》:"香薷功力,又属藏真之助品矣。至于肺主气,气壅亦令金郁;肺窍鼻,鼻窒亦令金郁;肺为开,开折亦令金郁;肺司声,声嘶声喑,亦令金郁;肺通朝使,朝使废,亦令金郁;肺行呼吸,呼吸贲,呼吸弛,亦令金郁;肺华皮毛,毛落皮聚,亦令金郁。乃若悲伤肺,忧愁亦伤肺;魄失奠安亦伤肺,形寒饮冷亦伤肺,治节不出亦伤肺,与逆秋气则太阴不收,肺气焦满,均名之曰金郁。以及种种郁金之因,变生种种金郁之证。咸可稣之,稣之即所以泄之。《经》言:金郁则泄之,泄之之义,又不独疏言解表利小水而已矣。"

《种杏仙方·卷二·鼻病》:"鼻窒不闻臭与

香，素常痰火肺间藏。每遇风寒必便塞，清金降火最为良。”

《医方集宜·卷之六·鼻门·治法》：“鼻窒者，由郁热之气，久不通散，壅塞上窍，使气不得宣通，而香臭不闻，呼吸不清，则为鼻窒之症，宜用菖蒲散、离泽通气汤、辛夷汤、增损通气散。”

三、养胃升阳

《东垣试效方·卷五》：“若因饥饱劳役损伤脾胃，生发之气既弱，其营运之气不能上升，邪害空窍，故不利而不闻香臭也。宜养胃气，使营运阳气宗气上升，鼻则通矣。”

四、外用取嚏

《奇效良方·卷之五十九·鼻门》：“或风热上攻，头鼻壅滞，脉浮而无他证者，内药鼻中得嚏，则壅滞开通而愈也。”

【论用方】

治疗鼻窒的方剂分内服和外用两种，外用取效或更为迅捷，临床使用应遵守辨证论治的原则选方用药。

一、外用治鼻窒方

1. 皂荚散（《外台秘要·卷第二十二·鼻窒塞不通利方七首》）

1）疗人鼻塞不通。

皂荚（一分，炙，去皮子）　细辛　辛夷　蜀椒　附子（炮，各等分）

上五味捣末。以少许吹鼻中，或以绵裹塞之，即通。

2）疗鼻窒塞不得喘息。

皂荚（去皮子，炙）　菖蒲（各等分）

上二味，以末绵裹塞鼻中，暮卧之时，乃着，甚良。

2. 香膏方（《外台秘要·卷第二十二·鼻窒塞不通利方七首》）

疗鼻中窒塞。

白芷　当归　芎䓖　细辛　辛夷　通草　桂心　薰草（各三分）

上八味㕮咀，以苦酒渍一宿，以猪膏一升煎，以白芷色黄成膏，滤去滓。取少许点鼻中，或绵裹纳鼻中，以瘥止。《千金》无桂心，不用薰草，用莽草。

3. 瓜蒂散（《太平圣惠方·卷第三十七·治鼻塞气息不通诸方》）

治鼻塞不闻香臭。

瓜蒂（一分）　藜芦（一分）

上件药，捣细罗为散。每服半钱，用狗胆汁和，绵裹塞于鼻中，日三易之。

4. 甘遂散（《太平圣惠方·卷第三十七·治鼻塞气息不通诸方》）

治鼻塞不闻香臭。

甘遂　细辛　附子（炮裂，去皮脐）　木通（锉，以上各一分）

上件药，捣细罗为散。每用半钱，以绵裹塞入鼻中，当有清水出。病重者或下三二升，当以卧时安药。若微痛则忍之，勿触风冷。

5. 通顶散（《太平圣惠方·卷第三十七·治鼻塞气息不通诸方》）

治鼻塞不闻香臭。

滑石（一分）　瓜蒂（七枚，为末）　麝香（半钱）　胡黄连（一分末）　蟾酥（半钱）

上件药，都研令细。每用少许，吹入鼻中。

6. 通鼻膏（《太平圣惠方·卷第三十七·治鼻塞气息不通诸方》）

治鼻窒塞，香臭不闻，妨闷疼痛。

白芷（半两）　芎䓖（半两）　木通（半两）　当归（三分）　细辛（三分）　莽草（三分）　辛夷（一两）

上件药细锉，以猪脂一斤，煎令白芷色黄，绵滤去滓，盛于不津器中。候冷，绵裹枣核大，纳鼻中，日三换之。

7. 菖蒲散（《太平圣惠方·卷第三十七·治鼻塞气息不通诸方》）

治鼻窒塞不得喘息。

菖蒲（一分）　皂荚（一分，炙研，用子）

上件药，捣细罗为散。每用半钱，以绵裹，夜临卧时，塞于鼻中。

8. 蒺藜汁（《太平圣惠方·卷第三十七·治鼻塞气息不通诸方》）

治鼻塞，多年不闻香臭，水出不止。

蒺藜（二握，当有车碾过者）

上件药，以水一大盏，煮取半盏。仰卧，先满口含饭，以汁一合，灌入鼻中。不通，再灌之。大嚏，出一两个息肉，似赤蛹虫，即瘥。

9. 木香膏(《圣济总录·卷第一百一十六·鼻门·鼻塞气息不通》)

治鼻中窒塞，气不通利。

木香　细辛(去苗叶)　当归(切，焙)　芎䓖　木通　蕤仁(研)　白芷(各半两)

上七味细锉，内银石器中，入羊髓微火煎，候白芷色黄膏成，去滓澄凝。每取小豆大，内鼻中日再，以瘥为度。

10. 当归膏(《圣济总录·卷第一百一十六·鼻门·鼻塞气息不通》)

治鼻塞不利。

当归(切，焙)　地薰草　木通　细辛(去苗叶)　蕤仁(研，各三分)　芎䓖　白芷(各半两)

上七味细锉，以羊髓四两，同内银石器中，入诸药，微火煎，候白芷黄色，去滓倾入合中澄凝。每以小豆大，绵裹塞入鼻中，日三。热者以黄芩、栀子代当归、细辛。

11. 如神膏(《普济方·卷五十六·鼻门·鼻塞不闻香臭》)

蓖麻子(去壳)　杏仁(去皮尖)　芎䓖　印子盐　防风(去芦)　松脂(各一分)　蜡(半两)　油(一斤)

上先入油于银器中，次将诸药作粗散，入油中，微火上煎成膏，滤去滓，瓷器盛。每用约大小贴之，日一换。

12. 纳鼻膏药(《太平圣惠方·卷第三十七·治鼻塞气息不通诸方》)

治鼻塞不闻香气。

当归　薰草　木通　细辛　蕤仁(去赤皮，研，以上各一两)　芎䓖(半两)　白芷(半两)　羊髓(六两，猪脂亦得)

上件药细锉，用羊髓入于铛内，以慢火煎令消，次下诸药，煎令白芷色黄，绵滤去滓，盛于不津器中。每日三度，取枣核大，纳鼻中，瘥。

13. 南木香膏(《古今医统大全·卷之六十二鼻证门·药方·鼻塞不通方》)

治鼻塞不利。

南木香　川当归　川芎　通草　细辛　蕤仁(去壳)　白芷(各等分)

上㕮咀，和羊髓熬白芷，色黄去渣，为丸豆大。一粒塞鼻内，立通。

14. 涂囟膏(《太平圣惠方·卷第三十七·治鼻塞气息不通诸方》)

治鼻塞不通，常有涕。

杏仁(三分，去皮尖)　细辛　附子　川椒(以上各一分)

上件药，并生用，锉碎，以醋五合，渍药一夜，明旦滤出，以猪脂五两煎之，候附子色黄，药成，去滓。以涂囟上，并鼻上，日再用之。

二、内服治鼻窒方

1. 木通散(《太平圣惠方·卷第三十七·治鼻塞气息不通诸方》)

治鼻塞不闻香臭。

木通(一两，锉)　防风(半两，去芦头)　栀子仁(半两)　川升麻(一两)　石膏(二两)　麻黄(三分，去根节)　桂心(半两)

上件药，捣筛为散。每服三钱，以水一中盏煎至六分，去滓，每于食后温服。

2. 芎䓖散(《太平圣惠方·卷第三十七·治鼻塞气息不通诸方》)

治外伤风冷，鼻塞，气息不通，壅闷。

芎䓖　槟榔　人参(去芦头)　赤茯苓　白术　麻黄(去根节)　肉桂(去皱皮)　郁李仁(汤浸去皮尖，微炒)　杏仁(汤浸去皮尖、双仁，麸炒微黄)　甘草(炙微赤，锉，以上各一两)

上件药，捣筛为散。每服三钱，以水一中盏，入生姜半分，煎至七分，去滓，每于食后温服。

3. 人参丸(《圣济总录·卷第一百一十六·鼻门·鼻塞气息不通》)

治肺风上攻，鼻塞不通。

人参　防风(去叉)　细辛(去苗叶)　黄芪(锉)　沙参　木通(锉)　甘菊花(微炒，各半两)

上七味，捣罗为末，炼蜜和丸如梧桐子大。每服十丸，温水下日再。

4. 人参汤(《圣济总录·卷第一百一十六·鼻门·鼻塞气息不通》)

治肺风上攻，鼻塞不通。

人参　白茯苓(去黑皮)　黄芩(去黑心)　陈橘皮(汤浸去白，炒)　麻黄(去根节)　蜀椒(去目及闭口者，炒出汗)　羌活(去芦头，各半两)

上七味，粗捣筛。每服三钱匕，水一盏半煎至七分，去滓，食后温服。

5. 小蓟汤（《圣济总录·卷第一百一十六·鼻门·鼻塞气息不通》）

治鼻窒塞，气息不通。

小蓟（一把，净洗）

上一味细锉。以水二盏煎至八分，去滓，温服。

6. 杏仁煎（《圣济总录·卷第一百一十六·鼻门·鼻塞气息不通》）

治肺伤寒气，咳嗽唾痰，声重鼻塞。补肺。

杏仁（去皮尖、双仁，二两，研） 枣肉（煮去皮核，一升） 白蜜 酥 生姜汁（各半升） 饧（一升）

上六味合和，于银石器中，微火煎搅候熟。每服一匙头，温酒调下，食后。

7. 铛墨散（《圣济总录·卷第一百一十六·鼻门·鼻塞气息不通》）

治鼻窒塞，气息不通。

铛墨（半两）

上一味研罗为散。每服二钱匕，温水调下。

8. 槐叶汤（《圣济总录·卷第一百一十六·鼻门·鼻塞气息不通》）

治鼻窒塞，气息不通。

槐叶（一两）

上一味，以水三盏煮取二盏，去槐叶，下葱白二寸，豉一合，更煎五七沸，去滓，分温三服，不拘时。

9. 蜀椒汤（《圣济总录·卷第一百一十六·鼻门·鼻塞气息不通》）

治鼻塞，气息不通。

蜀椒（去目及闭口者，炒出汗，半两） 干姜（炮，一分） 附子（炮裂，去皮脐，半两） 桂（去粗皮，一分） 山芋（三分） 细辛（去苗叶，半两） 石斛（去根，一分） 山茱萸（半两） 杏仁（五十粒，去皮尖、双仁，炒，研） 麻黄（去根节） 白附子（炮） 甘草（炙，各半两）

上一十二味，锉如麻豆。每服二钱匕，水一盏煎至七分，空心去滓温服。

10. 百部散（《普济方·卷五十六·鼻门·鼻塞不闻香臭》）

治肺实鼻塞，不闻香臭。

百部（二两） 款冬花 贝母（去心） 白薇（各一两）

上为散。每服一钱，米饮调下。

11. 苁蓉丸（《普济方·卷五十六·鼻门·鼻塞不闻香臭》）

治头旋鼻塞，不知香臭。

肉苁蓉（酒浸一宿切，焙） 石钟乳（研成粉） 五味子 菟丝子（酒浸，别捣） 蛇床子（炒） 山芋（各一两） 泽泻 石斛（去根） 甘菊花 细辛（去苗叶） 续断 鹿茸（去毛，酒浸炙） 防风（去芦） 秦艽（去苗、土） 黄芪（锉） 干姜（炮） 柏子仁（别研，各三分）

上除别研外，捣罗为末，同和匀，炼蜜丸如梧桐子大。每服二十丸，空心温酒下。日再，不饮酒，枣汤下。服药三日后，灸百会穴三七壮，即贴如神膏。

12. 辛夷汤（《普济方·卷五十六·鼻门·鼻塞气息不通》）

治肺气不利，头目昏眩，鼻塞声重，咯咛稠黏。

辛夷（去毛） 甘菊花（去枝节） 吴白芷 川芎 前胡（去芦头） 薄荷叶（去土） 石膏 白术 生干地黄 赤茯苓（去皮） 陈橘皮（去白，以上各一两） 甘草（炙，二两）

上为粗末。每服五钱，水一盏半煎至一盏，去滓，温服，食后，日三服。

13. 柳金散（《普济方·卷五十六·鼻门·鼻塞气息不通》）

治肺热鼻塞，涕浊不利。

细辛白芷与防风，羌活川归半夏芎，桔梗陈皮茯苓辈，十般等分咀和同。

二钱薄荷姜煎服，气息调匀鼻贯通。

14. 排风散（《普济方·卷五十六·鼻门·鼻塞不闻香臭》）

治鼻塞不通，不闻香臭，或生息肉生疮。

防风（去芦） 秦艽（去苗、土） 山芋 吴茱萸（汤浸，焙炒） 天雄（炮裂，去皮脐，各一两） 羌活（去芦头，半两）

上为散。每服二钱，空心温酒调下。

15. 款冬花丸（《普济方·卷五十六·鼻门·鼻塞不闻香臭》）

治鼻不闻香臭。

款冬花 槟榔（锉） 百合 麦门冬（去心，

焙）　桔梗（炒）　天门冬（去心，焙）　地骨皮　羚羊角（镑）　贝母　大黄（锉，炒）　黄芩（去黑心）　山栀子仁　防风（去芦）　杏仁（去皮尖、双仁，麸炒，各二两）　人参〔一两（半）〕　郁李仁（去皮，炒用，二两）　山芋　柴胡（去苗，各一两半）　百部　甘草（炙）　苦参（各一两）　桑根白皮（锉）　旋覆花（各四两）　牛黄（研）　木香（各半两）　蛤蚧（一对全者，酥炙）

上为末，炼蜜丸如梧桐子大。每服二十丸至三十丸，食后温浆水下。

16. 离泽通气汤（《医方集宜·卷之六鼻门·治方》）

治鼻窒不闻香臭。

黄芪　羌活　独活　防风　升麻　干葛　苍术　甘草　白芷　麻黄　川椒

水二钟，姜三片，黑枣一枚，葱白二寸，煎八分。食远服。

17. 增损通气散（《医方集宜·卷之六鼻门·治方》）

治鼻窒。

牛蒡子　桔梗　紫菀　荆芥　甘草　桑白皮

白水煎服。

18. 人参散（《古今医统大全·卷之六十二鼻证门·药方·鼻塞不通方》）

治肺气不通，鼻塞上壅。

人参　白茯苓　陈皮　黄芩　麻黄　羌活　川椒（去目及合口者，炒出汗，各半两）

上㕮咀。每服五钱，水盏半煎七分，食后温服。

19. 荜澄茄丸（《古今医统大全·卷之六十二鼻证门·药方·鼻塞不通方》）

治鼻塞不通。

荜澄茄（半两）　薄荷叶（三钱）　荆芥穗（二钱半）

上为末，炼蜜丸如樱桃大。每服一丸，临卧噙化津咽下。

20. 南星饮（《古今医统大全·卷之六十二鼻证门·药方·鼻塞不通方》）

治鼻窒塞不通，风邪入脑，宿冷不消，鼻内结硬。

南星（不拘多少，汤泡二次切片，焙干）

为细末。每服二钱，用枣七枚、甘草少许，食后三四服。其硬物自出，脑气流转，浊涕自收。仍用大蒜、荜茇杵作饼，纱衬炙热，贴囟门，熨斗熨透，瘥。

21. 通关散（《古今医统大全·卷之六十二鼻证门·药方·鼻塞不通方》）

治脑风鼻息不通，不闻香臭；或流清涕多嚏，肩项拘急，头目昏痛，风府怯寒。

原蚕蛾（瓦上焙黄）　白附子（炮）　益智仁　白蒺藜　薄荷　苦参（各一两）

为细末。每服三钱，温酒调下。

三、治鼻窒验方

1）《备急千金要方·卷六上·七窍病上·鼻病第二》

治鼻窒，气息不通方。

小蓟（一把）

㕮咀。以水三升煮取一升，分二服。

又方，瓜蒂末少许吹鼻中，亦可绵裹塞鼻中。

槐叶（五升）　葱白（切一升）　豉（一合）

上三味，以水五升煮取三升，分温三服。

治鼻塞多年，不闻香臭，清水出不止方：取当道车辗过蒺藜一把，捣，以水三升煎取熟。先仰卧，使人满口含取一合汁，灌鼻中，使入不过，再度大嚏，必出一两个息肉，似赤蛹。一方有黄连等分同煎。

治鼻齆方。

通草　细辛　附子

上三味各等分末之，以蜜和，绵裹少许，纳鼻中。

甘遂　通草　细辛　附子（等分）

上四味末之，以白雄犬胆和为丸如枣核大。绵裹纳鼻中，辛热涕出四五升，瘥。亦治息肉。

又方，炙皂荚末之如小豆，以竹管吹鼻中。

又方，干姜末蜜和，塞鼻中。吹亦佳。

又方，铁锁磨石，取末，以猪脂和。绵裹纳之，经日，肉出瘥。

又方，以马新屎汁，仰头含满口，灌鼻中。

又方，伏面临床前，以新汲冷水淋玉枕上，后以瓜蒂末，绵裹塞之。

2）《太平圣惠方·卷第三十七·治鼻塞气息不通诸方》

治鼻塞气息不通方。

木通（锉） 细辛 附子（炮裂，去皮脐，以上各一两）

上件药，捣罗为末，炼蜜和丸如枣核大。每夜临卧，纳一丸于鼻中，瘥。

治鼻中窒塞，气息不通者，皆已有肉柱，柱若不出，终不能瘥。余药虽暂通利，旋复生长，宜用此方。

白雄犬胆（一枚） 地胆（二十枚）

上件药，先捣罗地胆为细散，纳犬胆中，以绳系定，三日。乃于日出时，令病人面首卧中庭，以鼻孔向日，旁人以故笔粘药，涂入鼻孔中，一日一度，至五六日，当闻鼻柱里近眼痛，此是欲落，更复三四敷之，渐渐时嚏之即落，取将措于四通道上，柱落后，急以绵塞之，慎风。

3）《华佗神方・卷十一・华佗治鼻窒塞不通神方》

白芷 当归 芎䓖 细辛 辛夷 通草 桂心 薰草（各三分）

上八味以苦酒渍一宿，用猪膏一升煎之，以白芷色黄为度，膏成去滓。取少许点鼻中，或绵裹内鼻中，瘥止。

【论用药】

鼻窒用药以发表清热药居多，临床用药可辨其寒热虚实处方，并辅以发表通窍药如辛夷、苍耳子、薄荷等。《本草纲目》中百病主治卷中所载，鼻窒和鼻息肉并处一节，现仍以原文呈现。

一、概论

《本草纲目・序例上・脏腑虚实标本用药式》：“膀胱，主津液，为胞之府，气化乃能出，号州都之官，诸病皆干之。本病：小便淋沥，或短数，或黄赤，或白，或遗失，或气痛。标病：发热恶寒，头痛，腰脊强，鼻窒，足小指不用。实热泻之，泄火：滑石、猪苓、泽泻、茯苓。下虚补之，热：黄柏、知母；寒：桔梗、升麻、益智、乌药、山茱萸。本热利之，降火：地黄、栀子、茵陈、黄柏、牡丹皮、地骨皮。标寒发之，发表：麻黄、桂枝、羌活、苍术、防己、黄芪、木贼。”

《柳选四家医案・评选静香楼医案两卷・下卷・诸窍门》：“肺之络，会于耳中。肺受风火，久而不清，窍与络俱为之闭，所以鼻塞，不闻香，耳聋耳鸣，不闻音声也。兹当清通肺气：苍耳子、薄荷、桔梗、连翘、辛夷、黄芩、山栀、杏仁、甘草、木通。”

二、治鼻窒专药

1. 石胡荽

《本草纲目・草部第二十卷・草之九・石胡荽》：“气味：辛，寒，无毒……主治：通鼻气，利九窍，吐风痰（炳）。去目翳，挼塞鼻中，翳膜自落（藏器）。疗痔病（诜）。解毒，明目，散目赤肿云翳，耳聋头痛脑酸，治痰疟齁船，鼻窒不通，塞鼻息自落，又散疮肿。（时珍）”

2. 辛夷

《本草纲目・木部第三十四卷・木之一・辛夷》：“苞，气味：辛，温，无毒……主治：五脏身体寒热，风头脑痛面䵟。久服下气，轻身明目，增年耐老。（《本经》）温中解肌，利九窍，通鼻塞涕出，治面肿引齿痛，眩冒身兀兀如在车船之上者，生须发，去白虫。（《别录》）通关脉，治头痛憎寒，体噤瘙痒。入面脂，生光泽。（《大明》）鼻渊鼻鼽，鼻窒鼻疮，及痘后鼻疮，并用研末，入麝香少许，葱白蘸入数次，甚良。（时珍）”

3. 蓖麻子

《本草易读・卷五・蓖麻子》：“辛，甘，有毒。通诸关，开诸窍。贴偏风㖞斜，疗水气浮肿。捣烂塞鼻窒耳聋，烧烟熏喉痹舌胀。下胞衣而收子肠，敷瘰疬而平恶疮。拔针刺之入肉，下骨木之哽咽。追脓拔毒最灵，齁喘咳嗽悉效……鼻窒不闻香臭，三百粒，大枣一个，杵膏塞之，日易，一月愈。”

4. 麝香

《本草纲目・兽部第五十一卷・兽之二・麝》：“疗鼻窒，不闻香臭。（好古）通诸窍，开经络，透肌骨，解酒毒，消瓜果食积，治中风、中气、中恶，痰厥，积聚癥瘕。（时珍）”

5. 蠮螉

《本草经集注・虫兽三品・下品・蠮螉》：“味辛，平，无毒。主治久聋，咳逆，毒气，出刺，出汗。治鼻窒。其土房主痈肿，风头。一名土蜂，生熊耳川谷及牂牁，或人屋间。”

三、鼻窒主治药

《本草纲目・主治第四卷・百病主治药・鼻・窒息》

1. 内治

白薇：肺实鼻塞，不知香臭，同贝母、款冬、百部为末服。

天南星：风邪入脑，鼻塞结硬，流浊涕，每以二钱，同甘草、姜、枣，煎服。

小蓟：煎服。

麻黄、白芷、羌活、防风、升麻、葛根、辛夷、川芎、菊花、地黄、白术、薄荷、荆芥、前胡、黄芩、甘草、桔梗、木通、水芹、干姜、干柿：同粳米煮粥食。

荜澄茄：同薄荷、荆芥丸服。

槐叶：同葱、豉，煎服。

山茱萸、釜墨：水服。

石膏、蛇肉：肺风鼻塞。

羊肺：鼻息，同白术、肉苁蓉、干姜、芎䓖为末，日服。

2. 外治

细辛：鼻齆，不闻香臭，时时吹之。

瓜蒂：吹之。或加白矾，或同细辛、麝香，或同狗头灰。

皂荚、麻鞋灰、礜石、麝香：并吹。

蒺藜：同黄连煎汁，灌入鼻中，嚏出息肉如蛹。

苦瓠汁、马屎汁、地胆汁、狗胆：并滴。

狗头骨灰：入硇，日之，肉化为水。

青蒿灰、龙脑香、硇砂：并滴。

桂心、丁香、蕤核、藜芦、石胡荽、薰草：并塞。

菖蒲：同皂荚末塞。

蓖麻子：同枣塞，一月闻香臭。

白矾：猪脂同塞。同硇砂点之，尤妙。同蓖麻、盐梅、麝香塞。

雄黄：一块塞，不过十日，自落。

铁锈：和猪脂塞，经日肉出。

蠮螉、狗脑、雄鸡肾：并塞鼻，引虫。

猬皮：炙，研塞。

醍醐：小儿鼻塞，同木香、零陵香煎膏，涂顶门，并塞之。

【医论医案】

一、医论

1. 论肺经郁火鼻窒

《医旨绪余·上卷·四十四、鼻鼽》

生生子曰：按鼻鼽一症，今人患者甚多，考诸古方，鲜有言其病因者，惟运气曰：火攻肺虚，鼻鼽。少阴司天，热气下临，肺气上从，鼽衄鼻窒。又云：少阴司天，热淫所胜，民病鼽衄嚏呕。又云：少阳司天，火淫所胜，甚则鼽衄。又岁金不及，炎火乃行，民病鼽嚏。又曰：阳明所至为鼽嚏。据运气，皆以火热司令为言，火克金，热伤肺，盖以鼻为肺之窍也。虽云少阴、少阳热火司令之年为病，然亦只是肠胃素有痰火积热者，乃有此感也。不然，火热主令之岁，三年之内，曷常无之，未尝人人有此病也，吾故曰，必肠胃素有痰火积热者，然后有此感也。何者？大肠，肺之府也，胃、五脏之所受气者也。《内经》曰："九窍不利，肠胃之所生也。"鼻主无形者，《经》曰：清气通于天，又曰：鼻主天气。愚谓肠胃设无痰火积热，则其平常上升之气，皆清气也，纵火令之年，何豫耶？若夫肠胃素有痰火积热，则其平常上升之气，皆氲而为浊耳。金职司降，喜清而恶浊，今受浊气熏蒸，凝聚既久，壅遏郁结，而为痰涕。至于痔珠、瘜肉之类，皆由积久，燥火内燔，风寒外束，隧道壅塞，气血升降，被其妨碍，浇培弥厚，犹积土而成阜也。据运气云云，纯以火热司令之岁，火气下临，肺气上从，乃成鼻鼽嚏衄之症，假令水湿司令之岁，必无鼻鼽嚏衄，而鼻鼽嚏衄之证，必待火热司天之岁而能成耶？噫！如斯而谈，则凿矣。观仲景《伤寒论》，太阳症，当与麻黄汤，不与者，必成鼻衄。又见今人，每每感风寒，随时鼻塞浊涕，及素有郁热者，微触风寒，即鼻塞嚏涕。或调理失宜，积年累月，竟成鼻鼽、鼻渊者，往往有之。《内经》曰："胆移热于脑，则辛頞鼻渊。"又曷尝必待火热司令而后始致此病耶。愚故曰：必肠胃素有痰火积热，又值火热当权之年，内外之火夹攻，于此时有甚耳。或曰：子以运气之言为不足征欤，何今之按天时，占岁候，与夫验丰旱，及诸星卜家，动辄取应，吾恐后之吹毛者，将藉此以非子矣，子曷逃乎？予曰：愚亦深知僭逾为非，而无所逃也，愚又奚敢谓运气为不足征也。夫运气云者，指岁运火令当权，所不胜者受邪，是大略以理该之也，否则咳嗽吐血肺痈等症，又何莫而非火克金之候耶？愚之所谓肠胃痰火积热者，即病因也，于运气有所核而无相悖戾焉，知我者，其鉴诸。

《金匮翼·卷五·鼻·鼻渊鼻塞》

鼻塞不闻香臭，或但遇寒月便塞，或略感风寒亦塞，不时举发者。世俗皆以为肺寒，而用解表辛温通利之药不效。殊不知此是肺经多有火邪，郁甚则喜见热而恶风寒，故遇寒便塞，偶感便发，治法清金降火为主，而佐以通利之剂。若如常鼻塞不闻香臭者，只作肺热治之。泻火消痰，或丸药噙化，或末药轻调，缓服久服无不效。若平素原无鼻塞之病，一时偶感风寒，而致鼻塞声重，或流清涕者，只作风寒治之。

2. 论伤风鼻窒

《医学课儿策》

初感必在肺卫，清气分者桑杏汤，用桑、杏、象贝、香豉以化其表，用沙参、梨皮、栀子以清其本，咳者桑菊饮。如燥伤肺卫阴分，北沙参麦冬汤，用甘草、玉竹、桑叶、扁豆。清窍不利，用薄荷、桔梗、黑栀、绿豆衣、牛蒡，枯草。所谓火郁发之，如初寒咳嗽、痰稀、鼻塞、无汗，此诚燥之正病也，用杏苏散治之，皆治上焦法也。

二、医案

1. 治伤风鼻窒

《儒门事亲・卷六・风形・因风鼻塞四》

常仲明，常于炎暑时风快处，披露肌肤以求爽，为风所贼，三日鼻窒，虽坐于暖处少通，终不大解。戴人使服通圣散，入生姜、葱根、豆豉，同煎三两服，大发汗，鼻立通矣。

2. 治肺经郁邪鼻窒

《孙文垣医案・卷五・宜兴治验》

吴仪制主政尚卿先生患肺经痰火症更兼鼻衄。吴仪制主政尚卿先生，柱史安节公公子也。弱冠时，病鼻塞不能喷者四年，且衄，寒月更甚，口渴，咽喉边有痰核，脉之右寸关洪滑。予曰：此肺经痰火症也。与前胡、秦艽、葛根、薄荷、石膏、天花粉、玄参、贝母、山栀子、甘草、白药子、桔梗、丹皮，四帖而衄止。夜与牛黄三清丸数粒噙之，鼻气即通利能嗅，噙未旬日痊愈。

先生初年绩学，心专志一，不知寒暑，致有塞衄疾。又万历己卯庚辰，郡邑试皆首选，如此者再，而皆不得籍名学宫，益郁然不适。予时把臂语之曰：先生何以一儒冠为汲汲。据脉，科甲当不在尊君下，即馆中二友亦金马客也。依愚见，史先登，公次之，吴又次之，日后当以斯言为左券，毋相忘。后三公先后登第，一如予言。万历戊戌春，余应吴宫詹召，公暨史玉老不爽前言，皆为予撰《玄珠》序，而纪其事，以见一时良遇云。

《临证指南医案・卷八・鼻》

鲍（十七）。两三年鼻塞不闻，清涕由口呛出，而气窒仍然。大凡头面诸窍，皆清阳交会通行之所，就外邪来乘，亦必雾露无质清邪。邪郁既久，气血失其流畅，进药攻治，必不效验。欲治其疴，须查手太阴自少商穴起，施针刺以泄邪流气，乃一法也。（清邪郁久肺气窒塞无方）

《续名医类案・卷二十・大便不通》

张子和曰：顷有老人，年八十岁，脏腑涩滞，数日不便，每临后时，头目昏眩，鼻塞腰痛，积渐食减，纵得食，便结燥如弹。一日，友人命食血脏葵羹、油渫菠薐菜，遂顿食之，日日不乏，前后皆利，食进神清。年九十岁，无疾而终。《图经》云：菠薐寒，利肠胃，芝麻油炒而食之，利大便。葵宽肠，利小便。年老之人，大小便不利最为急切。此亦偶得泻法耳。

《古今医案按・卷七・鼻》

江应宿治王晓，鼻塞，气不通利，浊涕稠黏，屡药不效，已经三年。宿诊视，两寸浮数，曰：郁火病也。患者曰：昔医皆作脑寒主治，子何悬绝若是耶。《经》曰：诸气膹郁，皆属于肺。河间云：肺热甚则出涕，故热结郁滞，壅塞而气不通也。投以升阳散火汤十数剂，病如失。

《寿山笔记・温毒症后鼻塞腑秘治法》

痧时，或时症斑毒后，鼻塞便秘者，昔人有用靛青桶饭一二两，煎汤，加入忍冬藤数钱，服之，大便即下而鼻塞即通，可称神方。大概系热结窍闭所致，故屡用紫菀、牛蒡之属无效，非开泄肺经所合。靛青桶饭清凉解毒，沉寒下达，使大肠一通，则肺窍自开矣。

3. 治阴虚鼻窒

《扫叶庄医案・卷二・气痹噎膈关格呃逆》

平昔嗜酒，肺胃积热，阴液下枯，阳津变痰，鼻塞多呛，减食无味，旬日更衣，粪如羊屎，老人关格，治之极难，况酒客不喜黏腻甘柔。形脉症象，不受温热，议以铁瓮申先生琼玉减蜜方法。鲜生地、人参，水一盏煎至四分，临服加入沉香末、琥珀末。

《续名医类案・卷十一・虚损》

胡春坊年将六旬，抱病九月余，寒热攻补杂

进，症随药变，虚虚实实之间，几莫能辨。诊之，六脉洪大有力，似非阳虚也。乃时当暑月，汗出恶风，痰嗽鼻塞，饮食如故，却精神实疲，此阴亏不能敛阳，以致阳浮阴散，清浊不分，邪火消谷，生痰不生血也。但为养阴，则阳有所依，投以六味，加盐水煮橘红、麦冬、五味子，不三剂而愈。

《续名医类案·卷三十·虚损》

缪仲淳治里中一童子，年十五，患寒热咳嗽，面赤鼻塞，夜剧。家人以为伤风，缪视之曰：阴虚也。盖伤风之症，面色宜黯，今反赤而明。伤风发热，必昼夜无间。今夜剧鼻塞者，因虚则火上升壅肺，故鼻塞，以是知其阴虚也。投以麦冬、五味、桑皮、贝母、百部、生地、鳖甲、黄沙参，不四剂而瘳。

《也是山人医案·鼻》

沈(二一)。鼻塞右甚。肺之窍也，有形高突。气之阻也，清窍失司。心肺之火有余而水亏，则乘之矣。先拟辛通宣窍，从气分治。薄荷八分，嫩元参二钱，蔓荆子二钱，羚羊角一钱五分，连翘一钱五分，小生香附四钱，真北细辛五分，白甘菊一钱，黑山栀一钱五分，加鲜荷叶边一钱。

《费绳甫先生医案·衄》

《经》谓"肾藏精"，又谓"肺开窍于鼻"，肾阴久虚，封藏不固。屡次遗精，鼻塞且衄。气逆痰多，肝阳上灼肺阴，清肃无权。脉来沉弦而滑。治宜益肾清肝，化痰肃肺。冬青子三钱，南沙参四钱，生甘草五分，杭菊花二钱，川石斛三钱，京元参一钱，瓜蒌皮三钱，冬瓜仁三钱，鲜竹茹一钱，广皮白五分，生谷芽四钱，灯芯三尺。

膏方：加北沙参四钱，黑料豆三钱。

4. 治脾虚鼻窒

《薛案辨疏·卷下·脾肺亏损咳嗽痰喘等症》

鸿胪苏龙溪，咳嗽气喘，鼻塞流涕，余用参苏饮一剂，以散寒邪。更用补中益气汤以实腠理而愈。后因劳怒仍作，用前饮益甚，加黄连、枳实，腹胀不食，小便短少，服二陈、四苓前症愈剧，小便不通。余曰：腹胀不食，脾胃虚也；小便短少，肺肾虚也。悉因攻伐所致，投以六君加黄芪、炮姜、五味二剂，诸症顿退。再用补中益气加炮姜、五味，数剂全愈。

疏曰：此案以鼻塞流涕之故，知其有寒邪，特用参苏饮以散之。然必预有脾胃肺气之症，故继以补中益气而愈。后因劳则脾胃复伤，因怒则土受木克矣。何以不用补中益气而反用参苏？且更加黄连、枳实，宁不重伤脾肺乎？至于现症，虽有肾虚一说，然究不越脾胃土虚，不能生肺金，金虚不能生肾水，从源溯流，只补其土金，而水自得生。故惟用六君补中为主，加五味以生水而已。若庸工遇此，鲜不以《金匮》肾气丸为对症之方，然不知腹胀不食之症，宜乎先用六君运之，并宜先用补中提之，而况肾气丸泥滞窒塞之品乎？此医道之精，其间不容丝毫之误也。

第三节

鼻槁

鼻槁，是指一种缓慢发生的，具有弥漫性、进行性鼻腔萎缩性病变的疾病，常见鼻腔干痛、鼻腔结痂、鼻塞恶臭、嗅觉减退、鼻腔生有浓稠的脓性分泌物等症状。历代中医文献认为其病因有外感内伤之分，其外感，多因外感六淫邪气所致，其中又以风、热、燥三邪为主；其内伤，多由脏腑壅滞，内有积热，攻于上焦之所致。其病机，有肺脏燥热、阳明郁热、心脾积热、肺气壅塞、肺气壅塞、劳蒸鼻槁等。针对不同的证型，历代文献中载有相应的方药予以治疗，疗效显著。西医学认为鼻槁属于萎缩性鼻炎，又有原发性与继发性之分，临床上皆表现为鼻腔黏膜，黏膜下血管、腺体、骨质等出现萎缩，特别是鼻甲会出现萎缩。

【辨病名】

鼻槁，在历代文献中又以鼻藁、鼻槁腊、鼻干、鼻燥、鼻干痛、鼻塞干痛等代称。

《太平圣惠方·卷第三十七·治鼻干无涕诸方》："夫鼻干无涕者，由脏腑壅滞，内有积热，攻于上焦之所致也。凡肺气通于鼻，主于涕，若其脏挟于风热，则津液不通，皮毛枯燥，两颊时赤，头痛鼻干，故令无涕也。"

《灵枢识·卷三·寒热病篇第二十一》："鼻槁腊。马云：鼻孔枯腊，腊者，干也。"

《普济方·卷二百三十五·劳瘵门·总论》："所谓劳蒸者，二十四种随证皆可考寻……大腹隐痛，右鼻干痛，其蒸在大肠。"

《证治准绳·杂病第八册·七窍门下·鼻痛》："气道壅塞故痛，内服人参顺气散，外敷白芷散。风冷搏于肺脏，上攻于鼻，则令鼻痛，没药散。肺受风，面色枯白，颊时赤，皮肤干燥，鼻塞干痛，此为虚风，白藓皮汤。"

《不居集·上集卷之十三·血证全书·论血证》："风热者，必有口干鼻燥，头晕，或微恶寒发热等证。宜以辛凉之剂，清之散之。"

《难经疏证·黄帝八十一难经疏证卷下》："鼻藁唇藁下，经有腊字。"

【辨病因】

鼻槁之病因，有外感和内伤两方面。其外感，多由外感六淫邪气，以风邪，热邪，燥邪为主，肺主皮毛，鼻为肺官，风热邪气侵袭肌表，故鼻燥干痛。其内伤，多由脏腑壅滞，内有积热，攻于上焦之所致，肺脏郁热灼津，四肢百骸不可润泽，故鼻槁干痛。

《黄帝内经太素·卷第二十六·寒热·寒热杂说》："皮寒热，皮不可附席，毛发焦，鼻槁腊，不得汗，取三阳之络，补手太阴。（肺主皮毛，风盛为寒热，寒热之气在皮毛，故皮毛热不可近席。以热甚，故皮毛焦。鼻是肺官，气连于鼻，故槁腊，不得汗也。腊，肉干也。三阳络在手上大支脉，三阳有余，可泻之。太阴气之不足，补之也）"

《太平圣惠方·卷第三十七·治鼻干无涕诸方》："夫鼻干无涕者，由脏腑壅滞，内有积热，攻于上焦之所致也。凡肺气通于鼻，主于涕，若其脏挟于风热，则津液不通，皮毛枯燥，两颊时赤，头痛鼻干，故令无涕也。"

《圣济总录·卷第一百八十·小儿脑热鼻干无涕》："论曰：肺气通于鼻，鼻上通于脑。脑髓下渗而为涕，故涕为肺之液，而其出从鼻，小儿肺脏壅滞，内有积热，上攻于脑，津液内涸，故令鼻干无涕也。"

《医门补要·附载·采集先哲察生死秘法·目部》："目暗鼻燥者，热邪。"

《张氏医通·卷八·七窍门下·鼻》："鼻痛，风火郁于上则痛。"

《推拿抉微·第四集·治疗法·鼻病证治》："鼻干者，心脾有热，上蒸于肺，故津液枯竭而干。"

【辨病机】

一、肺脏燥热论

《太平圣惠方·卷第三十七·治鼻干无涕诸方》："夫鼻干无涕者，由脏腑壅滞，内有积热，攻于上焦之所致也。凡肺气通于鼻，主于涕。若其脏挟于风热，则津液不通，皮毛枯燥，两颊时赤，头痛鼻干，故令无涕也。"

《圣济总录·卷第一百八十·小儿脑热鼻干无涕》："论曰：肺气通于鼻，鼻上通于脑。脑髓下渗而为涕，故涕为肺之液，而其出从鼻，小儿肺脏壅滞，内有积热，上攻于脑，津液内涸，故令鼻干无涕也。"

《证治准绳·幼科卷之九·肺脏部·鼻》："［张涣按］小儿肺气通于鼻，气为阳，若气受风寒，停滞鼻间则成鼻塞，气寒使津液不收则多涕，若冷气久不散，脓涕结聚，使鼻不闻香臭则成齆鼻，若挟热则鼻干，皆妨害乳食。"

《望诊遵经·卷下·诊鼻形容条目》："鼻孔燥黑如烟煤者，阳毒热深也。""鼻干喘促气逆者，气蒸也，鼻孔干者。肺枯也。"

《医方集解·润燥之剂第十三》："《经》曰：诸涩枯涸，干劲皴揭，皆属于燥。乃肺与大肠阳明燥金之气也。金为生水之源，寒水生化之源绝，不能溉灌周身、荣养百骸，故枯槁而无润泽也。或因汗下亡津，或因房劳虚竭，或因服饵金石，或因浓酒厚味，皆能助狂火而损真阴也。燥在外则皮肤皴揭，在内则津少烦渴，在上则咽焦鼻干，在下则肠枯便秘，在手足则痿弱无力，在脉则细涩而微，皆阴血为火热所伤也。"

《冯氏锦囊秘录·杂症大小合参卷三·鼻塞鼻涕齆鼻鼻干》："鼻塞者，盖肺气通鼻，于气为阳，若气受风热，则鼻间停滞而塞矣。若寒客皮肤或肺中风，及乳母夜睡，吹儿囟门，则寒停囟户，津液不收而多涕。若冷久不散，则浓涕结聚，使鼻不闻香臭而鼻齆。若挟热，则鼻干也。"

《冯氏锦囊秘录·痘疹全集卷二十四·验鼻》："鼻干黑燥者，火刑于金，金体本燥，得愈甚也。鼻衄者，阳明热极，血得热而妄行，上溢于脑，故衄出于鼻也。"

《疡医大全·卷十二·颧脸部·鼻疳门主论》："更有金不生水，则六阳虚火上升，而成鼻干者。"

二、阳明郁热论

《普济方·卷二百六十二·乳石门·乳石发大小便不通》:“大小便涩者,皆由大肠虚,受邪气所致也。且府有高下,而肺府系在天上,中接土府名之大肠,为传导之府也。有风气热结,即大便干涩而不通顺,或发痈肿,口鼻干燥。”

《经络全书·前编·分野·鼻》:“《素问》曰:伤寒二日,阳明受之。阳明主肉,其脉挟鼻,故鼻干不得卧。又曰:运气阳明所至为鼽嚏。注:鼽,鼻窒也。嚏,喷涕也。”

《经络考·营卫·鼻》:“頞中,属足阳明胃经、督脉之会。鼻,属手大阴肺经(《素问》:西方白色,入通于肺,开窍于鼻),又属手足阳明、督脉之会(《素问》曰:伤寒二曰,阳明受之,阳明主肉,其脉夹鼻)。故鼻干不得卧(侠鼻孔两旁五分,名迎香穴属手、足阳明之会)。”

《望诊遵经·卷下·诊鼻形容条目》:“伤寒鼻干燥者,阳明病将衄血也。阳明病,脉浮发热,口干鼻燥,能食者,衄证也。伤寒脉浮,鼻中燥者,必衄血也。”

《张卿子伤寒论·卷五·辨阳明病脉证并治第八·猪苓汤方第七十五》:“阳明中风,脉弦、浮大而短气,腹都满,胁下及心痛,又按之气不通,鼻干、不得汗,嗜卧,一身及面目悉黄,小便难,有潮热,时时哕,耳前后肿。刺之小瘥,外不解。病过十日,脉续浮者,与小柴胡汤,脉但浮无余证者,与麻黄汤,若不尿,腹满加哕者,不治。”

《伤寒悬解·卷七·阳明经下篇·柴胡麻黄证三十》:“阳明病,脉弦浮大弦,为少阳浮,为太阳大,为阳明脉,是以三阳合病,而气短腹都满,则太阴证。少阳之脉,自胃口而布胁,肋胆胃郁遏,故胁下及心作痛,经气痞塞,故久按之,而气不通,表寒外束,相火郁升而刑肺金,故鼻干不得汗(肺窍于鼻)。”

《四圣悬枢·卷一温病解第一·阳明经证·目痛鼻干》:“温病冬水失藏,相火升炎,胃津既涸,脾精亦亡,太阴之湿,久化阳明之燥。春夏病感,卫阳遏闭,营热郁发,土焦金燔,燥气愈甚。其经挟鼻络目,行身之前,故目痛鼻干,而身热不卧。”

《四圣悬枢·卷二·疫病解第二·阳明经证》:“三阳之经,阳明为盛,足阳明从燥金化气,太阳表邪不解,经热内传,火性就燥,必入阳明。阴盛于里而阳盛于表,腑燥未作,经燥先动。‘热论’:二日阳明受之,其脉挟鼻,络于目,故身热,目痛而鼻干,不得卧。是皆经络燥热之证也。阳明主降,戊土右降,则金水收藏,相火归根,故上焦清空而善容。阳明不降,金水失其收藏,胆木逆行,相火上炎,肺金被克,故目痛而鼻干。胆木逆行,而贼胃土,胃气壅遏,不能容受,故呕吐而泄利,缘经邪郁迫其腑气故也。”

三、心脾积热论

《推拿抉微·第四集·治疗法·鼻病证治》:“鼻干者,心脾有热,上蒸于肺,故津液枯竭而干。”

四、肺气壅塞论

《圣济总录·卷第一百一十六·鼻门·鼻痛》:“论曰:九窍气所通也,或塞之斯痛矣。况鼻之为窍,肺气所恃以出纳,若肺受风邪,与正气相搏,热气加之,不得宣通,则为出纳者窒矣,其窍既窒,而气之鼓作无已,所以干燥而痛也。”

《证治准绳·杂病第八册·七窍门下·鼻痛》:“气道壅塞故痛,内服人参顺气散,外敷白芷散。风冷搏于肺脏,上攻于鼻,则令鼻痛,没药散。肺受风,面色枯白,颊时赤,皮肤干燥,鼻塞干痛,此为虚风,白藓皮汤。”

五、外感邪气论

《难经正义·卷四·五十八难》:“皮寒热者,皮不可近席,毛发焦,鼻槁,不得汗……皮寒热者,言寒热在皮,邪之中人最浅者。肺主皮毛,开窍于鼻,故邪在皮毛,则皮不能着物,毛发焦干,而鼻枯槁不泽也。不得汗,营卫不和也。”

《望诊遵经·卷下·诊鼻形容条目》:“鼻槁腊不得汗,毛发焦,皮不可近席者,皮寒热也。”

六、劳蒸论

《普济方·卷二百三十五·劳瘵门·总论》:“所谓劳蒸者,二十四种随证皆可考寻……大腹隐痛,右鼻干痛,其蒸在大肠。”

【辨病证】

一、辨症候

1. 辨外感

(1) 风热邪

《医门补要·附载·采集先哲察生死秘法·

目部》："目暗鼻燥者，热邪。"

《张氏医通·卷八·七窍门下·鼻》："鼻痛，风火郁于上则痛。"

《古本难经阐注·正文》："寒热之病，候之如何也。然，皮寒热者，皮不可近席，毛发焦，鼻槁，不得汗。肌寒热者，皮肤痛，唇舌齿槁，无汗，骨发寒热者，病无所安，汗注不休，齿本槁痛。"

（2）燥邪

《望诊遵经·卷下·诊鼻形容条目》："鼻干喘促气逆者，气燕也。鼻孔干者，肺枯也。"

《医方集解·润燥之剂第十三》："《经》曰：诸涩枯涸，干劲皴揭，皆属于燥。乃肺与大肠阳明燥金之气也。金为生水之源，寒水生化之源绝，不能溉灌周身、荣养百骸，故枯槁而无润泽也。或因汗下亡津，或因房劳虚竭，或因服饵金石，或因浓酒厚味，皆能助狂火而损真阴也。燥在外则皮肤皴揭，在内则津少烦渴，在上则咽焦鼻干，在下则肠枯便秘，在手足则痿弱无力，在脉则细涩而微，皆阴血为火热所伤也。"

《冯氏锦囊秘录·痘疹全集卷二十四(看法诸验)·验鼻》："鼻干黑燥者，火刑于金，金体本燥，得愈甚也。鼻衄者，阳明热极，血得热而妄行，上溢于脑，故衄出于鼻也。"

《疡医大全·卷十二·颧脸部·鼻疳门主论》："更有金不生水，则六阳虚火上升，而成鼻干者。"

2. 辨内伤

《太平圣惠方·卷第三十七·治鼻干无涕诸方》："夫鼻干无涕者，由脏腑壅滞，内有积热，攻于上焦之所致也。凡肺气通于鼻，主于涕，若其脏挟于风热，则津液不通，皮毛枯燥，两颊时赤，头痛鼻干。故令无涕也。"

《圣济总录·卷第一百八十·小儿脑热鼻干无涕》："论曰：肺气通于鼻，鼻上通于脑。脑髓下渗而为涕，故涕为肺之液，而其出从鼻，小儿肺脏壅滞，内有积热，上攻于脑，津液内涸，故令鼻干无涕也。"

《圣济总录·卷第一百一十六·鼻门·鼻痛》："论曰：九窍气所通也，或塞之斯痛矣，况鼻之为窍，肺气所恃以出纳，若肺受风邪，与正气相搏，热气加之，不得宣通，则为出纳者窒矣，其窍既窒，而气之鼓作无已，所以干燥而痛也。"

《推拿抉微·第四集·治疗法·鼻病证治》："鼻干者，心脾有热，上蒸于肺，故津液枯竭而干。"

二、辨经络

1. 阳明经鼻槁

《经络全书·前编·分野·十八、〔鼻〕》："《素问》曰：伤寒二日，阳明受之。阳明主肉，其脉挟鼻，故鼻干不得卧。又曰：运气阳明所至为鼽嚏。注：鼽，鼻窒也。嚏，喷涕也。"

《经络考·营卫·鼻》："頞中，属足阳明胃经、督脉之会。鼻，属手大阴肺经(《素问》：西方白色，入通于肺，开窍于鼻)，又属手足阳明、督脉之会(《素问》曰：伤寒二曰，阳明受之，阳明主肉，其脉夹鼻)。故鼻干不得卧(侠鼻孔两旁五分，名迎香穴属手、足阳明之会)。"

《望诊遵经·卷下·诊鼻形容条目》："伤寒鼻干燥者，阳明病将衄血也。阳明病，脉浮发热，口干鼻燥。能食者，衄证也。伤寒脉浮，鼻中燥者，必衄血也。"

《张卿子伤寒论·卷五·辨阳明病脉证并治第八·猪苓汤方第七十五》："阳明中风，脉弦、浮大而短气，腹都满，胁下及心痛，又按之气不通，鼻干、不得汗，嗜卧，一身及面目悉黄，小便难，有潮热，时时哕，耳前后肿，刺之小瘥，外不解。病过十日，脉续浮者，与小柴胡汤，脉但浮无余证者，与麻黄汤。若不尿，腹满加哕者，不治。"

2. 太阳阳明合病鼻槁

《普济本事方·卷第九·伤寒时疫(下)·麻黄汤》："有人病伤寒脉浮而长，喘而胸满，身热头痛，腰脊强，鼻干不得卧。予曰：太阳阳明合病证。"

3. 三阳合病鼻槁

《伤寒悬解·卷七·阳明经下篇·柴胡麻黄证三十》："阳明病，脉弦浮大弦，为少阳浮，为太阳大，为阳明脉，是以三阳合病，而气短腹都满，则太阴证。少阳之脉，自胃口而布胁，肋胆胃郁遏，故胁下及心作痛，经气痞塞，故久按之，而气不通，表寒外束，相火郁升而刑肺金，故鼻干不得汗(肺窍于鼻)。"

三、辨脏腑

《四圣悬枢·卷二疫病解第二·阳明经证·

目痛鼻干呕吐泄利》:“三阳之经,阳明为盛,足阳明从燥金化气,太阳表邪不解,经热内传,火性就燥,必入阳明。阴盛于里而阳盛于表,腑燥未作,经燥先动。‘热论’:二日阳明受之,其脉挟鼻络于目,故身热目痛而鼻干,不得卧,是皆经络燥热之证也。阳明主降,戊土右降,则金水收藏,相火归根,故上焦清空而善容。阳明不降,金水失其收藏,胆木逆行,相火上炎,肺金被克,故目痛而鼻干。胆木逆行,而贼胃土,胃气壅遏,不能容受,故呕吐而泄利,缘经邪郁迫其腑气故也。”

四、辨脉象

《普济本事方·卷第九·伤寒时疫(下)·麻黄汤》:“有人病伤寒脉浮而长,喘而胸满,身热头痛,腰脊强,鼻干不得卧。予曰:太阳阳明合病证。”

【论治法】

据历代文献记载,鼻槁多由脏腑壅滞,肺腑热极闭塞不通,火热上攻所致。治疗上多以清泻肺脏火热为法,火热消,肺气通,津液复,则鼻槁除。

《张氏医通·卷八·七窍门下·鼻》:“鼻痛,风火郁于上则痛。初宜升麻、葛根、葱白、白芷散之。有气道壅塞而痛,宜川芎、葛根、甘草、苦梗、山栀、薄荷、姜、枣、葱白。痛久服药不应,时痛剧,时向安,或兼两颧紫赤,此为湿热瘀滞,宜犀角、玄参、连翘、山栀、丹皮、赤芍、生甘草之类。肺受风,面枯色,颊时赤,皮肤干燥,鼻塞干痛,此为虚风,白鲜皮、麦冬、茯苓、杏仁、桑皮、白芷、细辛、石膏煎服。卒食物从鼻中缩入,脑中介介痛不出,以牛脂或羊脂,如指大,纳鼻中,以鼻吸取脂入,须臾脂消,则物随脂俱出也。”

《麻科活人全书·卷之三·鼻通多涕鼻干无涕第五十六》:“始终多涕本为吉,鼻干无涕肺腑热,其间形症有数般,叮咛良工细认识……至于鼻干无涕,必须鼻孔之内,绝无物塞,而鼻干燥,方是真候,此乃肺腑热极闭塞而不通也。初热未出之时见之,其症必重,以清肺饮去陈皮、五味子、桔梗、甘草,合清扬饮子除甘草、淡竹叶,加石膏、黄芩,更量加蜜酒炒麻黄,以解表而疏通肺气;或以聂氏第二清肺饮,去柴胡、陈皮、僵蚕、桔梗、归尾、淡竹叶,合苏葛汤去柴胡、赤芍、甘草,加枳壳治之。若已出大热,致鼻干无涕者,此症亦重,宜以全书除热清肺汤加黄连、地骨皮、连翘、牛蒡子、枳壳、治之;或暂有而暂无涕者,虽重亦可救,以杏仁清肺汤去桔梗、甘草,加黄芩治之。又有先无涕,其后热退鼻通有涕者,又有因热甚,鼻外被塞,干结似无涕者,以利金汤去桔梗、甘草、生姜、陈皮,加牛蒡子、黄芩、赤茯苓、连翘治之,或更加桑白皮、杏仁治之。以上数症,总皆要气血通畅,虽凶可救,医家须宜详察施治。”

《原瘖要论·论鼻涕鼻衄鼻扇》:“若无涕鼻干,肺腑火热,闭塞毛窍不通,初出未出时,得此必重。又有内为热甚外为鼻眵所结,至于无涕,云其眵结而涕自见,是肺气通。虽重可救。如真有鼻干无涕,此症甚危,亦轻没后,治宜详审。若下药得喷嚏,肺气得解而通也。”

《麻疹备要方论·分论麻疹始终杂症·鼻症》:“鼻为肺窍,肺气清则疹易出。若鼻干无涕,脏腑热极,塞而不通,前后见之,皆为重症,或暂涕暂无,或先无涕,热退清涕即来。或因热鼻眵干结,似无涕者,此皆热毒闭塞,速为清热解毒,得嚏涕鼻通,毒即解矣。若毒火上冲,肺气载血上行,则为鼻衄。然衄中有发散之义,以毒从衄解,不须止,但不可太过,过则血脱而阴亡也。如衄甚者,外用发灰散吹入鼻中,内服犀角地黄汤,其血可止。又有鼻扇者,肺将绝也,一见喘满痰鸣,便不能治,若咽清不喘,精神如故,治以润肺清痰,庶危者犹可望其生也。”

【论用方】

一、常用治鼻槁方论

1. 论麻桂青龙汤

《医门棒喝·卷之二·麻桂青龙汤解》:“盖风未始不伤营,寒亦何尝不伤卫。良以寒为阴邪,性凝敛,而卫阳被窒,故腠理闭而无汗,岂不伤卫乎。风为阳邪,性疏泄,而营阴被扰,故津泄而汗出,岂不伤营乎。况寒必挟风,寒多,则风从寒之凝敛而无汗;风必挟寒,风多,则寒从风之疏泄而汗出。故仲景常以伤寒中风,互辞表义。而有青龙麻桂各半等汤,则必辨析脉证,以期药病相当而已。即如《论》中云:阳明病,脉浮。无汗而喘者,发汗则愈,宜麻黄汤。又曰:阳明中风,脉弦浮大,而短气，腹都满，胁下及心痛，久按之气不通，鼻干，不得汗，嗜卧，一身及面目悉黄，小便难，有潮热，耳前后肿。刺之小差，外不解。病过十日，脉续浮者，与小柴胡汤；脉但浮无余证者，与麻黄汤。"

2. 论升麻葛根汤

《成方切用·卷三上·表散门·升麻葛根汤》："（钱仲阳）治阳明伤寒中风，头疼身痛，发热恶寒，无汗口渴，目痛鼻干，不得卧；及阳明发斑，欲出不出，寒暄不时，人多疾疫。（三阳皆有头痛，故头痛属表。六经皆有身痛。在阳经，则烦痛拘急。风寒在表，故发热恶寒。寒外束，故无汗。热入里，故口渴。阳明脉络鼻，侠目，故目痛鼻干。阳明属胃，胃受邪，故不安卧。此其受邪之初，犹未及乎狂也。阳邪入胃，里实表虚，故发斑。细如蚊点为疹，大若锦纹为斑）"

《时方歌括·卷上·补可扶弱·升麻葛根汤》："治阳明表热下利，兼治痘疹初发。钱氏升麻葛根汤，芍药甘草合成方（升麻三钱，葛根、芍药各二钱，炙草一钱），阳明发热兼头痛（及目痛鼻干、不得卧等症），下利生斑疹痘良。新订症同太阳，而目痛鼻干不眠称阳明者，是阳明自病，而非太阳转属也。此方仿仲景葛根汤，恶姜桂之辛热，大枣之甘壅而去之，以升麻代麻黄，便是阳明表剂，与太阳表剂迥别。葛根甘凉，生津去实，挟升麻，可以托散本经自病之肌热，并可以升提与太阳合病之自利也。然阳明下利，即是胃实谵语之兆，故以芍药之苦甘，合用以养津液，津液不干，则胃不实矣。至于疹痘，自里达表内外皆热之症，初起亦须凉解。"

3. 论栀子豉汤

《删补名医方论·卷七·删补名医方论》："［集注］柯琴曰：太阳以心腹为里，阳明以心腹为表。盖阳明之里是胃实，不特发热恶热、目痛鼻干、汗出身重谓之表。一切虚烦虚热，咽燥口苦舌苔，腹满烦躁不得卧，消渴而小便不利，凡在胃之外者，悉是阳明之表也。仲景制汗剂，是开太阳表邪之出路，制吐剂是引阳明表邪之出路。所以太阳之表宜汗不宜吐，阳明之表当吐不当汗。太阳当汗而反吐之，便见自汗出不恶寒，饥不能食，朝食暮吐，欲食冷食，不欲近衣等证，此太阳转属阳明之表法，当栀子豉汤吐之。阳明当吐而不吐，反行汗下，温针等法，以致心中愦愦，怵惕懊侬，烦躁舌苔等证，然仍在阳明之表，仍当栀子豉汤主之。栀子苦能涌泄，寒能胜热，其形象心，又赤色通心，故主治心中上、下一切证。豆形象肾，又黑色入肾，制而为豉，轻浮上行，能使心腹之浊邪上出于口，一吐而心腹得舒，表里之烦热悉解矣。所以然者，急除胃外之热，不致胃家之实，即此栀豉汤为阳明解表之圣剂矣。热伤气者少气，加甘草以益气。虚热相抟者多呕，加生姜以散邪。"

4. 论三黄石膏汤

《重订广温热论·第二卷·验方》："此方从王氏《类方准绳》录出；若《外台秘要》方，无元参、知母、甘草三味，有淡豆豉三钱，麻黄五分；一专清里，一表里解双，功用不同。顾松园于秘要方去麻黄，加知母五钱，生甘草八分，苏薄荷钱半，名加减三黄石膏汤；专治热病壮热无汗，烦躁，鼻干面红，目赤唇焦，舌干齿燥，大渴饮水，狂叫欲走等症，投之辄效。杨玉衡于《秘要》方中去麻黄，加酒炒白僵蚕三钱，蝉衣十只，苏薄荷二钱，知母二钱，名增损三黄石膏汤；云此方内外分消其势，热郁腠理，先见表证为尤宜。专治温病主方。表里三焦大热，五心烦热，两目如火，鼻干面赤，舌黄唇焦，身如涂朱，燥渴引饮，神昏谵语，服之皆愈。"

二、治鼻槁通用方

1. 吹鼻散（《太平圣惠方·卷第三十七·治鼻干无涕诸方》）

治鼻干无涕。

龙脑（半钱）　马牙硝（一钱）　瓜蒂（十四枚，为末）

上件药，一处细研。每用一豆大，吹入鼻中瘥。

2. 没药散（《圣济总录·卷第一百一十六·鼻门·鼻痛》）

治鼻痛。

没药（研，一分）　乌蛇（酒浸，去皮骨，炙，半两）　干蝎（去土，炒）　天南星（炮）　雄黄（别研）　当归（切，焙）　白附子（炮）　丹砂（别研）　牛黄（别研）　胡黄连　白芷　麝香（别研）　丁香（炒）　甘草（炙）　桂（去粗皮，各一分）

上一十五味，除别研外，捣罗为散，再同研匀。每服半钱匕，温酒调下，早晚食后服。

3. 油涂方(《圣济总录·卷第一百一十六·鼻门·鼻痛》)

治鼻塞干痛。

生油(一盏)

上一味,常以鸡羽扫涂鼻中,酥亦得。

4. 人参清膈散(《仁术便览·卷四·痖疹》)

治痘疮已靥,身热鼻干,涕唾稠黏,大便如常,小便黄赤,咳嗽亦治。

人参　柴胡　当归　芍药　知母　桑白皮　白术　黄芪　紫菀　地骨皮　茯苓　甘草　桔梗　石膏(各二两)　黄芩(五钱)

每服三钱,姜三钱,水煎服。

5. 治鼻槁验方

1)《圣济总录·卷第一百一十六·鼻门·鼻痛》

治鼻塞疼痛,脑闷。

苦葫芦子(碎)

上一味,以醇酒半升浸之,夏一日,冬七日。少少内鼻中。

2)《张氏医通·卷八·七窍门下·鼻》

治鼻干无涕。

犀角　黄芪　木通　杏仁　麦冬　炙甘草　升麻　葛根　桑皮　石膏　朱砂

积热,加牙硝、大黄。

3)《春脚集·卷之二·鼻部》

治鼻干无涕。

苍耳子　桑白皮　元参　菊花　薄荷　川芎　丝瓜根(各等分)

水煎服。

三、治风热肺热脑热鼻槁方

1. 升麻散(《鸡峰普济方·卷第三·伤寒中暑附》)

治风温疫疠,头疼体痛,壮热恶风,口鼻干燥,眠卧不稳,目眩项强,及小儿风温,疮疹已发未发。

升麻　葛根　白芍药　甘草

上等分,为粗末。每服二钱,水一盏煎至六分,去滓,温服不以时。

2. 木通散(《太平圣惠方·卷第三十七·治鼻干无涕诸方》)

治肺脏积热,两颊时赤,皮肤枯燥,鼻干无涕,头目多疼。

木通〔二(一)两,锉〕　麦门冬(一两半,去心)　赤茯苓(一两)　白前(一两)　石膏(二两)　桑根白皮(一两,锉)　犀角屑(半两)　杏仁(一两,汤浸去皮尖、双仁,麸炒微黄)　甘草(半两,炙微赤,锉)

上件药,捣筛为散。每服三钱,以水一中盏煎至六分,去滓,每于食后,温服。

3. 犀角散(《太平圣惠方·卷第三十七·治鼻干无涕诸方》)

治肺热,鼻干无涕,心神烦闷。

犀角屑(半两)　木通(半两,锉)　麦门冬(一两,去心,焙)　赤茯苓(半两)　川升麻(半两)　黄芪(半两,锉)　马牙硝(半两)　杏仁(半两,汤浸去皮尖、双仁,麸炒微黄)　朱砂(一分,细研)　龙脑(一钱,细研)　甘草(一分,炙微赤,锉)

上件药,捣罗为散。每于食后,以竹叶汤,调下一钱。

4. 天门冬散(《太平圣惠方·卷第八十九·治小儿脑热鼻无涕诸方》)

治小儿肺壅,脑热,鼻干无涕,大肠秘涩,眠卧心躁。

天门冬(半两,去心,焙)　桑根白皮(锉)　川升麻　枳壳(麸炒微黄,去瓤)　甘草(炙微赤,锉,以上各一分)　川大黄(半两,锉,微炒)

上件药,捣粗罗为散。每服一钱,以水一小盏煎至五分,去滓,不计时候,量儿大小,分减温服。

5. 射干散(《太平圣惠方·卷第八十九·治小儿脑热鼻无涕诸方》)

治小儿肺心壅热,鼻干无涕,咽喉不利,少欲乳食。

射干(半两)　川升麻(半两)　麦门冬(半两,去心,焙)　黄连(去须)　犀角屑　子芩　甘草(炙微赤,锉,以上各一分)　柴胡(半两,去苗)

上件药,捣粗罗为散。每服一钱,以水一小盏煎至五分,去滓,量儿大小,不计时候,加减温服。

6. 贴顶散(《太平圣惠方·卷第八十九·治小儿脑热鼻无涕诸方》)

治小儿脑热鼻干。

地胆草(半两)　芒硝〔一两(分)〕　地龙粪(半两)　黄柏(一分,锉)

上件药,捣细罗为散。以猪胆汁和,捏作饼子两枚，更互贴于囟门上。

7. 五参散（《圣济总录·卷第一百一十六·鼻门·鼻痛》）

治风热壅塞，鼻干痛，脑闷头重，不知香臭。

人参　沙参　丹参　玄参　苦参　山芋　茯神（去木，各一两半）　独活（去芦头）　细辛（去苗叶）　麻黄（去根节）　木通（锉）　羚羊角（镑）　防风（去叉）　白藓皮（各一两，一分）　山茱萸　甘菊花　芎䓖（各一两）

上一十七味，捣罗为散。每服三钱匕，米饮调下，早晚各一。

8. 升麻丸（《圣济总录·卷第一百八十·小儿脑热鼻干无涕》）

治小儿脑热鼻干无涕。

升麻　防风（去叉）　栀子仁（各半两）

上三味，捣罗为末，青羊脑髓和丸如麻子大。一二岁每服三丸，温熟水研化下，食后午时临卧各一，量儿大小加减。

9. 黄芩汤（《圣济总录·卷第一百八十·小儿脑热鼻干无涕》）

治小儿脑热鼻干燥，常闭目。

黄芩（去黑心）　青葙子　大黄（锉，炒，各半两）　蜀漆　甘草（炙，各一两）

上五味，粗捣筛。五六岁儿每服一钱匕，水一盏煎至五分，去滓放温，食后日二服，量大小加减。

10. 茯神汤（《圣济总录·卷第一百八十·小儿脑热鼻干无涕》）

治小儿脑热，鼻干无涕。

茯神（去木）　栝蒌根　麦门冬（去心，各一两）　黄芪（锉，一两半）　生干地黄（洗，焙，三两）　酸枣仁（炒，半两）　羌活（去芦头）　葛根（锉）　羚羊角（镑，各一分）

上九味，粗捣筛。每服一钱匕，水七分，浸药良久，煎至四分，去滓放温服，日三，食后良久。

11. 藁本汤（《圣济总录·卷第一百八十·小儿脑热鼻干无涕》）

治小儿脑热，鼻干无涕。

藁本（去苗、土，锉，一分）　羚羊角（镑）　防风（去叉，各一两）　芎䓖　菊花（去萼，熓）　细辛（去苗叶）　白术　人参　柴胡（去苗）　白蒺藜（微炒）　山栀子仁　白茯苓（去黑皮，各半两）　甘草（炙）　黄芩（去黑心，各一分）

上一十四味，粗捣筛。每服一钱匕，水七分，入青竹叶五片，同煎至四分，去滓澄清，放温细呷，食后，日再。

12. 柴胡煎（《圣济总录·卷第一百八十·小儿脑热鼻干无涕》）

治小儿脑热肺壅，鼻干无涕，喘息不得。

柴胡（去苗）　麻黄（去根节，汤煮掠去沫）　甘草（炙）　木通（锉）　紫菀（去苗、土）　五味子　大青　干百合（各一两半）　款冬花　蓝叶　人参　赤茯苓（去黑皮，各三分）　大黄（锉，炒，半两）　酥（一斤）　蜜（炼熟，去白沫，一斤）

上一十五味，除酥蜜外，细锉，水七升慢火煎至三升，去滓入酥蜜，同熬成煎，瓷器盛。五六岁儿食后温熟水调下一钱匕，日三。看病轻重，量大小加减。

13. 大黄汤（《圣济总录·卷第一百八十·小儿脑热鼻干无涕》）

治小儿脑热，鼻干无涕。

大黄（锉，炒）　柴胡（去苗）　防风（去叉）　甘草（炙，各一分）

上四味，粗捣筛。每服一钱匕，水七分煎至三分，去滓放温，食后临卧各一服，量儿大小加减。

14. 白矾涂方（《圣济总录·卷第一百八十·小儿脑热鼻干无涕》）

治小儿脑热鼻干。

白矾（生末）　黄米粉（各一两）

上二味，每用一钱匕，清水半合，调如泥，涂脑上，日三。

15. 韭根汁方（《圣济总录·卷第一百八十·小儿脑热鼻干无涕》）

治小儿鼻干身热。

韭根

上一味，捣取汁澄清，两鼻孔各滴如黑豆许，勿多，多则有毒。

16. 犀角升麻散（《幼幼新书·卷第三十三·鼻干无涕第二十三》）

治脑热、肺壅鼻干病。

犀角（末，一两）　川升麻　马牙硝　黄连（各半两）

以上捣罗为细末，次用：

朱砂（细研，水飞，半两）　牛黄　龙脑（各一分，细研）

上件药捣，罗为细末。每服半钱，温蜜汤调下，乳食后。

17. 通用五蒸汤（《医方集宜·卷之四诸虚门·治法》）

人参　知母　黄芩　生地黄　甘草　干葛　石膏　茯苓　竹叶　糯米

肺蒸鼻干加麦门冬、天门冬、乌梅、紫菀。

18. 清膈散（《普济方·卷三百八十一·婴孩诸疳门·鼻疳》）

治肺疳即气疳，由乳哺不调，壅热伤肺。肺主气通于鼻，风湿之气乘虚客于皮毛，入于血脉，故鼻下两傍疮湿痒烂，是名䘌。其疮痛汁所流处，却又成疮。外证咳嗽喘逆，壮热恶寒，故肤粟生。鼻干流涕，咽喉不利，颐烂唾红，气胀毛焦，泄痢频并，多啼揉鼻，咬甲寒热，一方有生干地黄。

桑白皮（五钱，炒研用）　紫苏　黄芩　当归　前胡　连翘　防风　桔梗　天门冬（去心）　赤茯苓　甘草（炙，各二钱半）

上锉散。每服二钱，水一盏煎，温服，不拘时候。

19. 桑根白皮散（《普济方·卷五十七·鼻门·鼻干》）

治肺脏积热，皮肤干燥，鼻痛无涕，头痛心闷。

桑根白皮（锉）　木通（锉）　川大黄（锉碎，微炒）　甘草〔炙微赤，锉，以上各一（二）两〕　川升麻（一两半）　石膏（三两）　葛根（三两，锉）

上为散。每服三钱，水一中盏煎至六分，去滓，食后温服。

20. 吹鼻散（《普济方·卷五十七·鼻门·鼻干》）

治鼻干无涕。

龙脑（半钱）　马牙硝（一钱）　瓜蒂（十四枚，为末）

上同细研。每用一绿豆大，吹入鼻中。

21. 牛黄犀角丸（《幼科类萃·卷之二十六耳目口鼻门·治鼻病之剂》）

治小儿肺壅鼻干。

牛黄（半钱）　犀角末　川芎　升麻　细辛　麻黄　甘草（炙，各一钱半）　朱砂　龙脑（各半钱）　麝香（一半）

上为极细末，炼白蜜丸如芡实大。用荆芥煎汤，研化服。

22. 麦门冬丸（《证治准绳·幼科卷之九·肺脏部·鼻》）

治小儿心肺壅热，脑干无涕，时有烦躁。

麦门冬（去心，焙，一两）　龙脑（细研，半分）　甘草（炙）　牛黄（研入，各一分）　黄连　赤茯苓　犀角屑　粉霜　朱砂　马牙硝（各研）　生干地黄　子芩（各半两）

上件药捣，罗为末，入研了药，都研令匀。每服半钱，以温蜜汤调下。

23. 三黄石青汤（《删补名医方论·卷四》）

治伤寒阳证，表里大热而不得汗，或已经汗、下，过经不解，六脉洪数，面赤鼻干，舌燥大渴，烦躁不眠，谵语鼻衄，发黄、发疹、发斑。以上诸证，凡表实无汗，而未入里成实者，均宜主之。

石膏（两半）　黄芩　黄连　黄柏　麻黄（以上各七钱）　淡豆豉（二合）　栀子（三十个）

每服一两，加葱三根，水煎，热服。气实者倍服。

24. 茵陈蒿汤（《方症会要·卷四·黄疸·黄疸主方》）

治身热，鼻干，汗出，阳气上奔，小便赤涩，湿热发黄。

茵陈（一两）　栀子（三钱）　大黄（三钱五分）

25. 治风热肺热脑热鼻槁方验方

1）《育婴家秘·卷之四·治鼻》

鼻干者，肺热也。

凉膈散，加桑白皮（蜜水炒）、木通。

2）《鲟溪秘传简验方·鲟溪外治方选卷上·鼻门》

小儿鼻干无涕，脑热也。

黄米粉　生矾末（各一两）

每以一钱，贴囟上，日再易。

四、治阳明病鼻痛方

1. 柴葛解肌汤（《伤寒直指·卷十四·交通方·变通葛根汤》）

阳明经证，目痛鼻干不眠，身热微，恶寒，头微痛，脉微洪。

葛根　柴胡　羌活　黄芩　芍药（无汗去之，有汗倍用）　桔梗　甘草（炙）　姜（三片）　葱白（两个）

冬月无汗，恶寒甚者，去黄芩加麻黄，夏、秋加苏叶。

2. 大承气汤（《三因极一病证方论·卷之四·伤寒证治》）

治阳明伤寒，脉长身热，不恶寒，目疼鼻干，不得卧，腹满，咽干渴，大便硬，谵语；或汗后脉沉实；或下利，心下坚；或已经下，其脉按之浮沉尚有力者。

大黄（酒洗，半两） 芒硝（一分，别研入） 厚朴（姜制，一两） 枳实（一分，锉，炒去瓤）

上为粗末。每服五钱，水二盏煎八分，去滓，入硝再煎服。

3. 柴葛汤（《医方集宜·卷之二·伤寒门·治方》）

治身热，目疼，鼻干，不眠，烦渴，面赤阳明症。

柴胡 黄芩 半夏 甘草 人参 升麻 芍药 干葛

姜三片，枣一枚，煎服。

4. 升麻葛根汤（《医方考·卷一·伤寒门第二》）

伤寒，目痛鼻干，不眠，无汗，恶寒发热者，阳明经证也，此方主之。

升麻 葛根 芍药（炒） 甘草（等分）

足阳明之脉，抵目挟鼻，故目痛鼻干。其不能眠者，阳明之经属于胃，胃受邪则不能安卧，此其受邪之初，犹未及乎狂也。无汗、恶寒、发热者，表有寒邪也。药之为性，辛者可使达表，轻者可使去实。升麻、葛根，辛轻者也，故用之达表而去实。寒邪之伤人也，气血为之壅滞，佐以芍药，用和血也。佐以甘草，用调气也。

5. 白虎汤（《仁术便览·卷一·伤寒》）

治阳明经病，发热目痛，鼻干颊赤，或大汗后表证已解，或吐下后邪气未除，余热在里，心胸烦渴，甚欲饮水，一日内三四服。

石膏（四钱） 知母（一钱） 甘草（五分） 粳米（三十余粒）

上水一盏半煎，咳呕加陈皮、半夏，烦渴不已，加人参。发汗不解，脉浮者，加羌活、苍术各一钱二分。

6. 五蒸汤（《慎柔五书·卷四·痨瘵第四·劳病主治汤方门》）

治骨蒸。

人参 黄芩 知母 地黄 葛根 煅石膏 粳米 麦冬 甘草

口鼻干燥，腹胀自汗，睡卧不安，其蒸在胃。又症舌下痛，加石膏、粳米、大黄、芒硝、干葛。上气喘促，鼻干，身热不安，其蒸在气，加人参、黄芩、栀子。

7. 栀子豉汤（《删补名医方论·卷七·删补名医方论》）

治阳明病，脉浮而紧，咽燥口苦，腹满而喘，发热汗出，不恶寒、反恶热，身重烦躁，心中愦愦，怵惕懊侬，目疼鼻干，不得卧。

栀子（擘，十四枚） 香豉（绵裹，四合）

上二味，以水四升，先煮栀子，得二升半；内豉，煮取一升半，去滓，分二服，温进一服，得吐止后服。

8. 升麻汤（《伤寒论辩证广注·卷之六·附昔贤治阳明病方论变法》引《活人》）

治伤寒中风，头痛，憎寒壮热，肢体痛发热畏寒，鼻干不得睡，兼治寒暄不时，人多疾疫，乍暖，脱著衣巾，及暴热之次，忽变阴寒，身体疼痛头重如石者。

升麻 白芍药 甘草（炙） 干葛（各等分）

上锉如麻豆大。每服五钱，以水一盏半煎至八分，去滓。若大假寒，即热服。若热，即温服。服药已身凉，止药。

9. 素雪丹（《四圣悬枢·卷一温病解第一·阳明经证·目痛鼻干》）

治二日阳明温病，身热目痛，鼻干不卧，胸燥口渴者。

浮萍（三钱） 石膏（三钱） 元参（三钱） 葛根（三钱） 甘草（二钱，炙） 丹皮（三钱） 芍药（三钱） 生姜（三钱，切） 麦冬（三钱）

流水六杯，粳米半杯煎大半杯，去渣，热服，覆衣，饮热稀粥，取少汗。呕者，加半夏三钱。

10. 浮萍葛根汤（《四圣悬枢·卷二疫病解第二·阳明经证·目痛鼻干呕吐泄利》）

治温疫阳明经证，目痛鼻干，烦热不卧者。

浮萍（三钱） 葛根（三钱） 石膏（三钱） 元参（三钱） 甘草（三钱） 生姜（三钱）

流水煎大半杯，热服。

11. 青萍葛根汤（《四圣悬枢·卷四疹病解第四·阳明经证·鼻干口燥呕吐泄利》）

治阳明经疹病，口燥鼻干，烦热不眠者。

浮萍(三钱)　葛根(三钱)　石膏(二钱)　元参(一钱)　甘草(一钱)　生姜(二钱)

流水煎半杯，热服。

12. 当归承气汤(《退思集类方歌注·承气汤类》)

治里热火郁，或皮肤干燥，或咽燥鼻干，或便溺秘结，或瘀血发狂。

当归　大黄(各一两)　甘草(半两)　芒硝(九钱)

姜、枣煎。

五、治肺风气壅鼻干痛方

1. 桑白皮汤(《圣济总录·卷第一百一十六·鼻门·鼻痛》)

治肺壅气促，四肢酸疼，鼻塞及痛。

桑根白皮(切)　升麻　甘草(炙)　秦艽(去苗、土)　大黄(锉，炒，各一两半)　石膏(碎)　葛根(各三两)

上七味，粗捣筛。每服五钱匕，水一盏半，入竹沥一合，煎至一盏去滓，早晚食后临卧温服。

2. 白鲜皮汤(《圣济总录·卷第一百一十六·鼻门·鼻痛》)

治肺受风，面色枯白，颊时赤，皮肤干燥，鼻塞干痛，此为虚风。

白鲜皮　麦门冬(去心，焙)　白茯苓(去黑皮)　白芷(各一两半)　桑根白皮(切)　石膏(碎，各二两)　细辛(去苗叶)　杏仁(去皮尖、双仁，炒研，各一两半)

上八味，粗捣筛。每服三钱匕，水三盏，煮大豆三合，取汁一盏，去豆下药，煎取七分，去滓，早晚食后临卧温服。

3. 秦艽汤(《圣济总录·卷第一百一十六·鼻门·鼻痛》)

治因高声呼吸冷风，或因哀哭伤气，或饮食热气所冲，皆致伤肺，使气喘促，皮肤风痒，四肢酸疼，鼻塞干痛。

秦艽(去苗、土)　石膏(碎)　桑根白皮(锉)　甘草(炙)　升麻　大黄(锉，炒，各一两)　枳壳(去瓤麸炒)　葛根(各三分)

上八味，粗捣筛。每服三钱匕，水一盏，入淡竹沥半合，煎至七分，去滓温服。

4. 羚羊角汤(《圣济总录·卷第一百一十六·鼻门·鼻痛》)

治肺风面色干白，鼻燥塞痛。

羚羊角(镑)　桂(去粗皮)　白茯苓(去黑皮)　细辛(去苗叶)　杏仁(去皮尖、双仁，炒研)　麻黄(去根节)　防风(去叉)　防己　麦门冬(去心，焙，各一两)

上九味，粗捣筛。每服三钱匕，以水一盏煎至七分，去滓温服。

六、治瘟毒热疟鼻干方

1. 三黄石膏汤(《医方考·卷一·瘟疫门第六》)

治瘟毒表里俱盛，五心烦热，两目如火，鼻干面赤，大渴舌燥者。

石膏(一两五钱，生用)　黄芩(炒)　黄连(炒)　黄柏(各五钱)　山栀(三十枚，炒黑)　麻黄(去节)　淡豉(各二两)

寒毒藏于肌肤，至夏变为热病；热病未除，更遇温热，名曰瘟毒。热病之最重者，寒能制热，故用石膏；苦能下热，故用芩、连、栀、柏；佐以麻黄、淡豉之发散者，以温热至深，表里俱实，降之则郁，扬之则越，郁则温热犹存，兼之以发扬，则炎炎之势皆烬矣。此内外分消其势，兵之分击者也。

2. 白芷汤(《医方考·卷二·疟门第十》)

疟发时，目痛，鼻干，口渴，自汗，不得眠，脉长，有热无寒，或热多寒少者，名曰热疟，此方主之。

白芷(二钱)　知母　石膏(各五钱)

此条皆阳明证也，以其有热而无寒，或热多而寒少，故《机要》名为热疟。白芷所以解阳明之经，石膏所以清阳明之腑，知母所以养阳明之阴。虚者宜加人参，质实便燥者，此方不足与也，宜下之，用伤寒门大柴胡汤，后以本方调之。

七、治太阳阳明合病鼻干方

1. 羌活汤(《伤寒直指·卷十四·交通方·变通葛根汤》)

羌活(三钱)　葛根　前胡(各二钱)　杏仁(九粒)　甘草(炙，八分)　姜(三片)　枣(二枚)

深秋冬月，加紫苏、葱白。冬月即病，服此不汗，加麻黄一钱，姜七片，若遍身疼，头痛不解，兼口渴鼻干，目疼不卧，即太阳阳明证，加石膏、知母大剂服。

2. 葛根汤（《医学纲目·卷之三十·伤寒部·太阳病》）

治太阳与阳明合病，必下利，其症头痛腰疼，身热鼻干，脉浮大而长。

葛根（四两）　麻黄　生姜（各三两）　桂枝　芍药　甘草（各二两）　大枣（十二枚）

上㕮咀。每服五钱，去渣温服，覆取微汗为度。

3. 柴葛解肌汤（《医方集解·发表之剂第二》）

治太阳阳明合病，头目眼眶痛，鼻干不眠，恶寒无汗，脉微洪。

柴胡　葛根　羌活　白芷　黄芩　芍药　桔梗　甘草

加姜，枣，石膏一钱煎服。无汗恶寒甚者，去黄芩；冬月加麻黄，春月少加；夏月加苏叶。

八、治肝郁血虚鼻干方

逍遥散（《何氏虚劳心传·选方》）

治郁怒伤肝，肝血虚少。寒热如疟，暮热朝凉，五心烦热，鼻燥咽干，头晕眼花，两目干涩。

柴胡　薄荷（各五钱）　白芍　当归　乳制白术　茯苓　甘草（各一钱）

九、治小儿疳虫鼻痛方

1. 五疳保童丸（《太平惠民和剂局方·卷之十·治小儿诸疾》）

治小儿五疳。心疳，其候浑身壮热，吐痢无常，颊赤面黄，胸膈烦满，鼻干心躁，口舌生疮，痢久不痊，多下脓血，有时盗汗，或乃虚惊……肾疳，其候肌肉消瘦，齿龈生疮，寒热时作，口鼻干燥，脑热如火，脚冷如冰，吐逆既增，乳食减少，泻痢频并，下部开张，肛门不收，疳疮痒痛。以上疾状，并皆治疗。

黄连（去须）　白鳝头（炙令焦黄，无即炒白芜荑充代）　草龙胆（去芦）　雄黄（研飞）　青橘皮（去瓤）　五倍子　夜明砂（微炒，各一两）　蟾头（一枚，炙令黄色）　苦楝根　天浆子（微炒）　胡黄连　麝香　青黛（研）　熊胆（研）　芦荟（研，各一两）

上为细末，都研令匀，用糯米饭和丸如麻子大。每服一岁儿一丸，不计时候，温米饮下，日进三服尤妙。一方有蜗牛（微炒）一分。

2. 熊胆丸（《太平惠民和剂局方·卷之十·治小儿诸疾》）

杀疳退惊。治壮热昏愦，呕吐痰涎，颊赤面黄，鼻干目涩，有时盗汗，或即虚惊，荏苒不除，乳食不进。

熊胆（研）　胡黄连（末，各二钱）　使君子（麸炒，为末）　天浆子（麸炒，各七个）　青黛（研，一钱）　寒食面（三钱）　麝香（研，一分）　细墨（烧淬，半钱）

上件一处同研匀，用白面糊和丸如黍米大。每服五丸至七丸，米饮下，不计时候。

3. 石胆散（《普济方·卷三百六十四·婴孩头眼耳鼻门·鼻疳疮》）

治鼻干病，疳虫上蚀于鼻，赤痒，及连唇生疮，赤烂。

石胆（一两）　头发（烧灰，细研）　莨菪子（半两，生用）　地龙（一分，洗净）

上为细末，入麝香一钱，同研匀。每用一字，贴于疮上。

4. 龙胆丸〔《古今医统大全·卷之八十九·幼幼汇集（中）·药方》〕

治小儿心疳，颊赤面黄，鼻干心燥，口内生疮，惊悸。

龙胆草　赤茯苓　川黄连　胡黄连　朱砂（二钱）　麝香（一字）

上为极细末，蒸饼泡为丸黍米大。每服二十丸，食远白汤下。

十、治小儿伤寒鼻衄方

1. 麦门冬散（《太平圣惠方·卷第八十四·治小儿伤寒鼻衄诸方》）

治小儿伤寒鼻衄，身热头痛呕逆。

麦门冬（三分，去心，焙）　石膏（一两）　寒水石（半两）　甘草（半两，炙微赤，锉）　桂心（半两）

上件药，捣粗罗为散。每服一钱，以水一小盏煎至五分，去滓，不计时候，量儿大小，以意加减温服。

2. 竹茹散(《太平圣惠方·卷第八十四·治小儿伤寒鼻衄诸方》)

治小儿伤寒鼻衄,烦热头痛。

苦竹茹(半两) 伏龙肝(一两) 石膏(一两) 甘草(半两,炙微赤,锉) 麦门冬(一两,去心,焙) 黄芩(半两)

上件药,捣粗罗为散。每服一钱。以水一小盏煎至五分,去滓,不计时候,温服。更量儿大小,加减服之。

3. 治小儿伤寒鼻衄验方(《太平圣惠方·卷第八十四·治小儿伤寒鼻衄诸方》)

治小儿伤寒壮热,鼻衄不止方。

生干地黄(二两)

上细锉,于银器中,以酒一中盏煎至七分,去滓,不计时候,分温三服。

生葛根汁

上用一小盏,分二服即止。

治小儿伤寒鼻衄,已经数日不止方。

生地黄汁(一小盏) 白蜜(一小盏) 蒲黄(一两)

上件药相和,微暖过。每服半小盏,量儿大小,分减频服。

治小儿伤寒,鼻衄经日,发歇不止方。

蒲黄(一两) 石榴花末(半两)

上件药相和令匀,不计时候,以新汲水调下半钱,更量儿大小,加减服之。

治小儿伤寒,鼻衄经数日不止。

上取乱发烧灰细研,频频吹少许于鼻中良。

十一、治鼻中生疮方

1. 升麻汤(《圣济总录·卷第一百一十六·鼻门·鼻中生疮》)

治鼻干痒生疮,干呕不下饮食。

升麻 桔梗(炒) 黄芩(去黑心) 犀角(细镑) 贝母(微炮,去心) 龙胆(各半两) 甘草(炙,一分)

上七味,粗捣筛。每服三钱匕,以水一盏煎至七分,去滓温服,不拘时候,日三。

2. 辛夷膏(《圣济总录·卷第一百一十六·鼻门·鼻中生疮》)

治鼻中生疮。

辛夷(一分) 白芷(半两) 藁本(去苗、土) 甘草 当归(去芦头,各三分)

上五味细锉,以清酒六合,羊髓十二两,银石器盛,火上煎三五沸,去滓倾入合中,澄凝,以大豆许,内鼻中,日夜各一。

3. 地黄煎(《圣济总录·卷第一百一十六·鼻门·鼻中生疮》)

治鼻生疮,痒痛不止。

生地黄汁(一合) 苦参(锉,一两) 酥(三合) 盐花(二钱,后入) 生姜汁(一合)

上五味,先以地黄生姜汁浸苦参一宿,以酥和于铜石器中煎,九上九下,候汁入酥尽,去滓倾入合中。每以少许,滴于疮上,诸风热疮亦佳,其盐花至半即下。

4. 栀子煎(《圣济总录·卷第一百一十六·鼻门·鼻中生疮》)

治肺气风热,鼻内生疮。

山栀子(去皮壳) 苦参 木通(各三两)

上三味细锉,以四两酥同煎令香,滤去滓,倾入合中。每以少许滴入鼻中。

5. 矾石煎(《圣济总录·卷第一百一十六·鼻门·鼻中生疮》)

治鼻中热气生疮,有脓臭,兼有虫,滴鼻。

矾石(一两,熬枯) 苦参 生地黄(洗令净研,绞取汁,三合)

上三味,粗捣二味为末,以地黄汁并水二盏,煎至三合,绵滤去滓,少少滴鼻中,三五度瘥。

6. 祀灶饭散(《圣济总录·卷第一百一十六·鼻门·鼻中生疮》)

治鼻中生疮,敷鼻。

祀灶饭(不限多少,烧为灰)

上一味细罗为散,以生油调,涂敷之。

7. 马绊绳散(《圣济总录·卷第一百一十六·鼻门·鼻中生疮》)

治鼻中生疮,敷鼻。

马绊绳(一条)

上一味烧为灰,研细罗,以少许糁敷疮上。

8. 黄柏饮(《圣济总录·卷第一百一十六·鼻门·鼻中生疮》)

治鼻中热气生疮,有脓臭兼有虫。

黄柏(二两,去粗皮)

上一味,以冷水浸一两日,绞取浓汁一盏服之。

9. 升麻汤(《普济方・卷五十七・鼻门・鼻中生疮》)

治鼻干痒生疮。干呕不下饮食。

升麻　桔梗(炒)　黄芩(去黑心)　犀角(细镑)　贝母(微焙,去心)　龙胆(各半两)　甘草(炙,一分)

上粗捣筛。每服三钱匕,以水一盏煎至七分,去滓,温服,不拘时候,日三。

【论用药】

治鼻槁常用药

1. 木通

《本草从新・卷五草部・木通》:"东垣曰:肺受热邪,津液气化之源绝,则寒水断流,膀胱受湿热癃闭约束,则小便不通,宜此治之。朱二允曰:火在上则口燥眼赤鼻干,在中则心烦呕哕浮肿,在下则淋秘足肿,必借此甘平之性,泻诸经之火,火退则小便自利,便利则诸经火邪皆从小便而下降矣。"

《本草求真・上编・卷四泻剂・木通》:"朱二允曰:火在上则口燥眼赤鼻干,在中则心烦呕哕,在下则淋闭足肿,木通藤细有孔,两头皆通。体轻质浮,味淡气渗,能泻君火,火退则小便自利。"

2. 升麻

《本草汇言・卷之一・草部・升麻》:"散表升阳之剂也(李东垣)。疗伤寒(计日文稿),解阳明在表(发热,头额痛,眼眶痛,鼻干,不得眠)之邪,辟瘟疫,吐蛊毒恶厉之气,发痘瘄于隐密之时,化斑毒于延绵之际。但味苦寒平,禀天地极清之体,故能效升散之用,所以风寒之邪,发热无汗,风热之邪,头风攻痛,并目疾肿赤,乳蛾喉胀,升麻并皆治之。"

3. 石膏

《汤液本草・卷之六・玉石部・石膏》:"太上云:石膏发汗。辛寒,入手太阴也。东垣云:微寒,足阳明也。又治三焦皮肤大热,手少阳也。仲景治伤寒阳明证,身热,目痛鼻干,不得卧。身已前,胃之经也;胸,胃肺之室。邪在阳明,肺受火制,故用辛寒以清肺,所以号为白虎汤也。鸡子为之使。恶莽草、马目毒公。"

《本草纲目・石部第九卷・金石之三・石膏》:"杲曰:石膏,足阳明药也。故仲景治伤寒阳明证,身热、目痛、鼻干、不得卧。身以前,胃之经也;胸前,肺之室也;邪在阳明,肺受火制,故用辛寒以清肺气,所以有白虎之名。又治三焦皮肤大热,入手少阳也。凡病脉数不退者,宜用之;胃弱者,不可用。"

《本草汇言・卷之十二・水石类・石膏》:"(仲景白虎汤)治阳明邪热,其证头疼壮热,烦躁口渴,鼻干不得眠,或畏火光,或畏人声、水声。用软石膏一两,知母七钱,甘草五钱,麦冬一两二钱,竹叶五十片,粳米二百粒,水二升,煎半升服。若劳役人,元气先虚者,本方加人参三钱。有娠妇人病此证者,亦同。"

《本草从新・卷十三金石部・石膏》:"东垣曰:石膏足阳明药,仲景用治伤寒阳明证,身热目痛,鼻干不得卧,邪在阳明,肺受火制,故用辛寒以清肺气,所以有白虎之名。肺主西方也 按阳明主肌肉,故身热;脉交頞中,故目痛;脉起于鼻、循鼻外,金燥,故鼻干;胃不和则卧不安,故不得卧。然亦有阳虚发热及脾胃虚劳,伤寒阴盛格阳,内寒外热,类白虎汤证,误投之,不可救也。"

《得配本草・卷一・石部・石膏》:"甘、辛、淡,寒。入足阳明、手太阴、少阳经气分。解肌发汗,清热降火,生津止渴。治伤寒疫症,阳明头痛,发热恶寒,日晡潮热,狂热发斑,小便浊赤,大渴引饮,舌焦鼻干,中暑自汗,目痛牙疼。"

4. 知母

《神农本草经疏・卷八・草部中品之上・知母》:"入白虎汤,解伤寒阳明证。口渴,头疼烦热,鼻干不得眠,加竹叶、麦门冬,名竹叶石膏汤。治阳明经前证,大渴引饮,头疼欲破,因作劳而得者,加人参,名人参白虎汤。汗后烦热不解亦用之。"

5. 青黛

《药鉴・新刻药鉴卷之二・青黛》:"气寒,味苦甘,无毒。驱时疫头痛,敛伤寒赤斑。能收五脏之郁火,能消膈上之热痰。泻肝火,止惊痫。消食积,杀诸恶虫尽化为水。又治小儿疳痢羸瘦,毛焦烦热。歌曰,烦热毛焦口鼻干,皮肤枯槁四肢摊。腹中时时更下痢,青白赤黄一般般。眼涩面黄鼻孔赤,谷道开张不欲看。忽然泻下成疳积,又且浓溶一团团。唇焦呕吐不乳哺,壮热增寒卧不安。此方便是青黛散,取效犹如服圣丹。"

6. 黄粱米

《本草纲目·主治第四卷·百病主治药·鼻》："鼻干：黄米粉，小儿鼻干无涕，脑热也，同矾末，贴囟门。"

《本草纲目·谷部第二十三卷·谷之二·黄粱米》："小儿鼻干无涕，脑热也：用黄米粉、生矾末各一两。每以一钱，水调贴囟上，日二次。(《普济》)"

7. 葛根

《本草汇言·卷之六·草部·葛根》："治阳明胃热温病，邪热头疼，发渴烦闷，鼻干不得眠，如渴甚呕甚。用葛根、黄芩、升麻、知母、石膏、竹叶。"

《本草述钩元·卷十一·蔓草部·葛根》："味甘辛，气平，轻而上行，升也，阳也。阳明经行经的药，生根汁，大寒。(《别录》)起阴气，升发胃气，散胃中郁热，生津除消渴，胸膈烦闷，疗阳明头额痛，目痛鼻干。"

《本草正义·卷之六·草部·葛》："缪氏仲淳，又是吴人，而《本草经疏》且谓葛根汤治阳明胃经温病邪热，头痛发渴，烦闷鼻干云云，则全以伤寒之病，混入温热病中，而即以伤寒之方移作温病之治，亦焉往而不误尽苍生耶？"

【医案】

《本草纲目·序例上·〈神农本经〉名例》

有妇人病温，已十二日。诊其脉，六七至而涩，寸稍大，尺稍小。发寒热，颊赤口干，不了了，耳聋。问之，病后数日，经水乃行。此属少阳热入血室，治不对症，必死。乃与小柴胡汤。二日，又加桂枝干姜汤，一日寒热止。但云：我脐下急痛。与抵当丸，微利，痛止身凉，尚不了了，复与小柴胡汤。次日云：我胸中热燥，口鼻干。又少与调胃承气汤，不利，与大陷胸丸半服，利三行。次日虚烦不宁，妄有所见，狂言。知有燥屎，以其极虚，不敢攻之。与竹叶汤，去其烦热，其大便自通，中有燥屎数枚，狂烦尽解。惟咳嗽唾沫，此肺虚也，不治恐乘虚作肺痿。以小柴胡去人参、姜、枣，加干姜、五味子汤，一日咳减，二日悉痊。

《续名医类案·卷十七·鼻》

王执中母氏，久病鼻干，有冷气。问诸医者，医者亦不晓。但云疾病去自愈，既而病去亦不愈也。后因灸绝骨而渐愈。执中亦常患此，偶绝骨微疼而著艾，鼻干亦失去。初不知是灸绝骨之力，后阅《千金方》有此症，始知鼻干之去，因灸绝骨也。若鼻涕多，宜灸囟会、前顶。大人小儿之病，初无异焉。

《经方实验录·第一集上卷·第二七案葛根黄连黄芩汤证》

适北平文医半月刊递至，内载张玉珍先生作"经方验案"一则，颇足与本案互相发明。敢摘录如下，以证吾言。张先生曰：本村有张志瑞者，年六十，业农。七八年前，偶得眼鼻剧痛之症，医治月余乃愈。二十三年秋，复犯一次，半月乃愈。上月初间(旧历)，旧症复发，眼睛、鼻孔疼痛异常。先延某西医眼科专家施以止痛治疗，丝毫未效。翌日，其家人向余求治。余与病者既为同乡，又为同姓，立即驰往。及至其家，见其以头触地，弓腰伏卧，呻吟呼喊之声达于户外，问之，则曰眼睛、鼻孔疼痛异常，非如此呼喊呻吟，以头触地，不能减其疼也。且每次都是这样，惟此次又加泄利，身热耳。诊之，脉象洪数，因思《伤寒论》中阳明经证有目痛鼻干之文，腑证有胃家燥热之说。今泄利虽非燥热，亦定为胃肠湿热所致。彼《伤寒论》中之葛根黄芩黄连汤恰与此证相合。遂以此汤加桑叶、菊花、夏枯草、滑石与之，一剂而愈。

第四节

鼻鼽

鼻鼽是指以反复持续性或突然发作的鼻痒、喷嚏、鼻塞、鼻流清涕为主要特征的鼻病，临床上较为常见，可常年发病，亦可季节性发作。西医学中的变应性鼻炎、血管运动性鼻炎等疾病可参考本病进行辨证论治。

【辨病名】

鼻鼽病名最早见于《素问》，并将其病机和调护预防与人体经络、五运六气相联系。《月令》则名以鼽嚏，亦有文献名其为鼽鼻、鼽水者。

1. 鼽嚏

《礼记·月令》："秋季行夏令，则其国大水，冬藏殃败，民多鼽嚏。"

2. 鼻鼽

《黄帝内经素问·脉解》:"所谓客孙脉,则头痛,鼻鼽,腹肿者,阳明并于上,上者则其孙络太阴也,故头痛鼻鼽腹肿也。"

《苍生司命·卷六(利集)·鼻证》:"鼻鼽者,鼻流清水也。"

《张氏医通·卷八·七窍门下·鼻》:"鼽鼻,鼻中瘜肉不得息,用矾石藜芦散吹之。"

《疡医大全·卷十二·颧脸部·鼻痔门主论》:"风邪客于皮毛,是以津液不收,致流清涕,头楚若锯者,名曰鼻鼽。"

3. 鼽水

《鸡峰普济方·卷第七·肺·五味实散》:"治形寒饮冷,风伤肺脏,咳嗽喘急,涕唾痰涎,鼻寒鼽水。"

4. 鼽衄

《黄帝内经素问·水热穴论》:"帝曰:冬取井荥何也?岐伯曰:冬者水始治,肾方闭,阳气衰少,阴气坚盛,巨阳伏沉,阳脉乃去,故取井以下阴逆,取荥以实阳气。故曰:冬取井荥,春不鼽衄。"

《黄帝内经素问·缪刺论》:"邪客于足阳明之经,令人鼽衄,上齿寒。刺足中指次指爪甲上与肉交者,各一痏,左刺右,右刺左。"

【辨病因】

鼻鼽的病因有外感、六气失常,也有内伤痰积。

《身经通考·卷一答问·身经答问四》:"鼻鼽者,谓鼻流清涕也。有脑冷,有外感,有饮食痰积,有运气少阴。少阳之胜复,有岁金之不及。"

一、外因

《黄帝内经素问·金匮真言论》:"八风发邪以为经风,触五脏,邪气发病……东风生于春,病在肝,俞在颈项……故春气者,病在头……故春善病鼽衄。"

《圣济总录·卷第一百一十六·鼻门·鼻流清涕》:"论曰:五脏化液,遇热则干燥,遇寒则流衍,鼻流清涕,至于不止,以肺脏感寒,寒气上达,故其液不能收制如此,且涕泗洟,皆鼻液也,以继泣则曰涕,以生于肺,则曰泗,涕甚曰洟,此独言涕,与宣明五气言肺为涕同意。"

《本草纲目·主治第四卷·百病主治药·鼻》:"鼻鼽,流清涕,是脑受风寒,包热在内。"

《证治准绳·杂病第八册·七窍门下·鼻鼽》:"谓鼻出清涕也。《内经》运气鼻鼽有二:一曰火攻肺虚鼻鼽。《经》云:少阴司天,热气下临,肺气上从,鼽衄鼻窒。又云:少阴司天,热淫所胜,民病鼽衄嚏呕。又云:少阳司天,火淫所胜,甚则鼽衄。又云:少阳之复,烦躁鼽嚏。又云:少阴司天,客胜则鼽嚏。又云:岁金不及,炎火乃行,民病鼽嚏。又云:金不及曰从革,从革之纪,其病嚏咳鼽衄,治以诸寒是也。二曰金助肺实鼻鼽。《经》云:阳明所至为鼽嚏,治以温剂是也。孙一奎曰:大肠、肺之腑也,胃、五脏之所受气者也。《经》曰:九窍不利,肠胃之所生也。鼻主无形者。《经》曰:清气通于天。又曰:鼻主天气。设肠胃无痰火积热,则平常上升之气,皆清气也。纵火热主令之岁,何尝病耶。若肠胃素有痰火积热,则其平常上升之气,皆氲而为浊矣。金职司降,喜清而恶浊,今受浊气熏蒸,凝聚既久,壅遏郁结而为涎涕,至于痔珠瘜肉之类,皆由积久燥火内燔,风寒外束,隧道壅塞,气血升降被其妨碍,浇培弥厚,犹积土而成阜也。即非火热主令之岁,有不病者乎,治者无拘于运气之说可也。"

《类证治裁·卷之六·鼻口症论治》:"肺窍于鼻,脾窍于口。鼻别香臭,不闻香臭者,病在肺。《经》云:肺和则鼻知香臭。口别五味,不知味者,病在脾……有流涕成鼻鼽者,肺受寒而成,宜温散,苍耳散、川椒散。"

二、内因

《医旨绪余·上卷·鼻鼽》:"愚故曰:必肠胃素有痰火积热,又值火热当权之年,内外之火夹攻,于此时有甚耳……愚之所谓肠胃痰火积热者,即病因也,于运气有所核而无相悖戾焉,知我者,其鉴诸。"

《证治准绳·杂病第八册·七窍门下·鼻鼽》:"丹溪云:肥人鼻流清涕,乃饮食痰积也。"

【辨病机】

一、热极化液

《古今医统大全·卷之二十一·积热门·病

机叙论》:“鼽,鼻出清涕也。盖金热极反化水液,如心热极而反汗出也。”

《医碥·卷之四·杂症·鼻》:“常流清涕名鼻鼽,肺热者(肺热则气盛化水成清涕。其不为稠浊者,火性急速,随化随流,不及浊也),桔梗、山栀、薄荷、麦冬、玄参、辛荑、甘草。”

二、冷气化液

《医碥·卷之四·杂症·鼻》:“常流清涕名鼻鼽……若因脑冷所致(脑冷则气化液下溜,若天寒呵气成水也),苍耳子、干姜、升麻、藁本、辛荑、川芎、肉桂。”

三、清阳不升

《本草纲目·木部第三十四卷·木之一·辛夷》:“脑为元神之府,而鼻为命门之窍。人之中气不足,清阳不升,则头为之倾,九窍为之不利。”

【辨病证】

中医文献常常将鼻鼽和鼻渊对比分析,其中鼻鼽鼻流清涕,鼻渊鼻流浊涕,也为辨寒热之根据。

一、辨寒热

《证治汇补·卷之四·上窍门·鼻病》:“鼻乃清气出入之道,塞则气壅热郁,清浊混乱,为鼽为渊。鼽者鼻流清涕,热微。渊者鼻流清涕,热重。间有属寒者,必涕清不臭,但觉腥秽。宜辛温填补,禁用凉剂。但郁热者多,脑寒者少,须审别施治。(《汇补》)”

《医述·卷十一·杂证汇参·鼻》:“鼻渊、鼻鼽,当分寒热。若涕浓而臭者为渊,属热,清凉之药散之;若涕清而不臭者为鼽,属寒,辛温之剂调之。(张路玉)”

二、辨脉象

《苍生司命·卷六(利集)·鼻证》:“右手脉浮洪而数,为鼻衄、鼻齄。右手脉浮为伤风、鼻塞、鼻流清涕。”

【论治法】

依据鼻鼽发生的病因病机,常常以扶正兼祛邪为主要治疗方法。

《证治汇补·卷之四·上窍门·鼻病》:“鼻乃清气出入之道,塞则气壅热郁,清浊混乱,为鼽为渊。鼽者鼻流清涕,热微。渊者鼻流清涕,热重。间有属寒者,必涕清不臭,但觉腥秽。宜辛温填补,禁用凉剂。但郁热者多,脑寒者少,须审别施治。(《汇补》)”

《张氏医通·卷八·七窍门下·鼻》:“鼻鼽,鼻出清涕也。风寒伤皮毛,则腠理郁闭。宜疏风清肺,香苏散加川芎、蜀椒、细辛、辣桂、诃子。不应,非风也,乃寒也,辛夷散去木通、防风、升麻、藁本,加桂、附、蔓荆、诃子、白术。如血与涕俱出,谓之鼽衄,宜和营降火,当归内补建中汤加香豉、童便最捷,后以六味合生脉调之。鼻塞脑冷清涕出,《千金》通草辛夷搐鼻法。鼽鼻,鼻中瘜肉不得息,用矾石藜芦散吹之。”

《类证治裁·卷之六·鼻口症论治》:“肺窍于鼻,脾窍于口。鼻别香臭,不闻香臭者,病在肺。《经》云:肺和则鼻知香臭。口别五味,不知味者,病在脾……有流涕成鼻鼽者,肺受寒而成,宜温散,苍耳散、川椒散。”

【论用方】

一、治鼻鼽内服方

1. 五味子汤(《圣济总录·卷第一百一十六·鼻门·鼻流清涕》)

治鼻出清涕。

五味子　山芋(各一两)　半夏(汤洗,去滑,三分)　鹿茸(酒浸一宿,酥炙)　白术(米泔浸一宿,锉,炒,各一分)　附子(炮裂,去皮脐)　牛膝(酒浸切,焙)　甘草(炙,锉)　槟榔(锉)　熟干地黄(焙)　干姜(炮裂,各半两)　白豆蔻(去皮)　木香　丁香(各一分)　白茯苓(去黑皮,三分)

上一十五味,粗捣筛。每服二钱匕,水一盏煎至七分,去滓,空心温服。

2. 五味实散(《鸡峰普济方·卷第七·肺》)

治形寒饮冷,风伤肺脏,咳嗽喘急,涕唾痰涎,鼻寒鼽水,头目眩声重,语音不出,呕逆,咽喉噎闷,恶寒,少力短气,心忪,肩背拘急,胸腹膨痞。散风寒,止咳嗽。

细辛　五味子　白芍药　甘草　半夏　桂

上件，等分为粗末。每服三钱，水一盏，入生姜七片，煎至六分，去滓，温服，不以时。一方有干姜、杏仁。

3. 脑漏散（《赤水玄珠·第三卷·鼻门·鼻鼽鼻渊》）

鼻流清浊涕，积年不愈。

川芎　荆芥　防风　干姜　白芷　甘松（各一两）　羌活　甘草（各半两）

为末。每服二钱，食后，茶清下。

4. 葱附丸（《赤水玄珠·第三卷·鼻门·鼻鼽鼻渊》）

肺寒脑冷，鼻流清涕。

川附子（去皮，生用，一枚）　细辛（半两）

葱汁打糊为丸如梧桐子大。每服十四丸，姜苏汤下。

5. 川椒散（《证治准绳·类方第八册·鼻·鼻鼽》）

治鼻流涕。

川椒（开口者，炒出汗）　诃子（去核）　辣桂　川白姜（生用）　川芎　细辛　白术（各等分）

上为细末。每用二钱，食后温酒调下。

6. 白芷丸（《证治准绳·类方第八册·鼻·鼻鼽》）

治鼻流清涕不止。

白芷，研为细末，以葱白捣烂和为丸，如小豆大。每服二十丸，茶汤下，无时。

7. 防风汤（《古今医统大全·卷之六十二鼻证门·药方·鼻渊鼻鼽清涕方》）

黄芩　人参　甘草　川芎　麦门冬（去心）　防风（两半）

上为细末。每服一钱，沸汤调服，食后日三次。

8. 细辛散（《证治准绳·类方第八册·鼻·鼻鼽》）

治肺伤风冷，鼻流清涕，头目疼痛，胸膈不利。

细辛（一两）　附子（炮，去皮脐）　白术　诃藜勒（煨，去核）　蔓荆子　芎䓖　桂心（各七钱五分）　枳壳（麸炒）　炙甘草（各半两）

上㕮咀。每服三钱，水一盏，生姜半分，煎至六分，去滓，食后温服。

二、治鼻鼽外用方

治疗鼻鼽相关方剂，以外用方剂为多。

1. 甘遂丸（《圣济总录·卷第一百一十六·鼻门·鼻流清涕》）

治鼻多清涕。

甘遂（一两）　细辛（去苗叶，一两半）　附子（炮裂，去皮脐）　木通（锉，各一两一分）　干姜（炮裂）　吴茱萸（汤浸焙干，炒）　桂（去粗皮，各一两）

上七味，捣罗为末，炼蜜和拈如枣核大。以绵裹内鼻中，仰卧即涕出，日三易之。避风，以瘥为度。

2. 芎䓖膏（《圣济总录·卷第一百一十六·鼻门·鼻流清涕》）

治鼻塞多清涕。

芎䓖　吴茱萸（汤洗，焙干，炒）　细辛（去苗叶）　蜀椒（去目及闭口者，炒出汗）　干姜（炮裂）　皂荚（炙，刮去皮并子，各三分）

上六味细锉。以醋浸一宿，内猪脂于银器中煎，候五七沸，去滓，倾入合中澄凝，以绵裹少许内鼻中。

3. 杏仁膏（《圣济总录·卷第一百一十六·鼻门·鼻流清涕》）

治鼻久塞，清涕不止。

杏仁（汤浸去皮尖、双仁，二两）　附子（炮裂，去皮脐，一两半）　细辛（去苗叶）　蜀椒（去目及闭口者，炒出汗，各一两）

上四味细锉。以醋浸一宿，用炼成猪脂一斤，银器盛，微火煎之，候附子黄色，去滓，倾入合中澄凝，以绵裹少许内鼻中。

4. 细辛丸（《圣济总录·卷第一百一十六·鼻门·鼻流清涕》）

治脑冷鼻塞，时出清涕。

细辛（去苗叶）　桂（去粗皮）　甘遂（炒）　芎䓖　附子（炮裂，去皮脐，各一分）　辛夷（半两）　木通（锉，二两）

上七味，捣罗为末，炼蜜和拈如枣核大。以绵裹内鼻中，勿令气泄，觉小痛，捣生姜汁，和拈即愈。一方用狗胆和丸。

5. 细辛膏（《圣济总录·卷第一百一十六·鼻门·鼻流清涕》）

治鼻多清涕。

细辛(去苗叶) 蜀椒(去目及闭口者,炒出汗) 桂(去粗皮) 芎䓖 吴茱萸(汤洗,焙炒,各三分) 皂荚(炙,刮去皮,并子半两) 附子(炮裂,去皮脐,二两)

上七味细锉。以醋浸一宿,入猪脂于银器中,微火煎,候附子色黄,去滓,倾入合中澄凝,以绵裹少许内鼻中,兼以摩顶上。

6. 黄连汁(《圣济总录·卷第一百一十六·鼻门·鼻流清涕》)

治鼻塞多年,清水出不止,灌鼻。

黄连(去须,二两) 蒺藜苗(二握)

上二味细锉。水二升煎至一升,取一合,灌鼻中,不过再灌,大嚏即瘥。

7. 蒺藜汁(《圣济总录·卷第一百一十六·鼻门·鼻流清涕》)

治鼻塞,清水久不止,灌鼻。

蒺藜苗(一握)

上一味细锉。以水三盏煮至一盏,去滓,仰面先满口含饭,取汁一合,灌鼻中,不过再灌,嚏出息肉瘥。

8. 千金辛夷膏(《古今医统大全·卷之六十二鼻证门·药方·鼻渊鼻齆清涕方》)

治鼻塞脑冷,清涕常出。

黑附子(炮去皮) 川椒(去目炒) 川芎 细辛 吴茱萸 干姜(各钱半) 桂心(三钱) 皂角屑(钱半)

上用猪脂二两煎油,先一宿以米醋浸煎八味药,取入猪油内同煎,以附子色黄为度,用绵蘸药塞鼻中瘥。

9. 辛夷散(《医学纲目·卷之二十七肺大肠部·鼻塞·鼻齆》)

治鼻塞脑冷,清涕不已。

细辛 川椒 干姜 川芎 吴茱萸 辛夷 附子(各三分) 皂角屑(半两) 桂心(一两) 猪油(六两)

上煎猪脂成膏先一宿,以苦酒浸前八味,取入油煎附子黄色止,以锦裹塞鼻孔中。

10. 通草丸(《证治准绳·类方第八册·鼻·鼻齆》)

治鼻塞,清涕出,脑冷所致。

通草 辛夷(各半两) 细辛 甘遂 桂心 芎䓖 附子(各一两)

上细末,蜜丸。绵裹纳鼻中,密封勿令气泄,丸如麻子,稍加大,少痛,效,捣姜为丸即愈。

11. 塞鼻桂膏(《证治准绳·类方第八册·鼻·鼻齆》)

治鼻塞常有清涕。

桂心 细辛 干姜(炮) 川椒(去目并合口者,炒出汗,各半两) 皂荚(二钱半)

上为细末,以羊脂和成膏。每用如枣核大,绵裹塞鼻中。

12. 千金矾石藜芦散(《张氏医通·卷十五·鼻门》)

治齆鼻,鼻中瘜肉不得息。

矾石 藜芦(各六铢) 瓜蒂(二七枚) 附子(十二铢)

上四味,各捣筛合和。以小竹管,吹药如小豆许于鼻孔中,以绵絮塞之,日再,以愈为度。

三、治鼻齆验方

《医学纲目·卷之二十七肺大肠部·鼻塞·鼻齆》

1) 肥人鼻流清涕,乃饮食痰积也。

苍术 片芩 南星 川芎 白芷 辛夷 甘草

上或末或丸皆可,白汤下。

2) 治鼻塞清涕出,脑冷所致。

通草 辛夷(各半两) 细辛 甘遂 桂心 芎䓖 附子(各一两)

上细末,蜜丸。绵裹纳鼻中。密封,勿令气泄,丸如麻子,稍加大,微觉少痛,效。捣姜为丸,即愈。

【论用药】

以下为治疗鼻齆的专药,以及《本草纲目》中记载的鼻齆主治药。应注意《本草纲目》中所记载百病主治药,原书将渊、齆并列编入一栏,未曾分别讨论,为保证完整性,现仍以原文撷以供参。

一、治鼻齆专药

1. 白芷

《景岳全书·卷之四十八大集·本草正(上)·芳草部》:"(白芷)味辛,气温。气厚味轻,升也，阳也。其性温散败毒，逐阳明经风寒邪热，止头痛。头风头眩，目痛目痒泪出，散肺经风寒，皮肤斑疹燥痒，治鼻鼽、鼻渊，齿痛、眉棱骨痛，大肠风秘，肠风尿血。其气辛香达表，故治疮疡排脓止痒定痛，托痈疽肺痈瘰疬痔瘘，长肉生肌。炒黑用之，提女人血崩，漏下赤白，血闭阴肿。欲去䵟斑，宜以生用，可作面脂。亦治蛇伤砒毒，金疮伤损。"

2. 白蒺藜

《本草征要·第二卷形体用药及专科用药·头面七窍·白蒺藜》："又名刺蒺藜。味苦、辛，性平，无毒。入肺、肝二经。去刺用。孕妇不宜服。祛风而皮肤搔痒可止，平肝而眼目翳膜能除。头疼眩晕堪定，鼻鼽喷嚏无虞。"

3. 瓜蒂

《长沙药解·卷一》："瓜蒂苦寒，泻水涤痰，涌吐腐败，以清气道，荡宿食停饮，消水肿黄疸，通脑闷鼻鼽，止咳逆齁喘，湿热头痛，风涎喉阻，一切癫痫蛊胀之病皆医。"

4. 防风

《药论·散剂·散风》："防风入脾、肺。风剂之总使，风病之主司。泄肺金，除喘哮咳嗽；疏关节，祛瘫痪挛痹。收汗作黄芪之捍卫，发汗为羌活之追随。鼻鼽、鼻塞，例从夷、细；目疼、目泪，法并菊、荆。"

5. 辛夷

《本草纲目·木部第三十四卷·木之一·辛夷》："气味，辛，温，无毒……主治，温中解肌，利九窍，通鼻塞涕出，治面肿引齿痛，眩冒身兀兀如在车船之上者，生须发，去白虫。(《别录》)通关脉，治头痛憎寒，体噤瘙痒。入面脂，生光泽。(《大明》)鼻渊鼻鼽，鼻窒鼻疮，及痘后鼻疮，并用研末，入麝香少许，葱白蘸入数次，甚良。(时珍)"

《本草正·竹木部·辛夷》："(一名木笔，一名迎春)气味辛温。乃手太阴、足阳明之药。能解寒热、憎寒体噤，散风热，利九窍，除头风脑痛、眩冒、瘙痒，疗面肿引齿疼痛。若治鼻塞涕出、鼻渊、鼻鼽、鼻疮及痘后鼻疮，并宜为末，入麝香少许，以葱白蘸药，点入数次，甚良。"

6. 细辛

《神农本草经·卷一·上经·细辛》："味辛，温。主咳逆，头痛脑动，百节拘挛，风湿痹痛，死肌。久服，明目、利九窍，轻身、长年。一名小辛。生山谷。"

《本草经集注·草木上品·细辛》："味辛，温，无毒。主治咳逆，头痛，脑动，百节拘挛，风湿痹痛，死肌。温中，下气，破痰，利水道，开胸中，除喉痹，齆鼻，风痫、癫疾，下乳结，汗不出，血不行，安五脏，益肝胆，通精气。久服明目，利九窍，轻身，长年。"

7. 绿青

《本草经集注·玉石三品·中品·绿青》："味酸，寒，无毒。主益气，治鼽鼻，止泄痢。生山之阴穴中，色青白。此即用画绿色者，亦出空青中，相带挟。今画工呼为碧青，而呼空青作绿青，正反矣。"

二、鼻鼽主治药

《本草纲目·主治第四卷·百病主治药·鼻·渊鼽》

1. 内服药

苍耳子：末，日服二钱，能通顶门。同白芷、辛夷、薄荷为末，葱、茶服。

防风：同黄芩、川芎、麦门冬、人参、甘草，末服。

川芎：同石膏、香附、龙脑，末服。

草乌头：脑泄臭秽，同苍术、川芎，丸服。

羌活、藁本、白芷、鸡苏、荆芥、甘草、甘松、黄芩、半夏、南星、菊花、菖蒲、苦参、蒺藜、细辛、升麻、芍药：并去风热痰湿。

丝瓜根：脑崩腥臭，有虫也，烧研服。

藕节：鼻渊，同芎䓖末服。

蜀椒、辛夷：辛走气，能助清阳上行，通于天。治鼻病而利九窍。头风清涕，同枇杷花末，酒服。

栀子、龙脑香、百草霜：鼻出臭涕，水服三钱。

石膏、全蝎、贝子：鼻渊脓血，烧研酒服。

2. 外用药

荜茇：吹。

白芷：流涕臭水，同硫黄、黄丹吹。

乌叠泥：吹。

石绿：吹鼻鼽。

皂荚：汁，熬膏嗅之。

大蒜：同荜茇捣，安囟上，以熨斗熨之。

艾叶：同细辛、苍术、川芎末，隔帕安顶门，熨之。

破瓢灰：同白螺壳灰、白鸡冠灰、血竭、麝香末，酒洒，艾上作饼，安顶门，熨之。

车轴脂：水调，安顶门熨之。

附子：葱涎和贴足心。大蒜亦可。

【医论医案】

古籍中所记载鼻鼽相关医案较少，并且鼽常与衄联系紧密，名以鼽衄。

一、医论

1. 论火邪鼻鼽

《奇效良方·卷之五十九·鼻门》

所谓鼽者，鼻出清涕也。夫五行之理微，则当其本化，甚则兼其鬼贼，故《经》曰：亢则害，承乃制也。《易》曰：燥万物者，莫熯乎火。以火炼金，热极而反化为水。反其热极，则反汗出也。由是肝热甚则出泣，心热甚则出汗，脾热甚则出涎，肺热甚则出涕，肾热甚则出唾。《经》曰：鼻热甚出浊涕。又云：胆移热于脑则辛頞鼻渊者，浊涕渗不止也。凡痰涎涕唾稠浊者，火热极甚，销铄致之然也。或言鼽为肺寒者误也，但见鼽涕鼻窒，胃寒则甚，遂以为然，岂知寒伤皮毛，则腠理闭密，热气怫郁，而痛愈甚也。及夫嚏者，鼻中因痒而气喷作于声也。鼻为肺窍，痒为火化，心火邪热，干于阳明，发于鼻而痒，则嚏也。或故以物扰之，痒而嚏者，扰痒属血，故或视目而嚏者，由目为五脏精华，太阳真火，晃耀于目，则心神躁乱，而发热于上，则鼻中痒而嚏也。或伤寒病衰而或嚏者，由火热已退，而虚热为痒，痒发鼻则嚏也。或风热上攻，头鼻壅滞，脉浮而无他证者，内药鼻中得嚏，则壅滞开通而愈也。或有痛处，因嚏而痛，其不可忍者，因嚏之气攻冲结痛，而不得通利故也。三者之证，同为热也，故为病不同，邪热所乘之经有异故也。鼻窒与嚏痒者，热客阳明，胃之经也；鼽涕者，热客太阴，肺之经也。盖鼻者足阳明胃经所主，阳明之脉，左右相交，注于鼻孔。又鼻者肺之窍，故肺气通于鼻，其邪热干于二经，发于鼻而为窒塞鼽涕之证，故《经》曰：心肺有病，而鼻为之不利也。治法观邪所中之何经，所治则不失矣。或因外冒风寒而痛转甚，遂作寒治，而用温热之剂表散，获者偶尔所中，岂知寒覆于热，热郁气浊，清道不利，故有是证。可以辛甘发散，腠理开通，结滞得散，阳热外泄，微者则已，甚者郁结不开，其病转加者，虽用退热疏风辛凉之剂解之时，使结散热退，暂愈而已，全在乎验其内外结热之微甚，宜以辛温辛凉之药可也。凡此诸证，全在医之识病，治之了然，无不瘥矣。

《友渔斋医话·第二种·橘旁杂论上卷·正气受逼则为邪火》

风寒之中人也，始则皮毛，肺应之，为喷嚏恶风，鼻出清涕，肌肤烘热，咳嗽咽痛，甚则发疹，继逼腠理。肺与胃应之，为恶寒头痛，身热咳嗽，纳食无味，甚则为斑为痧；渐浸肌肉，胃应之，为舌黄口渴壮热，口中气秽，不思纳食，形体牵滞，卧不安寐，甚则发斑。及至半表半里，则为口苦胁痛，往来寒热，心烦喜呕，不欲纳入，甚则壮热谵语。夫风寒之中人也，由浅而深；其为病也，亦由轻而重，总不外火郁二字。至郁久而为毒，此毒非鸩酒蛇泥也，乃人自家正气，被外邪所逼，一步退一步，始于皮毛，及至脏腑；始于一星，终于燎原，荧荧不灭，炎炎奈何？今详述明晓，俾患者早为疗治，咸登寿域焉尔。

2. 论脏虚鼻鼽

《赤水玄珠·第三卷·鼻门·鼻鼽鼻渊》

或问生生子曰：《汪石山医案》载鼻流浊涕症条云：后见数人亦皆不治。今人尚有治之而愈者，吾窃疑焉。或生或死，其故何也。意者，尤治之未工耶，抑犹有可生者，而石山之忽耶？愿吾子悉以晓我。予曰：石山先生之学出于儒，而述吾医宗之大成者，岂有此治而未工耶？原其意，或谓病之深者言也。若特由今之可治而愈者，石山又岂少略之耶？或曰：何如而深之不治也。予曰：《易》云：大哉乾元，万物资始。至哉坤元，万物资生。夫谓坤元者，人之胃气是也。《经》曰：营者水谷之精气，卫者水谷之悍气，皆藉胃气以为养。人之所以运动升降不息不死者，赖其营于中，卫于外，而胃气以为之枢也。胃气者，谷气也。故《经》曰：饮食入胃，游溢精气，上输于脾，脾气散精，上输于肺，通调水道，下输膀胱，水精四布，五经并行，五脏阴阳揆度以为常也。又曰：五味入口，藏于肠胃，以养五气，气和而生，津液相成，神乃自生。即是而知人之不死者，赖胃气上升，变化气血，以养五脏之神，然后精明，察色，听声，辨味，剖臭，而九窍有所用矣。一出一入，一升一降，一呼一吸，略不少间。今鼻流浊涕者，必肾阴虚而不能纳气归元，故火无所畏，上迫肺金，由是津液之气，不得降下，并于空窍，转浊为涕，而为逆流矣。由此，肾肝愈虚，则有升而无降，有阳而无阴也。《经》曰：出入废则神机化灭，升降息则气立孤危。是时也，仍不能杜谋虑，绝作巧，塞视听，以无源之肾肝而日劳，此三者，又将何藉而以济其运用耶？阴虚则病，阴绝则死，良以此夫！或曰：诚如是，又何治之而犹有愈者？予曰：此必治之早者也，戒怒以养阳，绝欲以养阴，断煿炙，远酒面，以防作热，然后假之以良医，保肺为君，开郁顺气为臣，补阴养血为佐，俾火息金清，降令胥行，气畅郁分，清窍无壅，阳开阴阖，相依相附，脏腑各司乃职，升降不匮，是自慎以培其根，药饵以却其病，间有可愈者。苟或骄恣不慎，与夫委医于阴绝源涸之后，虽仓扁亦不能使其生，又何石山之致疑焉。

二、医案

1. 治胃火湿热鼻衄

《临证指南医案·卷八·衄》

某（三四）。此热蒸于水谷之湿，龈血鼻衄，纳谷如昔，治在阳明。（湿热胃火上蒸）熟地、知母、石膏、元参、牛膝。

《张聿青医案·卷十五·鼻渊》

金（左）。浊涕结聚，鼻窍不通。肺胃湿热熏蒸，浊气闭塞清窍，名曰鼻衄，久必至衄。炒黑山栀仁三钱，桔梗一钱，马兜铃一钱五分，酒炒淡芩一钱五分，冬瓜子三钱，广郁金一钱五分，生薏仁四钱，茯苓三钱，泽泻二钱，干枇杷叶三片。

二诊：浊涕稍减，鼻窍仍然窒塞。湿热熏蒸于上，上病而下取之。炒黑山栀仁三钱，冬瓜子三钱，生熟薏仁各二钱，煨石膏四钱，马兜铃一钱五分，桔梗七分，木猪苓二钱，炙升麻三分，礞石滚痰丸三钱（开水先送下）。

三诊：湿热上攻，不克下达，再清泄其上。炒山栀仁三钱，苍耳子一钱五分，白茯苓三钱，淡黄芩一钱五分，冬瓜子四钱，生薏仁四钱，元参肉三钱，苦桔梗一钱，干枇杷叶三钱，藿胆丸（每日卧服八分，开水先送下）。龙井茶炭八分，橄榄核炭二钱，二味研细，代鼻烟。

2. 治郁热鼻衄

《临证指南医案·卷八·鼻》

徐（四十）。头面诸窍，皆清阳游行之所，邪处于中，则为堵塞。阳气不司流行，必畏寒形颓，内痹必郁而成热有鼻柱衄衄。矣论理当用通圣散，远处江外仓猝就诊，不可轻投，用轻可去实。苦丁茶、干荷叶边、蔓荆子、连翘心、飞滑石、白芷。

《张聿青医案·卷十五·鼻渊》

陈（左）。鼻衄年余，时作时止。浊火上占清位也。山栀仁、桔梗、苍耳子、北沙参、枇杷叶、冬瓜子、云苓、白蒺藜、盐水炒竹茹。

第五节

鼻　渊

鼻渊是指鼻流浊涕，如泉下渗，量多不止为主要特征的鼻病。常伴头痛、鼻塞、嗅觉减退，鼻窦区疼痛，久则虚眩不已。是鼻科常见病、多发病之一。其病名首见于内经。《黄帝内经素问·气厥论》：“胆移热于脑，则辛頞鼻渊，鼻渊者，浊涕下不止也，传为衄衊瞑目。”亦有“脑漏”“脑砂”“脑崩”“脑渊”等名称。

【辨病名】

古籍中鼻渊尚有脑漏、脑崩、脑泻、控脑砂等别名。

1. 鼻渊

《黄帝内经素问·气厥论》：“胆移热于脑，则辛頞鼻渊，鼻渊者，浊涕下不止也，传为衄衊瞑目，故得之气厥也。”

《黄帝内经素问·至真要大论》：“少阴之复，燠热内作，烦躁鼽嚏，少腹绞痛，火见燔焫，嗌燥，分注时止，气动于左，上行于右，咳，皮肤痛，暴喑心痛，郁冒不知人，乃洒淅恶寒，振栗谵妄，寒已而热，渴而欲饮，少气骨痿，隔肠不便，外为浮肿哕噫，赤气后化，流水不冰，热气大行，介虫不复，病疿胗疮疡，痈疽痤痔，甚则入肺，咳而鼻渊。”

《医学纲目·卷之十一肝胆部·眩·癫痫》：“《内经》曰：胆移热于脑，则辛頞鼻渊。鼻渊者，浊涕下不已。王注曰：胆液不澄，则为浊涕，不已如水泉者，故曰鼻渊也。”

《医方选要·卷之八·耳鼻门》：“热则津液中干，冷则髓涕流注。若风冷随气乘于鼻脑，则津液交流不能自收，谓之流涕，鼻渊是也。”

2. 脑漏

《续医说·卷九·眼齿耳鼻·鼻渊分寒热》：“古方鼻渊，即今之脑漏是也。”

《景岳全书·卷之二十七必集·杂证谟·鼻证》：“时流浊涕而或多臭气者，谓之鼻渊，又曰脑漏。”

《外科大成·卷三·分治部下·鼻部》：“鼻渊者，鼻流浊涕，黄水腥秽是也。又名脑崩、脑漏，久之令人头眩虚晕不已。”

《疡医大全·卷十二·颧脸部·鼻渊门主论》：“又曰：久患鼻流浓涕极臭者，即名脑漏。”

《文堂集验方·卷三·鼻症》：“鼻渊，即脑漏之渐。”

《针灸逢源·卷五·证治参详·鼻病》：“鼻渊又名脑漏。郁热重者，时流浊涕而多臭气，谓之鼻渊。”

3. 脑崩

《片玉心书·卷之五·鼻病门》：“鼻渊者，流下唾涕，极其腥臭，此胆移热于脑，又名脑崩。”

4. 脑砂、控脑砂

《医学正传·卷之五·鼻病》：“治鼻中时时流臭黄水，甚者脑亦时痛，俗名控脑砂，有虫食脑中。”

《医学入门·外集卷四·杂病分类·外感》：“有流臭黄水者，甚则脑亦作痛，俗名脑砂。”

《外科心法要诀·卷五·鼻部·鼻渊》：“鼻渊浊涕流鼻中，久淋血水秽而腥，胆热移脑风寒火，控脑砂因蚀脑虫。”

《大方脉·杂病心法集解卷三·鼻渊症》：“伤风属肺，故喷嚏；鼻渊属脑，不喷嚏。伤风寒邪，故涕清；鼻渊，热邪而涕浊，较伤风为尤重也。病久或有秽气，则热深致脑衄、鼻血，或成控脑砂。”

5. 脑泻

《普济方·卷四十四·头门·总论》：“别有一种脑泻，亦缘风邪入于髓海，凝滞不散化为脓。轻则黄脓浊涕，重则败坏臭秽不可闻。久而头虚，昏重莫举，亦有能致毙者。”

6. 脑渊

《古今医彻·卷之三·杂症·鼻渊》：“鼻渊，一名脑渊。以鼻之窍，上通脑户。脑为髓海，犹天之星宿海，奔流到底。骨中之髓，发源于此。故髓减则骨空头倾视深，精神将夺矣。”

7. 鼻洟、鼻洞

《黄帝内经太素·卷第二十六·寒热·寒热相移》：“胆移热于脑，则辛頞鼻洟，鼻洟者，浊涕下不止，传为衄蔑瞑目，故得之厥气。”

《普济方·卷七十一·眼目门·总论》：“鼻洞者，浊下不止，传为鼽瞢瞑目，故得之气厥。”

《素问识·卷四·气厥论篇第三十七》：“盖鼻洞者，鼻液洞下不止之义，即鼻渊也。”

【辨病因】

鼻渊病因为外感和内伤两大类。

《严氏济生方·鼻门·鼻论治》：“夫鼻者，肺之候。职欲常和，和则吸引香臭矣。若七情内郁，六淫外伤，饮食劳役，致鼻气不得宣调，清道壅塞。其为病也，为衄、为痈、为息肉、为疮疡、为清涕、为窒塞不通、为浊脓，或不闻香臭。此皆肺脏不调，邪气蕴积于鼻，清道壅塞而然也。”

《本草正义·卷之五·草部·白芷》：“濒湖谓治鼻渊，盖鼻渊一证本有风寒、风热及肺热郁蒸三者之别。”

一、外因

鼻渊外因多责之五运六气失常和外感六淫侵害。

（一）五运六气失常

《黄帝内经素问·至真要大论》：“少阴之复，燠热内作，烦躁，鼽嚏，少腹绞痛；火见燔焫，嗌燥，分注时止，气动于左，上行于右，咳，皮肤痛，暴喑，心痛，郁冒不知人，乃洒淅恶寒，振栗，谵妄，寒已而热，渴而欲饮，少气，骨痿，隔肠不便，外为浮肿，哕噫；赤气后化，流水不冰，热气大行，介虫不复，病痱胗疮疡，痈疽痤痔，甚则入肺，咳而鼻渊。”

《证治准绳·杂病第八册·七窍门下·鼻渊》：“运气鼻渊，皆属热。”

（二）外感六淫

1. 风邪致病

《医方选要·卷之八·耳鼻门》：“热则津液中干，冷则髓涕流注。若风冷随气乘于鼻脑，则津液交流不能自收，谓之流涕，鼻渊是也。”

《大方脉·伤寒杂病医方·卷六·医方泻火

门》："苍耳汤，治鼻渊初起，风邪胜者。"

2. 风寒致病

《医学正传·卷之五·鼻病》："其或触冒风寒，始则伤于皮毛，而成鼻塞不通之候，或为浊涕，或流清汁，久而不已，名曰鼻渊。"

《医学心悟·杂症要义·鼻》："然鼻渊初起，多由于寒，日久则寒化为热矣。"

3. 风热致病

《医方集宜·卷之六鼻门·治法》："鼻渊者，因风热之气移于脑中，故流清浊之涕不已。"

《简明医彀·卷之五·鼻证》："肺受风火之邪，怫郁于经，则津液壅沸，故鼻气不得宣调，或流浊涕，稠水不止，名鼻渊证，俗为脑漏是也。此火极反兼水化之象。夫五行之理，微则当其本化，甚则兼其鬼贼。故《经》曰亢则害，承乃制也。"

《医学心悟·卷六·外科症治方药·鼻痔(鼻渊)》："鼻渊，鼻流浊涕不止也，起于风热。"

《王九峰医案(一)·副卷二·二十九、七窍》："胆移热于脑则辛頞鼻渊。苍耳、辛夷，乃是本方。风热济于阳明，肺气不展。"

《经验良方全集·卷一·耳鼻》："肺主鼻，风热乘肝，上烁于肺，故鼻多浊涕为渊。"

《高注金匮要略·痉湿暍病脉证第二》："而鼻渊一症，颇似久湿在头，而化为风热之候。"

《疑难急症简方·卷二·鼻》："肝胆风热，郁脑成渊，时时流臭黄水，久则为漏。"

4. 热毒

《验方新编·卷十·小儿科痘症·痘后鼻常流涕臭不可闻》："痘后鼻常流涕臭不可闻，此名鼻渊。乃热毒乘于肺经，而热蒸肺窍也。"

二、内因

鼻渊内因责之人素有郁热或肠胃痰火积热等体质特点，易与外邪勾结而发病。

《医学纲目·卷之二十七肺大肠部·鼻塞·鼻渊》："鼻渊者，浊涕不止也，传为衄蔑瞑目……此乃湿热痰积之疾也。"

《医旨绪余·上卷·鼻衄》："又见今人，每每感风寒，随时鼻塞浊涕，及素有郁热者，微触风寒，即鼻塞嚏涕。或调理失宜，积年累月，竟成鼻衄、鼻渊者，往往有之。"

《辨证录·卷之三·鼻渊门》："夫脑之窍通于鼻，而胆之气，何以通于脑，而酒之气何以入于胆耶？凡善饮酒者，胆气自旺，且多叫号，故酒先入胆，而胆不胜酒，即不及化酒，而火毒存于其中矣。"

《张聿青医案·卷十八·丸方》："盖人身之阴阳，如权衡之不可偏胜。由湿生痰，由痰生火，阳太旺矣。阳旺则升多而头痛作，痰阻清窍而鼻塞作，浊火熏蒸而鼻渊作，火袭经络而结核作。"

【辨病机】

鼻渊多因外感风热邪毒，或风寒侵袭，久而化热，邪热循经上蒸，犯及鼻窍；或胆经炎热，随经上犯，蒸灼鼻窍；或脾胃湿热，循胃经上扰等引起。

《慈幼新书·卷二·杂症·鼻》："鼻渊有二症，风入胆中，移热于脑，脑寻窍于鼻而出涕，浓而臭为实热症，当归汤治之；鼻流不臭清涕，经年不瘥，为肺气虚寒之候，治宜石首鱼脑汤。又有郁火不宣，门户闭塞，稠黏浊涕，或硬或黄，不嚏则胀闷难忍，嚏则鼻梁疼痛，须加味逍遥散治之。"

一、热论

1. 胆热移脑

《圣济总录·卷第一百一十六·鼻门·鼻统论》："胆移热于脑，则浊涕不已，谓之鼻渊。"

《卫生宝鉴·卷十·鼻中诸病并方》："论曰：胆遗热于脑，则嚏频而鼻渊脑热，浊涕不止，如涌泉不常，久而不已，必成衄血之疾。"

《辨证录·卷之三·鼻渊门》："人有无端鼻流清水者，久则流涕，又久则流黄浊之物，如脓如髓，腥臭不堪闻者，流至十年，而人死矣。此病得之饮酒太过，临风而卧，风入胆中，胆之酒毒，不能外泄，遂移其热于脑中。"

2. 外寒束热

《医学正传·卷之五·鼻病》："其或触冒风寒，始则伤于皮毛，而成鼻塞不通之候，或为浊涕，或流清汁，久而不已，名曰鼻渊，此为外寒束内热之证也，《原病式》曰肺热则出涕是也。"

《外科正宗·卷之四·杂疮毒门·脑漏第五十六》："脑漏者，又名鼻渊，总因风寒凝入脑户与太阳湿热交蒸乃成。其患鼻流浊涕，或流黄水，点点滴滴，长湿无干，久则头眩虚晕不已。"

《医门补要·卷中·鼻渊》："脑户久为湿热上

蒸，外被风寒裹束，鼻通于脑，气亦壅塞，时有腥脓渗下，如釜底常有薪炊，则釜中自生变味，气水涓涓而滴，名曰鼻渊，乃肺脑实火。"

《疡医大全·卷十二·顴脸部·鼻痔门主论》："又曰：亦有热伏于脑，外寒侵袭，鼻流臭涕，所谓脑寒、脑漏、鼻渊，均由此成。"

《杂病源流犀烛·卷二十三·鼻病源流》："又有鼻渊者，即脑漏也，由风寒凝入脑户，与太阳湿热交蒸而成，或饮酒多而热炽，风邪乘之，风热郁不散而成。"

《外科备要·卷一证治·鼻部》："鼻渊，内因胆经之热移于脑髓，外因风寒凝郁，火邪搏结而成。"

3. 内外火攻

《医旨绪余·上卷·鼻鼽》："《内经》曰：胆移热于脑，则辛頞鼻渊。又曷尝必待火热司令而后始致此病耶。愚故曰：必肠胃素有痰火积热，又值火热当权之年，内外之火夹攻，于此时有甚耳。"

4. 湿热上蒸

《景岳全书·卷之二十二心集·杂证谟·肿胀》："或湿热上浮，则为喘、汗、鼻渊。"

《景岳全书·卷之二十七必集·杂证谟·鼻证》："鼻渊证，总由太阳、督脉之火，甚者上连于脑，而津津不已，故又名为脑漏。此证多因酒醴肥甘，或久用热物，或火由寒郁，以致湿热上熏，津汁溶溢而下，离经腐败，有作臭者，有大臭不堪闻者。"

《张聿青医案·卷十八·丸方》："盖人身之阴阳，如权衡之不可偏胜。由湿生痰，由痰生火，阳太旺矣。阳旺则升多而头痛作，痰阻清窍而鼻塞作，浊火熏蒸而鼻渊作，火袭经络而结核作。"

5. 郁久化热

《慈幼新书·卷二·杂症·鼻》："鼻渊……又有郁火不宣，门户闭塞，稠黏浊涕，或硬或黄，不嚏则胀闷难忍，嚏则鼻梁疼痛。"

《彤园医书(小儿科)·卷之一·初生门·鼻病摘要》："小儿鼻流臭黄水，日久不愈，此湿郁生热，有虫蚀脑也，名控脑砂。"

《类证治裁·卷之六·鼻口症论治》："有脑漏成鼻渊者，由风寒入脑，郁久化热。"

二、寒论

《医方考·卷五·鼻疾门第六十三·补脑散》："阳虚脑寒，鼻渊者，此方主之。人身之上，天之阳也，故六阳之气皆会于首。若阳气自虚，则阴气凑之，令人脑寒面流清涕。"

三、脏腑损伤论

1. 胃气不和

《四圣心源·卷八·七窍解·鼻病根原》："其中气不运，肺金壅满，即不感风寒而浊涕时下，是谓鼻渊。鼻渊者，浊涕下不止也。(《素问》语)肺气之郁，总由土湿而胃逆，胃逆则浊气填塞，肺无降路故也。"

《齐氏医案·卷四·鼻病》："东垣云：胆移热于脑则为鼻渊，治之以防风汤。盖由胃气不和所致者多矣。"

《王孟英医案·卷二·中毒》："盖以酒之热归于胆，上移于脑，则为鼻渊。其实移脑者，即移胃也，故见证皆在少阳、阳明分野。"

2. 肾虚不纳

《圣济总录·卷第一百一十六·鼻门·鼻渊》："论曰：《内经》谓胆移热于脑，则辛頞鼻渊者，浊涕下不止也。夫脑为髓海，藏于至阴，故藏而不泻，今胆移邪热上入于脑，则阴气不固，而藏者泻矣，故脑液下渗于鼻，其证浊涕出不已，若水之有渊源也。"

《冯氏锦囊秘录·杂症大小合参卷六·方脉鼻病合参》："鼻流浊涕不止者，名曰鼻渊，乃风热烁脑，而液下渗或黄或白，或带血如脓状，此肾虚之症也。《经》曰：脑渗为涕。又曰：胆移热于脑。《原病式》曰：如以火烁金，热极则反化为水。然究其原，必肾阴虚而不能纳气归元，故火无所畏，上迫肺金，由是津液之气，不得降下，并于空窍，转浊为涕，津液为之逆流矣。于是肾肝愈虚，有升无降，有阳无阴，阴虚则病，阴绝则死。"

《杂症会心录·卷下·鼻渊》："盖少阳生发之气，全赖肾水为之滋养，肾水虚则胆中之火无制，而上逆于脑，脑热蒸蒸气化，浊涕走空窍而出于鼻，臭浊不堪，闻涕愈下，则液愈耗，液愈耗则阴愈亏。斯时也，头为之苦倾矣，喉为之作咳矣，身为之潮热矣，食饮为之减少矣。而医犹谓之曰风未散也，表药不可缺；寒未退也，辛味不可除。曾不知辛散伤元，有升无降，有阳无阴。肾肝虚于下，而肺气虚于上。虽有卢扁，其奈之何哉。虽然，胆之火，胡为而入脑也。《经》谓其脉起于目锐眦，上抵头角，下耳后，曲折布于脑后，脉络贯通，易于感召，惟其虚也，则灼脑炙髓，阴液下漏。”

3. 肺脏失调

《严氏济生方·鼻门·鼻论治》：“夫鼻者，肺之候。职欲常和，和则吸引香臭矣。若七情内郁，六淫外伤，饮食劳役，致鼻气不得宣调，清道壅塞。其为病也，为衄、为痈、为息肉、为疮疡、为清涕、为窒塞不通、为浊脓，或不闻香臭。此皆肺脏不调，邪气蕴积于鼻，清道壅塞而然也。”

《慈幼新书·卷二·杂症·鼻》：“鼻渊……鼻流不臭清涕，经年不瘥，为肺气虚寒之候。”

【辨病证】

一、辨症候

1. 辨症状

《圣济总录·卷第一百一十六·鼻门·鼻统论》：“论曰：肺为五脏华盖，开窍于鼻，肺气和则鼻亦和，肺感风冷则为清涕，为齆为息肉，为不闻香臭；肺实热则为疮为痛，胆移热于脑，则浊涕不已，谓之鼻渊，惟证候不同，故治疗亦异。”

《医旨绪余·上卷·鼻渊》：“生生子曰：按书云，鼻流清涕者为鼻鼽，流浊涕者为鼻渊。”

《大方脉·杂病心法集解卷三·鼻渊症》：“伤风属肺，故喷嚏；鼻渊属脑，不喷嚏。伤风寒邪，故涕清；鼻渊，热邪而涕浊，较伤风为尤重也。病久或有秽气，则热深致脑衄、鼻血，或成控脑砂。”

2. 辨寒热

《续医说·卷九·眼齿耳鼻·鼻渊分寒热》：“古方鼻渊，即今之脑漏是也，当分明寒热。一症若涕臭者，属热……若涕清不臭，觉腥气者，属虚寒。”

《辨证录·卷之三·鼻渊门》：“夫脑漏即鼻渊也，原有寒热二症，不止胆热而成之也。然同是鼻渊，而寒热何以分乎？盖涕臭者热也，涕清而不臭者寒也。热属实热，寒属虚寒。”

3. 辨虚实

《赤水玄珠·第三卷·鼻门·鼻鼽鼻渊》：“今鼻流浊涕者，必肾阴虚而不能纳气归元，故火无所畏，上迫肺金，由是津液之气，不得降下，并于空窍，转浊为涕，而为逆流矣。由此，肾肝愈虚，则有升而无降，有阳而无阴也。”

《冯氏锦囊秘录·杂症大小合参卷六·方脉鼻病合参》：“鼻流浊涕不止者，名曰鼻渊。乃风热烁脑，而液下渗或黄或白，或带血如脓状，此肾虚之症也。《经》曰：脑渗为涕。又曰：胆移热于脑。《原病式》曰：如以火烁金，热极则反化为水。然究其原，必肾阴虚而不能纳气归元，故火无所畏，上迫肺金，由是津液之气，不得降下，并于空窍，转浊为涕，津液为之逆流矣。”

《医法圆通·卷一·各症辨认阴阳用药法眼·鼻流清涕》：“其中尚有鼻渊、鼻浊二证，俗云：髓之液也。不知髓乃人身立命之物，岂可流出乎。然二证虽有渊（渊者，流清涕，经年累月不止。）浊（浊者，其色如米泔，或如黄豆汁，经年累月不止。）之分，缘由素禀阳虚（心肺之阳衰，而不收束津液故也），不能统摄津液，治之又一味宣散，正气愈耗而涕愈不休。清者，肺寒之征（肺阳不足也）；浊者，肺热之验（但肺热者，必有热形可征，如无肺热可征，则是上焦化变之机失职，中宫之土气上升于肺，肺气大衰，而化变失权，故黄涕作），治之须有分别。”

二、辨预后

《普济方·卷五十七·鼻门·鼻渊》：“夫《内经》谓：胆移热于脑，则辛頞鼻渊。鼻渊者，浊涕下不止也……治或失时，传为衄蠛瞑目之患。”

《医学入门·外集卷四·杂病分类·外感》：“鼻渊久则必衄。”

《大方脉·杂病心法集解卷三·鼻渊症》：“鼻渊，热邪而涕浊，较伤风为尤重也。病久或有秽气，则热深致脑衄、鼻血，或成控脑砂。”

【论治法】

鼻渊常用通窍大法，寒则温之，热则清之，塞则通之，壅则散之。明代以后医家还注意到鼻渊后期病机转虚的特点，提出了温补、滋养的治法。

一、概论

《严氏济生方·鼻门·鼻论治》：“夫鼻者，肺之候。职欲常和，和则吸引香臭矣。若七情内郁，六淫外伤，饮食劳役，致鼻气不得宣调，清道壅塞。其为病也，为衄、为痈、为息肉、为疮疡、为清涕、为窒塞不通、为浊脓，或不闻香臭。此皆肺脏不调，邪气蕴积于鼻，清道壅塞而然也。治之之法，寒则温之，热则清之，塞则通之，壅则散之，无越于斯。”

《续医说·卷九·眼齿耳鼻·鼻渊分寒热》：“古方鼻渊，即今之脑漏是也，当分明寒热。一症若涕臭者，属热，宜用辛凉之药散之。若涕清不臭，觉腥气者，属虚寒，用温和之药补之，二者不可不详审也。”

《景岳全书·卷之二十七必集·杂证谟·鼻证》：“鼻渊证，总由太阳、督脉之火，甚者上连于脑，而津津不已，故又名为脑漏。此证多因酒醴肥甘，或久用热物，或火由寒郁，以致湿热上熏，津汁溶溢而下，离经腐败，有作臭者，有大臭不堪闻者，河间用防风通圣散一两，加薄荷、黄连各二钱以治之。古法有用苍耳散治之者。然以余之见，谓此炎上之火，而治兼辛散，有所不宜，故多不见效，莫若但清阴火而兼以滋阴，久之自宁，此即高者抑之之法，故常以清化饮加白蒺藜五钱或一两、苍耳子二三钱。若火之甚者，再以清凉等剂加减用之，每获全愈，或用《宣明》防风汤之意亦可。但此证一见，即宜节戒早治，久则甚难为力也。凡鼻渊脑漏，虽为热证，然流渗既久者，即火邪已去，流亦不止，以液道不能扃固也。故新病者，多由于热，久病者，未必尽为热证，此当审察治之，若执用寒凉，未免别生他病。其有漏泄既多，伤其髓海，则气虚于上，多见头脑隐痛及眩运不宁等证，此非补阳不可，宜十全大补汤、补中益气汤之类主之。又《医学正传》有脑漏秘方，亦可检用。”

《医学入门·外集卷四·杂病分类·外感》：“鼻乃清气出入之道，清气者，胃中生发之气也。鼻塞久则气壅不转，热郁于脑，清浊混乱，为鼽、为衄、为渊。鼽者，鼻流清涕，热微，二陈汤加芎、归、细辛、白芷、防风、羌活、桔梗等分，姜煎，入薄荷少许。久不止者，芷荑散去薄荷，加荆芥、黄芩、神曲、南星、半夏等分，食后煎服，外用细辛膏。渊者，鼻流浊涕，热盛，金沸草散倍黄芩，入凤凰壳一枚，烧存性调服。肺风，消风散加发灰。肺火流涕，咳吐脓血，桔梗汤、人参平肺散。胆移热于脑，流涕浊臭，防风通圣散加薄荷、黄连，或芷荑散，外用苍耳根、茎、苗子烧灰，醋调涂鼻内。有流臭黄水者，甚则脑亦作痛，俗名脑砂。有虫食脑中，用丝瓜藤近根五尺，烧存性为末，酒调服；虚者，川乌散，外用白牛尾毛、橙叶等分为末，吹鼻中；倘有血出，加山栀亦不妨。衄者，鼻流清血，鼻渊久则必衄，防风散主之，详后衄血。”

《辨证录·卷之三·鼻渊门》：“人有鼻流清涕，经年不愈，是肺气虚寒，非脑漏也。夫脑漏即鼻渊也，原有寒热二症，不止胆热而成之也。然同是鼻渊，而寒热何以分乎？盖涕臭者热也，涕清而不臭者寒也。热属实热，寒属虚寒。兹但流清涕而不腥臭，正虚寒之病也。热症宜用清凉之药，寒症宜用温和之剂，倘概用散而不用补，则损伤肺气，而肺金益寒，愈流清涕矣。”

《张氏医通·卷八·七窍门下·鼻》：“鼻渊，鼻出浊涕，即今之脑漏是也。《经》云：胆移热于脑，则辛頞鼻渊，传为衄衊瞑目。要皆阳明伏火所致，宜风药散之，辛荑散加苍耳、薄荷；夏月，加黄芩、石膏。不应，非火也，膈上有浊痰，湿热也，双解散加辛荑。鼻渊、鼻鼽，当分寒热。若涕浓而臭者为渊，属热，清凉之药散之。若涕清而不臭者为鼽，属虚寒，辛温之剂调之。鼻中时时流臭黄水，甚者脑亦时痛，俗名控脑砂，用丝瓜藤近根三五尺许，烧存性，为细末，酒调服即愈。鼻渊、脑漏，用生附子为末，煨葱涎，和如泥，夜间涂涌泉穴。一方，以老少年阴干，有嘴壶内烧烟，以壶嘴向鼻熏之，左漏熏右，右漏熏左。一方，以石首鱼脑煅过，和生白矾、脑麝搐之。一法，用白鲞头一枚，炙燥为末，放火在有嘴壶内，盖好，以嘴向鼻，吸烟熏之，分七日熏，烧完即愈。”

《慈幼新书·卷二·杂症·鼻》：“鼻渊有二症，风入胆中，移热于脑，脑寻窍于鼻而出涕，浓而臭为实热症，当归汤治之；鼻流不臭清涕，经年不瘥，为肺气虚寒之候，治宜石首鱼脑汤。又有郁火不宣，门户闭塞，稠黏浊涕，或硬或黄，不嚏则胀闷难忍，嚏则鼻梁疼痛，须加味逍遥散治之。”

《古今医彻·卷之三·杂症·鼻渊》：“鼻渊，一名脑渊。以鼻之窍，上通脑户。脑为髓海，犹天之星宿海，奔流到底。骨中之髓，发源于此。故髓减则骨空头倾视深，精神将夺矣。李濒湖云：鼻气通于天。天者，头也，肺也，肺开窍于鼻，而阳明胃脉，环鼻而上行，脑为元神之府，而鼻为命门之窍。人之中气不足，清阳不升，则头为之倾，九窍为之不利。然肺主皮毛，形寒饮冷则伤肺。治者但见其标，不求其本，往往喜于解散，散之过，则始流清涕者，继成浊涕，渐而腥秽，黄赤间杂，皆由渗开脑户，日积月累，而至尫羸矣。使非参芪益其阳，麦冬五味敛其阴，佐以辛荑透其窍，脑户何由而固耶。虚寒少入细辛，内热监以山栀，又须六味丸加鹿茸、枸杞等，下填肾阴，则精足者髓自充，尚何漏卮之足云。”

《类证治裁·卷之六·鼻口症论治》：“有脑漏成鼻渊者，由风寒入脑，郁久化热。《经》云：胆移热于脑，令人鼻渊。宜辛凉开上宣郁，辛夷消风散加羚羊角、苦丁茶叶、黑山栀。有流涕成鼻鼽者，肺受寒而成，宜温散，苍耳散、川椒散。有精气不足，脑髓不固，淋下并不腥秽，天暖稍止，遇冷更甚者，宜温补，天真丸。”

《四科简效方·甲集上部诸证·鼻滴腥水》：“劳倦则发名脑漏，与鼻渊涓涓不绝而臭属于风热者不同，彼则清散，此宜滋养。”

《证治针经·卷三·鼻症》：“盖闻胆热移脑，令人辛频鼻渊。（本《内经》）开上宣郁，频塞方痊，则有川芎菊花茶调散、苍耳散、防风通圣散，佐以荷叶边、苦丁茶、连翘、蔓荆子，外因辛散为宜；再加夏枯草、滑石、栀子、石膏，内热清凉更胜。若日久而不愈，当咸降以滋填，虎潜丸减去辛味当归、陈皮，更襄镇摄之品斯安。其有阴精久亏，脑髓不固，淋下不腥，虚劳先路，急宜常服天真丸，冀获免于危痼。（上仿《指南案》论）抑夫九窍不和，肠胃所生（谓鼻塞），补中益气汤，服不厌频，兼用化痰开窍，久之清气自升。（治耳聋目昏亦然）鼻紫黑由血热而结（嗜酒人多患此），涕多或黄或白（或带血如脓）属肾气之虚。（并《治法汇》）鼻内酸疼，有寒热相包者、有肺虚有火者；鼻梁作痛，风邪入鼻，痰火冲肺胃，火上攻病之魔，泻白散、凉膈散合二陈汤，化鼻生瘜肉法兼外治（白矾末和硇砂少许，吹上）；滋水生肝还养肺，疗鼻渊愈者甚多。（魏玉璜案）”

《外科备要·卷一证治·鼻部》：“鼻渊，内因胆经之热移于脑髓，外因风寒凝郁，火邪搏结而成。初起鼻流黄色浊涕，宜服苍耳散（洪）与苍藿丸（荒）；若日久不愈，鼻中淋沥腥秽血水，头眩虚晕而痛者，必系虫蚀脑也，即名控脑砂，宜取天罗散（荒），但此症久则必虚，当兼服补中益气汤（生）即效。控脑砂，即脑漏也，用猪肺一具水制净，人开口川椒照人年纪每岁三颗，煮熟食。又方，苍耳子、辛夷花各三钱，煎服。”

《医学衷中参西录·医论·论鼻渊治法》：“《内经》谓‘胆移热于脑则辛频鼻渊’。频者，鼻通脑之径路也。辛频，则频中觉刺戟也。鼻渊者，鼻流浊涕如渊之不竭也。盖病名鼻渊，而其病灶实在于频，因频中黏膜生炎，有似腐烂，而病及于脑也。其病标在上，其病本则在于下，故《内经》谓系胆之移热。而愚临证品验以来，知其热不但来自胆经，恒有来自他经者。而其热之甚者，又恒来自阳明胃腑。胆经之热，大抵由内伤积热而成。胃腑之热，大抵由伏气化热而成。临证者若见其脉象弦而有力，宜用药清其肝胆之热，若胆草、白芍诸药，而少加连翘、薄荷、菊花诸药辅之，以宣散其热，且以防其有外感拘束也。若见其脉象洪而有力，宜用药清其胃腑之热，若生石膏、知母诸药，亦宜少加连翘、薄荷、菊花诸药辅之。且浊涕常流，则含有毒性，若金银花、甘草、花粉诸药皆可酌加也。若病久阴虚，脉有数象者，一切滋阴退热之药皆可酌用也。后世方书治此证者，恒用苍耳、辛夷辛温之品，此显与经旨相背也。夫《经》既明言为胆之移热，则不宜治以温药可知。且明言频辛鼻渊，不宜更用辛温之药助其频益辛，更可知矣。即使证之初得者，或因外感拘束，宜先投以表散之药，然止宜辛凉而不可用辛温也。是以愚遇此证之脉象稍浮者，恒先用西药阿斯匹林瓦许汗之，取其既能解表又能退热也。拙著石膏解中，载有重用生石膏治愈此证之案数则，可以参观。又此证便方，用丝瓜蔓煎汤饮之，亦有小效。若用其汤当水煎治鼻渊诸药，其奏效当尤捷也。”

《医学读书记·附静香楼医案三十一条》：“风热久蓄脑髓，发为鼻渊，五年不愈。此壅疾也，则宜通，不通则不治。”

二、鼻渊辨治

1. 清散法

《大方脉·杂病心法集解卷三·鼻渊症·治法》：“初由风热入脑，目瞑头痛，鼻流浊涕，或鼻塞气闭，孔中热痛，引及脑中，涕浊气秽，日久热深而成脑衄。初起常服苍耳散。若失治病久，热郁已深，宜双解通圣散加黄连，解表通里。热气涌涕，伤其鼻孔，成疮溃痛，用猪胆汁调冰硼散敷涂。若热蕴于脑，伤及所过营血，致成衄者，服犀角地黄汤加味。若日久已成控脑砂，鼻涕淋漓，腥臭血水，头空苦痛，虫蚀脑者，取经霜丝瓜藤，烧灰存性，研末，酒水每调三钱，日三服，间服补中益气汤。”

《本草正义·卷之五·草部·白芷》：“濒湖谓治鼻渊，盖鼻渊一证本有风寒、风热及肺热郁蒸三者之别，风寒郁其肺气，而鼻塞多涕，则白芷升阳可也，若风热之鼻渊浊涕，及肺热而黄脓腥臭之鼻渊，胡可一概而论。又谓治鼻衄齿痛，眉棱骨痛，则皆阳明热炽上攻为病，古方偶用白芷，本以加于清泄剂中作引经之义，而乃列为专条，等于主要之君药，岂非大误。”

2. 清热法

《顾松园医镜·卷十四数集·头痛·举例》：“脑者诸阳之会，为髓之海，其位高其气清，忽下浊者，其变也。《内经》曰，上焦元气不足，则脑为之不满。又云：胆移热于脑，则为鼻渊。夫髓者，至精之物，为水之属。脑者，至阳之物，清气所居。今为浊气邪热所干，遂下臭浊上汁，是火能消物，脑有所伤也。治之大法，宜清肺、肝、胆三经之热。以鼻乃肺窍，而为脑气宣通之路，又治乎上焦，而行清肃之令；胆为春升少阳之气，与厥阴为表里，而上属于脑，《经》为肝热所干故也；又宜兼补养肾水，镇坠心火，使水旺制火，火不上炎灼肺，而金得平木，则此疾庶可得愈。”

《医学心悟·杂症要义·鼻》：“若鼻中常出浊涕，源源不断者，名曰鼻渊。此脑中受寒，久而不散，以致浊涕常流，如泉水之涓涓耳。然鼻渊初起，多由于寒，日久则寒化为热矣。治宜通窍清热，川芎茶调散主之。”

《疡医大全·卷十二·颧脸部·鼻渊门主论》：“又曰：脑病有二，若清水流出而不痛者，为寒；若流黄臭水而痛者，为热。久而不愈，即名脑漏。治当内服清利胆热，外于囟会、通天二穴灸之。”

3. 清补法

《内经博议·附录·缪仲醇阴阳脏腑虚实论治》：“鼻渊属胆移热于脑，宜清热补脑，甘寒甘平佐以辛寒。”

《古今名医汇粹·卷七·病能集五·脑漏证》：“缪仲淳曰：脑者诸阳之会，而为髓之海，其位高，其气清。忽下浊者，其变也。东垣云：上焦元气不足，则脑为之不满。《经》云：胆移热于脑为鼻渊。夫髓者至精之物，为水之属；脑者至阳之物，清气所居。今为浊气邪热所干，遂下臭浊之汁，是火能消物，脑有所伤也。治法先宜清肃上焦气道，以镇坠心火，补养水源，此其大略耳。药多取夫辛凉者，辛为金而入肺，有清肃之义，故每用以升散上焦之邪，如薄荷、荆芥、甘菊、连翘、升麻、粘子、天麻之属；镇坠心火，补养水源，如犀角、人参、天冬、麦冬、五味、朱砂、甘草、山药、生地、茯苓、丹皮之属。然须兼理乎肺肝，盖鼻乃肺之窍，而为脑气宣通之路，又治乎上焦而行清肃之令；胆为春升少阳之气，与厥阴为表里，而上属于脑。戴人有云：胆与三焦寻火治。《内经》谓胆移热所干，义亦明矣。理肺用桑皮、粘子、桔梗、二冬、花粉、竹沥，清肝胆以柴胡、白芍、羚羊角、竹茹、枣仁、川芎。或者又谓世人多用辛温辛热之药取效，以辛热甘温多能宣通发散，故病之微者亦能奏效耳。此从治劫法，非不易常经，明者察之。”

《冯氏锦囊秘录·杂症大小合参卷六·方脉鼻病合参》：“鼻流浊涕不止者，名曰鼻渊。乃风热烁脑，而液下渗或黄或白，或带血如脓状，此肾虚之症也……此最宜戒怒以养阳，绝欲以养阴，断爆炙，远酒面，以防作热，然后假之良医，滋肾清肺为君，开郁顺气为臣，补阴养血为佐，俾火息金清，降令肾行，气畅郁分，清窍无壅，阳开阴阖，相依相附，脏腑各司乃藏，自换以培其根，药饵以却其病。间有可愈者，苟或骄恣不慎，或误投凉药，虽仓扁不能使其长生矣。”

4. 滋养法

《古今名医汇粹·卷七·病能集五·口鼻齿证》：“鼻渊由太阳督脉之火上连于脑，多由湿热上熏，津汁溶溢而下，有作臭者，古方用辛散，不若但清阴火，而兼以滋阴，为高者抑之之法。若流渗既久，液道不能扃固，故新病多因于热。漏泄既多，伤其髓海，则气虚于上，多见头脑隐痛，及眩运不宁等症，此非补阳不可，宜十全大补汤。”

《疡科心得集·卷上·辨鼻渊鼻痔鼻衄论》：“鼻渊者，鼻流浊涕不止，或黄或白，或带血如脓状，久而不愈，即名脑漏。乃风热烁脑而液下渗，此肾虚之证也。经曰：脑渗为涕。又曰：胆移热于脑。《原病式》曰：如以火烁金，热极则化为水。然究其原，必肾阴虚而不能纳气归元，故火无所艮，上迫肺金，由是津液之气不得降下，并于空窍，转为浊涕，津液为之逆流矣。于是肾肝愈虚，有升无降，有阳无阴，阴虚则病，阴绝则死。此宜戒怒以养阳，绝欲以养阴，断炙煿，远酒面，以防作热。然后假之良医，滋肾清肺为君，开郁顺气为臣，补阴养血为佐，俾火息金清，降令胥行，气畅郁舒，清窍无壅，阳开阴阖，相依相附，脏腑各司乃职，自慎以培其根，药饵以治其病，间有可愈者。苟或骄恣不慎，或误投凉药，虽仓扁不能使之长生矣。主治之方，如初起用苍耳散，久则六味地黄汤、补中益气汤、麦味地黄汤、加味逍遥散，酌而用之可也。”

《潜斋简效方·口鼻病》：“年久鼻渊，烦劳则发者，名曰脑漏，宜琼玉膏、固本丸、六味丸、三才封髓丹之类，久服自效。”

三、外治法

1. 鼻吹法

《本草纲目·主治第四卷·百病主治药·鼻》：“鼻渊，流浊涕，是脑受风热……烂螺壳（外治）、荜茇（吹）、白芷（流涕臭水，同硫黄、黄丹吹）、乌叠泥（吹）。”

《医学入门·外集卷四·杂病分类·外感》：“有流臭黄水者，甚则脑亦作痛，俗名脑砂。有虫食脑中……虚者，川乌散，外用白牛尾毛、橙叶等分为末，吹鼻中。”

《本草易读·卷八·诸土四百十五·孩儿茶》：“鼻渊流水，为末吹之。”

《冯氏锦囊秘录·杂症大小合参卷六·方脉鼻病合参·鼻渊神方》：“治鼻渊：茄花（阴干）、赤小豆各等分，共为细末。吹之，不三次而愈。”

《疡医大全·卷十二·颧脸部·鼻渊门主方》：“脑漏：装佛店中绞漆绵子，煅灰研细，芦管吹鼻中三四次。”

《回生集·卷上·内症门·治鼻渊即脑漏神效方》：“漆绵一两（漆铺内，洒漆，用过之一个丝绵也），白鸽子羽（去硬管，用两边毛）一两，将鸽翎卷入绵内，烧灰存性。每灰一钱，加真冰片七厘，令患者仰卧，轻轻吹入少许，不可重吹，恐喷嚏打出无用也。夜吹一次，连吹四五夜，即愈。要戒房事百日，神效无比。”

《家用良方·卷一·治身体各症》：“脑漏：搅硃漆绵兜一口，烧灰研末，吹鼻中；或长尾粪蛆，不拘多少，阴阳瓦焙干研末，加冰片少许，吹鼻；或壁钱窠三个，烧灰，加枯矾少许，吹鼻中，效。”

2. 鼻纳法

《普济方·卷五十六·鼻门·鼻塞气息不通》：“通鼻膏一名辛夷膏，治鼻塞窒，香臭不闻，妨闷疼痛。盖脑户受寒，浓涕结聚。白芷、芎䓖、通草各十八铢，当归、细辛、莽草（一方作薰草）、辛夷各二（三）十铢。上㕮咀，以苦酒渍一宿，以不中水猪肪一升，煎三上三下，以白芷色黄膏成，去滓，绵沾枣核大纳鼻中，日三。（《小品》加桂心十八铢）”

《普济方·卷五十七·鼻门·鼻渊》：“用姜或干姜煨，塞之，睡至一二更去之，不止再塞。治鼻渊脑泻。”

《赤水玄珠·第三卷·鼻门·鼻鼽鼻渊》：“脑漏，有老人肾经虚寒使然者，用八味丸及暖肾之剂而愈。黑附子（炮去皮）、川芎、细辛、吴茱萸、干姜各五钱，桂心一两，皂角屑五钱。上将猪脂六两，煎油，先一宿，以醋浸前药，取入猪脂内同煎，以附子黄色为度，用绵蘸药塞鼻中瘥。”

《四科简效方·甲集上部诸证·鼻流臭水》：“辛夷蕊塞之。”

3. 熏鼻法

《本草征要·第三卷肾与膀胱经·玉米须》：“味甘，性平，无毒。利水消浮肿，熏烟治鼻渊。”

《张氏医通·卷八·七窍门下·鼻》：“鼻渊、脑漏：用生附子为末，煨葱涎，和如泥，夜间涂涌泉穴。一方，以老少年阴干，有嘴壶内烧烟，以壶嘴向鼻熏之，左漏熏右，右漏熏左。一方，以石首鱼脑煅过，和生白矾、脑麝搐之。一法，用白鲞头一枚，炙燥为末，放火在有嘴壶内，盖好，以嘴向鼻，吸烟熏之，分七日熏，烧完即愈。”

4. 鼻嗅法

《本草纲目·主治第四卷·百病主治药·鼻》：“鼻渊，流浊涕，是脑受风热……皂荚：汁，熬膏嗃之。”

《张氏医通·卷八·七窍门下·鼻》：“鼻渊、脑漏……一方，以石首鱼脑煅过，和生白矾、脑麝搐之。”

《疡医大全·卷十二·颧脸部·鼻渊门主方》：“脑寒神方（江仍度）：每用头火烧酒一斤，入小嘴砂壶内，盖旁四周封固，将酒炖滚热以鼻向壶嘴内闻酒味，冷则又炖又闻，闻至酒淡无味，又换一斤如法炖闻。重者五斤，轻者不过三斤，即可全愈。”

5. 敷涂法

《本草纲目·木部第三十四卷·木之一·辛夷》:“鼻渊，鼻鼽，鼻窒，鼻疮，及痘后鼻疮：并用研末，入麝香少许，葱白蘸入数次，甚良。(时珍)”

《医学入门·外集卷四·杂病分类·外感》:“胆移热于脑，流涕浊臭……外用苍耳根、茎、苗子烧灰，醋调涂鼻内。”

6. 穴位贴敷

《普济方·卷五十七·鼻门·鼻渊》:“用生附子为末，煨葱涎和如泥，敷涌泉，夜间用，妙。”

《四科简效方·甲集上部诸证·鼻滴腥水》:“劳倦则发名脑漏，与鼻渊涓涓不绝而臭属于风热者不同，彼则清散，此宜滋养。外用石菖蒲捣塞，再以生附子末、葱涎调涂涌泉穴；或以大蒜切片，贴涌泉穴。”

7. 导引法

《杂病源流犀烛·卷二十三·鼻病源流》:“鼻渊导引法，《保生秘要》曰：用中指尖于掌心搓令极热，熨搓迎香二穴，可时搓时运，兼行后功。此法并治不闻香臭。”

四、鼻渊治法禁忌

《杂症会心录·卷下·鼻渊》:“尝观古人谓鼻渊一症，乃寒凝脑户，太阳湿热为病，皆治标而不求其本，攻邪而反耗其元，于经旨迥乎不合，其说可足信欤。《内经》曰：胆移热于脑，则辛頞鼻渊，明明属之内伤，与外感全无关涉，何医家辛夷、苍耳、防芷杂投，致轻者重，而重者危，无非泥古书不化，而虚实莫辨，夭枉人命，是可悲也。”

【论用方】

一、常用治鼻渊方论

1. 论苍耳散

《医方集解·泻火之剂第十四·苍耳散》:“(无择)治鼻渊(鼻流浊涕不止曰鼻渊，乃风热烁脑而液下渗也。《经》曰：脑渗为涕。又曰；胆移热于脑，则辛頞鼻渊。頞即山根，辛頞，酸痛也。《原病式》曰：如以火烁金，热极则反化为水，肝热甚则出泣，心热甚则出汗，脾热甚则出涎，肺热甚则出涕，肾热甚则出唾，皆火热盛极销烁以致之也)，白芷一两，薄荷、辛夷五钱，苍耳子(炒)二钱半，为末，食前葱、茶汤调下二钱。此手太阴、足阳明药也。凡头面之疾，皆由清阳不升、浊阴逆上所致。白芷主手足阳明，上行头面，通窍表汗，除湿散风；辛夷通九窍，散风热，能助胃中清阳上行头脑；苍耳疏风散湿，上通脑顶，外达皮肤；薄荷泄肺疏肝，清利头目；葱白升阳通气，茶清苦寒下行，使清升浊降，风热散而脑液自固矣。”

2. 论取渊汤

《辨证录·卷之三·鼻渊门》:“人有无端鼻流清水者，久则流涕，又久则流黄浊之物，如脓如髓，腥臭不堪闻者，流至十年，而人死矣。此病得之饮酒太过，临风而卧，风入胆中，胆之酒毒，不能外泄，遂移其热于脑中。夫脑之窍通于鼻，而胆之气，何以通于脑，而酒之气何以入于胆耶？凡善饮酒者，胆气自旺，且多叫号，故酒先入胆，而胆不胜酒，即不及化酒，而火毒存于其中矣。夫胆属木，最恶者寒风也，外寒相侵，则内热愈甚。胆属阳，而头亦属阳，胆移热而上走于头，脑在头之中，头无可藏热之处，故遇穴而即入。况胆与脑原是相通，脑之穴大过于胆，遂乐于相安居之，而不肯还入于胆矣。迨居脑既久，而动极思迁，又寻窍而出，乃顺趋于鼻矣。火毒浅而涕清，火毒深而涕浊，愈久愈流而愈重，后则涕无可流，并脑髓而尽出，欲不死而不可得矣。治法治其脑可也，然治其脑，必仍治其胆者，探源之治也。方用取渊汤：辛夷二钱，当归二两，柴胡一钱，炒栀子三钱，玄参一两，贝母一钱。水煎服。一剂涕减，再剂涕又减，三剂病全愈。

盖辛夷最能入胆，引当归以补脑之气，引玄参以解脑之火，加柴胡、栀子以舒胆中之郁热，则胆不来助火，而自受补气之益也。然不去止鼻中之涕者，清脑中之火，益脑中之气，正所以止之也。盖鼻中原无涕，遏抑上游出涕之源，何必截下流之水乎。此治法之神耳。或疑当归过于多用，不知脑髓尽出，不大补则脑之气不生。辛夷耗散之物，非可常用也，故乘其引导，大用当归以补脑添精，不必日后之再用。倘后日减去辛夷，即重用当归无益矣。此用药先后之机，又不可不识也。人疑当归之不可多用者，不过嫌其性滑，有妨于脾耳，谁知脑髓直流之人，必髓不能化精者也，精不能化，则精必少，精少则不能分布于大肠，必有干燥之苦，然则用当归以润之，正其所喜，何虑之有。”

3. 论温肺止流丹

《辨证录·卷之三·鼻渊门》：“人有鼻流清涕，经年不愈，是肺气虚寒，非脑漏也。夫脑漏即鼻渊也，原有寒热二症，不止胆热而成之也。然同是鼻渊，而寒热何以分乎？盖涕臭者热也，涕清而不臭者寒也。热属实热，寒属虚寒。兹但流清涕而不腥臭，正虚寒之病也。热症宜用清凉之药，寒症宜用温和之剂，倘概用散而不用补，则损伤肺气，而肺金益寒，愈流清涕矣。方用温肺止流丹：诃子一钱，甘草一钱，桔梗三钱，石首鱼脑骨五钱（煅过存性为末），荆芥五分，细辛五分，人参五分。水煎调服，一剂即止流矣，不必再服也。此方气味温和，自能暖肺，而性又带散，更能祛邪，故奏功如神。或谓石首脑骨，古人以治内热之鼻渊，是为寒物，何用之以治寒症之鼻渊耶？不知鼻渊实有寒热二症，而石首脑骨寒热二症皆能治之。但热症之涕通于脑，寒症之涕出于肺，我用群药皆入肺之药也，无非温和之味，肺既寒凉，得温和而自解，复得石首脑骨佐之，以截脑中之路，则脑气不下陷，而肺气更闭矣。所以一剂而止流也。”

二、治鼻渊通用方

1. 防风散（《圣济总录·卷第一百一十六·鼻门·鼻渊》）

治脑热鼻渊，下浊涕不止。

防风（去叉，一两半） 黄芩（去黑心） 人参 甘草（炙，锉） 芎䓖 天门冬（去心，焙，各一两）

上六味，捣罗为散。每服二钱匕，食后沸汤调下，日三。

2. 前胡汤（《圣济总录·卷第一百一十六·鼻门·鼻渊》）

治脑热鼻塞多涕。

前胡（去芦头） 木通（锉） 石膏（各二两） 黄芩（去黑心） 甘草（炙，锉，各一两半） 大黄（锉，炒，一两）

上六味，粗捣筛。每服三钱匕，水一盏，入葱白一寸，豉二十粒，生姜一枣大切，煎至七分，去滓温服，不拘时。

3. 鸡苏丸（《圣济总录·卷第一百一十六·鼻门·鼻渊》）

治脑热肺壅，鼻渊多涕。

鸡苏叶（干者） 麦门冬（去心，焙） 桑根白皮（锉） 芎䓖 黄芪（炙，锉） 甘草（炙，锉，各一两） 生干地黄（切，焙，二两）

上七味，捣罗为末，炼蜜和丸如梧桐子大。每服二十丸，食后临卧人参汤下。

4. 芎䓖散（《圣济总录·卷第一百一十六·鼻门·鼻渊》）

治鼻渊多涕。

芎䓖 莎草根（炒，各二两） 石膏（研，水飞，一两） 龙脑（研，一分）

上四味，捣研为散。每服二钱匕，食后荆芥腊茶清调下。

5. 荆芥散（《圣济总录·卷第一百一十六·鼻门·鼻渊》）

治肺壅脑热，鼻渊不止。

荆芥穗 藿香叶（各一两） 芎䓖 莎草根（炒，去毛，各二两） 石膏（研如粉，一两半） 龙脑（研，一钱）

上六味，捣研为散。每服二钱匕，食后荆芥汤调下。

6. 辛夷膏（《圣济总录·卷第一百一十六·鼻门·鼻渊》）

治肺热鼻塞多涕。

辛夷（一分） 白芷（三钱） 藁本（去苗土） 甘草 当归（各半两）

上五味细锉，以清酒二盏，羊髓十两，银器内微火煎五七沸，倾入合中澄凝。每取豆许内鼻中，日夜各一。

7. 定风饼子

1）《普济本事方·卷第一·中风肝胆筋骨诸风·定风饼子》

治风客阳经，邪伤腠理，背膂强直，口眼㖞斜，体热恶寒，痰厥头痛，肉瞤筋惕，辛頞鼻渊，及酒饮过多，呕吐涎沫，头目眩晕，如坐车船。常服解五邪伤寒，辟雾露瘴气，爽慧神志，诸风不生。

天麻 川乌（去皮尖） 南星 半夏 川姜 川芎 白茯苓 甘草（各等分，并生）

上细末，生姜汁为丸如龙眼大，作饼子，生朱为衣。每服一饼，细嚼，热生姜汤下，不拘时候。

2)《仁斋直指方论·卷之三·附伤风·附诸方》引《简易方》

治风客阳经，邪伤腠理，背膂强直，言语謇涩，体热恶寒，痰厥头痛，肉瞤筋惕，手颤，鼻渊，及饮酒过多，呕吐涎沫，头目晕眩。常服消风去邪。

川乌　南星　川芎　干姜　甘草　半夏　天麻　白茯苓(各等分，生用)　白附子

上为末，姜汁丸如龙眼大，作饼子，生朱砂为衣。每服一饼，细嚼，热生姜汤下，不拘时服。

8. 防风汤(《黄帝素问宣明论方·卷一·诸证门·鼻渊证》)

治鼻渊，脑热渗下，浊涕不止，久而不已，必成衄血之疾。

黄芩　人参　甘草(炙)　麦门冬(去心，各一两)　川芎(一两)　防风(去芦，一两半)

上为末。每服二钱，沸汤点之，食后服，日三服。

9. 苍耳散(《严氏济生方·鼻门·鼻论治》)

治鼻流浊涕不止，名曰鼻渊。

辛夷仁(半两)　苍耳子(炒，二钱半)　香白芷(一两)　薄荷叶(半钱)

上并晒干，为细末。每服二钱，用葱茶清，食后调服。

10. 小消风散(《普济方·卷四十五·头门·风头痛》)

治伤风头痛，鼻渊声重，面赤多嚏，自汗恶风。

川芎(半两)　荆芥穗　薄荷叶　苍术(炒)　川乌(炮，去皮)　石膏　甘草(炙)　防风(各一两)

上为细末。每服一钱，热酒或茶调下，不拘时候服。

11. 辛夷散(《片玉心书·卷之五·鼻病门》)

治鼻渊者，流下唾涕，极其腥臭，此胆移热于脑，又名脑崩。

辛夷仁(五钱)　苍耳子(炒，二钱半)　白芷(一钱)　薄荷叶(五分)　黄连(一钱)

共晒干，为末。葱汤调服。

12. 寄授藿香汤(《外科正宗·卷之四·杂疮毒门·脑漏第五十六》)

治鼻渊黄水浊涕长流，致脑户虚眩不已。

藿香(连枝带叶者五钱，水一碗，煎七分)　公猪胆汁(一枚，和匀)

食后通口服之，至重者不过三服。如此药苦甚不堪服用，藿香末一两，公猪胆汁熬稠膏为丸。每服二钱，食后白滚汤送下，亦效。

13. 天竺黄丸(《济阳纲目·卷一百零四·鼻病·治鼻渊方》)

治鼻渊。

当归　川芎　白芷　人参　茯苓　麦门冬　防风　荆芥　薄荷　苍耳子　香附子　秦艽　甘草(各一钱)　天竺黄(三钱)

上为细末，炼蜜丸如桐子大。每服三四十丸，米汤下。

14. 取渊汤(《辨证录·卷之三·鼻渊门》)

治鼻渊。

辛夷(二钱)　当归(二两)　柴胡(一钱)　炒栀子(三钱)　玄参(一两)　贝母(一钱)

水煎服。一剂涕减，再剂涕又减，三剂病全愈。

15. 温肺止流丹(《辨证录·卷之三·鼻渊门》)

治脑漏即鼻渊也。

诃子(一钱)　甘草(一钱)　桔梗(三钱)　石首鱼脑骨(五钱，煅过存性为末)　荆芥(五分)　细辛(五分)　人参(五分)

水煎调服。一剂即止流矣，不必再服也。

16. 天罗散(《疡医大全·卷十二·颧脸部·鼻渊门主方》)

治鼻中常流黄臭水，名控脑砂。

丝瓜藤(取根下三寸或五寸，烧灰存性)

温酒调服，数次即愈。

17. 古拜散(《疡医大全·卷十二·颧脸部·鼻渊门主方》)

治鼻渊。

荆芥穗(为细末)

每服三钱，生姜汤调下。有火者，用陈茶调服。

18. 防风散(《疡医大全·卷十二·颧脸部·鼻渊门主方》)

治鼻渊脑热渗下，浊涕不止。

人参　黄芩(酒炒)　麦门冬(去心)　防风(各二两)　川芎　生甘草(各一两)

上为细末。每服二钱，白汤调下。

19. 星夏汤(《杂病源流犀烛·卷二十三·鼻

病源流·治鼻病方三十三》)

治鼻渊。

南星　半夏　苍术　神曲　细辛　白芷　甘草　黄芩(酒炒)　黄连(酒炒)

20. 苍耳汤(《大方脉·伤寒杂病医方·卷六·医方泻火门》)

治鼻渊初起,风邪胜者。

苍耳子(炒枯,一两)　辛夷(三钱)　白芷　薄荷(各二钱)　葱白(五寸)

温服,取汗。

三、治脑泻方

1. 治脑泻方(一名**川乌散**《普济方》)(《类编朱氏集验医方·卷之九 头痛门·治方》)

治脑泻。

防风　白附子　北细辛　白茯苓　川乌　菖蒲　干姜　香白芷　川芎　甘草节(各等分)

上为末。每服三钱,嚼生葱,白汤调下,食后服。

2. 川芎防风散(《普济方·卷五十七·鼻门·鼻渊》)

治积年脑泻秘方,得此疾多年,服一料而愈。

川芎　防风　羌活　干姜　荆芥(以上各一两)　甘草　甘松(各三钱)　白芷(半两)

上为末。食后酒服,不能饮酒,茶清汤服。

3. 川芎丸(《普济方·卷五十七·鼻门·鼻渊》)

治脑泻臭秽。

草乌(生用,半两,去皮尖)　苍术(生,一两)　川芎(生用,二两)

上为细末,面糊为丸如梧桐子。食后茶清下十丸。服药后,忌一时久热食。

四、治脑漏方

1. 川芎茶调散(《普济方·卷五十七·鼻门·鼻渊》引《如宜方》)

治其病,由肾气虚,脑髓不固,亦有名鼻渊。

薄荷(八两)　川芎(四两)　羌活　甘草(炙)　白芷〔各三(二)两〕　防风(一两半)　细辛(一两)　荆芥(四两)

上为末。茶清调服,如鼻渊加辛夷。

2. 脑漏散(《赤水玄珠·第三卷·鼻门·鼻鼽鼻渊》)

治鼻流清浊涕,积年不愈。

川芎　荆芥　防风　干姜　白芷　甘松(各一两)　羌活　甘草(各半两)

为末。每服二钱,食后,茶清下。

3. 补脑散(《医方考·卷五·鼻疾门第六十三》)

治阳虚脑寒,鼻渊者。

天雄(炮)　辛夷仁　苍耳茸(等分)

共为末。饭后酒下二钱。

4. 补脑丸(《古今医彻·卷之三·杂症·鼻渊》)

治鼻渊久不愈者,神效。

人参　麦门冬(去心)　茯苓　杜仲(盐水炒)　肉苁蓉(酒净)　山药(饭上蒸,切)　熟地黄　山茱肉(各二两)　黄芪(蜜水炒)　枸杞子　菟丝子(各三两)　鹿茸(酒浆微炙,切片)　五味子(各一两)

为末。另捣苁蓉、枸杞、熟地、麦冬,略添炼蜜和丸如桐子。每服四钱,白滚汤下。

五、治控脑砂方

1. 控脑沙方(《仁术便览·卷一·鼻病·通圣散》)

治鼻渊,并嗅,名曰控脑沙。

沉香(少许)　宿香(去白,二钱)　雄黄　皂角(各少许)　白牛尾　橙叶(焙干,二钱)

上为末。吹入鼻中,倘有少血出,不妨。血出,加栀子。忌风寒冷物。

2. 治控脑砂方验方(《医学正传·卷之五·鼻病》)

治鼻中时时流臭黄水,甚者脑亦时痛,俗名控脑砂,有虫食脑中。

丝瓜藤(近根三五寸许,烧存性)

为细末。酒调服之即愈。

六、治鼻渊验方

1)《仁斋直指方论·卷之二十一·鼻·附诸方》

治鼻渊。

南星　半夏　苍术　白芷　神曲　酒芩　辛夷　荆芥(各等分)

上为末。水调食后服。

2)《秘传证治要诀及类方·卷之十·拾遗门·鼻》

治浊涕者,乃《素问》所谓胆移热于脑,故烦鼻渊是也。

苍耳子(即缣丝草子,炒碾为细末)

食后入药末点服,立效。

3)《滇南本草·第二卷·青牛膝》

治脑漏头眩疼,鼻渊浊涕,黄色清水,腥臭难堪,或鼻窍不通,不闻香臭。

青牛膝(五钱) 腊肉骨(火煅去油,一钱,好火腿骨良) 细黑豆(二十粒,焙炒)

水煎。点水酒服。

4)《本草纲目·介部第四十六卷·介之二·贝子》

治鼻渊脓血。

贝子(烧研)

每生酒服二钱,日三服。

5)《本草汇言·卷之二·草部·兰草》

治鼻不闻香臭。

孩儿菊(晒干) 羌活 独活 升麻 白芷 防风(各一钱) 黄耆 川芎 白术 人参 当归(各二钱) 甘草 川椒(各六分) 黑枣(三枚)

水煎服。鼻渊者,胆移热于脑,本方加辛夷、薄荷、连翘,去人参。

6)《本草汇言·卷之三·草部·枲耳实》

治脑漏鼻渊,秽汁下流。

苍耳仁(二两) 白术 石首鱼脑骨(滋泥封裹,火煅,各二钱)

7)《本草纲目拾遗·卷八·诸蔬部·刀豆根》

治鼻渊,年希尧集验方。

老刀豆(文火焙干为末)

酒服三钱,重不过三服,即愈。

8)《种福堂公选良方·卷三·公选良方·鼻》

治鼻渊脑漏。

羊卵子(一对,去膜,切片,顶大者尤妙)

酱油陈酒拌之,放瓷碗内隔汤煮熟。以陈酒送下,饮微醉,三五次即愈,临午服。

9)《名家方选·上部病·口舌牙齿鼻耳眼》

治鼻渊方。

桔梗(一钱) 芍药 大黄 黄蓍 甘草(各五分) 土茯苓(二十五钱,炒,二十五钱,生)

上六味,分作二十贴,以水二合半煮取一合半,滓再以水二合煮,取一合服。禁五宝丹等之药。

10)《本草述钩元·卷八·芳草部·水苏》

脑热鼻渊,肺壅多涕。

鸡苏叶 麦冬 川芎 桑白皮 炒黄芪 炙草 生地(等分)

为末,炼蜜丸梧子大。每服四十丸,人参汤下。

11)《春脚集·卷之二·鼻部》

治鼻渊方。

陈香橼 木香 扁柏 砂仁 川芎

各等分,水煎服。

流浊涕经年累月不止,即脑漏也。当分别寒热治之,涕浊味臭者,热也。涕清而腥者,寒也。

属热者治法:

熟地(八钱) 山药(四钱) 山萸(四钱) 丹皮(三钱) 茯苓(三钱) 泽泻(三钱) 菊花(三钱) 薄荷(二钱) 元参(三钱) 苍耳子(五钱)

共为细末,炼蜜合丸梧桐子大。每服三钱,白开水送下。

属寒者治法:

熟地(八钱) 山药(四钱) 山萸(四钱) 丹皮(三钱) 茯苓(三钱) 川附子(一钱) 肉桂(二钱) 泽泻(三钱) 川芎(三钱) 升麻(三钱) 苍耳子(五钱)

共为细末,炼蜜合九梧桐子大。每服三钱,白开水送下。

治脑漏鼻涕臭。

百草霜(研细)

空心冷水调服一钱,三五服即愈。

【论用药】

一、治鼻渊专药

1. 大蒜(葫)

《本草易读·卷六·大蒜》:“辛,温,有毒。健脾开胃,通窍辟恶,下气消谷,化肉消水……鼻渊不止:切片敷足心,取效止。”

《得配本草·卷五·菜部·葫》："一名大蒜。辛，温，有毒。入足太阴、阳明经。通五脏，达诸窍，破冷气……捣膏贴足心，能引热下行，治干湿霍乱，吐血衄血，脑泻鼻渊，泄泻暴痢，脚肚转筋。"

《本草述钩元·卷十五·菜部·葫》："自胡地来，一名大蒜。小蒜根茎俱小而瓣少，其味辣甚。大蒜茎大瓣多，辛而带甘。皆八月种，春食苗，夏初食薹，五月食根，八月收种，味辛气温，熏烈有毒。入太阴阳明经。主治归五脏，通达走窍，行诸气，去寒湿，破冷气，辟邪恶，化积聚，消水肿……贴足心，疗衄血不止，并脑泻鼻渊……又如二便不通、暴痢泄泻、产后金疮中风、痈疽肿毒、衄血、脑泻鼻渊，此又阳不得阴以化，而乃伤阴之证。大蒜能驭阳以归阴，阳得彻于阴，而阳乃和矣。当阳之膈而使之合，似为能通其壅气。当阳之淫而使之和，似为能宣其胜气。诸书判以通达走窍行诸气，似亦近之。但不究及其归阴而若止假其辛热，则如衄血中暑大小便秘等证，何所藉而用之乎。总之，辛温有毒，不必为兹物讳，而邪之留于气丽于血者，非有余之气血，固不足以胜之。"

2. 贝子

《本草纲目·介部第四十六卷·介之二·贝子》："治鼻渊出脓血，下痢，男子阴疮，解漏脯、面臛诸毒，射罔毒，药箭毒。（时珍）"

3. 牛膝

《滇南本草·第二卷·牛膝》："走经络，止筋骨疼痛，强筋舒筋，止腰膝酸麻，破瘀，坠胎，散结核，攻瘰疬，散痈疽、疥癞、血风疮、牛皮癣、脓窠疮、鼻渊、脑漏等症。"

4. 玉米须

《本草征要·第三卷·肾与膀胱经·玉米须》："味甘、性平、无毒。利水消浮肿，熏烟治鼻渊。此物尚有平肝、止血等作用，乃废物利用、无害之良药也。"

5. 白芷

《本草纲目·草部第十四卷·草之三·白芷》："气味，辛，温，无毒。元素曰：气温，味苦、大辛。气味俱轻，阳也。手阳明引经本药，同升麻则通行手、足阳明经，亦入手太阴经……治鼻渊鼻衄，齿痛，眉棱骨痛，大肠风秘，小便去血，妇人血风眩运，翻胃吐食，解砒毒蛇伤，刀箭金疮。（时珍）"

《本草正·芳草部·白芷》："味辛，气温。气厚味轻，升也，阳也。其性温散，败毒，逐阳明经风寒邪热，止头痛头风、头眩、目痛、目痒泪出，散肺经风寒、皮肤斑疹燥痒，治鼻鼽、鼻渊、齿痛、眉棱骨痛、大肠风秘、肠风、尿血；其气辛香达表，故治疮疡，排脓止痒定痛，托痈疽、肺痈、瘰疬、痔瘘，长肉生肌。"

《本草通玄·卷上·草部·白芷》："辛温，手阳明引经本药也，兼入肺经。解利手阳明头痛，中风寒热及肺经风热，头面皮肤风痹燥痒，眉棱骨痛，鼻渊衄齿痛，崩带，能蚀脓，东垣云：白芷疗风通用，其气芳香，能通九窍，表汗不可缺也。"

《本草易读·卷三·白芷》："微焙用。当归为使，恶旋覆花，制雄黄、硫黄。辛，温，无毒。手足阳明，手太阴药也。解三经风热之燥痒，除阳明头目之昏痛，调血崩血闭之大症，住鼻衄鼻渊之细疴。"

6. 丝瓜藤根

《本草征要·第二卷形体用药及专科用药·头面七窍·丝瓜藤根》："味甘，气芳，性平，无毒。入肺经。专治鼻渊，通气断涕，研末炒服，常用有利。此物可用至地上五尺之处。晒干、研末，入锅炒，待散发香气取起，每用一钱至二钱，红糖水调服。亦能治老年之咳嗽多痰者。"

7. 苍耳子(葈耳)

《滇南本草·第二卷·苍耳》："外达皮肤。治头痛、目暗、齿痛、鼻渊、肢痛、痹痛。疮科仙草，慎勿轻视。"

《本草正·隰草部·苍耳子》："味苦、微甘。治头风寒痛、风湿周痹、四肢拘挛，去风明目，养血暖腰膝，及瘰疬、疮疥，亦治鼻渊。宜炒熟为末，白汤点服一二钱，久之乃效。忌猪肉、马肉。"

《本草详节·卷之二·草部·苍耳子》："味苦、甘，气温。有小毒。生各处。叶青白似胡荽，白花，细茎，蔓生，子比桑椹短小，刺多。入肺经。忌猪、马肉，米泔。凡使，炒熟，捣去刺；或酒拌，蒸用。主头风，风湿周痹，四肢拘挛，恶肉死肌，瘰疬，疥疮，大风，鼻渊，牙疼，及久疟，水肿。[按]苍耳，禀春气发生而升，有通顶门脑盖之功，为祛风燥湿之药。"

《本草易读·卷四·苍耳》："炒去刺，或酒蒸。忌猪肉、马肉、米泔。甘，苦，微温，无毒。发表汗，散风湿，通脑顶，达足膝。浴一身之瘙痒，止四肢之拘挛。除头痛而去目暗，疗齿痛而止鼻渊。周痹喉肿之疾，瘰疬疮疥之疴。处处有之，今多生豆田中。不见开花，秋后结子而多刺者是也。”

《本草便读·草部·苍耳子》：“上通脑顶，外达皮肤。因能发汗以祛风，故可宣痹而散湿。鼻渊头痛，均因苦降功能。疥疾痒疮，又赖疏辛温润。（苍耳子此物能升能降，善发汗。辛苦温润，专入肺脾，治风湿痹痛、死肌、疥疮等疾。洗服皆良。鼻渊初起属上焦湿热者，用此辛散苦泄，故可治之）”

8. 辛夷

《本草纲目·木部第三十四卷·木之一·辛夷》：“气味：辛，温，无毒。时珍曰：气味俱薄，浮而散，阳也。入手太阴、足阳明经。之才曰：芎䓖为之使。恶五石脂，畏菖蒲、蒲黄、黄连、石膏、黄环。主治：五脏身体寒热，风头脑痛面䵟。久服下气，轻身明目，增年耐老。（《本经》）温中解肌，利九窍，通鼻塞涕出，治面肿引齿痛，眩冒身兀兀如在车船之上者，生须发，去白虫。（《别录》）通关脉，治头痛憎寒，体噤瘙痒。入面脂，生光泽。（《大明》）鼻渊鼻鼽，鼻窒鼻疮，及痘后鼻疮，并用研末，入麝香少许，葱白蘸入数次，甚良。（时珍）发明：时珍曰，鼻气通于天。天者，头也、肺也。肺开窍于鼻，而阳明胃脉环鼻而上行。脑为元神之府，而鼻为命门之窍。人之中气不足，清阳不升，则头为之倾，九窍为之不利。辛夷之辛温走气而入肺，其体轻浮，能助胃中清阳上行通于天。所以能温中，治头面目鼻九窍之病。轩岐之后，能达此理者，东垣李杲一人而已。”

《本草正·竹木部·辛夷》：“气味辛温。乃手太阴、足阳明之药。能解寒热、憎寒体噤，散风热，利九窍，除头风脑痛、眩冒、瘙痒，疗面肿引齿疼痛。若治鼻塞涕出、鼻渊、鼻鼽、鼻疮及痘后鼻疮，并宜为末，入麝香少许，以葱白蘸药，点入数次，甚良。”

《本草汇言·卷之八·木部·辛夷》：“温肺气，通鼻窍之药也。（《别录》）故善走三阳（詹润寰），除风寒、风湿于头面、耳鼻、齿牙诸分，若头眩昏冒，兀兀如欲呕，若面肿面痒，隐隐如虫行，若耳闭耳鸣，或痒或痛，若鼻渊鼻塞，或胀或疮，若齿痛齿肿，或牙龈浮烂等证，咸宜用之。此药辛温上达，能解肌散表，芳香清洁，能上窜头目，逐阳分之风邪，疏内窍之寒郁，则诸证自愈矣。前古谓通九窍，利五脏，通关脉，退寒热，意在斯乎。但辛香浮窜，气虚之人，虽偶感风寒，致诸窍不通者，不宜用；头脑痛，属血虚火炽者，不宜用；齿牙痛，与耳病，属肝火、胃火者，不宜用。”

《本草通玄·卷下·木部·辛夷》：“辛温。温中解肌，通关利窍。凡鼻渊鼻鼽、鼻塞鼻疮，并研末，入麝，葱白蘸入，甚良。时珍曰：鼻通于天。天者，头也，肺也。肺开窍于鼻，而胃脉环鼻而上行。脑为元神之府，而鼻为命门之窍。中气不足，清阳不升，则头为之倾，九窍为之不利。辛夷辛温走气而入肺，其体浮，能助胃中清阳之气，上通于天，故能温中，治头、目、鼻之病。轩岐之后，达此理者，东垣一人而已。刷去毛，微焙。”

《本草新编·卷之四（徵集）·辛夷》：“辛夷，味辛，气温，无毒。入肺、胆二经。止脑内风疼、面肿引齿痛眩目，除身体寒热，通鼻塞，止鼻渊清涕，生须发。此物通窍，而上走于脑，舍鼻塞、鼻渊之症，无他用，存之以备用可耳。且辛散之物多用，则真气有伤，亦可暂用而不可久服。总之，去病即已，不可因其效甚而纵用之，非独辛夷之为然也。”

《本草述钩元·卷二十二·香木部·辛夷》：“宜于花未开时收之，正二月采。苞，气味辛温。气清而香，味薄而散。浮而升，阳也，入手太阴足阳明经，芎䓖为之使。主治风头脑痛、面肿引齿痛，通鼻塞涕出，疗鼻渊、鼻鼽、鼻疮、鼻窒，及痘后鼻疮。（并研末，入麝少许，葱白蘸入数次）鼻为命门之窍，人之中气不足，清阳不升，则头为之倾，九窍为之不利。辛夷走气入肺，其体轻浮，能助胃中清阳上通于天，所以治头面目鼻九窍之病。”

《本草撮要·卷二木部·辛夷》：“味辛，入手太阴足阳明经，功专去头风鼻病。得川芎、薄荷、细辛、石膏，治鼻塞流涕，不闻香臭。得南星、半夏、黄柏、牡蛎治鼻渊下如白脓，偶感风寒鼻塞及血虚火炽者均忌。去皮毛焙用，川芎为使，恶石脂。畏菖蒲、石膏、蒲黄、黄连。一名木笔花，一名迎春花。”

9. 青牛膝

《滇南本草·第二卷·青牛膝》：“味辛、酸，性微寒。通经络，祛风热，凉血热。疗疥癞脓窠疮、血风癣疮、脑漏鼻渊、流涕腥臭，利小便，治五淋白浊等症。”

10. 刺天茄

《滇南本草·第一卷·刺天茄》:“脑漏鼻渊,祛风,止头痛,除风邪。”

11. 郁李仁

《本草新编·卷之五羽集·郁李仁》:“郁李仁,味酸、苦,气平,降也,阴中阳也,无毒。入肝、胆二经,去头风之痛。又入脾,止鼻渊之涕。消浮肿,利小便,通关格,破血润燥,又其余枝。虽非当施之品,实为解急之需也。关格之症,最难开关,郁李仁善入肝,以调逆气,故能通达上下,不可不备也。”

12. 细辛

《本草求真·上编·卷三散剂·细辛》:“宜散肾经风寒。细辛(专入肾,兼入肝胆),味辛而厚,气温而烈,为足少阴肾温经主药。凡风寒邪入至阴而见本经头痛(太阳头痛在脑后,阳明头痛在额,少阳头痛在两角,厥阴头痛在巅顶,少阴头痛在脑齿)、腰脊俱强、口疮喉痹、鼻渊齿䘌、水停心下、口吐涎沫(成无己曰:水停心下,不行则肾气燥,宜辛以润之,细辛之辛以行水气而润燥)、耳聋鼻痈、倒睫便涩者,并宜用此调治,或用独活为使,俾在表之阳邪可表,而在里之伏邪可除。故书载能通关利窍、破痰下乳、行血发汗(仲景治少阴症反发热。麻黄附子细辛汤以发少阴之汗),且走肾者必兼肝与胆,胆虚惊痫及风眼泪下者,得此辛散宣通,而令泪收惊除。”

13. 荜茇

《本草求真·上编·卷三散剂·荜茇》:“散胸腹寒逆。荜茇(专入胃,兼入脾膀胱),气味辛热。凡一切风寒内积,逆于胸膈而见恶心呕吐(阳明胃府),见于下部而见肠鸣冷痢水泻(太阳膀胱经),发于头面而见齿牙头痛鼻渊(阳明胃经),停于肚腹而见中满痞塞疼痛(太阴经),俱可用此投治。以其气味辛温,则寒自尔见除。其曰鼻渊头痛(涕脓而臭者为渊,涕清而不臭者为鼽,鼻渊有肉痛极而不下垂者为息肉,下垂而不痛者为鼻痔),亦是取其辛热能入阳明以散浮热之意。是以病患偏头痛风,须先口含温水,随左右以此末吹鼻最效。牙疼必同干姜细辛调治,亦取能以除寒之意(热痛,石膏、牙硝;风痛,皂角、僵蚕、峰房、二乌;虫痛,石灰、雄黄)。总之,气味既辛,则凡病属寒起,皆可以投。然亦泄人真气,不可任意多服,以致喘咳目昏,肠虚下重,丧其真气也!”

14. 孩儿茶

《本草易读·卷八·孩儿茶》:“苦、涩,无毒。生肌定痛,止血收湿,化痰生津,除上膈热。涂诸般疮。鼻渊流水,为末吹之。”

15. 藕节

《本草征要·第二卷·形体用药及专科用药·藕节》:“味甘、涩,性平。入肺、胃、肝三经。止血消瘀,吐衄崩中均可止。芎䓖同用,鼻渊脑泻缓能除。”

16. 接骨草

《滇南本草·第一卷·接骨草》:“行十二经络,治筋骨痰火疼痛、手足麻木不仁,祛周身游走之风,散瘰疬手足痰核。治跌打损伤,接骨。止脑漏、鼻渊效。”

17. 蜗蠃(蜗螺、螺蛳)

《本草纲目·介部第四十六卷·介之二·蜗螺》:“烂壳,时珍曰:泥中及墙壁上年久者良,火煅过用。主治:痰饮积及胃脘痛(震亨)。反胃膈气,痰嗽鼻渊,脱肛痔疾,疮疖下疳,汤火伤。(时珍)”

18. 藿香

《要药分剂·卷一·宣剂上·藿香》:“味辛,性微温,无毒,禀清芬之气以生。升多于降。阳也。主治:[鳌按]藿香惟入肺经,故古方治鼻渊以之为君,以其能引清阳之气上通巅顶也。禁忌:《经疏》曰,凡阴虚火旺,胃弱欲呕,胃热作呕。中焦火盛热极,温病热病,胃家邪实作呕作胀,均忌。”

二、鼻渊主治药

《本草纲目·主治第四卷·百病主治药·鼻》:“鼻渊,流浊涕,是脑受风热。”

1. 内服药

苍耳子:末,日服二钱,能通顶门。同白芷、辛夷、薄荷为末,葱、茶服。

防风:同黄芩、川芎、麦门冬、人参、甘草,末服。

川芎:同石膏、香附、龙脑,末服。

草乌头:脑泄臭秽,同苍术、川芎,丸服。

羌活、藁本、白芷、鸡苏、荆芥、甘草、甘松、黄芩、半夏、南星、菊花、菖蒲、苦参、蒺藜、细辛、升麻、芍药：并去风热痰湿。

丝瓜根：脑崩腥臭，有虫也，烧研服。

藕节：鼻渊，同芎䓖末服。

蜀椒、辛夷：辛走气，能助清阳上行，通于天，治鼻病而利九窍。头风清涕，同枇杷花末，酒服。

栀子、龙脑香、百草霜：鼻出臭涕，水服三钱。

石膏、全蝎、贝子：鼻渊脓血，烧研酒服。

2. 外用药

荜茇：吹。

白芷：流涕臭水，同硫黄、黄丹吹。

乌叠泥：吹。

石绿：吹鼻䶊。

皂荚：汁，熬膏搐之。

大蒜：同荜茇捣，安囟上，以熨斗熨之。

艾叶：同细辛、苍术、川芎末，隔帕安顶门，熨之。

破瓢灰：同白螺壳灰、白鸡冠灰、血竭、麝香末，酒洒，艾上作饼，安顶门，熨之。

车轴脂：水调，安顶门熨之。

附子：葱涎和贴足心。大蒜亦可。

【医论医案】

一、医论

1. 论鼻渊诸家汇言

《疡医大全·卷十二·颧脸部·鼻渊门主论》

冯鲁瞻曰：夫鼻为肺窍。《经》曰：天气通于肺。若肠胃无痰火积热，则平常上升，皆清气也。肺家有病，则鼻不利，如伤热之不散，或伤寒之久郁成热，皆能使塞而不利。若平人而多涕，或黄或白，或带血如脓状者，皆肾虚所致，不可过用凉药。(《锦囊》)

又曰：鼻渊者，谓其涕下不止，如淌水泉，故名之也。《经》曰：是胆移热于脑。盖胆脉起于目锐眦，上抵头角，入络于脑。然阳明之脉亦挟鼻，络目旁，约太阳之脉者也。今因脑热，则足太阳逆，与阳明之脉俱盛，泊于额中，是以鼻额酸痛，涕下不止矣。

又曰：更有寒邪未尽，虚热渐炽，是以脓涕结聚，香臭不闻，此名鼻齄。

又曰：更有热血入面，为寒所拂，是以污浊凝滞，则成鼻齄。

又曰：脑病有二：若清水流出而不痛者，为寒；若流黄臭水而痛者，为热。久而不愈，即名脑漏。治当内服清利胆热，外于囟会、通天二穴灸之。

又曰：鼻流浊涕不止者，名曰鼻渊。乃风热烁脑而液下渗，或黄或白，或带血如脓状，此肾虚之证也。《经》曰：脑渗为涕。又曰：胆移热于脑。《原病式》曰：如以火烁金，热极则反化为水。然究其原，必肾阴虚而不能纳气归元，故火无所畏，上迫肺金，由是津液之气不得降下，并于空窍，转浊为涕，津液为之逆流矣。于是肾肝愈虚，有升无降，有阳无阴，阴虚则病，阴绝则死。此最宜戒怒以养阳，绝欲以养阴，断煿炙，远酒面，以防作热。然后假之良医，滋肾清肺为君，开郁顺气为臣，补阴养血为佐，俾火息金清，降令胥行，气畅郁分，清窍无壅，阳开阴阖，相依相附，脏腑各司乃职，自慎以培其根，药饵以治其病，间有可愈者。苟或骄恣不慎，或误投凉药，虽仓扁不能使其长生矣。

又曰：久患鼻流浓涕极臭者，即名脑漏。气虚者，补中益气汤；阴虚者，麦味地黄汤。

《经》曰：肺和则能知香臭矣。肺中壅遏不和，故鼻窍窒塞不闻香臭矣。

陈实功曰：鼻渊又名脑漏，总由风寒凝入脑户，与太阳湿热交蒸而成。其患鼻流浊涕，或流黄水，点点滴滴，长湿无干，久则头眩虚晕不已，治以藿香汤主之。如日久虚眩，内服补中益气汤、六味地黄丸，以滋化源可也。(《正宗》)

陈远公曰：人有无端鼻流清水，日久则流鼻涕，又久则流黄浊之物，如脓如髓，腥臭难闻，流至十年而死矣。此得之饮酒太过，临风而卧，风入胆中，胆之酒毒，不能外泄，遂移热于脑，脑得热毒之气，不能久藏，从鼻窍出矣。脑窍通于鼻，而胆气何以通于脑，酒气何以入于胆耶？凡善饮者，饮酒必先入胆，胆不能受酒，而能渗酒，酒经胆渗则气尽解，倘饮多则胆不及渗矣。胆不及渗，则不胜酒，既不及化酒，则火毒存于中，人卧则胆气不行，又加寒风之吹，胆更不舒矣。胆木最恶者，寒风也，内寒相侵则内热益甚，胆属阳，头亦属阳，胆热不能久藏胆中，必移热上走于头矣。脑在头中，头无藏热之处，必遇穴即入，况胆脑原相通者乎。脑之穴大过于胆，遂安居而不还于胆矣。及居脑，久动则思迁，又寻窍而出，乃顺趋于鼻矣。火毒浅则涕清，深则涕浊，愈久愈流愈重，后则涕无可流，并脑髓尽出，欲不死不可得矣。治法：治其脑而仍治其胆者，探源之治也。用取渊汤：辛夷二钱，当归、黑山栀各三钱，柴胡、贝母各一钱，元参一两，水煎服。二剂涕减，三剂全愈。（辛夷入胆，引当归以补脑之气，引元参以解脑之火，加柴、栀舒胆之郁，则胆不来助火，自受补气之益也。不止鼻之涕者，清脑中之火，益脑中之气，正所以止之也。盖鼻原无涕，遏上游出涕之源，何必又截下流之水乎！或疑当归过于多用，不知脑髓尽出，若不大补，则脑气不生。辛夷耗散之物，非可常用，故乘其引导，大用当归补脑添精，不必日后再用。倘日后减去辛夷，即重用当归无益矣。此用药先后之机也。人疑当归不可多用，不过嫌其性滑，有妨于脾耳。谁知脑髓直流之人，必髓不能化精者也。精不化则必少矣，精少则不能分布于大肠，大肠必有干燥之苦，然则以当归润之，正其所喜，何患之有耶）

又曰：人有鼻流清涕，经年不愈，人以为内热成脑漏也，谁知肺气虚寒乎？夫脑漏，即鼻渊也。有寒热二证，不独胆热而成之也。何以别之？盖鼻涕浊而臭者，热也；清而不臭者，寒也。热属实，寒属虚，今流清涕而不臭，正虚寒也。热宜清凉之药，寒宜温和之剂，若概用散而不用补，则损肺气而肺益寒，愈流清涕矣。用温肺止流丹：人参、荆芥、细辛各五分，诃子、甘草各一钱，桔梗三钱，水煎，调石首鱼脑骨五钱，煅末服，一剂即止。（此方气味温和，自能暖肺，性又带散祛邪，故奏功如神。或谓石首鱼脑骨古人以治内热之鼻渊，疑石首鱼脑骨为物，何以用治寒证鼻渊耶？恐鼻渊皆属热，而非寒乎？不知鼻渊有寒热二证，而石首鱼脑骨皆兼治之。但热病之涕通于脑，寒证之涕出于肺，所用之药皆入肺，无非温和之味，肺既寒凉，得温和自解，又得石首鱼脑骨，截脑中之路，则脑气不下陷，肺气更闭矣，所以一剂止流也）

又曰：人有鼻塞不通，浊涕稠黏已经数年，人以为鼻渊，火结于脑也，谁知乃肺之郁火不宣，而非鼻渊也。夫郁证五脏皆有，不独肺能郁也。《内经》曰：诸气愤郁，皆属于肺。肺郁则气不通也。《难经》曰：肺热甚则出涕。肺本清虚之府，最恶热也。肺热则气必粗，液必上拂，而结为涕，热甚则涕黄，热极则涕浊，则浊之物，岂容于清虚之府，必从鼻之门户出矣。用加味逍遥散：柴胡、白术、白茯苓各二钱，桔梗、白芍、当归各三钱，黄芩、半夏、白芷、甘草各一钱，陈皮五分，水煎服。二剂轻，八剂全愈。（此治肝郁之方，何以治肺郁亦效？不知此方善治五郁，非独治肝一经已也。又佐以桔梗散肺之邪，黄芩泻肺之热，且引众味入肺，何郁之不宣乎？故塞通浊化也）

李东垣曰：鼻塞不闻香臭者，俗谓肺寒，而用解利辛温之药不效，殊不知多因肺经素有火邪，故遇寒便塞也。治当清肺降火为主，佐以通气之剂。如原无鼻塞旧症，但一时偶感风寒，而致窒塞声重，或流清涕者，自作风寒治之。然气虚之人，气弱不能上升，则鼻塞滞，所谓九窍不通，肠胃之所生也，多服补中益气汤自通。

朱丹溪曰：肺开窍于鼻，阳明胃脉亦挟鼻上行，脑为元神之府，鼻为命门之窍，人之中气不足，清阳不升，则头为之倾，九窍为之不利。《经》曰：天气通于肺。若肠胃无痰火积热，则平常之升，皆清气也。故十二经脉、三百六十五络，其气血皆上升于面而走空窍，其宗气出于鼻而为臭。谓阳气、宗气者，皆胃中生发之气也。若因饥饱劳役损伤脾胃，则生发之气弱，而营运之气不能上升，乃邪塞空窍，故鼻不利，而不闻香臭也。治法宜养胃实营气，阳气、宗气上升则通矣。然《难经》云：心主五臭，肺主诸气。鼻者，肺窍也，反闻香臭者，何也？盖以窍言之，肺也；以用言之，心也。若因卫气失守，寒邪客于头，而鼻亦受之，不能为用，是以不闻香臭矣。《经》曰：五气入鼻，藏于心肺，心肺有病，鼻为之不利也。视听明而清凉，香臭辨而温暖，治法宜先散寒邪，后补胃气，使心肺之气得以交通，则鼻利而香臭闻矣。

2. 论痰火积热鼻渊

《医旨绪余·上卷·鼻鼽》

又见今人，每每感风寒，随时鼻塞浊涕，及素有郁热者，微触风寒，即鼻塞嚏涕；或调理失宜，积年累月，竟成鼻鼽、鼻渊者，往往有之。《内经》曰："胆移热于脑，则辛頞鼻渊。"又曷尝必待火热司令而后始致此病耶。愚故曰：必肠胃素有痰火积热，又值火热当权之年，内外之火夹攻，于此时有甚耳。或曰：子以运气之言为不足征欤，何今之按天时，占岁候，与夫验丰旱，及诸星卜家，动辄取应，吾恐后之吹毛者，将藉此以非子矣，子曷逃乎？予曰：愚亦深知僭逾为非，而无所逃也，愚又奚敢谓运气为不足征也，夫运气云者，指岁运火令当权，所不胜者受邪，是大略以理该之也，否则咳嗽吐血肺痈等症，又何莫而非火克金之候耶？愚之所谓肠胃痰火积热者，即病因也，于运气有所核而无相悖戾焉，知我者，其鉴诸。

《景岳全书·卷之二十七必集·杂证谟·鼻证》

鼻渊证，总由太阳、督脉之火，甚者上连于脑，而津津不已，故又名为脑漏。此证多因酒醴肥甘，或久用热物，或火由寒郁，以致湿热上熏，津汁溶溢而下，离经腐败，有作臭者，有大臭不堪闻者，河间用防风通圣散一两，加薄荷、黄连各二钱以治之。古法有用苍耳散治之者。然以余之见，谓此炎上之火，而治兼辛散，有所不宜，故多不见效，莫若但清阴火而兼以滋阴，久之自宁，此即高者抑之之法，故常以清化饮加白蒺藜五钱或一两，苍耳子二三钱。若火之甚者，再以清凉等剂加减用之，每获全愈，或用《宣明》防风汤之意亦可。但此证一见，即宜节戒早治，久则甚难为力也。凡鼻渊脑漏，虽为热证，然流渗既久者，即火邪已去，流亦不止，以液道不能扃固也。故新病者，多由于热，久病者，未必尽为热证，此当审察治之，若执用寒凉，未免别生他病。其有漏泄既多，伤其髓海，则气虚于上，多见头脑隐痛及眩运不宁等证，此非补阳不可，宜十全大补汤、补中益气汤之类主之。又《医学正传》有脑漏秘方，亦可检用。

3. 论肾虚鼻渊

《赤水玄珠·第三卷·鼻门·鼻鼽鼻渊》

或问生生子曰：《汪石山医案》载鼻流浊涕症条云：后见数人亦皆不治。今人尚有治之而愈者，吾窃疑焉。或生或死，其故何也。意者，尤治之未工耶，抑犹有可生者，而石山之忽耶？愿吾子悉以晓我。予曰：石山先生之学出于儒，而述吾医宗之大成者，岂有此治而未工耶？原其意，或谓病之深者言也。若特由今之可治而愈者，石山又岂少略之耶？或曰：何如而深之不治也。予曰：《易》云：大哉乾元，万物资始。至哉坤元，万物资生。夫谓坤元者，人之胃气是也。《经》曰：营者水谷之精气，卫者水谷之悍气，皆藉胃气以为养。人之所以运动升降不息不死者，赖其营于中，卫于外，而胃气以为之枢也。胃气者，谷气也。故《经》曰：饮食入胃，游溢精气，上输于脾，脾气散精，上输于肺，通调水道，下输膀胱，水精四布，五经并行，五脏阴阳揆度以为常也。又曰：五味入口，藏于肠胃，以养五气，气和而生，津液相成，神乃自生。即是而知人之不死者，赖胃气上升，变化气血，以养五脏之神，然后精明，察色，听声，辨味，剖臭，而九窍有所用矣。一出一入，一升一降，一呼一吸，略不少间。今鼻流浊涕者，必肾阴虚而不能纳气归元，故火无所畏，上迫肺金，由是津液之气，不得降下，并于空窍，转浊为涕，而为逆流矣。由此，肾肝愈虚，则有升而无降，有阳而无阴也。《经》曰：出入废则神机化灭，升降息则气立孤危。是时也，仍不能杜谋虑，绝作巧，塞视听，以无源之肾肝而日劳，此三者，又将何藉而以济其运用耶？阴虚则病，阴绝则死，良以此夫！或曰：诚如是，又何治之而犹有愈者？予曰：此必治之早者也，戒怒以养阳，绝欲以养阴，断煿炙，远酒面，以防作热，然后假之以良医，保肺为君，开郁顺气为臣，补阴养血为佐，俾火息金清，降令胥行，气畅郁分，清窍无壅，阳开阴阖，相依相附，脏腑各司乃职，升降不匮，是自慎以培其根，药饵以却其病，间有可愈者。苟或骄恣不慎，与夫委医于阴绝源涸之后，虽仓扁亦不能使其生，又何石山之致疑焉。

《冯氏锦囊秘录·杂症大小合参卷六·方脉鼻病合参》

鼻流浊涕不止者，名曰鼻渊。乃风热烁脑，而液下渗或黄或白，或带血如脓状，此肾虚之症也。《经》曰：脑渗为涕。又曰：胆移热于脑。《原病式》曰：如以火烁金，热极则反化为水。然究其原，必肾阴虚而不能纳气归元，故火无所畏，上迫肺金，由是津液之气，不得降下，并于空窍，转浊为涕，津液为之逆流矣。于是肾肝愈虚，有升无降，有阳无阴，阴虚则病，阴绝则死，此最宜戒怒以养阳，绝欲以养阴，断爆炙，远酒面，以防作热，然后假之良医，滋肾清肺为君，开郁顺气为臣，补阴养血为佐，俾火息金清，降令肾行，气畅郁分，清窍无壅，阳开阴阖，相依相附，脏腑各司乃藏，自换以培其根，药饵以却其病。间有可愈者，苟或骄恣不慎，或误投凉药，虽仓扁不能使其长生矣。

《杂症会心录·卷下·鼻渊》

尝观古人谓鼻渊一症，乃寒凝脑户，太阳湿热为病，皆治标而不求其本，攻邪而反耗其元，于经旨迥乎不合，其说可足信欤？《内经》曰：胆移热于脑，则辛频鼻渊，明明属之内伤，与外感全无关涉，何医家辛夷、苍耳、防、芷杂投，致轻者重，而重者危，无非泥古书不化，而虚实莫辨，夭枉人命，是可悲也。夫脑属神脏，藏精髓而居高位，鼻为肺窍，司呼吸而闻香臭，清阳由此而升，浊阴无由而上，是为平人。而要非论胆热及于脑，脑热及于鼻者也，盖少阳生发之气，全赖肾水为之滋养，肾水虚则胆中之火无制，而上逆于脑，脑热蒸蒸气化，浊涕走空窍而出于鼻，臭浊不堪，闻涕愈下，则液愈耗，液愈耗则阴愈亏。斯时也，头为之苦倾矣，喉为之作咳矣，身为之潮热矣，食饮为之减少矣。而医犹谓之曰风未散也，表药不可缺；寒未退也，辛味不可除。曾不知辛散伤元，有升无降，有阳无阴。肾肝虚于下，而肺气虚于上。虽有卢扁，其奈之何哉。虽然，胆之火，胡为而入脑也。《经》谓其脉起于目锐眦，上抵头角，下耳后，曲折布于脑后，脉络贯通，易于感召。惟其虚也，则灼脑炙髓，阴液下漏，治法宜戒怒以养阳，绝欲以养阴，药进补水保肺，而藿香牛脑，尤为必用之药。俾水壮火熄，木荣金肃，胆汁充满，而生之气流行，火自安其位矣。倘脾胃渐亏，阳分渐弱，壮水之法，又宜变通，或脾肾双补，或阴阳两救，庶几于病有济，而不致错误也。且脑为诸阳之会，髓为至精之物，鼻属金气之路，治脑也补在髓，治鼻也清在金，脑满可以生水而制火，金空可以化液而制木，而春升少阳之气，与厥阴相为表里，上属于脑，如此则《内经》谓胆热所关，义亦明矣。冯氏有言，鼻渊乃风热灼脑而液下渗，或黄或白，或带血如脓状，此肾虚之症也。斯言极中病情，第此风非外入之风，乃肝胆火胜而热极风生也，若寒凝脑户，湿热为病，较冯氏之说，不啻霄壤之隔。治鼻渊者，其可不知清窍无壅，阳开阴合之理，而深玩味也哉。

治以肾为主，畅所欲言，可补前人之未备。

4. 论清涕鼻渊

《医法圆通・卷一・各症辨认阴阳用药法眼・鼻流清涕》

《经》曰：水宗也，积水也。积水者，至阴也；至阴者肾之精也，指涕泣而言。又曰：宗精之水，所以不出者，是精持之也，辅之裹之，故水不行也。指平人不流清涕而言。又曰：涕泣者，脑也。脑者，阴也。髓者，骨之充也。故脑渗为涕。志者，骨之主也。是以水流而涕从之者，其行类也。此指人之所以有涕而言。以外感论，客邪中其经，闭其清道，则阳气并于上而不降，阴气并于下而不升。阳并于上则火独亢也；阴并于下则脚寒，脚寒则胀也。夫一水不胜五火，故鼻流清涕，盖气并于鼻，冲风涕下而不止。以内伤论，夫水之精为志，火之精为神，七情所感，神志纷弛，水火不济，阴精失守，久而津液无所统摄，故清涕亦出。此神之伤，志之夺也。钦安论治，洞达本原，明晰旁流，推及渊浊二证，甚则流红，皆此物此志也。学者入理深造。譬之射勿失诸正鹄，医之正宗在此。

查近来市习，一见鼻流清涕，不分内外，一味发散，多以参苏饮、人参败毒、九味羌活、辛夷散等方，外感则可，内伤则殆。

其中尚有鼻渊、鼻浊二证，俗云：髓之液也。不知髓乃人身立命之物，岂可流出乎。然二证虽有渊（渊者，流清涕，经年累月不止）浊（浊者，其色如米泔，或如黄豆汁，经年累月不止）之分，缘由素禀阳虚（心肺之阳衰，而不收束津液故也），不能统摄津液，治之又一味宣散，正气愈耗而涕愈不休。清者，肺寒之征（肺阳不足也）；浊者，肺热之验（但肺热者，必有热形可征，如无肺热可征，则是上焦化变之机失职，中宫之土气上升于肺，肺气大衰，而化变失权，故黄涕作），治之须有分别。予治此二证，每以西砂一两，黄柏五钱，炙草四钱，安桂、吴萸各三钱治之，一二剂即止。甚者，加姜、附二三钱，屡屡获效。即甘草干姜汤，加桂尖、茯苓亦可。

5. 论胆热移脑鼻渊

《先醒斋医学广笔记・卷之三・杂证・脑漏》

脑者诸阳之会，而为髓之海。其位高，其气清，忽下浊者，其变也。东垣云：上焦元气不足，则脑为之不满。《经》云：胆移热于脑为鼻渊。夫髓者至精之物，为水之属。脑者至阳之物，清气所居。今为浊气邪热所干，遂下臭浊之汁，是火能消物，脑有所伤也。治法先宜清肃上焦气道，继以镇坠心火，补养水源，此其大略耳。药多取夫辛凉者，辛为金而入肺，有清肃之义，故每用以引散上焦之邪，如薄荷、荆芥、甘菊、连翘、升麻、鼠粘、天麻之属。镇坠心火，补养水源，如犀角、人参、天冬、麦冬、五味、朱砂、甘草，山药、生地、茯苓、牡丹皮之属。然须兼理乎肺肝，盖鼻乃肺之窍，而为脑气宣通之路，又治乎上焦而行清肃之令。胆为春升少阳之气，与厥阴为表里，而上属于脑。戴人有云：胆与三焦寻火治。《内经》谓胆热所干，义亦明矣。理肺用桑皮、鼠粘、桔梗、二冬、花粉、竹沥；清肝胆以柴胡、白芍、羚羊、竹茹、枣仁、川芎；或者又谓世人多用辛温辛热之药取效。此义何居？盖辛热甘温，多能宣通发散，故病之微者亦能奏效耳。此后治劫法，非不易常经，明者察之。

《程杏轩医案·辑录》

李某鼻渊孔溃。《经》云：肺气通于鼻。又云：胆移热于脑，则辛頞鼻渊。可知鼻渊一证，病端虽责于肺，实由胆热移脑之所使然。证经数载，腥涕流多，肺肾为子母之脏，金被火刑，阴液受伤，加之鼻窍右侧，旧夏曾已穿溃，甫经收口，左侧又溃一孔，至今红肿未消。经谓热胜则肿。虽由胆移之热，酝酿为患，但治病须分新久，诊脉数大无力，是属恙久，阴虚阳浮，非新病实热可比，苦寒伤胃，洵非所宜。计惟壮水保金，冀其水升火降，庶几红肿可消，溃口可敛也。[安波按]拟清燥救肺法，辅金刹木，即所以治胆清肺，澄源，即所以治肾。

二、医案

1. 治风寒鼻渊

《孙文垣医案·卷三·新都治验》

一妇妙龄感风寒致成鼻渊。一妇，时方妙龄，表虚易感风寒致成鼻渊。流清涕不止，便觉头运，两太阳常作疼，且多喷嚏，脉之两寸洪大，用秦艽、酒芩、桑白皮、马兜铃各八分，白芍一钱，滑石、石膏各二钱，枳壳、蔓荆子各五分，甘草三分，四帖涕止病愈。

2. 治风热鼻渊

《沈菊人医案·卷上·鼻渊》

许。胆移热于脑则辛頞鼻渊，此风热之邪上郁于肺。法以辛凉宣泄娇脏。辛夷花、川芎、菊花、牛蒡、白芷、苍耳子、薄荷、细辛、连翘、通草。

黄。风热郁于少阳，头痛于偏，鼻渊几及一载。当用辛泄宣解少阳邪郁。川芎、防风、苍耳子、细辛、辛夷、生草、白芷、薄荷、苦丁茶、荆芥、羌活、蒺藜。

沈。风热上蒙清窍，鼻渊。治以辛凉，宣泄在上之郁。桑叶、薄荷、辛夷花、连翘、苦丁茶、丹皮、菊花、苍耳子、钩钩、生甘草。

吴。风郁少阳、阳明，牙关不利，耳聋，鼻渊，头胀偏痛，脉弦。辛凉宣泄。菊花叶、薄荷叶、白芷、川芎、荷叶、葛根、辛夷花、苍耳子、大力、连翘、佳蚕、钩钩、菊花茶调散（用苦丁茶）。

《叶天士曹仁伯何元长医案·何元长医案·鼻门》

1）鼻窍不通，并多浊涕。由风热烁脑而液下渗也。症属鼻渊，法当辛散。苍耳、牛蒡、连翘、辛夷、白芷、（苦）丁茶、薄荷、蔓荆、荷叶边。

2）症属鼻渊，业经数载。此系胆热移脑，脑热由清窍越泄也。治以清滋。青蒿、桑叶、黑栀、鳖甲、丹皮、石决明、生甘草、苦丁茶、夏枯草。

《柳选四家医案·评选静香楼医案两卷·下卷·诸窍门》

风热蓄于脑髓，发为鼻渊，五年不愈，此壅疾也，壅则宜通，不通则不治。犀角、苍耳子、黄芩、郁金、杏仁、芦根。[诒按]既欲其通，则辛夷、白芷，似不可少。

《也是山人医案·鼻》

沈（四四）。少阳风热未解，移热于脑为辛頞液下注为鼻渊。羚羊角一钱，连翘壳、苍耳子、薄荷梗、辛荑、黑山栀、苦丁茶三分，白芷一分。

钱（三七）。面赤咳嗽，脑热鼻渊，鼻属肺窍，少阳风热上炎，热逼清道为脑液下注，且议苦辛宣通。羚羊角一钱，泡白杏仁三钱，郁金一钱，夏枯花一钱，连翘壳一钱五分，黑山栀一钱，苦丁茶三分，薄荷梗八分。

3. 治风湿鼻渊

《疡科指南医案·鼻部》

陈左。脑漏鼻渊更兼头痛，无非湿郁化火，火动风生，清空之地受邪为患，宜开泄肺经，以鼻为肺窍也。川芎一钱，白芷一钱，辛夷八分，赤苓三钱，茶叶子十粒，蔓荆子一钱半，黄芩一钱，桔梗一钱，苡米一两，姜一片，加鲜藿香一钱、近根丝瓜藤一尺。

《陈莲舫医案·卷中·鼻渊》

殷左。鼻渊复发，风邪挟湿，上蒸清窍。治以清养。沙参、元金斛、薄荷、山栀、辛夷、炒川柏、钩藤、生草、鱼脑石、茯苓、丹皮、绿豆衣、枇杷叶、红枣。

复：鼻渊稍减，咳嗽有痰，头蒙腰楚，脉见细弦。治以清降。洋参、山栀、川贝、钩藤、辛夷、知母、益元散、通草、鱼脑、花粉、生草、会皮、枇杷叶、荷边。

4. 治风邪湿热鼻渊

《邵氏方案·卷之乐·鼻渊》

1）风邪湿火上乘为鼻渊，加以右偏头痛。辛夷三钱，防风、薄荷、丹皮、蒺藜、白芷七分，连翘、桑叶、滁菊三钱。

鸡冠花头一个，鳇鱼牙四个，煅研搐鼻。

2）湿热郁蒸，上为鼻渊，下为腹膨。辛夷散（辛、芷、芎）、鸡金散、化肝煎。

3）风邪湿热郁蒸，干肺为咳呛、鼻渊。前胡、桑白皮钱半，象贝、紫菀、辛夷散、杏仁、橘红、桔梗。

鼻渊、咳呛大减，仍从前法损益。辛夷散、马兜铃、象贝、款冬花、桑白皮、白杏仁、橘红、冬瓜子。

鼻渊止而湿痰不清。辛夷散、苏子三钱，象贝、菔子、竹茹、桑皮、橘红、芥子七分。

鼻渊略减，仍从前法损益。辛夷、桔梗、黄菊、蒺藜、白芷、紫菀、滁菊、竹茹钱半，连翘、桑皮。

鼻渊止而遍体疼痛，新感寒邪也。防己钱半，秦艽钱半，紫苏钱半，半夏、防风钱半，桑枝一两，丝瓜络三钱，陈皮、辛夷。

《张聿青医案·卷十八·丸方》

徐左。色白者多气虚，苍瘦者多血虚。至于体既丰伟，色复华泽，述其病则曰头晕而刺痛也，鼻塞也，鼻渊也，颔下结核也，飘飘乎其若虚也，何哉。盖人身之阴阳，如权衡之不可偏胜。由湿生痰，由痰生火，阳太旺矣。阳旺则升多而头痛作，痰阻清窍而鼻塞作，浊火熏蒸而鼻渊作，火袭经络而结核作。阳形其有余，故阴形其不足，非真有所不足也。惟有削其有余，以就其不足而已。不然，与色白色苍之说，岂非大谬乎哉。维知者能识之耳。

制半夏三两，山栀仁三两（炒黑），夏枯草一两五钱，白蒺藜（去刺，炒）二两，栝蒌仁（压去油）四两，陈胆星八钱，淡黄芩一两五钱（酒炒），广橘红一两，桑叶一两五钱，泽泻二两，苦杏泥二两，煨天麻二两，甘菊花一两五钱，云茯苓三两，大有黄芪四两（重盐水浸透，炙），枳实二两，郁金一两五钱，炒白僵蚕二两。上药研为细末，用松萝茶三两、鲜枇杷叶四两去毛绢包一同煎汤，去渣，将汤略略收浓，再用鲜首乌八两打绞汁，与前汤相合，拌药为丸如桐子大。每食后隔时许用开水服二钱，晚上弗服。禁食动火生湿之物。

5. 治风温鼻渊

《汪艺香先生医案·下》

鼻漏浊涕，谓之鼻渊。此由风温上袭而走孔窍，虽属多年，尚宜辛散。辛夷、牛蒡、桔梗、白芷、苍耳子、蔓荆子、葱管一尺、黑山栀、滁菊、蝉衣、薄荷、松罗茶、藿肥丸二钱。

6. 治暑风鼻渊

《扫叶庄医案·卷三·春温》

暑风上郁阳分，昼日头痛，鼻渊。鲜荷叶汁、青菊叶、滑石、羚羊角、连翘、桑叶、银花。

7. 治肺热鼻渊

《临诊医案·正文》

来鹤斋姚香汀母。久患鼻塞，流涕黄色甚臭，乃缘清阳不升，肺金有热，阴阳不得升降，少致于此，鼻渊久则脑漏。拟辛温开窍。生桑皮三钱，辛夷一钱，淡芩（炒）一钱，薄荷六分，连翘一钱五分，元参二钱，黑山栀二钱，桔梗二钱，杏仁（开）三钱，加丹皮一钱五分、甘草四分。

8. 治胆热鼻渊

《仿寓意草·卷下》

缸瓦厂张大兄，鼻渊治效。张瑞郊大兄，予世交也。忽得鼻渊症，伊家常延徐医因请调治两月有余，浊涕浓臭不减，更增鼻塞不通，头昏而痛。徐医自称所用之药，皆古人鼻渊治法，查书可证，奈此症最难治耳。张大兄不得已来就予诊。情形恍惚，予诊脉毕谓之曰：疲非难治，但治不得法耳。初诊立方令服药三帖，鼻涕大减，鼻全不塞，头不昏痛。再诊，原方加减，令服七帖，竟全愈矣。照方令加二十倍熬膏，常服以杜后患。有伊友问予曰：他人医两月余无效而加病，老翁一见以为无难，一二诊而果全愈，何其神也？予笑应之曰：此非足下所知也，行医必知古方，不知古方有合用者，有不合用者，全在医有灵机，不可泥古也。况鼻渊一症古方全不合用。予向过浒关，适有总办张姓正患鼻渊，诸医不效托总库黄拙安恳予诊治，予阅所服之方，无非泥古法者，盖古方治此症，大抵用辛夷、苍耳辈通脑之药，殊不思《内经》云：胆移热于脑则辛颎鼻渊，今不知治热之来路，惟用辛热之药上通于脑，脑愈热而臭涕愈多，日久脑虚头昏头痛，所由来也。治不得效，甚有谓之脑寒者，

《经》明云胆移热于脑，何得谓之寒？夫鼻渊，由脑热而来，脑热由胆热所致，只须凉胆，使无热可移于脑，脑虽有余热，自由浊涕而去，何愁病之不愈哉？予竟将此理开于脉案，方用犀角地黄汤，以羚角易犀角，清补肝胆，盖胆在肝短叶之下，相为表里，清胆必先清肝，甲乙皆得所养则不生火而热自清，再合温胆汤，重用竹茹兼清肺胃以化痰药，煎成后入猪胆汁少许以为引，一药得效，数服全愈。今治张兄之病，予若不思而得者，盖有成竹在胸也，其友闻之称拜服而去。

《旌孝堂医案·鼻衄》

血行横逆，经鼻而出，谓之鼻衄。已延半载有余，时发时止，加之胆热上移于脑，致成鼻渊，且生瘜肉。头目昏眩，嘈杂吐酸，胸胁胀痛，食入不运，脉象滑数。拟方徐图为宜。苍耳子、木笔花、明天麻、冬桑叶、粉丹皮、制半夏、川贝母、活磁石、石决明、川郁金、木茯神、蒌霜、丝瓜藤、苦竹根。

《王仲奇医案·正文》

王，十六浦。肝胆气横，阻遏胃降，饮食所入势必呕出，昨日呕甚吐苦，气仍逆而不已，呕剧将咽头胃络呕破，以致血与食物并出，咽中痛，脉弦。治以疏肝降胃，兼泄少阳，切莫见血投凉。玉苏子二钱，旋覆花二钱，法半夏一钱五分，炒枳壳一钱五分，真降香八分，代赭石二钱，全瓜蒌三钱，白茯苓三钱，川蒲黄一钱五分，嫩前胡一钱五分，炒川连三分，泽兰叶三钱。

又，二诊：肝阻胃降，呕逆过甚，将咽头震破，致血与食并出，咽中痛，投降胃血止呕，平。但头脑仍眩，体疲乏力，向有脑漏，偏着左边，脉弦。脑漏鼻渊亦胆热上移也。旋覆花二钱，炒条芩一钱，丝瓜络二钱，夏枯花三钱，法半夏一钱五分，冬桑叶二钱，金石斛三钱，炒蒲黄一钱五分，白茯苓三钱，炒丹皮一钱五分，白蒺藜三钱，辛夷花一钱。

《江泽之医案·遗滑》

胆热上移于脑，致成鼻渊。肾失闭藏之职，精关不固，遗滑屡屡。延及多日，荣卫交亏，热多寒少，再延防怯。金樱子、白芍、黄柏、芡实、莲子仁、石决明、茯神、砂仁、甘草、地骨露、苍耳子、当归、石斛、鳖甲。

9. 治脑热鼻渊

《临证指南医案·卷八·鼻》

杨。咸降滋填，鼻渊止，得寐，用虎潜法，减当归陈皮，加天冬、淡菜、胶脊筋丸。（脑热鼻渊）

沈氏。素有痰火气逆，春令地中阳升，木火化风上引巅顶。脑热由清窍以泄越，耳鸣鼻渊，甚于左者，春应肝胆，气火自左而升也，宜清热散郁，辛凉达于头而主治。羚羊角、黑山栀、苦丁茶、青菊叶、飞滑石、夏枯草花。

又，照方去滑石加干荷叶、生石膏。

又，性情躁急，阳动太过，气火上升，郁于隧窍，由春深病加，失其条达之性，《经》言春气病在头也。考五行六气，迅速变化，莫若火风。脑热暗泄而为鼻渊，隧道失和，结成瘿核。夫东垣升阳散火，丹溪总治诸郁，咸取苦辛为法。然药乃片时之效，欲得久安，以怡悦心志为要旨耳。连翘心、土贝母、海藻、昆布、黑山栀、川芎、小生香附、郁金、羚羊角、夏枯草、干荷叶边。生研末，青菊叶汁法丸。苦丁茶煎汤，送二钱五分。

10. 治肝火灼肺鼻渊

《先哲医话·卷上·和田东郭》

崎岙德见茂四郎者（丝割符年寄），患鼻渊三年，诸医以为肺虚，百治无寸效。诊之两鼻流浊涕如檐滴，脉弦紧，腹拘急。予曰：此系肝火熏灼肺部，上下气隔塞之所为。世医不知之，漫认为肺病，或误为风邪侵肺，徒用辛夷、白芷之类。宜乎不得其治也。乃与四逆散加吴茱萸、牡蛎服之，半月许，病洒然愈。盖此等病宜详其脉腹，而处方不必四逆散也。

《张聿青医案·卷十五·鼻渊》

范左。肝火熏蒸，上逼于脑，致鼻渊久漏不止，气味臭秽。脉细弦，左尺小涩。深恐脂液枯槁，而致难支。煨石膏、生薏仁、山栀仁、北沙参、炙升麻二分，西洋参、肥知母、赤白苓、藿胆丸（以藿香末和胆汁为丸）。

11. 治湿热痰积鼻渊

《医辨·卷之上·鼻》

鼻渊，谓鼻出浊涕也。楼全善治一中年男子，右鼻管流浊涕，有秽气，脉弦小，右寸滑，左寸涩。先灸上星、三里、合谷，次以酒芩二两，苍术、半夏各一两，辛夷、细辛、川芎、白芷、石膏、人参、葛根各半两，分七帖服之全愈。此乃湿热痰积之证也。

孙一奎云：尝以防风通圣散，除硝、黄，其滑石、石膏减半，倍加辛夷花，先服三五帖，再用此为丸，每服七十丸，早晚白汤吞，服半斤则瘳矣。

12. 治虚证鼻渊

《临证指南医案·卷八·鼻》

汪。形瘦尖长，禀乎木火，阴精不足，脑髓不固，鼻渊淋下，并不腥秽，暖天稍止，遇冷更甚，其为虚证显然明白，医者愈以风寒中脑主治。发散渗泄，愈耗正气，岂但欲愈，劳怯是忧，用天真丸。(精虚鼻渊)人参、黄芪、白术、山药、苁蓉、当归、天冬、羊肉。

《经》云：肺和则鼻能知香臭矣。又云：胆移热于脑，令人辛频鼻渊，传为衄衊瞑目，是知初感风寒之邪，久则化热，热郁则气痹而塞矣。治法利于开上宣郁，如苍耳散、防风通圣散、川芎茶调散、菊花茶调散等类。先生则佐以荷叶边、苦丁茶、蔓荆、连翘之属以治之，此外感宜辛散也。内热宜清凉者，如脑热鼻渊，用羚羊、山栀、石膏、滑石、夏枯草、青菊叶、苦丁茶等类，苦辛凉散郁之法也。久则当用咸降滋填，如虎潜减辛，再加镇摄之品。其有精气不足，脑髓不固，淋下无腥秽之气者，此劳怯根萌，以天真丸主之，此就案中大概而言之也。然症候错杂，再当考前贤之法而治之。(华玉堂)

[徐评]此等病皆有专治之方，大概以清火驱风保肺为治，于理无害，而药不中窾，往往无效，所以医贵博极群书也。

《临症经应录·卷二七情内伤门·鼻渊》

汜水郭赞猷，鼻渊数月，营卫受亏，清空之所升腾太过，络道无以荣养，频流红涕，寒热交争，食懒神倦，六脉细数。此真阴日渐消灼，救阴药无速功，用玉女煎加味治之。大生地、连心麦冬、熟石膏、怀牛膝炭、白知母、荷叶露。

13. 治内外合邪鼻渊

《王九峰医案·副卷二·七窍》

1) 脑为髓海，鼻为肺窍。脑渗为涕，胆移热于脑，则辛频鼻渊。每交秋冬，鼻流腥涕，不闻香臭。肺有伏风，延今七载，难于奏效。孩儿参三钱，杏仁泥三钱，淡黄芩一钱五分，苍耳子二钱，细生地三钱，甘菊花一钱，生甘草五分，辛夷一钱，桑白皮一钱五分，白蒺藜(去刺)三钱。

2)《经》以胆移热于脑，则辛频鼻渊。胆为甲木，脑为髓海，鼻为肺窍。素本酒醉，肥甘过当，或为外感所乘。甲木之火由寒抑致生湿热，上熏巅顶，津液溶溢而下，腥涕常流，为鼻渊之候。譬如火暑湿热，郁蒸乃能雨，源源不竭。髓海空虚，气随津去，转热为寒，亦犹雨后炎威自却，匝地清阴而阳虚，眩晕等症所由生也。早宜调治，久则液道不能扃固，甚难为力也。薄荷尖八分，防风根一钱，白蒺藜三钱，辛夷一钱五分，香白芷一钱五分，雀脑芎一钱，茅山术二钱，炙甘草五分。

《王九峰医案·副卷二·虫症》

肾属水，虚则热。胆移热于脑则辛频鼻渊，涕冷而腥，痰多思睡，起自去秋，屡下寸白虫，此肝肾两亏。六味地黄丸加黄精、萹蓄、榧子肉。

病原载前方，脑漏鼻渊，六腑之病，俯首即晕，痰多思睡，饮食作饱，每日下寸白虫甚多，脾肾所积，非泛泛之虫可比。大熟地五钱，川黄柏一钱，榧子肉一两，淡干姜五分，炒白术(土炒)三钱，淡黄芩四钱，乌梅肉三个，扁竹三钱，野黄精五钱。

《临证一得方·卷一·首部·鼻渊》

鼻渊延久，内外结盖，虫蚀所致。龙胆草、桑白皮、川黄连、臭芜荑、块滑石、嫩苦参、苍耳子、香白芷、上白及、淡竹叶、百部。

《慎五堂治验录·卷一》

盛，右。久有鼻渊头风之证，时发时休。今夏咳嗽，卧则尤甚，咳出白痰稍止。背寒如掌大，皮肌似发热，口渴微呕。舌苔白腻，脉形细弦。此心肺气虚，痰饮上泛，久恐延至肺痿。炮姜三分，半夏三钱，陈皮一钱，前胡片一钱半，炙草三分，茯苓三钱，蛤壳七钱，旋覆花三钱，海蜇一两，枇杷叶三钱。

《慎五堂治验录·卷七》

大凡一病必有正面，有反面。余十六岁时，见山川坛苏姓一妪鼻渊头昏，臂痈溃出脓水，太城内外科屡治皆无寸效。延至年余，人日倦怠，诊得尺部细数，即用六味地黄丸，不一月而愈。同时，陆婶娘亦患鼻渊，色淡，年高，竟不劳思索，书六味地黄丸亦愈。可见鼻渊亦不竟胆热移脑之一端也。

《慎五堂治验录·卷十四》

周左，八月廿一日，牛头泾。气机郁结，结成痞块，今又感邪，鼻渊咳嗽，寒热如疟，腹胀如膨，纳减运迟，小溲色赤，脉弦而硬，舌苔黄腻。症由有内外两因，最难调理，兼顾治之。自宜开怀静养，庶免加剧。藿香二钱(鲫鱼胆炙)，薄荷四分，半夏一钱半(制)，苡仁四钱(炒)，前胡一钱半，苍耳二钱，青蒿三钱(酒炒)，杏仁三钱，谷芽五钱

(炒),香附六分(磨)。

14. 治鼻渊日久脑漏

《竹亭医案·竹亭医案女科卷二·妇女经产杂症》

予妹素多肝郁,胸中常闷,木火上炎,或目珠红肿,或有时鼻衄,或偶尔舌痛,已有年矣。今于道光癸未春,忽左鼻出臭水,或清,或浓,或如豆腐脑者,其臭不堪。始为鼻渊,继成脑漏,病成而前之鼻洪、目肿、舌痛等并不一发。合证脉而详审之,皆肝火郁而冲肺。肺窍开于鼻,木火侮金,故见于左鼻也。肝与胆为表里,《经》云:胆移热于脑,发为鼻渊。甚则漏下如豆腐脑者,此之谓脑漏也。虽分两名,其理一也。予于斯而得一探本穷源之治,庶几无遗蕴矣。

不落水猪脑一具(用辛夷末五钱、白芷末三钱同猪脑拌和,放磁盆内,再以陈酒二两拌匀,置饭锅上蒸熟,听用),广藿香叶三两(用猪胆汁浸一日夜,取出晒干,焙研极细),北沙参三两,焦冬术二两,百合三两,茯苓二两,炙甘草一两半,薄荷头八钱,归身一两,白芍一两(炒),北柴胡五钱,黑山栀一两半,苡仁三两(炒)。上药十二味为细末。再入制熟猪脑捣和,用神曲打糊为丸。每服五钱,食后滚水送下。

服此一料,左鼻臭水及如豆腐脑者俱止。因停药多日又渐有鼻水,并无臭气,索性停剂。数月间日渐水多,味仍带臭,以后如豆腐脑者益多。夜睡则清黄水常有,起身后,头一举则脑中之浊水由喉舌而出,午后如腐脑者尤甚。嘱其再将前丸合服自尔平可,而执意不听,必欲速愈方快。于甲申九秋,予妹倩王履安访得祝由之术,以为数日建绩。往返数里,服符水半月,毫无功效,而尚不思服药,予亦无如之何矣。后于冬十月,适有鲍君名嘉荫者,官居浙省玉泉场,告假来吴,延余诊治。一日偶谈及向有鼻渊,治之罔效。后遇故乡郑公,用六味地黄汤加沙苑蒺藜,服之觉臭水少减。适又遇一友亦得此疾多年,有教伊单服沙苑蒺藜一味,煎汤作茶饮,服之全愈。因亦用此煎服,日三二次无间,月余而鼻渊全瘳矣,永不再发,诚平淡中之神奇也。予闻之甚快,因将是方嘱予妹服之,日服三四盏,不可间断。如言服之,不一月而脑漏臭水内如腐脑之成块者,俱十去其五六矣。再如前服,两月而症霍然矣。

[邻按]蒺藜子乃肾、肝、肺三经之药,本草云补肾,可以代茶。其味甚平而奏效甚捷,神妙莫测,非海上仙方不能有此效速也。

《孤鹤医案·鼻》

1)鼻窍不通,并多浊涕,由风热烁脑而液下渗也。症属鼻渊,法当辛散。苍耳子二钱,薄荷六分,牛蒡子三钱,净连翘一钱半,辛夷仁一钱半,白芷八分,蔓荆子二钱,黄丁茶八分,荷叶边。

2)症属鼻渊,业经数载。此系胆热积脑,脑由清窍泄越也。治以滋补。青蒿二钱,桑叶一钱半,山栀一钱半,紫丁茶八分,石决明四钱,鳖甲四钱,丹皮二钱,生草三分,夏枯草二钱。

3)阴亏火升,时患鼻渊,脑热也。脉浮数而动。当从肝肾滋摄。熟地六钱,川柏一钱半,牡丹皮二钱,龟板四钱,萸肉二钱,知母二钱,穞豆衣一钱,女贞二钱,怀膝一钱半,连格胡桃肉。

4)脾阴内亏,湿火上升于头,鼻渊痰热,郁于上膈,脉数而弦。养营为主,兼清脾肺。毛茅一钱半,白芍一钱半,橘红一钱,茯苓三钱,木香五分,山栀一钱半,女贞二钱,丹皮二钱,川斛三钱,红枣四枚。

第六节

鼻息肉

鼻息肉是指以鼻塞日久,鼻腔或鼻窦黏膜上见有表面光滑、按之柔软而不痛的赘生物为主要表现的鼻病。“鼻息肉”一名首见于《内经》,《黄帝内经灵枢·邪气脏腑病形》曰:“肺脉急肾为癫疾;微急为肺寒热,怠惰,咳唾血,引腰背胸,若鼻息肉不通。”其病因多由风寒侵袭,致使肺气不和;或肺经湿热上蒸,结滞鼻窍;或饮食肥甘厚味,湿热蒸于肺门;或癞病虫食所致。

【辨病名】

鼻息肉病名始见于《内经》。在中医古籍中,鼻息肉尚有“鼻痔”“齆鼻息肉”“肉蝼蛄”“痔珠”“鼻疣”等别名。

1. 鼻息(瘜)肉

《黄帝内经灵枢·邪气脏腑病形》曰:“肺脉急肾为癫疾;微急为肺寒热,怠惰,咳唾血,引腰背胸，若鼻息肉不通。”

《本草经集注·序录下》：“鼻息肉，藜芦、矾石、地胆、通草、白狗胆。”

《普济方·针灸卷十一·针灸门·鼻有息肉》：“治鼻中息肉不利，鼻头额频中痛，鼻中有疮，穴龈交。”

《洞天奥旨·卷十·鼻痔鼻痔》：“鼻痔者，生于鼻孔之内，其形塞满窍门，而艰于取息，故名曰鼻痔也。鼻痔者，亦生鼻内，略小于鼻痔，状如樱桃、枸杞。”

2. 齆鼻息（瘜）肉

《小儿卫生总微论方·卷十八·鼻中病论》：“肺气通于鼻，气不和，为风冷所乘，停滞鼻中……若风冷搏于血气而生瘜肉塞滞者，谓之齆鼻。”

《脉因证治·卷四·鼻》：“因证：鼻为肺之窍，同心肺，上病而不利也。有寒、有热，寒邪伤于皮毛，气不利而壅塞，热壅清道……齆鼻息肉，乃肺气盛。”

《医学正传·卷之五·鼻病》：“齆鼻瘜肉乃肺气盛，用枯矾研为末面，脂调绵裹塞鼻中，数日自消。”

3. 鼻痔

《是斋百一选方·卷之九·第十二门》：“鼻中息肉，俗谓之鼻痔，《千金》治此疾方极多，当时适以此取效耳！”

《外科启玄·卷之七·鼻瘜鼻痔》：“鼻瘜、鼻痔，皆因肺气不清，孔内生肉塞满，名曰鼻瘜。又有如樱桃、枸杞子类，名曰鼻痔。治宜清肺降火除湿，外用贴药，去其黄水，消尽瘜肉，再以苦丁香类治之，立效。”

《外科十法·外科症治方药·鼻痔》：“鼻痔，鼻生息肉也。起于湿热，可吹硇砂散。”

《外科大成·卷三分治部下·鼻部·鼻痔》：“鼻痔生于鼻内，形如榴子，渐大而下垂，令人气不通畅。”

《外科证治秘要·辨证总论》：“鼻生瘜肉，名鼻痔。”

《类证治裁·卷之七·痔漏论治》：“凡泽旁突起高阜为峙，窍中突出瘜肉为痔。故有眼痔、鼻痔、牙痔等名。”

《华佗神方·卷十一·华佗治鼻痔神方》：“鼻痔生于鼻内，形如石榴子，渐大而下垂，令人气不通畅。”

《外科备要·卷一证治·鼻部》：“瘜鼻痔，生于孔内，形如石榴子，渐大下垂，色紫微硬，撑塞鼻孔，碍人气息。由肺经风湿热郁凝结而成。内服辛夷清肺饮（洪），以清肺热，外以硇砂散频点痔上，自化为水（称），宜戒恼怒，禁煎炒发物。亦有鼻生息肉，气息不通者，由湿热蒸肺而成。宜服辛夷散（洪）。”

4. 痔珠

《证治准绳·杂病第八册·七窍门下·鼻》：“金职司降，喜清而恶浊，今受浊气熏蒸，凝聚既久，壅遏郁结而为涎涕，至于痔珠、瘜肉之类，皆由积久燥火内燔，风寒外束，隧道壅塞，气血升降被其妨碍，浇培弥厚，犹积土而成阜也。”

5. 肉蝼蛄

《普济方·卷五十六·鼻门·鼻中生息肉》：“赤龙散（出《儒门事亲》）治鼻中肉蝼蛄：赤龙爪、苦丁香各三十个，苦葫芦子不以多少，麝香少许。上为末。用纸捻点药末用之。”

6. 鼻疣

《灵枢识·卷五·水胀篇第五十七》：“方书，鼻疣曰瘜肉，亦谓之瘜菌。鼻通息，故从息。瘜菌乃与肠蕈之义符，但以鼻息释瘜者，误。说文，瘜，寄肉也，即生息一肉之义，《甲乙》作息肉可证。”

【辨病因】

鼻息肉可因风寒客肺、湿热壅肺、饮食不节及癞病所致。

一、风寒客肺

《小儿卫生总微论方·卷十八·鼻中病论》：“肺气通于鼻，气不和，为风冷所乘……若风冷搏于血气而生瘜肉塞滞者。”

《针灸大成·卷九·治症总要》：“皆因伤寒不解，毒气冲脑，或生鼻痔，脑中大热，故得此症。”

二、湿热壅肺

《本草新编·卷之四徵集·瓜蒂》：“鼻中生息肉者，因肺中之热也。”

《望诊遵经·卷下·诊鼻形容条目》：“鼻齆瘜肉者，热滞于阳明之经络也。”

《简明医彀·卷之五·鼻证》：“凡鼻之为病，如生疮，干结、痛痒、衄衄，至于鼻痔、鼻息、鼻痈、鼻皻等诸证，皆属于火也。”

《医学心悟·卷六·外科症治方药·鼻痔》：“鼻痔，鼻生息肉也，起于湿热，可吹硇砂散。”

《疡医大全·卷十二·颧脸部·鼻痔门主论》：“陈实功曰：肺气不清，风湿郁滞，而成鼻痔也。”

《罗氏会约医镜·卷之六·杂证·论鼻证》：“鼻生瘜肉，是阳明湿热。”

《彤园医书(外科)·卷之五·肿疡初起·洪字号》：“辛夷散，治鼻生息肉，气息不通，湿热蒸肺者。”

《经验良方全集·卷一·耳鼻》：“鼻痔，鼻生息肉也。起于湿热，可吹硇砂散。”

《吴氏医方汇编·第一册·鼻症》：“鼻生息肉者，乃肺经之郁热上蒸，如雨霁之地突生芝菌也。”

三、饮食不节

《身经通考·卷一答问·身经答问四》：“鼻瘜肉者，厚味拥湿热蒸于肺门，如雨霁之地突生芝菌也。但以白矾末加卤砂少许，吹之即化为水，却与胜湿汤，加泻白散。”

四、癞病所致

《诸病源候论·风病诸候下·诸癞候》：“毒虫若食人肝者，眉睫堕落。食人肺，鼻柱崩倒，或鼻生瘜肉，孔气不通。若食人脾，语声变散。若食人肾，耳鸣啾啾，或如雷鼓之音。若食人筋脉，肢节堕落。若食人皮肉，顽痹不觉痛痒，或如针锥所刺，名曰刺风。”

《证治准绳·类方第五册·疠风》：“‘耆婆治恶病论’曰：疾风有四百四种，总而言之，不出五种，即是五风所摄云。何名五风？一曰黄风，二曰青风，三曰白风，四曰赤风，五曰黑风，其风合五脏，故曰五风。五风生五种虫，黄风生黄虫，青风生青虫，白风生白虫，赤风生赤虫，黑风生黑虫，此五种虫，食人五脏。若食人脾，语变声散；若食人肝，眉睫堕落；若食人心，遍身生疮；若食人肺，鼻柱崩倒，鼻中生瘜肉；若食人肾，耳鸣啾啾，或如车行雷鼓之声；若食人皮，皮肤顽痹；若食人筋，肢节堕落。五风合五脏，虫生至多，入于骨髓，来去无碍，坏于人身，名曰疾风。疾风者，是疠病之根本也。”

《望诊遵经·卷下·诊鼻形容条目》：“鼻中生瘜肉者，虫食其肺也。”

【辨病机】

鼻息肉可因风寒侵袭，肺气不和；或肺经湿热上蒸，结滞鼻窍；或饮食肥甘厚味，湿热蒸于肺门；或癞病虫食所致。

《脉因证治·卷四·鼻》：“因证：鼻为肺之窍，同心肺，上病而不利也。有寒、有热，寒邪伤于皮毛，气不利而壅塞，热壅清道……齆鼻息肉，乃肺气盛。”

《疡医大全·卷十二·颧脸部·鼻痔门主论》：“冯鲁瞻曰：湿热之气，外郁皮毛，内应太阴，故三焦之火，得以上炎，为鼻生赘，如灶火上炎，而成煤也。又有胃中食积，热痰流注，是以上燎而鼻生息肉，犹湿地得热，而生菌也。治宜利膈去热，切勿因碍伤动，否则变成鼻痔矣。(《锦囊》)

陈实功曰：肺气不清，风湿郁滞，而成鼻痔也。如鼻生息肉，结如榴子，渐大下垂，闭塞孔窍，气不宣通，宜服辛夷清肺饮，外用点药，渐化为水，自愈。(《正宗》)

冯鲁瞻曰：湿热之气，外郁皮毛，内应太阴，故三焦之火，得以上炎，为鼻生赘，如灶火上炎，而成煤也。又有胃中食积，热痰流注，是以上燎而鼻生息肉，犹湿地得热，而生菌也。治宜利膈去热，切勿因碍伤动，否则变成鼻痔矣。(《锦囊》)

又曰：鼻为呼吸之门户，热气蒸于外，则为肺风赤鼻，不独因于酒也。热气壅于内，则为息肉鼻疮，故息肉者，上焦积热，郁塞而生也。

窦汉卿曰：鼻居面中为一生之血运，而鼻孔为肺之窍，其气上通于脑，下行于肺，肺气壅盛，一有阻滞，诸病生焉，故有鼻痔之患。”

《医旨绪余·上卷·鼻衄》：“金职司降，喜清而恶浊，今受浊气熏蒸，凝聚既久，壅遏郁结，而为痰涕。至于痔珠、瘜肉之类，皆由积久，燥火内燔，风寒外束，隧道壅塞，气血升降，被其妨碍，浇培弥厚，犹积土而成阜也。”

《证治准绳·杂病第八册·七窍门下·鼻》：“金职司降，喜清而恶浊，今受浊气熏蒸，凝聚既久，壅遏郁结而为涎涕，至于痔珠、瘜肉之类，皆由积久燥火内燔，风寒外束，隧道壅塞，气血升降被其妨碍，浇培弥厚，犹积土而成阜也。”

《明医指掌·卷八·杂科·鼻证三》：“夫鼻为肺之窍，所以司嗅也。鼻皻，赤鼻也，由饮酒血热熏肺，外遇风寒，血凝不散而赤色。亦有不饮自赤者，肺风血热故也。鼻疮、鼻痔、鼻痈者，皆肺热所致，但有浅深之不同。日久不已，结成瘜肉，如枣塞滞鼻中，气息不通，不知香臭。丹溪云：胃中有食积热痰流注，故浊气凝结而生瘜肉也。"

《古今名医汇粹·卷七·病能集五·口鼻齿证》："其鼻疮、鼻痔、鼻痈，皆因肺热所致，但有浅深之不同，受病之有异。日久不已，经成瘜肉，如枣塞鼻中。丹溪曰：胃中有食积热痰流注，故浊凝结而生瘜肉也。鼻皶宜化滞生新，四物加片芩、红花、茯苓、陈皮、甘草、生姜等药，调五灵末服，如气弱加黄芪。"

《成方切用·卷八下·泻火门·辛夷散》："《经》曰：天气通于鼻。若胃中无痰火积热，是平时上升，皆清气也。由湿火内焚，风寒外束，气血壅滞，故鼻生息肉，而窒塞不通也。"

《杂病源流犀烛·卷二十三·鼻病源流》："又有鼻痔者，始而鼻内生痈，窒塞不能闻味（宜通草散）；痈久不愈，结成瘜肉，如枣核塞于鼻中，气塞不通，由胃中有食积，热痰流注，故气凝结也（宜星夏汤，外用瓜矾散、蝴蝶散）；或由肺气热极而为瘜肉（宜黄连清肺饮加海藻，外以辛夷膏塞之）；或瘜肉结如榴子，渐至下垂，孔窍闭塞，气不得通，此由肺气不清，风热郁滞而成也（宜辛夷消风散、黄芩清肺饮、辛夷荆芥散，外以瓜矾散塞之），必戒厚味嗜欲。甚有鼻中瘜肉，臭不可近，痛不可摇者，亦由膏粱气积，湿热蒸于肺门，如雨霁之地，突生芝菌也（宜胜湿汤、泻白散，外以白矾末加硼砂少许，吹其上，顷之即化水，渐下而消）。"

一、风寒客肺，鼻气不利

《太平圣惠方·卷第三十七·治鼻中生息肉诸方》："肺气通于鼻，肺脏若为风冷所乘，则鼻气不和，津液壅塞，而为鼻痈。冷气搏于血气，停结鼻内，故变生息肉也。"

《圣济总录·卷第一百一十六·鼻门·鼻中生息肉》："论曰：鼻者，肺之窍，鼻和而知香臭，风寒客于肺经，则鼻气不利，致津液壅遏，血气搏结，附著鼻间，生若赘疣，有害于息，故名息肉。"

《针灸逢源·卷五·证治参详·鼻病》："鼻塞，不闻香臭。鼻司呼吸，往来不息，或因风寒闭腠理，则鼻塞不利，火郁清道，则香臭不知；或生息肉而阻塞气道，谓之鼻齆，此阳明热滞留结也。"

二、湿热壅肺，浊气凝结

《苍生司命·卷六利集·鼻证》："此外又有鼻疮、鼻痔、鼻痈、瓮鼻、息肉、鼻齆、鼻衄、鼻渊、鼻塞之不同。鼻疮、鼻痔、鼻痈皆肺热所致，日久不已，结成息肉如枣，塞滞鼻中，气塞不通，不闻香臭。丹溪曰：胃中有食积，热痰流注，故浊气凝结而生息肉也。用枯矾研末，面脂绵裹塞鼻中，数日自消。"

《医学入门·内集卷一·脏腑·脏腑条分》："热着咽膈尻阴，股膝皆痛，鼻齆、鼻痔或成渊。肺通喉舌，候在胸中，故热壅则喉舌肿痛，胸膈满闷。尻阴股膝痛为痿躄者，肺热叶焦也。鼻端紫红粉刺，谓之鼻皶。内生瘜肉，谓之鼻痔，流涕不止，谓之鼻渊。皆上热下虚也。"

《医学入门·外集卷四·杂病分类·外感》："鼻疮、鼻痔热同因。轻为鼻疮，重为鼻痔，皆肺热也。"

《医方考·卷五·鼻疾门第六十三·辛夷散》："鼻者，气之窍，气清则鼻清，气热则鼻塞，热盛则塞盛，此息肉之所以生也。"

《景岳全书·卷之二十七必集·杂证谟·鼻证》："鼻齆瘜肉，阻塞清道，虽鼻为肺窍，而其壅塞为患者，乃经络肌肉之病，此实阳明热滞留结而然。"

《外科大成·卷三分治部下·鼻部·鼻痔》："鼻痔……由肺经湿热内蒸，如朽木而生芝兰也。"

《洞天奥旨·卷十·鼻瘜鼻痔》："鼻瘜者……皆肺经受毒气不能消，湿热壅滞而生此二病也。内治必须清肺为主，而佐之除湿降火之味，外用药点搽，亦易愈也。"

《外科心法要诀·卷五·鼻部·鼻痔》："鼻痔初起榴子形，久垂紫硬碍气通，肺经风湿热郁滞，内服辛夷外点平。［注］此证生于鼻内，形如石榴子，渐大下垂，色紫微硬，撑塞鼻孔，碍人气息难通。由肺经风湿热郁，凝滞而成。"

《疡医大全·卷十二·颧脸部·鼻痔门主论》："鼻为呼吸之门户，热气蒸于外，则为肺风赤鼻，不独因于酒也。热气壅于内，则为息肉鼻疮，故息肉者，上焦积热，郁塞而生也。"

《成方切用·卷八下·泻火门·辛夷散》："（严氏）治鼻生息肉，气息不通，不闻香臭。（鼻为肺窍，气清则鼻通，气热则鼻塞。湿热甚盛，蒸于肺门，则生息肉。犹湿地得热而生芝菌也）"

《彤园医书(外科)·卷之五肿疡初起·洪字号》:“辛夷清肺饮,治肺热风湿郁结而生鼻痔。”

《外科备要·卷一证治·鼻部》:“瘜鼻痔……由肺经风湿热郁凝结而成。内服辛夷清肺饮(洪),以清肺热,外以硇砂散频点痔上,自化为水(称)……亦有鼻生息肉,气息不通者,由湿热蒸肺而成。宜服辛夷散(洪)。”

三、肺气壅盛

《医学正传·卷之五·鼻病》:“齆鼻瘜肉乃肺气盛,用枯矾研为末面,脂调绵裹塞鼻中,数日自消。”

《惠直堂经验方·卷二·鼻症门·瓮鼻塞内方》:“乃肺气大盛所致。枯矾末,绵裹塞鼻,数日自消。如鼻中肉坠,痛不可忍,枯矾加硇砂少许,吹鼻中,化为水。”

《济阳纲目·卷一百零四·鼻病·论》:“丹溪曰:鼻为肺之窍,因心肺上病而不利也。有寒有热,寒邪伤于皮毛,气不利而壅塞,热壅清道,气不宣通。寒则表之,麻黄、桂枝之类;热则清之,黄连、山栀之类……齇鼻瘜肉乃肺气盛,枯矾研为末,绵裹塞鼻中,日渐消,防风通圣散加好三棱、山茱萸肉、海藻,并用酒浸炒末,每一钱半,服之。”

《疡医大全·卷十二·颧脸部·鼻痔门主论》:“窦汉卿曰:鼻居面中为一生之血运,而鼻孔为肺之窍,其气上通于脑,下行于肺,肺气壅盛,一有阻滞,诸病生焉,故有鼻痔之患。”

四、热痰流注

《丹溪治法心要·卷五·鼻》:“鼻息肉,胃中有食积,热痰流注。”

《明医指掌·卷八·杂科·鼻证三》:“鼻中瘜肉,由胃中食积热痰流注者,蝴蝶散纳鼻中,或用轻黄散纴鼻中。”

《证治汇补·卷之四·上窍门·鼻病》:“鼻痔外候:胃中食积热痰,流注肺中,令浊气凝结而生瘜肉。(丹溪)其形如枣,塞滞鼻中,气息不利,香臭不知,甚者又名鼻齆。(《入门》)”

《冯氏锦囊秘录·杂症大小合参卷六·儿科鼻病》:“又有胃中食积,热痰流注,是以上疗而鼻生瘜肉,犹湿地得热而生菌也,治宜利膈去热,切勿因碍伤动,否则便成鼻痔矣。”

《文堂集验方·卷三·鼻症》:“(鼻生息肉)凡息肉之患,乃因食积胃中,热痰流注。”

五、木火刑金

《灵素节注类编·卷四上·四诊合参总论·经解》:“肺主一身之气,其本脉轻按浮短涩,名毛者,阳气初降之象也,重按则柔和。若浮沉皆急甚者,而无柔和之气,肝邪极盛,侮其所不胜,肺失清肃之权,风痰鼓激于内,为癫疾,阴病为癫,阳病为狂,皆心神昏乱也;微急者,气伤而营卫不和,则发寒热,怠惰无力,气逆血不循经,则咳而唾血,气脉不通,咳则牵引腰背胸,而鼻生瘜肉也。”

《王乐亭指要·卷二·肝风》:“一由肺气之亏,失其清肃下降之令,金不制木,木反侮金,肝阳上逆,金愈虚,而木愈横,致有咳逆痰多,喉痹,舌碎,口渴喜饮,鼻痔鼻衄诸症。”

六、邪毒酿袭

《诸病源候论·风病诸候下·白癞候》:“凡癞病,语声嘶破,目视不明,四肢顽痹,支节火燃,心里懊热,手足俱缓,背膂至急,肉如遭劈,身体手足隐轸起,往往正白在肉里,鼻有瘜肉,目生白珠当瞳子,视无所见,此名白癞。”

《解围元薮·卷二·癞症一十四种六经所属·白癞》:“此症乃寒暑湿热之气,邪毒酿袭,弥漫肺窍,积生恶虫,蠹啮肺管,使声破目暗,肢体顽痹骨骱,中如火燃,心胸燥热,手足背膂拘紧,肉如剜劈,以致身体手足瘾疹,鼻生息肉,气塞不通,浊涕流涎,山根高肿,脑门时痛,或目生白翳无光,多为鼻痈,外不发疮,人皆不识此癞,故治之无效。”

《证治准绳·疡医卷之五·乌白癞》:“夫白癞病者,其语声嘶嗄,目视不明,四肢顽疼,身体大热,心中懊恼,手脚缓纵,背膂拘急,内如针刺,或生瘾疹而起,往往正白在皮肉里,鼻有瘜肉,目生白球,当于瞳子,视无所见,名白癞也。”

《外科大成·卷四不分部位小疵·无名肿毒·癞疯》:“癞疯亦由犯肃杀之气所致……若白者皮色变白,四肢顽疼,肉如针刺,手足缓纵,背膂拘急,鼻生息肉,瞳生白沫,目暗声嘶,身热心烦为异耳。”

《外科心法要诀·卷十二·发无定处(上)·乌白癞》:“乌白癞由中恶风,犯解忌害亦能成,麻痒彻骨刺不痛,除风养血即收功。[注]此二证,俱由恶风侵袭皮肤血分之间，火郁耗血，及犯触忌害而成……白癞皮色渐变白斑，语声嘶嗄，目视不明，四肢顽疼，身体大热，心常懊恼，手脚缓纵，背膂拘急，肉如针刺，鼻生息肉，瞳生白沫。”

《杂病广要·身体类·疠》：“凡癞病，皆是恶风及犯触忌害所得……凡癞病，语声嘶破，目视不明，四肢顽痹，支节火燃，心里懊热，手脚俱缓，背膂至急，肉如遭劈，身体手足隐轸起，往往正白在肉里，鼻有息肉，目生白珠，当瞳子，视无所见，此名白癞。”

【辨病证】

鼻息肉的辨证当分清鼻渊、鼻鼽、鼻息及鼻痔，涕脓而臭者为渊，涕清而不臭者为鼽，鼻渊有肉痛极而不下垂者为息肉，下垂而不痛者为鼻痔。

《医学正传·卷之五·鼻病》：“《内经》曰：西方白色，入通于肺，开窍于鼻。又曰：鼻者肺之外候。丹溪曰：肺之为脏，其位高，其体脆，性恶寒，又恶热。是故好饮热酒者，始则伤于肺脏，郁热久则见于外而为鼻齄准赤之候，得热愈红，得寒则黑，此谓热极似水之象，亢则害承乃制也。其或触冒风寒，始则伤于皮毛，而成鼻塞不通之候，或为浊涕，或流清汁，久而不已，名曰鼻渊，此为外寒束内热之证也，《原病式》曰肺热则出涕是也。又有胆移热于脑，则为辛頞鼻渊，鼻中浊涕如涌泉下渗而下，久而不已，则为鼻蔑、衄血、瘜肉、鼻痈等证，医者宜各以类推而治之，无忽也。”

《明医指掌·卷八·杂科·鼻证三》：“歌：鼻窍应知与肺通，鼻齄血热准头红。鼻疮鼻痔皆因热，热结从教发鼻痈。鼽衄依经从火治，鼻渊浊涕脑流空。鼻中瘜肉能填窍，鼻塞风寒与热攻。论：夫鼻为肺之窍，所以司嗅也。鼻齄，赤鼻也，由饮酒血热熏肺，外遇风寒，血凝不散而赤色。亦有不饮自赤者，肺风血热故也。鼻疮、鼻痔、鼻痈者，皆肺热所致，但有浅深之不同。日久不已，结成瘜肉，如枣塞滞鼻中，气息不通，不知香臭。丹溪云：胃中有食积热痰流注，故浊气凝结而生瘜肉也。鼽者，鼻流清水也。衄者，鼻流血也。《原病式》云：皆以为属少阴君火之病。鼻渊者，浊涕流下不止，如彼水泉。《内经》云：胆移热于脑，则辛頞鼻渊，传为衄蔑瞑目，故得之气厥也。鼻塞者，有外伤风寒鼻塞流涕者；有风热壅盛郁于肺而鼻塞声重者。凡此之类，皆鼻病也，故并及之。”

《张氏医通·卷八·七窍门下·鼻》：“鼻瘜肉，上焦积热郁久而生，有诸中而形诸外。必内服清火利膈药，宜凉膈散加减。须断酒厚味。韩氏云：富贵人鼻中肉赘，臭不可近，痛不可摇，束手待毙者，但以白矾末，加阿魏、脑、麝少许，吹其上，顷之，化水而消。内服胜湿泻肺之药，此厚味拥热，蒸于肺门，如雨霁之地，突生芝菌也。瘜肉与鼻痔大同小异，痛极而不下垂者为瘜肉，此血热胜也。阿魏为血积之向导，白矾为涤垢之专药，兼脑、麝以开结利窍也。鼻痔则有物下垂而不痛，乃湿热胜也，胃中有食积热痰流注。内服星、半、苍术、酒洗芩、连、神曲、辛荑、细辛、白芷、甘草，消痰积之药。外用胆矾、枯矾、辛荑仁、细辛、杏仁为散，入脑、麝少许，雄黑狗胆，或猪脂和研。绵裹内鼻中，频换自消。鼻中生疮，用雄黄、白矾、瓜蒂、细辛为散搐鼻。若鼻中窒塞不通，用苦丁香、母丁香、赤小豆，为散吹鼻中，皆外治良法也。”

《医学心悟·卷四·鼻》：“《素问》曰：西方白色，入通于肺，开窍于鼻。鼻塞者，肺寒也；鼻流清涕者，肺风也。香苏散散之。若鼻中常出浊涕，源源不断者，名曰鼻渊，此脑中受寒，久而不散，以致浊涕常流，如泉水之涓涓耳。然鼻渊初起，多由于寒，日久则寒化为热矣。治宜通窍清热，川芎茶调散主之。更有鼻生瘜肉，名曰鼻痔，臭不可近，痛不可摇，宜用白矾散少许，点之，顷刻化水而消。又鼻中流血不止，名曰鼻衄，四生丸、生地六味汤主之。如不止，加犀角。”

《本草求真·上编·卷三散剂·荜茇》：“涕脓而臭者为渊，涕清而不臭者为鼽，鼻渊有肉痛极而不下垂者为息肉，下垂而不痛者为鼻痔。”

【论治法】

鼻息肉的治疗分内治法与外治法。内治法主要以散寒固表、泻肺清热、消食化痰为主，外治法包括针灸、导引、瓜蒂搐息肉法、取鼻痔秘法。

一、散寒固表

《脉因证治·卷四·鼻》：“齆鼻息肉，乃肺气盛……寒邪伤者，宜先散寒邪，后补卫气，使心肺之气交通，宜以通气汤。”

二、清肺泻热

《医方考·卷五·鼻疾门第六十三·辛夷

散》："鼻者，气之窍，气清则鼻清，气热则鼻塞，热盛则塞盛，此息肉之所以生也。故治之宜清其气。"

《外科正宗·卷之四·杂疮毒门·鼻痔第五十二》："鼻痔者，由肺气不清、风湿郁滞而成，鼻内瘜肉结如榴子，渐大下垂，闭塞孔窍，使气不得宣通。内服辛夷清肺饮，外以硇砂散逐日点之，渐化为水乃愈。兼节饮食、断厚味、戒急暴、省房欲，愈后庶不再发。"

《景岳全书·卷之二十七必集·杂证谟·鼻证》："鼻齄、瘜肉……内治之法，宜以清火、清气为主；外治之法，宜以黄白散，及《千金》瘜肉方雄黄散，或《简易》瘜肉方之类主之。"

《简明医彀·卷之五·鼻证》："凡鼻之为病，如生疮，干结、痛痒、衄衃，至于鼻痔、鼻息、鼻痈、鼻齇等诸证，皆属于火也……治当清肺火，有风邪兼疏散。主方（鼻窍不利）：片芩、栀子、防风、桔梗、枳壳、桑皮、石膏、玄参、荆芥、木通等分，甘草减半、枇杷叶三片（刷去毛，蜜炙）。水煎服。又防风通圣散（因热宜服，寒天减硝、黄等味）。"

《外科大成·卷三分治部下（小疵）·鼻部·鼻痔》："鼻痔……由肺经湿热内蒸，如朽木而生芝兰也。宜辛夷清肺饮，外兼消痔散等药点之，化水而消，仍节厚味。戒气怒，省房劳，庶不再发。"

《疡医大全·卷十二·颧脸部·鼻痔门主论》："如鼻生息肉，结如榴子，渐大下垂，闭塞孔窍，气不宣通，宜服辛夷清肺饮，外用点药，渐化为水，自愈。（《正宗》）"

三、消食化痰

《丹溪治法心要·卷五·鼻》："鼻息肉……治本当消食积，外以胡蝶矾二钱、细辛一钱、白芷半钱，纳鼻中，每用少许。"

《冯氏锦囊秘录·杂症大小合参卷六·儿科鼻病》："夫鼻为肺窍。《经》曰：天气通于肺。若肺胃无痰火积热，则平常上升，皆清气也。肺家有病，则鼻不利，如伤热之不散，或伤寒之久郁成热，皆能使塞而不利。若平人而多涕，或黄或自或带血，如脓状者，皆肾虚所致，不可过用凉药。更夫嚏者，鼻出声也。欲名喷嚏，《经》曰：是阳气和利，满于心，出于鼻，故为嚏……又有胃中食积，热痰流注，是以上疗而鼻生瘜肉，犹湿地得热而生菌也，治宜利膈去热，切勿因碍伤动，否则便成鼻痔矣。"

《文堂集验方·卷三·鼻症》："（鼻生息肉）凡息肉之患，乃因食积胃中，热痰流注，宜内服消痰之剂，再加外治，可以效捷。用瓜蒂、细辛各一钱（研细），绵裹塞鼻中，以好为度。"

《罗氏会约医镜·卷之六·杂证·四、论鼻证》："鼻生瘜肉，是阳明湿热。……肺开窍于鼻，阳明胃脉亦挟鼻上行。以窍言之，肺也；而以用言之，心也。然总之鼻症不一，非风寒外感，即阴虚火炎。治外感者，宜辛散；治内热者，宜滋阴以降火。治法大纲，尽乎是矣。"

四、针灸法

《针灸甲乙经·卷十二·血溢发衄第七（鼻鼽息肉著附）》："鼻中息肉不利，鼻头额頞中痛，鼻中有蚀疮，龈交主之。"

《备急千金要方·卷三十·针灸下·头面第一·鼻病》："龈交，主鼻中息肉不利，鼻头额頞中痛，鼻中有蚀疮。"

《千金翼方·卷第二十六·针灸上·鼻病第四》："治鼻中息肉，灸上星二百壮，入发际一寸；又夹上星相去三寸各百壮。"

《医心方·卷第二·孔穴主治法第一》："龈交一穴：在唇内齿上龈缝，［注云］上齿龈间。刺入三分灸三壮。足阳明胃腑。主风寒，癫疾，齿间血出，口齿木落痛，口不可开，鼻中息肉，目不明。"

《圣济总录·卷第一百九十一·针灸门·手阳明大肠经》："迎香二穴，在禾髎上一寸，鼻孔旁五分，手足阳明之会。治鼻有息肉，不闻香臭衄血，偏风口㖞，面痒浮肿，风动叶叶，状如虫行，或唇肿痛，针入三分，留三呼，不宜灸。"

《圣济总录·卷第一百九十三·治鼻疾灸刺法》："鼻中息肉，灸上星二百壮，穴在直鼻入发际一寸，又灸夹上星两旁相去三寸，各一百壮……鼻中息肉不利，鼻头頞额中痛，鼻中蚀疮，龈交主之。"

《针灸资生经·针灸资生经第六·鼻有瘜肉》："龈交，主鼻中瘜肉不利。鼻头额頞中痛，鼻中有蚀疮。（《千》）曲差等，主鼽衄有疮。脑空，主疠鼻，鼻中瘜肉。灸上星二百壮，又灸侠上星两傍，相去三寸，各百壮。迎香，治鼻有瘜肉，不闻香臭，衄血。(《铜》)龈交，治鼻中瘜肉，蚀疮。素髎，治瘜肉不消，多涕生疮。禾髎，疗鼽衄有疮。(《明》)巨髎，疗鼻准上肿痈痛。单方歌云：狗头灰方寸，丁香半钱匕，细研吹鼻中，瘜肉化为水。”

《世医得效方·卷第十·大方脉杂医科·鼻疮》：“灸法：囟会在鼻心直上入发际二寸，再容豆是穴，灸七壮。又灸通天，在囟会上一寸两傍各一寸，灸七壮，左臭灸左，右鼻灸右，俱臭俱灸。曾用此法灸数人，皆于鼻中去臭积一块如朽骨，臭不可言，去此全愈。”

《西方子明堂灸经·卷一·正人头面三十六穴·龈交》：“龈交，在唇内，齿上龈缝，灸三壮。主鼻窒，喘息不利，鼻㖞僻，多涕，鼽衄有疮，鼻息肉，鼻、头、额、頞中痛，鼻中蚀疮，口不能禁水浆，㖞僻，口噤不开，项如拔、不可左右顾，面赤，颊中痛，心烦痛，颈项急，小儿面疮久不除。”

《类经图翼·卷六·经络·手阳明大肠经穴》：“禾髎(一名长频)，直鼻孔下，夹水沟旁五分。刺三分，灸三壮。主治尸厥口不可开，鼻疮息肉，鼻塞鼽衄。”

《类经图翼·卷八·经络(六)·督脉穴》：“龈交(龈音银，齿根肉)，在唇内上齿缝中。任督二经之会。刺三分，逆刺之，灸三壮。主治面赤心烦痛，鼻生瘜肉不消，头额中痛，颈项强，目泪多眵赤痛，牙疳肿痛。小儿面疮，久癣不除，点烙亦佳。《百证赋》云：专治鼻痔。”

《类经图翼·卷十一针灸要览·诸证灸法要穴·头面七窍病》：“(鼻瘜鼻痔)上星(流清浊涕)、曲差、迎香(刺)、囟会(七壮，鼻痈鼻痔)、通天(七壮，鼻中去臭积一块即愈)、百会、风池、风府、人中、大椎(上穴皆治前证)。”

《普济方·针灸·卷五针灸门·十二经流注五脏六腑明堂》：“龈交，在唇内齿上龈缝。灸三壮。主痓，烦满寒热，口僻，癫疾互引，目痛不明，齿间出血，有伤酸齿尖落痛，口不可开，鼻中息肉，鼻窒，喘息不利，头颔頞中痛，鼻中有蚀疮。”

《普济方·卷六·针灸门·腧穴》：“迎香二穴，在禾髎上一寸，鼻下孔旁五分。针三分，留三呼，不宜灸。《铜人经》云：手足阳明之会。治鼻有瘜肉，不闻香臭，衄血，偏风口㖞，面痒浮肿，风动叶叶，状如虫行，或在唇动，或痒肿痛。忌如前法。”

《普济方·卷十一·针灸门·鼻有息肉》：“治鼻中息肉不利，鼻头额頞中痛，鼻中有疮，穴龈交。治鼻臭，穴脑空。治鼻息肉，穴上星，灸二百壮；又灸侠上星两旁，相去二寸各百壮。治鼻有息肉，不闻香臭，衄血，穴迎香。治鼻中息肉蚀疮，穴龈交。治息肉不消，多涕成疮，穴素髎。治鼻中息肉，穴囟会，灸七壮；又通天灸七壮，左臭灸右，右臭灸左，左右臭皆灸之。曾用此法，灸数人，皆于鼻中去臭积一块，如朽骨臭不可言，去此全愈。”

《针灸大全·卷之四·窦文真公八法流注·八法主治病证》：“鼻生息肉，闭塞不通：印堂一穴，迎香二穴，上星一穴，风门二穴。”

《针灸聚英·卷一上·手阳明大肠经》：“禾髎(一名长颊)，鼻孔下，侠水沟旁五分。《铜人》：针三分，灸三壮。主尸厥及口不可开，鼻疮息肉，鼻塞不闻香臭，鼽衄。迎香，禾髎上一寸，鼻下孔旁五分，手阳明、足阳明之会。《铜人》：针三分，留三呼，不宜灸。主鼻塞不闻香臭，偏风口㖞，面痒浮肿，风动叶叶，状如虫行，唇肿痛，喘息不利，鼻㖞多涕，鼽衄有疮，鼻有息肉。”

《针灸聚英·卷一下·督脉》：“上星(一名神堂)，神庭后，入发际一寸陷中，容豆。《素问》：针三分，留六呼，灸五壮。《铜人》：针四分，以细三棱针，宜泄诸阳热气，无令上冲头目。主面赤肿，头风，头皮肿，面虚，鼻中息肉……素髎(一名面正)，鼻柱上端准头。《外台》：不宜灸，针一分。《素注》：三分。主鼻中息肉不消……龈交，唇内齿上龈缝中，任、督、足阳明之会。《铜人》：针三分，灸三壮。主鼻中息肉，蚀疮，鼻塞不利，额頞中痛。”

《针灸聚英·卷四上·百证赋》：“鼻痔必取龈交。”

《针灸聚英·卷四下·杂病歌·头面》：“至若面肿与项强，鼻生息肉，治承浆。”

《针灸问答·卷上·手阳明大肠经穴歌注》：“禾髎穴，在鼻孔下，侠水沟傍各五分。三分，禁灸。主治尸厥口不开，鼻疮息肉，不闻香臭，鼽衄不止等症。”

《古今医统大全·卷之六·经穴发明》：“断交，在唇内齿上龈缝中，任督足阳明之会。针三分。主治：鼻瘜肉不消，额头中痛，颈项强，目泪多眵，牙疳肿痛。”

《医学纲目·卷之二十七肺大肠部·鼻塞·鼻瘜肉》："(《东》)鼻中瘜肉，衄衄：风池、风门、风府、人中、禾窌。(《甲》)鼻中瘜肉不利，鼻额颏中痛，鼻中有蚀疮，断交主之。衄衄涕出，中有悬痈瘜肉，内窒不通，不知香臭，素窌主之。鼻窒口僻，清涕出，不可止，衄衄有痈，禾窌主之。"

《针灸大成·卷三·杂病穴法歌》："鼻塞鼻痔及鼻渊，合谷、太冲(俱泻)随手取。"

《针灸大成·卷七·治病要穴·头部》："通天，主鼻痔。左臭灸右，右臭灸左；左右臭，左右灸，鼻中去一块如朽骨，臭气自愈。"

《针灸大成·卷七·督脉经穴主治·考正穴法》："上星(一名神堂)：神庭后，入发际一寸陷中，容豆。《素注》针三分，留六呼，灸五壮。《铜人》灸七壮。以细三棱针，宣泄诸阳热气，无令上冲头目。主面赤肿，头风，头皮肿，面虚，鼻中息肉，鼻塞头痛……素髎(一名面正)：鼻柱上端准头。此穴诸方阙治。《外台》不宜灸，针一分。《素注》针三分。主鼻中息肉不消，多涕……龈交：唇内齿上龈缝中。任，督，足阳明之会。《铜人》针三分，灸三壮。主鼻中息肉，蚀疮，鼻塞不利，额颏中痛。"

《针灸大成·卷八·头面门》："面肿项强，鼻生息肉：承浆(三分，推上复下)。"

《针方六集·卷之一·神照集》："内迎香二穴，在鼻孔内。用箬叶做一箬管，搐动出血，治眼红肿。一法：在鼻柱两旁珠上陷中是穴。针入二分，治鼻息肉，不闻香臭。"

《针方六集·卷之五纷署集·头直鼻中入发际一寸循督脉却行至风府凡八穴第二》："前顶一穴，主头风目眩，面赤肿痛，惊痫，鼻流清涕，鼻塞鼻痔。"

《医学入门·内集卷一·针灸·附杂病穴法》："鼻塞、鼻痔及鼻渊：合谷、太冲随手努。鼻塞不闻香臭，针迎香、合谷。鼻痔鼻流浊涕者，泻太冲、合谷。鼻渊鼻衄虚者，专补上星。"

《刺灸心法要诀·卷七·头部主病针灸要穴歌》："上星、通天二穴，主治鼻渊，鼻塞，瘜肉，鼻痔。左鼻灸右，右鼻灸左，左右鼻俱病者，左右俱灸。灸后鼻中当去一块，形如朽骨状，其病自愈。"

《经穴汇解·卷之七·奇穴部第十一·头面第一》："夹上星，治鼻中息肉，夹上星相去三寸，各百壮。(《千金》)"

《针灸逢源·卷四·经穴考正·手阳明大肠经穴考》："迎香，在禾髎上一寸，鼻孔旁五分，手足阳明之会(针三分，禁灸)，治鼻有息肉，面痒浮肿。"

《针灸逢源·卷四·经穴考正·足太阳膀胱经穴考》："通天(一名天臼)，在承光后一寸半一曰夹百会旁一寸五分。(针五分，灸三壮)治头眩鼻衄鼻痔，(左臭灸右，右臭灸左，两鼻臭左右灸之，去一块如朽骨，鼻气自愈)。"

《针灸集成·卷二·鼻》："鼻中瘜肉，取风池、风门、风府、人中、禾髎(东垣)。"

《针灸集成·卷三·手阳明大肠经》："禾髎，直对鼻孔下，侠水沟旁五分，针三分，灸三壮。主治尸厥口不可开，鼻疮，瘜肉，鼻塞，衄衄。(《灵光赋》)"

《针灸集成·卷四·督脉》："龈交，在唇内上齿缝中，针三分，逆针之，灸三壮。主治面赤心烦痛，鼻生瘜肉不消，头额中痛，颈项强，目泪多眵赤痛，牙疳肿痛，小儿面疮，久癣不除。点烙亦佳，专治鼻痔。(《百证赋》)"

《勉学堂针灸集成·卷二·外形篇针灸》："鼻，针灸法：鼻流清涕、浊涕，灸上星二七壮，又取人中、风府；不愈又取百会、风池、风门、大椎。(《纲目》)鼻塞不闻香臭，取迎香、上星、合谷；不愈灸人中、风府、百劳、前谷。(《纲目》)鼻流臭秽，取上星、曲差、合谷、人中、迎香。(《纲目》)鼻中瘜肉，取风池、风门、风府、人中、禾髎。(东垣)鼻涕多，宜灸囟会、前顶、迎香。(《资生》)"

五、导引法

《诸病源候论·鼻病诸候·鼻瘜肉候》："肺气通于鼻。肺脏为风冷所乘，则鼻气不和，津液壅塞，而为鼻齆。冷搏于血气，停结鼻内，故变生瘜肉。其汤熨针石，别有正方，补养宣导，今附于后。《养生方·导引法》云：端坐伸腰，徐徐以鼻纳气，以右手捻鼻，徐徐闭目吐气。除目暗，泪若出，鼻中瘜肉，耳聋；亦能除伤寒头痛洗洗，皆当以汗出为度。又云：东向坐，不息三通，以手捻鼻两孔，治鼻中瘜肉。"

《外台秘要·卷第二十二·鼻中息肉方一十一首》："《病源》：肺气通于鼻，肺脏为风冷所乘，则鼻气不和，津液壅塞，而为鼻齆，冷搏于血气停结鼻内，故变生息肉，其汤熨针石，别有正方，补养宣导，今附于后，养生方导引法云，端坐伸腰，徐徐以鼻内气，以右手捻鼻，除目暗，泪若出，徐徐闭目吐气，鼻中息肉耳聋亦能除。又云；东向坐不息三通，以手捻鼻两孔，治鼻中息肉。”

《养生导引秘籍·太清导引养生经·慎修内法》：“端坐生腰，徐以鼻纳气，以右手持鼻，除目晦、泪若出，去鼻中息肉，耳聋亦然，除伤寒、头寒、头痛恍恍。皆当以汗出为度。”

《养生导引法·补益门·导引行气法》：“面向东而坐，不息三通，用两手捻两侧鼻孔，可治鼻中息肉。”

《普济方·卷五十六·鼻门·鼻中生息肉》：“治鼻息肉云：端坐直腰，以鼻纳气，以右手捻鼻，除目暗，泪若出，徐徐闭目吐气，鼻中息肉、耳聋亦能除。又云：东向坐不息三通，以手捻鼻两孔，治鼻中息肉。”

六、瓜蒂搐息肉法

《苍生司命·卷六利集·鼻证·鼻证方》：“瓜蒂散搐息肉法：先将鼻中息肉用针微刺破，令病人含水一口，后以瓜蒂散和麝香少许，用水数滴吹入鼻内，出涎水则愈。此苦能涌泄也，泄其实，则息（肉）自消矣。”

七、取鼻痔秘法

《外科正宗·卷之四·杂疮毒门·鼻痔第五十二》：“先用回香草散连吹二次，次用细铜箸二根，箸头钻一小孔，用丝线穿孔内，二箸相离五分许，以二箸头直入鼻痔根上，将箸线绞紧，向下一拔，其痔自然拔落；置水中观其大小，预用胎发烧灰同象牙末等分吹鼻内，其血自止。戒口不发。”

八、失治误治

《本草新编·卷之四徵集·瓜蒂》：“瓜蒂，味苦，性寒，有小毒……肺热虽移热于鼻，上吐以泄鼻中之火，势必中伤肺中之气。肺气既伤，胃气自逆，肺心反动其火，火动鼻中，更添热气，前之息肉未消，而后之息肉又长矣，予所以削而不道也。至于瓜蒂性易上涌，不宜轻用，不独鼻中生息肉也。若胸中无寒，胃家无食，皮中无水，心中无邪，以致诸虚各症，均宜慎用。误用则祸不旋踵矣也。”

《冯氏锦囊秘录·杂症大小合参卷六·儿科鼻病》：“夫鼻为肺窍。《经》曰：天气通于肺。若肺胃无痰火积热，则平常上升，皆清气也。肺家有病，则鼻不利，如伤热之不散，或伤寒之久郁成热，皆能使塞而不利。若平人而多涕，或黄或自或带血，如脓状者，皆肾虚所致，不可过用凉药……切勿因碍伤动，否则便成鼻痔矣。”

【论用方】

一、概论

《证治准绳·杂病第八册·七窍门下·鼻瘜肉》：“《韩氏医通》云：贵人鼻中肉赘，臭不可近，痛不可摇，束手待毙。予但以白矾末，加硇砂少许吹其上，顷之化水而消，与胜湿汤加泻白散二帖愈。此厚味拥湿热蒸于肺门，如雨霁之地，突生芝菌也。肺虚而壅，鼻生瘜肉，不闻香臭，羊肺散。胃中有食积热痰流注，宜星、半、苍术、酒芩、连、神曲、辛夷、细辛、白芷、甘草，消痰积之药内服。外用蝴蝶矾二钱，细辛一钱，白芷五分，为末，绵裹纳鼻中频换。辛夷膏、轻黄散、黄白散、二丁散、瓜丁散、地龙散，皆外治之药。”

《医学入门·外集卷四·杂病分类·外感》：“鼻中生疮者，枇杷叶煎汤候冷，调消风散，食后服，忌煎、炒、姜、蒜热物。外用辛荑为末，入脑、麝少许，绵裹塞鼻。鼻痔，肺气热极，日久凝浊，结成瘜肉如枣，滞塞鼻瓮。甚者，又名鼻齆，宜防风通圣散，加三棱、海藻末调服。外用辛荑为君，细辛、杏仁少许为末，和羊髓、猪脂熬膏候冷，入雄黄、白矾、轻粉、麝香少许为丸，绵裹塞鼻，数日即脱。甚者加硇砂少许，或瓜矾散亦妙。又食积热痰生痔者，单苍耳丸，内服外敷，最消食积；或用白矾二钱，细辛一钱，白芷五分，为末塞鼻。”

《张氏医通·卷八·七窍门下·鼻》：“鼻瘜肉，上焦积热郁久而生，有诸中而形诸外。必内服清火利膈药，宜凉膈散加减。须断酒厚味。韩氏云：富贵人鼻中肉赘，臭不可近，痛不可摇，束手待毙者，但以白矾末，加阿魏、脑、麝少许，吹其上，顷之，化水而消。内服胜湿泻肺之药，此厚味拥热，蒸于肺门，如雨霁之地，突生芝菌也。瘜肉与鼻痔大同小异，痛极而不下垂者为瘜肉，此血热胜也，阿魏为血积之向导，白矾为涤垢之专药，兼脑、麝以开结利窍也。鼻痔则有物下垂而不痛，乃湿热胜也，胃中有食积热痰流注，内服星、半、苍术、酒洗芩、连、神曲、辛荑、细辛、白芷、甘草。消痰积之药，外用胆矾、枯矾、辛荑仁、细辛、杏仁为散，入脑、麝少许，雄黑狗胆，或猪脂和研，绵裹内鼻中，频换自消。”

《杂病源流犀烛·卷二十三·鼻病源流》：“又有鼻痔者，始而鼻内生痈，窒塞不能闻味（宜通草散）。痈久不愈，结成瘜肉，如枣核塞于鼻中，气塞不通，由胃中有食积，热痰流注，故气凝结也（宜星夏汤，外用瓜矾散、蝴蝶散）；或由肺气热极而为瘜肉（宜黄连清肺饮加海藻，外以辛夷膏塞之）；或瘜肉结如榴子，渐至下垂，孔窍闭塞，气不得通，此由肺气不清，风热郁滞而成也（宜辛夷消风散、黄芩清肺饮、辛夷荆芥散，外以瓜矾散塞之），必戒厚味嗜欲。甚有鼻中瘜肉，臭不可近，痛不可摇者，亦由膏粱气积，湿热蒸于肺门，如雨霁之地，突生芝菌也（宜胜湿汤、泻白散，外以白矾末加硼砂少许，吹其上，顷之即化水，渐下而消）。”

《罗氏会约医镜·卷之六·杂证·论鼻证》：“鼻中生肉赘，极臭极痛，以白矾加硇砂少许吹上，化水而消。内服清湿热之药……鼻中瘜肉，用冰片点之，或细辛末时时吹之……鼻瘜、鼻痔，用狗头骨烧灰，加硇砂，日吹之，化为水。又方：用雄黄一块塞鼻，十日自落。”

《证治针经·卷三·鼻症》：“泻白散、凉膈散合二陈汤，化鼻生瘜肉法兼外治（白矾末和硇砂少许，吹上），滋水生肝还养肺。”

《类证治裁·卷之六·鼻口症论治》：“有瘜肉如枣核，生鼻中，为鼻痔，由胃有食积，热痰流注，星夏散，瓜矾散。有肺热极而生瘜肉，如榴子下垂，闭塞鼻窍，气不得通，由风热郁滞，辛夷消风散，以瓜矾散塞。有瘜肉痛甚，由膏粱积热，湿蒸肺门，如雨霁泥地，突产菌芝，泻白散、胜湿汤，外以白矾末加硼砂吹其上，即化水而消……（鼻痔）星夏散：星、夏、辛、芷、芩、连、草、苍术、神曲。外治，瓜矾散：瓜蒂、甘遂、枯矾、草乌灰、螺壳灰，麻油调作丸，日一次塞鼻内近痔处，即化水而愈。”

《吴氏医方汇编·第一册·鼻症》：“鼻生息肉者，乃肺经之郁热上蒸，如雨霁之地突生芝菌也。甘桔汤加茯苓、桑白皮、山栀、辛夷。”

《外科备要·卷一 证治·鼻部》：“内服辛夷清肺饮（洪），以清肺热，外以硇砂散频点痔上，自化为水（称）。宜戒恼怒，禁煎炒发物。亦有鼻生息肉，气息不通者，由湿热蒸肺而成。宜服辛夷散（洪）……《圣济总录》：鼻生瘜肉及咽生脔肉，针刺血，盐豉捣和涂之。治鼻中瘜肉，不闻香臭，用甜瓜蒂同麝香、细辛为末，以棉裹塞鼻中，当渐消缩。甜瓜蒂一名苦丁香。又方，用轻粉二钱，白矾五钱，杏仁七粒，研末，频吹自化。又方，生白矾五钱，蓖麻子四粒，乌梅三个，麝香少许，共研细，丝棉裹之塞鼻中自消。”

二、治鼻息肉通用方

1. 羊肺散

1）《备急千金要方·卷六上·七窍病上·鼻病第二》

治鼻中息肉梁起。

羊肺（一具，干之） 白术（四两） 苁蓉 通草 干姜 川芎（各二两）

上六味末之。食后以米饮服五分匕，加至方寸匕。

2）《太平圣惠方·卷第三十七·治鼻中生息肉诸方》

治鼻中生息肉，鼻梁起。

羊肺（一枚，晒干） 白术（一两） 肉苁蓉（三分，刮去皱皮） 木通（三分，锉） 干姜（半两，炮裂，锉） 芎䓖（三分）

上件药，捣细罗为散。每于食后，以粥饮调三钱服之。

2. 通草散

1）《备急千金要方·卷六上·七窍病上·鼻病第二》

治鼻中息肉不通利。

通草（半两） 矾石（一两） 真珠（一两）

上三味末之。捻绵如枣核，取药如小豆，着绵头，纳鼻中，日三易之。一方有桂心、细辛各一两，同前捣末和，使之。

2）《外台秘要·卷第二十二·鼻中息肉方一十一首》

《古今录验》疗鼻中息肉。

通草 细辛 蕤仁 雄黄（研） 皂荚（去皮子，各一分） 白矾（二分，烧） 礜石（三分，泥裹

烧半日，研）　藜芦（三分，炙）　地胆（三分，熬）　瓜蒂（三分）　巴豆（十枚，去皮）　闾茹（三分）　地榆（三分）

上十三味捣筛末。以细辛白芷煎汤，和散敷息肉上，又以胶清和涂之，取瘥。

《小品》疗鼻中塞肉。

通草（半两）　真珠（六铢，碎）　矾石（一两，烧）　细辛（一两）

上四物捣末。以绵裹如枣核，沾散如小豆，并绵头纳鼻中，日三取瘥。

3）《医心方·卷第二十五·治小儿鼻息肉方第五十九》引《产经》

治少小鼻息肉。

通草（一两）　细辛（一两）

凡二物，下筛，展绵如枣核。取药如小豆著绵头纳鼻中，日二。

4）《医学纲目·卷之二十七·肺大肠部·鼻塞》

治鼻齆气息不通，不闻香臭，并鼻瘜肉。

木通　细辛　附子（各等分）

上为末。蜜和，绵裹少许，纳鼻中。

5）《赤水玄珠·第三卷·鼻门》

鼻塞不通，不闻香臭，并鼻息肉。

通草　细辛　附子（各等分）

为末。蜜和，绵裹少许，纳入鼻内。

3. 灭瘢膏（《备急千金要方·卷二十二·痈肿毒方·痈疽第二》）

治诸色痈肿、恶疮瘥后有瘢痕方。

安息香（一作女萎）　矾石　狼毒　羊踯躅　乌头　附子　野葛　白芷　乌贼骨　皂荚　天雄　芍药　川芎　赤石脂　大黄　当归　莽草　石膏　干地黄　地榆　白术　续断　鬼臼　蜀椒　巴豆　细辛（各一两）

上二十六味捣末。用成煎猪脂四斤，和煎，三上三下，以好盐一大匙下之，膏成须服者，与服。须摩者，与摩，勿近目处。忌妊娠人。若灭瘢，以布揩令伤敷之。若鼻中息肉，取如大豆纳鼻中。

4. 羊踯躅丸（《太平圣惠方·卷第三十七·治鼻中生息肉诸方》）

治鼻中生息肉，不通利，塞鼻。

羊踯躅花（半两）　白矾（半两，烧令汁尽）　矾石（半两，细研）　肉苁蓉（一分）

上件药，细罗为末。以青羊脂和，绵裹如枣核大，纳鼻中，日夜四五度换之，以渐渐消烂，即瘥。

5. 真珠散（《太平圣惠方·卷第三十七·治鼻中生息肉诸方》）

治鼻中息肉，不通利，塞鼻。

真珠　白矾（烧为灰）　桂心　细辛（以上各一两）　木通（半两，锉）

上件药，捣细罗为散。每服半钱，绵裹纳鼻中，日三易之。

6. 蚯蚓散（《太平圣惠方·卷第三十七·治鼻中生息肉诸方》）

治鼻中息肉。

白颈蚯蚓（一条，韭园内者）　猪牙皂荚（一梃）

上件药，纳于瓷瓶中，烧熟，细研。先洗鼻内令净，以蜜涂之，敷药少许在内，令清水下尽，即永除根矣。

7. 瓜蒂膏（《太平圣惠方·卷第三十七·治鼻中生息肉诸方》）

治鼻中息肉。

陈瓜蒂（一分）

捣罗为末。以羊脂和，以少许敷息肉上，日三用之。

8. 白矾膏（《太平圣惠方·卷第三十七·治鼻中生息肉诸方》）

治鼻中息肉，不闻香臭。

白矾（一两，烧为灰）

细研。以羊脂旋和少许，敷着息肉上，即瘥。

9. 雄黄散

1）《圣济总录·卷第一百一十六·鼻门·鼻中生息肉》

治鼻中息肉。

雄黄（研）　细辛（去苗叶）　木通（锉）　蕤仁（研）　皂荚（炙，刮去皮并子，各一分）　白矾（煅过，半两）　礜石（黄泥包煅过，半两）　藜芦（炙）　地胆　瓜蒂　地榆（洗去泥土）　茼茹（各三分）　巴豆（十粒，去皮壳，炒黄）

上一十三味，捣罗为散。煎细辛白芷汤和，涂敷息肉上。以胶清和涂之亦得，取瘥为度。

治鼻中息肉。

雄黄（五两置砂锅中，以醋煮三复时取出，薄醋洗过，夜露晓收三度，细研如粉）

上一味，每服二钱匕，温水调下，日再，不出半月，息肉自出，神效。

2)《类编朱氏集验医方·卷之七黄疸门·失血·失血评》

治鼻痔。

雄黄　北细辛　麝香

上三味为末，搐入鼻中。

10. 矾石丸(《圣济总录·卷第一百一十六·鼻门·鼻中生息肉》)

治鼻生息肉。

矾石(熬令汁枯，四两)　木通(锉)　细辛(去苗叶，各半两)　丹砂(研一分)

上四味，捣研为末和匀，面糊为丸，如小豆大。每用一丸，绵裹内鼻中，一日一易，取下息肉则止。

11. 地胆膏(《圣济总录·卷第一百一十六·鼻门·鼻中生息肉》)

治鼻中息肉。

生地胆　细辛(去苗叶)　白芷

上三味等分，先捣罗白芷、细辛为散，将地胆压取汁，和成膏。用少许涂敷息肉上。

12. 胡粉膏(《圣济总录·卷第一百一十六·鼻门·鼻中生息肉》)

治鼻中息肉不通。

胡粉(炒)　白矾(烧令汁尽，等分)

上二味，捣罗为末。用青羊脂和成膏，以少许涂敷息肉上。

13. 细辛散

1)《圣济总录·卷第一百一十六·鼻门·鼻中生息肉》

治鼻中息肉，吹鼻。

细辛(去苗叶)　瓜蒂(等分)

上二味，捣罗为散。吹半钱入鼻中，须臾嚏出，频吹取瘥。

2)《证治准绳·类方第八册·鼻·鼻痔》

治鼻齆有瘜肉，不闻香臭。

北细辛　瓜蒂(各等分)

上为末。绵裹如豆大，塞鼻中。

14. 地胆汁(《圣济总录·卷第一百一十六·鼻门·鼻中生息肉》)

治鼻中息肉不通利。

生地胆(一枚)

上一味，取汁涂息肉上，一宿当消。无生者，捣干者为末，酒渍敷之。

15. 藜芦散(《圣济总录·卷第一百一十六·鼻门·鼻中生息肉》)

治鼻生息肉，不得息，灌鼻。

藜芦(微炙，一分)　矾石(烧令汁枯，一分)　瓜蒂(二十七枚)　附子(炮裂，去皮脐，半两)

上四味，捣罗为散。以酒调半钱，内小竹筒中，灌入鼻孔，以绵塞之，日三易，佳。

16. 蒺藜苗汁(《圣济总录·卷第一百一十六·鼻门·鼻中生息肉》)

治鼻有息肉，齆鼻气息不通，烦闷，灌鼻。

蒺藜子苗(一把，车辗过者，无车辗过者，采取令车辗)

上一味，捣碎，以水浓煎，滤去滓。将汁入鼻中，息肉因喷嚏出，如赤蛹子，瘥。

17. 羊肝散(《幼幼新书·卷第三十三·鼻有瘜肉第二十四》引《千金翼》)

主鼻中瘜肉梁起方。

羊肝(一具，干之)　白术(炮，四两)　苁蓉　通草　干姜(炮)　芎䓖(各二两)

上六味为散。食后以粥汁服五分匕，日二服，加至方寸匕。

18. 清杮膏(《小儿卫生总微论方·卷十八·鼻中病论》)

治齆鼻不闻香臭，出气不快，或生瘜肉。

瓜蒂(半两)　赤小豆(一分)　细辛(去苗，一分)　甘草(一分，炙)　附子(一个，炮，去皮脐)

上为细末，入龙脑少许拌匀，炼蜜和丸皂子大。绵裹纳鼻中。

19. 瓜丁散(《活人事证方后集·卷之十七·耳鼻》)

治齆鼻有息肉，不闻香臭。

瓜丁(即瓜蒂也)　细辛

上二味，等分末之。以绵裹如豆许，塞鼻中，须臾即通。鼻中息肉，俗谓之鼻痔，治此疾方极多，但此取效耳。

20. 白黄散

1)《仁斋直指方论·卷之二十一·鼻·附诸方》引《简易方》

治鼻齆、息肉、鼻痔等证。

雄黄　白矾　细辛　瓜子(各等分)

上为末。搐入鼻中。

2)《古今医统大全·卷之六十二鼻证门·药方·鼻齆瘜肉诸方》引《易简》

治鼻齆、瘜肉、鼻痔等症。

白矾　雄黄　细辛　瓜蒂(各一钱)

上为细末。以雄犬胆汁为剂,如枣核,塞鼻中。

21. 辛夷膏(《仁斋直指方论·卷之二十一·鼻·附诸方》引《御药院方》)

治鼻生息肉,窒塞不通,有时疼痛。

辛夷叶(二两)　细辛　木香　木通　白芷　杏仁(汤泡去皮尖,研,各五钱用)

上用羊髓、猪脂二两,和药于石器内,慢火熬成膏,取赤黄色放冷,入龙脑、麝香一钱为丸。绵裹塞鼻中数日,肉脱即愈。

22. 郁金散(《类编朱氏集验医方·卷之九头痛门·鼻》)

治鼻中息肉。

郁金　猪牙皂角(各一两)

上用水同浸一宿,火煮透郁金烂为度,去皂角,留郁金,焙干,次用北细辛半两同为末。入麝香、硇砂各一钱或半钱,拌匀,炼蜜为丸如茶子大。食后,煎茶下。

23. 轻黄散(《卫生宝鉴·卷十·鼻中诸病并方》)

治鼻中瘜肉。

轻粉(一钱)　雄黄(半两)　杏仁(一钱,汤浸之去皮尖并双仁)　麝香(少许)

上于乳钵内,先研杏仁如泥,余药同研细匀,瓷盒盖定。每有患者,不问深浅,夜卧用骨箸或竹箸,点如粳米大在鼻中瘜肉上,隔一日夜,卧点一次,半月取效。

24. 通气汤(《脉因证治·卷四·鼻》)

齆鼻息肉,乃肺气盛……寒邪伤者,宜先散寒邪,后补卫气,使心肺之气交通,宜以通气汤。

羌活　独活　防风　葛根　升麻(各三钱)　川芎(一钱)　苍术　炙草(各三钱)　黄芪(四钱)　白芷(一钱)　黄连　黄柏

25. 消鼻痔方(《世医得效方·卷第十·大方脉杂医科·鼻疮》)

治鼻痔。

瓜蒂　甘遂(各二钱)　白矾(枯)　螺青　草乌尖(各二分半)

上为末。麻油搜令硬,不可烂,旋丸如鼻孔大。用药入鼻内令达痔肉上,其痔化为水,肉皆烂下,每日一次,甚妙。

26. 黄白散(《医方集宜·卷之六鼻门·治方》)

治鼻齆息肉。

雄黄　细辛　白矾　瓜蒂(各等分)

上为末。吹入鼻中,或用犬胆汁丸,丝绵包,塞鼻内亦妙。

27. 二丁散(《普济方·卷五十六·鼻门·鼻中生息肉》)

治鼻中生息肉。

丁香(七个)　赤小豆　粟米(各七粒)　苦丁香(七个)　石膏(少许)

上研为细末。竹筒吹入鼻中,自消了。鼻不闻香臭,亦可吹之。或有偏头风,亦可吹用。

28. 矾石散(《普济方·卷五十六·鼻门·鼻中生息肉》引《圣惠方》)

治鼻齆中息肉,不得息。

矾石　藜芦(各六钱)　瓜蒂〔二十(七)枚〕　附子〔二钱(十二铢)〕

上各捣筛合和。以小竹管吹药,如小豆许入鼻中,以绵絮塞鼻中,日再,以愈为度。《古今录验》加葶苈半两。

29. 赤龙散(《普济方·卷五十六·鼻门·鼻中生息肉》引《儒门事亲》)

治鼻中肉蝼蛄。

赤龙爪　苦丁香(各三十个)　苦葫芦子(不以多少)　麝香(少许)

上为末。用纸捻点药末用之。

30. 青金散(《普济方·卷五十六·鼻门·鼻中生息肉》引《儒门事亲》)

治鼻息肉,闭塞疼痛。

芒硝　青黛(各半钱)　乳香　没药(各少许)

上为细末。鼻内嗅之。

31. 吹鼻散(《普济方·卷五十六·鼻门·鼻中生息肉》引《本事方》)

治鼻中息肉,及黄疸,及暴得黄疾。

苦丁香(乃瓜蒂,十四个)　赤小豆　丁香(各

十四个）

上慢火焙干为末，入脑子少许。口内先含水，次将小竹管吹药入鼻中，半盏茶末，多尽为度，候头疼痛时取下。

32. 辛夷散（《苍生司命·卷六利集·鼻证·鼻证方》）

治鼻生息肉，气息不通，不辨香臭。

辛夷　川芎　防风　木通（去节）　细辛（去土）　藁本　升麻　白芷　甘草

各等分为末。每服三钱，茶清调下。

33. 雄黄丸（《古今医统大全·卷之六十二鼻证门·药方·鼻齆瘜肉诸方》）

治肺虚上壅，鼻生瘜肉，不闻香臭。亦治瘜肉。

雄黄（五分）　瓜蒂（二个）　绿矾（一钱）　麝香（少许）

上为末。吹入鼻中。

34. 通草膏（《古今医统大全·卷之六十二鼻证门·药方·鼻齆瘜肉诸方》）

治鼻痈有瘜肉，不闻香臭。

通草　附子（炒）　细辛（各等分）

上为细末，蜜丸如枣核大。绵裹塞鼻内。

35. 治鼻痔方（《证治准绳·类方第八册·鼻·鼻痔》）

明矾（一两）　蓖麻（七个）　盐梅（五个，去核）　麝香（少许）

上捣为丸。绵裹塞鼻内，令着瘜肉，候化清水出，四边玲珑，其瘜肉自下。

36. 治瘜肉方（《证治准绳·类方第八册·鼻·鼻痔》）

甘遂　朱砂　雄黄　雌黄　藜芦　瓜蒂　明矾（煅，各等分）

上为末。蜜调敷鼻。

37. 硇砂散

1）《外科正宗·卷之四·杂疮毒门·鼻痔第五十二》

治鼻生瘜肉，初如榴子，渐大下垂，名为鼻痔也。

硇砂（一钱）　轻粉（三分）　冰片（五厘）　雄黄（三分）

上共为末。用草桔咬毛蘸药勤点痔上，日用五六次，自然渐化为水而愈。

2）《外科十法·外科症治方药·鼻痔》

治鼻痔。

硇砂（五分）　白矾（煅枯，五钱）

共为细末。每用少许，点鼻痔上即消。

3）《丁甘仁先生家传珍方·散部》

专治耳挺鼻痔。如遇火势赤痛症，不可轻用。

脑砂　乳香　没药　制甘石　腰黄（各五钱）　朱砂（二钱）　血竭（三钱）　蝎尾（三十条）　元寸（二钱）　梅片（一钱）　蜈蚣（十条）

诸药共研为极细末，置瓷瓶收好。

38. 辛夷清肺饮（《外科正宗·卷之四·杂疮毒门·鼻痔第五十二》）

治肺热鼻内瘜肉，初如榴子，日后渐大，闭塞孔窍、气不宣通者服之。

辛夷（六分）　黄芩　山栀　麦门冬　百合　石膏　知母（各一钱）　甘草（五分）　枇杷叶（三片，去毛）　升麻（三分）

上水二钟煎八分，食后服。

39. 回香草散（《外科正宗·卷之四·杂疮毒门·鼻痔第五十二》）

治鼻痔。

回香草　高良姜

晒干，等分为末。用此先吹鼻痔上二次，片时许，随后方行取法，其痔自然易脱。

40. 细辛膏（《医学入门·外集卷六·杂病用药赋》）

治鼻齆有瘜肉，不闻香臭。

黑附子　川椒　川芎　细辛　吴萸　干姜（各一钱半）　桂心（三钱半）　皂角（二钱）

俱用醋浸一宿，取出，以猪油二两同煎附子，色黄为度。绵蘸膏塞鼻中。

41. 单南星饮（《医灯续焰·卷十八·鼻·附方》）

治风邪入脑，宿冷不消，鼻内结物，壅塞脑气，遂流浊髓。

南星

为细末。每二钱，用枣七枚，甘草少许同煎。食后服，三四服，其物自出，涕自收，外贴荜茇饼。

42. 瓜矾散（《医灯续焰·卷十八·鼻·附方》）

治鼻痔肉，化水自下。

瓜蒂（四钱）　甘遂（一钱）　白矾（枯）　螺

壳(四钱) 草乌尖(各五分)

为末。真麻油调,丸如鼻孔大。每日一次,以药入鼻内,令着痔肉上。

43. 羚羊角散(《医门补要·卷中·应用诸方》)

治鼻痔。

知母 生石膏 栀子 羚羊角 元参 麦冬 苍耳子 黄芩

44. 五香连翘汤《婴儿论·辨疮疹脉症并治第四》

鼻内瘜肉,此为鼻痔,宜砭恶血,去其重势也,九窍蚀疮,随月盈虚起伏者,名曰月蚀疮,宜五香连翘汤主之。

麻黄(三分) 射干(三分) 枳实(五分) 大黄(三分) 连翘(三分) 鸡舌香(二分) 沉香(三分) 木香(二分) 薰陆香(二分) 麝香(一分)

上十味,以水二升,煮九味,取一升,去滓内麝香,搅调。分温服。

45. 消痔散(《外科大成·卷三分治部下·鼻部·鼻痔》)

治鼻痔。

硇砂(一钱) 轻粉 雄黄(各三分) 冰片(五分)

上为细末。用草梗咬毛蘸药点痔上,日五七次,渐化为水。一用白砒三钱,安新瓦上,上盖密陀僧末、白矾末各二钱,煅烟尽为度,埋一宿,去火毒,配苦丁香末等分,加麝香四分,和匀,或加硇砂少许。每用少许吹之,即流黄水,肿消则气顺矣。一只用冰片点之,称验。

46. 琥珀蜡矾丸(《外科大成·卷一·主治方·肿疡主治方》)

治痈疽发背,已成未脓之际,恐毒气不能外出,必致内攻,预服此丸,护心护膜,散血解毒,未溃能消,已溃即合。并治粉瘤、瘰疬、痰核及遍身疮如蛇头杨梅结毒,痔漏,鼻痔。能祛毒化脓,生肌补漏。

白矾(一两二钱) 黄蜡(一两) 雄黄(一钱二分) 朱砂(一钱二分) 琥珀(一钱,另研) 蜂蜜(一钱,临入) 滴乳石(二钱) 土贝母(六钱) 麻油(二钱)

上为末。将蜡熔化,离火,候四边稍凝时,入药搅匀,乘热搓成粗条,悬火上烘软丸之,安豆大罐收,或以朱砂为衣。每服三钱,白滚水、黄酒任下。甚者早晚各进一服。

47. 矾石藜芦散(《张氏医通·卷十五·鼻门》引《千金》)

治齆鼻,鼻中瘜肉不得息。

矾石 藜芦(各六铢) 瓜蒂(二七枚) 附子(十二铢)

上四味,各捣筛合和。以小竹管,吹药如小豆许于鼻孔中,以绵絮塞之,日再,以愈为度。

48. 白矾散

1)《医学心悟·卷四·鼻》

治鼻痔。

白矾(煅枯,二钱) 硇砂(五分)

共为细末。每用少许,点鼻痔上,即消。

2)《不知医必要·卷二·鼻症列方》

治鼻生瘜肉。

白矾(煅)

研细末。以绵咽脂包少许,塞鼻内。数日瘜肉随落。

49. 齆鼻方(《兰台轨范·卷七五窍病·鼻·鼻方》引《千金翼》)

治鼻中息肉,不得息。

矾石(烧) 藜芦(各半两) 瓜蒂(二七枚) 附子(半两,泡)

上四味,各捣下筛合和。以竹管取药如小豆大,纳孔中吹之,以绵絮塞鼻中,日再,以愈为度。吹不如吸。

50. 分消汤(《洞天奥旨·卷十·鼻瘜鼻痔》)

内治鼻瘜、鼻痔。

黄芩(一钱) 炙甘草(一钱) 青黛(二钱) 桔梗(三钱) 天花粉(二钱) 麦冬(二钱) 天冬(二钱) 连翘(三钱) 苦丁香(五分)

水煎服四剂。

51. 化瘜丹(《洞天奥旨·卷十五·奇方中》)

治鼻瘜、鼻痔。

雄黄(五分) 枯矾(五分) 苦丁香(三钱,鲜的取汁)

上末。调稀,搽在患处,妙。一方加轻粉、细辛、犬胆调。

52. 丁香散(《洞天奥旨·卷十五·奇方中》)

治鼻瘜神验。

苦丁香（七个）　枯矾（五分）　轻粉（五分）

将鼻中瘜肉针破，用此药末点搽即愈。

53. 通鼻散（《疡科捷径·卷下·发无定处·杨梅结毒》）

治鼻中息肉，吹之。

冰片　胆矾　钟乳石　葫芦壳

等分，为末吹之。

三、治鼻息肉验方

1）《备急千金要方·卷五下·少小婴孺方下·小儿杂病第九》

治小儿鼻塞生息肉方。

通草　细辛（各一两）

上二味捣末。取药如豆，着绵缠头纳鼻中，日二。

2）《备急千金要方·卷六上·七窍病上·鼻病第二》

治齆鼻、鼻中息肉不得息方。

矾石（六铢）　藜芦（六铢）　瓜蒂（二七枚）　附子（十一铢）

上四味各捣筛，合和。以小竹管吹药如小豆许于鼻孔中，以绵絮塞鼻中，日再，以愈为度。《古今录验》葶苈半两。

治鼻中息肉方。

猬皮（炙，末）

绵裹塞之三日。

治鼻中息肉，不闻香臭方。

矾石（烧，末）

以面脂和，绵裹着鼻中，数日息肉随药消落。

又方：末瓜丁如小豆许，吹入鼻中必消，如此三数度。细辛、釜底墨，上二味末之，水和，服方寸匕；绵裹瓜蒂末，塞鼻中。

治鼻中息肉梁起。

通草（十三铢）　真珠（六铢）　矾石　细辛（各一两）

上四味末之。捻绵如枣核，沾散如小豆，并绵纳鼻中，日再三。

3）《千金翼方·卷第十一·小儿·鼻病第四》

治鼻中息肉塞鼻，不得喘息方。

取细辛，以口湿之，屈头纳鼻中，旁纳四畔多著，日十易之，满二十日外。以蒡苈子一两、松萝半两，二味捣筛，以绵裹薄如枣核大，纳鼻中，日五六易之，满二十日外。以吴白矾上上者二两，纳瓦杯，裹，相合令密置窖中烧之待瓦热，取捣筛，以面脂和如枣核大，纳鼻中。日五六易，尽更和，不得顿和。二十日外乃瘥，慎行作劳及热食并蒜面百日。

治齆鼻有息肉，不闻香臭方。

瓜蒂　细辛（各半两）

上二味，为散。絮裹豆大，塞鼻中，须臾即通。

4）《外台秘要·卷第二十二·鼻中息肉方一十一首》

《肘后》疗鼻中塞肉不通利方。

矾石（一两烧）　通草（半两）　真珠（一两）

上三味末。以绵裹如枣核纳鼻中，日三易之。有加桂心、细辛各一两，同前捣末，和使用之。

又方：陈瓜带捣末，以敷塞肉上，取瘥。

矾石（烧）　胡粉（熬，各等分）

上二味末之。以青羊脂和涂塞肉上，以瘥。

又方：细辛、瓜蒂各等分末，以吹鼻中，须臾涕出，频吹之即瘥。《千金》方以絮裹如枣大塞鼻中，须臾通。张文仲亦治鼻齆，不闻香臭。

《必效》疗鼻中清涕生塞肉方。

细辛（六分）　附子（五分，炮）　甘遂（六分）　通草（五分）　干姜（四分）　吴茱萸（三合）　桂心（四分）

上七味捣筛末，蜜丸如杏仁。绵裹塞鼻，卧时着，即涕出，日三，避风，以瘥为度，或以帛裹头，甚良妙。

疗鼻中息肉方。

生地胆（一枚）　细辛　白芷末

上三味，以地胆押取汁，和药以涂贴息肉上，取消。亦只以地胆汁于竹筒中盛，当上灌之即消。无生者，干即酒煮汁用之。

5）《外台秘要·卷第二十三·九瘘方三十一首》

《肘后》疗苦鼻内肉，外查瘤，脓并出者，是蜂瘘方。

蜂房（火炙焦）

末。酒服方寸匕，日一。

6）《医心方·卷第五·治鼻中息肉方第三十二》

《博济安众方》疗鼻塞息肉不通方。

细辛（末）

少许吹入鼻中，自通。

《效验方》治鼻内肉方。

胡麻　成炼矾石（等分）

末。以针刺息肉令破，以末敷之，日二，以瘥为限。

7）《太平圣惠方·卷第三十七·治鼻中生息肉诸方》

治鼻中生息肉，鼻梁起。

木通（半两，锉）　真珠末（半两）　白矾（半两，烧汁尽）　细辛（半两）

上为细散。入真珠末令匀，捻棉如枣核，沾散纳于鼻中，日二度。

治鼻中生息肉，鼻梁起。

木通（半两，锉）　细辛（半两）　甘遂（一分，煨令黄）　附子（一分，炮裂，去皮脐）

上为细末。炼蜜和捻如枣核大，纳鼻中。日三（二）度换，当有清涕下。

治息肉妨闷疼痛方。

白矾（一两，烧汁尽）　木通（半两，锉）　细辛（半两）　朱砂（一分，细研）

上件药，捣细罗为散，入朱砂，同研令匀。以绵裹豇豆大，塞在鼻中，至病上，日三易之，当有涕下，以肉消尽为度。

治鼻中息肉渐大，气息不通，妨闷方。

藜芦（三分，去芦头，捣罗为末）　雄黄（一分，细研）　雌黄（一分，细研）

上件药，同研令匀。每用时节，以蜜调散，用纸捻子，展药，点于息肉上，每日三度，则自消化。不得涂药在于两畔，恐涕落于药上。

治鼻中息肉，壅塞不通方。

白矾（半两，烧汁尽）　藜芦（半两，去芦头）　附子（半两，炮裂，去皮脐）　瓜蒂（二十枚）

上件药，捣细罗为散。每用小竹管子，取药如小豆大，纳鼻中吹之，以绵塞鼻，日再用之，以瘥为度。

又方：蜣螂一十枚，纳青竹筒中，以刀削去竹青，以油单裹筒口，令密，纳厕坑中，四十九日，取出曝干，入麝香少许，同细研为散。涂息肉上，当化为水。

8）《类证普济本事方续集·卷五·治诸鼻耳等患》

取鼻痔。

巴豆（十三个，去壳）　阳起石（一钱）　石连肉（三十个）

上为末。每用半字许，搐入鼻内；又用绵块子蘸药塞入鼻中，其痔内化烂出了。

蝎稍（一钱）　巴豆（五粒，去油）　丁香（五粒）　白丁香（七粒）

上为细末。用螺青一字和匀，用内消膏药溶开，入上件药搜圆，如龙眼核大。用一圆安鼻内。

9）《仁斋直指方论·卷之二十一·鼻·附诸方》

治鼻中息肉。

蝴蝶矾（二钱）　细辛（一钱）　白芷（五分）

上为末，纳鼻中。

10）《卫生易简方·卷之七·鼻疾》

治鼻有息肉，喘息不得。

雄黄，炼一块如枣大，塞鼻中，不过十日，息肉自出，甚效。

治鼻中肉蝼蛄。

赤龙爪　苦丁香（各三十个）　苦葫芦子（不以多少）　麝香（少许）

为末。以纸捻子点药末用。

治鼻齆息肉，鼻痔。

雄黄　白矾　细辛　瓜丁（等分）

为末，搐入鼻中。

11）《普济方·卷五十六·鼻门·鼻中生息肉》

治息肉方。（《直指方》）

甘遂　明矾（煅）　朱砂　雄黄　雌黄　藜芦　瓜蒂（等分）

上为末，清蜜调敷。

取鼻痔。

全蝎（一钱）　巴豆（五粒，去油）　丁香（五粒）　白丁香（五粒，即瓦雀粪）　螺青〔一匙（字）〕

上为末。用玄武膏药熔开，入上件药搜丸如龙眼核大。临卧用一丸，安鼻内，其鼻痔肉化烂了。

治鼻痔。

白矾（火烧飞）　瓜蒂（各一钱）　细辛（少许）

上为细末，入麝香少许。每用一字，贴在鼻内痔上，一日三次，不过三日，即愈。

治鼻痔。

明矾（一两） 蓖麻（七粒） 盐梅（五个，去核）

上为一处，入麝香少许，捣杵为丸。绵子包塞于鼻内，令着息肉，候化清水出，四边自然玲珑，其息肉自下。

治鼻中息肉，不闻香臭。

狗头骨（灰，方寸匕） 苦丁香（半钱）

研细。吹鼻中，息化为水。一方细碾灰，猪脂和贴之。

《危氏方》：黄柏 苦参 槟榔

等分为末，以猪脂研敷。

《直指方》：青黛 槐花 杏仁

研，敷。

治鼻中息肉，黑靥。

青蒿（烧灰） 石灰

淋汁熬为膏。点息肉、黑靥。

《朱氏集验方》：人中白，新瓦上火逼。以温汤调服，即止。好香墨，浓研，点入鼻中。

治鼻内生息肉。（《朱氏集验方》）

狗头骨（化灰） 硇砂（加少许）

每朝嗅半钱，息肉化为水。治鼻中息肉铃，上用丁香末，以绵包内鼻中。

12）《普济方·卷五十六·鼻门·鼻齆》

治齆鼻中结肉。（《圣惠方》）

青甜瓜蒂（二枚，晒干，为末） 雄黄（半钱，细研） 麝香（半钱，细研）

上都研令匀。用时先将指甲掐破鼻中肉，然后贴药在上，日三用之。

13）《普济方·卷二百九十三·瘰疬门·蜂瘘》

疗鼻内肉，外查瘤，脓血出者，是蜂瘘。

蜂房（炙焦）

为末。酒调一钱服，粥饮调亦得，空心日一服。

14）《证治准绳·类方第八册·鼻·鼻痔》

治鼻中窒塞，气息不通，皆有肉柱，若不得出，终不能瘥，余药虽渐通利，旋复生长，宜用此药。

地胆（二十枚） 白雄犬胆（一枚）

上先捣地胆为末，纳犬胆中，以绳系定三日，乃于日出时，令病人西首卧中庭，以鼻孔向日，傍人以故笔粘药，涂入鼻孔中，一日一度，至五六日，当鼻孔里近眼痛，此是欲落，更候三、四敷之，渐渐嚏之即落，取将捐于四通道上。柱落后，急以绵塞之，慎风。

15）《外科启玄·卷之十二·恶疮部》

鼻瘜鼻痔方。

雄黄 枯矾（各五分） 苦丁香（三钱，鲜的取汁）

上末。调稀搽在患处，妙。一方加轻粉、细辛、犬胆调。

16）《本草汇言·卷之七·草部·石胡荽》

治鼻中生瘜肉。

石胡荽，揉烂，塞鼻中，一日即消。

17）《济阳纲目·卷一百零四·鼻病·治鼻痔方》

治瘜肉，因胃中有食积热，痰流注，治本当消食积。

蝴蝶矾 细辛（各一钱） 白芷（五分）

上为末。以绵裹药纳鼻中，频频换。一方，蝴蝶矾三分、细辛一钱，如此法塞鼻。上鼻中用此药塞，更以星、半、苍术、酒芩、连、神曲、辛夷、细辛、白芷、甘草消痰积之药，服之为效也。

18）《秘方集验·卷之下·鼻疾诸症》

治鼻痔。

瓜蒂（炒） 甘遂（炒，各四钱） 枯矾（五分） 松香（五分，为衣）

香油，调硬些。每用一丸，入鼻内点痔，化为臭水，一月一次，自烂下。

19）《寿世编·上卷·鼻门》

鼻痔鼻孔中长出一块，名曰鼻痔。

轻粉（二钱） 白矾（五钱） 杏仁（七粒，去皮）

共研末，频吹自化。

生白矾（五钱） 麻子（四粒） 乌梅（三个） 麝香（少许）

共研细。丝绵裹塞鼻中，自消。

20）《良朋汇集经验神方·卷之三·鼻病门》

治鼻中瘜肉。

土木鳖子（二个，去壳） 甘遂（一分）

共捣为丸。塞鼻中嗅其气，瘜肉自化，水流出即消。如觉喉中疼痛，去甘遂，只用木鳖，捣丸塞鼻以消为度。

治鼻痔。

轻粉（二钱）　杏仁（七粒，去油）　白矾（五钱）

共为末。吹入鼻中，即化为水。

21）《良朋汇集经验神方·卷之五·顽疮门》

洗疮去毒，化腐生肌，去疔角兼可开疮，能破核瘤，去鼻痔，去鼠疮内管，点面上痔，去斑，治杨梅结毒成癞，点猴子等症。

桑木灰（七钱）　石灰（五钱）

用水煎，洗患处。

22）《疡医大全·卷十二·颧脸部·鼻痔门主方》

治鼻痔鼻生息肉。

硇砂（五分）　枯矾（二钱）

研细。每用少许点鼻痔上，即消。

验法：先用麻油扫鼻孔四周，再以白降丹少许，清水调点其痔自落。

明矾（一两）　甘遂（一钱，灰火煨）　白降丹（一分或二分）　明雄（五分）

共乳细，吹痔上，自愈。

又方：藕节（有毛处，烧存性），为末，吹之。

治鼻中息肉下垂：冰片，点之。黑牛耳垢，敷之。雄黄塞之，十日自落。雄鸡肾，塞之，十日落。黄连、白蒺藜，煎汁灌鼻中，涕出息落。

治鼻漏、鼻孔中长出一块。

辛夷（去毛）　桑白皮（蜜炙，各四两）　栀子（一两）　枳实　桔梗　白芷（各二两）

共为细末。每服二钱，淡萝卜汤调服。

23）《文堂集验方·卷三·鼻症》

治鼻痔。

苦瓜蒂（四钱，炒）　甘遂（炒，二钱）　枯矾　螺蛳壳（煅）　草乌尖（各五分）

共为末，麻油调作一团。每用一丸，入鼻内点痔化为臭水，一日一次，自烂下。

24）《续名家方选　上病部·鼻》

疗鼻痔方。

芒硝，细末。点入鼻内数次。

密陀僧　白芷（各等分）

上二味为末。生蜡调和，敷鼻中。

25）《外科证治秘要·鼻渊鼻痔鼻衄》

鼻痔，鼻内瘜肉，结如榴子，渐大下垂，煎方。

苍耳子　白芷　辛夷　淡芩　羚羊角　松萝茶

外以硇砂点之。如无硇砂，用碱水点之，亦效。

26）《验方新编·卷一·鼻部》

治鼻渊、鼻痔、鼻中肉块、鼻塞、鼻疮等症。

辛夷花苞（又名木笔花，又名旱莲蓬，去赤肉毛子）

用芭蕉煎水泡一夜，焙干为末。加麝香三厘，葱白蘸入鼻孔，数次极效。

27）《春脚集·卷之二·鼻部》

治鼻内生肉气闭。

辛夷　白芷　升麻　藁本　防风　川芎　细辛　木通　甘草（各一钱五分）

共为细末。每服三钱，茶调下。外用白矾烧灰，加硇砂少许，研末吹鼻中。

瘜肉痔痈，鼻生瘜肉，气息不通，香臭莫辨，痔痈亦然。皆胃家湿热黛蒸所致。宜清气化热，疏邪利窍，内服。

茯苓　桔梗　山栀　黄芩　辛夷　白芷　木通　升麻　柴胡　防风　苍术　薄荷

各等分。每服用七八钱，清水煎服。

治瘜肉，外方。

瓜蒂（三钱）　细辛（二钱）　麝香（一分）

为末。每用一捻以绵裹塞鼻内，即化黄水。桃叶嫩心，亦可塞之。

治痔痈，外方。

雄黄　白矾　苦丁香

各等分为末。用霜梅肉捣膏作成条，入鼻内化水即愈。

28）《家用良方·卷六·各种补遗》

治鼻中息肉。

轻粉　杏仁（去皮尖，各一钱）　雄黄（五钱）　麝香（少许）

四味用乳钵，先研杏仁如泥后，入雄黄、麝香、轻粉，同研极细，瓷盒收益。每有患者，不拘远近，于卧时用箸头蘸米粒许，点息肉上，隔一日卧点一次，半月见效。

29）《疑难急症简方·卷二·鼻》

治鼻痈，鼻息，鼻内疮（《医级》）。

天黄　细辛（各五分）　瓜蒂（二个）　白矾　绿矾（各一钱）　麝香（一分）

共末。绵裹塞鼻，数日自平。

治鼻中肉赘，臭痛难忍。

白矾末　硼砂末(少许)

吹其上，自化水而消矣。

30)《疑难急症简方·卷四·外科》

耳蕈、鼻痔极妙方。

乌梅肉，塞半月，愈。此胡升高秘方。

31)《华佗神方·卷十一·华佗治鼻痔神方》

治鼻痔生于鼻内，形如石榴子，渐大而下垂，令人气不通畅。

辛夷(六分)　黄芩　栀子　麦冬　百合　知母　石膏(各一钱)　升麻(三分)　甘草(五分)　枇杷叶(三片)

以水二碗，煮取一碗，食后服。外用：

硇砂(一钱)　轻粉　雄黄(各三分)　龙脑(五分)

上为细末。用草梗咬毛，蘸点痔上，日五七次，渐化为水。

32)《华佗神方·卷十四·华佗治白癞神方》

凡癞病语声嘶，目视不明，四肢顽痹，肢节大热，身体手足隐疹起，往往正白在肉里，鼻有息肉，目生白珠，当瞳子，视无所见，此名白癞。治用：

苦参(五升)　露蜂房(炙，五两)　猬皮(炙，一具)　曲(三斤)

上以水三斗五合，合药渍四宿，去滓。炊米二斗，酿如常法，酒熟。食后饮三五合，渐增之，以知为度。

【论用药】

治疗鼻息肉的药物较多，可一味药独立成方，或与他药组成复方，或民间验方，古代本草文献记载较多，收集于此，以资借鉴。

一、概论

《证类本草·卷第二·序例下》：“鼻息肉：藜芦(寒，微寒)、矾石(寒)、地胆(寒)、通草(平)、白狗胆(平)。”

《医方考·卷五·鼻疾门第六十三·辛夷散》：“鼻者，气之窍，气清则鼻清，气热则鼻塞，热盛则塞盛，此息肉之所以生也。故治之宜清其气。是方也，辛夷、细辛、川芎、防风、藁本、升麻、白芷，皆轻清辛香之品也，可以清气，可以去热，可以疏邪，可以利窍；乃木通之性，可使通中；甘草之缓，可使泻热。”

《医述·卷十一·杂证汇参·鼻》：“鼻瘜肉，因上焦积热郁久而生。内服清火利膈之药，宜凉膈散加减，须断酒醴厚味。韩氏云：一贵人鼻中肉赘，臭不可近，痛不可忍。以白矾末加阿魏、脑、麝少许，吹其上，顷之，化水而消。内服胜湿泻肺之药。此厚味壅热，蒸于肺门，如雨霁之地，突生芝菌也。按：瘜肉鼻痔，大同小异。痛极而不下垂者为瘜肉，此血热胜也；鼻痔则有物下垂而不痛，乃湿热胜也。阿魏为血积之响导，白矾为涤垢之专药，兼脑、麝以开窍也。(张路玉)”

《成方切用·卷八下·泻火门·辛夷散》：“经曰：天气通于鼻。若胃中无痰火积热，是平时上升，皆清气也。由湿火内焚，风寒外束，气血壅滞。故鼻生息肉，而窒塞不通也。辛夷升麻白芷，辛温轻浮，能升胃中清气，上行头脑。防风藁本，辛温雄壮，亦能上入巅顶，胜湿祛风。细辛散热破结，通精气而利九窍。芎䓖补肝润燥，散诸郁而助清阳。此皆利窍升清，散热除湿之药。木通通中，茶清苦寒，以下行泻火。甘草和中，又以缓其辛散也。(时珍曰：肺开窍于鼻，阳明胃脉，挟鼻上行。脑为元神之府，鼻为命门之窍。人之中气不足，清阳不升，则头为之倾，九窍为之不利。)”

二、治鼻息肉专药

1. 丁香

《本草纲目·木部第三十四卷·木之一·丁香》：“鼻中息肉：丁香绵裹纳之。(《圣惠方》)”

《本草汇言·卷之八·木部·丁香》：“味辛、甘、苦，气热，无毒，纯阳，气厚味薄，入手太阴、足少阴、阳明经……(《圣惠方》)治鼻生瘜肉：用母丁香，绵裹纳之。”

《外科全生集·卷三·诸药法制及药性·丁香》：“辛温，治霍乱痞块，吹鼻愈脑疳，反胃开膈关，腹中肿毒，鼻中息肉，乳头裂破。”

2. 石胡荽

《本草汇言·卷之七·草部·石胡荽》：“石胡荽，利九窍，通鼻气之药也(萧炳)。其味辛烈(《闵效轩集》)，其气辛熏，其性升散，能通肺经，上达头脑，故《孟氏方》主齁蛤痰喘，气闭不通，鼻塞鼻痔，胀闷不利；又去目中翳障，并头中寒邪，头风脑痛诸疾，皆取辛升温散之功也。”

《景岳全书·卷之四十九大集·本草正(下)·竹木部》:“芦荟,味大苦,性大寒。气味俱厚,能升能降。除风热烦闷,清肺胃郁火,凉血清肝明目,治小儿风热急惊癫痫,五疳热毒,杀三虫,及痔漏热疮。军用杀疳蛔。吹鼻治脑疳、鼻热、鼻痒、鼻痔。研末敷虫牙。同甘草敷湿癣杀虫,出黄水极妙。”

3. 石胆

《医学入门·内集卷二·本草分类·治风门》:“石胆,辛、酸、苦,气寒,主吐风痰疗诸痫,恶疮鼠瘘齿甲痛,鼻息阴蚀崩淋安。石中有汁如胆,即胆矾也。有毒。治初中风瘫痪,诸痫痉,醋汤调一字,吐痰立瘥。一切恶疮鼠瘘,虫牙落尽,鼻中瘜肉,口疮甲疽,烧烟尽为末,敷之。”

《本草述钩元·卷五·石部·石胆》:“味酸涩,气寒,有毒,入少阳胆经。明目,治目痛及诸痫痉,女子阴蚀痛,并崩中下血。(《本经》)入吐风痰药最快,散癥积,咳逆上气,疗喉蛾,化鼻中瘜肉,鼠瘘恶疮。”

4. 龙脑香

《本草纲目·木部第三十四卷·木之一·龙脑香》:“鼻中息肉垂下者:用片脑点之,自入。(《集简方》)”

《本草汇言·卷之八·木部·龙脑香》:“味辛、苦,气寒,性热,无毒,阳中之阳,升也,散也……(《集简方》)治鼻生瘜肉,垂出胀塞不通:用冰片一味,点之自消。病头风脑漏之人多患此。”

《本草备要·木部·冰片》:“一名龙脑香。宣,通窍,散火。辛温,香窜善走能散,先入肺,传于心脾而透骨,通诸窍,散郁火……耳聋、鼻息(鼻中息肉,点之自入,皆通窍之功)。”

5. 白矾

《景岳全书·卷之四十九大集·本草正(下)·金石部》:“白矾,味酸涩,性凉,有小毒。所用有四:其味酸苦,可以涌泄,故能吐下痰涎,治癫痫黄疸。其性收涩,可固脱滑,故能治崩淋带下,肠风下血,脱肛阴挺,敛金疮止血,烧枯用之,能止牙缝出血,辟狐腋气,收阴汗脚汗。其性燥,可治湿邪,故能止泻痢,敛浮肿,汤洗烂弦风眼。其性毒,大能解毒定痛,故可疗痈疽疔肿,鼻齆瘜肉,喉痹瘰疬,恶疮疥癣,去腐肉,生新肉,及虎犬蛇虫蛊毒。或丸或散,或生或枯,皆有奇效。”

《医学入门·内集卷二·本草分类·治疮门》:“白矾,酸寒治诸疮,瘰疬,鼻瘜,阴蚀痒,耳目、口齿、喉风痹,热痰渴泄毒虫伤。矾,卤也。地之湿者产卤,淋卤而成矾也。无毒。主恶疮,瘰疬,痔漏,阴蚀,脓出痒甚,甲疽肿痛,鼻中瘜肉,齆衄,一切疥癣风疹,去恶生肌之妙剂也。”

《本草从新·卷十三金石部·白矾》:“涩,燥湿化痰。酸咸而寒,性涩而收,燥湿追涎,化痰堕浊,解毒,除风杀虫,止血定痛,通大小便,蚀恶肉,生好肉,除痼热在骨髓(髓为热所劫则空、故骨痿而齿浮),治惊痫黄疸,血痛喉痹,齿痛风眼,鼻中瘜肉,崩带脱肛,阴蚀阴挺(阴肉挺出、肝经之火),疔肿痈疽,瘰疬疮癣,虎犬蛇虫咬伤。”

6. 瓜蒂

《本草经集注·果菜米谷有名无实·菜部药物·瓜蒂》:“味苦,寒,有毒。主治大水,身面四肢浮肿,下水,杀蛊毒,咳逆上气,及食诸果不消,病在胸腹中,皆吐下之。去鼻中息肉,黄疸。其花:主心痛,咳逆。生嵩高平泽,七月七日采,阴干。瓜蒂多用早青蒂,此云七月七日采,便是甜瓜蒂也。”

《食疗本草·卷下·甜瓜》:“其瓜蒂:主治身面四肢浮肿,杀蛊,去鼻中息肉,阴瘅黄及急黄。”

《本草图经·菜部卷第十七·瓜蒂》:“有青、白二种,入药当用青瓜蒂。七月采,阴干。方书所用,多入吹鼻及吐膈散中。茎亦主鼻中息肉、齆鼻等。叶主无发,捣汁涂之即生。花主心痛咳逆。肉主烦渴,除热,多食则动痼疾。”

《汤液本草·卷之六·菜部·瓜蒂》:“气寒,味苦。有毒。《本草》云:治大水,身面四肢浮肿,下水,杀蛊毒。咳逆上气,及食诸果,病在胸腹中者,皆吐下之。去鼻中息肉,疗黄疸,鼻中出黄水。除偏头疼,有神,头目有湿,宜此。瓜蒂苦,以治胸中寒,与白虎同例,俱见知母条下。与麝香、细辛为使,治久不闻香臭。仲景钤方:瓜蒂一十四个,丁香一个,黍米四十九粒,为末,含水嗅一字,取下。”

《本草正·果部·甜瓜蒂》:“(一名苦丁香)味苦,性寒,有毒……若治鼻中息肉、不闻香臭:当同麝香、细辛为末,以绵裹塞鼻中,日一换之,当渐消缩。"

《医学入门·内集卷二·本草分类·治风门》："治鼻中瘜肉：为末，羊脂调少许敷之。青绿者佳，水煮去皮，麸炒黄色。"

《神农本草经疏·卷二十七·菜部上品·瓜蒂》："味苦，寒，有毒。主大水，身面四肢浮肿，下水杀蛊毒，咳逆上气，及食诸果，病在胸腹中，皆吐下之。去鼻中息肉，疗黄疸……去鼻中息肉者，以其苦寒能除肺家之热也。《日华子》：治脑寒热齆，眼昏吐痰。好古：得麝香、细辛，治鼻不闻香臭；及吐风热痰涎，风眩头痛，癫痫，喉痹，头面有湿气，伤寒客水胸中，伤食胀满，下部无脉等证，皆借其宣发涌泄，引涎追泪之功耳……《圣惠方》鼻中息肉：瓜蒂末，白矾末，各半钱，锦裹塞之；或以猪脂和梃子塞之，日一换。"

《本草新编·卷之四徵集·瓜蒂》："瓜蒂，味苦，性寒，有小毒。凡邪在上焦，致头目、四肢、面上浮肿，与胸中积滞，并下部有脉、上部无脉者，皆宜用瓜蒂以吐之也……或问瓜蒂能去鼻中息肉，子亦不论，是何说乎？曰：鼻中生息肉者，因肺中之热也。用瓜蒂以吐去痰涎，则肺热除，而鼻火亦泄，似乎相宜。"

《冯氏锦囊秘录·杂症痘疹药性主治合参卷四十三·菜部·甜瓜》："味极苦而性上涌，借此以吐上焦有形湿热停滞水谷之物，消身面四肢浮肿水气及黄疸，咳逆上气，鼻中息肉，一切湿热在上为病也。"

《齐氏医案·卷一·涌吐要法》："《纲目》云：甜瓜蒂，一名苦丁香（象形），瓜短团者良，白瓜蒂与长如瓠瓜勿用……有鼻中瘜肉者，用陈久瓜蒂末吹之，日三次瘥。"

《调疾饮食辩·卷四·甜瓜》："蒂味极苦，《千金方》名瓜丁，又曰苦丁香。性能发吐，仲景有瓜蒂散。又治热病发黄，《千金翼》用瓜蒂为末吹鼻，取出黄水乃愈。又治鼻中瘜肉，《圣惠方》用瓜蒂、白矾各半钱为末，绵裹塞之。"

7. 地胆

《本草经集注·虫兽三品·下品·地胆》："味辛，寒，有毒。主治鬼疰，寒热，鼠瘘，恶疮，死肌，破癥瘕，堕胎。蚀疮中恶肉，鼻中息肉，散结气石淋。去子，服一刀圭即下。一名蚖青，一名青蛙。生汶山川谷，八月取。"

《本草纲目·虫部第四十卷·虫之二·地胆》："主治：鬼疰寒热，鼠瘘恶疮死肌，破症瘕，堕胎（《本经》）。蚀疮中恶肉，鼻中息肉，散结气石淋。去子，服一刀圭即下（《别录》）。宜拔瘰疬根，从小便中出，上亦吐出。又治鼻齆（《药性》）……鼻中息肉：地胆，生研汁，灌之。干者，酒煮取汁。又方：细辛、白芷等分。为末，以生地胆汁和成膏。每用少许点之，取消为度。（并《圣惠方》）"

《医学入门·内集卷二·本草分类·治疮门》："地胆，出梁州。状如大马蚁，有翼。味辛，寒，有毒。主寒热鼠瘘，恶疮死肌，蚀疮中恶肉，鼻中瘜肉，鼻齆，能宣瘰疬根，从小便出。"

《本经逢原·卷四·虫部·地胆》："地胆有毒而能攻毒，性专破结堕胎，又能除鼻中息肉，下石淋功同斑蝥，力能上涌下泄。"

8. 羊肺

《本草纲目·兽部第五十卷·兽之一·羊》："鼻中息肉，羊肺散：用干羊肺一具，白术四两，肉苁蓉、通草、干姜、芎䓖各二两，为末。食后米饮服五分匕，加至方寸匕。（《千金方》）"

9. 芦荟

《本草正·竹木部·芦荟》："芦荟，味大苦，性大寒。气味俱厚，能升能降。除风热烦闷，清肺胃郁火，凉血，清肝明目，治小儿风热急惊、癫痫、五疳、热毒，杀三虫及痔漏、热疮。单用，杀疳蛔；吹鼻，治脑疳、鼻热、鼻痒、鼻痔。"

10. 青蒿

《本草纲目·草部第十五卷·草之四·青蒿》："鼻中息肉：青蒿灰、石灰等分，淋汁熬膏点之。（《圣济总录》）"

11. 苦瓠

《本草纲目·菜部二十八卷·菜之三·苦瓠》："鼻中息肉：苦壶卢子、苦丁香等分，入麝香少许，为末。纸捻点之。（《圣惠方》）"

12. 矾石

《名医别录·上品·卷第一·矾石》："无毒。除固热在骨髓，去鼻中息肉。岐伯云：久服伤人骨。能使铁为铜。一名羽泽。生河西及陇西、武都、石门，采无时。"

《千金翼方·卷第二本草上·玉石部上品·矾石》："味酸，寒，无毒。主寒热，泻痢白沃，阴蚀恶疮，目痛，坚骨齿，除固热在骨髓，去鼻中息肉。炼饵服之，轻身不老增年。”

《本草纲目·石部第十一卷·金石之五·矾石》：“主治：寒热，泄痢白沃，阴蚀恶疮，目痛，坚骨齿。炼饵服之，轻身不老增年。(《本经》)除固热在骨髓，去鼻中息肉(《别录》)……鼻中息肉，《千金》：用矾烧末，猪脂和，绵裹塞之。数日息肉随药出。一方：用明矾一两，蓖麻仁七个，盐梅肉五个，麝香一字杵丸。绵裹塞之，化水自下也。”

《医学入门·内集卷二·本草分类·治风门》：“矾石，矾，毒石也，与砒同。火煅百日服，一刀圭，生用杀人。鹤巢中得者最佳，冬月置水中不冰。味辛甘大热。主风痹死肌，鼠瘘蚀疮，破坚癥积聚痼冷，去鼻中瘜肉，不入汤药。”

13. 狗胆

《证类本草·卷第十七·牡狗阴茎》：“味咸，平，无毒。主伤中，阴痿不起，令强热大，生子，除女子带下十二疾。一名狗精。六月上伏取，阴干百日……《药性论》云：狗胆，亦可单用。味苦，有小毒。主鼻齆，鼻中息肉。”

《本草纲目·兽部第五十卷·兽之一·狗》：“疗鼻齆，鼻中息肉(甄权)。”

14. 狗脑

《本草经集注·虫兽三品·中品·牡狗阴茎》：“脑：主治头风痹痛，治下部䘌疮，鼻中息肉。”

《医学入门·内集卷二·本草分类·食治门》：“狗，叩也，叩声吠以守也。肉咸、酸，有毒。壮阳道，补下元，益气血，暖脾胃，厚肠脏……脑髓，主头风痹，下部䘌疮，鼻中瘜肉。胆，苦，平，小毒。主明目，鼻齆，鼻中瘜肉。去肠中脓水。”

15. 细辛

《本草汇言·卷之一·草部·细辛》：“味辛。气厚于味，阳也，升也。入足厥阴、少阴血分，为手少阴引经之药……治鼻生瘜肉，用细辛，为细末。时时吹之。”

16. 桂心

《证类本草·卷第十二·桂》：“《药性论》云：桂心，君。亦名紫桂。杀草木毒，忌生葱。味苦、辛，无毒。主治九种心痛，杀三虫，主破血，通利月闭，治软脚，痹不仁，治胞衣不下，除咳逆，结气壅痹，止腹内冷气，痛不可忍，主下痢，治鼻息肉。”

17. 桂皮

《增广和剂局方药性总论·木部上品·桂皮》：“味甘辛，大热，有小毒。主温中，利肝肺气，心腹寒热冷疾，霍乱转筋，头痛腰痛，出汗，止烦，止唾，咳嗽，鼻齆，堕胎，坚骨节，通血脉。《药性论》云：君。主治九种心痛，杀三虫，主破血，软脚痹不仁，胞衣不下，除腹内冷气痛，主下痢，治鼻息肉。”

18. 釜脐墨

《本草纲目·纲目第七卷(下)·土之一·釜脐墨》：“鼻中息肉：水服釜墨一钱，三五日愈。(《普济方》)”

19. 通草

《证类本草·卷第八·通草》：“通草，味辛、甘，平，无毒。主去恶虫，除脾胃寒热，通利九窍、血脉、关节，令人不忘，疗脾疸，常欲眠，心烦，哕出音声，疗耳聋，散痈肿、诸结不消，及金疮恶疮，鼠瘘，踒折，齆(音瓮)鼻息肉，堕胎，去三虫。一名附支，一名丁翁。生石城山谷及山阳。正月采枝，阴干。”

20. 硇砂

《本草纲目·石部第十一卷·金石之五·硇砂》：“(《普济方》)鼻中息肉：硇砂点之，即落。”

《神农本草经疏·卷五·玉石部下品·硇砂》：“白飞霞方，鼻中息肉：硇砂点之，即落，此方须入明矾、牛黄、铅粉、象牙末、真珠末，乃佳。”

21. 蚯蚓

《本草纲目·虫部第四十二卷·虫之四·蚯蚓》：“鼻中息肉：地龙(炒)一分，牙皂一挺，为末。蜜调涂之，清水滴尽即除。(《圣惠》)”

22. 铜青

《本草求真·上编·卷四泻剂·铜青》：“铜青(专入肝胆)，即俗所云铜绿者是也。与空青所产不同，铜青气禀地阴，英华外见，藉醋结成，故味苦酸涩气寒。能入肝胆二经，按酸入肝而敛，所以能合金疮止血。苦寒能除风热，所以能去肤赤及鼻息肉。”

23. 梁上尘

《本草纲目·纲目第七卷(下)·土之一·梁上尘》：“鼻中息肉：梁尘吹之。(《普济方》)”

24. 雄黄

《名医别录·中品·卷第二·雄黄》：“味甘，大温，有毒。主治疥虫，䘌疮，目痛，鼻中息肉，及绝筋，破骨，百节中大风，积聚，癖气，中恶，腹痛，鬼疰，杀诸蛇虺毒，解藜芦毒，悦泽人面。饵服之，皆飞入人脑中，胜鬼神，延年益寿，保中不饥。得铜可作金。生武都、敦煌山之阳，采无时。”

《千金翼方·卷第十一·小儿·鼻病第四》："论曰：凡人往往有鼻中肉塞，眠食皆不快利，得鼻中出息，而俗方亦众，而用之皆无成效。惟见《本草》云：雄黄主鼻中息肉，此言不虚。但时人不知用雄黄之法。医者生用，故致困毙。曾有一人患鼻不得喘息。余以成炼雄黄，日纳一大枣许大，过十日，肉塞自出，当时即得喘息，更不重发。其炼雄黄法，在仙丹方中具有之，宜寻求也，斯有神验。”

《冯氏锦囊秘录·杂症痘疹药性主治合参卷四十一·石部·雄黄》："其主鼻中息肉者，肺气结也……治恶疮金疮，寒热鼠瘘，疥虫匿疮，鼻中息肉。”

25. 猬皮

《本草纲目·兽部第五十一卷·兽之三·猬》："鼻中息肉：猬皮炙为末，绵裹塞之三日。(《千金》)”

《本草蒙筌·卷之九·兽部·猬皮》："猬皮，味苦，气平。无毒。一云：味甘，有小毒……主五痔血流大肠，理诸疝痛引小腹。治胃逆，开胃气殊功。塞鼻衄，消鼻痔，立效。”

26. 蜣螂

《本草纲目·虫部第四十一卷·虫之三·蜣螂》："治大小便不通，下痢赤白，脱肛，一切痔瘘疔肿，附骨疽疮，疬疡风，灸疮，出血不止，鼻中息肉，小儿重舌。(时珍)”

《本草汇言·卷之十七·虫部·蜣螂》："李时珍方之化鼻中息肉、小儿重舌诸证，皆取其咸能软坚，毒能攻毒，化生以成形而治化生以成病者。如奔豚瘕积，痔虫疔毒，息肉重舌，自消解矣……(刘氏方)治鼻中息肉，并小儿重舌：用蜣螂三个，炙干为末，入冰片五厘研细，傅之即消。”

27. 溺白垽

《本草纲目·人部第五十二卷·人之一·溺白垽》："(《千金方》)鼻中息肉：人中白瓦焙，每温汤服一钱。”

28. 雌黄

《名医别录·中品·卷第二·雌黄》："味甘，大寒，有毒。蚀鼻中息肉，下部䘌疮，身面白驳，散皮肤死肌及恍惚邪气，杀蜂蛇毒。久服令人脑满。生武都，与雄黄同山生。其阴山有金，金精熏则生雌黄，采无时。”

《本经逢原·卷一·石部·雌黄》："《别录》治鼻中息肉。不宜久服，令人脑漏。”

29. 薰香

《证类本草·卷第三十·薰草》："[臣禹锡等谨按]《药性论》云：薰草，亦可单用。味苦，无毒。能治鼻中息肉，鼻齆，主泄精。陈藏器云：薰，即蕙根，此即是零陵香。一名燕草。”

《本经逢原·卷二·芳草部·薰香》："薰香辛散上达，故心痛恶气，齿痛、鼻塞皆用之。单用治鼻中息肉、鼻齆，香以养鼻也。多服作喘，为能耗散真气也。”

《本草求真·上编·卷三散剂·薰香》："温气散寒辟恶止痛。薰香(专入肺)，即书所谓零陵香者是也。味甘而辛，性平无毒。按书有言能治心痛恶气，以痛与恶，多属寒聚，得此能以散寒故耳！又言能除鼻中瘜肉鼻痈，以鼻得香则开，得臭则闭之意耳。”

30. 藜芦

《本草经集注·草木下品·藜芦》："味辛、苦，寒、微寒，有毒。主治蛊毒，咳逆，泄痢，肠澼，头疡，疥瘙，恶疮，杀诸虫毒，去死肌。治哕逆，喉痹不通，鼻中息肉，马刀，烂疮。不入汤。一名葱苒，一名葱菼，一名山葱。生太山山谷。三月采根。阴干。”

《神农本草经疏·卷十·草部下品之上·藜芦》："味辛、苦，寒、微寒，有毒。主蛊毒，咳逆，泄痢肠澼，头疡疥瘙恶疮，杀诸虫毒，去死肌，疗哕逆，喉痹不通，鼻中息肉，马刀烂疮。不入汤。[疏]藜芦禀火金之气以生，故其味辛气寒，《别录》：苦微寒，有毒。入手太阴，足阳明经。《本经》主蛊毒咳逆，及《别录》疗哕逆，喉痹不通者，皆取其宣壅导滞之力。苦为涌剂，故能使邪气痰热，胸膈部分之病悉皆吐之也。辛能散结，故主鼻中息肉。”

《本经逢原·卷二·毒草部·藜芦》："《别录》治喉痹不通、鼻中息肉：并为散，吹鼻孔效。”

《得配本草·卷三·草部·藜芦》："辛、苦，寒。吐上膈风涎，暗风痫病，去积年脓血泄痢，杀诸虫毒，去死肌，(服之吐不止，饮葱汤即止)又能通顶令人嚏。得雄黄蜜调，点鼻中息肉。"

《本草求真·上编·卷三散剂·吐散·藜芦》："治喉痹及鼻中息肉，为末吹效。然亦并非得已，即有中蛊等毒，及或老痰积块，止可借其宣泄，切勿沾口以自损其津液耳。"

《本草述钩元·卷十·毒草部·藜芦》："鼻中息肉：藜芦三分，雄黄一分，为末，蜜和点之，每日三上，自消，弗点两畔。"

31. 礜石

《本草经集注·玉石三品·下品·礜石》："味辛，甘，大热，生温、熟寒，有毒。主治寒热，鼠瘘，蚀疮，死肌，风痹，腹中坚癖，邪气，除热。明目，下气，除膈中热，止消渴，益肝气，破积聚，痼冷腹痛，去鼻中息肉。久服令人筋挛。火炼百日，服一刀圭。不炼服，则杀人及百兽。一名青分石，一名立制石，一名固羊石，一名白礜石，一名大白石，一名泽乳，一名食盐。生汉中山谷及少室，采无时。"

32. 鳖甲

《汤液本草·卷之六·虫部·鳖甲》："气平，味咸。无毒。《本草》云：主心腹癥瘕坚积，寒热。去鼻中息肉，阴蚀，痔，恶肉。疗温疟，血瘕，腰痛，小儿胁下坚。《衍义》云：治劳瘦，除骨中热，极佳。"

《岭南卫生方·校刻岭南卫生方下卷附录·李杲药性赋》："味咸，性平，无毒。其用有四：主心腹癥瘕；兼治虚劳瘦怯骨蒸；除鼻中瘜肉如取；平阴蚀恶肉成功。用得九肋者良，制当酥炙为能。"

三、治鼻息肉禁药

腊梅花

《山居四要·卷之一·摄生之要》："嗅腊梅花，生鼻痔。"

《古今医统大全·卷之九十八·通用诸方·花木类第二》："梅，宜多栽。池边溪迳垅头墙角有水坑处则多实。梅树接桃则脆。移大梅去其枝梢，大其根盘，沃以沟泥，无不活者。梅花初放时收之，阴干。治小儿痘疹不出不起者，泡汤与之，速出速起。腊梅花嗅之，令人生鼻痔。"

《养生类纂·卷下·橘花蜡梅》："蜡梅花，不可便闻，恐生鼻痔。(《琐碎录》)"

【医案】

《保婴撮要·卷十三·喉痹》

一女子七岁，鼻生息肉，搽攻毒之药，成疮肿痛。外用黄连、甘草、黄柏末敷之，以解热毒，更以加味逍遥散清肝火，佐以四味肥儿丸而愈。

《临证一得方·卷一首部·鼻痔》

1) 鼻痔经年渐大，时发时减，头疼，脉细。治在肝肺两经，切勿妄行剪割。石决明、羚羊角、炒知母、细沙参、大天冬、嫩钩藤、冬桑叶、炒泽泻、黑山栀、蔓荆子、苍耳子、荷叶蒂。

2) 鼻孔流脂，头晕做胀，进祛风理肺一法。光杏仁、冬桑叶、青防风、川羌活、辛夷花、玉桔梗、北沙参、蔓荆子、块滑石、菊花、陈皮。

3) 风湿热三者郁肺，上蒙清窍，此鼻痔之所由成也。肿胀气室，脉数，舌黄，非明证与。进以清肃法。羚羊角、乌犀角、炒黄芩、黑山栀、益元散、炒牛蒡、北沙参、辛夷花、苍耳子、燕竹叶、赤茯苓、冬桑叶、麦冬肉。

4) 肺蕴不清，肝火炽盛，鼻红，脉数，非浅恙也。北沙参、肥知母、湖丹皮、西洋参、人中白(煅)、麦冬肉、肥玉竹、小生地、大天冬、血余炭、制首乌、湘莲肉。

《环溪草堂医案·卷四·鼻渊鼻痔鼻衄》

尤。胆热移脑为鼻渊，肝热移肺为鼻痔。病根日久，难以卒效。羚羊角三钱，丹皮钱半，黑栀三钱，甘菊钱半，玄参二钱，辛夷二钱，苍耳子三钱，石决明一两。另：用雄黄、月石、冰片研末，搐鼻。

［诒按］耳菌、鼻痔，均属外证，须另用专方治之。先生长于外科，故用药自然丝丝入扣。

丁。血热妄行，鼻痔而兼鼻衄，大补阴丸治其本，四生丸治其标。鲜生地、侧柏叶、荷叶、芦根。另：大补阴丸。附鼻痔方：藜芦三钱，细辛三钱，皂矾三分面包煨，轻粉三分，大方八一粒(炙)，生矾三分，皂荚子一粒(炙)，杏仁三钱(另研)，雄黄三分，甘遂三分(面包煨)，桃仁二粒(另研)。上药共研细末，用蜜杵和，捻作条子。塞鼻孔内。

《陈莘田外科方案·卷二·痰疬》

蒋左，南浔。十一月初四日。脉细滑数，舌红苔少，阴分素虚，痰火有余也，左右颈间结为痰疬，已经六载。中秋之前，袭风咳嗽，化火传入少阳，而为鼻痔，左右皆有，结核肿作胀，窒塞不通，由来三月。此太阴足手阳同病，非计日所能奏效者。竹茹、枇杷叶、羚羊角、白蒺藜、橘红、枳壳、丹皮、茯苓、桑叶、川贝母、甘菊花、桔梗、杏仁、生草。

《疡科指南医案・鼻部》

徐左。肺气窒塞，鼻窍生痔。白芷一钱，辛夷八分，桔梗一钱，枳壳八分，紫苏一钱，杏仁二钱，寒水石二钱，通草一钱半，桑白皮三钱，地骨皮一钱半。

华右。肝阳上炽，肺经受烁，鼻窍因而塞闭，脑门亦觉不适，久之不清，非脑漏鼻痔之根也。桂枝五分，苡米三钱，通草三分，茶叶子三分，鲜藿香二片，北沙参二钱，香附三分，黑山栀三分，鲜玫瑰一朵，鲜茉莉花三朵。

《竹亭医案・竹亭医案女科卷三》

吴妪，年四旬，道光癸未二月初二诊。素喜烧酒，左鼻瘜肉有年治法，迩来疼痛无时，牵连左目头角，痛极防其失明，脉浮数有力。病起数载，治之匪易。方用酒炒枯芩、酒炒知母、薄荷、甘草、桑白皮、陈皮、池菊、辛夷，加荷叶边一小个、河水一盏半，煎至一半服。服后左鼻痛有停时，非前之痛极难忍可比也。

初八日换方：原方去陈皮、荷叶边，加小生地、元参、白芷、酒焙龙胆草八分同煎。服四帖，鼻痔痛减其半，且有时不痛，即痛亦大缓矣，后仍于前方出入而痛平矣。至于鼻瘜，外用硇砂少些同明矾同研，日点瘜肉上，待其滴尽清黄水，冀其渐消为妥。然亦须戒酒，或可图之。

《医辨・卷之上・鼻》

鼻瘜肉，《韩氏医通》云：贵人鼻中肉赘，臭不可近，痛不可摇，束手待毙。予但以白矾末，加硇砂少许吹其上，顷之化水而消，与胜湿汤加泻白散二帖愈。此厚味拥湿热蒸于肺门，如雨霁之地突生芝菌也。

《曹沧洲医案・耳目鼻部》

武。鼻：阴虚肝旺，风热留恋上焦，牙肿痛，鼻痔肿塞。本体虚，不易奏功。桑叶、石决明、苍耳子、忍冬藤、丹皮、白蒺藜、辛荑、甘菊瓣、鳖甲心、土贝、丝瓜络、连翘。

徐。鼻：伏热蕴蒸肝肺，鼻中生瘜肉，肿塞鼻窍，舌边碎，唇干燥，头眩。宜清化泄降。清气化痰丸四钱，土贝五钱（去心），夏枯花三钱五分，丹皮三钱，石决明一两（先煎），陈皮一钱，赤芍三钱，连翘三钱，淡芩炭三钱五分，生米仁四钱，丝瓜络三钱，白茅根二两，苦丁茶一钱。敷药用冲和，因热重而稍加消坚，否则止用冲和足矣。

《丁甘仁医案・卷八・外科案・鼻痔》

傅右。阳明湿浊上升，鼻痔壅塞，头目不清，畏风怯冷，肢体作酸，肺胃气虚。拟营卫并调，兼肃肺胃。潞党参一钱五分，全当归二钱，大白芍一钱五分，陈辛夷八分，苍耳子一钱五分，大川芎八分，藿香梗一钱五分，云茯苓三钱，生白术一钱，陈广皮一钱，煨姜二片。外用柳花散，麻油调揉。

《医验随笔・沈鲐翁医验随笔》

北栅日许某之孙，年十四，面色黄，瘦小，溲时带白腻，时常鼻塞，似伤风状，他医诊之，服发散药。先生细审其鼻孔内，左有瘜肉甚大，右孔较小。先生曰：此儿正元素亏，气虚湿热下注，是为膏淋况，风热上蒸于肺，鼻为肺窍，故瘜肉生焉。但瘜肉本可用水蛳散点之，因许君子己早亡只此一孙，未便用猛烈品，以老式冰片一味，研末点之，方用：辛夷、白术、川草薢、海金沙、黄柏、泽泻、桑白皮、黑山栀、桔梗等。逾数日又来诊，视在鼻瘜肉已缩小，呼吸顺利矣。录此后先生谕源曰：临证宜细心详察，不可草率从事，此病本非奇异，惜皆未得要领，慎之。

第七节

鼻　疮

鼻疮以鼻内生疮，初觉干燥疼痛，状如粟粒，甚则鼻外色红微肿，痛似火炙为临床表现。又称鼻中生疮、鼻生疮。

【辨病名】

鼻疮有鼻生疮、鼻窍生疮、鼻中生疮等异名，另有一“小儿鼻疮”之名。

《诸病源候论・鼻病诸候・鼻生疮候》：“鼻是肺之候，肺气通于鼻。其脏有热，气冲于鼻，故生疮也。”

《寿世保元・卷八・初生杂症论・鼻疮》：“一论小儿鼻疮。热壅伤肺，肺主气通于鼻。风湿之气，乘虚客于皮毛，入于血脉，故鼻下两傍疮湿痒烂，是名鼻䘌。其疮不痛，汁所流处又成疮。”

【辨病因】

鼻疮病因有因风热、有因饮食不节。在小儿还有胎毒、禀赋不足之因。

《医学原理·卷之七·鼻门·丹溪治鼻症活套》：“若或酒热气之上炎，气血为酒气壅郁成热，伏留不散而为鼻疮。又有不饮酒之人亦成此症者，乃肺气风热壅滞所致，名曰肺气。”

《保婴撮要·卷十二·头面疮》：“人身诸阳之气，会于首而聚于面。其患疮痍者，因脏腑不和，气血凝滞于诸阳之经。或禀赋肾阴虚肝火，或受母胎毒，或乳母六淫七情，或食膏粱醇酒，或儿食甘肥厚味所致。其因不同，当各辨其经络，审其所因而治之散。”

《疡医大全·卷十二·颧脸部·鼻疮门主论》：“澄曰：鼻乃肺之窍，肺有蕴热，或醇酒炙煿，胃热薰金，或肺火亢甚，是以鼻窍生疮，燥裂作痛，多起赤靥。”

【辨病机】

鼻疮病机为脏腑蕴热，多因脏腑不调，阴阳痞塞，气血壅滞，营卫不通，上焦生热，邪热之气伏留不散，上攻于鼻而成。

《太平圣惠方·卷第三十七·治鼻中生疮诸方》：“夫鼻者，肺之窍，故肺气通于鼻也。若脏腑不调，阴阳痞塞，气血壅滞，荣卫不通，则上焦生邪热之气，伏留不散，上攻于鼻，故令鼻中生疮也。”

《仁斋直指方论·卷之二十一·鼻·鼻论》：“肺为气之主，通窍于鼻。鼻者，清气出入之道路也。阴阳升降，气血和平，则一呼一吸，营卫行焉。其或七情内蠹，六气外伤，则清浊不分，泥丸汩乱，诸证迭起矣……或气血壅滞，上焦生热，邪热之气，留伏不散，则为鼻疮。”

一、肺热冲鼻

《诸病源候论·鼻病诸候·鼻生疮候》：“鼻是肺之候，肺气通于鼻。其脏有热，气冲于鼻，故生疮也。”

《明医指掌·卷八·杂科·鼻证三》：“鼻疮、鼻痔、鼻痈者，皆肺热所致，但有浅深之不同。”

《医学原理·卷之七·鼻门·丹溪治鼻症活套》：“若或酒热气之上炎，气血为酒气壅郁成热，伏留不散而为鼻疮。又有不饮酒之人亦成此症者，乃肺气风热壅滞所致，名曰肺气。”

《外科证治全书·卷二鼻部证治·筋脉·鼻疮》：“生鼻窍内，状如粟米，初觉干燥疼痛，甚则鼻外色红微肿，痛似火炙，乃肺经壅热上攻。”

二、他脏移热于肺

《圣济总录·卷第一百一十六·鼻门·鼻中生疮》：“论曰：心肺有病，鼻为之不利。盖心肺在膈上，肺开窍于鼻，心肺壅热，气熏于鼻间，蕴积不散，其证干燥而痛，甚则成疮也。”

《杂病源流犀烛·卷二十三·鼻病源流》：“又有鼻内生疮者，由脾胃蕴热，移于肺也。或鼻孔干燥，渐生疮肿痛，由肺本经火甚也。”

《医学见能·卷一·证治·鼻孔》：“鼻中生疮，无论肿痛塞痒者，肝肺经痰火也。”

【辨病证】

此部分内容极少，仅以辨症状示之。

《外科心法要诀·卷五·鼻部·鼻疮》：“此证生于鼻窍内，初觉干燥疼痛，状如粟粒，甚则鼻外色红微肿，痛似火炙。”

《疡医大全·卷十二·颧脸部·鼻疮门主论》：“澄曰：鼻乃肺之窍，肺有蕴热，或醇酒炙煿，胃热薰金，或肺火亢甚，是以鼻窍生疮，燥裂作痛，多起赤靥。”

【论治法】

鼻疮治法为清热，依不同脏腑蕴热，平调之。常内外并治。

一、概论

《圣济总录·卷第一百一十六·鼻门·鼻中生疮》：“论曰：心肺有病，鼻为之不利。盖心肺在膈上，肺开窍于鼻，心肺壅热，气熏于鼻间，蕴积不散，其证干燥而痛，甚则成疮也，惟能平调心火，以利肺经，则疮可已。”

《保婴撮要·卷十二·头面疮》：“其患疮痍者，因脏腑不和，气血凝滞于诸阳之经。或禀赋肾阴虚肝火，或受母胎毒，或乳母六淫七情，或食膏梁醇酒，或儿食甘肥厚味所致。其因不同，当各辨其经络，审其所因而治之……鼻间属胃经，发热饮冷，大便黄硬者为实热，用泻黄散；发热饮汤，大便青白者为虚热，用异功散。”

《张氏医通·卷八·七窍门下·鼻》：“鼻疮内服甘露饮加犀角、胡连、柴胡。虚，加人参。外用黄柏、苦参、槟榔为末，猪脂调敷；或青黛、槐花、杏仁、轻粉、枯矾研敷。”

《外科心法要诀·卷五·鼻部·鼻疮》：“鼻疮肺热生鼻中，燥干如火微肿疼，内服黄芩外定痛，燥干黄连膏润灵……内宜黄芩汤清之，外用油纸捻粘辰砂定痛散，送入鼻孔内。若干燥者，黄连膏抹之立效。”

《杂病源流犀烛·卷二十三·鼻病源流》：“又有鼻内生疮者，由脾胃蕴热，移于肺也（宜凉膈散、消风散，外以辛夷末入冰麝少许，绵裹塞之）。或鼻孔干燥，渐生疮肿痛，由肺本经火甚也（宜黄芩汤）。”

《外科证治全书·卷二·部证治·筋脉·鼻疮》：“生鼻窍内，状如粟米，初觉干燥疼痛，甚则鼻外色红微肿，痛似火炙，乃肺经壅热上攻。内用黄芩汤清之，外用辰砂定痛散搽鼻内，如干燥者，以麻油频润之。”

二、外治法

1. 敷贴法

《外台秘要·卷第二十二·鼻生疮及疳虫蚀方九首》：“《千金》疗疳虫蚀鼻生疮方，烧铜箸投酢中以涂之。又方，绵裹人屎灰，夜卧着之。又方，烧祀灶饭末以敷之。又方，烧牛狗骨灰末，以腊月猪脂和敷之瘥。又方，烧杏仁，压取油敷之，又乳和敷。又方，取乌牛耳垢敷之良。又方，烧故马绊末敷之。又方，取牛鼻头津敷之良。”

《太平圣惠方·卷第三十七·治鼻中生疮诸方》：“又方，上以狗骨烧灰细研，猪脂和贴之。又方，上烧故马绊为末，敷之。又方，上捣杏仁乳和，敷之。又方，上以黄柏、槟榔等分，捣罗为末，以猪脂调敷之。又方，上以乌牛耳垢，敷之。又方，上以牛鼻津，敷之。”

《疡医大全·卷十二·颧脸部·鼻疮门主方》：“治鼻疮。宫粉、血丹、松香各一钱，艾叶五钱。研细，纸卷香油浸透，火燃滴油，搽鼻内神效。”

《续名医类案·卷三十·疳》：“鼻疮用兰香散：兰香叶烧灰二钱，铜青、轻粉各五分，为末干贴。”

《益世经验良方·上焦·治鼻血鼻疮门》：“治鼻内生疮，用元参末水调敷之，或将元参水浸软，塞鼻内亦可。”

《验方新编·卷一·鼻部·鼻中生疮》：“陀僧、白芷各二钱，共研末，蜡烛油调搽，甚效。”

2. 塞药法

《医学原理·卷之七·鼻门·丹溪治鼻症活套》：“如鼻尖及鼻中生疮，以辛夷研末，入脑麝少许，绵裹塞鼻中，仍以荆芥、白芷、陈皮、麻黄、苍术、甘草水煎，食后服。”

《验方新编·卷十七·鼻部·鼻渊并治鼻疮》：“辛夷研末，麝香少许，和匀，以葱白蘸塞鼻中，数次即愈。”

《验方新编·卷一·鼻部·鼻中生疮》：“嫩桃叶，捣烂塞鼻。无叶，用枝亦可。”

《验方新编·卷一·鼻部·鼻中生疮》：“或以水将元参泡软塞鼻亦可。”

《四科简效方·甲集·上部诸证·鼻疮》：“生大黄、杏仁，等分研末，猪脂和涂。元参末涂之，或以水浸软塞之。桃叶嫩心，杵烂塞之。”

3. 滴鼻法

《四科简效方·乙集·上部诸证·鼻疮脓臭》：“苦参、枯矾各一两，生地汁三合，水二盏，煎至三合，少少滴之。”

4. 吹药法

《奇效简便良方·卷一·口鼻》：“鼻疮脓臭：锅底煤，冷水服二钱，或元参末吹。”

5. 其他疗法

《验方新编·卷一·鼻部·鼻中生疮》：“苡米、冬瓜，煎汤当茶饮，神效无比。”

《巢氏病源补养宣导法·卷下续编·鼻病诸候·鼻生疮候》：“《养生方导引法》云：踞坐，合两膝，张两足，不息五通，治鼻疮。”

【论用方】

一、鼻疮内治方

1. 前胡散（《太平圣惠方·卷第三十七·治

鼻中生疮诸方》）

治鼻中生疮，咽喉闭塞，及干呕头痛。

前胡（去芦头） 木通（锉） 大青 青竹茹 麦门冬（去心，以上各三分） 川升麻（一两） 玄参（一两） 黄柏（半两，锉） 川芒硝（一两）

上件药，捣筛为散。每服三钱，以水一中盏，煎至六分，去滓。每于食后温服。

2. 前胡汤（《圣济总录·卷第一百一十六·鼻门·鼻中生疮》）

治鼻中生疮，咽喉闭塞，及干呕头痛，食饮不下。

前胡（去芦头，三分） 升麻（一两） 木通（锉，一两） 黄柏（微炙，一两） 玄参（一两） 大青（三分） 麦门冬（去心，焙，三分） 芒硝（一两） 青竹茹（三分）

上九味，粗捣筛，每服三钱匕，以水一盏，煎至七分。去滓食后温服，日再。

3. 乌犀丸（《圣济总录·卷第一百一十六·鼻门·鼻中生疮》）

治鼻中生疮。

乌犀（细镑，一两） 羚羊角（细镑，一两） 胡黄连（半两） 贝母（微炒，去心，半两） 知母（焙，三分） 麦门冬（去心，焙，三分） 天门冬（去心，焙，半两） 甘草（炙，一分） 黄芩（去黑心，一分） 人参（半两） 牛黄（一两，别研） 丹砂（半两，别研） 柴胡（去苗，一两）

上一十三味，除别研外，捣罗为末，入别研药，更同细罗，炼蜜和丸如梧桐子大。每服二十丸，空心温酒下。

4. 白鲜皮汤（《圣济总录·卷第一百一十六·鼻门·鼻中生疮》）

治肺风虚热气胀，鼻中生疮，喘息促急，时复寒热。

白鲜皮 玄参 葛根（锉） 白前 大黄（锉碎，微炒，各二两） 知母（焙） 鳖甲（醋浸炙，去裙襕） 秦艽（去苗、土，各一两半）

上八味，粗捣筛。每服三钱匕，以水一盏，入童子小便少许，同煎至七分，去滓温服，如人行四五里，再服。

5. 升麻汤（《圣济总录·卷第一百一十六·鼻门·鼻中生疮》）

治鼻干痒生疮，干呕不下饮食。

升麻 桔梗（炒） 黄芩（去黑心） 犀角（细镑） 贝母（微炮，去心） 龙胆（各半两） 甘草（炙，一分）

上七味，粗捣筛。每服三钱匕，以水一盏煎至七分，去滓温服，不拘时候，日三。

6. 黄柏饮（《圣济总录·卷第一百一十六·鼻门·鼻中生疮》）

治鼻中热气生疮，有脓臭兼有虫。

黄柏（二两，去粗皮）

上一味，以冷水浸一两日，绞取浓汁一盏服之。

7. 甘露饮（《仁斋直指方论·卷之二十一·鼻·鼻病证治》）

治鼻疮。

生干地黄 熟地黄 天门冬 麦门冬（并去心） 黄芩 枇杷叶（刷去毛，净） 山茵陈 枳壳（制） 石斛 甘草（炙，等分）

上末。每服二钱半，食前煎服。加干葛、柴胡尤佳。

8. 黄连阿胶丸（《仁斋直指方论·卷之二十一·鼻·鼻病证治》）

治鼻疮。

黄连（净，三两） 赤茯苓（二两） 阿胶（炒，一两）

上黄连、茯苓同末，水调阿胶和，众手丸桐子大。每三十丸，食后米饮下。黄连、赤茯苓能抑心火，则肺得其清。

9. 如圣汤（《世医得效方·卷第十一·小方科·疹疮》）

治身热如火，头痛，颊赤面红，呵欠，鼻疮，疮疹已未出时，宜服。

白芍药 川升麻（各一两） 甘草 紫草（各五钱） 干葛（一两） 木通（五钱，去皮节）

上锉散。每服二钱，水一中盏，入生姜二片，葱白二根，山楂子根三寸同煎，热服。壮热心烦，加人参、赤茯苓、石膏、麦门冬（去心）。

10. 泽泻散（《寿世保元·卷八·初生杂症论·鼻疮》）

治鼻疮。

泽泻 郁金 山栀 甘草（炙，各一钱）

上为细末。用甘草煎汤，食后临卧调服。

11. 解郁汤(《疡医大全·卷十二·颧脸部·鼻疮门主方》)

治鼻疮。

桔梗 天门冬(各五钱) 黄芩 麦门冬 甘草 天花粉(各三钱) 紫菀(二钱) 紫苏叶 百部(各一钱)

水煎服。四剂鼻疮全消。

12. 黄芩汤(《外科证治全书·卷二鼻部证治·筋脉·鼻疮》)

治生鼻窍内,状如粟米,初觉干燥疼痛,甚则鼻外色红微肿,痛似火炙,乃肺经壅热上攻。

黄芩(二钱,酒炒) 桑皮(三钱,生) 栀子(一钱五分,连皮酒炒) 桔梗 赤芍 连翘(各一钱) 薄荷(一钱五分) 生甘草(五分)

上水煎,食后服。

13. 加味升葛汤(《医学见能·卷一·证治·鼻孔》)

治鼻中生疮,无论肿痛塞痒者,肝肺经痰火也。

白芍(三钱) 葛根(三钱) 黄芩(三钱) 白芷(三钱) 花粉(四钱) 升麻(一钱) 甘草(一钱)

内服。

二、鼻疮外治方

1. 滴鼻栀子仁煎(《太平圣惠方·卷第三十七·治鼻中生疮诸方》)

治风热,鼻内生疮。

栀子仁 苦参 木通(锉,以上各一两)

上件药,细锉,以好酥四两,煎令香,去滓,倾入瓷合中。旋以少许,滴入鼻中。

2. 肿痛方(《太平圣惠方·卷第三十七·治鼻中生疮诸方》)

1)治肺壅,鼻中生疮。

川大黄(一分,生用) 黄连(一分,去须) 麝香(一钱,细研)

上件药,捣细罗为散,研入麝香令匀。以生油旋调,涂于鼻中。

2)治鼻疮肿痛。

杏仁(一分,汤浸去皮尖、双仁,研为膏) 川大黄(一分,生,为末)

上件药,相和研令匀。以猪脂调涂鼻中。

3. 辛夷膏

1)《圣济总录·卷第一百一十六·鼻门·鼻中生疮》

治鼻中生疮。

辛夷(一分) 白芷(半两) 藁本(去苗、土) 甘草 当归(去芦头,各三分)

上五味细锉,以清酒六合,羊髓十二两,银石器盛,火上煎三五沸,去滓倾入合中,澄凝。以大豆许,内鼻中,日夜各一。

2)《普济方·卷五十七·鼻门·鼻中生疮》

治鼻内生疮疼痛,或鼻中窒塞不通利,及齆鼻气不宣通,并宜涂用之,甚效。

辛夷叶(一两) 细辛 木通 木香 香白芷 杏仁(汤浸去皮尖,研,各半两)

上用羊髓、猪脂各二两,同诸药和于石器中,慢火熬成膏子。赤黄放冷,入龙脑、麝香各一钱为丸,绵裹塞鼻中,数日内脱即愈。

4. 地黄煎(《圣济总录·卷第一百一十六·鼻门·鼻中生疮》)

治鼻生疮,痒痛不止。

生地黄汁(一合) 苦参(锉,一两) 酥(三合) 盐花(二钱,后入) 生姜汁(一合)

上五味,先以地黄生姜汁,浸苦参一宿,以酥和于铜石器中煎,九上九下,候汁入酥尽,去滓倾入合中。每以少许,滴于疮上,诸风热疮亦佳,其盐花至半即下。

5. 栀子煎(《圣济总录·卷第一百一十六·鼻门·鼻中生疮》)

治肺气风热,鼻内生疮。

山栀子(去皮壳) 苦参 木通(各三两)

上三味细锉,以四两酥同煎令香,滤去滓,倾入合中。每以少许滴入鼻中。

6. 矾石煎(《圣济总录·卷第一百一十六·鼻门·鼻中生疮》)

治鼻中热气生疮,有脓臭,兼有虫,滴鼻。

矾石(一两,熬枯) 苦参 生地黄(洗令净,研绞取汁,三合)

上三味,粗捣二味为末,以地黄汁并水二盏煎至三合,绵滤去滓,少少滴鼻中,三五度瘥。

7. 祀灶饭散(《圣济总录·卷第一百一十六·鼻门·鼻中生疮》)

治鼻中生疮,敷鼻。

祀灶饭（不限多少，烧为灰）

上一味，细罗为散。以生油调，涂敷之。

8. 马绊绳散（《圣济总录·卷第一百一十六·鼻门·鼻中生疮》）

治鼻中生疮，敷鼻。

马绊绳（一条）

上一味烧为灰，研细罗。以少许糁敷疮上。

9. 三白注鼻丹（《医学见能·卷一·证治·鼻孔》）

治鼻中生疮，无论肿痛塞痒者，肝肺经痰火也。

白矾（一钱）　火硝（一钱）　硼砂（一钱）

注鼻。

10. 辰砂定痛散（《外科证治全书·卷二·鼻部证治·鼻疮》）

治生鼻窍内，状如粟米，初觉干燥疼痛，甚则鼻外色红微肿，痛似火炙，乃肺经壅热上攻。

辰砂（五分，末）　石膏（一两，煅）　胡黄连（五钱）冰片（二分）

上共研极细末。生地汁调搽鼻中，或麻油调亦可。

11. 黄连膏（《验方新编·卷一·鼻部·鼻中生疮》）

治鼻中生疮。

黄连　黄柏　姜黄（各三钱）　归尾（五钱）　生地（一两）

用香油十两，将各药熬枯，去渣，用夏布沥净，再加黄蜡四两，溶化离火，搅匀候冷。鼻内干燥如火者，用此搽之，立效。

【论用药】

一、治鼻疮专药

1. 元参

《本草从新·卷一·草部·元参》："泻无根之火，补阴。苦咸，微寒，入肺肾二经。（景岳云：本草言其入肾，而不知其尤入肺脏也。元素曰：元参乃枢机之剂，管领诸气上下，清肃而不浊，风药中多用之。《活人书》：治伤寒阳毒汗下后，毒不散，心下懊恼，烦不得眠，心神颠倒欲绝者，俱用元参。以此论之，治胸中氤氲之气，泻无根浮游之火，当以元参为圣剂也），除烦止渴，降火滋阴，明目（为末，米泔煮羊肝，日日蘸食之，亦治赤脉贯瞳神），解毒，利咽喉（通肺气），通二便，下水气，治头痛（火热生风），鼻疮（肺热也，末涂，或以水浸软塞之）。"

2. 玄参

《得配本草·卷二·草部·玄参》："一名黑参。恶黄芪、干姜、大枣、山茱萸。反藜芦。微苦，微寒。入足少阴经。清上焦氤氲之热，滋下焦少阴之水。治伤寒沉昏身热，疗温疟寒热发颐，退无根浮游之火，为清肃枢机之剂。得花粉，治痰结热痈。配大力子，治急喉痹风。配甘草、桔梗，治咽喉肿痛。配升麻、甘草，治发斑咽痛。佐二地，除阴虚火动。煮猪肝，治赤脉贯瞳。研末，敷年久瘰疬，塞鼻疮。"

3. 鸡子白

《本草述钩元·卷三十·禽部·鸡矢白》："味甘，气微寒。主治目热赤痛，除心下伏热，止烦满咳逆。和赤小豆，涂一切热毒丹肿腮痛，神效……咽塞鼻疮，及干呕头痛食不下，用鸡子开孔，去黄，着米醋白中，糠火炖沸，取下更炖，如此三次，乘热饮之，不过一二度即愈。"

4. 苦参

《得配本草·卷二·草部·苦参》："苦，寒。入足少阴经。治湿郁伏热，烦躁口渴，大风癞疾，目痛流泪，痈肿斑疹，肠风泻血，热痢腹痛，黄疸遗浊，赤白带下，小便赤涩，杀疳虫，解酒毒。得枯矾，治齿缝出血、鼻疮脓臭。"

5. 铜绿

《得配本草·卷一·金部·铜绿》："酸，涩，性平，微毒。入足厥阴、少阳经。吐风痰，治恶疮、疳疮、金疮、风弦烂眼、泪出。止血杀虫。配滑石、杏仁，擦走马疳。配枯矾，治口鼻疮。"

6. 甜瓜

《证类本草·卷第二十七·甜瓜》："寒，有毒。止渴，除烦热，多食令人阴下湿痒生疮，动宿冷病，发虚热，破腹。又令人惙惙弱，脚手无力。少食即止渴，利小便，通三焦间拥塞气，兼主口鼻疮。"

7. 熊胆

《证类本草·卷第十六·熊脂》："《日华子》云：熊白，凉，无毒。治风，补虚损，杀劳虫。脂，强心。脑髓，去白秃风屑，疗头旋并发落。掌，食可御风寒，此是八珍之数。胆，治疳疮、耳鼻疮及诸疳疾。”

二、鼻疮主治药

《本草纲目·主治第四卷·百病主治药·鼻》

黄连：同大黄、麝香搽鼻中。末，敷鼻下赤䘌。

玄参、大黄：同杏仁。

杏仁：和乳汁。

桃叶：研。

盆边零饭：烧。

辛夷：同麝。

黄柏：同槟榔。

芦荟、紫荆花：贴。

密陀僧：同白芷。

犬骨灰、牛骨灰：并主鼻中疮。

海螵蛸：同轻粉。

马绊绳灰、牛拳灰：并敷小儿鼻下赤疮。

【医案】

《临证指南医案·卷八·疮疡》

蒋(四岁)。鼻疮、口疮，尿黄肤热。冬瓜皮、苡仁。

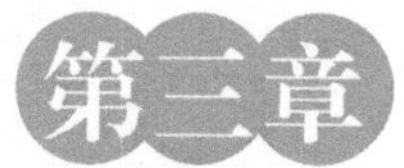

第三章 喉病

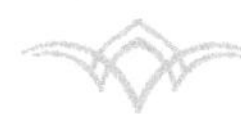

第一节 喉风

喉风，又名急喉风、紧喉风等。最早以“塞喉风”“缠喉风”之名见于《世医得效方》，后又有“缠舌喉风”“走马喉风”“哑瘴喉风”等亚类。至清代，“喉风”才首次出现在《外科十三方考》中。

喉风一病，发病急骤，有咽喉肿塞、吞咽不利、痰涎壅盛、呼吸困难、声音嘶哑等临床病状，更有甚者窒息死亡。

【辨病名】

1. 喉风

《外科十三方考·下编·喉风》：“此症喉咙肿痛，痛不可忍，一发如雷，乃急病也。水米不能下咽，生死危在顷刻，但亦有延至六七日者。”

2. 塞喉风

《世医得效方·卷第十七·口齿兼咽喉科·喉病》：“聚毒塞喉风，喉关聚毒，涎唾稠实，发寒热，仍分上下三关破毒，下关难治。”

3. 缠喉风

《世医得效方·卷第十七·口齿兼咽喉科·喉病》：“缠喉风，风自耳边过颐下赤色者是也。亦有寒热，如甚者伤人命。”

《医学心悟·卷四·咽喉·缠喉风》：“咽喉肿痛胀塞，红丝缠绕，故名缠喉风。其症口吐涎沫，食物难入，甚则肿达于外，头如蛇缠。”

《外科证治全书·卷二喉部证治·辨证大略·缠喉风》：“喉内热结，喉外肿绕，且痒且麻者是，治同喉蛾。”

《外科证治秘要·缠喉风马脾风烂喉痧》：“缠喉风：喉咽肿痛，喉之外面绕颈亦肿，且麻且痒，风痰壅盛，声如曳锯，是其候也。”

《验方新编·卷一·咽喉·外缠喉风》：“此症喉内热结，喉外肿大，麻而且痒，如蛇缠颈，身发寒热，头目肿痛者即是。喉内之痰塞满，舌有痰护，此痰不出齿，作响如鼾，喉痹误服凉药有此症也。”

4. 缠舌喉风

《医学心悟·卷四·咽喉·缠舌喉风》：“硬舌根而烂两傍，急服加味甘桔汤。”

《验方新编·卷十七·咽喉·紧喉风哑瘴喉风弄舌喉风》：“此三症亦缠喉风类也。大同小异，因其肿胀锁紧咽喉，故名紧喉风。咽喉既紧不能出声，故名哑瘴喉风。喉中发胀，舌胀出口不能缩入，时时搅动，故名弄舌喉风。皆险证也。”

5. 走马喉风

《医学心悟·卷四·咽喉·走马喉风》：“喉舌之间，暴发暴肿，转肿转大，名曰走马喉风，又名飞疡。”

《验方新编·卷十七·咽喉·走马喉风》：“即缠喉风也。此阳症之最急最恶者。突然而起，暴发暴肿，转肿转大，满喉红丝缠绕，疼痛异常，顷刻之间声音不能出，汤水不能入，痰涎壅塞胀闭，势如绳索绞喉，故名缠喉风。若不急治即能杀人，治之者必飞骑去救，不可稍缓，故人名走马喉风。”

6. 哑瘴喉风

《外科大成·卷三分治部下·咽喉部·哑瘴喉风》：“哑瘴喉风，其症牙关不开、口不能言也。”

7. 弄舌喉风

《外科大成·卷三分治部下·咽喉部·弄舌喉风》：“弄舌喉风，亦哑不能言，但舌出，常以手拿是也。”

8. 马脾风

《外科证治秘要·缠喉风马脾风烂喉痧》：“马脾风：小儿患者多，亦由风痰积热，壅塞肺窍。咽喉虽痛，却不红肿，但胸高气急，痰潮音哑，喉间气喘如曳锯。若不急治，死在旦夕。”

9. 烂喉痧

《外科证治秘要·缠喉风马脾风烂喉痧》：“烂喉痧：乃天行时疫，多相传染，邪从口鼻而入，肺胃受之。其始恶寒发热，脉弦数急，头胀肤红，咽喉肿烂，遍体痧疹隐隐者是。至七日后腐脱，热退瘀回而愈。”

10. 脚根喉风

《验方新编·卷一·咽喉·脚根喉风》：“此症从脚根发起，直至喉间。或一年一发，或半年一发，其病一日行一穴。切忌热物、怒气。”

【辨病因】

喉风之病因，有外感及内伤两个方面。患者或因嗜食肥甘厚味，肺胃蕴热，积久生痰热，复感外风，风热相搏，壅堵咽喉；或因平素体虚，素有痰热，兼又暴怒、过食五辛、忧思，而致肝火、胃火、肺火动，火动痰生，痰热壅塞咽喉，而致喉风也。

一、内有郁热，外感风邪

《医学摘粹·杂证要法·表证类·喉风》：“喉风一证，内有郁热，而外受风寒也。此证伤寒有之，温病亦有之。”

《外科心法要诀·卷六·喉部·弄舌喉风》：“[注]此证由心、脾实火，与外寒郁遏凝滞而成。”

《疡医大全·卷十七·咽喉部·喉风门主论》：“且如喉中有肿，其色微白，其形若臂者，此风毒喉痹也。此热毒因而感风相搏而发故也，或咽中有肿，其色带紫色者，此乃客热，谓其人暴感热毒之气，壅塞喉间。”

二、体虚火动，痰热郁喉

《外科心法要诀·卷六·喉部·慢喉风》：“[注]此证有因平素体虚，更兼暴怒，或过食五辛而生者；亦有忧思太过而成者，俱属体虚病实。”

《疡医大全·卷十七·咽喉部·喉风门主论》：“窦汉卿曰：夫缠喉风属痰热，咽喉里外皆肿者是也。外面无肿者，必身发热面赤，此乃热毒之气极也。外面有肿者，身亦发热，邪火发外之原也。或牙关不强，外面不肿，但喉中红者，曰暴感，热在心，如左边病退传右边，此余毒未尽故也。”

《万氏秘传外科心法·卷之十一·面图形六症·缠喉风》：“缠喉风生于喉蛾之下，或左而缠右，或右而缠左，此心肺热毒上攻，其毒最酷，医非神手，十不救一也。”

《疡科心得集·卷上·辨缠喉风虚实不同及小儿马脾风论》：“夫缠喉风者，热结于喉……其人素有痰热，或因饮酒过度而胃火动，或因忿怒失常而肝火动，或因房劳不节而肾火动，火动痰生，而痰热燔灼，壅塞于咽嗌之间；火性最速，所以内外肿痛而水浆难下也。”

【辨病机】

痰热风动论

历代文献认为喉风病机主要因于痰热壅喉。或因嗜食膏粱厚味而致的肺胃积热，复感风邪，内热与外风相搏，壅塞咽喉；或因素有痰热，兼又暴怒、忧思、过食，而伤肝、肺、胃，以致火动痰生，发为喉风。

《外科心法要诀·卷六·喉部·紧喉风》：“[注]此证由膏粱厚味太过，致肺胃积热，复受邪风，风热相搏，上壅咽喉肿痛，声音难出，汤水不下，痰涎壅塞之声，颇似拽锯。”

《外科心法要诀·卷六·喉部·哑瘴喉风》：“[注]此证颇类紧喉，由肺胃蕴热，积久生痰，外复受风邪，与痰热相搏，涌塞咽膈之上，而成斯疾。”

《疡科心得集·卷上·辨缠喉风虚实不同及小儿马脾风论》：“夫缠喉风者……其人素有痰热，或因饮酒过度而胃火动，或因忿怒失常而肝火动，或因房劳不节而肾火动，火动痰生，而痰热燔灼，壅塞于咽嗌之间。火性最速，所以内外肿痛而水浆难下也。”

【论治法】

喉风病机多因嗜食膏粱厚味，肺胃热蕴，复受风邪，火动痰生；或平素痰热，又兼暴怒忧思、过食无辛而致脏腑火动，痰火邪毒壅塞咽喉。因此，论治喉风，急则治标，即治痰；缓则治本，即治火。宜取消肿解毒，疏风清热利咽之法。

《疡科心得集·卷上·辨缠喉风虚实不同及小儿马脾风论》：“治疗之法，急则治标（标者痰也），缓则治本（本者火也）。”

《重订囊秘喉书·卷上·辨症·论缠喉风不

宜过用涤痰》："凡缠喉风，及一切喉症，去痰太多，则内必虚。如阴症伤寒一般，必用人参，少加肉桂，导火归元，方可医治。唇白者，不治。头面项肿者，无妨。如红肿至胸前，难治，因毒气攻心也。（[原注]红肿至胸前，余父曾治谢姓客，前剂中用护心散而愈。若不用此，毒归于心，笑不休而死）无痰者，不治。痰去太多，则精神已竭，病虽似好，饮食如常，不知者，以为全愈，殊不知少顷即发，脉细即死。如未谵语，急用人参可救。气急，不治。病久寒战骨痛，不治。寒战一日外，即死。唇如胡桃肉色，不治。酱色，亦不治。使病人与好人同坐，衣冠若无病者（[谓按]衣冠二字，不妥，宜易气色二字），见其唇上，有如桃胶黏痰，不出一语者，即刻死矣。唇如朱红漆色，不语者，医至，终日，即能语。（[谓按]此与转筋同意）先寒热而后发症者，极重。如寒热同喉症齐发者，亦重，然不致死，此骤发而言也。（[谓按]凡喉症之属于阴虚者，皆由相火不潜，而真阴漓散也。治宜用导龙归海法，据其窟宅而招之，非寻常感受风热之喉症可比）又喉症有渐发骤发二端，渐发者多活，骤发者多死。渐发者轻，骤发者重。然骤发即治，亦不致死。渐发失治，亦多致死。此是喉症总纲吃紧之论。"

《验方新编·卷十七·咽喉·紧喉风哑瘴喉风弄舌喉风》："此三症亦缠喉风类也……悉以治缠喉风外治之法先行治之，旋用元珠丹等吹药，并将咽喉统治各煎方斟酌加减服之。"

【论用方】

一、治喉风通用方

1. 牛黄散（《太平圣惠方·卷第三十五·治咽喉风毒肿痛诸方》）

治咽喉风毒，肿塞疼痛。

牛黄（一两，微炒）　龙脑（一分，细研）　真珠末（三分）　金箔（五十片）　铅霜（一分）　犀角末（三分）　太阴玄精（三两，烧熟）

上件药，都研令细。每服，以新汲水各半盏，调下一钱，日五七服。若干含半钱，咽津亦得。

2. 龙脑丸（《太平圣惠方·卷第三十五·治咽喉风毒肿痛诸方》）

治咽喉风毒，及急喉闭肿痛，下汤饮不得。

龙脑（半两）　朱砂（半两）　牛黄（半两）　硇砂（半两）　麝香（一钱）　马牙硝（一分）

上件药，都细研。用大羊胆一枚，取汁和丸如梧桐子大，铺于纸上令干，收于瓷器中。如患者将一丸擘为两片，安在两边鼻内良久，吐出恶物即瘥。

3. 马牙硝丸（《太平圣惠方·卷第三十五·治咽喉风毒肿痛诸方》）

治咽喉风毒肿痛，烦热不止，四肢不利。

马牙硝（三分，细研）　犀角屑（一分）　川升麻（半两）　甘草（一分，炙微赤，锉）　真珠末（一分）　黄药（一分）　硼砂（一分，细研）　牛黄（半两，细研）

上件药，捣罗为末，入研了药令匀，炼蜜和丸如鸡头实大。每服一丸，含化咽津。

4. 解毒雄黄丸（《幼幼新书·卷第三十四·缠喉风第十七》）

解毒，治缠喉风及急喉痹，卒然倒仆，失音不语，或牙关紧急，不省人事方。

雄黄（飞）　郁金（各一钱）　巴豆（去皮，出油，二七个）

上为末，醋煮面糊为丸如绿豆大。用热茶清下七丸，吐出顽涎，立便苏省。未吐，再服。善治缠喉风及走马喉闭，卒死倒地，失音不语，以至牙关紧硬，不知人事。如至死者，心头犹热，灌药不下，即以刀尺铁匙斡开口灌之，但药下喉咙，无有不活，吐泄些小无妨。及上膈壅热，痰涎不利，咽喉肿痛，赤眼痈肿，一切毒热并宜服之。如小儿患喉咙赤肿及惊热痰涎壅塞，服二丸或三丸。量儿大小加减。

5. 异功散（《幼幼新书·卷第三十四·缠喉风第十七》引《张氏家传》）

治缠喉风，痄腮，喉闭及咽喉一切患方。

盆硝（一两）　甘草（炙，六钱）　诃子肉　白僵蚕　贯众　马勃　蛇蜕皮（点油、醋，慢火炒令黄色，各半两）　硼砂　元精石（各一两）

上为细末。每服用一字，以芦筒子吹咽喉内。缠喉风，磨刀水调下半钱，寻常置舌根下用。

6. 急喉痹立应丸（《是斋百一选方·卷之十·第十三门》）

治缠喉风。

白僵蚕　白矾

上等分为末，蜜丸含化。

7. 二圣散(《济阳纲目·卷一百零六·咽喉喉痹·治缠喉风方》)

治缠喉风,急喉痹。

鸭嘴胆矾(一钱) 白僵蚕(二钱)

上为末。每吹入少许,入喉中,立验。

8. 一字散(《济阳纲目·卷一百零六·咽喉喉痹·治缠喉风方》)

治时气缠喉风,渐入咽塞,水谷不下,牙关紧急,不省人事。

雄黄(二钱半) 蝎梢(七枚) 白矾(生研) 藜芦(各二钱) 猪牙皂角(七锭,一方五味,各等分)

上为细末。每用一字,吹入鼻中,吐出顽涎,即愈。又一方无蝎梢。

9. 备急如圣散(《济阳纲目·卷一百零六·咽喉喉痹·治缠喉风方》)

治风痰壅盛,咽喉肿痛,水谷不下,牙关紧急,不省人事,或时气缠喉风并用。

雄黄 白矾(枯) 藜芦(生用) 猪牙皂角(去皮,炙黄,等分)

上为末。每用一字,搐入鼻内,吐痰为愈。

10. 玉钥匙(《济阳纲目·卷一百零六·咽喉喉痹·治缠喉风方》)

治风热喉闭及缠喉风。

焰硝(一钱半) 硼砂(半钱) 僵蚕 片脑(各少许)

上为末,以竹管吹半钱入喉中。

11. 夺命无忧散(一名玉屑无忧散)(《济阳纲目·卷一百零六·咽喉喉痹·治缠喉风方》)

治缠喉风,咽喉疼痛,风涎壅盛,口舌生疮,心腹胀满,脾积微块,小儿奶癖,误吞骨屑,硬塞不下,热盛喉闭,涎满气急,闷乱不省人事,并皆治之。

元参 贯众 滑石 砂仁 黄连 茯苓 山豆根 荆芥 甘草(各五钱) 寒水石(煨) 硼砂(各三钱)

上为末。每服一钱,干撒舌上,后以新汲水咽下,不拘时。任是百毒硬物,可以除化。

12. 乌犀角膏(《济阳纲目·卷一百零六·咽喉喉痹·治缠喉风方》)

治咽喉肿痛及一切结喉,烂喉,遁尸绕喉,痹喉,急喉,飞丝入喉,重舌木舌等证。

皂荚(两条,槌碎,用水三升浸一时久,滤汁,去渣,入瓦器内,熬成膏) 好酒(一合) 焰硝 百草霜 人参(各一钱,为末) 硼砂 白霜梅(各少许)

上拌和一处,用鹅翎点少许于喉中,以出尽顽涎为度,却嚼甘草二寸,咽汁吞津。若木舌,先以粗布蘸水揩舌冷,次用生姜片擦之,然后用药。

13. 救命散(《济阳纲目·卷一百零六·咽喉喉痹·治缠喉风方》)

治脾胃热毒上攻,咽喉有疮,并缠喉风。

腻粉(三钱匕) 五倍子(二钱半) 大黄(锉,炒) 白僵蚕(直者,炒) 黄连 甘草(生,各半两)

上为细末。每服一字,大人以竹筒吸之,小儿吹之。如余毒攻心,肺咽有疮,用男孩儿乳汁,调药一字,以鸡翎探之,呕者生,不呕者死。

14. 白矾散(《济阳纲目·卷一百零六·咽喉喉痹·治缠喉风方》)

治缠喉风,急喉闭。

白矾(三钱) 巴豆(三枚,去壳,分作八片)

上将白矾于铫内慢火熬化为水,置巴豆其内候干,去巴豆取白矾研为末。每用少许,以竹管吹入喉中,立愈。《本事方》去巴豆,用乌鸡子清一个,调白矾灌入喉内,立效如神,活人不计数,幸毋忽。

15. 春风散(《济阳纲目·卷一百零六·咽喉喉痹·治缠喉风方》)

治咽喉肿痛,缠喉风闭塞。

僵蚕 黄连(俱锉碎) 朴硝 白矾 青黛(各五钱)

上先于腊月初一日,取猪胆五六个,将药装入胆内缚定,胆外用青纸裹了,将地掘一方坑,长阔一尺,上用竹竿横吊,以胆悬定于内,候至春日取出,置当风处吹干去皮,以药研末,密收吹喉。

16. 异功丹(《串雅内外编·串雅内编卷一·截药内治门·喉风闭塞》)

治喉风闭塞。

斑蝥(去翅足,四钱,糯米炒黄) 血竭 没药 乳香 全蝎 元参(各六分) 麝香 冰片(各三分)

共研细末,瓷瓶收贮,弗令泄气。用时以寻常膏药一张,取药末如黄豆大,贴喉外,紧对痛处,越二三时，揭去，即起泡，用银针挑出黄水，如黑色或深黄色，再用膏药及药末贴于泡之左右，仍照前挑，看以出淡黄水为度。不论喉蛾、喉风、喉痹，一切均可用，唯孕妇忌之。

17. 神效吹喉散（《疡医大全·卷十七·咽喉部·喉风门主方》）

治缠喉风闭塞，及乳蛾、喉痹、重舌、木舌等证。

苏薄荷（净叶） 朴硝 枯白矾 青黛 白僵蚕 火硝 白硼砂 黄连（各等分）

共研细末。腊月初一日取雄猪胆七八个倒出胆汁，以猪胆一个拌上药五钱为率，复灌胆壳内，以线扎好，胆外用青憁纸包裹，将地掘一地坑，深一尺，上用竹竿悬空横吊，再用板铺以泥密盖，候至立春取出，挂风处阴干，去青纸胆皮，瓷罐密收。每药一两加冰片三分同研极细，吹患上神效。

18. 金钥匙（《疡医大全·卷十七·咽喉部·喉风门主方》）

治缠喉风喉闭，痰涎壅塞，口噤不开，汤水不下。

焰硝（一两五钱） 硼砂（五钱） 雄黄（二钱） 白僵蚕（一钱） 冰片（二分五厘）

各另研和匀。以竹管吹患处，痰涎即出。如痰已出，肿痛仍不消，急针患处去恶血，服煎剂。

19. 百灵丸（《疡医大全·卷十七·咽喉部·喉风门主方》）

治喉中结块不通水食者。

百草霜研细，炼蜜为丸芡实大，水化一丸灌下，甚者不过二丸。

20. 吹喉药（《疡医大全·卷十七·咽喉部·喉风门主方》）

硼砂（二钱五分） 雄黄（三钱） 儿茶（一钱） 冰片（三分） 苏薄荷（三两，另研）

和匀密贮，不可泄气。用芦管吹入少许，或用茶匙挑入舌上噙一刻咽下，日八九次。若锁喉风口内干枯者，以井水调灌，即能开关生津。若脾泄胃弱者，不宜多用。余无禁忌。

21. 夺命无忧散（《疡医大全·卷十七·咽喉部·喉风门主方》）

治缠喉风咽喉疼痛，痰涎壅盛，口舌生疮，心腹胀满，脾积癥块，小儿奶癖，误吞骨屑，鲠塞不下，以及诸般药毒，热盛喉闭涎满，气急闷乱，不省人事，并效。

寒水石（煅，三两） 玄参 黄连 贯仲 山豆根 荆芥 甘草 硼砂 滑石 砂仁 白茯苓（各五钱）

共为极细末。每用一钱，干掺舌上后，以新汲水咽下，不拘时服。

22. 白降雪丹（《疡医大全·卷十七·咽喉部·喉风门主方》）

治缠喉风咽喉疼痛。

硼砂（一钱） 熟石膏（一钱五分） 焰硝 胆矾（各五分） 元明粉（三分） 冰片（二分）

研细，吹。

23. 喉风急救方（《疡医大全·卷十七·咽喉部·喉风门主方》）

生艾叶捣汁灌下，如喉中壅闭，不能灌入，即灌在鼻孔内，立刻开关。

24. 清咽利膈汤〔《彤园医书（小儿科）·卷之一·初生门·喉风蛾痹》〕

治喉风总方。

炒研牛蒡 芥穗 防风 连翘 栀子 玄参 桔梗 炒连 条芩 银花 甘草 薄荷 大黄 芒硝 淡竹叶

便利，去硝、黄。

25. 牛蒡解毒汤〔《彤园医书（小儿科）·卷之一·初生门·喉风蛾痹》〕

治蛾风喉痹。

炒研牛子 炒青皮 升麻 桔梗 条芩 花粉 甘草 玄参 栀子 川连 连翘 生地 防风 葛根 白芷 赤芍

26. 少阴甘桔汤〔《彤园医书（小儿科）·卷之一·初生门·喉风蛾痹》〕

治漫喉风，午后作痛，身热足冷，脉微者。

桔梗（三钱） 甘草 元参 柴胡 川芎 陈皮 条芩（各一钱） 酒炒升麻 羌活（各六分） 葱白（引）

27. 甘露饮〔《彤园医书（小儿科）·卷之一·初生门·喉风蛾痹》〕

治漫喉风，色淡微肿，面赤咽干，不渴而脉虚大者。

天冬 麦冬 生地 熟地 石斛 茵陈 甘草 条芩 炒枳壳 蜜炙枇杷叶

煎服。吹冰硼散。

28. 皂角桐油方(《验方新编·卷十七·咽喉·锁喉风乳蛾喉闭急救方》)

用猪牙皂角和醋捣烂取汁,滴入喉内四五匙,痰涎大吐后,以便将元珠丹吹入,再将所余之醋捣牙皂,涂敷痛处颈上外面,干即易之,其乳蛾即破,喉闭即开而愈,极效。

29. 玉液上清丸(《四科简效方·甲集·上部诸证·喉风》)

治喉风痛,口舌生疮,风痰上壅,头目不清诸证。

苏薄荷(十四两) 柿霜(五两) 桔梗(四两半) 甘草(三两半) 川芎(二两八钱) 川百药煎(五钱) 防风(一两六钱) 砂仁(四钱半) 建青黛(三钱) 冰片 元明粉 白硼砂(各二钱)

研细末,蜜丸芡子大。每服一丸,噙化妙。

30. 紫袍散(《外治寿世方·卷二·咽喉》)

治十八种喉风。

青黛(水飞) 石青 雄黄(各一两) 胆矾(三钱) 人中白 硼砂 元明粉(各五钱) 黄连(二钱) 真冰片(五分)

共为细末,瓷瓶收藏,勿泄气。急时以二三分吹喉愈。

31. 华佗治喉风神方(《华佗神方·卷十三·华佗治喉风神方》)

天南星(三十枚) 大半夏 白矾 白盐 防风 朴硝(各四两) 桔梗(二两) 甘草(一两) 大梅实(择七分熟者,一百枚)

先将硝盐水渍一伏时,然后将各药研碎,方将梅实置于水,淹过三指为度,浸七日取出,曝干,又入水中,浸透曝之,俟药水干为度,方将梅子入磁罐封密,如霜衣白愈佳。用时绵裹噙口中,徐徐咽汁下,痰出自愈。

二、治喉风验方

1)《幼幼新书·卷第三十四·缠喉风第十七》引《养生必用》

治缠喉风,咽中如束气不得通方。

蛇蜕(炙) 当归(切,焙,等分)

上为末,温酒一钱,得吐为良。未效再作,切忌针灸。

2)《幼幼新书·卷第三十四·缠喉风第十七》引《张氏家传》

治缠喉风,喉闭,牙宣,牙痛,走马疳,口疮等方。

上蚕蜕纸烧存性,少入龙脑,蜜丸如鸡头大。含化,小儿减少。

3)《幼幼新书·卷第三十四·缠喉风第十七》引《庄氏家传》

治小儿急喉闭及缠喉风方。

元参 鼠粘子(半生半熟,炒,为末,各一两)

上二味为末。新汲水调下立瘥。

4)《幼幼新书·卷第三十四·缠喉风第十七》

安师传缠喉风药方:以火炊草一大把,舂烂,用水一钵,冲取汁漱,咽中渐宽,即下小续命汤加蔓荆子、何首乌、薄荷、荆芥各少许,与小续命汤多少相等咽下,使一人守之,连数服,肿消乃退。

5)《瑞竹堂经验方·咽喉门·治急喉风》

灯草(用手一大握,除去两头)

上将灯草用新瓦一个盛之,又用新瓦一个盒之,以火焚烧成灰,再将盐一大匙头,就于瓦上炒存性,二物和合,用苇筒一个,用药一捻,吹于喉中,涎出为效,吹三二次立愈。

6)《瑞竹堂经验方·咽喉门·治喉风单双乳蛾》

墙上土蜂窠(一个,碾极细)

上先用楮叶,将病人舌用叶擦破,微令血出,将蜂窠土用醋调,用鹅毛蘸药,于喉中捻之,令痰涎出为效。后用扁竹根擂碎,调冷水与病者,只服三口,利三行即愈,就用冷水漱口,立愈。

7)《奇效良方·卷之六十一·咽喉门·咽喉通治方》

治干喉风。

全蝎(七个,去毒) 硼砂(三钱) 片脑 麝香(各半钱) 朴硝 川乌 当归 牛膝 荆芥 薄荷 葛粉 甘草(各半两)

上为细末。用清泔调,春用菘菜汁调,夏用黄麦汁调,如不能吞,用豆腐切如棋子大,蘸药入口内含化,或新艾上亦可。

8)《济阳纲目·卷一百零六·咽喉喉痹·治缠喉风方》

治缠喉风,喉痹,饮食不通,欲死者:用反魂草根一茎,净洗纳入喉中,取寒痰出,即瘥,神验。更以马牙硝津咽之，即绝根。反魂草，一名紫菀。

一方用皂角揉水灌下，得吐愈。

一方用雄黄一块，新汲水磨，急灌，吐瘥。

一方用鹅翎蘸桐油探之。

一方用射干逆流水吐之。

有人患缠喉风，食不能下：大麦面作稀糊咽之，滑容易下咽，以助胃气。（丹溪方）

9）《颭后方·双单蛾鹅缠喉风中风》

牙皂（七根，去筋）　玄胡索（炒，一钱）

共为末。滴水为丸，入筒内，又将水半茶匙湿之，男左女右，吹入鼻中，少顷吐痰即愈。

10）《颭后方·喉风》

大皂角一条，瘦者去子，用水煎取浓汁，入麻油半盏，同灌下，吐去痰涎，立效。

11）《串雅内外编·串雅内编卷四·单方内治门·喉风》

木鳖用碗片刮去皮毛，取仁切薄片，浸冷水内三时许，撬开病人口，连水滴下，润至喉间，立时见效。

12）《惠直堂经验方·卷二·咽喉门》

锁喉风仙方。

僵蚕（七个）　大黄（一钱五分）

共为末。入沉香少许，金银花、夏枯草各一钱五分，煎汤送下。

13）《惠直堂经验方·卷二·咽喉门》

喉风急救方。

胆矾（半枯半生，五分）　熊胆（三分）　广木香（三分）

共为细末。用番木鳖子、磨井水调之，鸡翎蘸扫患处。如势急口噤，以箸启之，用药扫下即消。

14）《惠直堂经验方·卷二·咽喉门》

缠喉风方。

皂角一条，醋炙七次。研末吹入，吐痰而愈。

生矾于五月五日午时盛猪胆内，以满为度，挂风处阴干，愈久愈妙。用少许研末，吹入喉中，清痰吐出立好。

15）《疡医大全·卷十七·咽喉部·喉风门主方》

锁喉风：万年青捣汁和滴醋含漱，即愈。

紧喉风：灯窝油和浆水，灌之。

土牛膝根捣烂，和醋灌之。

治锁喉风喉痹不能吞物，数年不愈者。

土牛膝草（不拘多少）　扁柏叶（一把）

用井水浸透捣取汁大半碗，加牛乳一酒杯和匀，含吞数口，二三次即愈。

缠喉风神方，活人甚众：白矾细末五分，乌鸡子一个，调匀灌喉中立效。

急锁喉风：升麻四两锉碎，水四碗煎一碗，灌服。

皂荚槌碎，擂水灌服取吐，即不吐亦安。

巴豆去壳取仁，绵纸微裹，随左右塞鼻孔中，立通。

鸭嘴胆矾一块含口中，其痰涎自壅出，吐尽即愈。

治时气缠喉风，咽喉闭塞，水谷不下，牙关紧急，不省人事。

雄黄　枯矾　藜芦（生用）　猪牙皂（炙黄，各等分）

研细。每用豆大许，吹入鼻内，吐痰自愈。

缠喉风痰涎闭塞：蛇蜕揉碎烧烟，竹筒吸之即破。

雄黄一块，新汲水磨急灌，得吐而愈。

朴硝一两，细细含咽。

喉风：番木鳖一个，冰片二分，研细，吹。

短头发（五钱）　雄黄（五分）　明矾（一钱）　蟢蛛窝（三十个）

共入罐内，煅存性，研细，吹。

用蛇床子烧烟熏喉中，即流涎开关，如神。

十八般喉痹、喉风、咽蛾：用黄脚公鸡取不见水鸡肫皮，以布揩净，阴干粗纸包藏怀内，俟干燥乳细，加冰片五厘吹之。

16）《回生集·卷上·内症门》

喉痹喉蛾缠喉风急治方。

猪牙皂角（一两，去皮弦）

研细末。水二钟煎半钟，加蜜一匙，调服吐痰，验。

如牙关紧急，以纸研出巴豆油，去巴豆渣，捻纸作捻子，烧着吹灭，熏两鼻即苏。

17）《四科简效方·甲集·上部诸证》

喉风：壁钱（即蟢儿窠）数个，瓦焙，研细吹之，即血散痰消而愈。黄瓜去瓤，入生矾末装满，仍将瓜口盖好，外以纸封之，挂有风无日处阴干，过惊蛰后七日取下，研细收藏，吹入患处立瘥。

18)《验方新编·卷一·咽喉》

小儿锁喉风：用芙蓉叶槌汁煮鸡蛋，一贴囟门，一贴肚脐，即愈。

脚根喉风：初起宜用绿矾三分煅，真硼砂六分，元明粉五分，上梅花冰片一分，真麝香五厘，共研末，吹入少许。再用羌活、独活、桔梗、防风、黄芪、白芷、甘草、茯苓、陈皮、前胡、柴胡、白芍、元参、牛子煎服。如缠恶起泡者难治。

喉风外治方：用巴豆七粒，细辛八分，共研细末以绵裹之，左边喉痛塞左鼻孔，右边喉痛塞右鼻孔，痛止肿消即速去之。牙皂研细末，用鸡子清调敷颈上，干再换之。

19)《外治寿世方·卷二·咽喉》

治缠喉风噤口。

芒硝（一两） 白僵蚕（五钱） 甘草（二钱五分） 青黛（一钱）

共研细末。每取二三分吹之，效。

20)《奇效简便良方·卷一·喉舌齿牙》

小儿锁喉风：芙蓉叶捶汁煮鸡蛋，一贴囟门，一贴肚脐。

21)《经验奇方·卷下》

治缠喉风并一切喉症。

苏梗 牛蒡子 元参 赤芍 黄芩 花粉 射干 连翘壳 荆芥 防风（各一钱五分） 川连 生甘草（各一钱）

上药水煎温服，每日服一帖，二三帖即愈。惟须早服，迟恐不及。

22)《太医院秘藏膏丹丸散方剂·卷一·附杂方》

治舌大如脬喉风即时不救则死方。

冰片（三钱） 火硝（二分） 胆矾（二分） 青黛（二分） 僵蚕（二分） 硼砂（二分）

共为细末，吹之即愈。

【论用药】

一、喉风主治药

1. 九龙草

《本草纲目·草部第二十一卷·草之十一》：“九龙草，时珍曰：生平泽，生红子，状如杨梅。其苗解诸毒，治喉痛，捣汁灌之。折伤骨筋者，捣罨患处。蛇虺伤者，捣汁，入雄黄二钱服，其痛立止。又杨清叟《外科》云：喉风重舌，牙关紧闭者，取九龙草，一名金钗草，单枝上者为妙，只用根不用皮，打碎，绵裹箸上，擦牙关，即开。乃插深喉中，取出痰涎。乃以火炙热，带盐点之，即愈。”

2. 土牛膝根（天名精、天门精）

《滇南本草·第三卷·天门精》：“天门精，疗伤折、金疮，拔肿毒疔痈，兼能下气，祛瘀血，除血瘕，利小便，逐积水，除结热，止渴烦，追小虫，去湿痹，逐痰涎，止吐血，敷治蛇螫毒诸伤。噙于口内，可疗缠喉风。”

《本草征要·第二卷·形体用药及专科用药·土牛膝》：“土牛膝，味苦、酸，性平。生用入肺、胃二经。捣汁生吞，治喉风，涌吐痰涎，能于救急。用之煎服，消咽肿，清火降浊，引热下行。此即野生牛膝，俗称方梗对叶草。生用之以涌吐救急，往往转危为安。晒干研末，又可伍薄荷、硼砂、冰片等，作吹喉药用。”

《本草述钩元·卷九·隰草部·天名精》：“天名精 即皱面草，一名蚵蚾草。根名杜牛膝，子名鹤虱。并根苗而言，则为天名精……缠喉风肿：蚵蚾草细研；生蜜和丸弹子大。每噙一二丸即愈。干者为末。蜜丸亦可。”

3. 大枫草

《滇南本草·第一卷·大枫草》：“大枫草，一名虾蟆叶，俗呼为大蛤蟆叶。味甘、苦，无毒。此草生川野间，遍地皆生。形似车前草，大叶细子，高尺余。主治一切虚烧发热，通淋利水……汁治喉风、疟疾。”

4. 山马兰

《本草纲目拾遗·卷四·草部中·山马兰》：“锁喉风，头面颈项俱肿，饮食不下，《传信方》：白马兰捣烂，井花水取浓汁，白酒浆均调，下喉立效。”

5. 山豆根

《本草易读·卷五·山豆根》：“山豆根：苦，寒，无毒。泻热解毒，消肿止痛。治咽喉风痈，疗心腹胀痛。诸疮皆医，五痔并疗。解人马之急黄，平蛇犬之暴伤。生剑南及宜州、果州，广西忠州、万州诸处。苗蔓如豆，叶青，经冬不凋，八月采根。”

《得配本草·卷四·草部·山豆根》：“山豆根……同白药子，治喉风急症。”

《要药分剂·卷六·泻剂上·山豆根》："山豆根味苦，性寒，无毒。得土之冲气兼感冬寒之气以生。主治：主解诸药毒，消疮肿毒，人及马急黄，发热咳嗽，杀小虫。（《本经》）治喉痈喉风，龈肿齿痛，喘满热嗽，腹痛下痢，五痔诸疮。（《纲目》）"

6. 天灯笼草

《本草纲目拾遗·卷四·草部中·天灯笼草》："天灯笼草一名山瑚柳，形似辣茄而叶大。本高尺许，开花白色，结子如荔枝，外空，内有绿子，经霜乃红。京师呼为红姑娘。［按］此草主治虽伙，惟咽喉是其专治，用之功最捷。《纲目》主治下失载，故补之。性寒，治咽喉肿如神。

《汪连仕采药书》：金灯笼，园人称为天灯笼，种盆为景，更称为珊瑚架。性能清火，消郁结，治疝神效。敷一切疮肿，专治锁缠喉风，治金疮肿毒，止血崩。酒煎服。"

7. 牛蒡子

《雷公炮制药性解·卷四·草部下·牛蒡子》："牛蒡子，味辛，性温无毒，入十二经。主风湿瘾疹盈肌，咽喉风热不利，诸肿疮疡之证，腰膝凝滞之气，润肺止嗽，散气消痰。酒拌蒸，待有白霜出，拭去，干焙捣用，一名恶实，一名鼠粘子。"

8. 牛鼻拳

《本草纲目·主治第四卷·百病主治药·咽喉》："牛鼻拳：烧灰，缠喉风。"

《本草纲目·兽部第五十卷·兽之一·牛》："鼻拳音卷，穿鼻绳木也……烧灰，吹缠喉风，甚效。（时珍）"

9. 凤尾金星草

《本草纲目拾遗·卷四·草部中·凤尾金星草》："凤尾金星草……性凉，治吐血咽喉火毒，诸丹毒，发背痈疖。《百草镜》：痈疽非阳毒及非金石药毒者戒用。谢云溪云：性太凉，男女忌服，虽取效一时，但精血受寒，不能生育为虞耳。《宁德县志》：白脚者治痢。《家宝方》治喉癣：金星凤尾草捣汁，加米醋数匙和匀，用竹箸裹新棉花蘸汁点患处，稠痰随箸而出，亦治喉风。"

10. 巴豆

《本草便读·木部·乔木类·巴豆》："用巴豆油蘸纸燃火吹息，以烟熏鼻，能吐喉风痰闭。"

11. 白僵蚕

《得配本草·卷八·虫部·白僵蚕》："白僵蚕……得生矾、枯矾、姜汁，治喉风。"

《本草撮要·卷九虫鱼鳞介部·白僵蚕》："白僵蚕，味辛咸。入手足厥阴阳明经。功专疗风痰。得白马通治癥瘕。得冰片、硼砂、牙硝治诸喉风。"

《本草便读·昆虫部·昆虫类·僵蚕》："辛散风邪，咸可豁痰入肺部，温行肝络，轻能治上利咽喉，备宣疏攻托之能，疗惊通乳，有结化痹开之效，消肿除疳。蚕砂燥湿并祛风，性味辛温兼治渴。僵蚕系蚕之病风者，虽死后僵而不腐，故为治风之药。味辛咸，性温属火。故能散结气，开顽痰。以其得清化之气，可从治上焦头目风热。入肺部，治喉风、喉痹等疾。"

12. 老鸦蒜

《本草纲目拾遗·卷四·草部中·老鸦蒜》："老鸦蒜……有小毒，理喉科……治喉风痰核、白火丹、肺痈，煎酒服。"

13. 灯心草

《本草择要纲目·寒性药品·灯心草》："泻肺，治阴窍涩不利，行水，除喉风痹塞。"

《得配本草·卷三·草部·灯心草》："佐红花，治喉风……煅炭，吹喉风闭塞。"

14. 阳起石

《得配本草·卷一·石部·阳起石》："配伏龙肝，水调扫缠喉风（更以凉药灌入鼻中）……煅赤，酒淬七次，研细，水飞过晒干用，不入汤。气悍有毒，不宜轻用。"

15. 苍耳根

《本草纲目·主治第四卷·百病主治药·咽喉》："苍耳根：缠喉风，同老姜研酒服。"

16. 皂角

《本草便读·木部·乔木类·皂角》："又邪在上者用之，可以取吐，如喉痹、喉风之属。"

17. 皂荚

《本经逢原·卷三·乔木部·皂荚》："古方取用甚多，然入汤药最少。有疡医以牙皂煎汤涌吐风痰，服后遍体赤痱，数日后皮脱，大伤元气，不可不慎。至于锁喉风证尤为切禁。常见有激动其痰，锁住不能吐出，顷刻立毙者。"

18. 苦花子

《本草纲目拾遗·卷五·草部下·苦花子》："苦花子：一名毛连子，又名小叶金鸡舌，又名苦花椒。入药梗叶并用。治疔疮瘴毒蛇伤，热腹痛，热喉风，并效。捣汁擂水，夏冷服，冬温服。”

19. 矾石

《本经逢原·卷一·卤石部·矾石》：“酸涩微寒，无毒。明如硼砂起横棂者，名马齿矾，最胜。生用、煅用各随本方。生者多食，破人心肺。《本经》主寒热泄利，白沃阴蚀，恶疮，目痛，坚骨齿。发明：白矾专收湿热，固虚脱，故《本经》主寒热泄利。盖指利久不止，虚脱滑泄，因发寒热而言。其治白沃阴蚀恶疮，专取涤垢之用。用以洗之则治目痛，漱之则坚骨齿。弘景曰：《经》云坚骨齿，诚为可疑，以其性专入骨，多用则损齿，少用则坚齿，齿乃骨之余也。为末，去鼻中息肉。其治气分之痰湿痈肿最捷。侯氏黑散用之，使药积腹中，以助悠久之功。故蜡矾丸以之为君，有人遍身生疮如蛇头，服此而愈。甄权生含咽津，治急喉痹，皆取以去秽之功也，若湿热方炽，积滞正多，误用收涩，为害不一。岐伯言久服伤人骨。凡阴虚咽痛，误认喉风，阴冷腹痛，误认臭毒，而用矾石必殆。”

20. 金鸡独立草

《本草纲目拾遗·卷五·草部下·金鸡独立草》：“金鸡独立草，散喉风。《采药志》云：散喉痈之圣药。[敏按]此即翠羽草。宜并。”

21. 荆芥

《本草汇言·卷之二·草部·荆芥》：“荆芥，轻扬之剂，散风清血之药也(甄权)。主伤风肺气不清(苗天秀稿)，喉风肿胀难开，头风脑痛眩运，血风产后昏迷，痰风卒时仆厥，惊风手足搐搦，目风肿涩流泪，湿风黄疸闷满，热风斑疹痘瘖，疮疥疙瘩，并寒热鼠瘘，瘰疬生疮之类(龙潭)。凡一切风毒之证，已出未出，欲散不散之际，以荆芥之生用，可以清之。”

22. 胆矾

《本草述钩元·卷五·石部·石胆》：“(论)胆矾气寒，味酸涩，而涩较胜。据其气味，乃是阴不得阳以畅，阳即不得阴以和，总未离于出地之初气耳。故以对待相火之上逆而化为风淫者，其色青，其味酸涩，似独全乎出地风木之气化，而还以收降其风邪也。第风木之用，以升出为其能达阴于阳，而酸收乃其体之根于最初者耳。有收敛于阴，乃能宣散于阳。方书用治胀满、黄疸及去齿风、缠喉风等证，皆由收敛以致宣散之功，是由体而达诸用者也。”

23. 络麻根

《本经逢原·卷二·隰草部·苎麻黄麻》：“络麻根烧灰，治锁喉风神效。”

24. 蚕蜕

《增广和剂局方药性总论·虫鱼部中品·蚕蜕》：“蚕蜕：主血风病，益妇人，治缠喉风。”

25. 蚕蜕纸

《本草述钩元·卷二十七·虫部·原蚕》：“缠喉风：蚕蜕纸烧存性，炼蜜和丸芡实大，含化咽津。”

26. 蛇蜕

《珍珠囊补遗药性赋·卷四·虫鱼部》：“蛇蜕，味咸苦平无毒，主缠喉风，攻头疮瘰疬。”

《本草纲目·鳞部第四十三卷·鳞之二·蛇蜕》：“烧末服，治妇人吹奶，大人喉风，退目翳，消木舌。”

《得配本草·卷八·鳞部·蛇蜕》：“配当归，治缠喉风。”

27. 蛏壳

《本草征要·第四卷·食疗·蛏》：“蛏壳：置瓦上，日晒夜露，待色转白，漂净为末，同冰片成散吹咽中，治喉风急症。”

28. 甜瓜蒂

《食疗本草·食物本草·卷上·菜类》：“甜瓜……瓜蒂，主身面四肢浮肿，下水，杀蛊毒。咳逆上气，风痫喉风，痰涎暴塞及食诸果病在胸腹中，皆吐下之。去鼻中息肉，疗黄疸及暴急黄。”

29. 雄黄

《增广和剂局方药性总论·玉石部中品·雄黄》：“治伤寒骨蒸，耳聋，养胎，癥瘕积聚，去三尸，益气，疗金疮及缠喉风。”

《药性四百味歌括·正文》：“雄黄甘辛，辟邪解毒，更治蛇虺，喉风瘜肉。”

30. 紫菀

《本草新编·卷之二商集·紫菀》：“紫菀，味苦、辛，温，无毒。入手太阴，兼入足阳明。主咳逆上气，胸中寒热结气，去蛊毒，疗咳唾脓血，止喘悸、五劳体虚，治久嗽。然亦只可为佐使，而不可单用以取效。

或问缪仲醇云：观紫菀能开喉痹，取恶涎，则辛散之功烈矣。然而又云：其性温，肺病咳逆喘嗽，皆阴虚肺热症也，不宜多用等语，似乎紫菀并不可以治嗽也。曰：紫菀舍治嗽之外，原无多奇功。治缠喉风、喉闭者，正取其治肺经咳逆、阴虚肺热也，而仲醇以此相戒，何哉。夫喉闭，未有非下寒上热之症也。紫菀性温，而又兼辛散，从其火热之性而解之，乃从治之法，治之最巧者也。仲醇最讲阴虚火动之旨，何独于紫菀而昧之，此铎所不解也。”

《本草述钩元・卷九・隰草部・根茸》：“缠喉风不通饮食：紫菀根一茎，洗净纳喉中，取恶涎出即瘥，神效。更以马牙硝津咽之，即绝根。按此证因血泣化风，风火相煽而直上于喉，此味故为的对。”

31. 番木鳖

《得配本草・卷四・草部・番木鳖》：“番木鳖……配木香、胆矾末，扫喉风。”

32. 瑞香

《本草品汇精要・续集卷之二・草部・瑞香》：“瑞香，无毒。瑞香根(《本草纲目》)主急喉风，用白花香研水灌之。(出《医学集成》)”

33. 薄荷

《本草汇言・卷之二・草部・薄荷》：“薄荷，辛凉发散，清上焦风热之药也(李时珍)。主伤风咳嗽(方喜人稿)，热拥痰盛，目风珠赤，隐涩肿痛，贼风关节不利，头风头皮作疼，惊风壮热搐搦，喉风咽痛肿闭等病。盖辛能发散，凉能清利，专于消风散热，故入头面眼耳，咽喉口齿诸经，及小儿惊热风痰为要药。”

二、治喉风食物药

1. 大麦

《证类本草・卷第二十五・大麦》：“《衍义》曰：大麦，性平、凉，有人患缠喉风，食不能下，将此面作稀糊，令咽之，既滑腻容易下咽，以助胃气。三伏中，朝延作麨，以赐臣下，作蘖造饧。”

2. 食盐

《本草纲目・主治第四卷・百病主治药・咽喉》：“食盐：点喉风、喉痹、咽痛甚效。”

《本草纲目・石部第十一卷・金石之五・食盐》：“帝钟喉风，垂长半寸：煅食盐，频点之，即消。(《圣惠方》)”

3. 盐蟹汁

《本草纲目・介部第四十五卷・介之一・蟹》：“盐蟹汁，主治喉风肿痛，满含细咽即消。(时珍)”

【医案】

《回生集・卷上・内症门・缠喉风秘方》

常熟赵氏，祖传缠喉风药甚效，而方极秘。昔一日赵氏子与友章某饮，询其方不答。酒次赵喉间忽痛，不可忍，乃大声曰：为求猪牙皂角来。来则细捣，以酸醋调末，入喉，四五嗽，痰大吐，痛立止。章数以告人，传者。遂众用猪牙皂角末醋调涂外颈上，干则易之，其孔蛾即破而愈矣。

《临证一得方・卷二咽喉颈项部・咽痛喉风》

1）锁喉风闭塞肿漫，脉数浮滑，危急之症。炒僵蚕、象贝母、光杏仁、海浮石、玉桔梗、大力子、天竺黄、净蝉衣、茅慈姑、西赤芍、荆芥穗。

2）风热咽痛关肿，左脉模糊，将成喉风重患，颇为风险。生甘草、炒僵蚕、连翘、荆芥、炙甲片、活芦根、玉桔梗、炒牛蒡、钩藤、薄荷、益元散、陈茶叶。

3）酒毒喉风，来势颇急。粉葛根、光杏仁、桔梗、荆芥、炒僵蚕、淡竹叶、鸡距子、粉甘草、象贝、黄芩、鲜石斛、茅根肉。

《喉科集腋・卷下・庚寅治验白喉风数症危险者附录》

小红十四岁，隆慧徒孙也。三月十二日，咽痛昏睡，遂请友人诊视，用消风败毒药亦平淡无奇。一连三四日咽喉颈项内外皆肿，喉中白腐高凸，舌上苔黑如墨，其刺如针，唇口亦肿而破，耳聋见鬼神，气昏迷胡言乱语，浑身灼热，皮肤红赤似乎有疹。隐约无汗，大小便不通。又请友人来诊，惊骇无措推辞不治，束手无策待毙而已。隆慧忽然醒，误知为热病，随用紫雪丹三四钱徐徐灌下，大便下黑粪水半桶，小便亦通，神气渐清，嗌干口渴，时饮冷梨、甘蔗汁刻不能离，延至二十一日，余从宝应回扬诊视详审外形，细察脉情，是疫气传染，十日之内不死命也。幸能纳稀粥数匙胃气尚存，病虽危险，尤可医治人，未知实火之为患，随用龙胆、黄连、木通之苦寒，犀角、石羔、知母、生地之甘寒，将热毒由上焦引至中下焦，从大小肠膀胱而出，均是苦寒甘寒之药连服半月，咽喉白腐脱落渐净，饮食大进。忽然一项右小核日大，外用敷药贴之，其块愈敷愈大，十日肿大如碗，余曰此遗毒也。洗去敷贴之药，日饮银藤膏代茶，其肿渐消，颈项自能回顾，两月而痊。余曰：药医不死病，信不诬也。

魏右。咽喉肿漫，色白高凸疼痛不能咽，唾腹中饥饿异常，口渴咽干，水亦难下，已有五日余。视之是时发白喉风症也。虽病在垂危，过七日不能救矣。阅其所服之方，荆防兼温散之味致使涣散其毒，毒邪深入于里，何异优容养奸，殊不知疫厉之传染，其邪气由鼻而入，热毒凝结脏腑，非用峻剂以去火毒不能胜任。先按各穴，针刺咽喉痛减，使其吃面一碗，服雄黄解毒丸四粒，大便下利，按服苦寒甘寒重剂，是夜竟能安睡矣。此火已成燎原之势，不能不用猛药重剂，如畏重剂而用轻剂，仍是杯水车薪于病，奚济药分二日服完，白亦渐脱，十日而痊。

僧文峰。头疼发热，恶寒偏身骨节亦痛，无汗，颈项内外皆肿，喉内两旁色白而凸，咽中干燥，舌苔灰色，口渴唇裂，头面浑身至足红赤如火，日夜疼痛烦躁，一刻不能安宁。是疫厉传染之症，诸医皆云不治，余曰实火症也，用风燥之药误矣。先用针法，次用吐法，接服化毒丹下利黑水，方用大剂苦寒甘寒，是夜汗出如洗，浑身疼痛自觉见松，此大病用重剂，胆怯则误病矣。连用五剂，身常带汗，口渴亦解，改用轻剂十日，已能出外行走矣。

方三少，周岁小儿。寒热大作，啼哭烦躁，不克宁息，喉内白腐高凸，痰气壅寒，喉间气喘，苔黑唇焦口渴，身上手心灼热如火，肌肤中隐约似乎有疹。隆慧视之胆怯不敢用药，余曰疫厉传染之症照古法治之。先用吐法探吐痰涎碗许，喘平继用针法，服解毒丸方，以苦寒甘寒大剂，火毒下行四五日，内汗出而啼哭定始安。《经》云火方是也。虽周岁小儿有是病必须用是药，一疑而用则迟矣。服药五日汗出热退白腐已脱，改易轻剂撤尽余毒，半月而痊。

方观察。头疼发热，恶寒无汗，咽喉白腐高凸疼痛，皮肤中似乎隐约红疹，浑身骨节亦痛，咽干口渴时饮，舌苔灰色，烦躁坐卧不安，是时发白喉风症。随用针法、吐法，服解毒丸四粒，大便下行，方用苦寒甘寒重剂，连服五贴汗出遍身松动，白退十日而痊。

金桂圆，周二之女。于十月初三日夜晚来厉，诊视咽喉拖下肿大而白，上中两关肿满白腐高凸，头疼恶寒，发热无汗，咽燥口渴唇裂，痰涎上涌口中漫出，疼痛异常，开口气鼻难闻，是感天时疫厉之气所发白喉风症也。来势凶险，乃毒气初作于内，尚未服药而气未开，寒毒未涣散。先用针法吐法，次服化毒丹至天明。汗出热退身凉，惟手心独热。嘱其再吐一次，吃面一碗，余思疫厉之毒实火症也，脏腑积热已久，若用平淡之剂岂非优容养奸，势大难制，故不得不用重峻之剂将脏腑凝积之热毒由上焦引至中下，从大小肠膀胱而出现已。十日守方未动，喉咙上中两关白腐渐脱，咽喉白腐脱下如壳一样，并未损坏帝丁，口中气味亦无将，方易换轻剂，销尽余毒，以免愈后别生枝节。药用当而通神，信不诬也。前人之方无不对症，用之不当每不应手，抑或医者用而病家乱不敢服，亦属误事。念病家深信不疑，实万幸也。

锦和鱼，行张大之女。来厉，视余咽喉肿满，白腐高凸，寒热交作无汗，嗌干口渴，似春间白喉风，同余曰：非针法不救，病者畏针，余随用吐法及化毒丹至二十一日，喉中满白，疼楚非常，口内气臭，腹饥咽不能下，痰涎上涌不能吐出，气渐上逆，形势欲闭，余曰非针不生。命备面一大碗，余按古制以针各穴，针后觉喉间松动，移时，竟将面吃下，余又令服化毒丹四粒，随立方以苦甘寒之品用之。第思白喉风实乃火疫之症，脏腑积热已久，如用平淡泻火之药徒投无益，非以峻剂不可将内腑凝结热毒，由上焦引至大小肠膀胱而出。未满半月，喉中白腐渐脱，口中臭味亦无，浑身有汗，饮食畅进。余将方更易轻剂饮之，毒微尽尚未屏除，余令再服数贴以杜后患。余忆咽喉系纳谷之区，岂能阻滞生死攸关之所，朝不待夕，若非余矢志苦心，立方未易，对症略书数则为证，庶不以余之徒负虚沽名耳。

第二节

喉痹

喉痹是指发生在咽喉部位，以咽部红肿疼痛，或干燥、异物感，或咽痒不适、吞咽不利，或声嘶音哑等为主要临床表现的疾病。最早，喉痹是咽喉部多种疾病的统称，至宋金元时期，喉痹逐渐分为单乳蛾、双乳蛾、单闭喉、双闭喉、子舌胀、木舌胀、缠喉风、走马喉闭等不同名称。故喉痹与缠喉风、乳蛾篇内容有关联，可参照阅读。

【辨病名】

一、喉痹的不同称谓

中医“喉痹”的概念较为笼统，包含了具有咽喉部红肿疼痛为特点的多种咽喉部急、慢性炎症。“喉痹”病名首见于《内经》，如《素问·阴阳别论》：“一阴一阳结，谓之喉痹。”后世医家根据喉痹部位及发病特点的不同，常将其分为单乳蛾、双乳蛾、单闭喉、双闭喉、子舌胀、木舌胀、缠喉风、走马喉闭八种。又有医家根据喉痹病因病机不同，对其进行分类命名，如阳证喉痹、阴证喉痹、阴虚喉痹、阳虚喉痹、格阳喉痹、伤寒喉痹、阴寒喉痹、寒伏喉痹、天行喉痹、阴毒喉痹、酒毒喉痹、治烂喉痹、白色喉痹、淡红喉痹、肺绝喉痹等。

《针灸聚英·卷二·玉机微义针灸证治·喉痹》：“喉痹，《原病式》曰：痹，不仁也。俗作闭，闭，壅也。火主肿胀，故热客上焦而咽嗌肿胀也。张戴人曰：手少阴、少阳二脉，并于喉。气热则内结肿胀，痹而不通则死。后人强立八名，曰：单乳蛾、双乳蛾、单闭喉、双闭喉、子舌胀、木舌胀、缠喉风、走马喉闭。热气上行。故传于喉之两旁，近外肿作，以其形似，是谓乳蛾，一为单，一为双也。其比乳蛾差小者，名闭喉热结。舌下复生一小舌，名子舌胀。热结于舌中为之肿，名木舌胀。木者，强而不柔和也。热结于咽喉，肿绕于外，且麻且痒，肿而大者，名曰缠喉风。暴发暴死者，名走马喉痹。”

《考证病源·十·考证病源七十四种·喉痹乃火动痰升》：“喉痹乃火动痰升：喉痹者，乃咽喉闭塞不通也。曰乳蛾、曰缠喉风，名虽不一，其因则火与痰也。脉伏而微者，不治。”

《寿世保元·卷六·喉痹》：“《内经》曰：一阴一阳结，谓之喉痹。一阴者，手少阴君火，心主之脉气也。一阳者，手少阳相火，三焦之脉气也。二脉并络于喉，气热则内结，结甚即肿胀，肿胀甚则痹，痹甚则不通而死矣。夫推原十二经，惟足太阳则下项，其余皆凑于喉咙。然《内经》何独言一阴一阳结为喉痹？盖君相二火，独胜而热，中络故痛者速也。余谓一言可了者，火也。故十二经中，言嗌干嗌痛，喉肿颔肿，舌本强，皆君火为之也。惟咽痹急速，相火所为也。夫君火者，犹人火也。相火者，犹龙火也。人火焚木其势缓，龙火焚木其势速。《内经》之言喉痹，则与咽舌其两间耳。然其病同于火，故不分也。后之医者，各详其状，强立八名，曰单乳蛾、双乳蛾、子舌胀、木舌胀、缠喉闭、走马喉闭。热气上行，故传于喉之两旁，近外作肿，以其形似，是谓乳蛾，一则为单，二则为双。其比乳蛾差小者，名谓之喉闭。热结于舌下，复生小舌子，名曰子舌胀。热结于舌中，舌为之肿，名曰木舌，强而不柔和也。热结于咽喉，肿绕于外，且麻且痒，肿而大者，名曰缠喉风。喉痹暴发暴死者，名曰走马喉风。”

《医学说约·杂症分目·火门·喉痹》：“喉痹者，俗名乳蛾。”

《经验奇方·卷下·急治喉痹》：“急治喉痹：痹者，闭也。喉间闭塞，重者声哑，本无微恙，顷刻而起者是。”

《华佗神方·卷十三·华佗治喉痹神方》：“喉痹者，喉里肿塞痹痛，水浆不得入也。”

二、喉痹分类命名

（一）按发病特点命名

1. 单乳蛾、双乳蛾

《针灸聚英·卷二·针灸证治·喉痹》：“热气上行，故传于喉之两旁，近外肿作，以其形似，是谓乳蛾。一为单，一为双也。”

《通俗内科学·消化器病·喉痹（扁桃腺炎）》：“扁桃腺肿起疼痛，发咽下困难，妨害呼吸，开闭不随，流涎发热等症。”

2. 单闭喉

《针灸聚英·卷二·针灸证治·喉痹》：“其比乳蛾差小者，名闭喉热结。”

《寿世保元·卷六·喉痹》：“其比乳蛾差小者，名谓之喉闭。”

《喉科指掌·卷之四·喉痹门第三·双喉痹》：“单喉痹，或左或右。”

3. 双闭喉

《喉科指掌·卷之四·喉痹门第三·双喉痹》：“双喉痹，生于上腭，关内两旁形如橄榄，痛而难食，胃家积热所致，或发寒热，两关洪大者是也。”

4. 子舌胀

《针灸聚英·卷二·针灸证治·喉痹》：“舌下

复生一小舌,名子舌胀。"

《寿世保元·卷六·喉痹》:"热结于舌下,复生小舌子,名曰子舌胀。"

5. 木舌胀

《针灸聚英·卷二·针灸证治·喉痹》:"热结于舌中为之肿,名木舌胀。木者,强而不柔和也。"

6. 缠喉风

《针灸聚英·卷二·针灸证治·喉痹》:"热结于咽喉,肿绕于外,且麻且痒,肿而大者,名曰缠喉风。"

《经验奇方·卷下·缠喉风喉痹》:"缠喉风喉痹:此症胸膈气急,忽然喉咙肿痛,手足厥冷,气闭不通。"

7. 走马喉痹

走马喉痹,为喉痹中急症,可认为是急喉痹的一种。亦有医家将走马喉痹、急喉痹分开论述,如《喉科大成·卷三·古今治法论·急喉痹》:"急喉痹,其声如鼾,有如痰在喉音者,此为肺绝之候。"《喉科指掌·卷之四·喉痹门第三·走马喉痹》:"走马喉痹:此系急症。肝脾火闭不通,而为痹。"

《诸病源候论·咽喉心胸病诸候·马喉痹候》:"马喉痹候:马喉痹者,谓热毒之气结于喉间,肿连颊而微壮热,烦满而数吐气,呼之为马喉痹。"

《圣济总录·卷第一百二十二·咽喉门·马喉痹》:"论曰:马喉痹之状,势如奔马,喉间痹痛,肿连颊骨,壮热烦满,数数吐气者是也。此盖脾肺不利,热毒攻冲,发于咽喉所致。"

《针灸聚英·卷二·针灸证治·喉痹》:"暴发暴死者,名走马喉痹。"

《喉科指掌·卷之四·喉痹门第三·走马喉痹》:"走马喉痹:此系急症。肝脾火闭不通,而为痹。或发寒热,脉洪大者生,沉细者死。"

《喉科大成·卷三·古今治法论·急喉痹》:"急喉痹,《灵枢经》曰:疮发咽嗌,名曰猛疽。此疾治迟则咽塞,咽塞则气不通,气不通则半日死。喉闭而暴发暴死者,名曰走马喉痹。(《医鉴》)夫喉之为会厌者,《经》谓之吸门是也。以其司呼吸,主升降,为人身之紧关橐籥门户也。若夫卒然肿痛,水浆不入,言语不通,死在须臾,诚可惊骇(《正传》)……急喉痹,其声如鼾,有如痰在喉音者,此为肺绝之候。"

(二)按病因病机分类

按病因病机分类,喉痹病名颇多,如阳证喉痹、阴证喉痹、阴虚喉痹、阳虚喉痹、格阳喉痹、伤寒喉痹、阴寒喉痹、寒伏喉痹、天行喉痹、阴毒喉痹、酒毒喉痹、治烂喉痹、白色喉痹、淡红喉痹、肺绝喉痹等。

1. 阳证喉痹

《验方新编·卷十七·咽喉·阳症喉痹》:"痹者,痛也、病也,不仁之谓也。阳症者,乃实火患,脏腑积热,热甚生风,风火迅速鼓激痰涎,堵塞咽喉隘地,呼吸难通,以致顷刻之间牙关紧闭,不省人事。若不急治,多不可救。"

《喉科心法·阳症喉痹》:"阳症喉痹:痹者,痛也。痛而红肿为阳,痛而不红肿为阴。若人膈间素有痰涎蓄积,或因好饮烧酒,过啖鸡鱼牛羊煎炙厚味,及姜椒等热物;或因忿怒失常;或因纵欲多服助阳药。盖过啖热物,火起于脾胃;忿怒,火起于胆;纵欲,火起于肝肾。火动生风,鼓激痰涎,结聚于咽喉窄狭之处,红肿疼痛,饮食阻凝,小便赤,大便结,此为阳症喉痹。"

2. 阴证喉痹

《验方新编·卷十七·咽喉·阴症喉痹》:"阴症喉痹:咽喉寒症从来稀少,百中不过偶有一二也。其症咽喉疼痛,既不红又不肿,或且微带白色,口不渴,喜饮热汤而不能多饮,小便清而且长,腹疼腹冷,大便泄泻,手足厥冷,身重恶寒,喉间清涎成流而出,时作干呕欲吐,舌苔润而且滑,其脉沉而微细,乃足少阴肾经中寒症也。由其人肾中真阳本虚,寒邪乘虚直中其经,逼其微阳上浮而为咽痛,是无阳纯阴之症,故名阴症喉痹。"

《喉科心法·阴症喉痹》:"阴症喉痹:此症咽喉虽疼痛异常,却不红肿,或且带白色,口不渴,喜饮滚汤不多,小便清长,或兼腹痛泄泻,手足厥逆(手足冷为逆冷,过肘膝为厥逆),或头痛如破,身重恶寒(表症恶寒寒在外,宜汗,阴症恶寒寒在内,宜温,忌汗);或头重如压,身体痛,自汗喜睡,或微热面赤,干呕厥逆(面赤者,肾中真阳发露,名戴阳症。微热者,阳外越也),喉间清涎成流而出,脉沉微细,乃足少阴肾经中寒之重症也。由其人肾中真阳本虚,寒邪乘虚,直中其经,逼其微阳上浮,而为咽痛,是无阳纯阴之症,故名阴症喉痹。"

3. 阴虚喉痹

《喉科大成·卷二·喉痹论·阴虚喉痹》："阴虚喉痹：其证亦内热，口渴喉干，或唇红颊赤，痰涎壅盛，然必尺脉无神，或六脉虽数，而浮软无力。但察其过于酒色，或素禀阴气不足，多倦少力者，是皆肾阴亏损，水不制火而然。"

4. 阳虚喉痹

《喉科大成·卷二·喉痹论·阳虚喉痹》："阳虚喉痹：非喉痹因于阳虚，乃阳虚因于喉痹也。盖有因喉痹而过于攻挚，致伤胃气者；有由于饮食，仓廪空虚亦伤胃气者；又有气体素弱，不耐劳倦，而伤胃气者。凡中气内虚，疼痛外逼，多致元阳气越，脉浮而散，或弱而涩，以致声如鼻鼾，痰如拽锯者，此肺胃垂绝之候。"

5. 格阳喉痹

《喉科大成·卷二·喉痹论·格阳喉痹》："格阳喉痹：由火不归原，则无根之火客于咽喉而然，其证则上热下寒，全非火证。凡察此者，但诊其六脉微弱，全无滑大之意，且下体绝无火证，腹不喜冷，即是候也。"

6. 伤寒喉闭

《玉机微义·卷二十七·喉痹门·论喉痹为伤寒所致》："论喉痹为伤寒所致。庞氏曰：《经》云伏气之病，古方谓之肾伤寒。谓非时有暴寒中人，伏毒气于少阴经，始衰不病，旬月乃发，脉微弱，法当咽痛似伤，非喉痹之病，次必下痢。

[谨按]少阴伤寒一二日，病乃不自太阳传也，因是经不足，而卒中寒，寒邪抑郁，内格阳气为热，上行于咽门经会之处，寒热相搏而痛，或成喉痹。"

《焦氏喉科枕秘·卷一·治喉痹单方》："伤寒喉闭：此症因伤寒遗毒不散，八九日后，喉中肿闭，乃热毒入于心脾二经之故。"

7. 阴寒喉痹

《喉科金钥全书·下卷·寒疫门(通治阴寒喉痹)》："白喉寒证初起，恶寒不发热，或不恶寒，无头痛身疼等证，但昏倦异常，咽喉微微作痛，悬雍下垂，可硬饭不可咽津，至喉间见白痛则增，或微肿或不肿无定也。"

8. 寒伏喉痹

《咽喉秘集·张氏咽喉七十二症治·寒伏喉痹》："寒伏喉痹：为肺经寒重，色紫亦不大肿，脉缓，若误服凉药，久之必烂。凡遇紫色者不可作火治。"

9. 天行喉痹

《喉科心法·大头瘟喉痹并捻颈瘟喉痹》："其症憎寒壮热，口渴，舌生胎刺，头面赤，肿如匏瓜，目不能开，咽喉红肿或闭塞，语声不出，或口流浊水，涎如红汗。此乃时行疠气，为病则延街合巷，症候相同，互相传染恶症也，不速治，十死八九。"

《喉科大成·卷二·喉痹论》："此论天行喉痹：瘟毒喉痹，乃天行瘟疫之气。其证则咽痛项肿，甚有颈面项俱肿者。北方尤多此病，俗人呼为虾蟆瘟，又名鸬鹚瘟，亦名大头瘟。"

10. 阴毒喉痹

《焦氏喉科枕秘·卷一·治喉痹单方》："阴毒喉痹图：此症冬日感阴湿火邪而起，肿如紫李，微见黑色；外症恶寒身热，振动腰疼，头痛。血红可治，血黑不治；血微红，肿处软，有痰者可治；血黑硬，痰干者，难治。"

11. 酒毒喉痹

《疡医大全·卷十七·咽喉部·喉痹门主论》："酒毒喉痹：其形若鸡子，其肿鲜红，其光如镜。外证发热恶寒，头痛颈强。此上焦积热，心脾受之，盖心脾二经主上焦。宜服粘子解毒汤。"

《焦氏喉科枕秘·卷一·治喉痹单方》："酒毒喉痹图：此症上焦心脾二经之火，因酒伤而起，形如鸡卵，其色鲜红，其光如镜，壅塞喉中，发热恶寒，头痛项肿。"

《重订囊秘喉书·卷上·类证·酒毒喉痹》："酒毒喉痹：外见赤肿，内形如鸡子，其色鲜红，光亮如镜，发热恶寒，目睛上视。此心脾积热，形象虽凶，速治可愈。"

12. 肺绝喉痹

《外科十法·外科症治方药·肺绝喉痹》："肺绝喉痹：凡喉痹日久，频服清降之药，以致痰涌声喑，或痰声如曳锯，此肺气将绝之候也，法在难治。"

《医学心悟·卷四·咽喉·肺绝喉痹》："肺绝喉痹：凡喉痹日久，频服清降之药，以致痰涎壅于咽喉，声如曳锯，此肺气相绝之候也，法在难治。"

《疡医大全·卷十七·咽喉部·喉痹门主论》："又曰：肺绝喉闭，其脉浮散而微细，其声如鼾，有如痰在喉中响者，此为肺绝之候。"

《外科证治全书·卷二·喉部证治·辨证大

略》："喉痹：痹者，不仁也、骤起也，危极之证。痰在喉中作响，响如打鼾，鼻色白而不肿，诸书皆称肺绝不救，盖缘误服寒凉以致死耳。如果用桂姜汤服之立愈。"

《喉科心法·肺绝喉痹》："肺绝喉痹：不治症也。其脉浮散或微细将绝，或洪疾无伦，重按全无，或现雀啄、屋漏、鱼翔、虾游、弹石、解索、釜沸等脉。其声如鼾，如痰响在喉中，此肺气将绝之候。"

13. 风热喉痹

《疡医大全·卷十七·咽喉部·喉痹门主论》："风热喉闭：内外俱肿者，谓其人久积热毒，因而感风，风热相搏，发出外来则壅喉间。其人面赤腮肿，身发寒热，喉中有块如拳，外血鲜红。"

（三）按喉痹颜色形状分类

1. 烂喉痹

《咽喉秘集·张氏咽喉七十二症治·烂喉痹》："烂喉痹：因肝胃热毒，外感时邪而发，形如花瓣，烂肿白斑，痛叫不食，目睛上泛，六脉洪大……此症若脉细、身凉，不治。"

2. 白色喉痹

《喉科指掌·卷之四·喉痹门第三·白色喉痹》："白色喉痹：此症因肺胃受寒，脉迟身热。"

3. 淡红喉痹

《喉科指掌·卷之四·喉痹门第三·淡红喉痹》："淡红喉痹：肿如鸡子，饮食不下，身发寒热，眼红呕吐，恐有斑毒在内，急针……此症因伤寒时邪未清之故，两关沉细，两寸尺四脉虚数是也。"

（四）按发病人群分类

小儿喉痹

《诸病源候论·小儿杂病诸候四·喉痹候》："喉痹，是风毒之气，客于咽喉之间，与血气相搏，而结肿塞，饮粥不下，乃成脓血。若毒入心，心即烦闷懊侬，不可堪忍，如此者死。"

《太平圣惠方·卷第八十九·治小儿喉痹诸方》："夫小儿喉痹者，是风热之气，客于喉咽之间，与血气相搏，而结肿痛。甚者肿塞，饮粥不下，乃成脓血。若毒入于心，心烦闷懊侬不可堪忍，如此者死也。"

《圣济总录·卷第一百八十·小儿喉痹》："小儿喉痹，论曰：喉痹之病，喉中肿塞痹痛，水饮不下，呼吸有妨，寒热往来，得之风热客于脾肺，熏发咽喉，小儿纯阳，尤多是疾。若不速治，毒邪入心，则烦闷懊侬，立致危殆。"

《幼幼新书·卷第三十四·喉痹第十五》："《巢氏病源》小儿喉痹候：候痹是风毒之气客于咽喉之间，与血气相搏而结肿塞，饮粥不下，乃成脓血。若毒入心，心即烦闷懊侬，不可堪忍，如此者死。《婴童宝鉴》小儿候痹、马痹歌：热毒喉中结作痈，名为喉痹食难通：马痹颔间生肿痛，盛邪心烦命也终。《玉诀》小儿咽肿喉闭候歌：咽喉肿闭肺家殃，积热于中舌有伤；风盛气攻丹肿毒，却愁生出脑疳疮。"

《寿世保元·卷八·初生杂症论·喉痹乳蛾》："一论小儿喉痹，会厌两傍肿者，为双乳蛾，易治。一傍肿者，为童乳蛾，难治。乳蛾差小者，为喉痹，热积于咽喉，且麻且痒，肿绕于外，名缠喉风。喉痹暴发暴死者，名走马喉风。"

【辨病因】

外感、内伤皆可导致喉痹的发生。其外感病因，包括感受风寒、风热、火邪、天行运气之邪等。天行运气之邪常可导致"乡村病皆相似"的喉痹，具有流行性、传染性。其内伤病因，包括饮食不节，如纵酒过度、嗜食辛辣肥甘；七情内伤，如暴怒、忧思；房事劳伤等。此外，素体阴虚、素体痰盛等体质因素也常是本病诱发因素。

一、概论

《重楼玉钥续编·论喉痹关乎运气而有火湿寒之异》："内因：因胸膈素有痰涎，或纵酒过度，或忿怒失常，或房事不节，火动其痰，涌塞于咽喉之间，以致内外肿痛水浆不入。(《医鉴》)有属运气天行者，有因七情郁结者，有寒客会厌者，有寒伤肾而帝中肿者。

外候：外候最多，已载前编，兹不复赘。(岫云)其毒聚于内，涎唾稠黏，但发寒热者，塞喉风也。暴发暴死者，名走马喉风。(子和)走马喉风，卒然失音，不省人事，痰壅口噤闭塞而死，与诸卒中相似，必先有喉痛为辨耳。(李惺庵)"

二、感受外邪

1. 感风热久积

《丹台玉案·卷之三·喉痹门》："肺气通于咽，胃气通于喉。盖咽以出气，喉以纳食，乃一身之关隘也。闭塞而不通，则道路阻绝，饮食难下，死生安危，胥此系焉。此人之至急者也，使不早治，则不救矣。而喉痛之症惟喉风犹急，乳娥次之。若左右皆乳娥，是亦缠风也。缠风云者，喉中皆缠紧，惟有一线之通。乳娥云者，肿处如蛾，形犹有可通之路。要其致病之由，皆因平日感受风热，积之既久，留于上焦，一时未发，乘机而动。醉后而重醉劳后而复劳，动其相火，相火一炽，而平日所积之风热，一齐而起，痰血腾涌，如潮之至，结于咽喉，外不得吐，内不得下，为肿为痛，苦楚呻吟，饥不能食，渴不能饮。煎剂卒难奏功，丸散安能施效，病势已逼，将立而视其死矣。必须用刀针以决之，庶可以泄其毒，而救其热，然后治之以药，乃可愈耳。"

2. 感风寒热气

《焦氏喉科枕秘·卷一·治喉痹单方》："喉闭图：此症外因感寒，内伤热物，大寒后便入热汤洗浴，将寒气入脾经，冷气阻于中脘，邪热客于心经而生。卒然秘塞，气不宣通，死者多矣……问你因何成喉闭，为感风邪受热气，致令寒气入脾经，邪热于心卒然闭。"

3. 感阴湿火邪

《疡医大全·卷十七·咽喉部·喉痹门主论》："又云：阴毒喉痹，肿如紫李，现黑色，其色光血红可治；阴毒血黑不治。外证恶寒，其身瞤动振，腰痛脚冷，此乃冬月感阴湿火邪相干也。"

三、饮食不节

《古今医统大全·卷之六十五·咽喉门·病机》："喉痹之病，属痰、属火、属风三者而已。喉为饮食之关所系，病喉痹，多起饮酒太过，辛辣肥甘之毒郁积壅滞，为痰生热，热生风，呕吐咯咳伤咽系，枯槁饮食不下。甚者痰塞，不通声而速死，故曰锁喉。"

四、七情内伤

《疡科捷径·卷中·喉部·阴虚喉痹》："阴虚喉痹：阴虚喉痹体虚生，微肿咽关痒痛行。暴怒下亏相火胜，忧思过度总能成。"

五、素体因素

1. 素体阴虚

《喉科大成·卷二·喉痹论·阴虚喉痹》："阴虚喉痹：其证亦内热，口渴喉干，或唇红颊赤，痰涎壅盛，然必尺脉无神，或六脉虽数，而浮软无力。但察其过于酒色，或素禀阴气不足，多倦少力者，是皆肾阴亏损，水不制火而然。火甚者，宜滋阴，八味煎加减，一阴煎之类主之。火微而不喜冷物，及大便不坚，小便不热者，宜六味地黄汤、一阴煎之类主之。若思虑焦劳，兼动心火者，二阴煎主之。"

2. 素体痰盛

《疡医大全·卷十七·咽喉部·喉痹门主论》："《经》曰：一阴一阳结谓之喉痹。一阴君火也，一阳少阳相火也，手少阴心脉挟咽，足少阴肾脉循喉咙，其人膈间素有痰涎，或因饮酒过度，或因忿怒失常，或因房室不节。盖饮酒过度，胃火动也，富贵人多犯之；忿怒失常，肝火动也，妇人多犯之；房室不节，肾火动也，男子多犯之。火动痰上而痰热熏灼，壅塞咽嗌之间，痰者火之本，火者痰之标，火性急速，所以内外肿痛，水浆不入，乃外证之最危者。治疗之法，急则治标，缓则治本，治标用丸散以吐痰散热，治本用汤药以降火补虚。奈何治者但云治脾肺火，而未云降肝肾火也，必须以《内经》从治之法，切不可骤用寒凉，益促其危耳。故实火须用正治，虚火须用从治，须分明白不可少误。"

六、他病诱发

《玉机微义·卷二十七·喉痹门因》："论喉痹为风燥所因，陈无择云：风燥皆使喉痹咽肿，则不能吞干，则不能咽多，因饮啖辛热或复呕吐咯伤致咽系干枯之所为也，与喉门自别。又有悬门暴肿闭塞喉咙亦如喉闭，但悬壅在上腭，俗谓莺翁，又谓之鹅聚，俗语声讹不可不备识。"

《通俗内科学·消化器病·喉痹（扁桃腺炎）》："本症多发于寒冒，与直接刺激咽头，如吸烟饮酒之类。其他如猩红热、麻疹、梅毒、丹毒、痃疾等，均有本病之诱因。"

七、天行之邪

《证治准绳·杂病第八册·七窍门下·咽喉》："喉痹，乡村病皆相似者，属天行运气之邪。"

【辨病机】

喉痹常由多种病邪郁结喉间，闭塞气机所致。

如火盛气结，上焦壅滞；寒郁经脉，痹塞于喉；火中挟风，风火交煽于喉；火郁上焦，致痰涎气血，结聚于喉；酒毒上蒸，壅塞于喉等。除此之外，阴虚相火、阴证虚火冲逆咽喉，也可导致喉痹。

一、概论

《本草品汇精要·续集·脉诀四言举要卷上·喉痹脉证第六十》："喉痹之脉，数热迟寒，缠喉走马，微伏则难，此言喉痹脉证宜别也。痹者，闭也，闭塞不通之谓。乃火盛气结，以致喉咙肿胀呼吸难通，痰涎壅塞水浆不下，一二日即能杀人。其脉多数，数则为热故耳；间有脉迟者，乃是外寒袭入经脉，经气不利，郁滞于所过之处，故亦为痹，而且当温散也。更有一种缠喉风，或麻或痒，又肿又痛，缠绵于内；一种走马喉痹，须臾之间痛而肿、肿而闭、闭而气绝，暴发暴死，二者俱火中挟风、风火交煽，故发病凶暴，如此其脉应浮大洪数，而反见微伏是邪盛正衰，欲其生也不亦难乎！"

《重楼玉钥续编·总论喉痹大意》："一阴一阳结谓之喉痹。王冰注曰：一阴肝与心包也，一阳胆与三焦也。四经者，有相火并络于咽喉，气热内结，结甚则肿胀，胀甚则痹，痹甚则不通而痰塞以死矣。心咳之状，咳则心痛，喉中介介如梗状，甚则咽肿喉痹。邪客于少阴之络，令人喉痹，舌卷口干心烦。"

"喉痹不能言，取足阳明能言，取手阳明(《灵枢》)十二经脉皆上循咽喉，尽得以病之然统其所属，乃在君相二火而已。盖肺主气天也，脾主食地也，纳气者，从金化，纳食者从土化金性燥，土性湿乃至于病也。金化变动为燥，燥则涩，涩则闭塞而不仁。土化变动为湿，湿则泥，泥则壅胀而不通。故在喉曰痹，在咽曰肿，虽有缠喉、乳蛾、嗌塞、喉干种种之不同，其为火郁上焦，致痰涎气血，结聚于咽喉一也。治法当视火之微甚微则正治，甚则反治撩痰出血随宜而施。(《准绳》)"

二、火热论

1. 热客上焦

《医学启源·卷之中·〈内经〉主治备要·喉痹》："喉痹，注云：痹，不仁也，俗作闭，犹塞也。火主肿胀，故(热客)于上焦，而咽嗌肿胀也。"

2. 热毒结喉

《诸病源候论·咽喉心胸病诸候·马喉痹候》："马喉痹者，谓热毒之气结于喉间，肿连颊而微壮热，烦满而数吐气，呼之为马喉痹。"

《圣济总录·卷第一百二十二·咽喉门·马喉痹》："论曰：马喉痹之状，势如奔马，喉间痹痛，肿连颊骨，壮热烦满，数数吐气者是也。此盖脾肺不利，热毒攻冲，发于咽喉所致。"

3. 相火冲逆

《寿世保元·卷六·喉痹》："《内经》曰：一阴一阳结，谓之喉痹。一阴者，手少阴君火，心主之脉气也。一阳者，手少阳相火，三焦之脉气也。二脉并络于喉，气热则内结，结甚即肿胀，肿胀甚则痹，痹甚则不通而死矣。夫推原十二经，惟足太阳则下项，其余皆凑于喉咙。然《内经》何独言一阴一阳结为喉痹？盖君相二火，独胜而热，中络故痛者速也。余谓一言可了者，火也。故十二经中，言嗌干嗌痛，喉肿颔肿，舌本强，皆君火为之也。惟咽痹急速，相火所为也。夫君火者，犹人火也。相火者，犹龙火也。人火焚木其势缓，龙火焚木其势速。《内经》之言喉痹，则与咽舌其两间耳。然其病同于火，故不分也。后之医者，各详其状，强立八名。曰单乳蛾、双乳蛾、子舌胀、木舌胀、缠喉闭、走马喉闭……此八种之名虽详，若不归之火，则相去远矣。"

《医学说约·杂症分目·火门·喉痹》："喉痹者，俗名乳蛾，乃相火冲逆也。火者，痰之本；痰者，人之标。火性急速，故病发暴悍，且吸门为人身之门户，若卒肿痛水浆不入，语言不通，其病危矣。治必大涌其痰，或刺其肿处，急则治其标也，脉必洪数。"

《伤寒绪论·卷下·喉痹》："喉痹者，热毒陷于厥阴也。伤寒而至喉痹，邪气深矣。盖厥阴为阴中之阳，最易发热，龙火每挟毒邪涎饮，痹着于少阴之经，以阴从阴，故阴中火发，必发于喉，火性上炎故也。

凡厥逆发热，热多寒少，或发痈脓，或唾脓血，或咽痛喉痹者，皆热邪有余之候，虽伤寒与温病、热病、天行大头及杂证湿痰、郁火等骤发之喉痹，种种不同，而为阴火亢害则一，其治法皆可默悟矣。"

三、风火(热)痰毒诸邪传结

1. 风毒客喉蕴热

《诸病源候论·咽喉心胸病诸候·喉痹候》：

“喉痹者，喉里肿塞痹痛，水浆不得入也。人阴阳之气出于肺，循喉咙而上下也。风毒客于喉间，气结蕴积而生热，故喉肿塞而痹痛。”

《诸病源候论·小儿杂病诸候四·喉痹候》：“喉痹，是风毒之气，客于咽喉之间，与血气相搏，而结肿塞，饮粥不下，乃成脓血。若毒入心，心即烦闷懊侬，不可堪忍，如此者死。”

2. 风热传结于喉

《太平圣惠方·卷第八十九·治小儿喉痹诸方》：“夫小儿喉痹者，是风热之气，客于喉咽之间，与血气相搏，而结肿痛。甚者肿塞，饮粥不下，乃成脓血。若毒入于心，心烦闷，懊侬不可堪忍，如此者死也。”

《圣济总录·卷第一百八十·小儿喉痹》：“小儿喉痹，论曰：喉痹之病，喉中肿塞痹痛，水饮不下，呼吸有妨，寒热往来，得之风热客于脾肺，熏发咽喉，小儿纯阳，尤多是疾。若不速治，毒邪入心，则烦闷懊侬，立致危殆。”

《疡医大全·卷十七·咽喉部·喉痹门主论》：“风热喉闭，内外俱肿者，谓其人久积热毒，因而感风，风热相搏，发出外来则壅喉间。其人面赤腮肿，身发寒热，喉中有块如拳，外血鲜红。”

3. 风毒痰结于喉

《疡医大全·卷十七·咽喉部·喉痹门主论》：“窦汉卿曰：或问风毒喉痹，内外俱肿，其故何也？风毒之气结于喉间，则壅塞喉间，乃风毒与痰相搏故也。《素问》云：无风则不动痰，无痰则不受风，风痰相搏，结塞咽喉。其外证咽喉形如鸡子，其色微白，外面腮上有肿，其形似疮，身发寒热，牙关紧强，语声不出者是也。”“又云：如牙关紧强不得开者，此皆风痰相搏，壅塞咽喉。”

4. 痰热（火）内结

《万氏家抄济世良·卷三·喉痹》：“喉痹，属痰、属火、属热。重者宜吐、宜刺出血，又针少商、照海二穴。”

《丹溪手镜·卷之中·喉痹》：“盖因痰热内结，虽有蛾闭、木舌、子舌、缠喉、走马八名，火则一也。

夫少阴君火，少阳相火，并络于喉，气热则结。甚则肿胀，甚则痹，痹甚不通而死。惟喉痹急速，相火之为也。至如嗌干痛、咽颔肿、舌木强，皆君火之为也。”

《一见能医·卷之七·病因赋下》：“喉痹乃火动痰升：喉痹者，咽喉闭塞不通也。少阴君火之脉，少阳相火之脉，皆络于喉，其热气上行，搏于喉之四傍而作肿痛……其名虽殊，其因则火与痰也。”

5. 痰火风相生为患

《古今医统大全·卷之六十五·咽喉门·病机》：“喉痹之病，属痰、属火、属风三者而已。喉为饮食之关所系，病喉痹，多起饮酒太过，辛辣肥甘之毒郁积壅滞，为痰生热，热生风，呕吐咯咳伤咽系，枯槁饮食不下。甚者痰塞，不通声而速死，故曰锁喉。”

6. 风火相煽，水聚为痰

《古今医彻·卷之三·杂症·喉痹》：“喉痹：龙潜于海，雷藏泽中，则天以清，地以宁耳。及其发也，阴霾四际，光焰烛天，天气闭塞，地气冒明。所谓龙雷之火，迅不及掩，其势疾暴可畏。一至风恬雨霁，则无所施其威矣。人之喉主天气，咽主地气，为身中之橐籥，水谷之道路。使无风火相扇，则金空而鸣，谷虚而纳，何窒塞之与有？惟火发于内，风郁于外，水波汹涌，而聚为痰。在外则喉风，缠络胸膈。在内则喉痹，壅结两傍。疼痛而食不得入，声不得出。旦夕之际，危亡可待。”

7. 风燥伤喉

《玉机微义·卷二十七·喉痹门》：“论喉痹为风燥所因。陈无择云：风燥皆使喉痹咽肿，则不能吞干，则不能咽多，因饮啖辛热或复呕吐咯伤致咽系干枯之所为也，与喉门自别。又有悬门暴肿，闭塞喉咙亦如喉闭，但悬壅在上腭，俗谓莺翁，又谓之鹅聚，俗语声讹不可不备识。”

四、脏腑停寒论

《疡医大全·卷十七·咽喉部·喉痹门主论》：“《医论选要》曰：脏腑停寒，寒则气缩，如物窒碍于其间，固有喉痹之证。”

五、寒热错杂论

1. 热为寒闭

《金匮翼·卷五·咽喉·喉痹诸法》：“喉痹者，咽喉肿塞痹痛，水浆不得入是也。由脾肺不利，蕴积热毒，而复遇暴寒折之，热为寒闭，气不得通，结于喉间。其症发热恶寒，喘塞胀闷，不急治杀人，针刺出血，搐鼻吐痰，皆急法也。”

2. 寒热逆乱

《疡医大全·卷十七·咽喉部·喉痹门主论》：“窦梦麟曰：喉闭，此证因外感寒邪，内伤热物，或大寒后便入热汤洗，故将寒气逼入脾经，冷气阻于中脘，邪气热客于心经，故生此疾。”

六、伤寒喉痹论

1. 伤寒伏气内发，内寒格热

《玉机微义·卷二十七·喉痹门·论喉痹为伤寒所致》：“为医不察脉证虚实，即用寒凉之剂攻治，卒致殒没，而患者自谓其分。鸣呼冤哉！殊不察少阴病咽痛，及生疮不能言，声不出者，药用甘苦辛温，制其标病，以通咽嗌。至若伤寒伏气内发，咽痛兼下利清谷，里寒外热，面赤脉微弱者，用辛热之药攻其本病，以顺阴阳，利止则水升火降，而咽痛自无也。此非杂病一阴一阳结为喉痹之比，不可妄施针砭及寒凉之药，且夫火热之动，为病急速，子和论治已详。然伤寒伏气为病，咽痛或肿，本阴寒厥甚，逼热上行，其喉为痹，逼热下行，必便脓血，此标热而本寒也。仲景自有治例，故子和略之不议。若是则火热喉痹肿甚者，急用药吹点，或刺少商、合谷、丰隆、涌泉、关冲等穴，以解脉络之结。轻者，内与甘辛凉剂，降火制其标本，亦不可便用苦寒之药攻治。倘有内寒格热为病，吾恐反增其势矣。”

2. 伤寒遗毒不散，热毒入心脾

《疡医大全·卷十七·咽喉部·喉痹门主论》：“伤寒喉痹，乃伤寒遗毒不散，致八九日后喉痹。皆因热毒入于心脾二经，吹冰片散。”

七、虚证喉痹论

1. 阴虚下亏

《疡科捷径·卷中·喉部·阴虚喉痹》：“阴虚喉痹：阴虚喉痹体虚生，微肿咽关痒痛行。暴怒下亏相火胜，忧思过度总能成。”

2. 阴证下虚

《古今医统大全·卷之六十五·咽喉门·病机》：“阴证下虚亦令喉痹，《经》曰：阴病极有虚火，喉痹，此多不治。治法即蜜附子是也。”

《疡医大全·卷十七·咽喉部·喉痹门主论》：“又曰：阴证下虚，令人喉痹，又当治其下寒，则痹自通矣。”

3. 元气虚弱，虚阳上攻

《疡医大全·卷十七·咽喉部·喉痹门主论》：“虚阳上攻，由于久病元气虚弱，邪火上行，咽喉肿痛，上下不升降，水火不既济，心火冲喉故肿痛而闭塞，其形若何？曰语声不出，牙关紧急，痰涎满口，手足厥冷，头目昏眩者是也。”

八、酒毒蒸心脾论

《疡医大全·卷十七·咽喉部·喉痹门主论》：“又云：酒毒喉痹，乃酒毒蒸于心脾二经，则壅咽喉，其人面赤而目睛上视者是也。”

九、痰饮为患论

《玉机微义·卷四·痰饮门·论痰为诸病》：“或眼粘、湿痒、口糜、舌烂、喉痹等证。”

【辨病证】

由于喉痹中急喉痹起病急骤，发展迅速，常致人死亡。故喉痹之辨证，在辨清表里寒热虚实、脏腑经络的同时，尤其要注意辨清喉痹的缓急轻重及是否有传染性，这对后续选取恰当的治疗手段尤为重要。

一、辨症候

1. 辨病势缓急

《疡医大全·卷十七·咽喉部·喉痹门主论》：“又曰：咽在后主食，喉在前主气，十二经中惟足太阳主表，别下项，余经皆内循咽喉，尽得以病之。而统在君相二火，喉主天气，属肺金，变动为燥，燥则涩而闭。咽生地气，属脾土，变动为湿，湿则肿而胀。皆火郁上焦，致痰涎气血结聚咽喉，肿达于外，麻痒且痛为缠喉风，肿于两旁为喉痹，其单蛾、双蛾、木舌、舌胀、缠喉、走马、喉风，病同于火故不分也。惟缠喉、走马，杀人最速。”

“钱青抡曰：喉闭必先两日胸膈气紧，出气短促，蓦然喉痛，手足厥冷，气闭，命悬顷刻。速用鸡翎或鹅毛蘸桐油，喉间搅探吐痰立开。切忌牛黄，入口不救。如无药或有药不进者，急将两臂以手勒数十次，取油头绳扎大拇指，以针刺指甲边（即少商穴），血滴下其喉即通。只刺男左女右，重者两手齐针。（《单方全集》）”

2. 辨八纲属性

（1）辨阴阳

《重楼玉钥续编·论喉痹关乎运气而有火湿寒之异》："辨阴阳之分：阳虚者，两寸浮大，遇劳益甚，此肺脾气怯，不能堤防下焦，须培补中宫。阴虚者，两尺洪数，日晡转甚，此肝肾阴虚，不能制御龙雷，必滋养癸水。脉法：两寸浮洪而溢者，喉痹也。两尺细微无力者，虚炎也。若微甚而伏者，死。浮大而涩者，亦死。沉细者，不治。洪大有力者，易治。弦数有力为实火，左寸虚数尺微为虚火，宜滋养金水。两脉若浮大，重取而涩者，此阴气大虚，阳气浮越也，宜补阴敛阳，人参一味浓煎汤饮之，用喉科法治之必死。"

（2）辨寒热

《本草品汇精要·续集·脉诀四言举要卷上》："喉痹脉证第六十：喉痹之脉，数热迟寒，缠喉走马，微伏则难，此言喉痹脉证宜别也。痹者，也，闭塞不通之谓，乃火盛气结，以致喉咙肿胀，呼吸难通，痰涎壅塞水浆不下，一二日即能杀人。其脉多数，数则为热故耳，间有脉迟者，乃是外寒袭入经脉，经气不利，郁滞于所过之处，故亦为痹，而且当温散也。更有一种缠喉风，或麻或痒，又肿又痛，缠绵于内；一种走马喉痹，须臾之间痛而肿，肿而闭，闭而气绝，暴发暴死，二者俱火中挟风，风火交煽，故发病凶暴。如此其脉应浮大洪数，而反见微伏是邪盛正衰，欲其生也不亦难乎！"

《明医指掌·卷八·杂科·喉痹证一》："喉痹皆因二火攻，风痰壅热在喉咙。因生血泡咽关闭，性命危于旦夕中。砭血搅痰为上策，寒凉直治定收功。咽喉亦有阴经证，误服寒凉立见凶。"

（3）辨表里

《重楼玉钥续编·论喉痹关乎运气而有火湿寒之异》："论表与里之分：属表者必兼恶寒，且寸脉弱小于关尺，此寒闭于外，热郁内，宜辛凉发散，切忌酸寒。属里者，身无热而寸脉滑，石于关尺，乃积热于内，壅滞生痰，宜苦寒折伏及涌吐之法。（李惺庵）亦有表证轻而无寒热者，宜细辨之。（岫云）恶寒而寸脉小，乡里所患相同，此属天行时气，宜先表散，大忌酸寒吹点，苦寒下之。（景嵩崖）"

《喉科大成·卷二·喉痹论》："喉痹恶寒极：寸脉小弱于关尺者，皆为表证……娄善全云：喉痹恶寒者，皆是寒折热，寒闭于外，热郁于内。"

"喉痹不恶寒者：及寸脉大滑实于关尺者，皆属下证……韩祗和云：寸脉大于关尺者……东垣云：两寸脉实，为阳盛阴虚……或三部俱实，亦可用其法也。（《准绳》）"

（4）辨虚实

《疡医大全·卷十七·咽喉部·喉痹门主论》："丹溪曰：喉痹属痰、属风、属热，皆因郁火而兼热毒，肿甚不红者，乃咽喉之虚证。"

《重楼玉钥续编·论喉痹关乎运气而有火湿寒之异》："辨虚与实之异：实火因过失煎炒炙煿醇酒，热毒蕴积，胸膈不利，烦渴便闭。虚火因七情劳欲，气虚虚火上炎，咽膈干燥，二便如常。（《入门》）"

3. 辨经络

《喉科大成·卷二·喉痹论》："喉痹所属诸经，凡少阳、阳明、厥阴、少阴，皆有此证。但其中虚实各有不同，盖少阳厥阴为木火之脏，固多热证；阳明为水谷之海，而胃气直透咽喉，故又惟阳明之火为最盛。欲辨此者，但察其以情志郁怒而起者，多属少阳厥阴。以口腹肥甘辛热太过而起者，多属阳明。凡患此者，多宜以实火论治，至若少阴之候，非此之比。盖少阴之脉，结于横骨，终于会厌，系于舌本。凡阴火逆冲于上，多为喉痹，但少阴之火有虚实，不得类从火断。若果因实火，自有火证火脉，亦易知也。若因酒色过度以致真阴亏损者，此肾中之虚火证也，非壮水不可。又有火虚于下，格阳于上，此无根之火，即肾中之真寒证也，非温补命门不可。凡此诸经不同，而虚实大异，皆后人所罕知者，独《褚氏遗书》有上病察下之说，诚见道之言也。（《全书》）"

《喉科金钥全书·上卷·一阴一阳结谓之喉痹论》："一阴一阳结谓之喉痹者，盖举少阴少阳君相二火以提其纲耳。至喉证之变态靡常，非两经所能尽而要，惟两经受病为最多，请详言其旨。十二经脉惟足太阳主表，别下项，所以喉病忌表者，舍太阳经病而言也。太阴为咽喉内地，厥阴实咽喉奥区，姑不具论。阳明为仓廪之官，水谷之气直透咽喉，故阳明湿热熏蒸，咽喉当其要害，适足以病之。苟非君相二火煽动，不难以一剂清凉作九霄甘露，立奏肤功。所最难者，少阴之脉循喉咙，系舌本，少阳之脉通三焦，行气管，二火煽动外邪，挟其气焰，不循顺辄势甚披猖，为痛为肿，肿痛剧而为痹。痹者，闭也；结者，塞也。不独不能进食，甚至闭塞气管而死，此阴阳结而为喉痹之现象，必审其受病之原因。其要有三：少阴君火，龙火也；少阳相火，雷火也。其人如兴居不节，房劳醉饱，晨昏颠倒，皆足憧扰乎阴阳，阴不足以济阳，阳无所附丽，一旦龙雷飞空直上，不能招回故宅，加以阳明湿热熏蒸助其气，此虚火喉痹之所由起也。若其人阴虚阳亢，三焦胆气素强，偶然触犯风邪，或遭恶浊，春温夏暑，时疫流行，乘虚入隙，从口鼻先犯脑窍，次踞咽喉，内讧与外侮交攻，此实火喉痹之所由起也。然则，治虚火之术奈何？曰：坎象者，内阳而外阴也。壮水之主，以制阳光，海底龙潜，雷霆顿息矣。然则，治实火之术奈何？曰：离象者，内阴而外阳也，养阴清燥，引浮游火下行，内本既清，外邪斯退矣。顾此第就君相二火相煽而言之，若夫内则真阳素亏，外则真寒交战，履霜坚冰，咽喉痹痛，治之失当，竟至捐生。今时喉科能辨者盖寡，此则专属少阴君火衰微，阳光不振，治主益火之源以消阴翳，非温补命门不可。夫君主达聪明目，端拱无为，相臣燮理阴阳，咸有一德，斯百度为贞也。"

4. 辨火湿寒之异(辨五运六气)

《重楼玉钥续编·论喉痹关乎运气而有火湿寒之异》："《素问》曰：运气，少阳所至为喉痹，耳鸣呕涌。又曰：少阳司天之政三之气炎暑至，民病喉痹。此乃属火者也，宜仲景桔梗汤；或面赤斑者属阳毒，宜阳毒诸方汗之。又曰：太阴之胜，火气内郁，喉痹。又云：太阴在泉，湿淫所胜，病嗌肿，喉痹。此属湿者也，宜《活人》半夏桂枝甘草汤。又云：太阳在泉，寒淫所胜，民病咽痛颔肿。此属寒者也，轻者表散，重者理中、四逆酌用。或面青黑者，属阴毒，宜阴毒诸方汗之。[按]运气虽有火湿寒之不同，然湿则热生乎中，寒则火郁于内，同归于火，故治法大要以发之为主。如针刺刀砭药，则赤麟散、金碧二丹，皆是大苦大寒辛热之剂，间亦有时需用，断不可轻易浪投，慎之。(岫云)"

5. 辨喉痹相关病症

(1) 辨咽病、喉病

《医学纲目·卷之十五肝胆部·咽喉·喉痹》："凡《经》云喉痹者，谓喉中呼吸不通，言语不出，而天气闭塞也。云咽痛、云嗌痛者，谓咽喉不能纳唾与食，而地气闭塞也。云喉痹咽嗌痛者，谓咽喉俱病，天地之气并闭塞也。盖病喉痹者，必兼咽嗌痛；病咽嗌痛者，不能兼喉痹也。今以喉咽俱病诸方，并入喉痹门中。"

《丹溪手镜·卷之中·喉痹》："咽物状咽者，咽物久也。咽肿不能吞，干则不能咽。或因多饮咳热，或呕吐咯伤，皆致咽系干枯之所为也。喉病状喉者，声音出入处也。藏热则暴肿闭塞。悬雍俗云蛾也，在上腭。咳而声嘶喉破也，俗云声散。"

《重楼玉钥续编·论喉痹关乎运气而有火湿寒之异》："论喉与咽之异：喉痹者，谓喉中呼吸不通，言语不出，乃天气闭塞也。咽痛谓咽嗌不能纳唾，饮食不入，乃地气闭塞也。(《类要》)病喉痹者，必兼咽痛；咽嗌痛者，不必尽兼喉痹。(王宇泰)"

(2) 辨喉痹、喉闭、咽肿、咽嗌痛

《医阶辨证·喉痹喉闭咽肿咽嗌痛辨》："喉痹，喉中痛且麻且痒而肿透于外，又名缠喉风；喉闭，喉痛而瘖，呼吸不通，语言不出；咽肿，咽门肿痛，一边肿名乳蛾，两肿名双蛾，饮食难入；咽嗌痛，内痛而外不肿，咽唾与食皆痛。"

(3) 辨喉痹、喉癣

《疡科心得集·卷上·辨喉痹喉癣论》："夫喉痹者，咽喉肿痛无形(肿而无形者为喉痹，肿而有形即为蛾为痈)，或肿一边，或肿两边，妨于饮食，阻于呼吸，故名痹也。喉癣之生也，始时必有阴虚咳嗽，后遂喉中作痒而痛，咽唾随觉干燥，必再加咽唾而后快，久则成形，或如哥窑纹样，又如秋叶背后红丝，又或红点密密，如蚊蚤咬迹之状。良以真阴亏损，肾火上冲，肺金受烁，营卫枯槁而结。"

二、辨色脉

1. 辨色

本处收录的辨色内容主要为望面色，广义的望色还应包含望咽喉局部的颜色，如红色喉痹、白色喉痹，详见辨喉痹种类。

《疡医大全·卷十七·咽喉部·喉痹门主论》："冯鲁瞻曰：喉痹者，即缠喉风类是也。其候面赤气粗，咽喉肿闭，乃蓄热生风，积聚毒痰而作。甚者内壅肉瘤一块，气闭不通。若至鼻而青黑，塞噎头低，痰胶声锯者不治。更有脏寒，亦能令人咽闭而吞吐不利者。盖诸证下寒过极，则上热反盛，不独此也。其候与蛾证相近，而治法不能无异，大抵无形肿闭者为痹，有形肿痛者即是蛾耳。”

2. 辨脉

《诸病源候论·咽喉心胸病诸候·喉痹候》：“喉痹者，喉里肿塞痹痛，水浆不得入也。人阴阳之气出于肺，循喉咙而上下也。风毒客于喉间，气结蕴积而生热，故喉肿塞而痹痛。脉沉者为阴，浮者为阳，若右手关上脉阴阳俱实者，是喉痹之候也。”

《太平圣惠方·卷第三十五·治喉痹诸方》：“夫喉痹者，为喉里肿塞痹痛，水浆不得入也。人阴阳之气出于肺，循喉咙而上下也。风毒客于喉间，气结蕴而生热，故喉肿塞而痹痛也。其脉沉者为阴，浮者为阳。若右手关上脉，阴阳俱实者，是喉痹之候也。亦令人壮热而恶寒，若七八日不治，必至危殆也。”

《本草品汇精要·续集·脉诀四言举要卷上》：“喉痹脉证第六十：喉痹之脉，数热迟寒；缠喉走马，微伏则难。此言喉痹脉证宜别也。痹者，闭也，闭塞不通之谓，乃火盛气结，以致喉咙肿胀，呼吸难通，痰涎壅塞，水浆不下，一二日即能杀人。其脉多数，数则为热故耳。间有脉迟者，乃是外寒袭入经脉，经气不利，郁滞于所过之处，故亦为痹，而且当温散也。更有一种缠喉风，或麻或痒，又肿又痛，缠绵于内；一种走马喉痹，须臾之间痛而肿，肿而闭，闭而气绝，暴发暴死，二者俱火中挟风，风火交煽，故发病凶暴。如此其脉应浮大洪数，而反见微伏是邪盛正衰，欲其生也不亦难乎！”

《医学原理·卷之十一·喉痹门》：“喉痹脉法：两手脉浮洪而溢者，喉痹也。脉微而伏者，死。”

《寿世保元·卷六·喉痹》：“喉痹（声哑、痄腮）：两寸脉浮洪而溢者，喉痹也。脉微而伏者死。”

《医灯续焰·卷七·喉痹脉证第六十》：“喉痹之脉，数热迟寒。缠喉走马，微伏则难。痹者，闭也，闭塞不通之谓。乃火盛气结，以致喉咙肿胀，呼吸难通，壅塞痰涎，水浆不下。一二日，即能杀人。”

《医学说约·杂症分目·火门·喉痹》：“喉痹者，俗名乳蛾，乃相火冲逆也。火者痰之本，痰者人之标，火性急速，故病发暴悍。且吸门为人身之门户，若卒肿痛水浆不入，语言不通，其病危矣。治必大涌其痰，或刺其肿处，急则治其标也，脉必洪数。”

《一见能医·卷之七·病因赋下》：“喉痹乃火动痰升：喉痹者，咽喉闭塞不通也。少阴君火之脉、少阳相火之脉，皆络于喉，其热气上行，搏于喉之四傍而作肿痛，名曰乳娥。一为单，二为双。此乳蛾差小者，名曰闭喉，结于咽喉，肿绕于外，且麻且痒。肿而大者，名缠喉风。喉症暴发暴死者，名走马喉痹。其名虽殊，其因则火与痰也。脉伏而微者，不治。”

三、辨吉凶

《考证病源·十、考证病源七十四种·喉痹乃火动痰升》：“喉痹者，乃咽喉闭塞不通也。曰乳蛾、曰缠喉风。名虽不一，其因则火与痰也。脉伏而微者，不治。”

《外科大成·卷三分治部下·咽喉部·喉痹》：“古谓喉痹不刺血，喉风不倒痰，喉痈不放脓，乳蛾不针烙，皆非治也。如针刺无血，探吐无痰，声如拽锯，痰喘鼻煽，唇反舌卷，面青目直，自汗自利，干痛无痰者，皆为不治。已溃而肿不消者，难治。”

《疡医大全·卷十七·咽喉部·喉痹门主论》：“奎光曰：伤寒后发喉痹乳蛾难治。为气闭不通，无形无势，其证喉项强硬，目睛上视，故多不治。”“陈实功曰：喉痹咽喉肿痛，半塞半开，又宽又肿，此乃标病，虽重无妨。用金锁匙吐出痰涎，利膈饮推荡积热。（《正宗》）”

《重楼玉钥续编·论喉痹关乎运气而有火湿寒之异》：“死症：胸前高起，上喘下泄，手足指甲青紫，七日以后，全不入食，口如鱼口者，死。又急喉痹症，声如鼾睡，此为肺绝，必死。用人参、竹沥、姜汁或可救其万一。（丹溪）舌肿满口，色如胡桃、茄子、朱砂纸，不治。口渴气喘，痰如桃胶，一颈皆肿，面带红紫，或青，或纯白，无神，皆不治。喉风过一日夜，牙噤喉响如雷，灯火近口即灭，此气已离根，有升无降，不治。喘急额汗者，不治。”

【论治法】

喉痹治法分为内治外治，内治当立足于辨清证候、确立治法，需要分清寒热虚实，喉痹虽多热症、实证，但又有伤寒、阴虚等所致喉痹，故不可一概而论。对于喉痹急症的治疗,又常常需要内治、外治相结合。例如,对于走马喉痹一类急症,常可采用吹药、针刺、局部刺血疗法以救急。但需注意、对于虚证、寒证的喉痹,不可妄施针砭,及寒凉之药。

一、概论

《针灸聚英·卷二·玉机微义针灸证治·喉痹》:"喉痹,《原病式》曰:痹,不仁也。俗作闭,闭,壅也。火主肿胀,故热客上焦而咽嗌肿胀也。张戴人曰:手少阴、少阳二脉,并于喉,气热则内结肿胀,痹而不通则死。后人强立八名,曰单乳蛾、双乳蛾、单闭喉、双闭喉、子舌胀、木舌胀、缠喉风、走马喉闭。热气上行,故传于喉之两旁,近外肿作,以其形似,是谓乳蛾。一为单,一为双也。其比乳蛾差小者,名闭喉热结。舌下复生一小舌,名子舌胀。热结于舌中为之肿,名木舌胀。木者,强而不柔和也。热结于咽喉,肿绕于外,且麻且痒,肿而大者,名曰缠喉风。暴发暴死者,名走马喉痹。八名虽详,皆归之火。微者咸软之,大者下散之。至于走马喉痹,生死人在反掌间,砭刺出血,则病已。尝治一妇人,木舌胀,其舌满口,令以针锐而小者砭之五七度,三日方平,计所出血几盈斗。

刘氏曰:伤寒少阴病,咽痛及生疮,不能言,声不出者,用甘苦辛温制其标病,以通咽喉。至若伤寒伏气内发,咽痛兼下利清谷,里寒外热,面赤脉微弱者,用辛热之药攻其本病,以顺阴阳,利止则水升火降而咽痛自无也。此非杂病一阴一阳结为喉之痹,不可妄施针砭及寒凉之药。上是火热喉痹,急用吹药点,刺少商、合谷、丰隆、涌泉、关冲等穴。"

《赤水玄珠·第三卷·咽喉门·喉痹》:"[愚按]治喉疾药,皆大同小异,不过疏风、清热、散毒、破血、激痰而已。明乎此,则凡单蛾、双蛾之症,皆可类推也。"

《证治准绳·杂病第八册·七窍门下·喉痹》:"作痛,或有疮,或无疮,初起通用甘桔汤。不效,加荆芥一钱半,重名如圣汤;或如圣汤中更加连翘、黍粘子各一分,防风、竹茹半分;或甘露饮。喉痹恶寒,及寸脉小弱于关尺者,皆为表证,宜甘桔汤、半夏桂枝甘草汤,详寒热发散之。若水浆不得入口者,用解毒雄黄丸四五粒,以极酸醋磨化,灌入口内,吐出浓痰,却服之。间以生姜自然汁一蚬壳,噙下之神效。娄全善云:喉痹恶寒者,皆是寒折热,寒闭于外,热郁于内,姜汁散其外寒,则内热得伸而愈矣。切忌胆矾酸寒等剂点喉,反使其阳郁结不伸;又忌硝黄等寒剂下之,反使其阳下陷入里,则祸不旋踵矣。韩祗和云:寸脉弱小于关者,宜消阴助阳。东垣云:两寸脉不足,乃阳气不足,故用表药提其气,升以助阳也。或三部俱小弱,亦用其法也。喉痹,乡村病皆相似者,属天行运气之邪,治必先表散之,亦大忌酸药点之,寒药下之,郁其邪于内不得出也。其病有二:其一,属火。《经》云:少阳所至为喉痹。又云:少阳司天之政,三之气,炎暑至,民病喉痹。治宜仲景桔梗汤。或面赤斑者,属阳毒,宜阳毒诸方汗之。其二,属湿。《经》云:太阴之胜,火气内郁,喉痹。又云:太阴在泉,湿淫所胜,病嗌肿喉痹。治宜《活人》半夏桂枝甘草汤。或面青黑者,属阴毒,宜阴毒诸方汗之。

楼全善云:洪武戊辰春,乡村病喉痹者甚众,盖前年终之气,及当年初之气,二火之邪也。予累用甘桔汤加黄连、半夏、僵蚕、鼠粘子根等剂发之。挟虚者,加参、芪、归辈。水浆不入者,先用解毒雄黄丸,醋磨化之灌喉,痰出,更用生姜汁灌之,却用上项药,无不神验。若用胆矾等酸寒点过者,皆不治,盖邪郁不出故也。《三因方》治卒喉痹不得语,小续命汤加杏仁七个煎甚妙。《活人》半夏桂枝甘草汤,治暴寒中人咽痛,此外感风寒作喉痹者之治法也。喉痹不恶寒者,及寸脉大滑实于关尺者,皆属下证,宜硝石、青黛等寒药降之,或白矾等酸剂收之也。韩祗和云:寸脉大于关尺者,宜消阳助阴。东垣云:两寸脉实为阴盛阳虚,下之则愈。故予每用此法治急喉痹,如鼓应桴。或三部俱实,亦可用其法也。《外台》疗喉痹神验,朴硝一两,细细含咽汁,立愈。或含黄柏片,或咽莱菔汁,或吹蠡鱼胆,或噙李实根,及玉钥匙、玉屑无忧散、清心利膈汤、碧玉散、防风散、追风散,皆寒降之剂也。白矾末,或用乌鸡子清调灌,或枯而吹之,用灯盏底油脚灌下,或同马屁勃等分为细末,以鹅翎吹入喉中。或用一握金烧灰,拌炒青色为度,吹入患处。或用牙皂和霜梅为末噙之,或用鸭嘴胆矾末以筋蘸药点患处,及开关散、七宝散,皆酸收之剂也。

丹溪治风热痰喉痹，先以千缗汤，次以四物汤，加黄柏、知母养阴，则火降矣。七情郁结，气塞不通，宜五香散。血壅而为痹，宜取红蓝花汁服之，无鲜者，则浓煎绞汁亦得。或用茜草一两煎服，或用杜牛膝捣自然汁和醋服，或用马鞭草捣自然汁服，或用射干切一片含咽汁，皆破血之剂也。喉闭者，先取痰，瓜蒂散、解毒雄黄丸、乌犀膏，或用鹅翎蘸桐油探吐之，或用射干逆流水吐之，或用远志去心为末，每半钱，水小半盏调服。口含竹管，或用皂角揉水灌下。或用返魂草根（即紫菀）一茎，净洗，入喉中取寒痰出，更以马牙硝津咽之。或用土乌药（即矮樟根）醋煎，先噙后咽。牙关闭者，搐鼻取之，备急如圣散、一字散，或用巴豆油染纸作捻子，点火吹灭，以烟熏入鼻中，即时口鼻涎流，牙关开矣。《经》云：寒气客于会厌，卒然如哑，宜玉粉丸。陈藏器每治脏寒咽闭，吞吐不利，用附子去皮脐，炮裂，以蜜涂炙，令蜜入内，含之勿咽。急喉痹，其声如鼾，有如痰在喉响者，此为肺绝之候，速宜参膏救之，用姜汁、竹沥放开服。如未得参膏，或先煎独参汤救之，服早者十全七八，次则十全四五，迟则十不全一也。治喉痹逡巡不救方，皂荚去皮弦子，生，半两为末，以箸头点少许在肿痛处，更以醋糊调药末，厚涂项上，须臾便破血出，瘥。针法治喉闭，刺少商出血，立愈。孙兆治文潞公喉肿，刺之，呕出脓血升余而愈。娄全善治一男子喉痹，于太溪穴刺出黑血半盏而愈。由是言之，喉痹以恶血不散故也。凡治此疾，暴者必先发散，发散不愈，次取痰，取痰不愈，次去污血也。"

《丹溪手镜·卷之中·喉痹》："治法：微以咸奥之，甚以辛散之，痰结则吐之，甚则砭出血之，人火以凉平之，龙火以火逐之，凉剂热服是也，宜刺少商出血。"

《外科大成·卷三分治部下·咽喉部·喉痹》："喉痹恶寒者，乃寒折热也，治宜发散，服凉药反甚。未破者生姜汁漱之；痰甚者桐油饯导之；微者用醋代之，惟醋能消积血也；喉症急者，刺少商穴、太溪穴、虎口动脉，或灸少冲穴，其功甚捷。喉痹肿达于外者有脓，肿胀不肯针刺者，用皂角末取嚏即破，离宫锭子涂之即消。或皂角末醋调厚敷项外，须臾即破，血出立瘥。或韭菜根和伏龙肝捣敷，乡村皆相似者时气也，宜随运气以散之。喉痹声鼾者肺气将绝也，急以参膏或独参汤漱之。卒然如哑，吞吐不利，寒气客于会厌也，蜜炙附子片含之，勿咽。

古谓喉痹不刺血，喉风不倒痰，喉痈不放脓，乳蛾不针烙，皆非治也。如针刺无血，探吐无痰，声如拽锯，痰喘鼻煽，唇反舌卷，面青目直，自汗自利，干痛无痰者，皆为不治。已溃而肿不消者，难治。"

《重楼玉钥续编·论喉痹关乎运气而有火湿寒之异》："治法：喉症不一，不可概以实热为治。大率热则通之，寒则补之，不寒不热，依经调之。汤剂荡涤，而外复有针刺等法，要皆急治时不可缓，非若脏腑积久之病，磨化调养之可比。(《圣济录》)

治实之法，轻者先宜发散，次用清凉。重者先涌导痰涎，针砭出血，再用煎剂。治虚之法，须遵《内经》从治之旨，徐徐与之。(《正传》)凡喉症，过四五日为重，三日前可消。若非是急证，一二日不发寒热，第三日始发寒热。若头痛则兼伤于寒，须疏风散寒。问二便如何，便利者，乃浮游之火上攻，宜消风祛热，降气解毒之剂。妇人喉痛，必先问其经水通闭，若经闭者，用通经药愈矣。喉疼连胸，红肿而痛，右寸浮洪而数甚，系肺痈，须用蜜调药，加百草霜、桔梗为妥。凡喉中无形而红肿者，宜多用灯心灰。喉碎者，先吹长肉药，后用碧丹。痰不出，用金丹加制皂角少许，倘至穿烂，多用口疳药加龙骨、珍珠。喉症，无痰不治，有痰声如解锯者危，用金丹吹之。初发寒战，后即身凉，口不碎，无重舌，二便利，即非热症，盖虚寒亦能发痰，此痰不可去尽，乃身内精液，与乳蛾、舔舌之痰，吐尽而肿消者不同，当先用吹药，喉一通即，服煎药第一剂发散，和解第二剂，即温补导火纳气。设三四日后再发寒战，或见心肋痛等症者，难治。发时牙关紧，喉舌肿口碎腥臭，重舌，或舌胎黄而有刺，便闭者，此是热症，赤麟散角药、紫地汤、金丹、碧丹、开风路针皆神效。若依法治之症不减，牙关反闭，唇不肿纹，如无病人者，不治。(《尊生书》)"

《喉科集腋·卷上·喉痹》："喉痹：凡喉之症急者，一二日未必发热病尚轻缓，若至第三日发者其病必重，须问其大小便通与不通，如二便通利，症候虽大不过浮火上攻，服消风散火之药即愈；如二便不通，内必有实火，非用降火解毒及通利二便之重药其毒火从何而出，病从何而解，如头痛兼伤寒难治，凡喉症必俟大便去后方可望痊，若大便闭结未可轻许。

凡喉之者重先将两臂捋起至脉门，后将及中指看中下节有紫筋现出为度，以针刺紫筋出血立时可以饮食矣，再看耳后左右有紫红筋以刺出血为佳。

凡喉闭不刺血，喉风不吐痰，喉痈不放脓，喉痹喉蛾不针烙，治皆非法。

戴人云：喉痹急症，用针刺各穴道出血最为上策，《内经》火郁则发之，谓发者乃发汗之一端也。

血壅而为痹，宜红蓝花汁服之，无鲜者则浓煎绞汁亦得，或用茜草一两煎服，或用牛膝汁和醋服，或用马鞭草汁服，或用射干煎汁含咽。

喉闭者，先吐痰，瓜蒂散，雄黄化毒丹或以朴硝一两细细含咽，或用莱菔汁服。

冯氏曰：喉痹者即缠喉风类是也，其喉面赤气粗，咽喉红肿，闭乃蓄热生风，积聚毒痰而作甚者，内壅肉瘤一块，气闭不通。若至鼻面青黑，塞噎头低，痰胶声踞者不治。更有脏寒，亦能令人咽闭而吐吞不利者。盖诸症下寒过极则上热反盛，不独此也。其候与蛾症相近，而治法不能无异，大抵无形肿闭者为痹，有形肿痛者即是蛾。耳先吐风痰者，急则治其标也；后解毒者，缓则治其本也。至于上热下寒者，用热药食前冷服，不可误服凉药也。

又曰：咽与喉、会厌与舌，四门同在一门。其用各异，喉以纳气，故喉气通于天。咽以纳食，故咽气通于地。会厌管于上，以主开阖掩其气。喉令水谷能进食，喉而不错四者交相为用，关一则饮食废而死矣。云喉痹者，谓喉中呼吸不通，言语不出，而天气闭塞也。云咽痛及嗌痛者(按咽之低处为嗌)，谓咽喉不能纳唾与食，而地气闭也。云喉痹咽嗌痛者，谓咽喉俱病，天地之气并闭塞也。又曰，咽在后主食，喉在前主气，十二经中惟足太阳主表别下项，余经皆内循咽喉，尽得以病之，而统在君相二火，喉主天气，属肺金，变动为燥，燥则涩而闭。咽主地气，属脾土，变动为湿，湿则肿而胀，皆火郁上焦，致痰涎气血结聚咽喉。肿达于外，麻痒且痛，为缠喉风。肿于两旁，为喉痹。其单蛾、双蛾、木舌、舌胀、缠喉、走马喉风、白喉风、烂喉痧同于风火，故不分也。唯缠喉、走马杀人最速。

又曰：喉痹多属痰热，重者以桐油探吐。缠喉亦属痰热，谓其咽喉里外皆肿者是也，亦以桐油探。又曰：肺绝喉闭，其脉浮散而微细，其声如鼾，有如痰在喉中响者，此肺绝之候，宜用独参汤调入竹沥、姜汁服之，若早治之十全七八次，则十全三四，迟则十不救一。

《医论选要》曰：脏腑停寒，则气缩如物窒碍于其间，因有喉痹之症。

除症下虚令人喉痹，又当治其下寒则痹自通矣。

夫走马痹者，谓喉痹急甚，其死又速，药缓不及救也，惟针法按各穴道针之可当一阵，紧喉风亦是如此，治法均急症也。”

二、寒热虚实缓急论治

1. 伤寒温病论治

《古今医统大全·卷之六十五·咽喉门·病机》：“伤寒热病喉痹治各不同。庞氏曰：《经》云伏气之病，古方谓之肾伤寒，谓非时有暴寒中人，伏毒气于少阴经，始初不病，旬月乃发，脉微弱，法当以伤寒治，非喉痹之病也，次必下利。一种天行时瘟，咽痛项肿，名曰虾蟆瘟，又名鸬鹚瘟。此证亦甚凶恶，十不救一二。凡此，宜于各类求之。东垣有普济消毒饮，治瘟喉痹百发百中，速效。”

2. 表里虚实论治

《口齿类要·喉痹诸症五》：“喉痹谓喉中呼吸不通，语言不出，而天气闭塞也；咽痛嗌痛者，谓咽喉不能纳唾与食，而地气闭塞也；喉痹咽嗌痛者，谓咽喉俱病，天地之气皆闭塞也。当辨内外表里虚实而治之。若乡村所患相同者，属天行运气之邪，治法当先表散，大忌酸药搽点、寒药下之，恐郁其表于内，而不得出也。

其病有二：其一属火。《经》云：少阳所到为喉痹。又云：少阳同天之政，三之气，炎暑至民病喉痹，用仲景桔梗汤。或面赤斑者属阳毒，用阳毒诸方汗之可也。其二属阴湿。《经》云：太阴之盛，火气内郁成喉痹。又云：太阴在泉，湿淫所胜，病嗌肿喉痹，用《活人》半夏桂枝甘草汤。或面青黑者，属阴毒，用阴毒法可汗之。”

3. 表里寒热论治

《重楼玉钥续编·论喉痹关乎运气而有火湿寒之异》：“论表与里之分，属表者必兼恶寒，且寸脉弱小于关尺，此寒闭于外，热郁内，宜辛凉发散，切忌酸寒。属里者，身无热而寸脉滑，石于关尺，乃积热于内，壅滞生痰，宜苦寒折伏及涌吐之法。（李惺庵）亦有表证轻而无寒热者宜细辨之。（岫云）恶寒而寸脉小，乡里所患相同，此属天行时气，宜先表散。大忌酸寒吹点、苦寒下之。（景嵩崖）”

《医学纲目·卷之十五肝胆部·咽喉·喉痹》：“喉痹恶寒，及寸脉小弱于关尺者，皆为表证。宜甘桔汤、半夏桂枝甘草汤，详寒热发散之。若水浆不得入口者，用解毒雄黄丸四五粒，以极酸醋磨化灌入口内，吐出浓痰，却服之。间以生姜自然汁一蚬壳噙下之，神效。

按喉痹恶寒者，皆是寒折热，寒闭于外，热郁于内，姜汁散其外寒，则内热得伸而愈矣。切忌胆矾酸寒等剂点喉，反使其阳郁结不伸；又忌硝黄等寒剂下之，反使其阳下陷入里，则祸不旋踵矣。韩祇和云：寸脉弱小于关者，宜消阴助阳。垣云：两寸脉不足，乃阳气不足，故用表药提其气，升以助阳也，或三部俱小弱，亦可用其法也。”

4. 虚火实火论治

《医学原理·卷之十一·喉痹门·丹溪治喉痹活套》：“大抵喉痹之症俱属火热，但相火为害，不可治以苦寒，当用辛温从治之法，针砭尤易成功。咽喉生疮，多属血虚，虚热虚火游行无制，客于咽喉所致。《经》云：虚火可补是也。当用人参、荆芥、蜜炙黄柏、竹沥等加入四物汤内。如实热，宜黄连、荆芥、薄荷、芒硝、姜汁和蜜丸，噙化。如痰火，吐法亦可用。凡喉痹必用荆芥，凡阴火炎必用玄参。山豆根乃治喉痹之圣药。”

5. 标本缓急论治

（1）分缓急论治

《医学原理·卷之十一·喉痹门·治喉痹大法》：“大凡喉痹之症，皆属火热，虽有数种之名，轻重之异，乃火之微甚故也。其微而轻者，可以药饵缓治；甚而急者，则药难以成功，必须针砭去血乃为上策，其次吐法亦可用。盖山豆根大能治喉痹之要药，或以远志去心为末，水调敷项上周围，亦效。

如咽喉干燥痛者，乃阴血亏败，津液枯涸，宜以四物汤加桔梗、荆芥、黄柏、知母立止。”

（2）分标本论治

《医学妙谛·卷下·杂症·喉痹章》：“陈参曰：喉症古方法治法用辛散咸软，去风痰，解热毒为主，如元参升麻汤、《圣济》透关散，及玉钥匙、通圣散、《普济》消毒饮，皆缓本而以治标为急者也。恐缓则伤人，故急于治标。陈曰：近时喉痹之证，多因失血从水，不制火而起。治法以滋水敛阳为主。”

三、分型论治

1. 乳蛾喉痹论治

《通俗内科学·消化器病·喉痹（扁桃腺炎）》：“喉痹（扁桃腺炎），原因：本症多发于寒冒，与直接刺激咽头，如吸烟饮酒之类。其他如猩红热、麻疹、梅毒、丹毒、疟疾等，均有本病之诱因。症候：扁桃腺肿起疼痛，发咽下困难，妨害呼吸，开闭不随，流涎发热等症。经过及预后：与咽炎同。治法：轻症，咽部行冷罨法，用含漱剂；重症，使含咽冰块，用涂布剂，贴水银软膏，或硬膏于颈部。若屡发则可切除扁桃腺，惟此法非医生不能施治也。”

2. 单、双喉痹论治

《喉科指掌·卷之四·喉痹门第三》：“双喉痹，生于上腭，关内两旁形如橄榄，痛而难食，胃家积热所致，或发寒热，两关洪大者是也。即针患处或商阳穴针之亦可，先用六味汤一服，明日再加黄芩（酒炒）、山栀、木通、元参（盐水炒）各钱半，再服而退。（烂者不可针，患上吹金不换）”“单喉痹，或左或右，治同前。”

3. 喉闭论治

《焦氏喉科枕秘·卷一·治喉痹单方》：“喉闭图，此症外因感寒，内伤热物，大寒后便入热汤洗浴，将寒气入脾经，冷气阻于中脘，邪热客于心经而生。卒然秘塞，气不宣通，死者多矣。急以三棱针刺手腕中紫筋上，或刺少商穴出血。用雄黄解毒丸冷水磨化下，吹金锁匙出痰，服八正顺气汤。

问你因何成喉闭，为感风邪受热气，致令寒气入脾经，邪热于心卒然闭。少商手腕刺三棱，雄黄毒解试为最，金锁匙散入喉中，八正顺气汤能治。”

4. 急喉痹论治

《喉科大成·卷三·古今治法论·急喉痹》：“若夫卒然肿痛，水浆不入，言语不通，死在须臾，诚可惊骇（《正传》），宜速用针法吐法以救之。药不得下，当以曲竹管，灌药入喉为妙。（《类聚》）急喉痹，其声如鼾，有如痰在喉音者，此为肺绝之候。宜速用人参,迟则不救。(《纲目》)孙兆治潘元从急喉,以药半钱吹入喉中,少顷吐出脓血立愈。潘谢曰:大急之患,非明公不能救,非药不能疗,赠金百两,愿求其方。孙曰:猪牙皂角、白矾、黄连等分,瓦上焙为末耳。既授以方,不受所赠。(《回春》)牙关紧者,须开关,用一字散、二仙散。毒结宜如圣胜金锭、解毒雄黄丸、龙脑破毒散、夺命散、玉钥匙、金钥匙、巴豆烟。喉气不通,冷水徐灌之。(山居)"

5. 走马喉痹论治

《喉科指掌·卷之四·喉痹门第三》:"走马喉痹,此系急症。肝脾火闭不通,而为痹。或发寒热,脉洪大者生,沉细者死。用六味汤加葛根二钱、柴胡一钱、细辛五分(漱之);再加角刺二钱、归尾二钱、赤芍二钱、河车二钱、生大黄五钱;痰多加浮石三钱、制半夏二钱;身热背寒加羌活一钱、苏叶一钱。即针少商、商阳、关冲(两手六穴),血多为妙。"

6. 阳证喉痹论治

《验方新编·卷十七·咽喉》:"阳症喉痹:喉蛾、喉风、喉闭、缠喉、锁喉、瘟疫白喉,皆白喉痹。痹者,痛也、病也,不仁之谓也。阳症者,乃实火患,脏腑积热,热甚生风,风火迅速鼓激痰涎,堵塞咽喉隘地,呼吸难通,以致顷刻之间牙关紧闭,不省人事。若不急治,多不可救。势甚凶猛,药力一时难以见效,先以后颈窝处用香油刮之,或急刺少商穴挤去恶血。诸外治法,详见郑一咽喉门内,次以元珠丹吹之,再将后开咽喉统治各方,看病之轻重,斟酌加减煎服。"

《喉科心法·阳症喉痹》:"痹者,痛也。痛而红肿为阳,痛而不红肿为阴。若人膈间素有痰涎蓄积,或因好饮烧酒,过啖鸡鱼牛羊煎炙厚味,及姜椒等热物;或因忿怒失常;或因纵欲多服助阳药。盖过啖热物,火起于脾胃;忿怒,火起于胆;纵欲,火起于肝肾。火动生风,鼓激痰涎,结聚于咽喉窄狭之处,红肿疼痛,饮食阻凝,小便赤,大便结,此为阳症喉痹。治法必审其表症有无,若无恶寒、发热、头痛、咳嗽、鼻塞等候,多是暴寒折热,寒束于外,热郁于内,切不可遽用末药吹噙,及先投苦酸咸寒,清降凉泻煎剂,如芩、连、豆根、射干、石膏、硝之类,遏郁表邪,不得外散,以致表邪得以深入,传变多端,因而酿成不治之症者,指不胜屈。当先用荆防败毒散,加葱白、香豉,或再加牛子、元参、僵虫、连翘一二剂,急急解散表邪,然后用末药吹噙,方不误事。若失于未表散,已经误治,而表症尚在,急禁止吹噙末药,用荆防败毒散,连进二三剂,体虚人加人参,提出内陷之表邪,亦可以救前误。昧者谓咽喉病忌用发散,谬妄殊甚,岂知《薛氏医案》立斋先生用之屡矣。此先表后里法,亦逆流挽舟法也,粗工那得知之。凡表重于里者,及表邪内陷者,惟此法为最当,若连日不食,又克伐寒凉过度,胃气告匮,正虚邪盛,则用之无益,且多不可救。此时善刺者,急针之,或可救也。

至于表里两急之症,又不得拘前说。初起咽喉红肿痛俱甚,表则恶寒发热,头痛身痛,咳嗽;里则口渴喜冷,口臭气粗,舌生黄苔,小便赤,大便结,或二便俱闭,痰涎上壅,语声不出,饮食不入,是表里两急也,法当双解。煎剂,用荆防败毒散合清咽利膈汤,无汗加麻黄,小便短赤涩痛加滑石,大便不闭去芒硝。末药,独行散、元珠丹、七宝散诸方选用;或用开关散擦牙龈,或用巴豆油纸为捻点燃吹灭,以烟熏其口鼻即开;或用蓖麻子去壳研烂,纸卷作筒,烧烟熏亦开。如满喉肿甚将闭,药不能进,即用开关散四五分,令仰其头,左手持箸按患者舌根,右手持长柄匙挑散痛肿上,以白汤灌之,立时即松,随用七宝散等方,连上十余次,莫歇手,顿愈。治之不失其时与法,故有如此神效。若曾经误治,耽延时日,则速效难期也。发表攻里并行,是谓双解。若无恶寒、头痛等症,便无表邪,焉用双解?祗当分轻重施治,轻症,煎剂以喉痹饮为主,方中贝母、花粉二味,分量可加可减可去,微红微肿微痛可减,不肿可去;肿虽不甚亦不微,又兼舌有黄苔,口渴喜饮,可重加银花,亦重加蚤。红甚,更加山豆根数分;微有恶寒头痛,即去豆根,加羌活、防风、葱豉,此轻症之剂加减活法也。末药用豆硼冰片散足矣。重症,红肿俱甚,煎剂,用清咽利膈汤,大便不闭去芒硝;末药,元珠丹、磐珠丹、七宝散选用。极重者,雄黄解毒丸、开关散、绛雪、白雪、金钥匙等方选用。有病人恶闻麝片香气药者,惟七宝散最妙,内无片射,其效亦速。或生白矾五分,用鸡子清,同矾末搅匀,灌喉中甚效。

以上皆治阳症喉痹定法,按法施治,无不效捷桴鼓。但咽喉病不比他病,贵在见几蚤,不难消散。若因循失治,又治不如法,耽搁日期,以致不消散，势必灌脓。善刺者，急刺之出血，口内使针，切记不可误伤蒂丁，俗名小舌，损则不救，慎之。如畏针不肯刺，急用真人活命饮方。皂角刺（用刺尖）、山甲（取前足甲炒成珠），加出蛾蚕茧（微焙），只用一个，再加茅针一茎更好，煎服一二剂，随用搐鼻散少许，纸燃点纳鼻内取嚏即溃，乃代针妙法也。既溃，以茶汤或甘草汤漱净脓血，以海浮散加血竭上溃处，提脓定痛，自渐愈。如红肿痛尚未全退，用凤凰衣散上之，俟其肿痛全退，然后用六味地黄汤加麦冬、五味或人参固本丸滋补真阴调理。若因服寒凉攻伐太过，而致溃久不愈者，当补气血，以八珍汤多服乃佳。戒发物一月，如鸡、鱼、牛、羊、椒、姜、酒、面、水烟、洋烟之类，一月之内宜养息，毋恼怒，远房帏乃善后也。如不守戒，多有愈而复作者。治本为主，兼治其余邪，医者要再三叮咛，嘱病者确遵医戒，方无反复。舒驰远曰：火痛者，内外俱肿，且赤且热，气粗口臭，身轻恶热，水可多饮而饭粒殊觉难下，可食软，不可食硬。非若寒痛者，可食硬不可食软也。凡阳症喉痹，急症重症，肿闭痛烦，杀人最速者，忌妄用针刀，惟刺少商穴，去其恶血，最为神妙，图说详后。”

7. 阴证喉痹论治

《古今医统大全·卷之六十五·咽喉门·病机》：“阴证下虚亦令喉痹。《经》曰：阴病极有虚火，喉痹，此多不治。治法即蜜附子是也。”

《验方新编·卷十七·咽喉》：“阴症喉痹：咽喉寒症从来稀少，百中不过偶有一二也。其症咽喉疼痛，既不红又不肿，或且微带白色，口不渴，喜饮热汤而不能多饮，小便清而且长，腹疼腹冷，大便泄泻，手足厥冷，身重恶寒，喉间清涎成流而出，时作干呕欲吐，舌苔润而且滑，其脉沉而微细，乃足少阴肾经中寒症也。由其人肾中真阳本虚，寒邪乘虚直中其经，逼其微阳上浮而为咽痛，是无阳纯阴之症，故名阴症喉痹。当知阴阳喉痹两症，病源如冰炭之珠，故用药有天壤之隔，况咽喉寒症从来本不多有，果系前项阴寒之症，尤须审视的确，分认明白，方可用药。无论冬夏，当用四逆汤、姜附理中等汤自愈。切忌表散清降寒下等剂。如非寒症，误用姜附则不可救矣！”

《喉科心法·阴症喉痹》：“此症咽喉虽疼痛异常，却不红肿，或且带白色，口不渴，喜饮滚汤不多，小便清长，或兼腹痛泄泻，手足厥逆（手足冷为逆冷，过肘膝为厥逆），或头痛如破，身重恶寒（表症恶寒寒在外，宜汗，阴症恶寒寒在内，宜温，忌汗）；或头重如压，身体痛，自汗喜睡；或微热面赤，干呕厥逆（面赤者，肾中真阳发露，名戴阳症。微热者，阳外越也）；喉间清涎成流而出，脉沉微细，乃足少阴肾经中寒之重症也。由其人肾中真阳本虚，寒邪乘虚，直中其经，逼其微阳上浮，而为咽痛，是无阳纯阴之症，故名阴症喉痹。无论冬夏，当用四逆、理中、姜附等汤冷服，以温肾经，咽痛自止。切禁表散清降寒下诸法，误用必死。当知阴阳喉痹两症，病源如冰炭之殊，故治法有天壤之别。奈何但知有热咽痛，而不知有寒咽痛。岂不闻仲景先圣云：下利清谷（水泻也），里寒外热（阳外越也，脉微欲绝），面赤（肾阳发露也），咽痛不红肿，手足厥逆，或腹痛，或干呕，四逆汤急温之，迟则不救。又曰：冬月寒入肾经，发则咽痛，不红肿，下利（泻泄也）。附子汤温其经则愈。先哲李东垣云：夏伤寒，伏于肾经，多咽痛，不红肿，多肾伤寒，宜热药冷饮之。

舒驰远先生治一人，少阴中寒喉痹，不红肿，津垢结而成块，坚白如骨，横于喉间，痹痛异常，又恶寒喜睡，不渴懒言，舌苔滑而冷，二便不利。症属虚寒何以二便不利？盖为阴寒上逆，喉间清涎成流而出，津液逆而不降，故二便不利。便闭之症，有热有寒，不可不知。乃用生附子（去皮脐切片，甘草汤泡洗，先煎数十滚，然后入诸药）驱阴散寒，熟附子助阳温经，法夏辛以开之，甘草甘以缓之，黄芪以助胸中之阳，白术以助脾中之阳，接引真阳上达。投一剂，喉间白骨即脱去其半，痛痹稍缓，略可粥食，小便渐长。再剂，大便行，粪多且溏，三四剂全愈。

更有陈藏器蜜附子法，治少阴感寒咽痛，不红肿，猝然如哑，吞吐不利，以大附子去皮，洗净咸味，再用甘草汤泡洗，切片，蜜涂炙黄。每用一片，口含咽津，候甘味尽又换，以效为度。若喉内如松子及鱼鳞状，不堵塞者，此虚阳上浮，宜此法，俱忌苦寒。以上皆治阴症喉痹成法，一定之理也。舒驰远曰：寒痛不赤不热不肿，不作臭秽，身倦恶寒，略可硬饭，饮水吞津则痛甚，可食硬不可食软，非若火痛可食软不可食硬也。”

8. 阴虚喉痹论治

《喉科大成·卷二·喉痹论》：“阴虚喉痹：其

证亦内热，口渴喉干，或唇红颊赤，痰涎壅盛，然必尺脉无神，或六脉虽数，而浮软无力。但察其过于酒色，或素禀阴气不足，多倦少力者，是皆肾阴亏损，水不制火而然。火甚者，宜滋阴，八味煎加减，一阴煎之类主之。火微而不喜冷物，及大便不坚，小便不热者，宜六味地黄汤、一阴煎之类主之。若思虑焦劳，兼动心火者，二阴煎主之。”

9. 阳虚喉痹论治

《喉科大成·卷二·喉痹论》：“阳虚喉痹：非喉痹因于阳虚，乃阳虚因于喉痹也。盖有因喉痹而过于攻击，致伤胃气者；有由于饮食，仓廪空虚亦伤胃气者；又有气体素弱，不耐劳倦，而伤胃气者。凡中气内虚，疼痛外逼，多致元阳气越，脉浮而散，或弱而涩，以致声如鼻鼾，痰如拽锯者，此肺胃垂绝之候，速宜挽回元气，以人参浓煎徐饮之，如痰多者，加竹沥、姜汁，迟则不救。如作实火治之，祸如反掌。”

10. 格阳喉痹论治

《喉科大成·卷二·喉痹论》：“格阳喉痹：由火不归原，则无根之火客于咽喉而然。其证则上热下寒，全非火证。凡察此者，但诊其六脉微弱，全无滑大之意，且下体绝无火证，腹不喜冷，即是候也。盖此证必得于色欲伤精，或泄泻伤肾，或本无实火，而过服寒凉，以伤阳气者，皆有此证。速宜用镇阴煎为上，八味地黄汤次之，或用蜜附子含咽亦妙，若再用寒凉，必致不救。”

11. 伤寒喉痹论治

《玉机微义·卷二十七·喉痹门》：“论喉痹为伤寒所致。庞氏曰：《经》云伏气之病古方谓之肾伤寒，谓非时有暴寒中人，伏毒气于少阴经，始衰不病，旬月乃发，脉微弱，法当咽痛，以伤寒非喉痹之病，次必下痢。

［谨按］少阴伤寒一二日，病乃不自太阳传也，因是经不足而卒中寒，寒邪抑郁，内格阳气为热，上行于咽门经会之处，寒热相搏而痛，或成喉痹。为医不察脉证虚实，即用寒凉之剂攻治，卒致殒没，而患者自谓其分，呜呼冤哉！殊不察少阴病咽痛及生疮不能言声不出者，药用甘苦辛温制其标病以通咽嗌，至若伤寒伏气内发咽痛，兼下利清谷、里寒外热、面赤、脉微弱者，用辛热之药攻其本病以顺阴阳，利止则水升火降而咽痛自无也。此非杂病一阴一阳结为喉痹之比，不可妄施针砭及寒凉之药。且夫火热之动，为病急速，子和论治已详，然伤寒伏气为病，咽痛或肿，本阴寒厥甚，逼热上行，其喉为痹，逼热下行，必便脓血，此标热而本寒也，仲景自有治例。故子和略之不议，若是则火热喉痹肿甚者，急用药吹点，或刺少商、合谷、丰隆、涌泉、关冲等穴，以解脉络之结。经者内与甘辛凉剂降火制其标本，亦不可便用苦寒之药攻治，倘有内寒格热为病，吾恐反增其势矣。”

《疡医大全·卷十七·咽喉部·喉痹门主论》：“伤寒喉痹，乃伤寒遗毒不散，致八九日后喉痹。皆因热毒入于心脾二经，吹冰片散。”

《焦氏喉科枕秘·卷一·治喉痹单方》：“伤寒喉闭，此症因伤寒遗毒不散，八九日后，喉中肿闭，乃热毒入于心脾二经之故。急服四七汤二三剂，吹秘，噙冰梅丸后，服蠲毒饮。

一人伤寒，舌出寸余，连日不收，用梅花冰片糁舌上即收，十者五愈。喉闭伤寒遗毒生，热入心脾毒气侵，先吞四七汤三剂，吹秘冰梅噙更灵，蠲毒流气如方服，管教一服值千金。”

12. 阴寒喉痹论治

《喉科金钥全书·下卷·寒疫门(通治阴寒喉痹)》：“白喉寒证初起，恶寒不发热，或不恶寒，无头痛身疼等证，但昏倦异常，咽喉微微作痛，悬雍下垂，可硬饭不可咽津，至喉间见白痛则增，或微肿或不肿无定也。专用扶阳消阴，辛温逐疫，主治方略。［按］此证隐备于伤寒六经法门，特喉科无人抉出，误认为实火，十少一生。此喻氏嘉言所由立法律而正医门之罪也。再此，喉科寒证不专为白喉立法，特因时医谈白喉证者，竟抹煞寒证，罔觉罔闻，不知阴寒喉证，无论有无白点、白块、白膜之现相，但看舌胎必然灰白，肉色必然淡白，即为寒疫。而白喉寒疫之重证更了如指掌。或问：热疫白喉，本时疫流行之热毒，致成喉病，称为疫，宜也，何以阴寒证亦称为疫耶？曰：其人元阳虚竭，阴盛于下，客邪触发，疫从寒化，故亦称为疫。现相纯是阴寒，治主益火之源，以消阴翳，然则治法不纯用辛温逐疫，而兼用甘温，何也？曰：亢龙则悔，阴阳有对待之机，用阳药而兼用阴药者，以阴从阳，水中之火是为真火。”

13. 寒伏喉痹论治

《咽喉秘集·张氏咽喉七十二症治·寒伏喉痹》：“寒伏喉痹为肺经寒重，色紫亦不大肿，脉缓，若误服凉药，久之必烂。凡遇紫色者不可作火治，用六味汤加细辛五分、麻黄、桂枝、苏叶、栝蒌、诃子、牛蒡子各一钱。甚者吐出紫血块，治法亦同未烂者，加苏叶二钱、细辛五分、柴胡、海浮石各一钱，肿与不肿同治。"

14. 天行喉痹论治

《喉科心法·大头瘟喉痹并捻颈瘟喉痹》："其症憎寒壮热，口渴，舌生胎刺，头面赤，肿如匏瓜，目不能开，咽喉红肿或闭塞，语声不出，或口流浊水，涎如红汗，此乃时行疠气，为病则延街合巷，症候相同，互相传染恶症也，不速治，十死八九。诸书治法，不外普济消毒散，一半煎食频频服，一半蜜丸噙化服。口渴甚，加石膏；大便硬，加酒大黄；耳前后上下赤肿加红柴胡、栝蒌霜，或用青栝蒌，连穰切片用更好。脑后头项赤肿喉痹名捻项瘟，加荆防、羌活、独活、川芎、射干（炒焦），或用荆防败毒散，以人中黄易甘草，加芩连、僵虫、乔蒡。末药，七宝散或金钥匙等方选用。若牙关紧闭，不省人事者，多不可救。捷法：于初起时，用两手将病人两肩项处着力赶勒至两手腕数次，随刺两少商穴，出恶血，更用搐鼻散少许纳鼻中，取十余嚏。若搐药不嚏者，不可治。并刺患上出血，其头面项颈赤肿处，用砭针刺之，刺出血，后用鸡子清去黄，调乳香细末搅匀，频频以润刺处。牙关虽紧，神不昏者，雄黄解毒丸、开关散熏鼻等法，皆可施治。常见瘟疫喉痹，有朝发夕死者，不可不知也。但看此等病，宜防护自已，必用辟瘟诸良法，方不沾染。"

《喉科大成·卷二·喉痹论》："此论天行喉痹：瘟毒喉痹，乃天行瘟疫之气。其证则咽痛项肿，甚有颈面项俱肿者，北方尤多此病。俗人呼为虾蟆瘟，又名鸬鹚瘟，亦名大头瘟，此湿热壅甚，最凶之候，宜清诸经之火，或泻阳明之热，当察缓急治之，东垣普济消毒饮最妙。（《全书》）"

15. 阴毒喉痹论治

《疡医大全·卷十七·咽喉部·喉痹门主论》："阴毒喉痹，肿如紫李，现黑色，其色光血红可治；阴毒血黑不治。外证恶寒，其身瞤动振，腰痛脚冷，此乃冬月感阴湿火邪相干也。其血微红及肿处软，喉中有痰可治；血红黑甚，肿硬喉干难治。"

《焦氏喉科枕秘·卷一·治喉痹单方》："阴毒喉痹：肿如紫李，微见黑色，外症恶寒身热，振动腰疼，头痛。血红可治，血黑不治。血微红，肿处软，有痰者可治。血黑硬，痰干者，难治。先服化毒丹，次服苏子降气汤，吹秘，戒酒一月。

阴毒喉痹感阴湿，邪火相攻最为急。喉肿如紫李子形，外症恶寒其血黑。红血可治黑难医，无痰不治传言的。化毒丹吞降气汤，秘药吹之神妙极。"

16. 酒毒喉痹论治

《疡医大全·卷十七·咽喉部·喉痹门主论》："酒毒喉痹：其肿黄，其血黑，其形若臂，其肿若坎。外证面赤，目睛上视，此乃热毒伤于心脾，气通于口，循环上下，故咽喉痛。治法先取其痰，再吹药，鼠粘子汤多加干姜、花粉、生黄连、山栀、枳壳、连翘、桔梗、元参。"

《焦氏喉科枕秘·卷一·治喉痹单方》："酒毒喉痹：此症上焦心脾二经之火，因酒伤而起，形如鸡卵，其色鲜红，其光如镜，壅塞喉中，发热恶寒头痛项肿。治者吹本刺血，次吹秘，内服粘子解毒汤。

酒毒喉痹饮酒生，红塞喉间鸡卵形。恶热憎寒头项痛，吹本去血得回生。粘子解毒加甘葛，不必他方把药寻。"

《重订囊秘喉书·卷上·类证·酒毒喉痹》："酒毒喉痹：外见赤肿，内形如鸡子，其色鲜红，光亮如镜，发热恶寒，目睛上视。此心脾积热，形象虽凶，速治可愈。［谔按］河间论治喉痹，犹之救火，即《内经》火郁发之之意，发为发汗，然咽喉中不能发汗，故出血者，乃发汗之一端。"

17. 风热喉痹论治

《疡医大全·卷十七·咽喉部·喉痹门主论》："风热喉痹，由于忧思劳碌太过，或对风言语，风入肺经作痰，务多去痰为要。其色鲜红，久而紫赤，急用小铧刀点之，或用芦刀点之，血微出火已泻矣。再服煎剂，并冰片散吹之甚效。凡紫赤色者变为淡红色，愈之渐也。"

"又云：风热喉痹，其肿红而微紫，其形如拳，其人面青而目上视。外证壮热恶寒，俨若伤寒，此病人久积热毒，因而感风所致。如病人声音不响，宜用润肺之药治之。"

18. 风毒喉痹论治

《疡医大全·卷十七·咽喉部·喉痹门主

论》:“风毒喉痹,外赤肿,内肿微红带白色,其形似蒸饼,连腮肿痛。外证身恶寒而无热,腮颔浮肿,牙关紧强,此乃风痰相搏,结寒喉间。治法必以去痰为主,吹药吹之。若外面肿红,用围药敷之,中留一小孔,再润之,以助药力。”“如腮颔浮肿,外面赤者,此必感于风毒,急用紫苏、枫叶、柏枝煎汤洗之,外用荆防羌活汤以祛其风,或十宣散。”

19. 气痈喉痹论治

《疡医大全・卷十七・咽喉部・喉痹门主论》:“气痈喉痹,此证为因聚毒塞于喉间,痰涎稠实,发寒热者,仍分上、中、下三关。毒在下关者难治,上、中二关用吹药吹喉,茶汤送下雄黄化毒丸七粒。”

20. 烂喉痹论治

《咽喉秘集・张氏咽喉七十二症治・烂喉痹》:“烂喉痹因肝胃热毒,外感时邪而发,形如花瓣,烂肿白斑,痛叫不食,目睛上泛,六脉洪大,速针少商、商阳、关冲、少冲,两手八穴,有血生,无血死。用六味汤加生大黄一钱、盐炒黄芩二钱、入酒少许,玄参二钱、盐炒生地二钱、丹皮二钱、海浮石二钱、山栀一钱、木通一钱,两服后去大黄,用六味汤再加生石膏三钱、诃子钱半、整柏子仁用柏枝汁制二钱,四服可愈,并服八仙散二钱,津化下。此症若脉细身凉不治。”

21. 白色喉痹论治

《喉科指掌・卷之四・喉痹门第三・白色喉痹》:“此症因肺胃受寒,脉迟身热,六味汤加细辛三分、羌活二钱、苏叶二钱、陈皮一钱,二服可愈。或二服后变红色干痛,去前四味换加山栀、木通、酒炒黄芩、生地、黄柏各一钱,痰多加浮石、制半夏、天花粉各一钱。”

22. 淡红喉痹论治

《喉科指掌・卷之四・喉痹门第三・淡红喉痹》:“淡红喉痹,肿如鸡子,饮食不下,身发寒热,眼红呕吐,恐有斑毒在内,急针:少商、少阴、商阳、关冲(左右八穴);或患上挑破;六味汤加苏叶、羌活、葛根各二钱,鲜芫荽五钱,服一帖,满身发出痧疹,呕吐即止。或身热不退,喉外亦肿,此内火外泄也,换加生大黄三钱,葛根、黄芩、山栀、玄参、花粉各二钱,生石膏五钱,滑石二钱,木通一钱;服二帖后去大黄、石膏再用前药,照方四五帖乃痊。有烂斑用八仙散一服,津化咽下,兼吃柏枝汁。此症因伤寒时邪未清之故,两关沉细,两寸尺四脉虚数是也。”

23. 肺绝喉痹论治

《外科十法・外科症治方药・肺绝喉痹》:“凡喉痹日久,频服清降之药,以致痰涌声暗,或痰声如曳锯,此肺气将绝之候也。法在难治,宜用独参汤,或兼进八味汤,或兼用十全大补汤。早服者,可救十中之一二。”

《医学心悟・卷四・咽喉・肺绝喉痹》:“凡喉痹日久,频服清降之药,以致痰涎壅于咽喉,声如曳锯,此肺气相绝之候也,法在难治。宜用人参膏,加橘红汤纵饮之。设无参膏,即用独参汤加橘红亦可,每参一钱,用橘红一分。早服者,可救十中之二三,迟则不救矣。或用四君子汤亦佳。”

《医学心悟・卷六・外科症治方药・肺绝喉痹》:“凡喉痹日久,频服清降之药,以致痰涌声暗,或痰声如曳锯,此肺气将绝之候也。法在难治,宜用独参汤,或兼进八味汤,或兼用十全大补汤。早服者,可救十中之一二。”

《外科证治全书・卷二・喉部证治・辨证大略》:“喉痹:痹者,不仁也、骤起也,危极之证。痰在喉中作响,响如打鼾,鼻色白而不肿,诸书皆称肺绝不救,盖缘误服寒凉以致死耳。如果用桂姜汤服之立愈。倘喉内痰邪塞满,舌有痰护,此痰不出,声如曳锯,惟误服寒剂,方有是证,迟则痰塞鼻内,气无出入即死。急取鹅毛一根,粘厘许桐油,入喉一卷,则痰随油吐出,进桂姜汤或归源汤。

桂姜汤:肉桂、炮姜、甘草各五分。上共归碗内,取滚水冲入,更将碗炖于滚水中,掉药口许,慢慢咽下立愈。[按]此方专治顷刻而起,前无毫恙者,此阴火虚寒之证,服之立愈。

归源汤:大附子,生者一枚,去皮脐,切作大片,用白密涂炙令透老黄色为度。上收贮,临用取如栖一粒,口含咽津,治格阳喉痹,顷刻暴痛之证立愈。”

《验方新编・卷一・咽喉・喉痹治法》:“喉哦、喉闭、缠喉风,皆曰喉痹。痹者,不仁也。顷刻而起,危急之症,痰在喉中作响,响如打鼾,舌白而不肿,诸书皆称肺绝不救。盖缘误服寒凉之药以致死耳。桂姜汤服后立愈。

桂姜汤:治喉痹,顷刻而起,毫无别恙者,此虚寒阴火之症。肉桂、炮姜、甘草各五分,共归碗内,取滚水冲入，仍将碗顿于滚水内，服药口许，慢慢咽下，立愈。或以生附子切片，涂白蜜火炙透黑，收贮。临用，取如绿豆大一粒，口衔咽津，亦立刻全愈。此林屋山人秘法，虽暑天亦宜用，切勿迟疑自误。"

《喉科心法・肺绝喉痹》："肺绝喉痹，不治症也。其脉浮散或微细将绝，或洪疾无伦，重按全无，或现雀啄、屋漏、鱼翔、虾游、弹石、解索、釜沸等脉。其声如鼾，如痰响在喉中，此肺气将绝之候。其因不一：一因阳症喉痹有表症，法宜急发散。昧者妄谓咽喉不宜发散，遽投寒凉清降及吹噙末药，致使阳郁不伸，表邪无门而出，又用寒凉攻下，益令邪陷于里，一误再误，表邪终不能出，寒凉徒伤中气，以致胃败肺绝而然。一因误将阴症作阳症治，错用寒凉所致。一因阳症之轻者，如虚弱人患阳症，俱宜用轻剂，乃重用寒凉，及服草药，投之不已，伤败肺胃之故。一因衰老及痘后，妇人产后妄投寒凉，克伐之变。遍考诸书治法，惟速煎独参汤二三两，入真陈橘皮少许，纵饮之。有服至数斤者，早服者，十全八九，次则十全三四，迟则十不救一。古之治法如此，近时参贵异常，有力之家，且不能多用，况无力者乎？惟束手待毙而已。嗟嗟，肺绝之症，皆由医之不明不慎酿成！可见苦寒最能杀人，妄用药者，造孽无边，可不知所畏哉！"

24. 小儿喉痹论治

《幼幼新书・卷第三十四・喉痹第十五》："此患，先解利宣泄脏腑，压热调气即安也。"

《婴童百问・卷之四・喉痹腮肿第四十问》："巢氏云：此二症乃风毒之气，客于咽喉，与血气相搏而结肿成毒。热入于心，即烦乱不食而死。此候急用金星丸下之。治小儿咽喉腮肿疼痛，当用升麻、马牙硝、硼砂、牛黄等剂，连翘汤不可缺也，连翘漏芦汤亦可服。"

《保婴撮要・卷十三・喉痹》："一小儿喉痹，因膏粱积热，或禀赋有热，或乳母七情之火，饮食之毒，当分其邪蓄表里，与症之轻重，经之所主而治之。若左腮色青赤者，肝胆经风热也，用柴胡栀子散。右腮色赤者，肺经有热也，用泻白散。额间色赤者，心与小肠经热也，用导赤散。若兼青色，风热相搏也，用加味逍遥散。鼻间色黄，脾胃经有热也，用泻黄散。若兼青色，木乘土位也，用加味逍遥散。兼赤色心传土位也，用柴胡栀子散。颏间色赤，肾经有热也，用地黄丸。凡此积热内蕴，二便不通者，当疏利之；风邪外客而发寒热者，当发散之；外感风邪，大便闭结，烦渴痰盛者，当内疏外解。若因乳母膏粱积热者，母服东垣清胃散。若因乳母恚怒肝火者，母服加味逍遥散。禀赋阴虚者，儿服地黄丸。大概当用轻和之剂，以治其本。切不可用峻利之药，以伤真气也。"

《医学纲目・卷之三十六小儿部・肝主风・喉痹》："凡治小儿喉痹，宜于大人喉痹法参用之。(汤)喉痹别无治法，非吐不可。生此证万一危极，前法无效，急用官局碧霞丹研细，用薄荷自然汁入醋调，以鸡翎蘸药送入喉内，徐徐导引，得吐出痰涎为佳。"

《幼科折衷・下卷・喉痹》："总括：喉中肿痛称喉痹，实因相火冲逆至；急须刺破涌其痰，并敷立效散而愈。脉法：两寸脉浮而溢者，喉痹也，脉微而伏者死……治之先必大涌其痰，或以针刺其患处，此急则治标之法也。用药者必须以桔梗、甘草、玄参、升麻、防风、羌活、荆芥、薄荷、山豆根之类服之，以立效散敷之可也。"

《幼科汇诀直解・卷之二・喉痹腮肿》："夫喉以候气，咽以咽物，咽则通水谷，接三脘以通胃。喉有九节，通五脏以击肺。并行两异，气谷攸分。诸脏热则肿塞不通，多涎唾者，乃风燥为之也，以甘桔汤主之。若夫卒然肿痛，水浆不入，语言不通，死在须臾，诚可惊骇，宜以新艾水饮之愈。"

四、常用治法

1. 驱风豁痰，开通郁结

《古今医彻・卷之三・杂症・喉痹》："龙潜于海，雷藏泽中，则天以清，地以宁耳。及其发也，阴霾四际，光焰烛天，天气闭塞，地气冒明。所谓龙雷之火，迅不及掩，其势疾暴可畏。一至风恬雨霁，则无所施其威矣。人之喉主天气，咽主地气，为身中之橐籥，水谷之道路。使无风火相扇，则金空而鸣，谷虚而纳，何窒塞之与有。惟火发于内，风郁于外，水波汹涌，而聚为痰，在外则喉风，缠络胸膈；在内则喉痹，壅结两傍，疼痛而食不得入，声不得出，旦夕之际，危亡可待。斯时也而以阴寒药投之，则其势愈甚而火弥炽，痰弥盛矣。急须驱风豁痰，开通郁结，纠缠顿释，闭塞立开也。故喉风，僵蚕、半夏为君，佐以疏理。喉痹，射干、甘、桔为主，佐以辛凉。撤其风而火自息，袪其痰而风自宁，纵有龙雷之相火，安足患乎。此治之之要，首则探吐，次则解散，甚而从治。严用和蜜饯附子片，令吮其汁，因火不归元，而足冷脉微，已成危险之候，有不得已而用者。"

2. 降火清痰

《古今医统大全・卷之六十五・咽喉门・治法》："治喉痹大概降火清痰。子和云：喉痹病，大概痰火所致，急者宜吐痰，后复下之，上下分消而愈。又甚者，以针刺去血，然后用药吐下，此为治之上策。若人畏委曲旁求，瞬息丧命。治喉痹之火，与救火同，不容少待。《内经》云：火郁发之。发，散也，故云吐中有发散之义。出血者，亦发散之端也。治斯疾者，毋执缓方、小方而药之，曰吾药乃王道，不动脏腑。又如于出血，若幸遇疾之轻者而获愈，疾之重者循死矣，岂非误杀也耶?"

3. 清热解毒，消痰滋阴

《考证病源・考证病源七十四种・喉痹乃火动痰升》："喉痹者，乃咽喉闭塞不通也。曰乳蛾、曰缠喉风，名虽不一，其因则火与痰也。脉伏而微者，不治。清热：黄连、灯心、薄荷叶、玄参、豆根、荆芥穗；解毒：射干、甘草、牛蒡子；消痰：贝母、桔梗、枳壳、茯苓、天花粉；滋阴：白芍、知母、生地、竹沥、黄柏。一少年，天气甚暴，远行归，忽咽喉壅塞不语，面热流泪。余谓暴病属火，怪病属痰，此痰火之症也。以辰砂五分、白矾一钱，为末，冷水调下，即愈。又治一疫病不语者，药下即语。"

4. 火郁发之

《金匮翼・卷五・咽喉・喉痹诸法》："凡治此疾，暴者必先发散，发散不愈，次取痰，取痰不愈，次取污血也。（娄全善，《纲目》）火郁则发之，即发散之意也，血出多则愈。有针疮者，姜汁调熟水时时呷之。"

5. 清散

《医学心悟・卷四・咽喉・喉痹》："痹者，痛也。《经》云：一阴一阳结，谓之喉痹。一阴者，手少阴心，一阳者，手少阳三焦也。心为君火，三焦为相火，二火冲击，咽喉痹痛，法当散之、清之，加味甘桔汤主之。"

6. 吐法

《古今医统大全・卷之六十五・咽喉门・治法・吐法治喉痹最效》："凡喉痹甚者、重者，宜用吐法，或用桐油，或灯油脚，以鹅翎探吐之。轻者用新取园中李实根煎汤噙之，更研烂敷顶上。（《本草》有云李实根治喉痹）或用射干，捣逆流水吐之。缠喉急证，皆属痰热，又宜探吐之，白矾、胆矾吹入喉中，吐痰极速。

喉痹，微者以酸软之，甚者以辛散之；痰结者吐之，甚而急者砭出血之；人火以凉治之，龙火以火逐之。（凉剂热服是也）"

《万氏家抄济世良方・卷三・喉痹》："喉痹：属痰、属火、属热。重者宜吐、宜刺出血，又针少商、照海二穴。"

《医学说约・杂症分目・火门・喉痹》："喉痹者，俗名乳蛾，乃相火冲逆也。火者痰之本，痰者人之标，火性急速，故病发暴悍，且吸门为人身之门户，若卒肿痛水浆不入，语言不通，其病危矣。治必大涌其痰，或刺其肿处，急则治其标也，脉必洪数。"

7. 温法

《医学心悟・卷四・咽喉・喉痹》："又有非时暴寒，潜伏于少阴经，越旬日而后发，名曰伏气咽痛，谚云肾伤寒是已，法当辛温以散之，半夏桂甘汤主之，复有少阴中寒之重证，寒客下焦，逼其无根失守之火，发扬于上，遂致咽痛，其症手足厥冷，脉细沉，下利清谷，但用理中、四逆汤疗寒，而咽痛自止。斯二者，寒也，其他悉属热证，不可不知。"

五、针灸疗法

1. 喉痹针灸常用取穴

《针灸甲乙经・卷十二・手足阳明少阳脉动发喉痹咽痛第八》："喉痹不能言，取足阳明；能言，取手阳明。

喉痹，完骨及天容、气舍、天鼎、尺泽、合谷、商阳、阳溪、中渚、前谷、商丘、然谷、阳交悉主之。喉痹咽肿，水浆不下，璇玑主之。喉痹食不下，鸠尾主之。喉痹咽如梗，三间主之。喉痹不能言，温留及曲池主之。喉痹气逆，口喎，喉咽如扼状，行间主之(《千金》作间使)。咽中痛，不可纳食，涌泉主之。"

《备急千金要方・卷三十针灸下・头面第一・喉痹病》："完骨、天牖、前谷，主喉痹，颈项肿不可俯仰，颊肿引耳后。中府、阳交，主喉痹，胸满塞，寒热。天容、缺盆、大杼、膈俞、云门、尺泽、二间、厉兑、涌泉、然谷，主喉痹哽咽，寒热。天鼎、气舍、膈俞，主喉痹噎哽，咽肿不得消，饮食不下。天突，主喉痹，咽干急。大陵、偏历，主喉痹嗌干。璇玑、鸠尾，主喉痹咽肿，水浆不下。三间、阳溪，主喉痹，咽如哽。神门、合谷、风池，主喉痹。三里、温溜、曲池、中渚、丰隆，主喉痹不能言。关冲、窍阴、少泽，主喉痹，舌卷口干。凡喉痹，胁中暴逆，先取冲脉，后取三里、云门各泻之，又刺手小指端出血立已。"

《黄帝内经太素·卷第三十·杂病·喉痹嗌干》："喉痹舌卷，口中干，烦心心痛，臂内廉痛，不可及头，取手小指次指爪甲下，去端如韭叶（手之小指次指之端，手少阳关冲。手心主出属心包，下臑内；手少阳从膻中，上系耳后，故喉痹舌卷口干，烦心心痛，及臂内痛皆取之也……）。喉痹不能言，取足阳明；能言，取手阳明（手阳明脉循缺盆上头，足阳明脉循喉咙入缺盆，故喉痹能言、不能言，取此二脉疗主病者也）。嗌干，口中热如胶，取足少阴（足少阴脉至舌下，故口热取之）。"

《针灸资生经·针灸资生经第六·喉痹》："喉痹：凡喉痹胁中暴逆，先取冲脉，后取三里、云门，各泻之。又刺手小指端出血，立已。（《千》）三里、温留（《明》下同）、曲池、中渚、丰隆（《铜》同），主喉痹不能言。神门、合谷、风池，主喉痹。完骨、天牖、前谷，主喉痹，颈项肿，不可俯仰，颊肿引耳后。璇玑、鸠尾，主喉痹咽肿，水浆不下。天鼎、气舍、鬲俞，主喉痹哽噎，咽肿不得消，食饮不下。涌泉（《明》同）、然谷，主喉痹，哽咽寒热。中府、阳交，主喉痹，胸满塞，寒热。天容、缺盆（《明》同）、大杼、鬲俞、云门、尺泽、二间、厉兑、涌泉、然谷，主喉痹哽咽，寒热。三间（《明》同、《铜》同）、阳溪，主喉痹，咽如哽。天突，主喉痹咽干急。大陵、偏历，主喉痹嗌干。关冲（《铜》同）、窍阴、少泽，主喉痹，舌卷口干。喉痹，气逆咳嗽，口中涎唾，灸肺俞七壮，亦可随年壮，至百壮。阳辅、阳交、厉兑、下廉、然谷、经渠、完骨、鬲俞、缺盆、气舍、云门、阳溪、合谷、温溜、中府、浮白，治喉痹。（《铜》）大杼，治喉痹烦满。天容，治喉痹寒热，咽中如鲠。天鼎，治喉痹咽肿，不得食饮，食不下，喉鸣。前谷，治颔肿喉痹。二间，治喉痹，颔肿，肩背痛，振寒。曲池，治喉痹不能言。窍阴，治喉痹，舌强口干，肘不举。少泽，治喉痹，舌强口干，心烦。太陵，治喉痹，口干，身热头痛，短气胸胁痛。浮白，疗寒热喉痹。（《明》）鬲俞、经渠，疗喉痹。二间，疗喉痹，咽如有物伤，忽振寒。下云：喉痹咽肿，多卧善睡，小儿急喉痹，灸天突一壮。"

《普济方·针灸卷十一·针灸门·喉痹》："治喉痹胁中暴逆（《资生经》），先取冲脉，后取三里云门，各泻之。又刺手小指端出血，立已。

治喉痹不能言：穴三里、温溜、曲池、中渚、丰隆。

治喉痹：穴神门、合谷、风池。

治喉痹颈项肿，不可俯仰，颊肿引项后：穴完骨、天牖、前谷。

治喉痹咽肿，水浆不下：穴璇玑、鸠尾。

治喉痹哽噎，咽肿不得消，食饮不下：穴天鼎、气舍、鬲俞。

治喉痹哽咽寒热；穴涌泉、然谷。

治喉痹胸满塞，寒热：穴中府、阳交。

治喉痹哽咽寒热：穴天容、缺盆、大杼、鬲俞、云门、尺泽、二间、厉兑、涌泉、然谷。

治喉痹咽如哽：穴三间、阳溪。

治喉痹咽干急：穴天突。

治喉痹嗌干：穴大陵、偏历。

治喉痹舌卷口干：穴关冲、窍阴、少泽。

治喉痹：穴阳辅、阳交、厉兑、下廉、然谷、经渠、完骨、鬲俞、缺盆、气舍、云门、阳溪、合谷、温溜、中府、浮白。

治喉痹烦满：穴大杼。

治喉痹寒热、咽中如鲠：穴天容。

治喉痹咽肿不得食，饮食不下，喉鸣：穴天鼎。

治颔肿喉痹：穴前谷。

治喉痹颔肿，肩背痛振寒：穴二间。

治喉痹不能言：穴曲池。

治喉痹，舌强口干，肘不举：穴窍阴。

治喉痹，舌强口干心烦：穴少泽。

治喉痹，口干身热，头痛短气，胸胁痛：穴大陵。

疗寒热喉痹：穴浮白。

疗喉痹：穴鬲俞、经渠。

疗喉痹咽如有物伤，忽振寒，又治喉痹咽肿，多卧善睡：穴二间。

治喉痹气逆，咳嗽口中涎唾：灸肺俞七壮，亦可随年壮,至百壮。

治急喉闭缠喉风:灸三里穴二七壮,三七壮。有人尝苦喉痹,虽水亦不能下咽,灸三里而愈。又随肿一边,于大指外边指甲下与根齐,针之。不问男女左右,只用人家常使针,血出即效。如大段危急,两大指都针尤妙。

治喉痹:以砭针刺肿处,出血立效。

治咽喉病:刺手小指爪文中出三豆大许血,逐左右刺。皆须慎酒面毒物。

治咽喉诸证及毒气归心等项恶证,并皆治之,无有不效。第一穴风府穴,脑后入发际一寸,针入四分。穴高主晕,恐伤人,不可不知,须令人扶护乃针。第二穴少商穴,在手大指近虎口一边,指甲与根齐,离爪如韭叶许,针入二分,病甚则入五分。第三穴合骨穴,治口缓治牙关不开,则阳灵穴,应针各刺一刺出血,入二分,关窍即闭。又有一证潮热者,有作寒者,于合谷穴用针左转发寒,右转发热。第四穴是上星穴,在顶前入发际一寸,治颊肿及缠喉风等证。又气急者实热,针足三里。虚热,灸足三里。以手约膝,取手指稍尽处是穴。根脚咽喉常发者,耳垂珠下半寸、近腮骨灸七壮,二七尤妙。及灸足三里穴,在膝下三寸骱骨外。

治喉痹:穴丰隆、涌泉、关冲。

如病甚,以小三棱针,藏于笔头中,诳以点药于喉中痹上,急刺之,则有紫血顿出,效。如不藏针,恐患人难以刺之。

治喉痹及毒气:穴尺泽,灸百壮。"

《针灸聚英·卷二治例·杂病·喉痹》:"喉痹:合谷、涌泉、天突、丰隆。灸初起傍灸之,盖亦凿窍使外泄也。头肿,针曲池穴。"

《针灸素难要旨·卷二下·喉痹》:"喉痹不能言取足阳明,能言取手阳明。厥气走喉而不能言,手足清,大便不利,取足少阴。嗌干口中热如胶,取足少阴。喉痹舌卷,口中干,烦心心痛,臂内廉痛,不可及头,取手小指次指爪甲下去端如韭叶。"

《医学纲目·卷之十五肝胆部·咽喉·喉痹》:"《内经》刺灸喉痹法有四,今以经脉所过,咽喉取之验者,及他病相干,而致喉痹取之者,通六经也。

其一,取手足阳明。《经》云:喉痹不能言,取足阳明;能言,取手阳明。又云:胃足阳明脉,从大迎前下人迎,附循喉咙。所生病者颈肿喉痹,视盛虚热寒陷下取之。又云:足阳明之别名曰丰隆,去踝八寸,别走太阴。其病气逆则喉痹卒喑,取之所别也。又曰:大肠手阳明脉,所生病者喉痹,视盛虚热寒陷下取之也。

其二:取手少阳。《经》云:三焦手少阳之脉,出缺盆,上项系耳后,是动则病嗌肿喉痹,视盛虚热寒陷下取之。又曰:邪客手少阳之络,令人喉痹,刺手中指次指爪甲上,去端如韭叶各一痏,壮者立已,老者顷已,左取右,右取左是也。

其三,以经络所过喉咽者有二。《经》云:肝足厥阴之脉,循喉咙之后,故喉之后疼者,取之累验也。又云:肾足少阴之脉,上贯肝鬲,循喉咙,窦汉卿所谓必准者,照海治喉中之闭塞是也。

其四,他病相干致喉痹者有一。《经》云:心咳之状,喉中介介如梗状,甚则咽肿喉痹,取心之俞,盖大陵穴是也。"

《医学纲目·卷之十五肝胆部·咽喉·喉痹》:"(《摘》)治喉痹:丰隆、涌泉、关冲。(甚者,以小三棱针藏笔锋中,诈言点药于喉痹上,乃刺出紫血,顿下立愈)

(《撮》)喉痹乳蛾:少商(针入一分,卧针向后三分)、照海、太冲。

(洁)喉闭不通:少商、隐白、少冲、涌泉。

(《摘》)喉痹颔肿如升,水粒不下:少商(出血)、手大指背头节(三棱折刺三针,出血)、阳谷(三分)。

(《甲》)喉痹:完骨及天容、气舍、天鼎、尺泽、合谷、商阳、阳溪、中渚、前谷、商丘、然谷、阳交悉主之。喉痹胸中暴逆,先取冲脉,后取三里、云门(皆泻之)。

(《脉》)喉痹刺少阴,少阴在手腕,当小指掌后动脉是也,针入三分补之。

(《甲》)喉痹咽如梗,三间主之。喉痹不能言,温溜、曲池主之。喉痹气逆,口喎,咽喉如扼状,行间主之。喉痹咽肿,水浆不下,璇玑主之。喉痹食不下,鸠尾主之。

白色粗理者肺大,肺大则多饮,善病喉痹。心脉大甚为喉吤。"

2. 喉痹急症针灸方法

《宋本备急灸法·诸发等证·急喉痹》:"孙真人、甄权治急喉痹,舌强不能言,须臾不治即杀人。宜急于两手小指甲后各灸三炷,炷如绿豆大。依图取穴。”

《万氏家抄济世良方·卷三·喉痹》:“喉痹:属痰属火属热。重者宜吐、宜刺出血,又针少商、照海二穴。”

《寿世保元·卷六·喉痹》:“大抵治喉痹,用针出血,最为上策。但人畏针,委曲旁求,瞬息丧命。凡用针而有针创者,宜捣生姜块,调以熟白汤,时时呷之,则创口易合。《铜人》亦有灸法,然痛微者可用,速者恐迟则杀人。故治喉痹之人,与救人同,不容少待。《内经》火郁发之。发谓发汗,咽喉中岂能有汗,故出血者,乃发汗之一端也。后之君子,毋执小方,而曰吾药不动脏腑,又妙于出血。若幸遇小疾而获效,不幸遇大病而死矣。毋遗后悔可也。

一论喉痹危急,死在须臾,牙关紧闭,病人大指外边,指甲下根,不问男左女右,用布针针之,令血出即效。如大势危急,两手大指俱针之,其功尤效。”

《针灸学纲要·喉痹》:“喉痹(喉痹卒然肿痛,水浆不入言语不通,死在须臾):出血(放其肿处出毒血)。”

《金匮翼·卷五·咽喉·喉痹诸法》:“治急喉痛,于大指外边指甲根齐针之,不问男左女右,只用人家常使针针之,令出血即效。如大段危急,两手大指多针之甚妙。(《夷坚志》)

挑背法:于暗室中,用红纸条点火照背上,隐隐有红点,用针挑破,喉痹将死者,破尽即苏。”

《金匮翼·卷五·咽喉·喉痹诸法》:“喉痹者,咽喉肿塞痹痛,水浆不得入是也。由脾肺不利,蕴积热毒,而复遇暴寒折之,热为寒闭,气不得通,结于喉间。其症发热恶寒,喘塞胀闷,不急治杀人,针刺出血,搐鼻吐痰,皆急法也。”

3. 喉痹急症刀针疗法

《医镜·卷之三·喉痹》:“喉者,一身之关隘也。闭而不通,则道路阻绝,饮食难下,死生系焉。使不早治,则不救矣。而喉痹之症,惟缠风尤急,乳蛾次之。若左右皆乳蛾,是亦缠风也。缠风云者,喉中皆缠紧,微有一线之通;乳蛾云者,肿处如蛾形,犹有可通之路。要其致病之由,皆由平日感受风热,积之既久,留于上焦,一时未发,乘机而动。或醉后而重醉,劳后而复劳,动其相火,相火一炽,而平日所积之风热,一齐而起。痰血腾涌,如潮之至,结于咽喉,外不得吐,内不得下,为肿为痛,苦楚呻吟,饥不得食,渴不得饮,煎剂卒难奏功,丸散安能施效,病势已迫,将立而视其死与。必须用刀针以决之,庶可泄其毒而救其势,然后治之以药,乃可愈耳。

药例:喉症口噤不开,刀针无自而入,宜寻经络刺之,惟刺少商穴,在大指甲内边,去甲如韭菜许者是也。不分男女左右,两手皆刺血出,即宽。盖此穴乃手太阴肺经之穴,直通咽喉故也。其针用三角柳叶扁薄者,非针灸之针也。

若患人畏刀针者,急分开两边头发,但捽住顶发一把,尽力拔之,其喉即宽,亦要法也。”

《喉科大成·卷三·古今治法论·喉痹》:“喉痹,因恶血不散故也。凡治此疾,暴者必先发散,次则取痰,次去瘀血,宜针之。(《纲目》)凡喉痹急证,先用针刺出血,并豁吐痰涎为要,若迟缓不救则死。(《回春》)火郁则发之,砭刺出血,即汗之之义也,血出多则愈。有针疮者,姜汁调水,时时呷之。凡关上血泡,最宜针。关下不见者,令病人含水一口,用芦管尖刺鼻孔出血,妙。(《入门》)咽喉肿痛,惟肾伤寒,及蒂钟风忌针。(《入门》)”

六、导引运动法

《诸病源候论·咽喉心胸病诸候·喉痹候》:“《养生方·导引法》云:两手拓两颊,手不动,搂肘使急,腰内亦然,住定。放两肘头向外,肘膊腰气散尽势,大闷始起,来去七通。去喉痹。

又云:一手长舒,令掌仰,一手捉颏,挽之向外,一时极势二七,左右亦然。手不动,两向侧极势,急挽之二七。去颈骨急强,头风脑旋,喉痹,膊内冷注偏风。”

七、治疗禁忌

《重楼玉钥续编·论喉痹关乎运气而有火湿寒之异》:“论忌用寒凉针砭之证:专用芩连、栀、柏之类正治之,则上热未除,中寒复起,毒气乘虚入腹,变为败症。(《正传》)虚火上炎者,纯用寒凉,必致上喘下泻。亦最忌发汗,针砭出血,内伤虚损,咽痛失音者,误针之,必不救。(《嵩崖》)寒伤肾而致帝中肿者,此证人皆不知,宜以八味丸加减。切禁用针帝中,号喉花,关乎性命其慎之。

(岫云)”

《咽喉秘集·吴氏咽喉二十四大症歌诀·喉痹》:“喉痹:郁火攻兮喉痹成,或生左右小棋形,鲜红酒毒光如镜,痹在喉间风热胜。

其症形小而圆,初起或内消或针刺皆可。如其色紫红,平塌光如镜者,不可刺,宜内消。因其毒发于本源故也。”

【论用方】

一、概论

《重楼玉钥续编·论喉痹关乎运气而有火湿寒之异》:“用药加减法:主以甘桔汤,加薄荷、荆芥、防风、黄芩、玄参、牛蒡子、竹茹等。咳嗽加贝母、陈皮;渴加花粉、麦冬;唾血加紫菀;呕恶加半夏;胸满加枳壳;便闭加大黄;痰甚加石膏;火甚加川黄连。卒闭暴死用解毒雄黄丸。此皆治实火之法也。凡属虚者,当从权为主,古人有用肉桂、人参、附子、炮姜者,但理其下而上自安,此乃求本之治也。大抵血虚用四物汤,气虚用补中益气汤,肝火用逍遥散,肾虚用地黄汤,佐以治标之品。又有命门火衰,龙浮咽嗌痛者,唯八味丸最效。而寒凉之剂,则一毫不可浪用也。(《汇补》)咽痛必用荆芥,阴虚火炎必用玄参,气虚加人参、竹沥,血虚四物加竹沥。(丹溪)凡喉症最忌半夏、生姜,最喜梨汁、柿子。(《嵩崖》)一切咽喉痛紫雪为要药。(程云来)紫雪纯寒,重症不可用,或合赤麟散用之始佳。(岫云)”

二、治喉痹通用方

1. 鸡子汤(《外台秘要·卷第二十三·喉痹方二十一首》)

疗喉痹。

半夏末(方寸匕)

上一味,开鸡子头去中黄白,盛淳苦酒令小满,纳半夏末,着中搅令和鸡子,着刀子镮令稳,炭上令沸。药成,置杯中,及暖稍咽之,但肿即减。忌羊肉饧。

2. 射干丸(《外台秘要·卷第二十三·喉痹方二十一首》)

疗喉痹塞。

射干(二两) 豉(三合) 芎䓖 杏仁(去尖皮,各一两) 犀角(一两,屑) 升麻(二两) 甘草(一两,炙)

上七味捣下筛,蜜和丸。含之,稍稍咽津,日五六。忌海藻、菘菜。

3. 射干汤

1)《外台秘要·卷第二十三·喉痹方二十一首》

疗喉痹,闭不通利而痛,不得饮食者。若闭喉并诸疾方。

当归(二两) 升麻(一两) 白芷(三两) 射干 甘草(炙) 犀角(屑) 杏仁(去尖皮,各一两)

上七味切,以水八升煮取一升半,分服神良。忌海藻、菘菜。

2)《济阳纲目·卷一百零六·咽喉喉痹·治喉痹方》

治风热咽喉肿痛。

射干 升麻(各二钱) 马牙硝 马勃(各一钱四分)

上剉,水煎服。

治喉闭肿塞不通,疼痛不下饮食,并诸毒发动。

射干 白芷 当归(各一两) 杏仁(去皮尖) 犀角(镑) 甘草(炙,各半两)

上㕮咀。每服二钱,水煎,日三服。忌海藻、菘菜。

3)《古今医彻·卷之三·杂症·喉痹》

治喉痹。

射干(一钱) 防风 荆芥 桔梗 薄荷(各一钱) 大力子(钱半,焙,研) 广皮(八分) 甘草(三分)

加灯芯一握、生姜一片,水煎。火甚,加玄参、天花粉。肺虚,加川贝母、茯苓。

4. 木通散(《太平圣惠方·卷第三十五·治喉痹诸方》)

治喉痹,心胸气闷,咽喉妨塞不通。

木通(二两,剉) 赤茯苓(二两) 羚羊角屑(一两半) 川升麻(一两半) 马蔺根(一两) 川大黄(一两半,剉碎,微炒) 川芒硝(二两) 前胡(二两,去芦头) 桑根白皮(二两,剉)

上件药,捣粗罗为散。每服三钱,以水一中盏煎至六分,去滓,不计时候,温服。

5. 犀角散(《太平圣惠方·卷第三十五·治喉痹诸方》)

治喉痹气隔,胸满咽肿。

犀角屑(一两) 射干(一两半) 马蔺根(一两) 枳壳(一两,麸炒微黄去瓤) 马牙硝(一两半) 甘草(一两,生用)

上件药,捣筛为散。每服三钱,以水一中盏,入竹叶二七片,煎至六分,去滓,不计时候,稍温含咽。

6. 白矾散

1)《太平圣惠方·卷第三十五·治喉痹诸方》

治喉痹气闷。

白矾(半两) 硇砂(半两) 马牙硝(半两)

上件药,于瓷合子内盛,用盐泥固济,候干,以炭火煅令通赤,取出,细研,用纸两重匀摊,置于湿地上,以物盖之,一宿,出火毒后,再细研为散。每服半钱,纳竹管中,吹入喉内,须臾即通,如是咽门肿,只以篦子抄药,点于肿处,咽津即瘥。

2)《玉机微义·卷二十七·喉痹治法》

治急喉闭。

白矾(一钱) 巴豆(二个,去壳,作六瓣)

上将矾于铫内慢火熬化为水,置巴豆其内候干,去巴豆,取矾研为末。每用少许,吹入喉中,立愈。

7. 马牙硝散(《太平圣惠方·卷第三十五·治喉痹诸方》)

治喉痹气欲绝。

马牙硝 硝石 硼砂(以上各半两)

上件药,以瓷瓶子纳盛,用盐泥固济,候干,以慢火煅成汁,良久,取出,候冷,于地坑子内,先以甘草水洒,后用纸三重裹药,以土盖之,三宿,出火毒后,取出,细研为散。每服半钱,用篦子抄内咽中咽津,更以竹管吹入喉中,瘥。

8. 升麻散(《太平圣惠方·卷第三十五·治喉痹诸方》)

治喉痹肿热痛闷。

川升麻(一两) 马蔺子(二两)

上件药,捣细罗为散。每服,以蜜水调下一钱。

9. 硝石散(《太平圣惠方·卷第三十五·治喉痹诸方》)

治喉痹热毒气盛,痛肿不已。

硝石 白矾 砒霜(以上各半两)

上件药,同细研,于瓷盒中盛,盐泥固济,候干,炭火中烧令通赤,取出,向地坑中三日,出火毒,细研如粉。咽喉肿闭处,点少许便破。

10. 甘桔汤

1)《古今医统大全·卷之六十五咽喉门·药方·通治喉痹剂》

治一切风热上壅,咽喉肿痛,吞吐如有所碍。(《和剂》)

甘草(二钱) 桔梗(四钱) 加荆芥穗(三钱,尤效速)

上㕮咀,作一服。水二盏煎八分,食后服。

治热肿喉痹。(《拔萃》)

桔梗 甘草 薄荷 栀子 连翘 黄芩(各等分)

上㕮咀。每服六钱,加竹叶煎服。

2)《证治准绳·类方第八册·咽喉·喉痹》

治风痰上壅,咽喉肿痛,吞吐有碍。(《和剂》)

苦桔梗(一两) 炙甘草(二两)

每服三钱,水一盏煎七分,食后温服。

3)《万氏家抄济世良方·卷三·喉痹》

治少阴咽痛。

桔梗 甘草(等分)

每服五钱,水钟半煎八分,通口服。一方加荆芥、当归;有热加黄芩、枳壳。

11. 通关散

1)《古今医统大全·卷之六十五咽喉门·药方·通治喉痹剂》

治咽喉肿痛,水谷不下。

青盐(三钱) 枯矾(二钱) 硇砂(一钱)

上为末。以药少许,吹入喉内,有涎吐出,一二次肿立消。

2)《寿世保元·卷六·喉痹》

一论咽喉肿痛,不能言语,或吐或泻,或不食,或四肢冷痹,但可进药,无不愈者,此从治法也。

炙甘草(一钱五分) 人参 白术(去芦) 白茯苓(去皮) 桔梗(各二钱) 防风(七分) 薄荷(五分) 荆芥 干姜(炒) 或加大附子(炮,各三分)

上剉,水煎,频频与服。

12. 龙脑鸡苏丸(《古今医统大全·卷之六十五咽喉门·药方·通治喉痹剂》引《局方》)

治上焦热,咽肿嗌痛。

薄荷叶(一两六钱) 生地黄(六钱) 麦门冬(四钱) 蒲黄(炒) 阿胶(炒,各二钱) 黄芪(一钱) 人参 木通(各二钱) 银柴胡(同木通浸二日取汁入膏) 甘草(钱半)

上为末,用蜜三两,炼过后,下地黄汁等药,熬成膏,丸如梧桐子大。每服二十丸,嚼汤送下。

13. 如圣汤(《古今医统大全·卷之六十五咽喉门·药方·通治喉痹剂》引《良方》)

治咽喉有痰,咽物作痛,及嗽咯唾血、气促,并小儿疮疹毒攻,咽喉肿痛。

麦门冬(半两) 牛蒡子(炒) 桔梗 生甘草(各一两)

上为细末。沸汤调,细细服,入竹叶煎尤妙。

14. 山豆根汤(《古今医统大全·卷之六十五咽喉门·药方·通治喉痹剂》)

治热喉痹。

山豆根 升麻 射干(各等分)

上㕮咀。每服三钱,水二盏煎七分,去渣,通口时时呷之。

15. 夺命散(《古今医统大全·卷之六十五咽喉门·药方·通治喉痹剂》)

治急喉风。

白矾(枯) 僵蚕(炒) 硼砂 皂角(炙,去皮弦,各等分)

上为细末。每用少许吹喉中,痰出即愈。

16. 三黄丸(《古今医统大全·卷之六十五咽喉门·药方·通治喉痹剂》)

治喉痹绝妙。

大黄 黄芩 黄连(各二两) 黄药子 白药子(各两半) 山豆根 黄柏 苦参(各一两) 硼砂 京墨(各三钱) 冰片(一钱) 麝香(少许)

上为细末,猪胆调,甑内蒸二次后,入片、麝、硼砂为丸豆大。噙化津咽,日夜常噙,不止药味,妙。

17. 二圣散(《古今医统大全·卷之六十五咽喉门·药方·通治喉痹剂》引《济生》)

治缠喉风、急喉痹。

胆矾(二钱半) 白僵蚕(炒浮,半两)

为细末,以少许吹入喉中。

18. 利膈汤(《古今医统大全·卷之六十五咽喉门·药方·通治喉痹剂》引《本事》)

治脾肺有热,虚烦上壅,咽喉疮肿。

薄荷叶 荆芥穗 防风 桔梗 人参 牛蒡子 甘草(各等分)

上㕮咀。每服半两,食后水煎服。

19. 碧玉丸(《古今医统大全·卷之六十五咽喉门·药方·通治喉痹剂》引《御药》)

治心肺积热,上攻咽喉,肿痛闭塞,水浆不下;重舌木舌,喉疮口疮,并宜服之。

青黛 盆硝 蒲黄 甘草末(各一两)

上为末,以砂糖每两作五十丸。每服一丸,噙化。或用干药末吹入喉内亦可。加硼砂为末,名碧雪。

20. 玄参散(《古今医统大全·卷之六十五咽喉门·药方·通治喉痹剂》引《良方》)

治悬痈喉痛不可忍。

玄参 升麻 射干 大黄(各一钱半) 甘草(一钱)

作一服。水二盏煎一盏,不拘时,徐徐服。

21. 上清丸

1)《古今医统大全·卷之六十五咽喉门·药方·通治喉痹剂》

治口舌生疮,咽喉肿痛,止嗽清音,润肺宽膈化气,极效。

苏州薄荷叶(一斤) 百药煎(半斤) 砂仁(一两) 硼砂(二两) 冰片(二钱) 桔梗(一两) 甘草 玄明粉 诃子(各半两)

为极细末,炼蜜丸如芡实子大。每服一丸,临睡噙化;或为小丸,茶清送下亦可。

2)《济阳纲目·卷一百零六·咽喉喉痹·治喉痹方》

治咽喉肿痛,痰涎壅盛。

薄荷(一斤) 川芎 防风(各二两) 桔梗(五两) 甘草(四两) 砂仁(半两)

上为细末,炼蜜丸如皂角子大。每服一丸,噙化。一方有硼砂一两。

清上,利咽膈。

南薄荷(四两) 桔梗 甘草(各一两半) 白豆蔻(一两) 片脑(一钱)

上为末,蜜丸,噙化。加孩儿茶一两,效尤速。

22. 玄霜(《古今医统大全·卷之六十五咽喉门·药方·通治喉痹剂》)

治喉痹。

薄荷梗(烧存性,末,四两)　硼砂　盆硝　胆矾(各二钱)

上为末。以油二三点入水上调,点患处。

23. 夺命无忧散《古今医统大全·卷之六十五咽喉门·药方·通治喉痹剂》引《良方》

治缠喉风,咽喉肿痛,口舌生疮,心腹胀满,脾积癥块,小儿奶癖,误吞骨屑,哽塞不下,热盛喉痹,气急闷乱。

寒水石(三两,煅)　玄参　管仲　砂仁　滑石(飞)　黄连　茯苓　山豆根　荆芥穗　甘草(炙,各两半)　硼砂(三钱)

上为细末。每服一钱,干掺舌上后以新水咽下,不拘时。任是百毒硬物,可以除化。如吃着杏仁、巴豆、辛辣、姜桂、胡椒、燥毒、葱韭蒜等物,及诸药毒、火毒亦可用。此药能润三焦,去三尸,杀八邪,除九虫,赶瘟疫,一切要疾,其效如神。

24. 牛胆膏(《古今医统大全·卷之六十五咽喉门·药方·通治喉痹剂》)

治锁喉风。

青黛(一钱)　僵蚕(半两,炒)　朴硝(一两,研)　甘草(二钱半,生用)

上为细末,用腊月黄牛胆入药在内,当风挂百日取出,再入,研麝香少许,同研细末。每服五分,用井花水调服,或吹入喉中。

25. 硼砂散(《古今医统大全·卷之六十五咽喉门·药方·通治喉痹剂》引《圣惠》)

治咽喉疮肿,闭塞不通。

硼砂　僵蚕　百药煎　川芎(各三钱)　山豆根　盆硝　薄荷　紫河车(各半两)　青黛(一钱)

上为末。用五分吹入喉中,水调亦可。

26. 如圣胜金锭

1)《古今医统大全·卷之六十五咽喉门·药方·通治喉痹剂》引《局方》

治咽喉急闭,双、单乳蛾,重舌、木舌,并皆治之。

硫黄(研)　川芎　腊茶　薄荷叶　川乌(炮)　硝石(研)　生地黄(各二两)

上为末,取生葱汁搜和为锭子。每服先用新汲水灌漱,次嚼生薄荷叶五七片,却用药一锭同嚼极烂,以井水咽下。甚者连进三服,外以一锭安患处,其病随药便消。

2)《医学纲目·卷之十五肝胆部·咽喉·喉痹》

治咽喉急闭,腮颔肿痛,并单蛾,结喉,重舌,木舌。

硫黄(细研,一两半)　川芎(一两)　腊茶　薄荷(去根梗,各半两)　贯众(二两)　硝石(研,四两)　荆芥(二两)

上为末,生葱汁搜和为锭。每服先用新汲水灌漱,次嚼生薄荷五七叶,却用药一锭,同嚼极烂,井水咽下。甚者连进三服,并以一锭安患处,其病随药便消。

27. 祛毒牛黄丸(《古今医统大全·卷之六十五咽喉门·药方·通治喉痹剂》《医林》)

治咽喉肿痛,舌本强硬,口内生疮,胸膈不利。

牛黄(三钱)　硼砂　桔梗　生地黄　犀角屑　人参　琥珀(研,各半两)　寒水石(煅,去火毒,二两)　铅白霜　冰片　雄黄(各一两)　蛤粉(飞,四两)　玄参　升麻(各三钱)　朱砂(研,七钱)

上为细末,研匀,炼蜜丸弹子大,金箔为衣,瓷罐收贮。每服一丸,浓煎,薄花汤化下,或新汲水下,日进三服,噙化亦可。

28. 麝香朱砂丸(《古今医统大全·卷之六十五咽喉门·药方·通治喉痹剂》)

治咽喉肿痛,闭塞不通,舌根胀痛,或生疮疖。

麝香(二钱)　朱砂(二两半)　硼砂(三两)　寒水石(煅,四两)　马牙硝　铅白霜　片脑(各三钱)　甘草

上为末,甘草膏和丸梧桐子大,朱砂为衣。不拘时噙化二丸。

29. 透天一块水(《古今医统大全·卷之六十五咽喉门·药方·通治喉痹剂》引《医林》)

治一切风热喉痹,口舌生疮,头目不清,痰涎壅盛。

黄连(一钱)　冰片　硼砂　薄荷叶　槟榔　蒲黄　甘草(各钱)　荆芥穗　黄柏(各五分)　白砂糖(半两)

上为细末,炼蜜为丸如芡实大。每服一丸,噙化。

30. 消毒犀角饮子(《古今医统大全·卷之六十五咽喉门·药方·通治喉痹剂》)

治内蕴邪热,咽膈不利,腮项肿痛,结核风疹痹毒。

荆芥(四钱) 防风(一钱) 甘草(二钱) 牛蒡子(一钱)

上作一服。水二盏煎八分,食远服。

31. 蜜附子(《古今医统大全·卷之六十五咽喉门·药方·通治喉痹剂》引《三因》)

治腑寒咽闭,吞吐不通。

大附子(一个,去皮脐,切作大片,蜜涂炙令黄)

以口含之,咽津,甘味尽,再涂蜜,炙用。

32. 立效散

1)《古今医统大全·卷之六十五咽喉门·药方·通治喉痹剂》

治喉痹卒不能言,水浆不入。

白矾(为末) 净朴硝(为末,各五分)

土牛膝根洗净,捣汁半盏,入二末和匀。咽嗽吐出,有物即随汁出,可以开喉,二三次愈。

2)《幼科折衷·下卷·喉痹》

硼砂 龙脑 雄黄 朴硝

俱为末,干掺。

33. 一提金(《古今医统大全·卷之六十五咽喉门·药方·通治喉痹剂》)

治咽喉肿痛。

老黄瓜(一条,去子,用好皮硝填满,阴干)

为末。每用少许,吹入喉内,即愈。

34. 青梅煎(《古今医统大全·卷之六十五咽喉门·药方·通治喉痹剂》引《经验》)

治喉痹。

青梅(二十个,五月初一用盐十两腌至初五,取梅汁和药) 白芷 羌活 防风 桔梗(各二两) 明矾(三两) 猪牙皂角(三十条)

上为细末,以梅汁拌和匀,用瓷罐收贮,如前法噙之。五月五日制。

35. 五香散(《医学纲目·卷之十五肝胆部·咽喉·喉痹》)

治喉咽肿痛,毒气结塞不通。

木香 沉香 鸡舌香 薰陆香(各一两) 麝香(另研,三钱)

上为末,入麝香研匀。每二钱,水一盏,煎服,不拘时。

36. 乌犀角膏(《医学纲目·卷之十五肝胆部·咽喉·喉痹》)

治咽喉肿痛,及一切结喉、烂喉、遁尸、缠喉、痹喉、急喉、飞丝入喉、重舌、木舌等证。

皂荚(两条,子捶碎,用水三升浸一时久,挪汁去渣,入瓦器内熬成膏) 好酒(一合) 焰硝 百草霜(研,一钱,同皂角膏搅匀令稠) 人参(一钱,为末) 硼砂 白霜梅(各少许,并研入膏中)

上拌和前药,用鹅毛点少许于喉中,以出尽顽涎为度。却嚼甘草二寸,咽汁吞津。若木舌,先以粗布蘸水,揩舌冷,次用生姜片擦之,然后用药。

37. 马鞭草散(《医学纲目·卷之十五肝胆部·咽喉·喉痹》)

治患喉痹咽肿连颊,吐气数者。

马鞭草,上捣自然汁,每服咽一合许。

38. 桔梗汤

1)《赤水玄珠·第三卷·咽喉门·喉痹》

治咽肿微觉痛,声破。季冬用之。

麻黄(连节五分) 桔梗 甘草(各一钱) 黄芩 白僵蚕(各三钱) 马屁勃(一两) 当归身

水二盅煎一盅,食后,稍热,徐徐呷之。

2)《济阳纲目·卷一百零六·咽喉喉痹·治喉痹方》

治客热咽痛。

甘草 桔梗 鼠粘子 竹茹(各等分)

上剉,水煎服。

39. 发声散(《赤水玄珠·第三卷·咽喉门·喉痹》引《三因》)

治咽痛烦闷,咽物即痛,不宜寒凉药过泄之。此烦闷,乃虚热也。

瓜蒌(一枚) 白僵蚕(微炒,五分) 桔梗(七钱半) 甘草(炒,三钱)

上为细末,少许干掺。咽喉中若肿痛,左右有红,或止一边红紫,长大,水米难下,用此一钱,朴硝一钱,和匀掺喉中,咽津。如喉中生赤肿,或有小白头疮,用前散一钱匕,白矾细研五分,干掺。

40. 噙化丸(《赤水玄珠·第三卷·咽喉门·喉痹》)

治痰结核在咽,必用咸能软坚之味。

瓜蒌仁 青黛 杏仁 海蛤粉 桔梗 连

翘　风化散

上为末，姜蜜丸。噙化。

41. 荆芥甘桔汤（《医学原理·卷之十一·喉痹门·治喉痹方》）

治一切咽喉痛，用荆芥、桔梗之辛凉以散热，生草之甘寒以泄火，川归和血。

荆芥（辛凉，五钱）　桔梗（辛甘平，二钱）　生草（甘寒，钱半）　川归（甘温，一钱）

水煎，乘热徐徐服之。一本加黄连、栀子、薄荷、黄芩，名拔甘桔汤。如热甚，加黄芩、枳壳。仍未愈，刺少商穴出血立愈。

42. 通关饮（《医学原理·卷之十一·喉痹门·治喉痹方》）

治元气亏败，相火上炎而作喉痹。法当益元气为本，驱相火为标。

人参（甘温，二钱）　白术（苦甘温，一钱）　白茯（甘淡平，八分）　炙草（甘温，五分）　防风（辛温，一钱）　荆芥（辛凉，二钱）　薄荷（辛凉，钱半）　干姜（辛热，二钱）　桔梗（辛甘平，一钱）

水煎热服。一本无桔梗有附子。

43. 吹喉散

1）《医学原理·卷之十一·喉痹门·治喉痹方》

治咽喉肿硬疼痛。

巴豆（辛热，七粒）　胆矾（酸涩寒，二钱）　朴硝（咸寒，二钱）　铜绿（咸寒，一钱）　轻粉（辛寒，七分）　青黛（苦咸寒，一钱）

上六味，同入磁盆内，同炒巴豆黄色为度，去巴豆不用，余五味研末，加麝香少许研匀。每以三五分吹入喉中，吐出痰血立愈。

2）《万氏家抄济世良方·卷三·喉痹》

喉疮生脓不收口者。

黄柏（蜜炙，三钱）　硼砂（煅过，二钱五分）　孩儿茶（一钱）　朱砂（八分）　寒水石（七分）　冰片（一分）

上为极细末。先用大黄、防风、羌活、薄荷、黄柏煎汤漱过吹入。如有虫者，加雄黄一钱。

3）《寿世保元·卷六·喉痹》

治咽喉肿痛。

牙硝（一两五钱）　硼砂（五钱）　雄黄（二钱）　僵蚕（一钱）　冰片（二分）

上为细末。每用少许吹喉，立效。

4）《济阳纲目·卷一百零六·咽喉喉痹·治喉痹方》

治咽喉肿痛，急慢喉闭，悬痈乳蛾，咽物不下。

诃子（一两，醋浸一宿，去核）　黄芩（酒浸一宿，各晒干）　牛蒡子　生甘草　薄荷（各五钱）　明矾（一钱半）　胆矾（一钱半）

上为末。先用好生姜擦舌上，每用药一钱，芦管吹入喉中，吐出涎痰，便用热茶吃下，再吹第二次，便用热粥三次，再吹，用热茶或热粥乘热食之，加朴硝末少许。如口舌生疮，用药吹之口中，立去痰涎为妙。一方有百药煎。

治咽喉一切肿痛。

绿矾（半两，别用青鱼胆，以矾研细入内，阴干）　巴豆（七粒，去壳）　朴硝（二钱，另研）　铜青　轻粉（各五分）　青黛（少些，另研）

上将胆矾同巴豆肉于铜铫内飞过，去巴豆，合朴硝以下四味，再加麝香少许研匀。每用一字，吹入喉中，吐出痰血立愈。青鱼胆矾，吹入喉中疮极效。

壁钱（烧，存性）　枯白矾　发灰（各等分）

上研细，吹喉中。

治一切咽喉肿痛，并喉舌垂下肿痛者。

胆矾　白矾　朴硝　片脑　山豆根　辰砂（各等分）

上先将鸡肫内黄皮焙燥，共前药研为细末。用鹅毛管吹入喉中，即效。

44. 荆芥汤（《证治准绳·类方第八册·咽喉·喉痹》引《三因》）

治咽喉肿痛，语声不出，咽之痛甚。

荆芥（半两）　桔梗（二两）　甘草（一两）

上剉散。每服四钱，水一盏，姜三片，煎六分，去滓温服。

45. 半夏桂枝甘草汤（《证治准绳·类方第八册·咽喉·喉痹》引《活人》）

治暴寒中人咽痛。

半夏　桂枝　甘草（各二钱半）

水二盏，生姜五片，煎至八分，去滓，旋旋呷之。

46. 玉钥匙（《证治准绳·类方第八册·咽喉·喉痹》引《三因》）

治风热喉痹及缠喉风。

焰硝（一两半）　硼砂（半两）　脑子（一

字） 白僵蚕（二钱五分）

上为末。以竹管吹半钱入喉中，立愈。

47. 玉屑无忧散（《证治准绳·类方第八册·咽喉·喉痹》引《和剂》）

治缠喉风，咽喉疼痛，语声不出，咽物有碍；或风涎壅滞，口舌生疮，大人酒症，小儿奶癖，或误吞骨屑，哽塞不下。

玄参（去芦） 贯众（去芦） 滑石（研） 砂仁 黄连（去须） 甘草（炙） 茯苓 山豆根 荆芥穗（各半两） 寒水石（煅，一两） 硼砂（一钱）

上为细末。每服一钱，干掺舌上，以清水咽下。此药除三尸，去八邪，辟瘟疗渴。

48. 清心利膈汤

1）《证治准绳·类方第八册·咽喉·喉痹》

治咽喉肿痛，痰涎壅盛。

防风 荆芥 薄荷 桔梗 黄芩 黄连（各一钱半） 山栀 连翘 玄参 大黄 朴硝 牛蒡子（炒研） 甘草（各七分）

水二盅煎至一盅，食远服。

2）《济阳纲目·卷一百零六·咽喉喉痹·治喉痹方》

治积热咽喉肿痛，痰涎壅盛，烦躁饮冷，大便秘结。

防风 荆芥 薄荷 桔梗 黄芩（炒） 黄连（炒） 金银花（各一钱半） 山栀 连翘 元参 大黄 朴硝 牛蒡子 甘草（各七分）

上剉，作一服，水煎，食远服。

49. 碧玉散

1）《证治准绳·类方·第八册·咽喉·喉痹》引《宝鉴》

治心肺积热上攻，咽喉肿痛闭塞，水浆不下；或喉痹、重舌、木舌肿胀皆可服。

青黛 盆硝 蒲黄 甘草（各等分）

上为细末，研匀。每用少许，吹入咽喉内，细细咽下。若作丸，用砂糖为丸，每两作五十丸，每服一丸，噙化咽下。

2）《济阳纲目·卷一百零六·咽喉喉痹·治喉痹方》

治喉痹。

朴硝（明净者，一两） 雄黄（明亮者，二钱） 青黛 甘草（各一钱） 薄荷（一钱半）

上为末，和匀，瓷器内盛贮，临病量多少，取出用竹筒吹入喉中，轻者立效。重者用真珠草，即五爪龙，取其根捣汁，入米醋少许，入碧玉散，漱出痰涎自解。牙关紧者，用地白根即马蓝头取根洗净，捣汁，入米醋少许，滴鼻孔中，牙关自开。如痰壅，咽喉干涸，以此汁探之，此草取痰至速。

50. 防风散（《证治准绳·类方第八册·咽喉·喉痹》）

治咽喉疼痛，虚者用少，实者用多。

防风（去芦，一两） 羌活 僵蚕（炒） 白药子（蜜炙） 硼砂 荆芥 黄药子 大黄（湿纸包，煨令香熟） 细辛 川芎 红内消 山豆根 郁金 甘草（各半两） 牙硝（三钱） 薄荷（半斤）

上为细末。研薄荷汁同蜜少许调，每服一匙，不拘时服。

51. 追风散（《证治准绳·类方第八册·咽喉·喉痹》）

治咽喉肿痛。

黄丹 朴硝 猪牙皂角（煅） 砂仁壳（煅灰，各半两）

上为细末。每用少许，以鹅毛蘸药入口中，传舌上下及肿处，然后以温水灌漱。如咽喉间毒已破，疮口痛者，用猪脑髓蒸熟，淡姜、醋蘸吃下，立效。

52. 开关散（《证治准绳·类方第八册·咽喉·喉痹》引《宝鉴》）

治缠喉风，气息不通。

白僵蚕（炒去丝嘴） 枯白矾（各等分）

上为细末。每服三钱，生姜、蜜水调下，细细服之。

53. 七宝散（《证治准绳·类方第八册·咽喉·喉痹》）

治喉闭及缠喉风。

僵蚕（直者，十个） 硼砂 雄黄 全蝎（十个，头尾全者，去毒） 明矾 猪牙皂角（一挺，去皮弦，各一钱） 胆矾（半钱）

上为细末。每用一字，吹入喉中即愈。

54. 五香散（《证治准绳·类方第八册·咽喉·喉痹》）

治咽喉肿痛，诸恶气结塞不通，急宜服之。

木香 沉香 鸡舌香 薰陆香（各一两） 麝香（三分）

上为细末。研匀，每服二钱，水一盏煎五分，不拘时服。

55. 瓜蒂散（《证治准绳·类方第八册·咽喉·喉痹》）

治缠喉风，咽中如束，气不通。

上用甜瓜蒂，不限多少，细研为末。壮年一字，十五岁以上及年老者服半字，早晨用井花水调下，一时须，含砂糖一块，良久涎如水出，年深者，涎尽有一块如涎布水上如鉴，涎尽食粥一两日，如吐多困甚，即咽麝香汤一盏，麝香须细研，以温水调下，此药不大吐逆，只吐涎水。上瓜蒂须采自然落者用，如未用，以槟榔叶裹，于东墙有风处挂令吹干用。

56. 乌犀膏（《证治准绳·类方第八册·咽喉·喉痹》引《必用》）

治咽喉肿痛，及一切结喉烂喉，遁尸缠喉，痹喉急喉，飞丝入喉，重舌木舌等证。

皂荚（两条，子捶碎，用水三升，浸一时久，挼汁去渣，入瓦器内熬成膏）　好酒（一合）　焰硝　百草霜（研，一钱，同皂角膏搅匀令稠）　人参（一钱，为末）　硼砂　白霜梅（各少许，并研入膏中）

上拌和前药，用鹅毛点少许于喉中，以出尽顽涎为度。却嚼甘草二寸，咽汁吞津。若木舌，先以粗布蘸水揩舌冷，次用生姜片擦之，然后用药。

57. 备急如圣散（《证治准绳·类方第八册·咽喉·喉痹》引《宝鉴》）

治时气缠喉风，渐入咽喉闭塞，水谷不下，牙关紧急，不省人事。

雄黄（细研）　藜芦（厚者，去皮用仁）　白矾（飞）　猪牙皂角（去皮弦）

上等分，为细末。每用一豆大，鼻内搐之，立效。

58. 一字散（《证治准绳·类方第八册·咽喉·喉痹》引《必用》）

治喉闭气塞不通，饮食不下。

雄黄（另研）　白矾（生研）　藜芦（各一钱）　猪牙皂角（七锭）　蝎梢（七枚）

上为末。每用一字，吹入鼻中，即时吐出顽涎愈。

59. 玉粉丸（《证治准绳·类方第八册·咽喉·喉痹》引《宝鉴》）

治冬月寒痰结，咽喉不利，语声不出。

半夏（洗，五钱）　草乌（一字，炒）　桂（一字）

上为末，生姜汁浸蒸饼为丸如芡实大。每服一丸，至夜含化。

60. 冰梅丸（《万氏家抄济世良方·卷三·喉痹》）

治喉痹十八种俱效。

大南星（鲜者，二十五个，切片）　大半夏（五十个，鲜者佳，切碎）　皂角（去弦净，四两）　白矾　盐　防风　朴硝（各四两）　桔梗（二两）

拣七分熟梅子，大者一百个，先将硝盐水浸一周时，然后将各药碾碎入水拌匀，方将梅子置水中，其水过梅子三指为度，浸七日取出晒干，又入水中浸透晒干，候药水干为度，方将梅子入磁器密封之，如霜衣起愈妙。要用时薄绵裹噙口内，令津液徐徐咽下，痰出愈。一梅可治三人，不可轻弃。

61. 青龙胆（《万氏家抄济世良方·卷三·喉痹》）

治咽喉闭塞肿痛并单双乳蛾，大有神效。

用好鸭嘴胆矾盛青鱼胆内，阴干为末，吹入喉中。加熊胆三分、牛黄三分、梅花冰片三分更妙。

62. 华佗危病方《万氏家抄济世良方·卷三·喉痹》

治缠喉风、喉闭。其证先两日胸膈气紧，出气短促，蓦然咽喉肿痛、手足厥冷、气闭不通，顷刻不治。

巴豆（七粒，三生四熟，生者去壳研，熟者去壳炒，去油存性）　雄黄（皂子大者，研）　郁金（一个，蝉肚者，研成末）

共为细末。每服半匙，茶调细呷。如口噤咽塞，用小竹管纳药吹喉中，须臾吐利即醒。如无前药，用川升麻四两剉碎，水四碗煎一碗灌服。又，无升麻用皂角三锭捶碎，擂水一盏灌服，或吐或不吐即安。

63. 胎发散（《万氏家抄济世良方·卷三·喉痹》）

治诸般喉症之总方也，验过极效。

胎发（煅灰存性，一钱）　硼砂（煅过，七分）　胆矾（三分）

上研极细。以棉花裹箸头，蘸米醋拈药末点疮上过宿，次日用射干磨米醋漱过再点，如此点过二三次。

64. 茶柏散(《万氏家抄济世良方·卷三·喉痹》)

治喉痹。

细茶(清明前者佳,二钱) 黄柏(三钱) 苏州薄荷叶(三钱) 硼砂(煅,二钱)

上各研极细,取净末和匀,加冰片三分,吹入。

65. 绿雄散(《万氏家抄济世良方·卷三·喉痹》)

治喉疮毒盛或有虫者。

雄黄(七分) 绿矾(三分) 硼砂(煅,三分)

上研极细,吹入。如热痰盛用生硼砂。

66. 急喉丹(《万氏家抄济世良方·卷三·喉痹》)

单蛾、双蛾、重舌俱治。

山豆根 僵蚕(炒) 蚤休(各一两) 连翘 玄参 防风 射干(各七钱) 白芷(五钱) 冰片(三分)

上为极细末,糯米粉糊和成锭,铜绿二钱为衣。水磨服。

67. 开关神应散

1)《寿世保元·卷六·喉痹》

治不测急慢喉痹,肿塞不通。

盆硝(研细,四钱) 白僵蚕(微炒去嘴,八分) 青黛(八分) 蒲黄(五分) 麝香(一分) 甘草(八分) 马勃(三分) 片脑(一分)

上各为细末,称足,同研极匀,瓷瓶收贮。如有病症,每用药一钱五分,以新汲水小半盏调和,细细呷咽。如是喉痹,即破出血,便愈。如不是喉痹,自然消散。若是诸般舌胀,用药半钱,以指蘸药擦在舌上,下咽津唾。如是小儿,一钱作为四五服,亦如前法用,并不计时候。

2)《济阳纲目·卷一百零六·咽喉喉痹·治喉痹方》

治一切喉风,有起死回生之功。

蜈蚣(焙存性,三钱) 胆矾 全蝎(去毒,焙,存性) 僵蚕(去丝嘴) 蝉退(焙,存性) 川乌尖(各一钱) 穿山甲(麸炒) 蟾酥(各三钱) 乳香(五分)

上为末。每服一钱半或二钱,小儿每服一分或七厘,同葱头捣烂,酒和送下,出汗为度。如口不能开,灌服。忌猪、羊、鸡、鱼、油面、诸般热毒等物一七日。

68. 清咽抑火汤(《寿世保元·卷六·喉痹》)

咽喉肿痛痰涎壅盛,初起或壮盛人,上焦有实热者可服。

连翘(一钱五分) 片芩(一钱) 栀子(一钱) 薄荷(七分) 防风(一钱) 桔梗(二钱) 朴硝(一钱) 黄连(一钱) 黄柏(五分) 知母(一钱) 玄参(一钱) 牛蒡子(一钱) 大黄(一钱)甘草(五分)

上剉一剂,水煎,频频热服。闻生过杨梅疮者,加防风、山豆根二两。

69. 滋阴降火汤(《寿世保元·卷六·喉痹》)

治虚火上升,喉内生疮,喉闭热毒,最能降火滋阴。

当归(一钱) 川芎(一钱) 白芍(一钱二分) 川黄柏(蜜水炒,一钱) 生知母(一钱) 怀熟地黄(一钱五分) 天花粉(一钱) 生甘草(一钱) 加元参(二钱) 白桔梗(去芦,三钱)

上剉一剂。水煎,入竹沥一盏,温服。

70. 滋阴清火汤(《寿世保元·卷六·喉痹》)

治喉痹肿痛,声哑不出,饮食不下;阴虚相火上炎,咳嗽痰喘,潮热虚劳等症。内服此药,外用神仙通隘散,吹之即愈。

怀熟地黄(一钱) 山茱萸(酒蒸去核,一钱) 白茯苓(去皮,一钱) 山药(一钱) 泽泻(一钱) 桔梗(二钱) 元参(一钱) 牡丹皮(一钱) 黄柏(用蜜水炒,一钱) 天门冬(去心,一钱) 麦门冬(去心,一钱) 甘草(一钱)

上剉一剂。水煎,温服。外用硼砂一味,噙化咽下,降痰消毒如神。

71. 清上养中汤(《寿世保元·卷六·喉痹》)

治咽喉肿痛,属素虚弱者,或服凉药过多而作泻者,皆可服。

小甘草 桔梗(各二钱) 元参 当归 黄芩(各一钱) 陈皮(去白) 白术(去芦) 白茯苓(去皮) 麦门冬(去心) 连翘(各八分) 人参 防风 金银花(各八分)

上剉一剂。水煎,食远频服。有痰,加贝母。

72. 起死回生散(《寿世保元·卷六·喉痹》)

一治喉风等症。

蜈蚣(三钱,炮存性) 胆矾(一钱) 全蝎(三钱,炒存性) 蝉蜕(一钱,焙存性) 僵蚕(去丝嘴,一钱,炒) 穿山甲(麸炒,三钱) 蟾酥(一

钱） 乳香（五分） 川乌（一钱）

上为细末。每服一钱五分或二钱，小儿每服一分或六七厘，用葱头捣烂，和药，酒送下，出汗为度，如口不开，灌服。忌猪、羊、油、鸡、面七日。

73. 神应散（《寿世保元·卷六·喉痹》）

治时气缠喉，入喉肿塞，水谷不下，牙关紧闭，不省人事。

雄黄 枯矾 藜芦（生用） 牙皂（炙黄）

上各等分，为末。每用豆大一粒，吹鼻内，吐痰神效。

74. 小太平丸（《寿世保元·卷六·喉痹》）

治久嗽喉痛。

人参（二分） 五味子（三分） 天门冬（去心，五分） 麦门冬（去心，二钱） 玄参（八分） 徽墨（三分）

上为细末，炼蜜为丸。噙化下，痰甚，加贝母。

75. 上宫清化丸（《寿世保元·卷六·喉痹》）

治积热上攻，痰涎壅塞，喉痛声哑，肿痛难禁。

黄连（去毛，六钱） 桔梗（去芦，六钱） 山豆根（四钱） 粉草（四钱） 薄荷叶（一钱） 白硼砂（六分）

上为细末，炼蜜为丸如芡实大。时常噙化。

76. 铁笛丸（《寿世保元·卷六·喉痹》）

治喉痹声嘶失音。

当归（酒洗，一两） 怀熟地黄（一两） 怀生地黄（一两） 天门冬（去心，盐炒，五钱） 黄柏（蜜炒，一两） 知母（五钱） 麦门冬（去心，盐炒，五钱） 玄参（三钱） 白茯苓（去皮，一两） 诃子（五钱） 阿胶（炒，五钱） 人乳（一碗） 牛乳（一碗） 乌梅肉（十五个） 甜梨汁（一碗）

上为细末，炼蜜为丸如黄豆大。每服八九十丸，诃子汤下，萝卜汤亦可。

77. 神效散

1）《丹溪手镜·卷之中·喉痹》

治热肿，语声不出。

荆芥穗（另） 蓖麻（去皮，另，各一两）

上蜜丸皂子大，嚼含化。

2）《金匮翼·卷五·咽喉·喉痹诸法》

治喉痹语声不出。

猪牙皂角和霜梅为末，噙之。

78. 龙火拔毒散（《丹溪手镜·卷之中·喉痹》）

治缠喉急证，先以针出血，后以此丹，用新水扫之。

阳起石（煅） 伏龙肝（等分）

水敷。

79. 清咽利膈汤（《济阳纲目·卷一百零六·咽喉喉痹·治喉痹方》）

治脾肺有热，虚烦上壅，咽喉疼痛，或生疮核。

桔梗 牛蒡子（隔纸炒） 荆芥穗 防风 薄荷 人参 甘草（各一钱二分） 元参（一钱）

上水煎，食后徐徐服。热甚，加芩、连、连翘；如咽痛口疮甚者，加僵蚕一两。

80. 牛蒡子汤（《济阳纲目·卷一百零六·咽喉喉痹·治喉痹方》）

治风热上壅，咽喉肿痛，或生痈疮，有如肉脔。

牛蒡子（二钱） 升麻 元参 犀角 黄芩 木通 桔梗 甘草（各一钱）

上㕮咀。作一服，加生姜三片，水煎，食后服。一方无犀角，有羌活。有痰，加瓜蒌、贝母；肝火，加柴胡、吴茱萸、黄连；肾火，加当归、生地黄、知母，倍元参；胃下陷，加升麻；风盛，加荆芥、僵蚕；下元虚，倍蜜炙附子。

81. 如圣散（《济阳纲目·卷一百零六·咽喉喉痹·治喉痹方》）

治咽喉一切急患不得开。

雄黄 藜芦 元参 白僵蚕（炒） 白矾（生用，各二钱） 乳香（一字）

上为细末，研匀。每用一字，两鼻内嗅之，口含水及舌下擦，嚏出涎，立效。

82. 加味甘桔汤（《济阳纲目·卷一百零六·咽喉喉痹·治喉痹方》）

治喉痹。

桔梗（三钱） 甘草 防风 荆芥 薄荷 黄芩 元参（各一钱）

上剉一剂，水煎，食后频频噙咽。咳逆，加陈皮；若咳嗽，加知母、贝母；发渴，加五味子；唾脓血，加紫菀；肺痿，加阿胶；面目肿，加茯苓；呕，加半夏、生姜；少气，加人参、麦门冬；肤痛，加黄芪；目赤，加栀子、黄连；咽痛，加鼠粘子、竹茹；声哑，加半夏、桂枝；疫毒头痛肿，加鼠粘子、大黄、芒硝；胸膈不利，加枳壳；心胸痞，加枳实；不得卧，加栀子；发斑，加荆芥、防风；若酒毒，加干葛、陈皮之类。

83. 拔萃桔梗汤(《济阳纲目·卷一百零六·咽喉喉痹·治喉痹方》)

治热肿喉痹。

桔梗 甘草 连翘 山栀 薄荷 黄芩(各一钱)

上剉,入竹叶,水煎服。

84. 加味如圣汤(《济阳纲目·卷一百零六·咽喉喉痹·治喉痹方》)

治咽喉一切等证,随病加减。

桔梗(三钱) 甘草(一钱半) 黄芩 黄连 薄荷 天花粉 元参(各一钱)

上水煎,频频咽之,渣再煎。如风热壅盛,欲结毒溃脓,加射干、连翘各一钱,牛蒡子八分,羌活、防风各七分;大便秘,加大黄二钱;口燥咽干,加生地黄、知母各一钱;阴虚火动,声哑,加黄柏、蜜炙知母、麦冬各一钱,五味子二十粒。

85. 升麻汤(《济阳纲目·卷一百零六·咽喉喉痹·治喉痹方》)

治咽喉肿痛,上膈壅热,口舌生疮。

升麻 人参 干葛 赤芍药 桔梗(各二钱) 甘草

上剉一服,加生姜三片,水煎,食后热服。

86. 元参升麻汤(《济阳纲目·卷一百零六·咽喉喉痹·治喉痹方》)

治咽喉妨闷,会厌喉肿,舌赤。

元参 鼠粘子 僵蚕 甘草(各七分) 连翘(一钱) 升麻 黄连(各一钱二分) 黄芩(八分) 防风(五分)

上㕮咀。作一服,水煎,稍热噙漱,时时细咽之,即愈。

87. 通气汤(《济阳纲目·卷一百零六·咽喉喉痹·治喉痹方》)

治咽喉疼痛,闭塞不通气,水浆不下,痰涎壅盛。

牵牛(头末,一两,半生半熟) 鼠粘子(二钱半) 枳壳(炒,一钱二分半) 防风(一钱九分半) 甘草(生用,一钱二分半)

上为细末。每服三钱,沸汤调服。

88. 人参清肺散(《济阳纲目·卷一百零六·咽喉喉痹·治喉痹方》)

治脾肺不利,风热攻冲,咽喉肿痛,并喉闭。

连翘(三钱) 黄芩 大黄 薄荷(各一钱半) 人参 山栀 盆硝 甘草(各一钱) 白附子(七分半) 黄连(五分)

上剉。用水一钟半煎至一钟,食后温服。

89. 小续命汤(《济阳纲目·卷一百零六·咽喉喉痹·治喉痹方》)

治阴毒喉痹,及卒喉痹,不得语。

麻黄 桂枝 甘草(各五分) 白术 人参 川芎 附子(生) 防风 防已 黄芩(各二分) 杏仁(七个)

上剉,水煎服。

90. 凉膈散(《济阳纲目·卷一百零六·咽喉喉痹·治喉痹方》)

治脏腑积热,口舌生疮,痰实咽喉不利,烦躁多渴,肠胃秘涩,小便不利,一切风热,并皆治之。

大黄 朴硝 山栀 黄芩 薄荷叶(各五分) 连翘(二钱) 黄连 荆芥 石膏

上剉,水煎服。

91. 调胃承气汤(《济阳纲目·卷一百零六·咽喉喉痹·治喉痹方》)

治中热大便不通,咽喉肿痛,或口舌生疮。

大黄(一两) 芒硝(四钱半) 甘草(一钱半)

上剉。每服五七钱,水煎服。

92. 大青汤(《济阳纲目·卷一百零六·咽喉喉痹·治喉痹方》)

治咽喉唇肿,口舌糜烂,痟恶口疮。

大青叶 升麻 大黄(各二钱) 生地黄(焙,三钱)

上水煎,食后温服,微利止。

93. 五痹散(《济阳纲目·卷一百零六·咽喉喉痹·治喉痹方》)

治五积喉痹。

大黄 白僵蚕(炒,各等分)

上为细末。每服五钱,生姜自然汁、蜜各半盏一处调服,以利为度。

94. 荆黄汤(《济阳纲目·卷一百零六·咽喉喉痹·治喉痹方》)

治咽喉肿痛,大便秘结,及风热结滞生疔疮。

荆芥(四钱) 大黄(一钱)

上剉。水煎,空心服。或加防风等分,治头眩。

95. 漱口地黄散(《济阳纲目·卷一百零六·

咽喉喉痹·治喉痹方》)

治脾肺风热上攻,咽喉肿痛生疮,闭塞不通,或生舌胀。

黄芩(四钱)　甘草(一钱二分半)　荆芥穗(一钱)　薄荷叶(五分)

上㕮咀。水煎,去渣,热漱冷吐,不拘时。

96. 绛雪散(《济阳纲目·卷一百零六·咽喉喉痹·治喉痹方》)

治咽喉肿痛,咽物妨碍,及口舌生疮。

龙脑(二分)　硼砂(三钱)　朱砂(二钱)　马牙硝　寒水石(各五钱)

上研匀。每用一字,撒于舌上,津咽之,或吹入喉中亦可。

97. 金钥匙(《济阳纲目·卷一百零六·咽喉喉痹·治喉痹方》)

1)治一切风热,咽喉闭塞,神效。

朴硝(一两)　雄黄(五钱)　大黄(一钱)

上为末,吹入喉中。

2)治喉闭喉风,痰涎壅塞。

焰硝(一两五钱)　硼砂(五钱)　雄黄(二钱)　白僵蚕(二钱五分)　脑子(一字)

上各为末,以竹管吹患处,痰涎即出。如痰虽出,咽喉不利,急针刺患处,以去恶血。

朱砂(三分二厘)　硼砂(一分二厘)　枯矾　胆矾(各一分六厘)　熊胆　焰硝　片脑(各一分)　麝香(少许)

上为细末,竹筒吹入喉中。

3)治咽喉肿塞。

雄黄(研末,半分)　巴豆(一粒,去油)

上作一服,用生姜自然汁调灌下,或吐或利皆愈。一方细研,每遇急患不可针药者,用酒瓶装灰至瓶嘴下,装火一炷药,候烟起,将瓶嘴入一旁鼻中,以纸覆瓶口熏之,愈。

98. 碧云散

1)《济阳纲目·卷一百零六·咽喉喉痹·治喉痹方》

治咽喉闭塞,一时不能言语,痰涎壅盛。

灯心灰(二钱)　硼砂(一钱)

上研为细末,用鹅翎管吹入喉中,立效。

2)《金匮翼·卷五·咽喉·喉痹诸法》

喉痹吹药。

白矾末(一钱,同巴豆一粒同炒,去巴豆)

取矾研细末,吹之,即吐浊痰。再入轻粉、麝香少许,名粉香散,吹乳蛾即开。

99. 破棺丹(《济阳纲目·卷一百零六·咽喉喉痹·治喉痹方》)

治咽喉肿痛,水谷不下。

青盐　白矾　硇砂(各等分)

上为末。吹患处,有痰吐出。

100. 夺命丹(《济阳纲目·卷一百零六·咽喉喉痹·治喉痹方》)

治咽喉一切肿毒,木舌,双乳鹅,喉闭等证。

紫河车　密陀僧(各五钱)　砂仁　贯众　僵蚕(直者)　乌鱼骨　茯苓(各一钱)　麝香(少许)

上为细末,面糊丸如弹子大,阴干。用一丸无根水津一时,频饮,一丸作二服,神效。

101. 稀涎散(《济阳纲目·卷一百零六·咽喉喉痹·治喉痹方》)

治喉闭,数日不能食者。

猪牙皂角(四条,去黑皮)　白矾(一两)

上共为末。每服三字,吹入喉中,吐之,涎尽病愈。

102. 龙脑散(《济阳纲目·卷一百零六·咽喉喉痹·治喉痹方》)

治咽喉肿痛,皆因风热在于脾肺,邪毒蕴滞,胸膈不利,故发疼痛,急喉痹,闭塞肿痛,粥饮难咽。

硼砂　脑子　朱砂(各一分)　滑石(三钱)　石膏(水飞,二两)　甘草(生取末,半钱)

上为细末。每服半钱,用新汲水调服,或干撒咽津亦得。

103. 龙脑破毒散(《济阳纲目·卷一百零六·咽喉喉痹·治喉痹方》)

治不测急慢喉痹,咽喉肿塞不通。

盆硝(研细,四钱)　白僵蚕(微炒,去嘴)　生甘草(为末)　青黛(各八钱)　马勃(末,三钱)　蒲黄(半两)　脑子　麝香(各一钱)

上研令极细,用磁盒子收。如有病证,每用药一钱,用新汲水小半钟调匀,细细呷咽。如是喉痹即破,出血便愈。如不是喉痹,自然消散也。若是诸般舌胀,用药半钱,以指蘸药,擦在舌上下,咽津。如是小儿,一钱作四五服,亦如前法用,并不计时候。

104. 甘露内消丸(《济阳纲目·卷一百零六·咽喉喉痹·治喉痹方》)

治咽喉肿痛不利,咽干痛,上焦壅滞,口舌生疮。

薄荷叶(一两) 川芎(二钱) 桔梗(三钱) 甘草(一钱) 人参 诃子(各五分)

上为细末,炼蜜丸如皂子大,朱砂为衣。每服一丸,噙化。

105. 清上丸(《济阳纲目·卷一百零六·咽喉喉痹·治喉痹方》)

治喉中热毒肿痛,喉闭乳蛾等证。

熊胆(一分) 雄黄(一钱) 青盐(五分) 薄荷叶(五钱) 硼砂(一钱) 胆矾(少许)

上为细末,炼化白砂糖为丸如鸡头子。卧时舌压一丸,自化入喉,神效。

106. 鸡苏饼(《济阳纲目·卷一百零六·咽喉喉痹·治喉痹方》)

清上焦,润咽膈,生津液,化痰降火,止咳嗽。

鸡苏叶 硼砂(各五钱) 白葛粉(一两) 乌梅肉(二两五钱) 真檀香(二钱) 柿霜(四钱) 白冰糖(八两)

上为极细末,入好冰片一分五厘研为末,旋和入炼蜜搜和,稍带硬些,印成饼如樱桃大。每服一饼,噙化。

107. 救急方(《济阳纲目·卷一百零六·咽喉喉痹·治喉痹方》)

治喉风,口噤不语,死在须臾。

胆矾(五分,半生半枯) 熊胆 木香(各三分)

上研细末。用番木鳖,井水调和,以鸡翎蘸扫患处,如势急口噤,以箸启之,用药扫下即消。

108. 喉痹方(《济阳纲目·卷一百零六·咽喉喉痹·治喉痹方》)

并治口疮牙疳,喉痹牙关紧急,神效。

火硝(五钱) 硼砂(二钱半) 蒲黄(一钱) 孩儿茶(二钱二分半) 片脑(一分半)

上为细末。用笔管拨开,芦管吹入,大吐其痰,不过数次,立愈。

109. 夺命箸头散《济阳纲目·卷一百零六·咽喉喉痹·治喉痹方》

治急喉痹,咽喉肿痛,堵塞气不得通,欲死之状。

胆矾 草乌(各四钱) 绿矾(六钱) 雄黄(二钱)

上为末。用一箸头点上咽喉内,急吐涎沫,立应。次以大黄、甘草等分为粗末,每服三钱,水一盏半煎至一盏,去渣,化乳香一粒温服,涤去热毒,恐为再发。一方加白矾二钱。

110. 冰苋散(《外科大成·卷三分治部下·咽喉部·喉痹》)

治喉癣。

冰片 苋菜根(煅灰) 薄荷 黄柏(各一钱) 月石 儿茶(各一钱五分) 人中白 山豆根 胡黄连(各二钱) 枯矾 青黛 龙骨 乌梅肉(各五钱)

上各为末,和匀。吹用。杨梅喉癣,加轻粉一钱,柿霜一钱,白砒五厘(枣内去核煨熟用)。

111. 喉痹饮(《医碥·卷之七·诸方(下)·咽喉》)

治喉痹。

桔梗 玄参 牛蒡 贝母 薄荷 僵蚕 甘草 前胡 忍冬花 花粉 灯心

112. 二生散(《疡医大全·卷十七·咽喉部·喉痹门主方》)

治喉闭并吹乳痈肿恶疮。

生明矾 生雄黄(各等分)

研为极细末。喉闭吹入,吐出毒水,日三次。疮毒醋调或凉水调敷。

113. 搐鼻透关散(《金匮翼·卷五·咽喉·喉痹诸法》)

治喉痹。

雄黄(研) 猪牙皂荚(蜜炙,去皮) 藜芦(各一分)

上为末。每用一匙,分弹入两鼻中,关透即瘥。

114. 僵蚕散(《古今医彻·卷之三·杂症·喉痹》)

治喉风。

僵蚕(二钱,汤净) 半夏 防风 前胡 荆芥 桔梗 葛根 枳壳 玄参 薄荷(各一钱) 大力子(一钱半,焙) 甘草(三分)

生姜一片,水煎。

115. 萆薢散(《古今医彻·卷之三·杂症·喉痹》)

治杨梅喉癣。

土茯苓(别名萆薢，五钱)　当归　金银花　皂角刺　米仁(各二钱)　白鲜皮　白芷　木瓜　木通(各七分)　甘草(五分)

水煎。

116. 苏子降气汤(《喉科集腋·卷上·喉痹·喉痹门》)

治喉痹。

半夏　陈皮　肉桂　前胡　川朴　当归　甘草　苏子　生姜　大枣

117. 治喉痹通用验方

1)《小品方·卷第二·治喉痛(喉痹)诸方》

治喉痹，卒不得语方：浓煮桂汁服一升，覆取汗；亦可末桂著舌下，大良。又方，取炊甑萆烧作屑，三指撮，少水服之，即效。又方，浓煮大豆汁含之，无豆煮豉亦良。

治喉痹者，喉里肿塞痹痛，水浆不下入，七八日即杀人，治之方：熬杏仁熟捣，蜜丸如弹子，含咽其汁，亦可捣杏仁末，帛裹含之。

治喉中卒毒攻痛方：章陆根，切，炙令热，隔布熨之，冷转易，立愈。苦酒热熬敷喉，亦疗喉痹。

治喉诸病方：鸡子一枚，破，以黄白搅，吞之瘥。

2)《外台秘要·卷第二十三·喉痹方二十一首》

《广济》疗喉痹急疼，闷妨不通方。

马兰根(切，一升)　升麻(三两)　瞿麦(二两)　射干(十两)　犀角(二两，屑)　通草(二两)　玄参(三两)

上七味切。以水八升煮取二升，去滓，细细含咽，一日令尽，得破脓。慎热面、炙肉、蒜。

疗喉痹方。

马蔺子(八分)　牛蒡子(六分)

上二味捣为散。每空腹以暖水服方寸匕，渐加至一匕半，日再。

《肘后》疗喉痹者，喉里肿塞痹痛，水浆不下入，七八日即杀人，疗之方。

巴豆(一枚，开其口)

上一味，以绵裹极坚，令有绳出外，以巴豆纳鼻中，随肿左右，时时吸气，半日许即瘥。无巴豆，用杏仁以塞耳如之。

又方，矾石一两，水三升渍，洗手足。

又方，生地黄汁二升，蜜二升，合微火煎之，取二升，稍稍含之。

又方，射干、当归各三两，二味切，以水三升煮取一升，稍稍含之，吐去更含。

又方，剥葫塞耳鼻孔，日再易之，有效。

又方，菖蒲根嚼，烧秤锤令赤，纳一杯酒中，沸止饮之。

又疗喉痹方，射干一片含咽汁。

又方，升麻断含之，喉塞亦然。

又方，桔梗三两，切，以水三升煮取一升，顿服之。忌猪肉。

又方，取芥子捣碎，以水及蜜和滓，敷喉下，燥辄易。

又敷用神效方。

桔梗　甘草(炙，各一两)

上二味切，以水一升，煮取服，即消，有脓即出。忌猪肉、海藻菘菜。

又疗垂死者方：捣马蔺根一握，少以水绞取汁，稍稍咽之，口噤以物拗灌之，神良。

《近效》疗喉痹方。

大附子(一个，刮去皮，作四片)

上一味，以蜜涂火上炙稍热，即含咽汁，甜尽又取一片，准前含，如已作头即脓出，如未作头，立消神验。忌猪肉、冷水。

又方，朴硝一两，细细含咽汁，一食顷瘥。

又，若肿全盛语声不出者方。

大附子(一枚，炮裂，削去皮，切如豆)

上一味，含一块咽汁，半食间即瘥，乌头亦得。忌猪肉、冷水。

3)《太平圣惠方·卷第三十五·治喉痹诸方》

治喉痹咽喉肿痛，上焦风热，痰唾不利。

川升麻(一两半)　射干(三分)　白药(三分)　络石(一两)　白矾灰(半两)　甘草(一两，生剉)　黄药(一两)　天竹黄(二两，细研)　马牙硝(二两，细研)

上件药，捣细罗为散，同研令匀。每服，以新绵裹二钱，含咽津，立通。

乌蛇皮(一分，烧灰)　白梅(一分，微炒)　甘草(一分，生剉)　桂心(半分)

上件药，捣细罗为散。每服，以新绵裹二钱，含咽津，立通。

白矾灰(一两)　白附子(一两,炮裂)

上件药,捣细罗为散。涂在舌上,勿咽津,有涎即吐之。

白僵蚕(一分,微炒)　玄参(一分)　白矾灰(一分)　甘草(一分,炙微赤,剉)

上件药,捣罗为末,用鲩鱼胆和丸如小豆大。每服,以冷姜汤下十丸,日三四服。

治喉痹立效方。

蜗牛(七枚)　白梅(三枚,取肉)

上件药,同烂研。绵裹如枣核大,含咽津即通。

又方,取地龙一条,细研,用白梅去核,以皮裹之,重着薄绵再裹,含咽津立效。

又方,白僵蚕微炒,捣细罗为散。每服,以生姜汁调下二钱。

又方,取盐麸子,捣罗为末,以赤糖和丸。如半枣大。含咽津。

又方,以附子炮裂,去皮脐,涂蜜炙干,复涂之复炙,至数遍,令蜜通彻。放冷含之,微微咽津。

4)《医心方·卷第五·治喉痹方第七十》

《葛氏方》,喉痹水浆不得入七八日则杀人,治之方:随病所近左右,以刀锋裁刺手父指爪甲后半分中,令血出即愈。[今按]《龙门方》云:以绳经手大指令淤黑,以针刺蠡文。

又方,随病左右,刺手小指爪甲下,令出血,立愈。当先将缚,令向聚血,乃刺之。

又方,熬杏仁,蜜丸如弹丸,含咽汁。

又方,夜干三两,当归三两,水三升,煮取一升。稍稍含之,吐去,更含之。

又方,菘子若芥子,捣苦酒和以薄。

《小品方》治喉痹卒不得语方:浓煮桂汁服一升,覆取汗。亦可末桂着舌下,大良。

又方,取炊甑箅烧作屑,三指撮,少水服之,即效。

《经心方》治喉痹方:生姜二斤,舂取汁。蜜五合,微火煎相得服一合,日五服。

又方,浓煮大豆汁,含之,无豆煮豉亦良。

又方,剥蒜塞耳鼻,日二易,有验。

《集验方》治喉痹方:吹咀常陆根,苦酒熬令热,以敷喉上,冷复易。

《龙门方》治喉痹方:取胡燕窠末,水和服,验。

《录验方》治喉痹方:取芥子一升,舂碎,水和,以敷喉下,干复易。

《千金方》治喉痹方:末桂心枣核大,绵裹着舌下,须臾定。

又方,煮大豆汁含之。[今按]《小品方》:无豆煮豉亦良之。

《极要方》疗喉痹方:马蔺子四十九枚,捣作末,和水服之,立愈。无子取根一大握,捣绞取汁,细细咽。[今按]《广利方》:取根汁二大合,和蜜一匙含之。

《医门方》治喉痹方:生艾叶,熟捣以敷肿处,随手即消,神验。无此,冬月以干艾水捣敷之。

《新录方》治喉痹方:煮夜干,含其汁,吐出。

《僧深方》治卒喉痹咳痛不得咽唾方:捣茱萸敷之,良。

《范汪方》治喉痹方:烧秤锤令赤,着一杯酒沸,上出锤,适寒温尽饮之。

又方,杏仁三分,熬,桂二分。合末着谷囊中,含之稍咽其汁。[今按]《极要方》:蜜丸如桃核,含之。

《博济安众方》疗喉痹方:生牛蒡研,涂喉上。

又方,生研糯米,入蜜服。又炒为末,贴喉上。

《崔禹锡食经》云,喉痹方:食虚羸子肠殊效。

又方,食骨蓬甚良。

5)《是斋百一选方·卷之十·第十三门·治喉痹》

治喉痹。

白矾(二两,捣碎)　巴豆(半两,略捶破)

上同于铫器内炒,候矾枯,去巴豆不用,碾矾为细末,遇病以水调灌,或干吹入咽喉中。

朴硝(研细)　黄丹(飞过,细研)

上相拌和深粉红色,遇病用芦管或笔管以半钱许吹入喉中即破,吐涎而愈,甚者不过两次。

又方,蛇皮一条,新瓦上炒焦黄带黑色,碾细入麝香少许,干掺口内。

6)《儒门事亲·卷十五·口齿咽喉第二·治喉痹》

治喉痹。

大黄　朴硝　白僵蚕

上件同为细末,水煎。量虚实用,以利为度。

7)《儒门事亲·卷十五·头面风疾第四·治大头病兼治喉痹方》

治大头病兼治喉痹方歌曰：人间治疫有仙方，一两僵蚕二大黄，姜汁为丸如弹大，井花调蜜便清凉。

又法：以砭针刺肿处出血，立效。

8)《平治会萃·卷二·喉痹》

喉痹：大概多是热痰也，只以桐油吐之；或用射干逆流水吐。又方，用李实根皮一片，噙口内，更用李实根研水，傅顶上，立效，新采园中者。

9)《医学纲目·卷之十五肝胆部·咽喉·喉痹》

(海)治喉闭逡巡不救方：皂荚去皮弦子，生，半两，为细末，以箸头点少许在肿痛处，更以醋糊调药末厚涂项上，须臾便破血出，立瘥。丹溪以鸡毛蘸敷肿处尤妙。

又，用远志去心，水调敷项上一遭。

(丹)治喉痹：青艾和茎叶一握，用醋同杵敷痹处，冬月用干者。(李亚方)

一法用青艾汁灌下。

(《山》)喉闭：用蛇床子烧烟，熏入喉中愈。

(《本》)喉中卒被毒气攻痛者：切商陆根炙热，隔布熨之，冷辄易，立愈。

(丹)有人患缠喉风，食不能下：大麦面作稀糊咽之，滑腻容易下咽，以助胃气。《衍义》云：以此代粥食也。若能食者，不必用此。

(《山》)挫喉气不通者，以冷水徐灌之。

(世)治喉痹咽痛：用蒲黄、甘草、青黛、芒硝，等分为末，时时咽豆许，神效。

(《外》)疗喉痹神验：朴硝一两，细细含咽汁，立愈。

(《本》)治中风急喉痹欲死者：白僵蚕捣筛为末，生姜自然汁调下，喉立愈。

(《大》)治缠喉风：雄黄一块，新汲水磨，急灌吐，瘥。

(丹)缠喉风属热痰：宜用鹅翎蘸桐油探吐之。又法，用射干逆流水吐之。

(世)远志去心为末，每半钱，水小半盏调服，口含竹管，吐痰涎极捷，治喉痹如神。

(《山》)缠喉风：皂角揉水灌下，得吐愈。

(《斗》)治缠喉风喉痹，饮食不通欲死者：用反魂草根一茎，净洗，纳入喉中，取寒痰出即瘥，神验。更以马牙硝津咽之，即绝根。反魂草，一名紫菀。

(世)治咽痛：用土乌药，即矮樟根，以醋两盏煎一盏，先噙后咽，吐出痰涎为愈。

(杜)治缠喉风，束气不通：用蛇蜕炙黄、当归等分为末，温酒调下一钱匕，得吐愈。

治喉咽痛，牙关紧急：用巴豆去壳，以纸压出巴豆油在纸上，以此纸作捻子，点火吹灭，以烟熏入鼻中，即时口鼻涎流，牙关开矣。

(丹)治喉痹，呼吸不通，须臾欲绝：络石草二两，水升半，煎取二盏去渣，细细呷之，立通。

治喉痹：白瑞香花根寸许，研细调灌之妙。

(葛)卒喉痹：取黄柏片含之。又黄柏一斤，㕮咀，酒一斗，煮二沸去渣，恣饮便愈。

(世)喉痹，水谷不下：萝卜汁咽之甚佳。

(丹)又方，李实根一片，噙口内佳。

(《灵苑》)治急喉闭，逡巡不救者：蠡鱼胆，腊月收，阴干为末，每用少许点患处，药至即瘥。病深则水调灌之。

(丹)用李实根研，水敷顶上一遭。

治喉痹卒不语：羊蹄独根者，勿见风日及妇人鸡犬，以三年醋研和如泥，生布拭喉令赤，敷之。(《千金方》)

又方：

焰硝　枯矾(各五分)　硼砂(一钱)

杜牛膝调敷。

(《本》)治缠喉风：用白矾末半钱，乌鸡子清一个，二味调匀，灌入喉中，立效如神。此方活人不计数，幸毋忽。

(《山》)喉闭：用枯矾末吹纳喉中，急用灯盏底油脚灌下。

(世)治喉痹：马屁勃、白矾等分为细末，以鹅翎吹入喉中，吐痰二升愈。

治喉闭：一握金一握，烧灰，拌白矾末炒青色为度，用箸三四根，压下舌，看喉中端的，吹入患处妙。

(世)治喉痹咽肿，手足不和恶寒者：用鸭嘴胆矾末，以箸蘸药点患处，药至即瘥，神效。

(海)治喉痹：取蛴螬虫汁，点在喉中，下咽即开。

(崔)治喉痹壅塞不通：取红蓝花，捣绞取汁一小升服之，以瘥为度。如冬月无湿花，可浸干者，浓绞取汁，如前服之极验。咽喉塞，服之皆瘥。

(丹)又方，用茜草一两煎服，降血中之火。

(世)治咽肿：杜牛膝捣自然汁，和醋服之。

10)《赤水玄珠·第三卷·咽喉门·喉痹》

孙召先生方，治急喉闭。

猪牙皂角　白矾　黄连(各等分)

新瓦上焙干，为末。每用五分，吹入喉中，吐出脓血立愈。

又方，茜草根一两一服，此所谓治血中之火也。

咽中疮肿：蓖麻子一粒去皮，净，朴硝一钱。同研，新汲水作一服，连进二三服效。

丹溪治咽痛，诸药不效者。此非咽痛，乃是鼻中生一条红线，如发，悬一黑泡，大如樱珠，垂挂到咽门而止，口中饮食不入。惟用深取土牛膝根，独条肥大者，捣碎，入好醋三五滴，同研细，滴入鼻中，二三点即系断珠破，吐出瘀血，立安。

11)《万氏家抄济世良方·卷三·喉痹》

薰法，治咽喉、牙关紧闭：用巴豆去壳，以纸包巴豆肉，用竹管压出油在纸上，就将此纸作为纸捻点灯吹灭以烟薰入鼻中，一霎时口鼻涎流，牙关即开。

治锁喉风：青木香叶捣汁，和醋入口沃之，痰来频吐之即愈。

治喉疮毒甚热极者：先用陈年丝瓜子去壳取仁，煎汤漱过，仍饮少许，次用金线重楼磨米泔水漱之；次用雪里开根并八角铜盘草根，以米泔水磨浓汁敷疮上。

一方，以山豆根汤漱过，用硼砂一钱煅过，加冰片三厘吹入。

一方，治喉疮：用梁上挂尘，过绢筛取净尘末三分，生白矾三分细研吹入。

治喉症热盛，大便不通。

射干(七分)　风化硝(三钱)

水二钟煎一钟，一半漱喉，一半服之，以通为度，如不通再服。

治喉疮并痛 多属虚火游行无制：用人参、黄柏(蜜炙)、荆芥。如气虚用人参、竹沥；血虚用四物、竹沥；实热者黄连、荆芥、薄荷、硝、蜜姜外调噙化。

治走马喉痹：巴豆去皮绵纸微裹，随左右塞鼻中立透。如左右俱有者，用二枚左右俱塞。

治暴失音：猪脂一斤，入锅先炼成油，捞出渣，入白蜜一斤再炼少顷，滤过净磁器内冷定成膏。不时挑服一茶匙即愈。无痰亦可常服润肺。

治声音不清。

诃子(三钱半，半生半熟泡)　木通(三钱，半生半熟泡)　桔梗(五钱，生用)　甘草(三钱，半生半熟炙)

水煎，用生地捣烂入药。

诃子　真阿胶　知母　天门冬(盐炒)　麦门冬(盐炒，各五钱)　白茯苓(去皮)　黄柏(蜜炙)　当归　生地　熟地(各一两)　人参(三钱)　乌梅(十五个，去核)　人乳　牛乳　梨汁(各一碗)

共为细末，炼蜜丸黄豆大。每服八九丸，诃子煎汤或萝卜煎汤送下。

12)《寿世保元·卷六·喉痹》

一论喉痹，双单乳蛾，风肿吐咽不下，死在须臾。治一应喉痹之总司也。山豆根为末，用熊胆和为丸，用鸡胵皮阴干，研末为衣。如绿豆大。每用一丸，放舌上，徐徐咽下，即愈。

一论单乳蛾、双乳蛾、喉风、喉痹肿痛，水浆不入，死在须臾。宾崇周媚家试验。

胆矾(一钱五分)　硼砂(一钱八分)　鸡内金(制过，二钱)　枯白矾(二钱)　百草霜(三钱，以众末黑为度)

上各为细末。用绢罗过。用中指盛药。按上患处。入噙。令痰多去。后用薄荷汤漱口。如甚。将鹅翎削尖。刺破。用药按上。或用鹅毛蘸醋带药刷上。满口刷搅。引痰出尽。即愈。一方。加熊胆五分。更效。

一论喉风肿痛几死，双桥周媚家屡验。

茶子　霜梅　酽醋

上三味，研烂去渣。将药汁蘸扫咽喉，即时吐痰而愈。

一论喉痹肿痛，汤水不下，死在须臾，用此一吹即活。

牛黄(二钱)　硼砂(一钱)　雄黄(三分)

上为细末。每用一分五厘，吹入喉内，即愈。

一论喉痹肿痛，车左源传效。

郁金(一钱)　雄黄(五分)　巴豆肉(去壳，四个，两个生用，两个用猪油包裹灯上烧热存性)

上为末，三味搅匀。每用一分二厘，入竹筒内，吹患处。小儿用六厘。

治喉闭风闭难治者：猪牙皂角一条，用蜜调

和，水煎。如急，立服。缓则露一宿，尤妙。倘如口紧者，撬开灌之。将危者即苏。

治喉风危急：用大黄为末，竹筒盛之，安青鱼胆七个入末，待干，研末听用。遇患喉痹，吹入鼻中或喉中，立效。

论喉痹乳蛾，咽喉肿痛，汤水不入，死在须臾之急：巴豆去壳，捣为末，入细辛末少许，同研匀。卷在纸内，中间剪断，如左患塞右鼻，如右患塞左鼻孔中，双肿左右相替塞之，咽喉立开如神。

论喉痹肿痛，水浆不入，死在须臾：先用皂角、细辛为末擦牙；次用陈盐、松菜烧灰，霜梅肉、生艾叶擂烂，同扎于筷头上，蘸喉数次。吐痰尽，即食百沸汤。食后，用米粥调服。

治咽喉肿痛。

百药煎　硼砂　甘草　生白矾（各等分）

上四味，为细末。每服一钱，食后，用米汤调，细细呷下。

论缠喉肿痛：皂角为末。用醋调涂外颈上。干则易。其乳蛾即破而愈。

论喉风肿痛，不可忍者：霜梅五个或七个去核，白矾一两，研烂。用好醋一碗，入药同煮，以矾化为度。待温，用筷扎绵缴齿上下至喉，先缴牙外，自外而缴至舌下，自舌下又缴至舌上，缴至喉，其痰自然涌出。痰带丝者即愈，无丝者丝断不治。

治咽喉肿痛，水吞不下：用青盐、白矾、硼砂各等分，为末，吹患处，有痰吐出而愈。

治咽喉肿痛，水浆不入，死在须臾：用真蟾酥为末，用筷头点入对嘴上，即时消散。其效速如风。

治喉痛有痰，声哑。

薄荷（二两）　细茶（一两）　白硼砂（七钱）　乌梅肉（二十一个）　贝母（二钱）　冰片（三分）　孩儿茶（五钱）

上为细末，炼蜜为丸如皂角子大。每噙化下。

治声哑。

甘草　乌梅　桔梗　乌药

上剉，水煎，温服。

治出声音方。

诃子（炮，去核，一两）　木香（一两）　甘草（五钱）

上剉，水煎。入生地黄汁一合，再煎数沸。放温，分六服，每食后，日进半料。

治失音：用槐花新瓦上炒熟，怀之。随处细嚼一二粒，久久自愈。

治失音：用生白矾，炼蜜为丸服效。

治声哑失音不出：用猪板油切烂，入蜜内重汤煮熟食之。

治痄腮肿痛。

防风　荆芥　羌活　连翘　牛蒡子　甘草（各等分）

上剉，水煎服。外用赤小豆末，醋调敷，恐毒气入喉难治。

一方，用石灰不拘多少，炒七次，地下放七次，醋调，涂肿处立愈。

治痄腮疙瘩肿痛，及吹乳。

南薄荷（三钱）　斑蝥（去翅足，炒，三分）

上为细末。每服一分，烧酒调下，立消。服药后，小便频数，服益元散一服。

治卒喉中生肉：以棉裹筷头蘸盐，指肉上，日六七度易。

13）《丹溪手镜·卷之中·喉痹》

朴硝、牙硝（各另研），青鱼胆放硝上干方研为末。以竹管吹入喉中，痰出即愈。

秘方：桐油脚，鹅翎刷取吐痰为妙。又皂角取吐。

14）《济阳纲目·卷一百零六·咽喉喉痹·治喉痹方》

治喉闭如神。

猪牙皂角　白矾　黄连（各等分）

上剉细，新瓦上焙干，为末。每用钱半，吹喉中，吐脓血，立愈。

治喉痹。

青黛（五分）　猪牙皂角（去皮弦，五钱）　胆矾（熟者，一钱半）

上为细末，醋薄糊为丸如樱桃大。每用一丸，以熟绢裹在箸头上，用好醋润透，将药点在口内喉疮上，咬着箸，其涎如水即解，后服防风通圣散。

黄芩　甘草　黄连　牙皂　当归梢　薄荷　诃子（米醋浸七日，晒干）　百药煎　白矾　胆矾（各一钱）　片脑（五分）

上为细末。每用半钱，用芦管吹入喉中。

治喉痹：用射干，即扁竹根也，旋取新者，不拘多少，擂烂取汁吞下，或动大府即解，或用酽醋同研取汁，噙引出涎，更妙。

一方,用射干切,一片,咽下。

一方,取蛴螬虫汁,点在喉中,下咽即开。

一方,用青艾叶一握,用醋同捣,敷痹处,冬用干者。

一方,远志去心为末,每半钱水小半盏调服,口含竹管,吐痰涎极捷,其效如神。用猪牙皂角,和霜梅为末,噙之。

一方,用马屁勃、白矾等分,为细末,以鹅翎吹入喉中,吐痰二升,愈。

一方,萝卜汁咽之,甚佳。

一方,蓖麻子取肉槌碎,纸卷作筒,烧烟吸之。

一方,治急喉闭,逡巡不救者:蠡鱼胆腊月收,阴干为末,每用少许,点患处,药至即瘥。病深,则水调灌之。

一方,用羊蹄独根者,勿见风日及妇人鸡犬,以三年醋研和如泥,生布拭喉,令赤,敷之。

一方,用远志去心,水调敷项上一遭。

一方,用皂角去皮弦子,生半两,为细末,以箸头点少许,在肿痛处更以醋糊调药末,厚涂项下,须臾便破血出。

一方,用蛇床子烧烟熏入喉中,即愈。

一方,切商陆根炙热,隔布熨之,冷辄易,立愈。

一方,用枯矾末,吹纳喉中,急用灯盏底油脚灌下。

一方:

焰硝　枯矾(各五分)　硼砂(一钱)　杜牛膝(一钱半)

上为末,调敷。

经验秘方,治喉痹神效。

马蔺菊　五介龙草　车前草(各等分)

上三味,捣汁,徐徐饮之。

治咽喉肿痛。

山豆根　射干花根(各阴干)

上为末,吹入喉中。大凡咽喉肿痛,或喉痹急证,用山豆根磨水噙漱,立愈。

治走马喉痹:用巴豆去皮,以绵子微裹,随左右塞于鼻中,立效。如左右俱有者,用二枚塞左右鼻中。

熏法,治咽喉牙关紧急:用巴豆去壳,以纸包巴豆肉,用竹管压出油在纸上,却以此纸作捻子,点灯吹灭,以烟熏入鼻中,一霎时口鼻涎流,牙关开矣。

15)《医方集解·救急良方第二十二·乳蛾喉痹》

乳蛾喉痹:凡乳蛾水浆不入者,先用皂角末点破,再取杜牛膝汁,和醋含咽;一法:艾叶捣汁,口含良久,肿自消;冬月无叶,掘根用之。又喉闭者,取山豆根汁含咽即开。

16)《傅氏杂方·附潘昌远堂选方》

单、双鹅喉或喉痹等症妙方,应效多人:土细辛(又名金茶匙),用新鲜生的捣烂,取汁,开些少酒,灌入口内,将鹅毛搅汁,入至喉中。不久,其痰吐出,即愈。

17)《惠直堂经验方·卷二·咽喉门·喉痹方》

喉痹方:野木连藤,米醋磨汁含漱,取出浓痰数口,即愈。

18)《回生集·卷上·内症门》

喉痹壅塞不通:染色红花捣汁,服一小升。如干者,浸汁服。

喉痹、喉蛾、缠喉风急治方。

猪牙皂角(一两,去皮弦)

研细末。水二钟煎半钟,加蜜一匙,调服吐痰,验。

19)《串雅外编·卷一·起死门》

喉痹垂死,止有余气者:巴豆去皮,线穿纳入喉中,牵出即愈。

20)《串雅外编·卷二·熏法门》

喉痹:蓖麻子研烂,纸卷作筒,烧烟熏吸即通,或取油作捻尤妙,名圣烟筒。喉痹紧急,用此即破。

21)《串雅外编·卷二·吸法门》

冬月喉痹,肿痛不可下药者:蛇床子烧烟于瓶中,口含瓶嘴吸烟,其痰自出。

22)《金匮翼·卷五·咽喉·喉痹诸法》

烂喉痧方,笔友张瑞符传。

西牛黄(五厘)　冰片(三厘)　真珠(三分)　人指甲(五厘,男病用女,女病用男)　象牙屑(三分,焙)　壁钱(二十个,焙,土壁砖上者可用,木板上者不可用)　青黛(六分,去灰脚净)

共为极细末,吹患处效。

凡人患喉闭及缠喉风,用药开得咽喉,可通汤水,急吸薄粥半碗或一碗,压下余热,不尔即病再来，不可不知也。

23)《疡医大全·卷十七·咽喉部·喉痹门主方》

喉痹：鸭嘴胆矾研细，醋调灌，吐胶痰。

喉痹双单蛾：地骨皮阴阳瓦焙，研细末，芦管吹入，即吐痰涎。

喉痹乳蛾：蛤蟆衣、凤尾草，擂细。入盐霜梅肉酒煮，各少许和匀研，布包绞汁，以鹅翎刷患上，吐痰即消。

喉痹喉蛾(《急救方》)：乌梅肉包鼻涕虫于内，如元眼大，绢包噙口内，即愈。

喉痹：壁钱(即蟢蛛窝)七个，新瓦上焙用；硼砂五分，冰片一分，研细密贮。先用土牛膝草煎汤漱口，吹少许。

喉痹双单蛾：猪胆将糯米灌满阴干，共捣为末，加冰片乳极细，吹三次吐痰愈。

治喉闭(周鹤仙)。缠喉风、急喉痹、双单蛾，汤药不下者。

巴豆(七粒，三粒生用，再以四粒灯头上烧存性)　明雄(皂子大一块)　郁金(一个，如蝉肚大者佳)

共为细末。每用一半，清茶调服，如口噤咽塞用竹管吹入喉中，须臾吐痰即愈。但能灌下无有不活者。

又方，食盐炒红研末，以竹管吹五六次，吐出痰涎即安。

治喉痹乳蛾，咽喉肿痛，汤水不入，死在须臾：巴豆去壳研末，入北细辛少许同研，卷在纸中间，成条剪断，用针穿一孔，如患在左塞右鼻孔，患在右塞左鼻孔，左右俱患塞两鼻孔，咽喉立通。

又方，墙上壁钱七个，内要活蜘蛛二个，捻作一团，再用生明矾七分一块，倾银罐内化开，将壁钱入矾内，煅存性，为末，竹管吹入立时就好，虽将死者，亦能复活。忌食热物硬物。

又方，真蟾酥为末，用箸头点入对嘴上，即时消散。

又方：

白矾　黄连　猪牙皂角(各等分)

同放新瓦上焙干，为末。每用五分，吹入喉中，少顷脓血即出而愈。

又方，青靛吹喉痹、乳蛾，如神。

又方：

胆矾(二钱)　冰片(二厘)

研匀，吹上即消。

又方，生芝麻油一合，灌之。

又方，韭菜地上挖取红小蚯蚓，同醋擂汁灌之，即吐痰血而愈。

又方，枯白矾末吹入喉中，急用灯盏内油脚灌之，即消。

又方，马屁勃研末吹咽喉，立效。

又方，蛴螬虫取汁点入，得下即通。

又方，牛角烧透为末，每服二三钱，酒调服。

又方，马兰草叶入香油少许，捣汁点上，即消。

又方，生韭菜捣敷项上，立效。

又方，硼砂含咽，大能泻热利膈，消肿清咽化痰。

喉痹及喉中热痛口生疮：好雪梨取汁频饮，多食亦可。

治喉痹、喉风。

儿茶　硼砂　胆矾(各等分)

共入铁杓内熔化枯，冷定刮下，研细吹。

治喉痹。

青鱼胆(阴干为末，收好)　壁钱(焙)　秧根上螺蛳(用尖)

各等分，研细吹之。如吹三次不开关，则无救矣。

喉痹喉风壅肿：直僵蚕一两，葱一把，煎汤洗项下，风热即散，然后吹药。

24)《外科证治秘要·喉菌喉疳喉痹喉癣梅核气喉喑》

阴虚郁火喉痹：有患之数年，最难速效，惟雪梨最为合宜。

煎方：沙参五钱，大生地六钱，麦冬三钱，玄参三钱，川贝母一钱五分，石斛四钱，知母一钱五分，丹皮一钱五分，石决明八钱，杜苏子四钱，龟板四钱，阿胶一钱五分，玉竹三钱，蛤黛散、雪梨。

风热痰火喉痹：其人嗜酒，素有痰火，偶感风热，咽喉干燥，略肿不甚红，而咽唾觉痛；或初起数日微有寒热，延至二三十日，咽喉仍痛者是也。

煎方：射干、杏仁、麦冬、连翘、石斛、玄参、桔梗、甘草、羚羊角、川贝母。久不愈仍当滋阴，仿上方意。

25)《焦氏喉科枕秘·卷一·治喉痹单方》

治喉痹单方：牛膝草根洗净，捣汁，人乳少许灌服，不能服者，灌鼻内。

26)《外治寿世方·卷二·咽喉·喉痹》

喉痹：矾石一两，水三升，渍洗手足。又肿痛者，用芥子末水和敷喉下，干即易之。又肿塞不通者，用箬叶、灯草等分，烧灰退火性，吹之。

27)《奇效简便良方·卷一·喉舌齿牙》

喉痹肿痛：铁秤锤烧红淬菖蒲根汁一杯，饮之。或桃树皮煮汁三碗服之。

喉痹肿塞：生半夏末嗃鼻内，涎出效。

又方，吞薏苡仁二粒良。并治喉痈。

一切喉痹及咽肿痛：白僵蚕三钱，水煎服下咽即效。或炙末吹喉亦可。

喉痹，喉蛾、喉闭、缠喉风皆曰喉痹：生附子切片，涂白蜜，火炙透黑收存，临用取如绿豆大一粒，含口内，咽津。此林屋山人秘法，虽暑天亦宜用，切勿迟疑自误。

三、治乳蛾喉痹验方

治乳蛾喉痹方，可参见“乳蛾”篇。

1)《万氏家抄济世良方·卷三·喉痹》

治双蛾。

黑牛胆(一个)　胆矾(三钱)　硼砂(二钱)　山豆根(一钱)

上为末，同入胆内，用绵挂阴干。点至咽中，吹亦好。

2)《成方切用·卷十二下·救急门·乳蛾喉痹》

丹乳蛾，水浆不入：先用皂角末点破，再取杜牛膝汁和醋含咽。

又法，艾叶捣汁，口含良久，肿自消。冬月无叶，掘根用之。

又喉闭者，取山豆根汁含咽即开。

3)《回生集·卷上·内症门·治双单乳蛾并喉痹方》

治双单乳蛾并喉痹方：用壁上蜘蛛，白窝取下。将患者脑后头发一根，缠定蛛窝上，以银簪挑窝烧存性为末，吹入患处立消。蜘蛛有花者，有毒，不可用。

4)《通俗内科学·消化器病·喉痹(扁桃腺炎)》

治喉痹(扁桃腺炎)。

食盐　白矾

上炒枯，研末点之。

胆矾　醋

上，调灌之。

桔梗　甘草　升麻　连翘　防风　牛蒡子　黄芩(各一钱)

上，水煎服。

紫蝴蝶花根(一钱)　黄芩　甘草　桔梗(各五分)

上为散，水调服。

明矾(一两)　薄荷脑(五厘)

上分二十包，每包以水二合至三合，溶解含漱。

明矾(一钱三分)　水(二两六钱)　阿片酒(二分六厘)　玫瑰蜜(五钱二分)

上，含漱剂。

蜀葵根(二钱五分)　水(二两五钱)

上煎，作含漱剂。

四、治重舌喉痹验方

《奇效简便良方·卷一·喉舌齿牙·重舌喉痹》

重舌喉痹：荆芥穗二钱，皂角(要无虫蛀者)四五夹，去皮核，炙焦，共为末，醋调涂肿处。并治锁喉风、内外缠喉风。

五、治缠喉风喉痹方

1. 雄黄解毒丸

1)《丹溪心法·卷四·缠喉风喉痹六十五》

治缠喉急喉风，双蛾肿痛，汤药不下。

雄黄(一两)　巴豆(去油，十四个)　郁金(一钱)

上为末，醋糊丸如绿豆大。热茶清下七丸，吐出顽涎即苏，大效。如口噤，以物斡开灌之，下咽无有不活者。

2)《证治准绳·类方第八册·咽喉·喉痹》引《和剂》

治缠喉风及急喉痹，卒然倒仆，牙关紧急，不省人事。

雄黄(研飞)　郁金(各一两)　巴豆(去皮，出油，十四枚)

上为细末，醋煮面糊为丸如绿豆大。热茶清下七丸，吐出顽痰立苏，未吐再服。至死者，心头犹热，灌药不下，即以刀尺铁匙斡开口灌之，下咽无有不活。如小儿惊热，痰涎壅塞，或二丸三丸，量大小加减。一法，用雄黄丸三粒，醋磨化灌之尤妙，其痰立出即瘥。

2. 润喉散（《丹溪心法·卷四·缠喉风喉痹六十五》）

治气郁夜热，咽干硬塞。

桔梗（二钱半） 粉草（一钱） 紫河车（四钱） 香附（三钱） 百药煎（一钱半）

上为末，敷口内。

3. 治缠喉风喉痹验方

《丹溪心法·卷四·缠喉风喉痹六十五》

喉痹，大概多是痰热，重者用桐油探吐。一方，射干，逆流水吐之。又方，李实根皮一片，噙口内，更用李实根研水敷项上一周遭（用新采园中者）。

缠喉风，属痰热，戴云：谓其咽喉里外皆肿者是也：用桐油，以鹅翎探吐。又法，用灯油脚探吐。又用远志去心为末，水调敷项上一遭，立效，亦可吐。

咽喉生疮痛，是虚热血虚，多属虚火游行无制，客于咽喉也：用人参、荆芥、蜜炙黄柏。虚火用人参、竹沥；血虚，四物加竹沥；实热者，黄连、荆芥、薄荷、硝，蜜、姜汁调，噙化。

治咽喉用倒滴刺根净洗，入些少好酒同研，滴入喉中，痛立止。

喉痹风热痰，先以千缗汤，后以四物加黄芩、知母，养阴则火降。又方，猪牙皂角为末，和霜梅噙。又方，木鳖子用盐水浸，噙一丸。又方，茜草一两，一服，降血中之火。又方，焰硝半钱，枯矾半钱，硇砂一钱为末，杜仲、牛膝捣汁调。

喉闭，或有中垂一丝，结成小血珠，垂在咽喉中：用杜牛膝根，即鼓槌草直而独条者，捣碎，用好米醋些少和研，取汁三五滴，滴在鼻中，即破。

又喉痹：陈年白梅，入蚰蜒令化，噙梅于口中。

治喉痛。

硼砂 胆矾 白僵蚕 陈霜梅

上为末，和噙。

六、治马喉痹方

1. 犀角散（《太平圣惠方·卷第三十五·治马喉痹诸方》）

治马喉痹，颊面肿满。

犀角屑（半两） 射干（三分） 桔梗（三分，去芦头） 马蔺根（三分，剉） 甘草（半两，炙微赤，剉） 川升麻（半两）

上件药，捣粗罗为散。每服三钱，以水一中盏，入竹叶七片，煎至六分，去滓，入马牙硝一钱，搅令匀，细细含咽。

2. 龙脑散（《太平圣惠方·卷第三十五·治马喉痹诸方》）

治马喉痹，颊肿咽痛。

白龙脑（细研） 牛黄（细研） 犀角屑 羚羊角屑 马牙硝（细研） 玄参 沉香 朱砂（细研） 甘草（炙微赤，剉，以上各一分） 川升麻（半两） 硼砂（一钱，细研）

上件药，捣粗罗为散。每服三钱，以水一中盏，入竹叶七片，煎至六分，去滓，入马牙硝一钱，搅令匀，细细含咽。

3. 生犀丸（《圣济总录·卷第一百二十二·咽喉门·马喉痹》）

治热冲喉间，连颊肿，数出气烦满。

犀角（镑） 枳实（去瓤麸炒） 射干 海藻（洗去咸，焙） 升麻（各一两） 白附子（炮，半两）百合 胡黄连 蒺藜子（炒，各三分） 杏仁（汤浸去皮尖、双仁，研，三分）

上一十味，捣罗为末，炼蜜丸如弹子大。每服一丸，绵裹咽津，不计时。

4. 龙脑丹砂丸（《圣济总录·卷第一百二十二·咽喉门·马喉痹》）

治咽喉肿痛，连舌颊牙根赤肿，心烦，咽干多渴，眠睡不稳。

龙脑（研，一钱） 丹砂（研，半两） 人参 白茯苓（去黑皮，各一两） 羚羊角（镑） 犀角（镑） 甘草（炙，剉） 升麻 恶实（炒，各半两） 麦门冬（去心，焙，一两半） 马牙硝（研） 黄药（各一分）

上一十二味，捣研为末，再同和匀，炼蜜丸如鸡头实大。每服一丸，含化咽津，食后临卧。

5. 龙脑丸（《圣济总录·卷第一百二十二·咽喉门·马喉痹》）

治咽喉连颊颔肿，日数深远，咽津液热，发歇疼痛。

龙脑（研） 升麻 甘草 马牙硝（研，各一分） 玄明粉（研，三分） 麝香（研） 石膏

（碎） 大黄（剉） 黄芪（剉，各一分） 生地黄（二两，绞取汁）

上一十味，除地黄汁外，捣罗为末，以地黄汁和，如干更入炼过蜜少许，为丸如小弹子大。用绵裹，含化咽津，日四五次，不计时。

6. 天门冬丸（《圣济总录·卷第一百二十二·咽喉门·马喉痹》）

治马喉痹，咽喉肿痛，唇焦舌干，腮颊连肿。

天门冬（去心，焙） 玄参 恶实（炒，各一两） 百药煎 紫苏叶（各半两） 甘草（炙，剉，一两半） 人参 硼砂（研） 龙脑（研，各一分）

上九味，捣研为细末，炼蜜和丸如皂子大。每服一丸，食后临卧，细嚼温熟水下。

7. 生银丸（《圣济总录·卷第一百二十二·咽喉门·马喉痹》）

治口干咽肿，喉颊胀痛。

人参（半两） 丹砂（研） 铅霜（研） 锡蔺脂 朴硝（研） 升麻（各一分） 硼砂（研，三钱） 龙脑（研，一钱）

上八味，捣研为末，和匀，炼蜜为丸如皂子大。每服一丸，含化咽津。

8. 七圣散（《圣济总录·卷第一百二十二·咽喉门·马喉痹》）

治马喉痹，咽颊肿痛，吐气不快。

白矾（二钱） 马牙硝（五钱） 硝石（一两） 铅丹（三钱） 硇砂（一钱） 蛇蜕（半条） 巴豆（两枚，去壳）

上七味，先研白矾、牙硝、硇砂三味，入罐子内，次入硝石，次掺铅丹于上面，只用平瓦一小片盖，以慢火烧成汁，便用竹片子夹蛇蜕，搅五七度，又入巴豆，更搅五七度，取出候冷，研为散。如小可咽喉肿痛，咽津妨碍，及口疮，只干掺一字，或大段喉痹及马喉痹，或腮颐生瘀肉，侵咽喉，即干掺半钱，安稳仰卧。其喉痈肿处自破，立瘥。

9. 绛雪散（《圣济总录·卷第一百二十二·咽喉门·马喉痹》）

治热结喉间，连颊肿不消，心膈烦满。

木通（剉） 桔梗（剉，炒） 槟榔（各二两） 枳壳（去瓤麸炒） 犀角（镑，各一两半） 柴胡（去苗） 升麻 木香 赤茯苓（去黑皮，各二两） 桑根白皮（剉） 山栀子仁（各四两） 桂（去粗皮） 人参（各二两） 苏枋木（五两） 朴硝（研，一斤） 丹砂（炒，一两） 麝香（研，一分） 诃黎勒（去核，五枚）

上一十八味，除朴硝、丹砂、麝香外，各细剉，以水二斗，于银器内，慢火熬至七升，以生绢滤去滓，再煎至五升，下朴硝，以柳木篦搅，勿住手，候稍凝，即去火，倾入盆中，将丹砂、麝香末，拌令匀，瓷器盛之，勿令透气。每服一钱或二钱，以冷蜜汤调下，食后临卧，看老少加减。

10. 玉液丸（《圣济总录·卷第一百二十二·咽喉门·马喉痹》）

治毒气壅塞，咽喉不利，颊颔连肿。

百药煎（一两） 麝香（研） 朴硝（各半钱） 丹砂（二钱，研） 龙脑（研） 甘草末（各一钱）

上六味，各研为末，再同研匀细，以水浸蒸饼为丸如梧桐子大，更用丹砂为衣，阴干。含化一丸。

11. 胡黄连散（《圣济总录·卷第一百二十二·咽喉门·马喉痹》）

治咽喉中壅塞如核，连颊肿痛。

胡黄连（一分） 升麻（半两） 铅霜（研，一分）

上三味，除铅霜外，捣罗为散，再同和匀。每服半钱匕，绵裹含化咽津，日三五度，不计时候。

12. 橘皮汤（《圣济总录·卷第一百二十二·咽喉门·马喉痹》）

治马喉痹，势如奔马，肿痛烦满，数数吐气。

陈橘皮（汤浸去白，焙） 青竹茹 生地黄（切，焙） 黄芩（去黑心） 山栀子仁（各三两） 桂（去粗皮，一两） 白术（三两） 芒硝（研，汤成下） 赤茯苓（去黑皮，二两）

上九味，除芒硝外，粗捣筛。每服三钱匕，以水一盏，入生姜半分拍碎，枣二枚擘破，煎至五分，去滓，下芒硝末一钱匕，搅匀，温服食后，日三。

13. 凝水石散（《圣济总录·卷第一百二十二·咽喉门·马喉痹》）

治缠喉风，卒然喉痹，急如奔马，喉颊俱肿，名为马喉痹。

凝水石 甜硝（各半两，并用无油瓷合盛，火煅通赤，合于地上出火毒一宿） 白僵蚕（麸炒黄，研如粉，一两）

上三味，同研令匀。每取少许，掺咽喉中，病甚每服二钱匕，温水调下，若牙关紧急，只于鼻中吸入。

14. 治马喉痹验方

1)《医心方·卷第五·治马喉痹方第七十一》

《千金方》曰：喉痹深肿连颊，吐气数者，名马喉痹。治之方：马衔一具，以水三升，煮取一升，分三服。

又方：马鞭草根一握，勿中风，截去两头，捣取汁服。

《龙门方》治马痹方：取马蔺草根，净洗，烧作灰一匙，烧枣枝取沥汁，和灰搅饮立瘥。

2)《太平圣惠方·卷第三十五·治马喉痹诸方》

治马喉痹，喉中深肿连颊，壮热，吐气数者，宜服此方：上以马衔一具，以水三大盏，煎取一盏半，分为三服。

又方，上以马鞭草根一握，勿令见水，截去两头，捣绞取汁，服之。

又方，上以毡中苍耳子三七枚，烧灰，细研，以水调服之。

又方，上以谷奴烧灰，以酒调服一钱，立效。

治马喉痹，并毒气壅塞方。

桔梗(三两，去芦头，剉)

上以水三大盏煎至一盏，去滓，不计时候，分温二服。

生姜(二斤，取汁)　蜜(三两)

上件药，以微火煎令得所。每服一合，日四五服。

又方，上取马蔺根烧灰，细研，烧桑枝沥汁，调下一钱。

3)《圣济总录·卷第一百二十二·咽喉门·马喉痹》

治马喉痹，颊咽痛。

五倍子(半两)　黄柏(半两，剉)　川升麻(三分)　射干(半两)　甘草(一分，炙微赤，剉)

上五味，捣筛为散。每服三钱匕，水一小盏煎至四分，去滓，不计时候温服。

烟方。

乳香(一分)　白僵蚕(三七枚，直者)

上二味，捣罗为末。每用一钱匕，香炉上烧，开口令烟熏入喉中，涎出，效。

4)《惠直堂经验方·卷二·咽喉门·走马喉痹方》

走马喉痹方：巴豆(去皮)绵纸微裹，左肿塞左鼻孔中，右肿塞右鼻孔中立透，如左右俱肿，用二枚塞左右鼻。此药乃斩关夺门之将。热则流通故也。

5)《古方汇精·卷二·喉口类·走马喉痹方》

走马喉痹方：用土牛膝根，捣汁漱之。或用牵牛鼻绳烧灰，吹之。

七、治急喉痹验方

1)《是斋百一选方·卷之十·第十三门·治急喉痹》

治急喉痹，范观道方。

大青鱼胆(新瓦上焙干，去膜取末)　蛇蜕皮(去沙土，碗内烧灰，研令极细)　白药子(新瓦上焙干，各一钱)　白僵蚕(直者，去丝嘴，新瓦上焙干)　白矾(铁铫内飞过，留性，各一两)

上并为细末，再以乳钵和研令匀。每用半钱，吹入咽喉立愈。若病轻，以多年白盐梅肉细切，入前项药，同捣匀，丸如大鸡头大。每服一丸，含化咽津。如白梅稍干硬，用熟汤浸软，取肉细切用。

白僵蚕(直者，去丝嘴，焙)　明白矾(一半飞枯，一半生用)

上二味等分，为末。每服一钱，取生姜自然汁浓调咽下。小儿入新薄荷少许，同姜汁研，更加生蜜少许，同调半钱，服药后不可饮汤水，解药，欲得药方在鬲上少时也。

2)《绛囊撮要·内科·治喉痹将绝方》

治喉痹将绝方：黑鱼胆点入少许即瘥，重者水调灌之。

3)《回生集·卷上·内症门》

治急喉痹、缠喉风，不省人事，牙关紧闭。

白矾(五钱)　巴豆(去壳，三枚)

将矾入铫内，慢火熬化为水，入巴豆于内，候干。去巴豆，取矾研末。每用少许，吹入喉中，顽痰立出，即愈。

4)《救急选方·上卷·急喉痹门》

喉痹垂死，止有余气者：巴豆去皮，线穿，内入喉中牵出，即苏。(《千金》)

喉痹口噤不开，欲死(《本草》附方)：草乌、皂荚，等分为末，入麝香少许，擦牙，并搐鼻内，牙关自开。

又方（严氏），草乌、石胆，等分为末。每用一钱，醋煮皂荚汁调稀，扫入肿上，流涎数次，其毒即破也。

急喉痹，其声如鼾，有如痰在喉向者，此为肺绝之候：用独参汤，加竹沥、姜汁。又咽痛有阴气大虚，阳气飞越，脉必浮大虚，亦服此。（《医学纲目》）

5）《奇效简便良方·卷一·喉舌齿牙·急喉痹》

急喉痹，即乳蛾：桐油少许，入喉即吐涎愈。

6）《经验奇方·卷下·急治喉痹》

急治喉痹，痹者闭也。喉间闭塞，重者声哑，本无微恙，顷刻而起者是。

巴豆仁（三粒） 细辛末（三文）

上药共捣烂，搓长条，约大半寸，放绵纸上，卷作条，约长一寸，居中刀切断，将切断两头，塞两鼻孔内，顷刻即愈。愈后，速将药条拔出弃之，切勿久留，慎之慎之。

7）《华佗神方·卷十三·华佗治急喉痹神方》

华佗治急喉痹神方。

猪牙皂 白矾 黄连

各等分，瓦上焙干为末。以药半钱吹入喉中，少顷吐出脓血，立愈。

八、治瘟毒喉痹方

1. 普济消毒饮（《喉科大成·卷四·古今方药主治分类·瘟毒喉痹》）

治大头天行，憎寒体重，头面肿盛，咽喉不利。

黄芩（酒炒） 黄连（酒炒） 广皮（去白） 甘草（生用） 元参 连翘 板蓝根 马勃 牛子 薄荷 僵蚕 升麻 红胡 桔梗

2. 二圣救苦丸（《喉科大成·卷四·古今方药主治分类·瘟毒喉痹》）

治伤寒温疫，不问传经，过经俱可服，并治大头肿毒，目赤咽肿。

锦纹大黄（四两，酒拌蒸晒干） 牙皂（一两）

各取末，用山豆根三两煎汁，和炼蜜丸。每服三钱，牛膝一钱半煎汤下。小儿减半，老人虚人禁用。如不得已，用参芪、当归各二钱，汤下。

3. 内府仙方（《喉科大成·卷四·古今方药主治分类·瘟毒喉痹》）

治肿项虾蟆瘟。

僵蚕（二两） 姜黄（二钱半） 蝉蜕（一两） 大黄（三两）

取细末，姜汁打糊为丸，重一钱。大人服一丸，小儿半丸，蜜水调服。

又方：

真靛花（三钱） 火酒（一盅） 鸡子清（一个）

和匀服下，不时即消。

4. 寒疫吹药（《喉科大成·卷四·古今方药主治分类·瘟毒喉痹》引《陈氏秘方》）

治寒疫喉痹，一白如云，俗名白喉咙。

附子 上桂 人中黄

共末吹之，并无他药可用。

九、治风热喉痹验方

《太医院秘藏膏丹丸散方剂·卷三·风热喉痹方》

风热喉痹方。

灯心草（一钱） 黄柏（五钱） 白矾（七分） 脑片（三钱）

灯心、黄柏二味烧存性，白矾煅，同脑片共为细末。此药吹喉中即愈。

十、治虚寒阴火喉痹方

桂姜汤（《验方新编·卷一·咽喉·喉痹治法》）

治喉痹，顷刻而起，毫无别恙者，此虚寒阴火之症。

肉桂 炮姜 甘草（各五分）

共归碗内，取滚水冲入，仍将碗顿于滚水内，服药口许，慢慢咽下，立愈。

十一、治阴虚喉痹方

1. 甘露饮（《疡科捷径·卷中·喉部·阴虚喉痹》）

阴虚喉痹：阴虚喉痹体虚生，微肿咽关痒痛行。暴怒下亏相火胜，忧思过度总能成。

生地黄 熟地黄 天门冬 麦门冬 茵陈 石斛 甘草 黄芩 山栀 枇杷叶

2. 末字(《疡科捷径·卷中·喉部·阴虚喉痹》)

末字灯心芷薄荷,蒲黄中白黛矾和。元明月石梅花草,连柏加之效不讹。

薄荷(一钱五分) 白芷(二分) 黄连(二分) 甘草(五分) 人中白(一钱) 青黛(五分) 月石(一钱) 黄柏(一钱) 蒲黄(一钱) 枯矾(二分) 元明粉(一钱八分) 冰片(三分) 灯心(二分)

上为细末。

十二、治喉痹口噤验方

《华佗神方·卷十三·华佗治喉痹口噤神方》

华佗治喉痹口噤神方。

草乌头 皂荚

等分,为末。入麝香少许,入牙并搐鼻内,牙关自开。

十三、治喉痹金疮验方

《千金宝要·卷之二·喉痹金疮第七》

喉痹:桂心末如枣核大,绵裹着舌下即破。

又方,荆沥稍稍咽之。

又方,只将囟上近头心发直上方作力提之,其喉痹剥然一声遂破,最奇。

十四、治小儿喉痹方

1. 千金升麻汤(《外台秘要·卷第三十五·小儿喉痹方四首》)

主小儿喉痹痛,若毒气盛便咽塞,并大人喉咽不利方。

生姜 升麻 射干(各三两) 橘皮(一两)

上四味切,以水六升煎取二升,分温三服。

2. 犀角散(《太平圣惠方·卷第八十九·治小儿喉痹诸方》)

治小儿喉痹,肿塞不通,壮热烦闷。

犀角屑 桔梗(去芦头) 洛石叶 栀子仁 川升麻 甘草(炙微赤,剉,以上各一分) 马牙硝(半两) 射干(半两)

上件药,捣粗罗为散。每服一钱,以水一小盏煎至五分,去滓,不计时候,量儿大小,以意加减,温服。

3. 射干散(《太平圣惠方·卷第八十九·治小儿喉痹诸方》)

治小儿脾肺壅热,咽喉肿痛痹。

射干 川升麻 百合 木通(剉) 桔梗(去芦头) 甘草(炙微赤,剉,以上各一分) 马牙硝(半两)

上件药,捣粗罗为散。每服一钱,以水一小盏煎至五分,去滓,不计时候,量儿大小,以意加减,温服。

4. 升麻散(《太平圣惠方·卷第八十九·治小儿喉痹诸方》)

治小儿咽喉壅塞,疼痛。

川升麻 木通(剉) 川大黄(剉微炒) 洛石叶 犀角屑 甘草(炙微赤,剉以上各一分) 石膏(三分) 川朴硝(三分)

上件药,捣粗罗为散。每服一钱,以水一小盏煎至五分,去滓,不计时候,量儿大小,以意加减,温服。

5. 马牙硝散(《太平圣惠方·卷第八十九·治小儿喉痹诸方》)

治小儿喉痹疼痛,水浆不入。

马牙硝 马勃 牛黄(细研) 川大黄(剉,微炒) 甘草(炙微赤,剉,以上各一分)

上件药,捣细罗为散。不计时候,以新汲水调下半钱,更量儿大小,以意加减。

6. 鲩鱼胆膏(《太平圣惠方·卷第八十九·治小儿喉痹诸方》)

治小儿咽喉痹肿,乳食难下。

鲩鱼胆(二枚) 灶底土(一分,研)

上件药,相和,调涂咽喉上,干即易之。

7. 木通汤(《圣济总录·卷第一百八十·小儿喉痹》)

治小儿喉痹,由脾肺蕴热,血气结塞。慎勿刺破,但以此方治之。

木通(剉,一两) 升麻(一分) 大黄(剉,炒,一分) 麻黄(去根节,一分) 犀角(镑,一分) 石膏(碎,半两) 甘草(炙,一分)

上七味,粗捣筛。每服二钱匕,水一盏煎至七分,去滓,下朴硝末一钱匕,搅匀,再煎一二沸,分温二服,早食后、临卧各一服。五岁以上,以意加之。

8. 备急三物丸(《圣济总录·卷第一百八十·小儿喉痹》)

治喉痹水浆不下。

大黄(剉,炒) 干姜(炮) 巴豆(去皮心,别捣如脂)

上三味等分,先捣二味为细末,入巴豆再研,炼蜜丸如绿豆大。每服三丸,温水下,取利为度。

9. 犀角汤(《圣济总录·卷第一百八十·小儿喉痹》)

治小儿喉痹,咽喉傍肿如疬子。身体壮热,如不作颗结,空气急喉中噎塞,即是肺胀。

犀角(镑屑,一分) 射干(一两) 桔梗(炒) 络石 升麻 甘草(炙) 山栀子仁(各一分)

上七味,粗捣筛。每服二钱匕。以水一盏煎至六分,去滓,下朴硝末半钱匕,搅令匀,分温三服,早晨、日午、临卧各一。

10. 射干汤

1)《圣济总录·卷第一百八十·小儿喉痹》

治小儿喉痹,咽喉傍肿如疬子,身体壮热。如不作颗结,空气急,喉中噎塞,即是肺胀。

射干 升麻 百合 木通(剉) 桔梗(炒) 甘草(炙,各一分)

上六味,粗捣筛。每用一钱匕,以水七分煎至四分,去滓,下马牙硝末半钱匕,搅匀,食后细细温呷。

2)《幼幼新书·卷第三十四·喉痹第十五》

治风热上搏于咽喉之间,血气相搏而结肿,乳食不下。

射干 川升麻(各一两) 马牙硝 马勃(各半两)

上件捣,罗为细末。每服一钱,水一盏煎至五分,去滓,放温带热服,食后。

11. 羚羊角汤《圣济总录·卷第一百八十·小儿喉痹》

治小儿喉痹痛,咽塞不利。

羚羊角(镑屑,一分) 升麻(三分) 射干 陈橘皮(汤浸去白,焙,各一分) 白药(半两)

上五味,粗捣筛。每服一钱匕,以水七分煎至四分,去滓,分温二服,早晨、日午夜卧各一。五岁以上,以意加减。

12. 天竺散(《圣济总录·卷第一百八十·小儿喉痹》)

治小儿喉痹,上焦积热壅毒。

天竺黄 马牙硝 甘草(炙,各半两) 蛤粉(白者,二两) 丹砂(研,一分)

上五味,捣研为细散。每服半钱匕,取新汲水揉薄荷相和,入龙脑少许,量儿大小,汤化服之,食后临卧。

13. 麻黄汤(《圣济总录·卷第一百八十·小儿喉痹》)

治小儿喉痹,咽喉傍肿,喉中噎塞。

麻黄(去根节,半两) 桂(去粗皮,一分) 射干(一分) 杏仁(汤浸去皮尖、双仁,炒,一分)

上四味,粗捣筛。每服一钱匕,以水七分煎至四分,去滓,食后分温二服。

14. 白矾散(《圣济总录·卷第一百八十·小儿喉痹》)

治小儿走马喉痹。

白矾(煅焙,研,一两) 硝石(研) 雄黄(研,各一分) 苦参末(半两)

上四味,同研为细散。每服半钱匕,冷水调下,并三服。

15. 马兰汤(《圣济总录·卷第一百八十·小儿喉痹》)

治小儿喉痹。

马兰子(炒) 升麻(各一分)

上二味,粗捣筛。每服一钱匕,水半盏煎至三分,去滓,下白蜜少许搅匀,分温二服。如无马兰子,即用根少许,入水捣绞取汁,细呷。

16. 乌翣膏(《幼幼新书·卷第三十四·喉痹第十五》引《千金》)

治脏热喉则肿塞,神气不通。

生乌翣(十两) 升麻(三两) 羚羊角 芍药 木通(各二两) 蔷薇根(切,一升) 艾叶(六铢,生者尤佳) 生地黄(切,一五合) 猪脂(二斤)

上九味㕮咀,绵裹,苦酒一升,淹浸一宿,内猪脂中,微火煎,取苦酒尽,不鸣为度,去滓。薄绵裹膏似大杏仁,内喉中,细细吞之。

17. 夺命散(《幼幼新书·卷第三十四·喉痹第十五》引《吉氏家传》)

治喉闭,与大人同治方。

朴硝 白矾 天南星(各半两)

上为末。小儿每服半钱,水一盏同煎二分;大人水一盏药三钱,煎七分,作一服。

18. 金星丸(《婴童百问·卷之四·喉痹腮肿第四十问》)

治小儿风热壅盛,喉中痰鸣,嗽喘气粗,面颊红,腮赤肿疼,咽喉壅塞,目闭不开,多眠发热,狂言烦躁多渴,则生惊风,大便不通,小便如血,诸般热壅,疮痍烦躁,并宜服之。

郁金　雄黄(各二钱半)　腻粉(半钱)　巴豆(七粒,去油)

上为末,调匀,醋糊为丸麻子大。薄荷汤下。

19. 连翘漏芦汤(《婴童百问·卷之四·喉痹腮肿第四十问》)

治小儿痈疮,丹毒,疮疖,咽喉肿痛,腮肿。

漏芦　麻黄(去根节)　连翘　升麻　黄芩　白敛(各一钱)　甘草　枳壳(各半钱)

上为粗末。每服一钱,以水一小盏煎至五分,去滓量儿大小,不拘时温服。热甚加大黄、朴硝。

20. 连翘汤(《婴童百问·卷之四·喉痹腮肿第四十问》)

治疮疹壮热,小便不通,诸般疮疖,丹毒脐风。

连翘　瞿麦　荆芥　木通　当归　防风　赤芍药　柴胡　滑石　蝉蜕　甘草(炙,各一钱)　山栀仁　黄芩(各五分)

上剉细。每服二钱,加紫草煎温服,热甚加大黄,更详证加减。

21. 清凉饮子(《婴童百问·卷之四·喉痹腮肿第四十问》)

治小儿百病,变蒸客忤,惊痫壮热,痰涎壅盛,烦闷颊赤,口干烦渴,项颈结热,头面疮疖,肚中热痛。更四十四问有四顺清凉饮,可详症通用。

大黄　连翘　芍药　羌活　当归　防风　甘草　山栀仁(各等分)

上剉散。每服二钱,水半盏煎三分,去滓,不拘时服。

22. 牛蒡子汤(《保婴撮要·卷十三·喉痹》)

治风热上壅,咽喉肿痛,或生乳蛾。

牛蒡子(炒,杵)　玄参　升麻　桔梗(炒)　犀角(镑)　黄芩　木通　甘草(各等分)

上每服一二钱,水煎服。

23. 拔萃桔梗汤(《保婴撮要·卷十三·喉痹》)

治热肿喉痹。

桔梗(炒)　甘草(炒)　连翘　栀子(炒)　薄荷　黄芩(各等分)

上为末。每服一二钱,水煎服。

24. 柴胡饮(《保婴撮要·卷十三·喉痹》)

治小儿喉痹。解肌热、积热,或汗后余热,脉洪实弦数,大便坚实者。

黄芩(七分)　甘草(四分)　大黄(八分)　芍药(炒七分)　柴胡　人参(各五分)　当归(一钱)

上每服一钱,姜水煎。

25. 人参安胃散(《保婴撮要·卷十三·喉痹》)

治脾胃虚热,口舌生疮,或伤热乳食,呕吐泻痢。

人参(一钱)　黄芪(炒,二钱)　生甘草　炙甘草(各五分)　白芍药(酒炒,七分)　白茯苓(四分)　陈皮(三分)　黄连(炒,二分)

上为末。每服二钱,水煎。

26. 玉钥匙(《保婴撮要·卷十三·喉痹》引《三因》)

治风热喉闭,及缠喉风。

焰硝(一两半)　鹏硝(半两)　片脑(一字)　白僵蚕(一钱)

上研匀。用半钱吹入喉中,立愈。

27. 九味芦荟丸(《保婴撮要·卷十三·喉痹》)

治肝经积热,咽喉口舌生疮;或牙龈蚀烂,两目生翳,耳中出水;或肝积瘰疬,下疳阴肿;或茎出白津,拗中结核;或小水良久变白,大便不调,肢体消瘦等症。

胡黄连　宣黄连　芦荟　木香　白芜荑(炒)　青皮　白雷丸　鹤虱草(各一两)　麝香(三钱)

上各另为末,米糊丸麻子大。每服半钱,空心米汤下,仍量儿大小用。

28. 甘桔汤

1)《保婴撮要·卷十三·喉痹》

治风热上攻,咽喉疼痛,及喉痹妨闷。

苦梗(一两)　甘草(炒,二两)

上每服二钱,水煎。

2)《幼科证治大全·喉痹》

治小儿咽喉肿痛,风热等毒。

桔梗(三钱)　防风　荆芥　黄芩　甘草　薄

荷(各一钱)

上水煎服。

3)《幼科汇诀直解·卷之二·喉痹腮肿》

治一切喉痹。

防风　荆芥　府荷　玄参　炒芩　甘草(各五分)　桔梗(一钱五分)

上剉,水煎,食后频频噙咽。咳嗽,加知母、贝母;肺壅,加阿胶;咽痛,加牛蒡子、竹茹;不得卧,加栀子;疫毒头痛肿,加牛蒡子、大黄;唾脓血,加紫菀。

29. 济生犀角地黄汤(《保婴撮要·卷十三·喉痹》)

治膏粱积毒,脾胃有热,咽喉肿痛,或口舌生疮。

犀角　牡丹皮(各一两)　生地黄(八钱)　赤芍药(七钱)

上每服一二钱,水煎。

30. 五味异功散(《保婴撮要·卷十三·喉痹》)

治禀赋元气虚弱,肌肉消薄,荣卫短促而患疮疡,不能消散;或脾肺气虚,不能生肌收口。大凡诸症,因脾气虚而不能愈者,皆宜服之,调补元气,则自愈矣。

人参　茯苓　白术(炒)　甘草(炒)　陈皮(各等分)

上为末。每服二三钱,姜枣水煎。

31. 六味地黄丸(《保婴撮要·卷十三·喉痹》)

若因肾肝血虚,发热作渴,小便淋秘,痰气上壅;或风客淫气,瘰疬结核;或四肢发搐,眼目瞤动;或咳嗽吐血,头目眩晕;或咽喉燥痛,口舌破裂;或自汗盗汗,便血诸血;或禀肾气不足,肢体形弱,筋挛骨肿;或解颅失音,畏明下窜;或早近女色,精血亏耗,五脏齐损之症。并宜服之。

熟地黄(八钱,杵膏)　山茱萸(肉)　干山药(各四钱)　泽泻　牡丹皮　白茯苓(各三钱)

上为末,入地黄膏量加米糊丸桐子大。每服数丸,温水空心送下。行迟鹤膝加鹿茸、牛膝、五加皮。

32. 柴胡清肝散(《保婴撮要·卷十三·喉痹》)

治肝经风热,或乳母怒火,患一切疮疡。

柴胡　黄芩(炒)　人参　川芎(各一钱)　山栀(炒,一钱五分)　连翘　甘草(各五分)　桔梗(炒,八分)

上水煎,母子服之。

33. 补中益气汤(《保婴撮要·卷十三·喉痹》)

治小儿禀赋不足,荣卫之气短促,寒薄腠理,闭郁而为疮疡;或因疮疡服克伐之剂,气血亏损而不能消散;或因已溃气血亏损而不能生肌,或恶寒发热,烦躁倦怠,饮食少思等症。

人参　黄芪(炒)　白术(炒)　甘草(炒)　当归　陈皮(各五分)　柴胡　升麻(各三分)

上,姜枣水煎服。

34. 泻黄散(《保婴撮要·卷十三·喉痹》)

治疮疡,作渴饮冷,卧不露睛,手足并热,

藿香叶　甘草(各七钱五分)　山栀仁(一两)　石膏(煅,五钱)　防风(二两)

上用蜜、酒微炒,为末。每服一二钱,水煎。

35. 碧霞丹(《医学纲目·卷之三十六小儿部·肝主风·喉痹》)

凡治小儿喉痹,宜于大人喉痹法参用之。

石绿　附子尖　乌头尖　蝎梢

上为末,为丸。薄荷汁化,取涎出。

36. 苏厄汤(《寿世保元·卷八·初生杂症论·喉痹乳蛾》)

治乳蛾喉痹。

桔梗(二钱)　山豆根(一钱)　牛蒡子(一钱)　荆芥穗(八分)　玄参(八分)　升麻(三分)　防风(八分)　生甘草(一钱)　竹叶(五片)

水煎,频服。外用硼砂一味,噙化咽下,降痰消肿。

37. 碧雪散(《寿世保元·卷八·初生杂症论·喉痹乳蛾》)

治咽喉肿痛,水浆不下,或生疮重舌、木舌。

碧雪　真青黛　硼砂　焰硝(飞过)　蒲黄　甘草末　(俱用生)

等分,掺咽喉。

38. 利膈汤(《幼科证治大全·喉痹》)

治小儿脾肺有热,虚烦上壅,咽喉疮肿。

薄荷　制芥　防风　桔梗　人参　牛蒡子　甘草(各等分)

上,水煎服。

39. 清咽利膈散(《幼科汇诀直解·卷之二·喉痹腮肿》)

治咽痛,清火之剂。

桔梗　防风　荆芥　连翘　黄芩　栀子　金银花　牛蒡子　□□□　黄连　甘草　大黄

上剉,各等分。水煎服。

40. 败毒如神饮(《幼科汇诀直解·卷之二·喉痹腮肿》)

治咽喉肿痛,喉颊肿痛,兼有毒症。

川羌活　独活　防风　荆芥　前胡　桔梗　升麻　□□　□□　□□　青木香　府荷　连翘　赤芍

上剉,各等分,薄荷引。

41. 通隘散(《幼科汇诀直解·卷之二·喉痹腮肿》)

治喉痹。

硼砂(一钱)　茹茶　酒黄　青黛(各五分)　牙硝(三分)　川连(三分)　寒水石(五分)　冰片(一分)

上为末。吹入喉中,即效。

42. 治小儿喉痹验方

1)《外台秘要·卷第三十五·小儿喉痹方四首》

疗小儿卒毒肿着喉颈,壮热妨乳方。

升麻　射干　大黄(各一两)

上三味切,以水二升半煮取八合,一岁儿分三服,余滓敷肿处,冷更暖而敷,大儿以意加之。

又方,煮桃皮汁三升服之,又烧荆沥汁服之。

刘氏疗小儿喉痹热塞方。

升麻(五两,切)　马蔺子(一合)

上二味,以水一升煎取二合,入少白蜜与儿服之,甚良。

2)《太平圣惠方·卷第八十九·治小儿喉痹诸方》

治小儿卒毒肿着咽喉,壮热妨乳方。

川升麻　射干　川大黄〔剉,微炒,各二(一)分〕

上件药,都细剉,以水一大盏煎至五分,去滓,不计时候,温服半合,儿稍大者,以意加之。

又方,马蔺子半两,以水一中盏煎至半盏,去滓,不计时候,量儿大小,分减温服。

又方,取牛蒡根,细剉捣汁,渐渐服之,验。

又方,以蛇蜕皮烧灰,细研为散,不计时候,用乳汁调下一字。

又方,以露蜂房烧灰,细研为散,不计时候,用乳汁调下半钱,看儿大小,以意加减。

治小儿咽喉肿痛,塞闷方。

桑树上螳螂窠(一两,烧灰)　马勃(半两)

上件药,同研令匀,炼蜜和丸如梧桐子大。三岁以下,每服煎犀角汤,调下三丸,三岁以上,渐渐加之。

3)《医心方·卷第二十五·治小儿喉痹方第六十》

《产经》:取乌扇烧灰,以水服,大良。

又方,甑带作绳系头,愈。

《千金方》:桂一分,杏仁一两,凡二味。为散,绵裹如枣大,咽其汁。

又方,煮大豆汁含之。

4)《圣济总录·卷第一百八十·小儿喉痹》

治小儿喉痹方:葛蔓,一味,烧为灰,水服一钱匕。

治小儿喉痹方:棘刺,一味烧灰,水调服半钱匕。

又方,鱼胆二七枚,一味,以灶下黄土同研,涂吹喉中,立瘥。

5)《幼幼新书·卷第三十四·喉痹第十五》

《千金》治喉痹:以腊月猪毛烧末,水服之。

又方,上烧牛角末,酒服之。(崔元亮云:凡小儿饮乳不快,觉似喉痹者,取此灰涂乳上,咽下即瘥)

又方,上熬杏仁令黑,含或末服之。

治喉痹卒不得语方:浓煮桂汁服一升,亦可末桂着舌下,渐咽之良。

又方,煮大豆汁含之,无豆用豉亦佳。

又方,以酒三合,和人乳半升,分二服。

又方,烧炊帚作灰,三指撮,水服之。

又方,用芥子末,水和薄之,干则易。

又方,商陆、苦酒熬令浓,热敷之。

又方,末桂心如枣核大,绵裹着舌下,须臾破。

治喉卒肿不下食方:以韭一把捣、熬,薄之,冷则易。

又方,含上好醋,口舌有疮亦佳。

《千金翼》治喉痹咽唾不得方:半夏一味,细破如棋子十四枚，鸡子一枚，扣其头如粟大，出却黄白，内半夏于中，内酢令满，极微火上煎之。取半，小冷饮之即愈。

喉痹方：上取附子一枚，去皮，蜜涂，火炙令干，复涂蜜炙。须臾含之，咽汁愈。

又方，含蜀升麻一片，立愈。

6)《幼幼新书·卷第三十四·喉痹第十五》

《聚宝方》治急喉痹。

木贼(用牛粪饼子火烧，每三两茎才匀着便取出，再取烧)

上一味为末。每服一钱，冷水研，米汁清调下。小儿腊茶清调下半钱入口，肿破血出即安。三日内未得吃粟米粥饭。

《吉氏家传》治咽喉涎壅喉闭等疾方。

郁金(大者，一个为末)　轻粉(抄一钱匕)　巴豆(七粒，四粒熟三粒生，熟者是去油，生者生用)

上和合药，先左研四十九遍，然后一向顺研令匀，次入轻粉。每用一字，管子吹入喉中。

长沙医者郑愈传治喉闭方：用马蔺子为末，每服半钱，麦门冬熟水调下。

7)《寿世保元·卷八·初生杂症论·喉痹乳蛾》

一治喉痹乳蛾气绝者，即时返活：单乳蛾用巴豆一粒，去壳打碎，入绵絮团内塞鼻，在左塞左，在右塞右，若双蛾用两粒塞两鼻。

一喉痹乳蛾风，口舌生疮：用黑牛胆一个，生白矾末二两，银朱五钱，入胆内阴干。取出研末，每少许吹入喉内，神效。

8)《幼科折衷·下卷·喉痹》

一方治喉痹：用韭菜地上蚯蚓数条，活入蜂蜜内，没半日，去蚓，即时服蜜并泥，效。

一急救散：用木鳖一个，以新汲水磨滴入喉中便退，后用汤药调治之。

9)《幼科证治大全·喉痹》

《普济》一方，小儿咽肿：杏仁炒黑；研烂含咽。

10)《华佗神方·卷八·华佗治小儿喉痹神方》

华佗治小儿喉痹神方。

桂心　杏仁(各半两)

上二味为末，以绵裹如枣大，含咽汁。

【论用药】

一、概论

《神农本草经疏·卷二·〈续序例〉下·五脏六腑虚实门》："喉痹即缠喉风，属少阳相火、少阴君火并炽。《经》曰：一阴一阳结为喉痹。一阴者，少阴君火也。一阳者，少阳相火也。忌：同三焦实。宜：辛散，佐以苦寒，咸寒。急则有针法，吹法，吐法。"

《药症忌宜·正文》："喉痹即缠喉风，属少阳相火，少阴君火并炽，《经》曰：'一阴一阳结为喉痹。'一阴者，少阴君火也。一阳者，少阳相火也。忌同三焦实，宜辛散，佐以苦寒、咸寒，急则有针、吹、吐三法。鼠粘子、射干、黄连、黄柏、山豆根、麦门冬、生犀角、知母、玄参、童便、山慈菇、苦桔梗、续随子、苏子、贝母、甘草。急治用胆矾、朴硝、牛黄，为末和匀，吹入喉中。又法用明矾三钱，巴豆七粒去壳，同矾煅，矾枯去巴豆，即取矾为细末，吹入喉中，流出热涎即宽。"

二、治喉痹专药

1. 人中白

《玉楸药解·卷七·人部》："人中白，味咸，性寒，入手少阴心、足太阳膀胱经。清心泻火，凉血止衄。人中白咸寒泻火，治鼻衄口疮，牙疳喉痹之证。"

2. 九仙子

《本草纲目·草部第十八卷·草之七·九仙子》："九仙子(《纲目》)，释名：仙女娇……气味：苦，凉，无毒。主治咽痛喉痹，散血。以新汲水或醋磨汁含咽，甚良。(时珍)"

3. 土贝母

《本草正·山草部·土贝母》："土贝母(反乌头)，味大苦，性寒。阴也，降也。乃手太阴、少阳，足阳明、厥阴之药。大治肺痈、肺痿、咳喘、吐血、衄血，最降痰气，善开郁结、止疼痛、消胀满、清肝火、明耳目，除时气烦热、黄疸、淋闭、便血、溺血，解热毒，杀诸虫，及疗喉痹、瘰疬、乳痈、发背、一切痈疡肿毒、湿热恶疮、痔漏、金疮出血、火疮疼痛。为末可敷，煎汤可服。性味俱厚，较之川贝母清降之功，不啻数倍。"

4. 土茯苓

《本草正・蔓草部・土茯苓》:"土茯苓(一名仙遗粮),味甘、淡,性平。能健脾胃,强筋骨,去风湿,利关节,分水道,止泻痢,治拘挛骨痛,疗痈肿、喉痹,除周身寒湿恶疮,尤解杨梅疮毒及轻粉留毒、溃烂疼痛诸症。凡用此者,须忌茶、酒、牛、羊、鸡、鹅及一应发风动气等物。"

5. 大青

《本草纲目・草部第十五卷・草之四・大青》:"大青……茎叶……主热毒痢,黄疸、喉痹、丹毒。(时珍)"

《本草汇言・卷之三・草部・大青》:"大青,解时行热毒之药也(陶弘景)。《别录》主温疫寒热(陈象元稿),时行大热,热毒头痛,狂闷烦渴,喉痹口疮,风疹丹毒,热毒血痢,单热疟疾,热极疸黄诸病,此皆胃家实热之证,此药乃对病之良方也。但其性味苦寒,止用以祛除天行热病,而不可施之于虚寒脾弱之人,善用者毋忽忽也。"

《本草备要・草部・大青》:"大青,泻心胃热毒。微苦咸,大寒。解心胃热毒。治伤寒,时疾热狂,阳毒发斑……黄疸热痢,丹毒喉痹。"

《本草易读・卷四・大青》:"大青……甘,咸,大寒,无毒。除时疾之大狂,消阳毒之发甘,咸,大寒,无毒。除时疾之大狂,消阳毒之发斑。疗血痢而息黄疸,平丹毒而解喉痹。"

《玉楸药解・卷一・草部》:"大青,味苦,大寒,入足厥阴肝、足少阳胆经。清风退火,泻热除蒸。治瘟疫斑疹,黄疸痢疾,喉痹口疮,捣敷肿毒。小青,同性。"

《本草正义・卷之三・草部隰草类上・大青、小青》:"濒湖谓:大青,主热毒痢,黄疸,喉痹,丹毒。小青,治血痢腹痛,研汁服,解蛇毒。"

《本草述钩元・卷九・隰草部・大青》:"大青……味甘而微苦咸。气大寒。能解心胃热毒。主时行热毒头痛。身发寒热。及热毒痢。治热毒风。心中烦闷。口内干渴。并热毒喉痹。丹毒。金石药毒。涂罯肿毒。疗小儿身热风疹。大抵时疾多用之。"

《本草求真・上编・卷四泻剂・泻火》:"因火而见时疾斑毒喉痹,则大青其亟尚矣。"

6. 万年青

《本草纲目拾遗・卷五・草部下・万年青》:"万年青,一名千年蒀……甘苦寒,治咽喉急闭,捣汁入米醋少许灌之,吐痰而愈。(《药镜》云:其根多作草熏气,入腹令人呕吐)子可催生。(《从新》:乳香汤吞一粒,男左女右,手中带出)《药性考》云:味苦微甘,解毒,清胃,降火,能止吐血。同红枣七枚劈开煎饮,用嫩叶阴干。根疗喉痹,以养心叶短尾圆者真。"

7. 山豆根

《本草正・蔓草部・山豆根》:"山豆根,味大苦,大寒。解诸药热毒,消痈肿疮毒,杀寸白诸虫。含而咽汁,解咽喉痹痛;研末,汤服五七分,解内热喘满、腹胀;磨汁服,解厥心痛;研汁,涂诸热毒热疮肿痛及诸虫热毒所伤。"

《本草新编・卷之四(徵集)・山豆根》:"山豆根,味苦,气寒,无毒。入肺经。止咽喉肿痛要药,亦治蛇伤虫咬。然只能治肺经之火邪,止咽痛实神。故治实火之邪则可,治虚火之邪则不可也。倘虚火而误用之,为害非浅也。

或问山豆根泻喉痹之痛既神,凡有喉痛而尽治之矣,而吾子曰宜实火,而不宜于虚火。虚实何以辨之乎?夫虚实亦易分耳。得于外感者为实火,实火者,邪火之实也;得于内伤者为虚火,虚火者,相火之虚也。虽二火同入肺经,而虚实各异,实火宜泻,用山豆根泻之,苦寒以正析之也;虚火宜补,亦用山豆根苦寒以泻其火,则火且更甚,壅塞于咽喉之中而不得泻。必须用桂、附甘温之药,引其火以归源,下热而上热自消也。"

《本经逢原・卷二・蔓草部・山豆根》:"山豆根,苦寒,无毒。发明:山豆根大苦大寒,故能治咽喉诸疾。苏颂言:含之咽汁,解咽喉肿痛极妙。或水浸含嗽,或煎汤细呷,又解痘疹热毒及喉痹药皆验。盖咽证皆属阴气上逆,故用苦寒以降之。"

《本草正义・卷之六・草部・山豆根》:"其功用则《开宝》谓解诸药毒,止痛,消疮肿毒,发热咳嗽,治人及马急黄,杀虫。盖苦寒泄降,其味甚厚,故能解毒而疗疮疡之肿痛,兼能杀毒治黄,皆惟大热之实证为宜。又治发热咳嗽,则以肺胃热咳言之,非不问虚实寒热,可为咳嗽之通用品也。今人专以治咽喉肿痛,则本于《图经》,谓含之咽汁,解咽喉肿毒甚妙。石顽谓水浸含漱、煎汤细呷皆可。盖凡药用根,多取其下行能降,而此又大寒大苦,则直折火毒之上炎,亦惟实热闭塞者,始为合宜。

而风邪外束之喉痛，尚须辛凉开泄者，则必不可早投，反恐遏抑不宣，重增其困。石顽所谓解痘疹热毒及喉痹者，意固不差，但近今喉痧为病最多，而有外感表尚未罢，及肺胃实热如焚两候，先后不同，投药即因而大异。如有表者，先投寒降，则外邪不散，适以内攻；如热炽者，误授轻扬，则烈火见风，顿成焦土，临症者岂可不辨之于早？而石顽《逢原》，竟谓喉证皆属阴气上逆，故用苦寒以降之，真令人无可索解矣。"

8. 山慈姑

《滇南本草・第三卷・山慈姑》："山慈姑……止咳嗽，治喉痹，止咽喉痛，止血涩血，大肠下血，痔漏疮痈之症。"

9. 马牙硝

《本草述钩元・卷六・卤石部・朴硝马牙硝》："马牙硝，即英硝也。味咸微甘，气大寒，功同芒硝……硝生于斥卤之地，乃水土合德以立地，其气上蒸而出者也。水为至阴，土为太阴，能入阴分而逐阳结。盖本于阴阳征兆之初气以为感化（不等于他物咸寒但以气味论功），即金石犹为之消，而非徒以相胜为功。谓其走血者，血固真阴之化醇，同气相求也。既走阴分而取以化阳毒者，缘阳邪结于阴分而不散，则能蚀真阴以为大患，惟此消化之以全阴也。夫消性固趋于阴，而阴之所药归者阳，又感上蒸之气，故目鼻口舌咽喉尤其奏功之地。大约热从乎湿，与热从乎风者，胥治，不止如本草数条也。凡病有阴不能为阳之守，而阳亢还以乘阴者，在阴固伤，有阴不得受阳之化，而阴郁还以结阳者，其阴愈伤，种种为患，咸藉此阴阳感化之初气消释最捷。（如热渴消瘅，面热唇焦，咽燥舌肿，口疮喉痹，目赤鼻衄，颔颊结硬，以至谵狂惊痫，刚痉关隔，瘴疠疫毒，斑烂痈疽等症，一皆阴伤于阳而结之甚者）本经首曰：治百病，除寒热邪气，则已知其所主治侈矣。第元阳之虚者，是为禁药。而元阴虚者，投此至阴之化气，反为绝其生化之元，贻害不小也。"

10. 马兰

《本经逢原・卷二・芳草部・马兰》："马兰，辛平，无毒。赤茎者良。发明：马兰入阳明血分，与泽兰功用相近。故能破宿生新。丹方治妇人淋浊、痔漏有效。喉痹肿痛以马兰根叶捣汁，入米醋滴鼻孔或灌喉中，取痰自开。"

《玉楸药解・卷一・草部》："马兰味辛，气平，入手太阴肺、足厥阴肝经。止血破瘀，消疸除疟。马兰调营养血，破旧生新，治吐衄疟痢，消酒疸水肿，腹痛肠痧，喉痹口紧，疗金疮折损，解蛊毒蛇伤，菌毒痔疮。"

《本草从新・卷二草部・马兰》："马兰，泻、凉血。辛凉，入阳明血分，与泽兰同功。治鼻衄痔疮。（喉痹口紧，马兰根叶捣汁，入米醋少许，滴鼻孔，或灌喉中，取痰自开）"

《本草撮要・卷一草部・马兰子》："马兰子，味苦，入足厥阴经血分。功专治寒疝喉痹，痈肿疮疖，妇人血气烦闷，血运崩带，利大小肠。久服令人泻，治痢用醋拌。一名蠡实。"

11. 马勃

《本草纲目・草部第二十一卷・草之十・马勃》："马勃……气味：辛，平，无毒。主治：恶疮马疥（《别录》）。敷诸疮，甚良（弘景）。去膜，以蜜拌揉，少以水调呷，治喉痹咽疼（宗奭）。清肺，散血，解热毒。（时珍）

发明：时珍曰，马勃轻虚，上焦肺经药也。故能清肺热、咳嗽、喉痹、衄血、失音诸病。李东垣治大头病，咽喉不利，普济消毒饮亦用之。"

《本草汇言・卷之七・草部・马勃》："马勃，敷诸种恶疮之药也（陶弘景）。《别录》方（江春野稿）除浸淫马疥，疗痈疽疮毒，散头面卒肿。凡闇乱晦蒙之眚（《卢氏乘雅》），结聚壅闭成病者，假此轻浮勃然卒长之物，旋放旋卷，即旋开而卒旋合矣。他如《寇氏方》治喉痹重舌，久嗽失音，冻疮破烂诸证，亦取此勃然旋放，冥然旋消之意。

李濒湖先生曰：马勃轻虚，上焦肺经药也。故能清肺热咳嗽，喉痹失音，疮疥诸疾，所以东垣公治大头瘟，咽喉不利，有普济消毒饮亦尝用之。"

《本草乘雅半偈・第九帙・马勃》："马勃……气味：辛平，无毒。主治：主喉痹重舌，失声久嗽，头面卒肿，崩淋吐衄，除侵淫马疥，疗痈疽。久败疮疡。"

《本草详节・卷之四・草部・马勃》："马勃……主肺热喉痹，衄血，失音，傅恶疮，马疥，及大头瘟。"

《本草备要・草部・马勃》："马勃，轻，解热，外用敷疮。辛平轻虚。清肺解热（东垣普济消毒饮中用之），散血止嗽。治喉痹咽痛（吹喉中良，或加白矾，或硝扫喉，取吐痰愈），鼻衄失音，外用敷诸疮良。"

《本草易读·卷五·马勃》："马勃……辛，平，无毒。散血热而清肺，止喉痹而解毒。敷诸疮甚良，止吐衄亦效。"

《本经逢原·卷二·苔草部·马勃》："马勃，辛平，无毒……马勃轻虚上浮，力能散肺中邪热。故治咳嗽，喉痹衄血，失音诸病。东垣治大头病，咽喉不利，普济消毒饮用之，然须生蜜拌挼入水调散，不浮，方可煎服。"

《玉楸药解·卷五·禽兽部》："马勃治咽喉痹痛，久嗽失声，骨鲠吐衄。马勃亦名牛屎菰。"

《本草述钩元·卷十三·石草部·马勃》："马勃……味辛气平，其质轻虚，上焦肺经药也。清肺散血热解毒，治时疫大头痛，及喉痹咽疼（去膜，入蜜拌揉，少以水调呷）。能清肺热咳嗽、衄血、失音诸病。（濒湖）咽喉肿痛，咽物不得：马勃一分，蛇蜕皮一条，烧末，绵裹一钱，含咽立瘥。走马喉痹：马勃为末，每吹一字，吐涎血即愈。声失不出：马勃、马牙硝等分，研末，沙糖和丸芡子大，噙之。积热吐血：马勃为末，沙糖丸如弹大，每服半丸，冷水化下。"

12. 马衔

《本草纲目·金石部第八卷·金石之一·铁钉》："马衔，即马勒口铁也……治马喉痹，肿连颊，壮热，吐气数，煎水服之。（《圣惠》）"

13. 马蔺

《证类本草·卷第八·蠡（音礼）实》："蠡（音礼）实……花、叶去白虫，疗喉痹，多服令人溏泄……崔元亮治喉痹肿痛，取荔花、皮、根，共十二分，以水一升，煮取六合，去滓含之，细细咽汁，瘥止。"

《本草汇言·卷之三·草部·蠡实》："蠡实（即马蔺子）……又茎叶捣汁汩喉，治喉痹肿痛垂死。"

《本草择要纲目·温性药品·蠡实》："蠡实，即马蔺子……（主治）去白虫，疗喉痹，多服令人溏泄，主痈疽恶疮。"

《本草备要·草部·马蔺子》："马蔺子，一名蠡实。泻湿热，解毒，甘平。治寒疝喉痹，痈肿疮疖，妇人血气烦闷，血运崩带。利大、小肠。久服令人泻。"

《得配本草·卷三·草部·马蔺子》："马蔺子，一名蠡实。辛、平，入阳明经血分。泻湿热，消酒毒，治疝痛，祛冷积。得升麻，治喉痹（根、叶、汁俱可）。"

《本草述钩元·卷九·隰草部·马蔺花》："马蔺花，即蠡草花，其子即蠡实，本草蠡实根叶皆用。而方书证治，惟及于花，故独悉之……花，味甘辛，气平温。治皮肤寒热，胃中热，疗偏坠疝气，喉痹，杀虫……

［论］蠡草花实，其功专主于下焦之阴，即花色紫碧，可以揣其所入，有合于阴中之阳也。惟是治淋多主于热，而治疝有同于温，寒热之异用，何遽如是。盖由其得味之甘，可和于四味，受气之平，可和于四气，而甘中有辛，平中有温，乃为和阴散结之善物。苏颂谓蠡实服之大温，甚有奇效，非合于人身少火为阴中之阳者乎。言实而花可类推矣。或谓专主下焦之阴，何以疗喉痹。不知喉痹一证，合于少阳相火者为甚，正属下焦阴中之阳以为病也。"

14. 马鞭草

《本草蒙筌·卷之三·草部下·马鞭草》："马鞭草……味甘、苦，气微寒。有小毒……通女人月水及血气成癥结瘕，生捣煎良（醇酒煎服）。去小腹卒痛难当，禁久疟发热不断。绞肠痧即效，缠喉痹极灵。杀诸般疰虫，消五种痞块。"

《本经逢原·卷二·隰草部·马鞭草》："马鞭草，一名龙牙草。苦微寒，无毒。发明：马鞭草色赤入肝经血分，故治妇人血气腹胀，月经不匀。通经散瘕，治金疮行血活血。生捣汁饮治喉痹痈肿……惟阴血虚而胃弱者勿服。"

15. 天名精

《本草纲目·草部第十五卷·草之四·天名精》："天名精……气味：甘，寒，无毒。《别录》曰：垦松：辛，无毒。时珍曰：微辛、甘，有小毒。生汁吐人。之才曰：垣衣、地黄为之使。主治：……地菘：主金疮，止血，解恶虫蛇螫毒，挼以敷之。（《开宝》）吐痰止疟，治牙痛口紧喉痹。（时珍）"

《本草从新·卷四草部·天名精》："天名精，一名地松、一名活鹿草、一名虾蟆蓝。泻热吐痰，破血解毒。辛甘而寒，能破血……能止血，吐痰除热，解毒杀虫，治乳蛾喉痹。"

《本草述钩元·卷九·隰草部·天名精》："天

名精，即皱面草，一名虾蟆草。根名杜牛膝，子名鹤虱。并根苗而言，则为天名精叶根苗同。

味苦微辛、微甘，气寒，有小毒。生汁吐人，除胸中结热，去痹，下血止血。治瘀血血瘕欲死，利小便。擂汁服之，吐痰止疟，杀三虫。挼之敷诸肿毒及蛇咬，亦治猪瘟病，最疗口紧喉痹，取汁漱之，止牙痛。（诸本草）凡男妇乳蛾肿痛，小儿急慢惊风，牙关紧急，不省人事者：取皱面草连根（即杜牛膝）洗净捣烂，入好酒，绞汁灌之，良久即苏，仍以渣敷项下，或醋调搽亦可。咽喉肿塞，痰涎壅滞，水不可下者：地菘连根叶捣汁，鹅翎扫入，去痰最妙。缠喉风肿：虾蟆草细研，生蜜和丸弹子大，每噙一二丸即愈。干者为末，蜜丸亦可。恶疮肿毒：地菘捣汁，日服三四次。"

16. 天花粉

《本草汇言·卷之六·草部·天花粉》："天花粉降火清痰，生津止渴（《日华》），解疸消痈（《别录》）之药也。此药禀天地清阴之气以生（许长如稿），甘寒和平，退五脏郁热，如心火盛而舌干口燥，肺火盛而咽肿喉痹，脾火盛而口舌齿肿，痰火盛而咳嗽不宁，若肝火之胁胀走注，肾火之骨蒸烦热，或痈疽已溃未溃，而热毒不散，或五疸身目俱黄，而小水若淋若涩，是皆火热郁结所致，惟此剂能开郁结，降痰火，并能治之。"

《雷公炮制药性解·卷二·草部上·天花粉》："天花粉，味苦，性寒无毒，入肺、心、脾、胃、小肠五经。主肺火盛而喉痹，脾胃火胜而口齿肿痛，清心利小便，消痰除咳嗽，排脓消肿，生肌长肉，止渴退烦热，补虚通月经。"

17. 天南星

《本草备要·草部·天南星》："天南星，燥湿，宣，祛风痰。味辛而苦，能治风散血……治惊痫风眩（丹溪曰：无痰不作眩），身强口噤，喉痹舌疮，结核疝瘕，痈毒疥癣，蛇虫咬毒（调末箍之），破结下气，利水堕胎，性更烈于半夏（与半夏皆燥而毒，故堕胎。半夏辛而能守，南星辛而不守。然古安胎方中，亦有用半夏者）。阴虚燥痰禁用。"

《本草述钩元·卷十·毒草部·天南星》："天南星，一名虎掌……气味苦温辛烈，有毒。阴中之阳，可升可降，乃肺经本药，并入足太阴经。本经主心痛，寒热结气，积聚伏梁，伤筋痿拘缓。诸本草主中风麻痹，诸风口噤口眼㖞斜，痰塞胸膈不利，及风痰坚积，或致头目眩晕。疗喉痹风，并痰留结核，下气利膈，散血消痈肿，敷金疮折伤瘀血。"

18. 天雄

《证类本草·卷第十·天雄》："《日华子》云：治一切风，一切气，助阳道，暖水脏，补腰膝，益精，明目，通九窍，利皮肤，调血脉，四肢不遂，破痃癖癥结，排脓止痛，续骨消瘀血，补冷气虚损，霍乱转筋，背脊偻伛，消风痰，下胸膈水，发汗，止阴汗，炮含喉痹。"

19. 元参

《本草备要·草部·元参》："元参补水，泻无根之火。苦咸微寒。色黑入肾，能壮水以制火，散无根浮游之火（肾水受寒，真阴失守，孤阳无根，发为火病），益精明目，利咽喉，通二便。

治骨蒸传尸，伤寒阳毒发斑（亦有阴证发斑者），懊侬（郁闷不舒），烦渴，温疟洒洒，喉痹咽痛（本肾药而治上焦火证，壮水以制火也。肾脉贯肝膈，入肺中，循喉咙，系舌本。肾虚则相火上炎，此喉痹、咽肿、咳嗽、吐血之所由来也。潮热骨蒸，亦本于此。此与黄芪能治下焦带浊崩淋同义），瘰疬结核（寒散火，咸软坚），痈疽鼠瘘（音漏）。脾虚泄泻者忌用。"

《玉楸药解·卷一·草部》："元参味甘、微苦，入手太阴肺、足少阴肾经。清肺金，生肾水，涤心胸之烦热，凉头目之郁蒸。瘰疬斑疹、鼻疮喉痹皆医。"

《本草从新·卷一草部·元参》："元参，泻无根之火，补阴。苦咸微寒。入肺肾二经……解毒，利咽喉（通肺气）。通二便，下水气、治头痛（火热生风），鼻疮（肺热也，末涂，或以水浸软，塞之），瘰疬鼠瘘（俱生捣敷，日三易），发斑咽痛，颈下结核，急喉痹风。（以上皆肃清肺气之功）"

20. 无患子

《证类本草·卷第十四·无患子皮》："无患子皮，有小毒。主浣垢，去面皯。喉痹：研，纳喉中，立开。"

《本草汇言·卷之九·木部·无患子荚》："无患子荚（即核外肉也），捣烂滚汤调稠糊，搽面皯雀斑；捣汁和白汤服，治喉痹，开咽窍。"

21. 木贼草

《本草汇言·卷之三·草部·木贼》："木贼

草……又谓治隐癖积块、喉痹、肠痔，即去翳、障、胬、泪之意。”

《本草正义·卷之四·草部·木贼草》：“木贼草，发明：木贼……其治喉痹、血痢、泻血、血痔、血崩、月事淋漓、疝气等证，固皆气滞血瘀，肝郁不疏为病，疏泄窒滞，升散郁热，兼以伐肝木之横，而顺其条达之性，木贼之用尽于此矣。”

22. 木通

《本草纲目·草部第十八卷·草之七·通草》：“气味：辛，平，无毒。《别录》曰：甘。权曰：微寒。普曰：神农、黄帝辛；雷公苦。杲曰：味甘而淡，气平味薄。降也，阳中阴也。

主治：除脾胃寒热，通利九窍血脉关节，令人不忘，去恶虫。（《本经》）……主诸瘘疮，喉痹咽痛，浓煎含咽。（珣）通经利窍，导小肠火。（杲）”

《本草正·蔓草部·木通》：“木通（亦名通草），味苦，气寒。沉也，降也。能利九窍，通关节，消浮肿，清火退热，除烦渴、黄疸……若治喉痹咽痛，宜浓煎含咽。”

《本草易读·卷五·木通》：“木通……甘，淡，无毒。入心、肝、膀胱诸经。利水通淋，止渴退热，安心除烦，通经下乳。耳聋鼻塞之滞，喉痹咽肿之疾，通草治同。”

23. 木鳖子

《本草正·毒草部·木鳖子》：“木鳖子……味苦、微甘、微辛，气雄劣，性大寒。有大毒……此不可不慎也。若其功用，则惟以醋磨，用敷肿毒乳痈、痔漏肿痛及喉痹肿痛；用此醋漱于喉间，引痰吐出以解热毒，不可咽下；或同朱砂、艾叶卷筒，薰疥杀虫最效；或用熬麻油，擦癣亦佳。”

《得配本草·卷四·草部·木鳖子》：“木鳖子：忌食猪肉。苦，寒，有大毒。入手阳明经。治疳积，消痞块，疗泻痢，通大肠。（宜外用，勿轻服）得肉桂，敷脚气肿痛。和黄柏、芙蓉叶，捣敷阴疝。喉痹肿痛，醋磨漱之，以吐痰涎。痈肿痔疬，醋磨敷之，以解热毒。油者勿用。若服之中其毒，立即发噤而死。”

《本草求真·上编·卷三散剂·吐散》：“木鳖子：（蔓草）木鳖子引吐热毒从痰外出。番木鳖引吐热涎逆流而上。

木鳖（专入外科外治），本有二种，一名土鳖，有壳；一名番木鳖，无壳。木鳖味苦居多，甘辛略带。诸书皆言性温，以其味辛者故耳。究之性属大寒，狗食即毙。人若误用，中寒口噤，多致不救。常有因病错用而毙者矣！故其功用多从外治，如肿毒乳痈痔漏肿痛喉痹，用此醋漱于喉间，引痰吐出，以解热毒，不可咽下……总不可入汤剂，以致寒毒内攻耳。番鳖（即马钱子）功与木鳖大同，而寒烈之性尤甚，所治热病喉痹。亦止可同山豆根、青木香磨汁内含，使其痰涎引吐，逆流而上，不可咽下。”

番木鳖

《本草纲目·草部第十八卷·草之七·番木鳖》：“番木鳖……仁（气味）苦，寒，无毒。（主治）伤寒热病，咽喉痹痛，消痞块。并含之咽汁，或磨水噙咽。（时珍）”

《神农本草经疏·卷十四·木部下品·木鳖子》：“番木鳖：形小于木鳖，而色白，味苦，气寒，性无毒。主伤寒热病，咽喉痹痛，消痞块，并含之咽汁。《医方摘要》治喉痹作痛：用番木鳖、青木香、山豆根等分，为末，吹之。”

《玉楸药解·卷一·草部》：“木鳖子，味苦，微温，入足厥阴肝经。软坚化结，消肿破瘀。治恶疮乳痈，痔瘘瘿瘤，瘰疬粉刺，鼾斑癖块，疝气之证。番木鳖，治喉痹。”

《得配本草·卷四·草部·番木鳖》：“番木鳖，苦，寒，消痞块，散乳痈，治喉痹，涂丹毒。配豆根、青木香，吹喉痹。配木香、胆矾末，扫喉风。水磨切片，炒研，或醋、或蜜，调围肿毒。消阴毒，加藤黄。勿宜煎服。”

24. 五倍子

《本草纲目·虫部第三十九卷·虫之一·五倍子》：“气味：酸，平，无毒……敛肺降火，化痰饮，止咳嗽、消渴、盗汗、呕吐、失血、久痢、黄病、心腹痛、小儿夜啼，乌须发，治眼赤湿烂，消肿毒、喉痹，敛溃疮、金疮，收脱肛、子肠坠下。（时珍）……时珍曰：盐麸子及木叶，皆酸咸寒凉，能除痰饮咳嗽，生津止渴，解热毒酒毒，治喉痹、下血、血痢诸病。五倍子乃虫食其津液结成者，故所主治与之同功。其味酸咸，能敛肺止血化痰，止渴收汗，其气寒，能散热毒疮肿；其性收，能除泄痢湿烂。”

《本草汇言·卷之十七·虫部·五倍子》：“五倍子涩津收液，敛气止血之药也（方龙潭）……又如《日华子》之开喉痹，止自汗，化酒积，收脱肛，止咳嗽，生津液者，亦敛而收之，敛而降之，敛而止之，敛而聚之之意也。”

《本草正·虫鱼部·文蛤》：“文蛤（即五倍子）味酸、涩，性微凉。能敛能降。故能降肺火，化痰涎、生津液、解酒毒，治心腹疼痛、梦泄遗精，疗肿毒喉痹，止咳嗽。”

《本草易读·卷七·五倍子》：“五倍子……酸，涩，咸，寒，无毒。入手太阴、足太阳。敛肺降火，生津化痰，除咳止血，解渴敛汗。敛一切溃疮，金疮脱肛，子肠下坠，收诸般湿烂，脓水牙宣，痔瘘下血。住泄痢而止呕吐，乌须发而止肿毒。目赤喉痹最宜，口疳鼻蚀亦良。”

《玉楸药解·卷六·鳞介鱼虫部》：“五倍子味酸，气平，入手太阴肺、手阳明大肠经。收肺除咳，敛肠止利。五倍酸收入肺，敛肠坠，缩肛脱，消肿毒，平咳逆，断滑泄，化顽痰，止失红，敛溃疮，搽口疮，吹喉痹，固盗汗，止遗精，治一切肿毒痔瘘，疥癞金疮之类。五倍酿法名百药煎，与五倍同功。”

百药煎

《本草求真·上编·卷二收涩·寒涩》：“百药煎（卵生）：敛肺止嗽固脱。百药煎（专入肺胃）系五倍子末同药作饼而成者也（五倍一斤，同桔梗、甘草、真茶各一两，入酵糟二两，拌和糖罨，起发如面）。其性稍浮，味酸涩而带余甘。五倍子性主收敛，加以甘桔同制，则收中有发，缓中有散。凡上焦痰嗽热渴诸病，用此含化最宜。加以火煅则治下焦血脱，肿毒金疮，喉痹口疮等症。用之即效，以黑能入下焦故也。”

25. 贝母

《证类本草·卷第八·贝母》：“贝母，味辛、苦，平、微寒，无毒。主伤寒烦热，淋沥，邪气，疝瘕，喉痹，乳难，金疮风痉；疗腹中结实，心下满，洗洗恶风寒，目眩项直，咳嗽上气，止烦热渴，出汗。安五脏，利骨髓。”

《本草约言·药性本草约言卷之一·草部·贝母》：“《发明》云：辛能散郁，苦能下气，故凡心中不和而生诸疾者，皆当用之。《本草》主伤寒烦热，淋沥邪气，疝瘕喉痹，乳痈金疮，腹中心下结实，皆散邪开郁之功也。又主咳嗽上气，烦渴消痰，润心肺，乃其下气之力也。然散郁结之功为多。”

《本草蒙筌·卷之二·草部中·贝母》：“贝母……除疝瘕喉痹，止消渴热烦。”

《药鉴·卷之二·贝母》：“贝母气寒，味苦辛，辛能散郁，苦能降火，故凡心中不和，而生诸疾者，皆当用之。治喉痹，消痈肿，止咳嗽，疗金疮，消痰润肺之要药也。”

《本草汇言·卷之一·草部·贝母》：“贝母开郁下气化痰之药也（《日华子》）。安肺气横逆（陆平林稿），止虚劳喘嗽之不宁，退伤寒烦热，定心神火躁之不眠，又散心胸郁结不舒之气，并多愁郁者，殊有神功，乃肺经气分之药也。甄权方散逆满，开喉痹，消瘰疬，点目瘴，仍取开郁散结气之效也。”

《雷公炮制药性解·卷二·草部上·贝母》：“贝母，味辛苦，性微寒无毒，入心肺二经。清心润肺，止嗽消痰，主胸腹气逆，伤寒烦热，淋沥瘕疝，喉痹，金疮，人面疮，瘿瘤诸恶疮。”

《本草正·山草部·贝母》：“贝母（反乌头）味苦，气平、微寒。气味俱轻，功力颇缓，用须加倍。善解肝脏郁愁，亦散心中逆气；祛肺痿、肺痈，痰脓喘嗽，研末、沙糖为丸，含咽最佳；降胸中因热结胸，及乳痈、流痰、结核；若足生人面诸疮，烧灰油调，频敷；产难胞衣不出，研末、用酒和吞。亦除瘕疝、喉痹、金疮，并止消渴、烦热；赤眼、翳膜堪点，时疾黄疸能驱。”

《神农本草经疏·卷八·草部中品之上·贝母》：“贝母，在地则得土金之气，在天则禀清肃之令，故味辛平。《别录》：兼苦，微寒无毒。入手太阴、少阴。阴中微阳，可升可降，阴也。色白象金而主肺。肺有热，因而生痰，或为热邪所干，喘嗽烦闷，必此主之。其主伤寒烦热者，辛寒兼苦，能解除烦热故也。淋沥者，小肠有热也。心与小肠为表里，清心家之烦热，则小肠之热亦解矣。邪气者，邪热也。辛以散结，苦以泄邪，寒以折热，故主邪气也。《经》曰：一阴一阳结为喉痹。一阴者少阴君火也，一阳者少阳相火也。解少阴少阳之热，除胸中烦热，则喉痹自愈矣。”

《本草经解·卷二·草部下·贝母》：“贝母：气平，味辛，无毒。主伤寒烦热，淋沥邪气，疝瘕，喉痹，乳难，金疮，风痉（去心糯米炒）。

贝母气平，禀天秋平之金气，入手太阴肺经。味辛无毒，得地西方之金味，入手阳明燥金大肠经。气味降多于升，阴也……大肠之脉，其正者上循咽喉，火发于标，乃患喉痹，痹者闭也，其主之者。味辛气平，能解大肠之热结也。”

《长沙药解·卷三》：“贝母苦寒之性，泻热凉金，降浊消痰，其力非小，然轻清而不败胃气，甚可嘉焉。其诸主治，疗喉痹，治乳痈，消瘿瘤，去努肉，点翳障，敷疮痈，止吐衄，驱痰涎，润心肺，解燥渴，清烦热，下乳汁，除咳嗽，利水道。”

《神农本草经读·卷之三·中品·贝母》：“气味辛、平，无毒。主伤寒烦热，淋沥邪气，疝瘕，喉痹，乳难，金疮，风痉。

陈修园曰：贝母气平味辛，气味俱属于金，为手太阴、手阳明药也。其主伤寒烦热者，取西方之金气以除酷暑；《伤寒论》以白虎汤命名，亦此意也……喉痹为肺窍内闭，此能宣通肺气也。”

川贝母

《得配本草·卷二·草部·川贝母》：“川贝母……辛、苦、微寒。入手太阴经气分。开心胸郁结之气，降肺火咳逆之痰。治淋疝乳难，消喉痹瘰疬，解小肠邪热，疗肺痿咯血。”

《本草害利·肺部药队·泻肺次·川贝母》：“苦辛微寒，消痰润肺，涤热清心，故能解郁结，咳嗽，上气，吐血，咯血，肺痈，肺痿，喉痹。”

浙贝

《本草纲目拾遗·卷五·草部下·浙贝》：“张景岳云：味大苦，性寒，阴也，降也，乃手太阴少阳足阳明厥阴之药……解热毒，杀诸虫，及疗喉痹瘰疬，乳痈发背，一切痈疡肿毒……性味俱厚，较之川贝母清降之功，不啻数倍。反乌头，又解上焦肺胃之火。

张石顽《本经逢原》云：贝母浙产者，治疝瘕喉痹乳痈，金疮风痉，一切痈疡，同苦参、当归……皆取其开郁散结、化痰解毒之功也。”

《本草正义·卷之二·草部·象贝母》：“象贝母，苦寒泄降，而能散结。《本经》主伤寒烦热，淋沥邪气；《别录》止烦热，渴，出汗，皆泄降除热也。疝瘕，以热结而言，泄热散结，故能治之。喉痹，热之结于上者也。”

26. 牛靥

《本草纲目·兽部第五十卷·兽之一·牛》：“牛……靥，水牛者良，（主治）喉痹气瘿，古方多用之（时珍）……（主治）水牛者，燔之，治时气寒热头痛。（《别录》）煎汁，治热毒风及壮热（《日华》）。牛者，治喉痹肿塞欲死，烧灰，酒服一钱。小儿饮乳不快似喉痹者，取灰涂乳上，咽下即瘥（苏颂，出崔元亮方）。治淋破血（时珍）。”

《本经逢原·卷四·兽部·牛》：“牛……其靥乃肺系肉团，瓦上焙干为末，酒服，治喉痹气瘿，古方多用之或以制药益佳，取引入肺经以通气结耳，与猪羊靥疗治不殊。”

27. 牛蒡子

《本草正义·卷之三·草部隰草类上·牛蒡子》：“洁古谓：子润肺散气，利咽膈，去皮肤风，通十二经。濒湖谓：子消斑疹毒。景岳谓散疮疡肿毒、喉痹。凡此功用，无一非清热泄降消导之力。”

恶实

《本草述钩元·卷九·隰草部·恶实》：“恶实，即牛蒡子。又名鼠粘子大力子……子，气味辛平兼苦，阳中之阴，降也。入手太阴、足阳明经，润肺散气，通十二经，明目补中，除风伤喉痹，风热痰壅，咽膈不利，头面浮肿。”

鼠粘子

《本草正·隰草部·鼠粘子》：“鼠粘子（一名牛旁子、一名大力子）：味苦、辛。降中有升。治风毒、斑疹、诸瘘，散疮疡肿毒、喉痹及腰膝凝寒痹滞之气，以其善走十二经而解中有散也。”

28. 牛膝

《本草纲目·草部第十六卷·草之五·牛膝》：“牛膝……根……治久疟寒热，五淋尿血，茎中痛，下痢，喉痹，口疮，齿痛，痈肿恶疮伤折。（时珍）”

《本草汇言·卷之四·草部·牛膝》：“消痈肿，续折伤，散喉痹，止尿血淋胀，及男妇意念所动，积郁成劳，血败精凝诸病。（时珍）”

《本草正义·卷之三·草部隰草类上·牛膝》：“濒湖又谓其主治喉痹，口疮，齿痛（则又导热下泄之功效也）。”

怀牛膝

《得配本草·卷三·草部·怀牛膝》：“怀牛膝……又能引火下行，并疗喉痹齿痛。”

29. 升麻

《本草品汇精要·卷之七·草部上品之上。·升麻》：“升麻……（解）喉痹肿、邪气恶毒入腹。”

30. 乌头

《本草纲目·草部第十七卷·草之六·乌头》:"乌头……(气味)辛,温,有大毒。《别录》曰:甘,大热,大毒……治头风喉痹,痈肿疔毒。(时珍)"

《本草择要纲目·热性药品·乌头》:"乌头……治头风喉痹,痈肿疔毒。但草乌头射罔乃至毒之药,若非风顽急疾,不可轻投……"

31. 乌贼鱼

《本草纲目·鳞部第四十四卷·鳞之四·乌贼鱼》:"乌贼鱼……主女子血枯病,伤肝唾血下血,治疟消瘿。研末,敷小儿疳疮,痘疮臭烂,丈夫阴疮,汤火伤,跌伤出血。烧存性,酒服,治妇人小户嫁痛。同鸡子黄,涂小儿重舌鹅口。同蒲黄末,敷舌肿,血出如泉。同槐花末吹鼻,止衄血。同银朱吹鼻,治喉痹。同白矾末吹鼻,治蝎螫疼痛。同麝香吹耳,治聤耳有脓及耳聋。(时珍)"

《玉楸药解·卷六·鳞介鱼虫部》:"乌鲗鱼味咸,气平,入足厥阴肝经。行瘀止血,磨障消症。

乌贼骨行瘀固脱,兼擅其长,故能著奇功。其诸治效,止吐衄崩带,磨翳障蔄瘕,疗跌打汤火,泪眼雀目,重舌鹅口,喉痹耳聤,缩瘿消肿,拔疔败毒,敛疮燥脓,化鲠止齁,收阴囊湿痒,除小便血淋。"

32. 巴豆

《本草纲目·木部第三十五卷·木之二·巴豆》:"气味:辛,温,有毒……治泻痢惊痫,心腹痛疝气,风㖞,耳聋,喉痹牙痛,通利关窍。(时珍)……油,主治:中风痰厥气厥,中恶喉痹,一切急病,咽喉不通,牙关紧闭。以研烂巴豆绵纸包,压取油作捻点灯,吹灭熏鼻中,或用热烟刺入喉内,即时出涎或恶血便苏。又舌上无故出血,以熏舌之上下,自止。(时珍)"

《本草备要·木部·巴豆》:"巴豆,大燥,大泻。辛热有大毒。生猛而熟少缓。可升可降,能止能行,开窍宣滞,去脏腑沉寒,最为斩关夺门之将。破痰癖血瘕,气痞食积,生冷硬物所伤,大腹水肿,泻痢惊痫,口㖞耳聋,牙痛喉痹(缠喉急痹,缓治则死。用解毒丸,雄黄一两,郁金一钱,巴豆十四粒,去皮油,为丸。每服五分,津咽下。雄黄破结气,郁金散恶血,巴豆下稠涎,然系厉剂,不可轻用。或用纸拈蘸巴豆油,燃火刺喉;或捣巴豆,绵裹,随左、右纳鼻中,吐出恶涎,紫血即宽。鼻虽小,生疮无碍)……巴豆油作纸拈燃火,吹息,或熏鼻,或刺喉,能行恶涎恶血。治中风中恶,痰厥气厥,喉痹不通,一切急病。"

33. 甘蕉根

《本草便读·草部·甘蕉根》:"外敷消肿,散热毒而性属阴寒。内服清烦,止消渴以蠲除烦闷。功能走肺胃,甘可保阴津。(甘蕉根味甘大寒,一名芭蕉,即人家所种之甘芦也。主治消渴热狂,一切金石丹毒,皆可捣汁饮之。外敷痈肿结热,以及疔毒走黄,喉痹实火等证,其泻热解毒之功可想)"

34. 石胆

《本草品汇精要·卷之一·玉石部上品之上·石胆》:"去痰热喉痹。"

《本草纲目·石部第十卷·金石之四·石胆》:"发明:时珍曰,石胆气寒,味酸而辛,入少阳胆经。其性收敛上行,能涌风热痰涎,发散风木相火,又能杀虫,故治咽喉口齿疮毒,有奇功也。周密《齐东野语》云:密过南浦,有老医授治喉痹极速垂死方,用真鸭嘴胆矾末,醋调灌之,大吐胶痰数升,即瘥。临汀一老兵妻苦此,绝水粒三日矣,如法用之即瘥。屡用无不立验,神方也。"

《本经逢原·卷一·石部·石胆》:"俗名胆矾,酸辛寒,有毒。产泰州嵩岳及蒲州中条山出铜处有之,能化五金,以之制汞,则与金无异。

治阴蚀崩淋寒热,取酸寒以涤湿热淫火也。又能为咽齿喉痹,乳蛾诸邪毒气要药。涌吐风痰最快,方用米醋煮真鸭嘴,胆矾末醋调,探吐胶痰即瘥。"

35. 石绿

《本草汇言·卷之十二·金石类·石绿》:"又名绿青。味苦、涩,气平,有小毒……石绿吐风痰、消喉痹、杀疳䘌之药也。苏氏水门曰:此药酸涩,善能逐涎,化风痰眩闷,用一二钱研末,白汤调服,偃卧须臾,涎自口角流出,即愈。其功更胜于他药,故著之。李氏时珍曰:痰在上,宜吐之;在下,宜利之。亦观人虚实强弱,更察其脉,如痰郁、火闭、气盛有余之人,乃可投之。如肺燥阴虚血少、胃弱之人,并六脉虚数,亦须斟酌行之。故初虞世有金虎碧霞之戒,正此意也。"

36. 石蟹

《本草汇言·卷之十二·水石类·石蟹》:"石

蟹,《开宝方》主目淫肤翳青盲,解天行热疾烦渴,化蛊毒、丹毒、喉痹。并宜熟水磨服。”

《本草征要·第二卷·形体用药及专科用药·石蟹》:“石蟹,味咸、性寒,无毒。入肺、心、胃、肝四经。喉痹剧痛,磨其汁,内服外敷均效。”

《玉楸药解·卷三·金石部》:“石蟹味苦、咸,性寒,入手少阴心、足少阳胆经。清心泻热,明目磨翳。石蟹咸寒泻火,治青盲白翳,瘟疫热疾,催生落胎,行血消肿,痈疽热毒,吹喉痹,解漆疮。”

37. 生姜

《本草纲目·菜部第二十六卷·菜之一·生姜》:“生用发散,熟用和中。解食野禽中毒成喉痹。浸汁,点赤眼。捣汁和黄明胶熬,贴风湿痛甚妙。(时珍)”

38. 生硝

《证类本草·卷第三·生硝》:“生硝,味苦,大寒,无毒。主风热癫痫,小儿惊邪瘛疭,风眩头痛,肺壅,耳聋,口疮,喉痹咽塞,牙颔肿痛,目赤热痛,多眵泪。生茂州西山岩石间。其形块大小不定,色青白。采无时。”

39. 白丁香

《食物本草·卷下·禽类》:“雄雀屎,名白丁香,两头尖者是,五月取之良,研如粉,煎甘草汤浸一宿,干,任用……喉痹口噤,研调,温水灌之半钱匕。”

《得配本草·卷九·禽部·白丁香》:“白丁香,即雄雀粪。苦,温。微毒。疗目疾,消积块,决痈疽,治痘疮倒靥,通咽塞口噤。

白汤化下,治急黄欲死。和人乳,点胬肉翳膜。热酒服,治破伤风疮(作白痂无血者,杀人最急)。和沙糖为丸,绵裹含咽,愈喉痹乳蛾。”

40. 白附子

《玉楸药解·卷一·草部》:“白附子,味辛、甘,性温,入足太阴脾、足厥阴肝经。驱风泻湿,逐痹行痰。温燥发泻,表散风湿,治中风失音,鼻口偏斜,耳聋喉痹,疥癣癥瘕,面上皯䵟,阴下湿痒,行痰涎,止唾。”

41. 白矾

《本草蒙筌·卷之八·石部·矾石》:“白矾治病证多能,生煅随重轻应变。并研细末,任作散丸。去息肉鼻窍中,除痼热骨髓内,劫喉痹,止目痛,禁便泻,塞齿疼。”

《本草征要·第四卷外治·矿物药·白矾》:“白矾:味酸、涩,性寒,无毒。入脾、胃二经……喉痹、痈疽、蛇伤、虫毒,取其解毒也。”

《本草易读·卷八·白矾》:“白矾……煅枯者名枯矾。甘草为使,恶牡蛎。又畏麻黄诸味。酸,寒,无毒。燥湿坠痰,解毒生津,除虱杀虫,止血定痛……治一切痈疽、疔肿、恶疮,疗诸般瘰疬、疥癣、鼠瘘,喉痹、血衄之患,癫痫毒物之伤。”

矾石

《证类本草·卷第三·矾石》:“[臣禹锡等谨按]《药性论》云:矾石,使一名理石。畏麻黄,有小毒。能治鼠漏、瘰疬,疗鼻衄,治齆鼻,生含咽津治急喉痹。”

《本草纲目·石部第十一卷·金石之五·矾石》:“时珍曰:矾石之用有四:吐利风热之痰涎,取其酸苦涌泄也;治诸血痛、脱肛、阴挺、疮疡,取其酸涩而收也;治痰饮、泄痢、崩带、风眼,取其收而燥湿也;治喉痹、痈疽、中蛊、蛇虫伤螫,取其解毒也。”

《神农本草经疏·卷三·玉石部上品·矾石》:“矾石即白矾,得巴豆同煅令枯,取矾研末,以鹅翎管吹入喉中,流出热涎立解喉痹。其证俗呼为缠喉风是也。”

《本经逢原·卷一·卤石部·矾石》:“甄权:生含咽津,治急喉痹,皆取以去秽之功也。若湿热方炽,积滞正多,误用收涩,为害不一。”

《得配本草·卷一·石部·矾石》:“矾石,即白明矾……治惊痫喉痹,风眼齿痛……研生白矾,吹喉痹肿闭。”

《本草述钩元·卷六·卤石部·矾石》:“味咸酸涩,气寒,主胸中痰癖,除风去热,消风痰热痰,风热喉痛,疗不恶寒喉痹……修治:色白光明者佳,细研入罐,火煅半日,色如轻粉者名枯矾。惟化痰生用,治齿痛喉痹,棉裹生含咽之。”

42. 白药子

《本草汇言·卷之六·草部·白药子》:“白药子凉血散血,解热毒,消喉痹之药也。(《开宝》)《唐本草》主金疮(《眉风寰集》),生肌肉。《药性论》又主喉中热塞,噎痹不通,咽中肿痛。《日华子》又主吐血、衄血不止。详味诸书,所主皆解热散结之功,则其为清寒之用明矣。如脾虚作泻,胃弱少食者切勿沾唇。”

《本草详节·卷之四·草部·白药子》：“白药子：味辛，气温……主散血降火，消痰止嗽，解喉痹及肿毒、金疮，生肌。”

《本草易读·卷五·白药子》：“辛，温，无毒。散血降火，生肌解毒。消肿痈而解喉痹，除咳嗽而疗损伤。”

43. 白棘

《本草纲目·木部第三十六卷·木之三·白棘》：“辛，寒，无毒。主治心腹痛，痈肿溃脓，止痛（《本经》），决刺结，疗丈夫虚损，阴痿精自出，补肾气，益精髓。枣针：疗腰痛，喉痹不通。（《别录》）”

44. 瓜蒂

《本草纲目·果部第三十三卷·果之五·瓜蒂》：“瓜蒂……吐风热痰涎，治风眩头痛，癫痫喉痹，头目有湿气。（时珍）”

《本草正·果部·甜瓜蒂》：“甜瓜蒂（一名苦丁香），味苦，性寒。有毒。阴中有阳，能升能降。其升则吐，善涌湿热顽痰积饮，去风热头痛、癫痫、喉痹、头目眩晕、胸膈胀满并诸恶毒在上焦者，皆可除之；其降则泻，善逐水湿、痰饮，消浮肿、水膨，杀蛊毒、虫毒，凡积聚在下焦者，皆能下之。盖其性峻而急，不从上出，即从下出也。”

《神农本草经疏·卷二十七·菜部上品·瓜蒂》：“瓜蒂感时令之火热，禀地中之伏阴，故其味苦，气寒有小毒。气薄味厚，浮而升，阴多于阳，酸苦涌泄为阴故也。入手太阴，足阳明，足太阴经……《日华子》：治脑寒热齆，眼昏吐痰。好古：得麝香、细辛，治鼻不闻香臭，及吐风热痰涎，风眩头痛，癫痫，喉痹，头面有湿气，伤寒客水胸中，伤食胀满，下部无脉等证，皆借其宣发涌泄，引涎追泪之功耳。”

《本草易读·卷六·瓜蒂》：“苦，寒，有毒。逐水涤痰，涌腐吐浊。除水肿黄疸，荡宿食停饮，止嗽逆齁喘，通脑闷鼻齁。风眩头痛，痰涎喉痹，一切癫痫，诸般蛊胀。”

45. 玄明粉

《本草汇言·卷之十三·石部卤石类·玄明粉》：“玄明粉开结润燥，通利大肠之药也。（《日华》）方氏（龙潭）曰：此药治一切火热为病。凡心热烦躁，谵语狂言，肠热结燥，宿垢积滞，痰热壅塞，关隔不清，目热昏涩，肿赤痒痛，胃热牙疼，齿根浮胀，及喉痹乳蛾，胀闭不通等证。此咸寒之物润燥软坚，通闭滑滞，一切热毒，悉能治之。凡三焦肠胃实火积滞者，服之速效。若脾胃虚寒，及阴虚、血虚，虚火妄动者，切禁用之。”

46. 玄参

《本草正·山草部·玄参》：“玄参（反藜芦），味苦、甘、微咸，气寒。此物味苦而甘，苦能清火，甘能滋阴，以其味甘，故降，性亦缓。《本草》言其惟入肾经，而不知其尤走肺脏，故能退无根浮游之火，散周身痰结热痈，逐颈项、咽喉痹毒、瘰疬结核。”

《得配本草·卷二·草部·玄参》：“配大力子，治急喉痹风。配甘草、桔梗，治咽喉肿痛。配升麻、甘草，治发斑咽痛。”

47. 半夏

治疗喉痹的古方，有用到半夏者，又有医家认为喉痹禁用半夏。《伤寒杂病论》中与咽喉有关的方剂，也用到半夏，如“半夏散及汤”“苦酒汤”“半夏厚朴汤”等，皆为著名方剂。半夏为天南星科植物，对黏膜有较大刺激，生吃会可引起喉头水肿，严重者可窒息。故运用半夏治疗喉痹，当审证用之，分清寒热虚实及服药方法。

《本草纲目·草部第十七卷·草之六·半夏》：“半夏能主痰饮及腹胀者，为其体滑而味辛性温也。涎滑能润，辛温能散亦能润，故行湿而通大便，利窍而泄小便。所谓辛走气，能化液，辛以润之是矣……世俗皆以南星、半夏为性燥，误矣。湿去则土燥，痰涎不生，非二物之性燥也。古方治咽痛喉痹，吐血下血，多用二物，非禁剂也。二物亦能散血，故破伤打扑皆主之。惟阴虚劳损，则非湿热之邪，而用利窍行湿之药，是乃重竭其津液，医之罪也，岂药之咎哉？”

《要药分剂·卷十·燥剂·半夏》：“吴机曰：俗以半夏性燥，代以贝母。不知贝母乃肺药，半夏乃脾胃药。咳嗽吐痰，虚劳吐血，痰中见血，诸郁咽痛喉痹，肺痈肺痿痈疽，妇人乳难，皆宜贝母为向导，禁用半夏。”

《本草正义·卷之七·草部·半夏》：“发明：半夏最多涎沫，其体极滑，而味甚辛，生者以舌舐之，螫人口吻，故善能开泄结滞，降气定逆。《本经》所主诸病，皆是开宣抑降之力，本非专治痰饮，而所以能消痰止咳者，亦即此能开能降之功用，又非以燥胜湿，专治湿痰而燥脾湿之意。石顽谓古方治咽痛、喉痹、吐血，多用南星、半夏，并非禁剂，世俗皆以二物为性燥，误矣。[寿颐按]俗本医书，皆谓半夏专治湿痰，贝母专治燥痰，此其说实自汪讱庵开之。究之古用半夏治痰，惟取其涎多而滑降，且兼取其味辛而开泄，本未有燥湿之意，惟其涎莶甚，激刺之力甚猛，故为有毒之品，多服者必有喉痛之患，而生姜则专解此毒。古无制药之法，凡方有半夏者，必合生姜用之，正取其克制之义。而六朝以降，始讲制药，且制法日以益密，而于此物之制造，则尤百出而不穷，于是浸之又浸，捣之又捣，药物本真，久已消灭，甚至重用白矾，罨之悠久，而辛开滑降之实，竟无丝毫留存，乃一变而为大燥之渣滓，则古人所称种种功用，皆不可恃，此所谓矫枉而过其正，最是魔道，或者又疑古书之不可信，不亦冤耶。"

48. 让实

《证类本草・卷第三十・让实》："让实，味酸。主喉痹，止泄痢。十月采，阴干。"

49. 芒硝

《得配本草・卷一・石部・芒硝》："芒硝：一名盆硝，一名英硝。辛、苦、咸，大寒。荡涤三焦肠胃之实热，消除胸膈壅淤之痰痞。得鼠粘子，治大便痈毒。得水调，涂火焰丹毒。得童便温服，下死胎。配猪胆汁，涂豌豆毒疮。和沉香末，破下焦阳结。研末，吹喉痹不通(并治重舌、鹅口)。

朴硝再煎炼，倾盆凝结，在上有芒者为芒硝，有牙者为马牙硝。大伐下焦真阴，不宜轻用。"

朴硝

《得配本草・卷一・石部・朴硝》："辛、苦、咸、微寒。有小毒……配僵蚕、硼砂、脑子，吹风热喉痹。"

50. 西瓜

《本草蒙筌・卷之六・菜部・甜瓜》："西瓜熟者，性温不寒，解夏中暑热毒最灵，有天生白虎汤之号，仍疗喉痹，更止渴消。"

《本草纲目・果部第三十三卷・果之五・西瓜》："甘、淡，寒，无毒。瑞曰：有小毒。多食作吐利，胃弱者不可食。同油饼食，损脾……疗喉痹。(汪颖)"

《本草易读・卷六・西瓜》："甘，寒，无毒。消烦止渴，解暑退热；宽中下气，利水解酒。治血痢，疗喉痹。不可多食。"

《得配本草・卷六・果部・西瓜》："西瓜一名寒瓜，甘、淡、寒。除烦止渴。解暑热酒毒，疗喉痹口疮。"

51. 百合

《证类本草・卷第八・百合》："百合，味甘，平，无毒。主邪气腹胀，心痛，利大小便，补中益气，除浮肿胪胀，痞满，寒热，通身疼痛，及乳难，喉痹，止涕泪。"

《本草蒙筌・卷之三・草部下・百合》："味甘，气平。无毒……杀蛊毒，治外科痈疽。乳痈喉痹殊功，发背搭肩立效。"

《神农本草经疏・卷八・草部中品之上・百合》："百合得土金之气，而兼天之清和，故味甘平，亦应微寒无毒。入手太阳、阳明，亦入手少阴，故主邪气腹胀。所谓邪气者，即邪热也……喉痹者，手少阳三焦，手少阴心家热也。涕泪，肺肝热也。清阳明、三焦、心部之热，则上来诸病自除。"

《长沙药解・卷三》："百合凉金润燥，泻热消郁，清肃气分之上品。其诸主治，收涕泪，止悲伤，开喉痹，通肺痈，清肺热，疗吐血，利小便，滑大肠，调耳聋耳痛，理胁痈乳痈、发背诸疮。"

《本草正义・卷之三・草部隰草类上・百合》："发明：百合乃甘寒兼苦、滑润之品，《本经》虽曰甘平，然古今主治，皆以清热泄降为义，其性可见。《本经》主邪气，《别录》主寒热，皆以蕴结之热邪言之。主腹胀心痛，利大小便，除浮肿胪胀，痞满疼痛，乳难，喉痹，皆滑润开结，通利泄导之功用。《本经》又以为补中益气，《日华》又有安心益志等说，皆谓邪热去而正气自旺，非径以甘寒之品为补益也。"

52. 竹叶

《证类本草・卷第十三・竹叶》："味苦，平，大寒，无毒。主咳逆上气，溢筋，急恶疡，杀小虫，除烦热，风痉，喉痹，呕吐……陈藏器序：久渴心烦服竹沥。食疗淡竹上，甘竹次。主咳逆，消渴，痰饮，喉痹，鬼疰，恶气，杀小虫，除烦热。"

《本草纲目・木部第三十七卷・木之五・竹》："竹叶，气味：苦，平，无毒。《别录》曰：大寒。主治：咳逆上气，溢筋，急恶疡，杀小虫。(《本经》)除烦热风痉，喉痹呕吐。(《别录》)"

《雷公炮制药性解·卷五·木部·竹叶》:"竹叶,味甘淡,性平无毒,入心肺胃三经。主新旧风邪之烦热,喘促气胜之上冲,疗伤寒,解虚烦,治消渴,疗喉痹,止呕吐,除咳逆。"

《本草详节·卷之六·木部·淡竹叶》:"淡竹叶,味辛、甘,气平、寒……入肺、胃、心经。主胃中痰热,咳逆上气,热狂烦闷,壮热头痛,头风,止惊悸,消渴,不睡,喉痹。"

53. 仰盆

《本草纲目·草部第十八卷·草之七·伏鸡子根》:"仰盆(《拾遗》),藏器曰:味辛,温,有小毒。水磨服少许,治蛊飞尸喉痹,亦磨敷皮肤恶肿。生东阳山谷,苗似承露仙,根圆如仰盆状,大如鸡卵。"

54. 冰片

《本草通玄·卷下·木部·冰片》:"冰片,辛苦,微温。通诸窍,散郁火,利耳目。主喉痹脑痛,鼻瘜牙疼,伤寒舌出,小儿痘陷。"

《本草备要·木部·冰片》:"冰片,一名龙脑香。宣,通窍,散火。辛温,香窜善走能散,先入肺,传于心脾而透骨,通诸窍,散郁火。治……喉痹舌出(散火)。"

《玉楸药解·卷二·木部》:"冰片味辛,性凉,入手太阴肺、足厥阴肝经。去翳明目,开痹通喉。冰片辛凉开散,治赤目白翳,喉痹牙疼,鼻瘜,舌出肠脱,杀虫消痔,开窍散火。"

龙脑

《本草蒙筌·卷之四·木部·龙脑香》:"龙脑香(即冰片),味辛、苦,气温、微寒。无毒……目热赤疼,调膏点上即止;喉痹肿塞,擂末吹入立消……医方目痛、喉痹、下疳多用之者,取辛散也。人欲死者吞之,气散尽也。世人误以为寒,不知辛散性甚,似乎凉耳。诸香皆属阳,岂有香之至者,而反寒乎?"

《本草纲目·木部第三十四卷·木之一·龙脑香》:"龙脑香……疗喉痹脑痛,鼻息齿痛,伤寒舌出,小儿痘陷,通诸窍,散郁火。(时珍)"

《本草汇言·卷之八·木部·龙脑香》:"龙脑香开窍辟邪之药也(《日华子》)。性善走窜(皮正乐稿),启发壅闭,开达诸窍,无往不通,然芳香之气,能辟一切邪恶,辛烈之性,能散一切风热。故《唐本草》主暴赤时眼,肿痛羞明,或喉痹痈胀,水浆不通……世但知其凉而通利,未达其热而轻浮飞越,喜其香而贵重,动辄与麝香同为桂附之助,然人身之阳易动,阴易亏,不可不慎也。"

《本草从新·卷七木部·龙脑香》:"龙脑香,一名冰片。宣通窍散火,辛温(《纲目》云:微寒,盖体温而用凉也)香窜,善走能散,先入肺,传于心脾而透骨,通诸窍,散郁火,逐鬼邪,聪耳明目,消风化湿。治惊痫痰迷,目赤肤翳(乳调点之),耳聋鼻瘜(鼻中瘜肉,点之自出,皆通窍之功),喉痹舌出(末点)。"

片脑

《本草易读·卷七·片脑》:"(冰片、梅片、龙脑香)辛,苦,无毒。聪耳明目,镇心秘精;通窍催生,散瘀除邪。祛目赤浮翳,内外障眼。治三虫五痔,骨痛肠脱。解喉痹而止脑痛,除鼻息而疗齿痛。伤寒舌出最良,小儿痘陷亦效。"

55. 羊茅

《本草纲目·草部第二十一卷·草之十一·羊茅》:"羊茅,时珍曰:羊喜食之,故名。《普济方》:治喉痹肿痛,捣汁咽之。"

56. 羊蹄菜

《食物本草·卷上·菜类》:"羊蹄菜味苦,寒,无毒。根用醋磨涂癣疥速效。治疬疡风,并大便卒涩结不通,喉痹卒不能语,肠风痔泻血,产后风,㓷根取汁煎服殊验。《诗》曰:言采其遂,即此。注曰:恶菜也。"

《本草从新·卷十一菜部·羊蹄》:"羊蹄,即秃菜。通,祛风。苦寒。治……喉痹不语。(羊蹄独根者,勿见风日及妇人,以三年醋研如泥,生布拭喉外令赤,涂之)"

57. 灯心草

《本草蒙筌·卷之三·草部下·灯心草》:"灯心草……味甘、气寒。属金与火。无毒。灯花止小儿夜啼,亦能治大人喉痹。金疮敷上,血禁肌生。"

《本草纲目·草部第十五卷·草之四·灯心草》:"治急喉痹,烧灰吹之甚捷。"

《本草汇言·卷之三·草部·灯心草》:"又张氏方谓能消水肿,散喉痹,定惊悸,止小儿夜啼,疗大人痰热,皆取其轻凉清肃之性,以治热郁为诸病,悉主用焉。但性专通利,凡虚脱之病,不宜多用。"

《雷公炮制药性解·卷四·草部下·灯心》："灯心，味淡，性寒无毒，入心、小肠二经。主胸腹邪气，清心定惊，除热利水，烧灰敷金疮止血，疗小儿夜啼，吹喉中治急喉痹甚捷。"

《本草通玄·卷上·草部·灯心》："灯心，平淡，入太阳经。利小便，除水肿，烧灰吹急喉痹。傅阴疳，神效。"

《本草经解·卷二·草部下·灯心草》："灯心，焙，同炒盐共末，吹喉痹。"

《本草正义·卷之四·草部·灯心草》："丹溪谓治急喉痹，烧灰吹之，以灰饲小儿，止夜啼……又灯心之质，尤为轻虚，故开肺泄水，尤其专长，以开喉痹，其义在此。但研末烧灰，其法甚难，以米粉浆之，则可研，塞紧于竹节中，糠火煨之，则成炭。要之质贱而味淡，除利水以外无用。"

58. 灯花

《得配本草·卷一·火部·灯花》："治喉痹，敷金疮。小儿邪热在心，夜啼不止，以二三颗，灯心汤调，抹乳吮之。"

59. 灯盏油

《本草纲目·服器部第三十八卷·服器之一·灯盏油》："灯盏油(《纲目》)，释名：灯窝油。气味：辛，苦，有毒。主治：一切急病，中风、喉痹、痰厥。用鹅翎扫入喉内，取吐即效。又涂一切恶疮疥癣。(时珍)"

《本经逢原·卷三·藏器部·灯盏油》："灯盏油，苦辛寒，小毒。发明：油性熬之愈寒，灯油得火气最深，故取以治卒中风不省，喉痹痰厥，用鹅翎蘸扫喉中，涌吐顽痰，通其上逆，然后用药。"

60. 红花

《证类本草·卷第九·红蓝花》："又崔元亮《海上方》：治喉痹，壅塞不通者。取红蓝花捣，绞取汁一小升服之，以瘥为度。如冬月无湿花，可浸干者浓绞取汁，如前服之，极验。但咽喉塞服之皆瘥。亦疗妇人产运绝者。"

《本草求真·上编·卷五血剂·红花》："红花(隰草)凉血通瘀。红花(专入心包肝)，辛苦而温……故凡血燥而见喉痹不通，痘疮不起，肌肤肿痛(因血热血瘀，作肿作痛)，经闭便难(经闭本有血滞血枯之分，但此止就血滞论)，血晕口噤，子死腹中，治当用此通活……但用不宜过多，少用则合当归能生，多用则血能行，过用则能使血下行不止而毙。"

《要药分剂·卷三·通剂·红花》："红花……主破瘀血，活血，润燥，消肿，止痛。治经闭，痘疮血热，喉痹不通。(切庵)"

61. 红牡丹花瓣

《本草征要·第二卷·形体用药及专科用药·红牡丹花瓣》："红牡丹花瓣：味辛、苦，性平。入心胞经。急症喉痹，与栀花为伍，可解手厥阴，手少阳之结。吞咽有碍，与射干共用，能除咽堵塞、食难下之危。此花泻伏火而散结，又能凉血活血。故急症关下喉痹用之，有奇功。"

62. 远志

《本经逢原·卷一·山草部·远志》："昔人治喉痹失音作痛，远志末吹之，涎出为度，取其通肾气而开窍也……惟水亏相火旺者禁服，以其善鼓龙雷之性也……以其性禀纯阳，善通诸窍，窍利则耳目聪明，强志不忘，皆益肾气之验。《别录》云，去心下膈气非呕吐之类乎，一切阴虚火旺，便浊遗精，喉痹肿痛慎用。苗名小草，亦能利窍兼散少阴风气之结也。"

《本草求真·上编·卷一补剂·远志》："远志(山草)，补火通心。远志(专入肾)，辛甘而温。入足少阴肾经气分，强志益精。凡梦遗善忘，喉痹失音，小便赤涩，因于肾水衰薄而致者，宜用是药以补。盖精与志皆藏于肾，肾气充则九窍利，智慧生，耳目聪明，邪气不能为害……昔人治喉痹失音作痛(火衰喉痹)，远志末吹之，涎出为度，非取其通肾气而开窍乎……但一切阴虚火旺，便浊遗精，喉痹痈肿，慎勿妄用。去心，用甘草水浸一宿，曝干焙干用。(敩曰：凡使须去心，否则令人烦闷)"

63. 芥子

《本草纲目·菜部第二十六卷·菜之一·芥》："子，气味辛，热，无毒。时珍曰：多食昏目动火，泄气伤精。主治：归鼻，去一切邪恶疰气，喉痹(弘景)……温中散寒，豁痰利窍，治胃寒吐食，肺寒咳嗽，风冷气痛，口噤唇紧，消散痈肿瘀血。(时珍)

发明：时珍曰，芥子，功与菜同。其味辛，其气散，故能利九窍，通经络，治口噤、耳聋、鼻衄之证，消瘀血、痈肿、痛痹之邪。其性热而温中，故又能利气豁痰，治嗽止吐，主心腹诸痛。白芥子辛烈更甚，治病尤良。见后本条。"

64. 杏仁

《证类本草·卷第二十三·下品·杏核仁》：“杏核仁，味甘、苦，温、冷利，有毒。主咳逆上气，雷鸣，喉痹，下气，产乳，金疮，寒心，贲豚，惊痫，心下烦热，风气去来，时行头痛，解肌，消心下急，杀狗毒。五月采之。其两仁者杀人，可以毒狗……取仁去皮熬令赤，和桂末，研如泥，绵裹如指大，含之，利喉咽，去喉痹，痰唾，咳嗽，喉中热结生疮。杏酪浓煎如膏服之，润五脏，去痰嗽。生熟吃俱得，半生半熟杀人。”

《雷公炮制药性解·卷一·果部·杏仁》：“杏仁，味甘苦，性温有小毒，入肺大肠二经。主胸中气逆而喘嗽，大肠气秘而难便，及喉痹喑症；痰结烦闷，金疮破伤，风热诸疮。”

《本草正·果部·杏仁》：“杏仁，味甘、辛、微甘。味厚于气，降中有升。有毒。入肺、胃、大肠经。其味辛，故能入肺润肺，散风寒，止头痛，退寒热、咳嗽上气、喘急，发表解邪，疗温病、脚气；其味苦，降性最疾，观其澄水极速可知，故能定气逆上冲，消胸腹急满胀痛，解喉痹，消痰下气，除惊痫烦热，通大肠气闭干结；亦杀狗毒。”

《神农本草经疏·卷二十三·果部三品·杏核仁》：“杏核仁禀春温之气，而兼火土之化以生。《本经》：味甘，气温。《别录》加苦，有毒。其言冷利者，以其性润利下行之故，非真冷也。气薄味厚，阴中微阳，降也。入手太阴经。太阴为清肃之脏，邪客之则咳逆上气。火炎乘金，则为喉痹。杏仁润利而下行，苦温而散滞，则咳逆上气、喉痹俱除矣。”

《本草经解·卷三·果部·杏仁》：“火结于喉，闭而不通，则为喉痹。雷鸣者，火结痰雍声如吼也。杏仁温能散结，苦能下泄，甘可缓急，所以主之也。”

《神农本草经读·卷之三·中品·杏仁》：“陈修园曰：杏仁气味甘苦，其实苦重于甘，其性带湿，其质冷利（冷利者，滋润之意也）。下气二字，亦足以尽其功。肺实而胀，则为咳逆上气。雷鸣喉痹者，火结于喉为痹痛，痰声之响如雷鸣也，杏仁下气，所以主之。气有余便是火，气下即火下，故乳汁可通，疮口可合也。”

65. 豆豉

《本草征要·第一卷通治部分·发散药退热药·豆豉》：“豆豉，味甘、苦，性寒，无毒。入肺、脾二经……外用治口舌生疮，煮汁救喉痹不语。”

66. 豕尾

《本草纲目·兽部第五十卷·兽之一·豕》：“豕……尾，主治：腊月者，烧灰水服，治喉痹。和猪脂，涂赤秃发落。（时珍，出《千金》）”

67. 牡蛎

《证类本草·卷第二十·上品·牡蛎》：“牡蛎，味咸，平、微寒，无毒。主伤寒寒热，温疟洒洒，惊恚怒气，除拘缓鼠瘘，女子带下赤白，除留热在关节营卫，虚热去来不定，烦满，止汗，心痛气结，止渴，除老血，涩大小肠，止大小便，疗泄精，喉痹咳嗽，心胁下痞热。久服强骨节，杀邪鬼，延年。”

《神农本草经疏·卷二十·虫鱼部上品·牡蛎》：“牡蛎得海气结成，故其味咸平，气微寒无毒。气薄味厚，阴也，降也。入足少阴、厥阴、少阳经……咸属水，属阴而润下，善除一切火热为病，故又能止汗止渴，及鼠瘘、喉痹、咳嗽也。”

68. 皂角

《本草正·竹木部·皂角》：“皂角：气味辛、咸，性温。有小毒。善逐风痰，利九窍，通关节，治头风，杀诸虫精物，消谷，导痰，除咳嗽、心腹气结疼痛胀满，开中风口噤，治咽喉痹塞肿痛，行肺滞，通大肠秘结，堕胎，破坚癥，消肿毒及风癣疥癞。烧烟，薰脱肛肿痛。可为丸散，不入汤药。”

《本草备要·木部·皂角》：“皂角，通关窍，搜风。辛咸性燥，气浮而散。入肺、大肠经。金胜木，燥胜风，故兼入肝。搜风泄热，吹之导之，则通上、下关窍，而涌吐痰涎，搐鼻立作喷嚏。治中风口噤，胸痹喉痹。”

《本草易读·卷七·皂角》：“辛、咸，温，有小毒。入手太阴、阳明。祛风化痰，消肿通窍，破癥杀虫，通肠坠胎。疗胀满而消谷，除咳嗽而定喘。开中风之噤口，熏久痢之脱肛，起风痹之死肌，解喉痹之塞满。取精汁熬膏，贴一切肿毒，合苍术烧烟，辟诸般瘟疫。确有明目益精之能，操治癞平疥之权。”

《本草求真·上编·卷三散剂·皂角》：“皂角（乔木），宣导风痰窍塞。皂角（专入肝、肺、大肠），辛咸性燥。功专通窍驱风，故凡风邪内入而见牙关紧闭，口噤不语，胸满喉痹，腹蛊胎结，风癞痰喘，肿满坚瘕囊结等症，用此吹之导之，则通上下之窍。煎之服之，则治风痰喘满。涂之擦之，则能散肿消毒，以去面上风气。熏之蒸之，则通大便秘结。烧烟熏之，则治臁疮湿毒。”

皂荚

《本草纲目·木部第三十五卷·木之二·皂荚》：“辛、咸，温，有小毒……通肺及大肠气，治咽喉痹塞，痰气喘咳，风疠疥癣。（时珍）”

《长沙药解·卷三》：“皂荚味辛、苦，涩，入手太阴肺经。降逆气而开壅塞，收痰涎而涤垢浊，善止喘咳，最通关窍……其诸主治，开口噤，通喉痹，吐老痰，消恶疮，熏久利脱肛，平妇人吹乳，皆其通关行滞之效也。”

《要药分剂·卷二·宣剂下·皂荚》：“主通关节，消痰涎，破坚癥，能堕胎，杀劳虫。治中风口噤，久痢脱肛，咽喉痹塞，风疠疥癣。（士瀛）”

《本草述钩元·卷二十三·乔木部·皂荚》：“皂荚，亦名皂角……味辛微咸，气温，有小毒。气味俱厚，浮而散，阳也。入足厥阴经气分及手太阴手足阳明经气分。搜肝风，泻肝气，通关节，开痰涎。治中风口噤。风邪痫疾。并中暑风。中气中恶痰厥。鬼魇猝死。（为末吹鼻）急喉痹风。肿塞疼痛……

论：皂荚木有不结实者，凿孔而灌以生铁，用泥封之，便有荚，是兹木生化之原在金也。夫风木变眚，皆由于不得化气耳。风木阳也，阳极于上，而不能得阴以化，阳盛则阴从之。故中风喉痹之证，皆痰涎随风而上涌。”

《本草思辨录·卷四·皂荚皂荚子》：“皂荚、皂荚子：阳在上不与阴化而为风，阴遂变为痰涎。皂荚以金胜木，通气利窍，风无不搜，斯湿无不去，故凡痰涎涌塞而为中风为喉痹者，胥倚以奏功。阳在下不与阴化而为风，阴遂被劫而生燥，皂荚气浮而子较沉，故子能祛在下之风，风去则阴得伸其津润之权，而大肠之燥结以通。凡风药必燥而皂荚以多脂为佳。皂子之仁又黏而韧，其能利大便，亦兼得辛润之力也。”

69. 谷精草

《证类本草·卷第十一·谷精草》：“谷精草，味辛，温，无毒。主疗喉痹，齿风痛，及诸疮疥。”

《本草蒙筌·卷之三·草部下·谷精草》：“味辛，气温。无毒。生长谷田中，采收三月后。花白叶细，圆小似星，故又名戴星草也。理咽喉痹塞，止牙齿风疼。口舌诸疮，眼目翳膜。并堪煎服，取效霎时……”

《本草汇言·卷之四·草部·谷精草》：“谷精草祛风清火之药也（李时珍）。《开宝方》（计日文稿）主喉痹、目障、齿痛、头风、疮疥诸疾，五证皆君相二火，上壅攻作，热则生风，风火相扇，故为是病。此药轻浮洁白，秋成得辛，清肃之品也。喉、齿、头、目、疮疥之疾，本乎风火为患，故悉主之。”

《神农本草经疏·卷十一·草部下品之下·谷精草》：“谷精草得金气，故味辛，所言气温者，应曰微温，故其性无毒。入足厥阴经，又入足阳明经，补肝气之要药也。辛能散结，微温能通气。喉痹者，手少阴心火与足少阳相火相扇上壅而成，散二经之火，则气通而无所结滞矣。”

《本草备要·草部·谷精草》：“谷精草，轻，明目，辛温轻浮。上行阳明（胃），兼入厥阴（肝）。明目退翳之功在菊花之上。亦治喉痹齿痛，阳明风热。”

《得配本草·卷三·草部·谷精草》：“谷精草，甘，平。入足厥阴经。专治头风目翳，能疗疳积伤睛。风湿喉痹，亦可用以为佐。配地龙、乳香薰鼻，治脑痛。配蛤粉、猪肝，治痘后目翳。人乳或童便拌蒸，随症制之。血虚病目者禁用。”

70. 陈思岌

《证类本草·卷第六·陈思岌》：“陈思岌，味辛，平，无毒。主解诸药毒，热毒，丹毒痈肿，天行壮热，喉痹，蛊毒，除风血，补益。以上并煮服之，亦磨敷疮上，亦浸酒。出岭南。一名千金藤，一名石黄香。”

71. 附子

《证类本草·卷第十·附子》：“今按陈藏器本草云：附子醋浸，削如小指，纳耳中，去聋。去皮炮令拆，以蜜涂上炙之，令蜜入内，含之，勿咽其汁，主喉痹。”

《本草正·毒草部·附子》：“附子，气味辛、甘，腌者大咸，性大热，阳中之阳也。有毒……除……格阳喉痹。”

《本草正义·卷之七·草部·附子》：“景岳谓能除表里沉寒，温中，暖五脏，回阳气，皆此药之正治。又谓治格阳喉痹，则阴盛于下，格阳于上，是喉痹中之特殊一种，虽不多见，确是有之，但喉中痛不红不肿，或喉色淡白，微有数缕红丝，舌亦淡白无华，肌肤亦必惨淡无神，甚且足寒至膝，宜以附、桂热药冷服，一剂即应。亦不可多服，继必渐以滋填，固护其本，方为善治。其始之不得不暂投温燥者，虞花溪所谓禀雄壮之气，能斩关夺门者，开其阴霾之闭塞耳。"

72. 鸡内金

《玉楸药解·卷五·禽兽部》："鸡内金味甘，气平，入手阳明大肠、足厥阴肝经。止利敛血，利水秘精。鸡内金扶中燥土，治泄利崩带，尿血便红，喉痹乳蛾，口疮牙疳，失溺遗精，酒积食宿，胃反膈噎，并消痈疽发背。"

73. 青鱼胆

《本草纲目·鳞部第四十四卷·鳞之三·青鱼》："苦，寒，无毒。主治：点暗目，涂热疮。(《开宝》)消赤目肿痛，吐喉痹痰涎及鱼骨鲠，疗恶疮。(时珍)发明：时珍曰，东方青色，入通肝胆，开窍于目。用青鱼胆以治目疾，盖取此义。其治喉痹骨鲠，则取漏泄系乎酸苦之义也。"

《本草正·虫鱼部·青鱼胆》："青鱼胆：味苦，性寒。其色青，故入肝、胆二经。能消赤目肿痛，点暗目；可吐喉痹痰涎，涂热疮、恶疮；亦消鱼骨之鲠。"

《本草易读·卷八·青鱼胆》："苦，寒，无毒。点目消赤肿障翳，咽津吐喉痹痰涎。涂火热疮，疗鱼骨鲠。"

《本经逢原·卷四·鱼部·青鱼》："干青鱼胆，水磨点喉痹、痔疮，与熊胆同功。"

《本草述钩元·卷二十八·鳞部·青鱼胆》："气味苦寒，点目治目暗，消赤目肿痛。以汁灌鼻，吐喉痹痰涎。"

74. 青黛

《本草新编·卷之二(商集)·青黛》："青黛，即靛之干者。《本草》辨其出波斯国者，始真转误矣。味苦，气寒，无毒。杀虫除热，能消赤肿疔毒，兼疗金疮，余无功效。他书盛称之，皆不足信也。惟喉痹之症，倘系实火，可以内外兼治，而《本草》各书反不言及。"

75. 郁金

《本草征要·第一卷通治部分·气血兼理药与理气药·郁金》："郁金，味辛、苦，性寒，无毒。入肺、心、心胞、肝、胃五经。解郁行气，止痛活血。凉心通肺，宽胸舒胁。配明矾，豁痰涎，开神明之蒙。伍射干，治喉痹，散阴阳之结。能开肺金之郁，故名郁金。"

76. 钗子股

《本草纲目·草部第十三卷·草之二·钗子股》："气味：苦，平，无毒。主治：解毒痈疽神验，以水煎服。(李珣)解诸药毒，煮汁服。亦生研，更烈，必大吐下。如无毒，亦吐去热痰。疟瘴天行，蛊毒喉痹。(藏器)"

77. 粳谷奴

《本草纲目·谷部第二十二卷·谷之一·粳》："粳谷奴(谷穗煤黑者)，主治：走马喉痹，烧研，酒服方寸匕，立效。(时珍，出《千金》)"

78. 细辛

《证类本草·卷第六·细辛》："细辛，味辛，温，无毒。主咳逆，头痛脑动，百节拘挛，风湿痹痛，死肌，温中下气，破痰，利水道，开胸中，除喉痹，齆(音瓮)鼻，风痫，癫疾，下乳结，汗不出，血不行，安五脏，益肝胆，通精气。久服明目，利九窍，轻身长年。"

《本草纲目·草部第十三卷·草之二·细辛》："时珍曰：气之厚者能发热，阳中之阳也。辛温能散，故诸风寒、风湿头痛、痰饮、胸中滞气、惊痫者，宜用之。口疮、喉痹、䘌齿诸病用之者，取其能散浮热，亦火郁则发之之义也……若单用末，不可过一钱。多则气闷塞不通者死。"

《神农本草经疏·卷六·草部上品之上·细辛》："《别录》又谓：温中下气，破痰开胸中，除喉痹齆鼻，下乳结，汗不出，血不行，益肝胆，通精气，皆升发辛散开通诸窍之功也。其曰：久服明目，利九窍，轻身长年者，必无是理。盖辛散升发之药，其可久服哉？"

《本草备要·草部·细辛》："辛散浮热，故口疮喉痹(少阴火)、鼻渊齿䘌者(虫蚀脓烂)宜之。"

《本草正义·卷之五·草部·细辛》："喉痹者，亦是寒痰凝塞之痹，非阴虚火炎之喉痹所可妄试。鼻齆，亦以肺受外寒言之，正与风热痰火上壅，而燥金失其清肃者相反。若风痫癫疾，则古人无不共认为风寒外受，法当温散，岂知肝阳痰热，气升火升，最多此病，误与温散，适藉寇兵，此古人之疏，似亦不必强为讳饰。而其余下乳、发汗、行血等诸般功用，无非温通二字足以尽之矣。"

《本草述钩元·卷七·山草部·细辛》："《别

录》所云益肝胆，通精气，最为扼要。其在至阴之分，虽不伦于补阳诸味，却能就阴分而散寒邪（如邪气在里之表，及拘挛痹痛，乳结血闭，皆自阴中通阳）。即至阳之分，虽难比于行气诸剂，却能就阳分而散阴结（如散胸中积滞，及头痛气逆，痰饮水聚，喉痹齆鼻，皆在阳中通阴）。阴中阳通，则能资荣气而使畅矣（故又谓入厥阴少阴血分）。阳中阴通，则能助风剂而使行矣（所以谓诸风通用）。总以辛温达肾肝之气，而畅阳于下，导阴于上，纾肾阴而升肝阳。最为有裨于人，而非益气血之药也。"

79. 城头菊

《本草纲目拾遗·卷七·花部·城头菊》："城头菊，朱排山《柑园小识》：杭城石罅生菊，枝叶极瘦小，九月开花如豆，香而且甘。雍正初，禁人采取，以充贡品，宫闱以作枕。城上之菊，既为野生而味甘，亦一异也。苏颂《图经》云：有一种开小小花瓣，下如珠子，谓之珠子菊，岂即此欤。

明目、去头风、喉痹、疖毒、凉血。其枝叶鲜者，生捣罨疔疮，并服其汁，兼治蛇咬、瘰疬、梅疮、眼息，煎洗天泡疮亦效。"

80. 草犀

《本草纲目·草部第十三卷·草之二·草犀》："根，气味：辛，平，无毒。主治：解一切毒气，虎狼虫虺所伤，溪毒野蛊恶刺等毒，并宜烧研服之，临死者亦得活。（李珣）天行疟瘴寒热，咳嗽痰壅，飞尸喉痹疮肿，小儿寒热丹毒，中恶注忤，痢血等病，煮汁服之。岭南及睦、婺间中毒者，以此及千金藤并解之。（藏器）"

81. 茱萸根白皮

《证类本草·卷第十三·吴茱萸》："根杀三虫。根白皮杀蛲虫，治喉痹，咳逆，止泄注，食不消，女子经产余血。"

《食物本草·卷上·果类》："茱萸，味辛苦，大热，无毒。又云，吴生者，味辛，温，大热，有小毒……根，杀三虫，治喉痹，止泄泻不消，疗经产余血并白癣。乡人一时间仓卒无药，用此多愈，山间之至宝也。"

82. 胡桐泪

《本草详节·卷之六·木部·胡桐泪》："胡桐泪，味咸、苦，气大寒……主大毒热，心腹烦满，水和服之；风虫牙齿痛，面毒火毒，瘰疬，喉痹，水磨扫之，取吐涎；牛马急黄，黑汗，水研三二两灌之，立瘥。"

83. 胡颓根

《本草纲目·木部第三十六卷·木之三·胡颓子》："气味：酸，平，无毒……吐血不止，煎水饮之；喉痹痛塞，煎酒灌之，皆效。（时珍）"

荔枝花及皮根

《本草蒙筌·卷之七·果部·荔枝肉》："花并根煎咽，喉痹痛神方。"

《本草纲目·果部第三十一卷·果之三·荔枝》："花及皮根，主治：喉痹肿痛，用水煮汁，细细含咽，取瘥止。（苏颂，出崔元亮《海上方》）"

《本草从新·卷十果部·荔枝核》："花皮根，喉痹肿痛，煮汁含咽。"

84. 南星

《玉楸药解·卷一·草部》："南星味辛，性温，入手太阴肺、足阳明胃经。降气行瘀，化积消肿。南星辛烈开通，治胃逆肺阻，胸膈壅满，痰涎胶塞，头目眩晕，磨积聚癥瘕，消痈疽肿痛，疗麻痹拘挛，止吐血便红，及疥癣疣赘，喉痹口疮，金疮打损，破伤中风之类。功同半夏，而猛烈过之。水浸二三日，去其白涎，用牛胆丸套者，治痰郁肺热甚佳。"

85. 枳壳花

《本草征要·第一卷通治部分·气血兼理药与理气药·枳壳》："枳壳花：《致富全书》云：花细而香，闻之破郁结。急症关下喉痹，嗅其芳香之气有益。"

86. 栀子花瓣

《本草征要·第二卷·形体用药及专科用药·栀子花瓣》："栀子花瓣（连蒂用），味微苦、性平、无毒。入肺、三焦二经。泻火消痰，清热除烦。急症关下喉痹，配伍牡丹射干。

朱丹溪谓栀子泻三焦火，解热郁，行结气。《滇南本草》谓栀子花泻肺家实痰实火。与牡丹花瓣同行，解急症关下喉痹之危，有显效。"

87. 虻虫

《本草述钩元·卷二十七·虫部·虻虫》："味苦，气微寒，有毒。肝经血分药。主逐瘀血，破血积坚痞，癥瘕寒热。通利血脉及九窍，除贼血在胸腹五脏者，并治喉痹结塞，虻食血而治血，因其性而为用也。（河间）虻虫苦胜，苦能泄结，苦寒又能泄三焦火邪迫血上壅而闭塞咽喉者。"

88. 钩吻

《本草纲目·草部第十七卷·草之六·钩吻》："辛，温，大有毒……主喉痹咽塞，声音变。(保升)"

89. 胆矾

《本草汇言·卷之十三·石部·胆矾》："胆矾，味酸、涩、苦、辛，气寒，有毒。入足少阳胆经……胆矾吐风痰，消喉痹。(苏颂)疗齿疳䶊烂之药也(《别录》)。李氏曰：此药得铜气之精相感而生，故色青，味涩如铜味也。其性收敛上行，能涌风热痰涎，故治咽喉口齿诸毒，有奇功也。攻喉痹极速，垂死者，以鸭嘴胆矾一钱，为细末，温醋一钟，调灌，大吐胶痰升许，即瘥也。但硝石之剂，多服有损津气，宜暂用，不宜久服也。"

《本草通玄·卷下·金石部·胆矾》："胆矾，酸涩辛寒。性敛而能上升，涌吐风热痰涎。治喉痹崩淋，能杀虫，治阴烛。产铜坑中，磨铁如铜者真。"

《本草易读·卷八·白矾胆矾》："胆矾……涌吐风痰，平息喉痹。治咳逆癫痫崩淋，疗牙虫疮毒阴蚀。黑矾，一名绿矾。"

《玉楸药解·卷三·金石部》："胆矾味酸，性寒，入手太阴肺经。降逆止嗽，消肿化积。胆矾酸涩燥收，能克化癥结，消散肿毒，治齿痛牙疳，喉痹牙虫，鼻内阴蚀，脚疽痔瘘，杨梅，金疮，白癜，一切肿痛，疗带下崩中，治上气眼疼弦烂，疯狗咬伤，百虫入耳，腋下狐臭，吐风痰最捷。"

《得配本草·卷一·石部·胆矾》："胆矾，即石胆……配炒白僵蚕，研吹喉痹喉气。"

《本草求真·上编·卷三散剂·胆矾》："胆矾(专入肝胆，兼入肺脾)，又名石胆……寒热风痰毒气，结聚牢固，见为咽齿喉痹乳蛾……种种等症，服此力能涌吐上出，去其胶痰，化其结聚，则诸症悉除。故古人之治喉痹乳蛾，用米醋煮真鸭嘴胆矾为末，醋调探吐胶痰即瘥。"

《要药分剂·卷九·涩剂·胆矾》："周密曰：治咽口齿疮毒，殊有奇功。有患喉痹欲死者，鸭嘴胆矾末醋调灌之，大吐胶痰数升即瘥，此法百试百效。存中曰：胆矾性敛而能上行。"

90. 孩儿茶

《本草正·竹木部·孩儿茶》："孩儿茶，味苦、微涩，性凉。能降火生津，清痰涎咳嗽，治口疮、喉痹、烦热，止消渴、吐血、衄血、便血、尿血、湿热痢血及妇人崩淋、经血不止、小儿疳热、口疳热疮、湿烂诸疮，敛肌长肉，亦杀诸虫。"

《本草求真·上编·卷四泻剂·孩儿茶》："孩儿茶(专入心肺)，味苦微涩，性凉无毒。功专清上膈热，化痰生津，收湿凉血生肌。凡一切口疮喉痹，时行瘟瘴，烦燥口渴，并一切吐血、衄血、便血、尿血、血痢，及妇人崩淋经血不止，阴疳痔肿者，服之立能见效。"

91. 络石

《证类本草·卷第七·络石》："络石，味苦，温、微寒，无毒。主风热，死肌，痈伤，口干舌焦，痈肿不消，喉舌肿不通，水浆不下，大惊入腹，除邪气，养肾，主腰髋(音宽)痛，坚筋骨，利关节。久服轻身，明目，润泽，好颜色，不老延年，通神……《药性论》云：络石，君，恶铁精，杀孽毒。味甘，平。主治喉痹。"

《本草品汇精要·卷之八·草部上品之中·络石》："(主)疮疡喉痹。"

《本草汇言·卷之六·草部·络石》："又喉痹肿塞，煎汁立通，刀斧伤疮，敷之随效。"

《本草述钩元·卷十一·蔓草部·络石藤》："治喉舌肿闭，背痈焮肿，口干舌焦。养肾，明目，除邪气，利关节，主一切风。方书治喉咽中有物噎塞，禀少阳之令，兼得地之阴气。所主诸证，皆其热毒之郁于血分者，兹味苦温通气血，即因其阴寒入血而解除热毒也。喉痹肿塞，喘息不通，须臾欲绝。用络石一两，水一升，煎一大盏，细细呷之，少顷即通，神验。"

92. 秦椒

《证类本草·卷第十三·秦椒》："味辛，温，生温熟寒，有毒。主风邪气，温中除寒痹，坚齿发，明目，疗喉痹，吐逆，疝瘕，去老血，产后余疾腹痛，出汗，利五脏。久服轻身，好颜色，耐老增年通神。"

93. 蚕连

《本草纲目·虫部第三十九卷·虫之一·蚕茧》："主治……牙宣牙痛，牙痈牙疳，头疮喉痹，风癫狂祟。蛊毒药毒，沙证腹痛，小便淋闷，妇人难产及吹乳疼痛。(时珍)"

《本草述钩元·卷二十七·虫部·原蚕》："(蚕连)蚕纸也。治肠风泻血，崩中带下，小便淋闭，及牙宣牙痛，牙疳喉痹。蚕蜕皮蚕连纸功用相同，而蚕纸易得，古方用之为多。”

94. 蚕蜕

《本草害利・肺部药队・泻肺次将・僵蚕》：“蚕蜕（一名马明退），甘平，无毒。治诸血症，疗喉痹风癫，解诸药及虫毒，妇人难产断产皆需之。”

95. 盐麸子

《证类本草・卷第十四・盐麸子》：“盐麸子，味酸，微寒，无毒。除痰饮瘴疟，喉中热结喉痹，止渴，解酒毒黄疸，飞尸蛊毒，天行寒热，痰嗽，变白，生毛发。取子干捣为末食之，岭南人将以防瘴。”

《本草品汇精要・卷之二十一・木部下品之下・盐麸子》：“（主）疮瘘喉痹。”

96. 莽草

《证类本草・卷第十四・莽草》：“莽草，味辛、苦，温，有毒。主头风痈肿，乳痈疝瘕，除结气疥瘙，杀虫鱼。疗喉痹不通，乳难，头风痒，可用沐，勿令入眼。”

《本草纲目・草部第十七卷・草之六・莽草》：“颂曰：古方治风毒痹厥诸酒，皆用莽草。今医家取叶煎汤，热含少顷吐之，治牙齿风虫及喉痹甚效。”

《本草备要・草部・茵芋》：“莽草辛温有毒，治头风痈肿乳痈疝瘕。苏颂曰：古方风湿诸酒多用之，今人取叶煎汤热含，治牙虫喉痹甚效。甄权曰：不入汤。”

97. 莱菔叶

《本草害利・脾部药队・补脾次将・莱菔子》：“莱菔……叶（亦称菜）辛苦温，功用略同，亦甚消伐，檐上过冬经霜者，治喉痹黄疸有神功。烟薰垂死，嚼汁咽下。”

98. 桂

《本草纲目・木部第三十四卷・木之一・桂》：“桂心（《药性论》）……治风僻失音喉痹，阳虚失血，内托痈疽痘疮，能引血化汗、化脓，解蛇蝮毒。（时珍）”

《本草崇原・卷上本经上品・桂》：“结气喉痹者，三焦之气，不行于肌腠，则结气而为喉痹之证。桂秉少阳之木气，通利三焦，则结气通而喉痹可治矣。”

《本草详节・卷之五・木部・桂心》：“桂心，主风寒痛痹，心腹冷痛，破血结、痃癖癥瘕，膈噎胀满，内托痈疽，引血化脓，喉痹。”

《本草经解・卷三・木部・桂枝》：“结气喉痹吐吸者，痹者闭也，气结于喉，闭而不通，但吐而不能吸也。桂枝辛温散结行气，则结者散而闭者通，不吐而能吸也。”

《本草述钩元・卷二十二・香木部・桂》：“牡桂主气结喉痹，神明不通，关节不利，此病之欲宣扬者也。牡则先宣摄中气而后宣扬焉，又主上气咳逆不能吸人，反吐其吸。此病之欲宣摄者也，牡则先宣扬中气而后宣摄焉。”

牡桂

《证类本草・卷第十二・牡桂》：“牡桂，味辛，温，无毒。主上气咳逆，结气，喉痹，吐吸，心痛，胁风胁痛，温筋通脉，止烦出汗，利关节，补中益气。久服通神，轻身不老。”

《本经逢原・卷三・香木部・牡桂》：“牡桂一名大桂。辛甘微苦温，无毒，甜厚而阔者是……《本经》言，治上气咳逆，导下焦之阴火逆上也。治结气，辛温开结也。喉痹吐吸，同气相招，以引浮游之火下泄也，然必兼苦寒降泄之味用之。”

《神农本草经读・卷之二・上品・牡桂》：“气味辛、温，无毒。主上气咳逆结气，喉痹吐吸，利关节，补中益气。久服通神，轻身不老。

牡，阳也。牡桂者，即今之桂枝、桂皮也、菌根也。菌桂即今之肉桂、厚桂也。然生发之机在枝干，故仲景方中所用俱是桂枝，即牡桂也。时医以桂枝发表，禁不敢用，而所用肉桂，又必刻意求备，皆是为施治不愈，卸罪巧法。

张隐庵曰：桂本凌冬不凋，气味辛温，其色紫赤，水中所生之木火也。肺肾不交，则为上气咳逆之证；桂启水中之生阳，上交于肺，则上气平而咳逆除矣。结气喉痹者，三焦之气不行于肌腠，则结气而为喉痹；桂禀少阳之木气，通利三焦，则结气通而喉痹可治矣。”

肉桂

《本草从新・卷七木部・肉桂》：“肉桂：大燥，补命门火，平肝通血脉，引火归元。辛甘大热，有小毒……引无根之火，降而归元。从治咳逆结气、目赤肿痛、格阳喉痹、上热下寒等证。（以热攻热，名曰从治。若肺热气不下行，每上见热证，下见足冷，设误用之，祸不旋踵）”

99. 桔梗

《证类本草・卷第十・桔梗》：“《日华子》云：

下一切气，止霍乱转筋，心腹胀痛，补五劳，养气，除邪辟温，补虚，消痰破癥瘕，养血排脓，补内漏及喉痹。瘢毒，以白粥解。"

《本草品汇精要·卷之十三·草部下品之上·桔梗》："利肺气，止喉痹。"

《本草正·山草部·桔梗》："桔梗（一名荠苨），味苦、微辛，气微凉。气轻于味，阳中有阴。有小毒。其性浮，用此者，用其载药上升，故有舟楫之号。入肺、胆、胸膈、上焦。载散药，表散寒邪；载凉药，清咽疼喉痹，亦治赤目肿痛。"

《本草从新·卷一草部·桔梗》："桔梗，宣通气血，泻火散寒，载药上浮。苦辛平，色白属金，入肺（气分），泻热。兼入手少阴心，足阳明胃经。开提气血，表散寒邪，清利头目咽喉。开胸膈滞气，凡痰壅喘促，鼻塞（肺气不利）目赤，喉痹咽痛（两少阴火），齿痛（阳明风热）口疮，肺痈干咳（火郁在肺），胸膈刺痛（火郁上焦），腹痛肠鸣（肺火郁于大肠），并宜苦梗以开之。为诸药舟楫，载之上浮，能引苦泄峻下之剂。至于至高之分成功。"

100. 桐子油

《本草纲目·木部第三十五卷·木之二·罂子桐》："桐子油，气味：甘、微辛，寒，有大毒。《大明》曰：冷，微毒。时珍曰：桐油吐人，得酒即解。主治……涂胫疮、汤火伤疮。吐风痰喉痹，及一切诸疾，以水和油，扫入喉中探吐；或以子研末，吹入喉中取吐。又点灯烧铜箸头，烙风热烂眼，亦妙。（时珍）"

101. 栝蒌实

《本经逢原·卷二·蔓草部·栝蒌实》："栝蒌实，甘寒，无毒。去壳，纸包压去油用。反乌附。发明栝蒌实甘寒润燥，宜其为治嗽消痰止渴之要药，以能洗涤胸膈中垢腻郁热耳。仲景治喉痹痛，引心肾咳唾喘息及结胸满痛，皆用栝蒌实取其甘寒不犯胃气，能降上焦之火，使痰气下降也。其性较栝蒌根稍平，而无寒郁之患，但脾胃虚及呕吐自利者不可用。"

102. 鸭跖草

《本草纲目·草部第十六卷·草之五·鸭跖草》："苗，气味：苦，大寒，无毒。主治：寒热瘴疟，痰饮疔肿，肉症涩滞，小儿丹毒，发热狂痫，大腹痞满，身面气肿，热痢，蛇犬咬、痈疽等毒。（藏器）和赤小豆煮食，下水气湿痹，利小便。（《大明》）消喉痹（时珍）。"

103. 铁秤锤

《证类本草·卷第四·秤锤》："秤锤，主贼风，止产后血瘕腹痛及喉痹热塞。并烧令赤，投酒中，及热饮之。"

《本草纲目·金石部第八卷·金石之一·诸铁器》："铁秤锤……主治：贼风，止产后血瘕腹痛，及喉痹热塞，烧赤淬酒，热饮。（《开宝》）"

104. 射干

《证类本草·卷第十·射干》："射（音夜）干，味苦，平、微温，有毒。主咳逆上气，喉痹咽痛，不得消息，散结气，腹中邪逆，食饮大热，疗老血在心脾间，咳唾，言语气臭，散胸中热气。久服令人虚。"

《证类本草·卷第二·序例下》："射干：微温。治时气病，鼻塞，喉痹，阴毒。使。"

《本草发挥·卷二》："东垣云：射干味苦，平。阳中之阴。主咳逆上气，喉痹咽痛，消肿毒，通女人月经，消瘀血。"

《医学纲目·卷之十五肝胆部·咽喉·喉痹》："（丹）治喉痹：射干切一片，含咽汁。"

《本草纲目·草部第十七卷·草之六·射干》："时珍曰：射干能降火，故古方治喉痹咽痛为要药。孙真人《千金方》，治喉痹有乌翣膏。张仲景《金匮玉函方》，治咳而上气，喉中作水鸡声，有射干麻黄汤。又治疟母鳖甲煎丸，亦用乌扇烧过。皆取其降厥阴相火也。火降则血散肿消，而痰结自解，癥瘕自除矣。"

《本草汇言·卷之五·草部（毒草类）·射干》："射干散结热，下结气，解喉痹咽痛之药也。（《本经》）此药苦能下泄而降（马继高稿），辛能疏散而行，前古主咳逆上气，及喉痹咽痛，不得消息，（《本经》）并去胸中积热，胃中痈疮，水蛊腹大，风热客于上焦之气分，为瘰疬，为结核，为停痰积血，为痈肿赤疡，用之甚捷。但气味苦寒，泄热散结，消痰去肿，然无益阴之性，凡患肿痹痈结，属阴寒而无实热者，脾胃薄弱，脏寒气血两虚者，禁用之。"

《本草正·毒草部·射干》："射干，味苦，性寒。有毒。阴也，降也。治咳逆上气、喉痹咽疼，散结气不得息，除胸腹邪热胀满，清肝明目，消积痰结核、痃癖、热疝，降实火，利大肠，消瘀血，通女人经闭。苦酒磨涂，可消肿毒。”

《本草征要·第二卷·形体用药及专科用药·射干》：“射干，味苦，性平，有毒，入肺经。泔浸煮之，清咳逆热气，捐喉痹咽疼。治弄舌与摇头，除虫蛇之毒螫。泄热散结，多功于上焦。一阴一阳结之急症关下喉痹，妨于吞咽。与郁金等为伍，以入心包之牡丹花，走三焦之栀子花为引经，其效甚捷。射干虽能泄热，不能益阴，故《别录》云：久服令人虚，虚者大戒。”

《本草乘雅半偈·第七帙·射干》：“《药对》云：立春射干、木兰先生。为柴胡、半夏使，合入足少阴、少阳，枢机之气分药也。故主咳逆上气，喉痹咽痛，及不得消息，此少阴不能转阖与开也。主结气腹中邪逆，及食饮大热，此少阳不能转开与阖也。但气味苦平，君相二火为化者，莫不相宜，以苦待化，以平从枢故也。”

《长沙药解·卷三》：“射干味苦，微寒，入手太阴肺经。利咽喉而开闭塞，下冲逆而止咳嗽，最清胸膈，善扫瘀浊……其诸主治，通喉痹，开胸满，止咽痛，平腹胀，泻肺火，润肠燥，行积痰，化瘀血，下经闭，消结核，破癥瘕，除疟母。”

《得配本草·卷三·草部·射干》：“捣汁疗喉痹不通……配黄芩、桔梗、生甘草，治喉痹。射干花、山豆根阴干为末，吹咽喉肿痛神效。采根切片，米泔浸一日，竹叶同煮半日，晒干用。取汁和醋荡喉，引涎。虚者禁用。”

《本草求真·上编·卷六杂剂·解毒》：“喉痹咽痛，多属痰火瘀结，宜用射干以开之。”

《本草求真·上编·卷五血剂·凉血》：“心脾热极，症见喉痹，不得不用射干。”

105. 釜脐墨

《本草纲目·纲目第七卷（下）·土之一·釜脐墨》：“消食积，舌肿喉痹口疮，阳毒发狂。（时珍）”

106. 凌霄花

《本草纲目·草部第十八卷·草之七·紫葳》：“茎叶，气味：苦，平，无毒。主治：痿躄，益气。（《别录》）热风身痒，游风风疹，瘀血带下。花及根功同。（《大明》）治喉痹热痛，凉血生肌。（时珍）发明：时珍曰：凌霄花及根，甘酸而寒，茎叶带苦，手足厥阴经药也。行血分，能去血中伏火。故主产乳崩漏诸疾，及血热生风之证也。”

《本草详节·卷之四·草部·凌霄花》：“凌霄花，味酸，气微寒……主妇人产乳余疾，崩漏，癥瘕，血闭，寒热羸瘦，血膈，喉痹。”

《本草述钩元·卷十一·蔓草部·紫葳》：“紫葳，即凌霄花……茎叶，气味苦平。主治痿躄，益气，疗热风身痒，游风风疹。（与花根同功）治喉痹热痛。”

107. 海根

《证类本草·卷第七·海根》：“海根，味苦，小温，无毒。主霍乱中恶，心腹痛，鬼气注忤，飞尸，喉痹，蛊毒，痈疽恶肿，赤白游疹，蛇咬犬毒。酒及水磨服，敷之亦佳。”

108. 桑耳

《本经逢原·卷三·菜部·桑耳》：“桑耳，桑上寄生，甘平有毒。有桑蛾、桑鸡、桑黄、桑臣等名……金色者治癖饮积聚，及肠风泻血、衄血、五痔下血、血痹虚劳，咽喉痹痛，一切血证咸宜用之。”

109. 桑螵蛸

《玉楸药解·卷六·鳞介鱼虫部·桑螵蛸》：“治遗精失溺，经闭阳痿，带浊淋漓，耳痛喉痹，瘕疝骨鲠之类皆效。”

110. 黄芩

《要药分剂·卷六·泻剂上·黄芩》：“主诸失血，解渴安胎，养阴退阳。酒炒则上行泻肺火，治上焦风热，湿热，火嗽，喉痹，目赤肿痛，痰热，胃热，热毒，骨蒸。去关节烦闷，天行热疾，肺中湿热，瘀血壅盛，上部积血，奔豚，肺痿。（《医鉴》）”

111. 黄药子

《本草汇言·卷之六·草部·黄药子》：“黄药子降火凉血，解毒消瘦之药也。（《唐本草》）凡恶毒肿疮，喉痹结热等疾，并恶蛇、毒犬咬伤，研末，汤调服之，并涂敷患处最效。”

112. 黄药根

《证类本草·卷第十四·黄药根》：“黄药根，味苦，平，无毒。主诸恶肿疮瘘，喉痹，蛇犬咬毒。取根研服之，亦含亦涂。”

《神农本草经疏·卷十四·木部下品·黄药根》：“黄药根得土中至阴之气以生，故其色黄味苦，气平无毒。平即兼凉，《日华子》加凉是矣。气薄味厚，降多升少，阴也。入手少阴、足厥阴经。

诸恶肿疮瘘，皆荣气不从，逆于肉里所致。盖荣主血，肝、心又主血、藏血之脏。二经得苦凉之气，则血热解，荣气和，标证不求其止而止矣。《经》曰：一阴一阳结为喉痹。一阴者，少阴君火也；一阳者，少阳相火也。解少阴之热，相火自不妄动，而喉痹瘳矣。”

113. 黄柏

《药鉴·新刻药鉴卷之二·黄柏》：“黄柏：气寒味苦，气味俱厚，无毒，沉也，阴也。盐水炒之，走少阴而泻肾火也，后人以为补肾者，误矣。盖肾家火旺，及两尺脉盛，而为身热目疼喉痹诸疾者，用之泻火，则肾亦坚固，而无狂荡之患也，岂诚有补益之功哉。”

《本草正·竹木部·黄檗》：“黄檗，味苦、微辛，气寒。阴中微阳，降也。善降三焦之火，制各以类，但其性多沉，尤专肝肾，故曰足少阴本经、足太阳、厥阴之引经药也。清胃火呕哕、蛔虫，除伏火、骨蒸烦热，去肠风、热痢、下血，逐二便、邪火结淋。上可解热渴、口疮、喉痹，下可去足膝湿热、疼痛、痿躄。”

114. 黄颡鱼

《本草纲目·鳞部第四十四卷·鳞之四·黄颡鱼》：“颊骨，主治：喉痹肿痛，烧研，茶服三钱。(时珍，并出《普济》)”

115. 梅

乌梅

《本草正·果部·乌梅》：“乌梅：味酸、涩，性温、平。下气，除烦热，止消渴、吐逆反胃、霍乱，治虚劳骨蒸，解酒毒，敛肺痈、肺痿、咳嗽喘急，消痈疽疮毒、喉痹、乳蛾。”

《本经逢原·卷三·果部·梅》：“今治血痢必用之，中风惊痰喉痹肿痛，痰厥僵仆，牙关紧闭者，取乌梅擦牙龈即开。”

《长沙药解·卷二》：“乌梅酸涩收敛，泻风木而降冲击，止呕吐而杀蛔虫，善医蛔厥之证。其诸主治，止咳嗽，住泄利，消肿痛，涌痰涎，泻烦满，润燥渴，散乳痈，通喉痹，点黑痣，蚀瘀肉，收便尿下血，止刀箭流血，松霍乱转筋，开痰厥牙闭。”

白梅

《本草纲目·果部第二十九卷·果之一·梅》：“治中风惊痫，喉痹痰厥僵仆，牙关紧闭者，取梅肉揩擦牙龈，涎出即开。”

《得配本草·卷六·果部·梅》：“白梅，名盐梅、霜梅。酸、咸、平。治泻痢烦渴，疗霍乱呕吐。配轻粉、香油，涂痈疽。配生矾末，为丸含咽，治喉痹乳蛾。”

《本草述钩元·卷十六·五果部·梅实》：“白梅，又名盐梅、霜梅，气味酸咸平。主喉痹。他治与乌梅仿佛一二，而乌梅较良，资用更多。”

116. 雀瓮

《本草详节·卷之十二·虫部·雀瓮》：“味甘，气平……主蛊毒，鬼疰，喉痹，小儿脐风，急慢惊风，痫症。”

117. 蚯蚓

《本草纲目·虫部第四十二卷·虫之四·蚯蚓》：“白颈蚯蚓，气味：咸，寒，无毒。

权曰：有小毒……治中风、痫疾、喉痹。(《日华》)……主伤寒疟疾，大热狂烦，及大人、小儿小便不通。急慢惊风、历节风痛，肾脏风注，头风齿痛，风热赤眼，木舌喉痹，鼻息聤耳，秃疮瘰疬，卵肿脱肛，解蜘蛛毒，疗蚰蜒入耳。(时珍)”

《本草正·虫鱼部·蚯蚓》：“味咸，性寒。沉也，阴也。有毒。能解热毒，利水道，主伤寒、瘴疟、黄疸、消渴、二便不通，杀蛇瘕、三虫、伏尸、鬼疰、蛊毒、射罔药毒，疗癫狂、喉痹。”

118. 蛇床子

《本草备要·草部·蛇床子》：“蛇床子，补肾命，去风湿，辛苦而温。强阳益阴，补肾祛寒，祛风燥湿。治……喉痹齿痛，湿癣恶疮(杀虫止痒)，风湿诸病。”

《本草述钩元·卷八·芳草部·蛇床子》：“蛇床子，气味苦而大辛微甘。乃右肾命门少阳三焦气分之药…………治喉痹、耳湿、牙风及肾虚耳聋诸方亦用之。”

119. 蛇蜕

《证类本草·卷第二十二·下品·蛇蜕》：“[臣禹锡等谨按]《药性论》云：蛇蜕皮，臣，有毒。能主百鬼魅，兼治喉痹。”

《本草汇言·卷之十八·鳞部龙类·蛇蜕》：“蛇蜕散风毒(《神农》)，解痈疡(时珍)，开喉痹之药也(甄权)……如《日华》方，治大人喉痹不通，小儿重舌重腭，及目翳膠障，丁肿痈毒，亦取此属风，性窜，攻而善散，蜕而善解之义。须五月蜕之为佳。”

120. 铜青

《本经逢原·卷一·金部·铜青》:"铜青,酸苦平,小毒。发明:铜青藉醋结成,能入肝胆二经。以醋蘸捻喉中则吐风痰,为散疗喉痹牙疳,醋调揩腋下治狐臭,姜汁调点烂沿风眼,去疳杀虫,所治皆厥阴之病。"

121. 象豆

《证类本草·卷第十三·象豆》:"象豆,味甘,平,无毒。主五野鸡病,蛊毒,飞尸,喉痹。取子中仁碎为粉,微熬水服一二匕。亦和大豆藻面去。"

122. 商陆

《证类本草·卷第十一·商陆》:"《药性论》云:当陆,使,忌犬肉,味甘,有大毒。能泻十种水病,喉痹不通,薄切醋熬,喉肿处处敷之瘥。"

《本草蒙筌·卷之三·草部下·商陆》:"白根治水,方载多般。或取根杂鲤鱼熬汤,或咀粒搀粟米煮粥,或捣生汁调酒,或和诸药为丸。空心服之,并可获效。赤根贴肿,方亦不同。喉痹窒塞不通,醋熬敷外肿处。石痈坚如石者,捣擦取软成脓。如或捣烂加盐,总敷无名肿毒。古赞云:其味酸辛,其形类人,疗水贴肿,其效如神。斯言尽之矣。"

《本草易读·卷四·商陆》:"辛,甘,有毒。入足太阳经。疗水肿,除痈肿,解腹满,涂喉痹。通二肠而坠胎孕,除蛊毒而杀鬼物。"

《本草求真·上编·卷四泻剂·商陆》:"商陆(专入脾),辛酸苦寒有毒,功专入脾行水。其性下行最峻,有排山倒海之势。功与大戟芫花甘遂相同,故凡水肿水胀、瘕疝痈肿、喉痹不通、湿热蛊毒恶疮等症,服此即能见效。"

123. 淡竹叶

《本草正义·卷之三·草部·淡竹叶》:"淡竹叶,发明:此非竹类也。生下湿地,细茎绿叶,有似于竹,故有此名。四五月间开花如蛾,两瓣舒展作翅,栩栩欲飞,深碧可玩,古书谓之鸭跖草(注:按:淡竹叶、鸭跖草并非一物)。广义:陈藏器谓味苦大寒,治寒热,瘴疟,痰饮丁肿,小儿丹毒,发热狂痫,大腹痞满,身面气肿,热痢,蛇犬咬,痈肿等毒;《日华》谓治湿痹,利小便;濒湖以消喉痹。(亦清热解毒,泄水利水之良品也)"

《本草述钩元·卷二十六·苞木部·淡竹叶》:"一种草类,茎如铁线,叶似嫩稷,长尺余,亦名淡竹叶。俗多采利小水,治喉痹等证,神效,却与此殊。(嘉谟)"

124. 绿矾

《证类本草·卷第三·绿矾》:"绿矾:凉,无毒。治喉痹,蚛牙,口疮及恶疮疥癣。"

《本草纲目·石部第十一卷·金石之五·绿矾》:"喉痹虫牙口疮,恶疮疥癣:酿鲫鱼烧灰服,疗肠风泻血(《大明》)……颂曰:刘禹锡《传信方》治喉痹,用皂荚矾,入好米醋同研含之,咽汁立瘥。此方出于李谟,甚奇妙。皂荚矾,即绿矾也。"

《本草汇言·卷之十三·石部卤石类·绿矾》:"《日华子》又治喉痹,鼓胀,疟痢疳积,肠风泻血诸疾。亦取此燥湿热,化涎逐积之力也。"

《神农本草经疏·卷三·玉石部上品·绿矾》:"绿矾气味所禀与白矾同,其酸涌涩收,燥湿解毒,化涎之功,亦与白矾相似而力差缓。《本经》主喉痹者,酸涌化涎之功也。"

皂矾

《本草备要·金石水土部·皂矾》:"皂矾,一名绿矾,涩,燥湿,化痰,酸涌涩收。燥湿化痰、解毒杀虫之功与石矾同,而力差缓。主治略同白矾,利小便,消食积(同健脾消食药为丸),散喉痹(醋调咽汁)。"

125. 鼋胆

《本草纲目·介部第四十五卷·介之一·鼋》:"胆,气味:苦,寒,有毒。主治:喉痹,以生姜、薄荷汁化少许服,取吐。(时珍)"

126. 款冬花

《证类本草·卷第九·款冬花》:"款冬花,味辛、甘,温,无毒。主咳逆上气,善喘,喉痹,诸惊痫,寒热邪气,消渴,喘息呼吸。"

《本草汇言·卷之四·草部·款冬花》:"款冬花温肺、润肺、清肺、敛肺、调肺、补肺之药也(李东垣)。故本草主咳逆上气(茹日江稿),喘嗽喉痹,寒热邪气诸证,以其辛温而润,散而能降,补而能收,为治嗽要药,于肺无忤,无分寒热、虚实,皆可施用。"

《雷公炮制药性解·卷三·草部中·款冬花》:"款冬花,味苦辛,性温无毒,入心肺二经。主中风喉痹,肺痿肺痈,润心肺,止咳嗽,除痰喘。"

《神农本草经疏·卷九·草部中品之下·款

冬花》："款冬花得天地阴寒之气，而兼禀乎金水之性，故凌冰雪而独秀。其味辛甘，温而无毒，阴中含阳，降也。辛能散而能润，甘能缓而能和，温则通行不滞，善能降下。咳逆上气，善喘，喉痹，诸惊痫寒热邪气，消渴，喘息呼吸，一皆气升火炎之病也。气降则火自降，气降则阳交于阴，水火既济，既济则火不上炎，气不逆升，肺不受邪，得清肃之常道，而诸证自退矣。"

《本经逢原·卷二·隰草部·款冬花》："发明：款冬味辛入气分，色紫归血分，虽其性温，却不燥血，故能轻扬上达。观《本经》主治，一皆气升火炎之病。古方用为温肺，治咳嗽之要药。润肺消痰，止嗽定喘，喉痹喉喑，肺痿肺痈，咸宜用之……阴虚劳嗽禁用，以其性温也。"

《本草经解·卷二·草部下·款冬花》："喉痹者，火结于喉而闭塞也。喉亦属肺，款冬辛温通肺，故并主喉痹也。"

《神农本草经读·卷之三·中品·款冬花》："厥阴、少阳木火之气结于喉中，则如喉痹。款冬得金水之气，金能平木，水能制火，故可治也。"

127. 葛蔓

《证类本草·卷第八·葛根》："蔓，烧为灰，水服方寸匕，主喉痹。"

《本草征要·第一卷通治部分·发散药退热药·葛根》："葛蔓，治喉痹，消痈肿。"

128. 葱白

《本草蒙筌·卷之六·菜部·葱》："凡资治疗，务取白根……去喉痹，愈金疮……功专发散，食多神昏。病属气虚，尤勿沾口。"

《本草汇言·卷之十六·菜部·葱》："葱白发散寒邪，疏通逆气，流散血郁之药也。(《寇氏本草》)方龙潭曰：味辛应金，中空象肺。前人主伤寒，邪在太阳经，寒热头痛，无汗气促者。又治霍乱转筋，懊闷腹疼者。凡阴寒之证，惟此可攻，如喉痹不通，腮颐肿胀。"

《神农本草经疏·卷二十八·菜部中品·葱白》："葱禀天之阳气，得地之金味，中空象肺，其味辛平，平即凉也，而性无毒。气厚味薄，升也，阳也。入手太阴，足厥阴，足阳明经。辛能发散，能解肌，能通上下阳气，故外来怫郁诸证，悉皆主之。伤寒寒热，邪气并也。中风面目肿，风热郁也。伤寒骨肉痛，邪始中也。喉痹不通，君相二火上乘于肺也。辛凉发散，得汗则火自散，而喉痹通也。"

129. 葱实

《证类本草·卷第二十八·葱实》："葱实，味辛，温，无毒。主明目，补中不足。其茎葱白，平，可作汤，主伤寒，寒热，出汗，中风，面目肿，伤寒骨肉痛，喉痹不通，安胎，归目，除肝邪气，安中，利五脏，益目睛，杀百药毒。"

130. 楮白皮

《本草纲目·木部第三十六卷·木之三·楮》："树白皮，气味：甘，平，无毒。主治：逐水，利小便。(《别录》)治水肿气满(甄权)。喉痹(《吴普》)。煮汁酿酒饮，治水肿入腹，短气咳嗽。为散服，治下血、血崩。(时珍)"

《本经逢原·卷三·灌木部·楮实》："楮根白皮，《别录》主逐水利小便。甄权治水肿气满。《吴普》治喉痹，总取散风祛毒之义。"

131. 楮实

《玉楸药解·卷二·木部》："楮实子味甘，气平，入足少阴肾、足太阳膀胱、足厥阴肝经。起痿助阳，利水消肿。楮实子温暖肝肾，补益虚劳，壮筋骨，强腰膝，治阳事痿弱，水气胀满，明目去翳，充肤悦颜，疗喉痹金疮，俱效。"

《本草从新·卷九木部·楮实》："楮实，一名谷实。泻软坚。甘寒而利，消水肿，疗骨哽，明目软坚……而方书用之为补者，除杨氏还少丹而外不多见。其他如《外台秘要》用以敷治身面石疽，《机要》用以治水气蛊胀，《集简》用以治喉风喉痹，《直指》用以治肝热生翳，无非凉泻软坚之义，则古本诸说，未可信也。"

《得配本草·卷七·木部·楮实子》："楮实子，一名谷实，甘，平。入足太阴经气分。益颜色，充肌肤，利阴气，通九窍，逐水明目。得茯苓，治水臌。得大腹皮，除水肿。调井水，治喉痹……久服、多服，成骨软痿症。脾胃阴虚，肾水不足，口舌干燥，俱禁用。"

《本草思辨录·卷四·楮实》："骨属肾，甘能损肾。肾伤于湿者，腰脚为之酸软，湿亦阴也。楮实甘寒益阴而不能益阳，久服骨何能不软。此审证制剂之不善，于楮实夫何尤。识此义而用于喉痹骨哽，则正见其功。"

132. 椒红

《本草纲目·果部第三十二卷·果之四·秦

椒》:"气味:辛,温,有毒。《别录》曰:生温、熟寒,有毒。权曰:苦、辛。之才曰:恶栝蒌、防葵,畏雌黄。主治:除风邪气,温中,去寒痹,坚齿发,明目。久服,轻身好颜色,耐老增年通神。(《本经》)疗喉痹吐逆疝瘕,去老血,产后余疾腹痛,出汗,利五脏。(《别录》)"

133. 硝石

《本草述钩元·卷六·卤石部·硝石》:"硝石,辛苦微咸。有小毒。阴中阳也,火为之使。主散热行结,治伏暑伤冷,霍乱吐利,破积块,散痰饮,疗肾虚气逆头痛,湿热黄疸,女劳黑疸,风热喉痹,赤眼肿痛,重舌鹅口,发背初起。得陈皮,性疏爽。"

134. 紫花地丁

《要药分剂·卷六·泻剂上·紫花地丁》:"[鳌按]紫花地丁,《纲目》止疗外科症。但考古人每用治黄疸喉痹,取其泻湿除热之功也。大方家亦不可轻弃。"

135. 紫菀

《本草汇言·卷之四·草部·紫菀》:"观《斗门方》谓能开喉痹,取恶涎,则行散之功烈矣。"

《神农本草经疏·卷八·草部中品之上·紫菀》:"紫菀……观其能开喉痹,取恶涎,则辛散之功烈矣。而其性温,肺病咳逆喘嗽,皆阴虚肺热证也。不宜专用及多用,即用亦须与天门冬、百部、麦冬、桑白皮苦寒之药参用,则无害。"

《本草易读·卷四·紫菀》:"苦,温,无毒。消痰止渴,润肺下气。为痰嗽血劳之圣药,及咳吐脓血之灵丹。惊痫喘悸之疾,痿躄喉痹之疴。"

《长沙药解·卷三》:"紫菀味苦、辛,入手太阴肺经。降气逆而止咳,平息贲而止喘……紫菀清金润肺,止咳定喘,而兼善敛血。劳嗽吐血之证,因于肺逆而不敛,肺气清降,则血自敛矣。其诸主治,开喉痹,通小便,定喘促,破息贲,止吐血,住便血,疗肺痈,行脓血,皆清金降逆之力也。"

《要药分剂·卷六·泻剂上·紫菀》:"肺经虚热,升喉痹,取恶涎。(宁原)"

《本草害利·肺部药队·泻肺次将·紫菀》:"利:苦能下气,辛温润肺益金,故保肺治吐血,为下气化痰润肺,治血痰劳嗽圣药。能开喉痹,取恶涎,虽入至高善于下趋,使气化及于州都之府,小便自利。然性温,阴虚肺热者,不宜多用。"

136. 紫荆皮

《本草详节·卷之六·木部·紫荆皮》:"紫荆皮:味苦,气平、微寒。厚而紫色,味苦如胆者为胜。入心胞、肝经血分。凡使,梗及花,气味功用并同。主破宿血,下五淋,煮汁服,痈疽,喉痹,妇人血气疼痛,经水凝涩。"

《本草易读·卷七·紫荆皮》:"紫荆皮……苦,平,无毒。入手、足厥阴经。破血通淋,消肿行经,活血长肤,通气解毒。消一切肿毒,痈疽喉痹,解诸般物伤,蛇虺蚕犬。最通小肠,亦解飞尸。梗、花同。"

137. 紫背天葵

《本草详节·卷之四·草部·紫背天葵》:"紫背天葵:味苦、甘,气寒。叶似胡荽,根如香附子,三月采,阴干。伏云母、石钟乳粉、曾青毒。主内服、外敷,消乳痈;擂汁,治喉痹。"

138. 紫珠

《证类本草·卷第十三·紫珠》:"紫珠,味苦,寒,无毒。解诸毒物,痈疽,喉痹,飞尸,蛊毒,毒肿,下瘘,蛇虺虫螫,狂犬毒。并煮汁服。亦煮汁洗疮肿,除血长肤。"

139. 蛞蝓

《本草崇原·卷中本经中品·蛞蝓》:"蜒蚰感雨湿之气而生,故气味咸寒。主定惊清热,解毒输筋。寇宗奭曰:蛞蝓能解蜈蚣毒。近时治咽喉肿痛,风热喉痹,用簪脚捡之,内入喉中,令吞下,即愈。"

140. 蜒蚰

《本草汇言·卷之十七·虫部湿生类·蜒蚰》:"蜒蚰解一切热毒之药也。蔡心吾曰:此物享地中阴湿之气而生,水土之精也。善治一切风热火燥为青,一切风热火痰为病。如《本经》治贼风喎僻,筋挛肠结;甄氏治丹毒疔肿,喉痹痈毒;李氏治溲秘消渴,痰胀蛊臌,研烂入诸丸药,效验甚速。然其气大寒,非真有风热火燥者,不宜服。"

141. 蛴螬

《本草纲目·虫部第四十一卷·虫之三·蛴螬》:"气味:咸,微温,有毒。《别录》曰:微寒……取汁点喉痹,得下即开。(苏颂)"

《本草汇言·卷之十七·虫部化生类·蛴螬》:"蛴螬治恶血瘀血,血闭不通之药也(《本经》)……滴喉间而通喉痹之肿闭……如已上诸证，非关血瘀血痹不通为病者，勿与也。”

142. 寒水石

《本草新编·卷之五（羽集）·寒水石》：“寒水石，味辛、甘，气寒，无毒。入胃经。却胃中大热，五脏伏热亦可祛解，并解巴豆、丹石诸毒。兼治伤寒劳复，散积聚邪热，止烦闷喉痹。消渴可除，水肿可去。此物存之以解热毒，亦药笼中不可少之味也。”

143. 蓖麻子

《本草纲目·草部第十七卷·草之六·蓖麻》：“子……主偏风不遂，口眼㖞斜，失音口噤，头风耳聋，舌胀喉痹，齁喘脚气，毒肿丹瘤，汤火伤，针刺入肉，女人胎衣不下，子肠挺出，开通关窍经络，能止诸痛，消肿追脓拔毒。（时珍）”

《本草正·毒草部·蓖麻子》：“蓖麻子，味甘、辛，性热。有毒。能逐风散毒，疗口眼㖞斜、失音口噤、肿毒丹瘤、针刺入肉，止痛消肿，追脓拔毒，俱可研贴；若治舌肿喉痹，宜研烂，纸卷，烧烟薰吸，立通……凡服蓖麻者，一生不得食炒豆，犯之必胀死。”

《本草易读·卷五·蓖麻子》：“辛，甘，有毒。通诸关，开诸窍。贴偏风㖞斜，疗水气浮肿。捣烂塞鼻窒耳聋，烧烟熏喉痹舌胀。下胞衣而收子肠，敷瘰疬而平恶疮。拔针刺之入肉，下骨木之哽咽。追脓拔毒最灵，齁喘咳嗽悉效。”

《得配本草·卷三·草部·蓖麻子》：“蓖麻子，忌炒豆。伏丹砂、粉霜。辛、甘、热。有毒。其力收吸，能拔病气以出肌表。其性善走，能开诸窍以通经络……去壳，取油涂纸，烧烟熏之，治舌上出血及喉痹舌肿等症。一切肿毒，痛不可忍，研敷立止。禁用内服。服之不得食豆，犯之胀死。”

《本草求真·上编·卷六杂剂·蓖麻子》：“有收拔恶毒开窍通利之力。蓖麻子（专入经络诸窍），甘辛有热，性味颇类巴豆。既有收引拔毒之能，复有开窍通利之力……至于口噤、鼻塞、耳聋、喉痹、舌胀，用油烟熏即开……凡此皆属外用以奏奇功。但不宜于服耳。昔人有以汁点畜舌根下，即不能食。点畜肛门内，即下血死。并云服蓖麻者，一生不得服豆，犯即胀死，其毒可知。盐水煮，去皮，研取油用。忌铁。”

144. 蒺藜子

《证类本草·卷第七·蒺藜子》：“蒺藜子，味苦、辛，温、微寒，无毒。主恶血，破症结积聚，喉痹，乳难，身体风痒，头痛，咳逆伤肺，肺痿，止烦下气，小儿头疮，痈肿阴，可作摩粉。其叶主风痒，可煮以浴。久服长肌肉，明目，轻身。”

《神农本草经疏·卷七·草部上品之下·蒺藜子》：“蒺藜有两种，一种同州沙苑白蒺藜，一种秦州刺蒺藜。白者感马精所生，刺者感地中阳气所生。《本经》：苦温，《别录》加辛及微寒，并无毒。夫苦能泄，温能宣，辛主散，主润。故刺蒺藜主恶血，破癥结积聚，喉痹，乳难，身体风痒。”

《本草崇原·卷上本经上品·蒺藜》：“蒺藜子坚劲有刺，禀阳明之金气，气味苦温，则属于火。《经》云：两火合并，故为阳明，是阳明禀火气而属金也。金能平木，故主治肝木所瘀之恶血，破肠胃郛郭之癥瘕积聚，阴阳交结之喉痹，阳明胃土之乳难，皆以其禀锐利之质而攻伐之力也。久服则阳明土气盛，故长肌肉。金水相生，故明目。长肌肉，故轻身。”

《本草新编·卷之二（商集）·蒺藜子》：“蒺藜子，味甘、辛，气温、微寒，无毒。沙苑者为上，白蒺藜次之，种类各异，而明目去风则一。但白蒺藜善破癥结，而沙苑蒺藜则不能也。沙苑蒺藜善止遗精遗溺，治白带喉痹，消阴汗，而白蒺藜则不能也。今世专尚沙苑之种，弃白蒺藜不用，亦未知二种之各有功效也，余所以分别而并论之。”

《本草易读·卷四·蒺藜》：“辛，苦，微温，无毒。补肾益精，祛风明目。治诸风疬疡，身体瘙痒之疾，疗诸结癥积，喉痹乳闭之疴……有二种：一种杜蒺藜，即今道旁布地而生者，开小黄花，结芒刺。一种白蒺藜，出同州沙苑牧马处，子无刺，今补肾药多用之。而风家惟用刺蒺藜也。”

白蒺藜

《本草汇言·卷之四·草部·刺蒺藜》：“《李氏方》主血结成症，奔豚瘕疝，喉痹胸痹，乳难、乳岩等疾。”

《雷公炮制药性解·卷四·草部下·白蒺藜子》：“白蒺藜子，味苦辛，性温无毒，入肺肝肾三经。主恶血块，癥结喉痹，产难乳闭，小儿头疮，皮肤风痒，头痛，咳逆肺痿，除烦下气，明眼目，去燥热，疗肿毒，止遗泄。”

《本经逢原·卷二·隰草部·白蒺藜》：“《本经》专破恶血积聚，治喉痹，乳难，以苦能泄，温能宣，辛能润也。此言刺蒺藜之功用耳。”

《本草经解·卷二·草部下·白蒺藜》：“白蒺藜：气温，味苦，无毒。主恶血，破癥结积聚，喉痹，乳难。久服长肌肉，明目轻身。（炒去刺）

白蒺藜气温，禀天春和之木气，入足厥阴肝经，味苦无毒，得地南方之火味，入手少阴心经。气升味降，秉火气而生阳也。主恶血者，心主血，肝藏血，温能行，苦能泄也。症者有形可征也，有形之积聚，皆成于血，白蒺藜能破之者，以入心肝而有苦温气味也。痹者，闭也。喉痹，火结于喉而闭塞不通也，温能散火，苦可去结，故主喉痹。”

145. 槐

槐白皮

《本草易读·卷七·槐白皮》：“苦，平，无毒。淋阴囊坠肿，漱口齿疳䘌，除皮肤麻木，浴阴下痒痛。一切恶疮，五般痔瘘。喉痹亦治，汤火悉疗。煎膏，除痛生肉，消肿止血。根皮尤良。”

槐米

《本草易读·卷七·槐米》：“苦，平，无毒。治五种痔疮，解一切血症。肠风泻血，吐衄崩漏。疗失音而除喉痹，止心痛而去目赤。退皮肤之风热，杀腹脏之虫蛊。”

槐花

《本草纲目·木部第三十五卷·木之二·槐》：“槐花，修治：宗奭曰，未开时采收，陈久者良，入药炒用。染家以水煮一沸出之，其稠滓为饼，染色更鲜也。气味：苦，平，无毒。元素曰：味厚气薄，纯阴也……炒香频嚼，治失音及喉痹，又疗吐血衄血，崩中漏下。（时珍）”

《本草正·竹木部·槐蕊》：“槐蕊，味苦，性寒。清心、肺、脾、肝、大肠之火，除五内烦热、心腹热疼，疗眼目赤痛热泪。炒香嚼咽，治失音、喉痹，止吐血、衄血、肠风、下血、妇人崩中漏下及皮肤风热，凉大肠，杀疳虫，治痈疽疮毒、阴疮湿痒、痔漏，解杨梅恶疮、下疳伏毒，大有神效。”

槐根

《证类本草·卷第十二·槐实》：“根主喉痹，寒热。生河南平泽，可作神烛。”

146. 硼砂

《证类本草·卷第五·蓬砂》：“蓬砂，味苦、辛，暖，无毒。消痰止嗽，破癥结，喉痹。及焊金银用。或名硼砂。”

《本草衍义·卷六·蓬砂》：“蓬砂，含化咽津，治喉中肿痛，膈上痰热。初觉便治，不能成喉痹，亦缓取效可也。南番者，色重褐，其味和，其效速。西戎者，其色白，其味焦，其功缓，亦不堪作焊。”

《本草约言·药性本草约言卷之二·金石部·硼砂》：“硼砂，攻喉痹而止嗽消痰。”

《雷公炮制药性解·卷一·金石部·蓬砂》：“味苦辛，性温无毒，入肺经。主消痰止嗽，理喉痹，破癥结，光明莹彻者佳。”

《本草正·金石部·蓬砂》：“蓬砂，味咸、微甘。阴也，降也。消痰涎，止咳嗽，解喉痹，生津液，除上焦湿热、噎膈、癥瘕瘀血，退眼目肿痛、翳障、口齿诸病、骨哽、恶疮。或为散丸，或噙化咽津，俱可。”

《神农本草经疏·卷五·玉石部下品·蓬砂》：“《本经》：味苦辛，气暖无毒。然详其用，味应有咸，气亦微暖。色白而体轻，能解上焦胸膈肺分之痰热。辛能散，苦能泄，咸能软，故主消痰止嗽，喉痹，及破癥结也。寇宗奭云：含化咽津，治喉中肿痛，膈上痰热。初觉便治，不能成喉痹也。”

147. 蜗牛

《本草纲目·虫部第四十二卷·虫之四·蜗牛》：“气味：咸，寒，有小毒。畏盐。主治……治小儿脐风撮口，利小便，消喉痹，止鼻衄，通耳聋，治诸肿毒痔漏，制蜈蚣、蝎虿毒，研烂涂之。（时珍）”

《本草正·虫鱼部·蜗牛》：“蜗牛（负壳而行者）：味咸，性寒。有小毒。能清火解热。生研汁饮，消喉痹，止消渴、鼻衄，通耳聋，治肿毒、痔漏，疗小儿风热惊痫。”

《玉楸药解·卷六·鳞介鱼虫部》：“蜗牛味咸，性寒，入足太阳膀胱、足厥阴肝经。利水泻火，消肿败毒。蜗牛去湿清热，治痔瘘瘰疬，发背脱肛，耳聋鼻衄，喉痹腮肿，目翳面疮，解蜈蚣、蚰蜒、蜂、蝎诸毒。生捣，烧，研，涂敷皆良。”

148. 蔷薇根

《得配本草·卷四·草部·蔷薇根》：“蔷薇根，一名墙蘼，苦、涩而冷。入手足阳明经。除风火湿热，疗遗尿血痢，治喉痹疮癣，能生肌杀虫。根白皮煎汁含漱，治牙痛口糜。酒净，捣汁冲药。”

149. 蔓荆子

《得配本草·卷七·木部·蔓荆子》：“蔓荆

子……配马蔺，治喉痹口噤。配蒺藜，治皮痹不仁。去膜拷碎，酒蒸用，或酒拌炒用。胃虚（服之恐致痰疾）、血虚头痛，二者禁用。”

150. 榼藤子

《证类本草·卷第十四·榼藤子》：“榼藤子，味涩、甘，平，无毒。主蛊毒，五痔，喉痹及小儿脱肛，血痢，并烧灰服。泻血宜服一枚，以刀剜内瓤，熬研为散。空腹热酒调二钱，不过三服必效。”

《本草择要纲目·平性药品·榼藤子仁》：“榼藤子仁，气味：涩甘平，无毒。主治：五痔蛊毒，飞尸喉痹。以仁为粉，微熬水服一二匕。”

151. 豨莶

《本草纲目·主治第四卷·百病主治药·痈疽》：“豨莶：同乳香研、枯矾研，酒服，取汗；熬膏，贴一切痈疽，发背恶疮，疔肿喉痹。”

152. 蜚虻

《证类本草·卷第二十一·中品·蜚虻》：“蜚虻，味咸，微寒，有毒。主逐瘀血，破下血积，坚痞癥瘕，寒热，通利血脉及九窍，女子月水不通，积聚，除贼血在胸腹五脏者，及喉痹结塞。生江夏川谷。五月取，腹有血者良。”

《神农本草经疏·卷二十一·虫鱼部中品·蜚虻》：“蜚虻，其用大略与䗪虫相似，而此则苦胜，苦能泄结；性善啮牛马诸畜血，味应有咸，咸能走血。完素云：虻饮血而用以治血。故主积聚癥瘕，一切血结为病，如经所言也。苦寒又能泄三焦火邪，迫血上壅，闭塞咽喉，故主喉痹结塞也。今人以其有毒，多不用。然仲景抵当汤、丸，大黄䗪虫丸中咸入之，以其散脏腑宿血结积有神效也。”

153. 箸

《本草纲目·服器部第三十八卷·服器之一·箸》：“箸（《拾遗》），释名：箸。时珍曰：古箸以竹，故字从竹。近人兼用诸木及象牙为之矣。主治：吻上咽口疮，取箸头烧灰敷之。又狂狗咬者，乞取百家箸，煎汁饮（藏器）。咽喉痹塞，取漆箸烧烟，含咽烟气入腹，发咳即破。（时珍）”

154. 箬

《本草纲目·草部第十五卷·草之四·箬》：“叶，气味：甘，寒，无毒。主治：男女吐血、衄血、呕血、咯血、下血。并烧存性，温汤服一钱匕。又通小便，利肺气喉痹，消痈肿。（时珍）”

《本经逢原·卷二·隰草部·箬》：“箬，甘寒，小毒。发明箬生小竹而叶最大，故可以之为笠。烧灰治吐衄、呕咯及便溺诸血。又能通小便，利肺气，散喉痹，消痈肿，每服不过一钱匕。”

《本草从新·卷三草部·箬》：“箬，通肺气。甘寒……疗喉痹。（《集简方》治咽喉闭痛，箬叶、灯芯烧灰，等分，吹之甚妙）”

155. 鲛鱼胆

《本草纲目·鳞部第四十四卷·鳞之四·鲛鱼》：“鲛鱼……胆（腊月收之），主治：喉痹，和白矾灰为丸，绵裹纳喉中，吐去恶涎即愈。（诜）”

156. 醋

《本草述钩元·卷十四·谷部·醋》：“醋，又名苦酒。惟米醋入药……味酸苦，气温，入厥阴肝经，反蛤肉。主消痈肿诸毒，除癥块坚积，散结气及心中酸水痰饮……喉痹咽痛，以酽醋探吐之。痈疽不溃，苦酒和雀屎如小豆大，敷疮头上，即穿。舌肿不消，以醋和釜底墨，厚敷舌之上下，脱则更敷，须臾即消。”

157. 僵蚕

《本草正·虫鱼部·僵蚕》：“僵蚕，味辛、咸，性温。有小毒。辛能散，咸能降，毒能攻毒，轻浮而升，阳中有阴。故能散风痰，去头风，消结核、瘰疬，辟痰疟，破癥坚，消散风热喉痹危证；尤治小儿风痰急惊客忤，发痘疮，攻痘毒，止夜啼，杀三虫、妇人乳汁不通、崩中带下。”

《本草新编·卷之五（羽集）·僵蚕》：“僵蚕，味咸、辛，气平，无毒，升也，阴中阳也……散风痰并结滞痰块，喉痹使开。”

《本草求真·上编·卷三散剂·僵蚕》：“僵蚕（专入肝，兼入肺胃），辛寒微温，大率多属祛风散寒，燥湿化痰，温行血脉之品。故书载能入肝，兼入肺胃，以治中风失音，头风齿痛，喉痹咽肿。是皆风寒内入，结而为痰。”

《本草害利·肺部药队·泻肺次将·僵蚕》：“僵蚕……（利）咸辛平宣，入肺脾肝。气味俱薄，轻浮而升，得清化之气，故能去风化痰，散结行经。治中风失音，头风齿痛，喉痹咽肿，丹毒瘙痒等风热为病。消瘰疬，拔疔毒，下乳汁，灭瘢痕，治男子阴痒，女子崩淋。血病因风热乘肝者宜之，血虚勿用也。即蚕之病风者，用以治风，殆取其气相感欤。”

白僵蚕

《本草发挥·卷三·虫鱼部》："白僵蚕……丹溪云：白僵蚕属火，而有土与金、木。老得金气，僵而不化。治喉痹者，取其火中清化之气，以从治相火，散浊逆结滞之痰耳。"

《本草纲目·虫部第三十九卷·虫之一·蚕》："白僵蚕……气味：咸、辛，平，无毒。甄权曰：微温，有小毒……焙研姜汁调灌，治中风、急喉痹欲绝，下喉立愈（苏颂）……

震亨曰：僵蚕属火，兼土与金、木。老得金气，僵而不化。治喉痹者，取其清化之气，从治相火，散浊逆结滞之痰也。

王贶曰：凡咽喉肿痛及喉痹，用此下咽立愈，无不效也。大能救人。吴开《内翰》云：屡用得效。"

《本草汇言·卷之十七·虫部卵生类·白僵蚕》："白僵蚕驱风痰，散风毒，解疮肿之药也。（《日华子》）夏碧潭曰：僵蚕，蚕之病风者也。挺直属木，色白属金，得金木坚清之化，故善治一切风痰相火之疾，如前古之治小儿惊痫搐搦，恍惚夜啼；李氏方之治大人中风痰闭闷绝人事不省，或喉痹肿塞、水谷不通……凡诸风、痰、气火、风毒、热毒、浊逆结滞不清之病，投之无有不应，盖假其风气相感而用之也。"

《本草从新·卷十七虫鱼鳞介部·白僵蚕》："白僵蚕，轻宣，去风化痰。咸辛平。僵而不腐，得清化之气，故能治风化痰，散结行经。（蚕病风则僵，故因以治风，能散相火逆结之痰）其气味俱薄，轻浮而升，入肺肝胃三经。治中风失音，头风齿痛，喉痹咽肿（炒为末，姜汤调下一钱，当吐出顽痰）……诸证由于血虚，而无风寒客邪者，勿用。"

《得配本草·卷八·虫部·白僵蚕》："白僵蚕……得冰、硼，治喉痹（加牙硝更好）。"

姜蚕

《药鉴·新刻药鉴卷之二·姜蚕》："姜蚕，气平，味酸辛平，无毒。气味俱薄，升也，阴之阳也……痘家用之于解毒药中，喉痹用之于甘桔汤里。"

158. 鲤鱼胆

《本草易读·卷八·青鱼胆·鲤鱼胆》："鲤鱼胆……味甘。喉痹将死，点入即活。"

159. 鲩鱼胆

《食物本草·卷下·鱼类》："鲩鱼无毒。胆最苦，治喉痹飞尸。"

《本草纲目·鳞部第四十四卷·鳞之三·鲩鱼》："鲩鱼……胆（腊月收取阴干），气味：苦，寒，无毒。主治：喉痹飞尸，暖水和搅服。（藏器）"

160. 熟地黄

《本草正·隰草部·地黄》："凡诸真阴亏损者，有为发热、为头疼、为焦渴、为喉痹、为嗽痰、为喘气，或脾肾寒逆为呕吐，或虚火载血于口鼻，或水泛于皮肤，或阴虚而泄利，或阴浮而狂躁，或阴脱而仆地。阴虚而神散者，非熟地之守不足以聚之；阴虚而火升者，非熟地之重不足以降之；阴虚而躁动者，非熟地之静不足以镇之；阴虚而刚急者，非熟地之甘不足以缓之；阴虚而水邪泛滥者，舍熟地何以自制；阴虚而真气散失者，舍熟地何以归源；阴虚而精血俱损、脂膏残薄者，舍熟地何以厚肠胃。"

161. 鲭鱼胆

《本草约言·食物本草卷之四·鱼部·鲭鱼》："鲭鱼：味甘，平，无毒。肉：主脚气湿痹。眼睛：主能夜视。头中枕：磨服，主心腹痛。胆：主目暗，并涂恶疮。贯矾主喉痹，神效。"

《本草蒙筌·卷之十一·虫鱼部·鲤鱼》："鲭鱼，状似鲤鲩，但背正青。其种多出南方，可取作鲊。治脚气验，去湿痹灵。忌葵藿葫荽，切不宜同啖。若服二术，亦戒沾唇。胆取汁滴眼中，眼痛即愈；阴干（腊月收干），咽津喉内，喉痹立苏。"

162. 壁钱

《本草纲目·虫部第四十卷·虫之二·壁钱》："壁钱（《拾遗》），释名：壁镜。时珍曰：皆以窠形命名也。集解：藏器曰：壁钱虫似蜘蛛，作白幕如钱，贴墙壁间，北人呼为壁茧。时珍曰：大如蜘蛛，而形扁斑色，八足而长。亦时蜕壳，其膜色光白如茧。或云：其虫有毒，咬人至死。惟以桑柴灰煎取汁，调白矾末敷之。妙。气味：无毒。主治：鼻衄，及金疮出血不止，捺取虫汁，注鼻中及点疮上。亦疗外野鸡病下血。（藏器）治大人、小儿急疳，牙蚀腐臭，以壁虫同人中白等分，烧研，贴之。又主喉痹。（时珍，出《圣惠》等方）"

《得配本草·卷八·虫部·壁钱》："壁钱，治喉痹乳蛾，用壁上壁钱七个，内要活蟢二个，捻作一处，以白矾七分研末，以壁钱惹矾烧存性，出火毒，为末，竹管吹入立愈。忌热肉硬物。配人中白等分，烧研，搽牙疳腐臭立止。窠幕，即白蟢窠，煎汁呷之，治产后咳逆。烧研，吹喉痹乳蛾。”

163. 藜芦

《证类本草・卷第十・藜芦》：“藜芦，味辛、苦，寒、微寒，有毒。主蛊毒，咳逆，泄痢肠澼，头疡疥瘙恶疮，杀诸虫毒，去死肌，疗哕逆，喉痹不通，鼻中息肉，马刀烂疮。不入汤。”

《神农本草经疏・卷十・草部下品之上・藜芦》：“藜芦禀火金之气以生，故其味辛气寒，《别录》：苦微寒，有毒。入手太阴，足阳明经。《本经》主蛊毒咳逆，及《别录》疗哕逆，喉痹不通者，皆取其宣壅导滞之力。苦为涌剂，故能使邪气痰热，胸膈部分之病悉皆吐之也。辛能散结，故主鼻中息肉。苦能泄热杀虫，故主泄痢肠澼，头疡疥瘙，杀诸虫毒也。疮疡皆湿热所生，湿热不去则肌肉溃烂。苦寒能泻湿热，则马刀恶疮，烂疮死肌皆愈也。味至苦，入口即吐，故不入汤。”

《本草求真・上编・卷三散剂・吐散・藜芦》：“藜芦（专入肺胃），能反五参细辛芍药，及一服即吐。其义何居，盖缘苦虽属降，而亦善涌。藜芦辛少苦多，故能入口即吐。是以风痰膈结，而见咳逆上气者，当用是药以投，使其膈部之邪，悉从上出也。但此宜作散剂以投（散可达上），切勿汤药以服……吐虽等于常山、瓜蒂、乌附尖、莱菔子，但常山则吐疟痰，瓜蒂则吐热痰，乌附尖则吐湿痰（亦吐风痰），此则专吐风痰者也。况此气善通顶，治喉痹及鼻中息肉，为末吹效。然亦并非得已，即有中蛊等毒，及或老痰积块，止可借其宣泄，切勿沾口以自损其津液耳。取根去头用，黄连为使，反细辛芍药诸参，恶大黄，畏葱白。（服葱汤，吐即止）”

164. 鼫鼠肚

《本草品汇精要・续集卷之五・兽部・鼫鼠》：“鼫鼠（《本草纲目》），肚主咽喉痹痛，一切热气，研末，含咽，神效。（《虞衡》志）”

165. 露蜂房

《本草详节・卷之十二・虫部・露蜂房》：“露蜂房，味甘，气平。取山中悬于树上，得风露者。其房重重如楼台，名草蜂窠。凡使，炙用。主合乱发、蛇皮，烧灰酒调，日二服，治恶疽、附骨痈，根在脏腑，历节肿出，疔肿恶脉。煎水漱齿，止风虫疼痛；又洗乳痈、蜂疔、喉痹。

［按］露蜂房，外科用之，取其以毒攻毒，兼有杀虫之功。”

166. 鳢鱼胆

《本草纲目・鳞部第四十四卷・鳞之四・鳢鱼》：“鳢鱼……胆，气味：甘，平。《日华》曰：诸鱼胆苦，惟此胆甘可食为异也。腊月收取，阴干。主治：喉痹将死者，点入少许即瘥，病深者水调灌之。（《灵苑方》）”

《本草备要・鳞介鱼虫部・鳢鱼胆》：“鳢鱼胆，泻热，凡胆皆苦，惟鳢鱼胆甘（［昂按］味终带苦）。喉痹将死者，点入即瘥，病深者水调灌之。俗名乌鱼，即七星鱼。”

乌鳢鱼胆

《得配本草・卷八・鳞部・乌鳢鱼》：“乌鳢鱼，头有七星，能导横流之势，以遂敦阜之性……胆：治目与鲤鱼胆同。若治喉痹，惟此更胜。”

167. 鹳

《证类本草・卷第十九・禽下・鹳骨》：“陶隐居云：鹳亦有两种：似鹄而巢树者为白鹳；黑色曲颈者为乌鹳。今宜用白者。今按陈藏器本草云：鹳脚骨及嘴，主喉痹飞尸，蛇虺咬，及小儿闪癖，大腹痞满，并煮汁服之，亦烧为黑灰饮服。有小毒。杀树木，秃人毛发，沐汤中下少许，发尽脱，亦便不生。”

《本经逢原・卷四・禽部・鹳骨》：“鹳骨，甘寒，小毒。发明：鹳骨治尸疰，喉痹，蛇虺伤，专用其毒以攻伏匿之毒也。嘴及脚骨尤良。”

三、喉痹主治药

《本草纲目・主治第四卷・百病主治药・咽喉》：“咽喉：咽痛是君火，有寒包热；喉痹是相火，有嗌疸，俗名走马喉痹，杀人最急，惟火及针淬效速，次则拔发、咬指、吐痰、嗃鼻。”

1. 降火药

［草部］

甘草：缓火，去咽痛，蜜炙煎服；肺热，同桔梗煎。

桔梗：去肺热。利咽嗌，喉痹毒气，煎服。

知母、黄芩：并泻肺火。

薄荷、荆芥、防风：并散风热。

玄参：去无根之火。急喉痹，同鼠粘子末服；发斑咽痛，同升麻、甘草煎服。

蠡实：同升麻煎服。根、叶同。

恶实：除风热，利咽膈。喉肿，同马蔺子末服。悬痈肿痛，同甘草煎咽，名开关散。

牛蒡根：捣汁服，亦煎。

射干：喉痹咽痛，不得消息，利肺热，捣汁服，取利。

灯笼草：热咳咽痛，末服，仍醋调，外涂。

白头翁：下痢咽痛，同黄连、木香煎服。

麦门冬：虚热上攻，咽痛，同黄连丸服。

缩砂：热咳咽痛，为末水服。

悬钩子茎：喉塞，烧研，水服。

蔷薇根：尸咽，乃尸虫上蚀，痛痒，语声不出，同甘草、射干煎服。

栝蒌皮：咽喉肿痛，语声不出，同僵蚕、甘草，末服。

乌敛莓：同车前、马兰，杵汁咽。

络石：喉痹欲死，煎水呷之。

马勃：蜜水揉，呷；马喉痹，同火硝吹之。

龙胆、大青、红花、鸭跖草、紫葳：并捣汁服。

榼藤子：烧。

鹅抱、忍冬：并煎酒服。

通草：含咽，散诸结喉痹。

灯心草：烧灰，同盐吹喉痹，甚捷。同蓬砂，同箬叶灰，皆可。同红花灰，酒服一钱，即消。

葛蔓：卒喉痹，烧服。

木通：咽痛喉痹，煎水呷。

商陆：熨、灸，及煎酒涂顶。

白芷：同雄黄水和，涂顶。

都管草、百两金、钗子股、辟虺雷、蒺藜、谷精草、蛇含、番木鳖、九仙子、山豆根、朱砂根、黄药子、白药子、苦药子：并可咽，及煎服，末服，涂喉外。

［谷菜］

豆豉：咽生息肉，刺破出血，同盐涂之，神效。

白面：醋和涂喉外。

水苦荬：磨服。

糟酱茄、丝瓜汁。

［果木］

西瓜汁、橄榄、无花果、苦茗：并噙咽。

吴茱萸：醋调涂足心。

李根皮：磨水涂顶，先以皂末吹鼻。

黄柏：酒煮含。喉肿，醋敷之。

龙脑香：同黄柏、灯芯、白矾(烧)，吹。

梧桐泪：磨汁扫。

槐花、槐白皮、诃黎勒、盐麸子、皋芦、朴硝：并含咽，煎服，末服。

不灰木：同玄精石、真珠丸服。

石蟹：磨汁，及涂喉外。

黑石脂：口疮咽痛。

食盐：点喉风、喉痹、咽痛甚效。

戎盐、盐蟹汁。

［兽人］

牛涎：并含咽。

牛齝：喉痹。

猪肤：咽痛。

沙牛角：喉痹欲死，烧研酒服。

牛鼻拳：烧灰，缠喉风。

猪胆：腊月，盛黄连、朴硝，风干，吹之。

腊猪尾：烧灰，水服。

败笔头：饮服二钱。

鼫鼠肚、人尿：并含咽，或入盐。

2. 治风痰药

［草部］

羌活：喉闭口噤，同牛蒡子煎灌。

升麻：风热咽痛，煎服或取吐。

半夏：咽痛，煎醋呷；喉痹不通，吹鼻；同巴豆、醋同熬膏，化服，取吐。

天南星：同白僵蚕，末服。

菖蒲汁：烧铁锤淬酒服。

贝母、细辛、远志：并吹之。

蛇床子：冬月喉痹，烧烟熏之，其痰自出。

蓖麻油：烧燃熏淬，其毒自破。仁，同朴硝，研水服，取吐。

麻黄：尸咽痛痒，烧熏。

苍耳根：缠喉风，同老姜研酒服。

木贼：烧服一钱，血出即安。

高良姜：同皂荚，吹鼻。

马蔺根、艾叶、地松、马蹄香、箭头草、益母草、蛤蟆衣：同霜梅。

萱草根、瑞香花根、紫菀根、牛膝：并杵汁，入酢灌之，取吐，甚则灌鼻。

藜芦、恒山、钩吻、莽草、荛花：并末，吐痰。

白附子：同矾涂舌。

草乌头：同石胆吹。

天雄、附子：蜜炙含。

蔺茹、云实根汁。

[谷菜]

饴糖、大豆汁：并含咽。

粳谷奴：走马喉痹，研服立效。

稻穰：烧煤和醋，灌鼻，追痰。

麻子：尸咽，烧服。

青蘘：飞丝入咽，嚼咽。

韭根、薤根、芥子：并敷喉外。

葱白、独蒜：并塞鼻。

百合、桑耳：并浸蜜含。

生姜汁：和蜜服，治食诸禽中毒，咽肿痹。

萝卜子。

[果木]

秦椒、瓜蒂：并吐风痰。

桃皮、荔枝根：并煮含。

榧子：尸咽，杀虫。

杏仁：炒，和桂末服。

白梅：同生矾含。

山柑皮、桂皮、荆沥：并含咽。

干漆：喉痹欲死，烧烟吸之。

巴豆：烧烟，熏淬；纸卷塞鼻。

皂荚：急喉痹，生研点之，即破，外以醋调，涂之。挼水灌。

乌药：煎醋。

桐油、无患子：研灌，并吐风痰。

楮实：水服一个。

枣针：烧服。

枸橘叶：咽喉成漏，煎服。

胡颓根：喉痹，煎服。

紫荆皮、竹叶、百草霜：并煎服。

[土器]

梁上尘：同枯矾、盐、皂，吹。

土蜂窠：擦舌根。

漆箸：烧烟，熏淬。

故甑蔽：烧服。

履鼻绳：尸咽，烧服。

牛鼻拳灰。

[金石]

绿矾：并吹喉。

白矾：生含，治急喉闭；同盐，点一切喉病；巴豆同枯过，治喉痈甚捷；猪胆盛过，吹；新砖浸取霜，吹。

蓬砂：含咽，或同白梅丸，或同牙硝含。

硇砂：悬痈卒肿，绵裹含之；喉痹口噤，同马牙硝点之。

代赭石、马衔：并煎汁服。

车辖：烧，淬酒饮。

铁秤锤：烧淬，菖蒲汁饮。

铅白霜：同甘草含，或同青黛，丸噙。

银朱：同海螵蛸吹。

雄黄：磨水服；同巴豆研服，取吐下；或入瓶烧烟，熏鼻追涎。

石胆：吹喉痹神方。或入牙皂末。

马牙硝：同僵蚕末、蓬砂，吹。

硝石。

[虫部]

天浆子：并含咽。

白僵蚕：喉痹欲死，姜汁调灌。或加南星，加石胆，加白矾，加甘草，加蜂房。同乳香烧烟熏。

蚕退纸灰：蜜丸含。

桑螵蛸：烧，同马勃，丸服。

壁钱：同白矾，烧，吹。

蜘蛛：焙，研，吹。

五倍子：同僵蚕、甘草、白梅丸含，自破。

土蜂子：嗌痛。

蜂房灰。

[鳞介]

海螵蛸：并吹。

黄颡鱼颊骨：烧灰，茶服三钱。

鲤鱼胆：同灶底灰，涂喉外。

鲤鱼胆：水化灌之。

青鱼胆：含咽；或灌鼻，取吐；或盛石胆，阴干，吹。

鲛鱼胆：和白矾扫喉，取吐。

鼋胆：薄荷汁灌，取吐。

蛇蜕：烧烟，吸之。裹白梅含。同当归末，酒服，取吐。

牡蛎。

[禽兽]

鸡内金：烧吹。

鸡屎白：含咽。

雄雀屎：水服。

沙糖：丸含。

猪脑：喉痹已破，蒸熟，入姜食之。

四、治喉痹食物

1. 茄

《本草从新·卷十一菜部·茄子》："喉痹肿痛，细嚼陈久酱茄，咽汁。"

《得配本草·卷五·菜部·茄》："糟茄或酱茄，细嚼咽汁，疗喉痹肿痛。"

2. 萝卜

《得配本草·卷五·菜部·萝卜》："萝卜，即莱菔根。伏硇砂，辛、甘、冷。入手足太阴、阳明、少阳经。祛邪热，宽胸膈，制酒面毒，消豆腐积，治喉痹口疮。"

3. 黑大豆

《本草从新·卷十二谷部·黑大豆》："黑大豆，补肾解毒……卒风不语，大豆煮汁，煎稠如饴含之，并饮汁。喉痹不语，同上法。"

五、喉痹慎用药

1. 干姜

《本草详节·卷之七·菜部·干姜》："又云：服干姜以治中者，必僭上令人目暗喉痹，佐使回互，不可不讲。《经》云壮火食气，则多用亦耗散元气，须生甘草缓之，得其用矣。惟孕妇忌食，令胎内消，性热而辛散故也；然血寒者可多，血热者用三四分为向导可耳。"

2. 半夏

《要药分剂·卷十·燥剂·半夏》："吴机曰：俗以半夏性燥，代以贝母，不知贝母乃肺药，半夏乃脾胃药。咳嗽吐痰，虚劳吐血，痰中见血，诸郁咽痛喉痹，肺痈肺痿痈疽，妇人乳难。皆宜贝母为向导，禁用半夏。"

3. 生大黄

《本草纲目·草部第十七卷·草之六·大黄》："杲曰：大黄苦峻下走，用之于下必生用。若邪气在上，非酒不至，必用酒浸引上至高之分，驱热而下。如物在高巅，必射以取之也。若用生者，则遗至高之邪热，是以愈后或目赤，或喉痹，或头肿，或膈上热疾生也。"

六、喉痹禁食

糠鸠

《本草纲目·禽部第四十九卷·禽之三·青鵻》："时珍曰：鸠有白鸠、绿鸠。今夏月出一种糠鸠，微带红色，小而成群，掌禹锡所谓黄褐侯，秋化斑隹，恐即此也。好食桑椹及半夏苗。昔有人食之过多，患喉痹，医用生姜解之愈。"

【医论医案】

一、医论

1. 论喉痹诸症

《口齿类要·喉痹诸症五》

萧山先生云：喉痹不恶寒，及寸脉大滑实于关尺者，皆属下症。宜硝石、青黛等寒药降之，或胆矾等酸剂收之。韩祗和先生云：寸脉大于关尺者，宜消阳助阴。东垣先生云：两寸脉实，为阳盛阴虚，下之则愈。故予遵此法以治前症，如鼓应桴也。

陈无择治喉痹不语，用小续命加杏仁七个，煎服甚效。本草治中气急喉痹欲死，白僵蚕为末，姜汁调下立愈。丹溪云：僵蚕属火，而有土有水，得金气而成。治喉痹者，取其火中清化之气，以从治相火，散浊逆结滞之痰。

陈藏器每治脏寒咽闭，吞吐不利，用附子去皮脐炮裂，以蜜涂炙，蜜入内，含之勿咽云云。

孙押班治都知潘元从喉闭，孙以药半钱，吹入喉中，少顷吐出脓血，立愈。潘诣孙谢曰：大急之患，非明公不能救，救人之急，非药不能疗，赠金百两，愿求方以济非常之急。孙曰：用猪牙皂角、白矾、黄连各等分，置新瓦上，焙干为末，既授为方，不受所赠。

谦甫云：戊辰春乡村病喉痹者甚众，盖前年终之气，及当年初之气二火之邪也。用甘结汤加芩、连、半夏、僵蚕、鼠粘子、葛根等剂发之，虚加参、芪、当归之类。水浆不入，先用解毒雄黄丸，醋化灌之，痰出更灌姜汁，服前药无不神验。若用胆矾酸寒点过者皆不治，盖邪郁不出故也。以上治法，《内经秘旨》救生之良法，故录之，见《医学纲目》。

《寿世保元·卷六·喉痹》

论劳役过伤，忽咽喉肿闭，不省人事，喘促痰涌，汗出如水，肢体痿软，脉浮大而数。此饮食劳役，无根虚火上促也。补中益气汤依本方加肉桂，顿苏。

论咽喉肿痛，口舌生疮，劳则愈甚。此脾肺气虚，膀胱有热也。补中益气汤，依本方加元参、酒炒黄柏、知母。稍愈，去知、柏，加山药、山茱萸。

论咽喉肿痛，服凉药过多，或过劳，痛愈甚。此中气虚热也，补中益气汤，依本方加炒芩、连。

丹溪先生云，咽痛属血虚，用四物汤加竹沥。阴虚火上炎者，必加玄参。气虚，加人参、竹沥。又云，咽喉肿痛，有阴虚阳气飞越，痰结在上者，脉必浮大，重取必涩，去死为近。宜人参一味浓煎，细细饮之。如作实症治之，祸如反掌。此发前人之未发，救无穷之夭亡。（但此一方宜斟酌用之看症按方不可泥执也）

《齐氏医案·卷四·咽痛喉痹痄腮声哑》

咽痛、喉痹、痄腮、声哑，脉两寸浮洪而溢者，喉痹也。脉微而伏者，死证也。《经》曰：一二经中，惟足太阳经下项，余经皆凑于喉咙，盖君相二火独盛，则热正络，故痛者数也。余谓一言可了者，火也。嗌干、嗌痛、喉肿、舌本强，皆君火也。咽痛急速，是相火所为肿也。夫君火者，人火也；相火者，龙火也，人火焚木其势缓，龙火焚木其势速。后世名详其状，名曰单乳蛾、双乳蛾、子舌胀、木舌胀、缠喉痹、走马喉痹，皆因热气结于外，其形似乳蛾，一为单，二为双。比乳蛾差小者名曰喉痹。热于舌下，复生以小舌子，名曰子舌胀。热结于舌，舌肿名曰木舌胀，强而不柔和也。热结于咽喉，肿绕于外，且麻且痒，且肿大者，名曰下喉风。暴发暴死，名曰走马喉风。故喉痹之证，死生反掌。其不误人者，无如砭针出血，血出，即磨紫金锭服之，立已。《易》曰：血去惕出，此之谓也。此慧屡试而屡验，同志慎宜留意焉。

论时气缠喉，渐入喉塞，水谷不下，牙关紧急，不省人事，即以神应散，用豆大一粒吹入鼻内，吐痰神效。方见中风门案尾。

凡治喉痹，用针出血，最为上策，但人畏针，委曲旁求，瞬息丧命。如针过而有针疮者，宜捣生姜汁，调白开水，时时呷之，则疮口易愈。肆斯业者，务于此证留心，瓶中开关神效散，不可一时无之。

盆硝、僵蚕（去嘴，微炒）、青黛各八分，甘草二分，蒲黄五分，马勃三分，麝香、洋片各一分。上各为细末，秤足和匀，磁瓶收贮，如遇急慢喉痹，咽痛肿塞不通，即用前药一钱，以新汲水半盏调匀，细细呷咽。果是喉痹，即破出紫血而愈。不是喉痹，亦立即消散。若是诸般舌胀，用药五分，以指蘸药，擦在舌上下，咽唾。小儿只用二三分，亦如前法用，并不计时候。

马勃俗名马屁包菌，主治诸疮，敷之甚良。以白蜜揉拌，水调呷咽，治咽痛喉痹神效。

韩文公曰：牛溲、马勃、败鼓之皮，俱收并蓄，待用无遗者，医师之良也，不可不知。

又鳢鱼胆擦喉痹、蛾子，立即溃脓出紫恶血而愈。凡物类胆均苦，惟此鱼胆味甘。俗名乌鱼，又名七星鱼。

长沙公曰：少阴客热咽痛，甘草汤。少阴寒热相搏，桔梗汤。少阴客寒咽痛，半夏散及汤。少阴病，咽中生疮，不能言语，声不出者，苦酒汤。

世医多知咽痛是火，少知咽痛是寒。《经》曰：太阳在泉，寒淫所胜，民病咽痛项肿。陈藏先生用附子，去皮脐，炮裂切片，以白蜜涂炙，令蜜入内，噙咽其津，俟甘味尽去之，换一片再噙。又有下利清谷，里寒外热，脉微欲绝，面赤咽痛，宜通脉汤。盖因冬月伏寒在肾经，发则咽痛下利，宜用附子汤温经则愈。

至有司天运气其年乡村传染，若恶寒者多是暴寒所折，寒闭于外，郁热于内，切忌胆矾酸寒点喉，反使阳气不伸；切忌硝黄等寒剂下之，反使阳气下陷，祸不旋踵。须宜表散，或用甘桔汤，阳毒咽痛升麻汤，阴毒咽痛甘草汤。

《千金方》云：咽痛用诸药不效者，乃是鼻中生一条红丝如发，悬一黑泡，大如樱珠，垂挂咽门，则口中饮食不入，速选川牛膝根直而独条者，人好酒醋三五滴同研细，就鼻孔滴二三点入内去，红丝即断，泡破立安。

若咽痛日久，溃烂不愈，此必是杨梅疮毒，又须以萆薢为主。

赵氏引薛案云：一人年五十，患咽喉肿痛，用针去血，神思虽清，其尺脉洪数无伦，次按之微细若无。余曰：有形而若无，戴阳证也。先宜峻补其阴，今反伤阴血，必死，是夜果殁。举此一案以为粗工轻用刀针之戒。

缠喉风肿，透达于外，且麻，且痒，且痛，可用谦甫先生雄黄解毒丸。明雄（水飞）一钱，郁金一分，巴豆十四粒（用纸捶浸，务要将油去得尽净）。酒醋糊丸绿豆大，热茶送下。吐顽痰，立苏。未吐，再服。

古方用巴豆油浸纸作捻子，点燃吹灭，以烟薰鼻，即时口鼻流涎，牙关自开。用前药捻末，嗃鼻即愈。

《古今医彻·卷之三·杂症·喉痹》

喉痹，俗名乳蛾，生于两傍，红紫如钱，中黄如豆，或左或右曰单，左右俱有曰双。嗌以上者可见，嗌以下者不可见。水谷难下，急须点破咯吐之，或以鹅翎蘸灯油脚搅吐之。

喉痹，属外感者，发散药入射干。属七情所伤者，归脾、逍遥去芪、术，加射干、桔梗、薄荷开之。阴虚火动者，六味汤入薄荷。

喉痛久不愈，甚至溃烂，素曾患时疮者，用萆薢散。

喉风痰涎壅盛，联布心胸，肿大红赤，喘息难舒，用巴豆油染纸作捻子，点火吹灭，取烟透鼻内，即时口角流涎，并触患处，急服僵蚕散。

2. 论喉痹恶血不散

《医学纲目·卷之十五肝胆部·咽喉·喉痹》

文潞公一日喉肿，翰林咽喉科治之，经三日愈甚，上召孙治之。孙曰：病得相公书判笔一管，去笔头，水霑笔管点药入喉便愈。孙随手便刺，相公昏仆，不省人事，左右皆惊愕流汗。孙乃笑曰：非我不能救相公，须臾呕出脓血升余，旬日乃平复如故。见上，上喜曰：孙召良医，甚有手段。予尝治一男子喉痹，于太溪穴刺出黑血半盏而愈。由是言之，喉痹以恶血不散故也。凡治此疾，暴者必先发散，发散不愈，次取痰，取痰不愈，次去污血也。

3. 论天行喉痹

《医学体用·卷下》

论喉痹咽烂红肿结痛身发丹疹痰涎上壅。《经》云一阴一阳结，为之喉痹，盖一阴为厥阴，主乎风木，一阳为少阳，主乎相火，其脉上循咽喉，又云喉主天气，咽主地气，以咽喉系络肺胃。其经为风火阻郁，风为阳邪，袭伤清窍。火袭风威，君相火炽，结痹咽喉。夫君火犹人火，相火犹龙火，且人火之焚木也，其势缓，龙火之焚木也，其势速。速风火相煽，痰壅为肿，肿甚则痹，痹则糜烂，所以见症口渴欲饮，韧痰不易咯吐，大便热结，小便短赤，身热神烦，咽疼喉痛，红肿糜腐，胸闷，遍体红疹粟起，满布颈项，以痧疹为火之苗，而风火郁结于上。肺主一身之气，失其顺降之机，邪热无从宣泄，遂致痰涎上涌，壅结清窍，骎骎乎有燎原莫遏之势。诊得脉息，右大于左，滑数兼见，以大则病进，滑数为风火痰热兼盛，始起脉见隐伏者，被火邪逼勒所致也，舌绛而红，以脉参症，诚为烂喉丹痧，阳毒重候，匪可藐视，慎防痰升内闭之忧。然宜仿普济消毒饮出入，以情火散风、涤痰解毒为治，冀其转机。附方质诸高明斧政。元参、炒僵蚕、京贝、板蓝根、射干、马勃、川郁金、白莱菔汁、炒牛蒡、净银花、连翘、鲜橄榄、山豆根、薄荷，锡类散（外吹入）。

此清上泄热散风涤痰解毒法，为治烂喉丹疹之妙剂也，用元参以散浮游之风而清上炎之火，盖咽喉主天地出入之气而为呼吸之要道，此味乃枢机之主宰，管领诸品，司清气行令者也，射干性凉味苦辛，凉以泄热，辛以散结，苦以降逆，此咽喉之患，为君相之风火煽动上焰之势莫遏，阻清窍之出入，致肺气不得清宣，红肿而结痛。火盛为毒，毒流而为糜烂，此味能静内逆之相火，而散上受之风热，为救燎原而熄焚焰之势。牛蒡至秋而成，得天地清凉之气以生，有辛散热结、消毒宣窍之功，上通清气则喉痹痰涎自消，外宣肌表而丹疹风痧自达，炒僵蚕味辛微温，散结肿以通痹喉，消疹毒而化糜烂，祛风逐痰以宣清窍，为治喉风之妙品。马勃辛平，体轻，散毒清肺泄热，为轻可去实之要味。银花解毒清热，薄荷辛凉发散，为上行之药，上能清利咽喉，外得宣泄瘾疹。京贝宣肺，以消风痰，则痰涎上涌之害自除；郁金除热毒而降火，开郁通痹，通其痹则不结痛矣；连翘清热化毒，治气痹火炎，为上通清窍发散之轻品；板蓝根苦寒以降热，熄焚而澄清，为治喉痹、天行热毒险症之要质。山豆根性苦甘而寒，感冬寒之令以生，有利毒除热之功，故为解咽喉肿毒、清热之上药。莱菔色白，化手太阴外来之风热，而清肺金之气，用汁者，以消经隧痰涎之功为更捷也。橄榄色青，清平厥阴内寄之风火，而靖其上腾之焰，复以锡类散吹之，此药专去糜腐以生肌，吐出恶涎而利窍，为外治烂喉痧疹之神方也。如风火得散，丹疹喉痹咽烂适解，热毒既清而肿痛诸症自除矣。若见症火邪阳毒大盛者，则王晋三之犀角地黄等法，皆可参入此方，不第为烂喉痹痧之妙剂，即时行热痰伤于上焦，天行大头、颊颌、耳腮、结肿等症，亦可取此变化而酌用焉。

《松心医案笔记·卷下·论治天行喉痹方》

论治天行喉痹方。《经》曰：一阴一阳结，谓之喉痹。一阴，肝与心主也。一阳，胆与三焦也。其脉并终于喉，火性急速，直犯清道，闭而不通，死不旋踵。近来乡村天行痧毒，互相传染，束手待毙，不知凡几，予深痛焉。因深思治法，大旨总在膈上著意，或以祛邪，或以凉肺，或以救败，攻补并施，温凉并用，法不胶一，中病而止。姑书治法数条，以备采择。昔明楼全善治喉痹，有用姜汁一法，其意盖谓：寒闭为外，热郁为内也。予因悟辛开苦泄是大纲，凡为寒邪所郁，发毒痧喉痹者，即用此法从治，随手立愈。方意即从东垣普济消毒饮、吴又可达原饮化出，因名之曰：达原普济饮。厚朴、草果、连翘、薄荷、马勃、生草、槟榔、射干、僵蚕、大力子、滑石、竹叶。中无停滞者，去槟榔、厚朴，加杏仁。便闭加酒制大黄。

毒痧咽痛呕逆，加减橘皮竹茹汤主之。橘皮、竹茹、藿叶、僵蚕、牛蒡、连翘、薄荷、射干、马勃。呕逆甚者，加半夏、知母，去竹茹。

咽痛口燥，舌边赤中黄，便秘，加减凉膈散微利之。连翘、栀子、人中黄、淡芩、竹叶、川连、僵蚕、大黄（酒炒）、薄荷、白蜜。方中加石膏，使经腑并泻。

喉以纳气，喉气通于天。咽以纳食，咽气通于地。咽喉俱闭，天地之气并塞，非斩关夺门不可。一用吐法，独圣散：瓜蒂末主之；一用开法，控涎丹：甘遂、白芥子、大戟主之。热渴大汗，脉洪数有力，加味白虎汤主之。石膏、粳米、竹叶、知母、川连、杏仁、姜皮、阴虚加生地，呕逆神昏加竹叶、石菖蒲。

肾阴素亏，水不胜火，舌苔纯黑，色如镜面者，六味全料加人中白、川连主之。虚甚加元参、龟板、麦冬；或用六味变法治之，六味加细辛、川连，神昏加石菖蒲。

燥渴，真阴不足，大便秘，犀角地黄汤加大黄微利之。犀角、生地、酒制，丹皮，木通，酒军。小便秘，导赤散加川连、赤苓。《经》曰：诸痛痒疮，皆属于心，心与小肠相表里，故用导赤以泻丙火，是即釜底抽薪法。

痧毒隐伏，咽喉肿痛，面色青，烦躁，急与搜邪透毒汤。犀角一钱，石膏三钱（炒研），牛蒡三钱，炙鳖甲一钱，酒洗僵蚕一钱（去嘴黑丝），炙山甲一钱，连翘钱半，荆芥二钱，酒洗归身一钱，桃仁一钱（连皮打），沙猪粪六钱（重者加一两，研），蝉蜕十二个，用胡荽二两、苏叶一两、葛根三钱、红花二钱，煎汤频洗。便秘加酒军二钱。

毒痧，营邪也，随出随伏，是名内陷，其症最危。苟非多方攻托，岂能出死入生，予因制搜邪透毒汤，可补前人所不备。方中犀角、石膏，清胃救肺；归身、桃仁，活血破瘀；二甲、猪粪搜邪透毒；更以荆芥、牛蒡、僵蚕、连翘、蝉蜕，引营分之邪达之于表，陷者可立起矣。背城一战，转败为功，其在斯乎。

发热咽痛，口干唇燥，舌心黄、边赤，大便秘结，缘其人素阴虚，今复有所感，热则伤营，津液内涸，宜表里双解，并和其阴。通幽清燥养营汤主之。犀角一钱，鲜生地汁一两，炒牛蒡三钱，马勃一钱，连翘一钱半，制大黄一钱，酒洗僵蚕三钱，花粉三钱，黑栀一钱，麻仁四钱，薄荷一钱，甘草四分。两足无力，不可下；去生地、制军，加知母二钱，芝麻五钱，杏仁三钱，菠薐一两，如无用青菜代之。

硼砂通圣散，治喉痹急症。山茨菇二两，硼砂二两，山豆根一两半，大戟一两五钱，五倍子二两，青黛钱半，白芥子一两二钱，冰片二钱，麝香二钱，雄黄三钱，僵蚕（酒洗）一两二钱，人中白一两二钱。共研成细末，将药吹入咽喉，徐徐咽下。

清膈饮：人中黄二钱，硼砂四分，龙脑香三厘，莱菔汁调和，徐咽下。

咽痛自利，金液代刀散和以金汁徐服，自止。

4. 论少阴伤寒喉痹

《程杏轩医案·初集》

闵方田兄初患少阴伤寒喉痹治愈后患脚气杂治成痿。方兄体素清癯，证见身热足冷，喉红肿痛，脉息沉细无力。诊毕谓予曰：贱恙似属风热，烦君为我散之。不卜喉痛可吹冰硼散否。予曰：不然。君病乃少阴伤寒，少阴之脉，循喉咙，良由肾元下虚，寒邪客之，雷龙不安其宅，是以上热下寒，其喉为痹。治当温补下元，引火归根。若泛视为风热而清散之，殆矣。方仿镇阴煎。一服喉痹愈，再服寒热退。是日有何生者，从本里吴谵泉先生游，证候相类，向与喉科某善，因便道托诊。某与清散药一剂，服后彻夜烦躁不安，比晓，吴公迓予，至已逝矣。归告闵君，骇为吐舌。后数年，渠又患脚气肿痛，予初为祛风渗湿，因其下元素亏，兼益肝肾，诊视数次，病犹未减，更医消散过剂，血气耗伤，腿膝枯瘪，致成痿废，足不任地，阅十余年，始能出户。

5. 论阴虚喉痹

《凌临灵方·喉痹》

《经》云：一阴一阳结，谓之喉痹。古无喉科专门，故不分症，通称之喉痹。夫一阴者，厥阴也；一阳者，少阳也。二经上循咽嗌，君相火炽，结为喉痹。良由荣阴内亏，水不涵木，木火上炎，先患目疾，继发喉痹，同是一源之恙所谓阴虚喉为之患也。脉形弦数，舌苔边红中黄。治拟滋阴降火。《内经》又云：壮水之主，以制阳光法也。附方请明眼裁之。元参、肥知母、丹皮、朱茯神、枇杷叶、射干、鲜石斛、怀牛膝、象贝、鲜竹茹、山豆根、鲜生地、石决明、金果榄。

6. 论痰火喉痹

《考证病源·考证病源七十四种·喉痹乃火动痰升》

喉痹者，乃咽喉闭塞不通也。曰乳蛾、曰缠喉风，名虽不一，其因则火与痰也。脉伏而微者，不治。清热：黄连、灯心、薄荷叶、玄参、豆根、荆芥穗；解毒：射干、甘草、牛蒡子；消痰：贝母、桔梗、枳壳、茯苓、天花粉；滋阴：白芍、知母、生地、竹沥、黄柏。一少年，天气甚暴，远行归，忽咽喉壅塞不语，面热流泪。余谓暴病属火，怪病属痰，此痰火之症也。以辰砂五分、白矾一钱，为末，冷水调下，即愈。又治一疫病不语者，药下即语。

7. 论格阳喉痹

《景岳全书·卷之二十八必集·杂证谟·咽喉》

格阳喉痹新按。余友王蓬雀，年出三旬，初未识面。因患喉痹十余日，延余诊视。见其头面浮大，喉颈粗极，气急声哑，咽肿口疮，痛楚之甚，一婢倚背，坐而不卧者，累日矣。及察其脉，则细数微弱之甚。问其言，则声微似不能振者。询其所服之药，则无非芩、连、栀、柏之属。此盖以伤阴而起，而复为寒凉所逼，以致寒盛于下，而格阳于上。即水饮之类俱已难入，而尤畏烦热。余曰：危哉，再迟半日，必不救矣。遂与镇阴煎，以冷水顿冷，徐徐使咽之。用毕一煎，过宿而头项肿痛尽消如失。余次早见之，则癯然一瘦质耳，何昨日之巍然也。遂继用五福饮之类，数剂而起。疑者，始皆骇服。自后，感余再生，遂成莫逆。

8. 喉痹轶事

《本草纲目·木部第三十五卷·木之二·皂荚》

［按］庞安时《伤寒总病论》云：元祐五年，自春至秋，蕲、黄二郡人患急喉痹，十死八九，速者半日、一日而死。黄州推官潘昌言得黑龙膏方，救活数人也。其方治九种喉痹：急喉痹、缠喉风、结喉、烂喉、遁虫、虫喋、重舌、木舌、飞丝入口。用大皂荚四十挺切，水三斗，浸一夜，煎至一斗半。入人参末半两，甘草末一两，煎至五升，去滓。入无灰酒一升，釜煤二匕，煎如饧，入瓶封，埋地中一夜。每温酒化下一匙，或扫入喉内，取恶涎尽为度。后含甘草片。

《金匮翼·卷五·咽喉·喉痹诸法》

元公章少卿，述闻德府士人，携仆入京。其一患喉闭胀满，气喘塞不通，命在须臾。询诸郡人云：惟马行街山水李家可看治。即与之往。李骇曰：此症甚危，犹幸来此，不然死耳。乃于笥中取一纸捻，用火点着半，烟起吹灭之，令仆张口，刺于喉间，俄吐出紫血半合，即时气宽能言，及啖粥，掺药敷之立愈。士人甚神其术。后还乡里，村落一医，偶传得此法，云：咽喉病发于六腑者，如引手可探及，刺破瘀血即已。若发于五脏，则受毒牢深，手法药力难到，惟用纸捻为第一。然不言所以用之之意。后有人拾得其残者，盖预以巴豆油涂纸，故施火即着，藉其毒气，径赴病处以破其毒也。牙关紧闭者，以烟熏入鼻中，即时口鼻涎流，牙关自开。（《医说》）

周密《齐东野语》云：密过南浦，有老医授治喉痹垂死方，用真鸭嘴胆矾为末，醋调灌之，大吐胶痰数升即瘥。临汀一老兵妻，苦此绝水粒三日矣，如法用之即瘥。屡用无不效验，神方也。《济生方》用胆矾二钱半，白僵蚕炒，五钱，研，每以少许吹之吐涎，名二圣散。

二、医案

1. 治喉痹验案

《口齿类要·喉痹诸症五》

廷评张汝翰，患喉痛，日晡益甚，此气血虚而有热，用八珍汤而愈。后每入房，发热头痛，用补中益气加麦门、五味及六味丸常服，后不复作。

秋官叶，素阴虚，因怒忽喉痛，寒热头痛，项强目直，小便自出，此皆肝火之症。肝主筋膜，火主肿胀，火旺则血涸筋挛，自系紧急，颈项如拔，阴挺痿痹，则小便自遗。遂刺患处出毒血，用四物、柴胡、山栀、玄参、甘草而苏。再用六味丸料，以生肝血滋肾水，诸症悉愈。

太守叶，咽喉肿痛，痰涎不利，手足发热，喜冷饮食，用清咽利膈汤二剂。不应，刺少商穴，喉少宽，痰从鼻出如胶，患处出紫血稍宽，至七日咳出秽脓而愈。

一儒者三场毕，忽咽喉肿闭，不省人事，喘促痰涌，汗出如水，肢体痿软，脉浮大而数。此饮食劳役，无根虚火上炎，用补中益气加肉桂，一剂顿苏。

义士顾克明，咽喉作痛，至夜发热，此肝肾阴虚之热。用四物，加酒炒黑黄柏、知母、麦门、五味，治之而愈。后因劳咽喉肿闭，刺患处出血，用桔梗汤，吐痰而消。至仲夏干咳声嘶，作渴发热，日晡足热，用滋肾丸、加减八味丸，间服三月余，喜其年富，谨疾得愈。

《寿世保元・卷六・喉痹》

昔余治一妇人，木舌胀，其舌满口，诸医不愈。余以银针小而锐者，砭之五七度，肿减，三日方平计所出血，几至盈斗。

余昔又治一男子，缠喉风肿，表里皆作，药不能下。余用凉药灌于鼻中，下十余行。外用拔毒散敷之，阳起石烧淬，与伏龙肝，各等分，细末之，以新水扫百遍。三日热始退，肿始消。

又尝治一贵妇喉痹，盖龙火也，虽用凉剂，而不可使冷服。为龙火，宜用火逐之。人火者，烹饪之火是也。乃使曝于烈日之中，登于高堂之上，令家人携火炉，坐药铫于上，使药常极热，不至太沸。通口时时呷之，百余次，其火自然而散。此法以热行寒，不为热而插格故也。

一人患喉闭，以防风通圣散治之，肿不能咽。此症须针之，无奈牙关已闭，遂刺少商穴出血，口即开。更以胆矾入患处，吐痰一二碗许，仍投药乃愈。尝见患此疾者，畏针不刺，多毙。少商穴在手大指内侧，去爪角如韭叶许。

一人喉闭，肿痛寒热，脉洪数。此少阴心火、少阳相火二经为病，其症最恶，惟刺患处出血为上。因彼畏针，先以凉膈散服之，药从鼻出，急乃愿刺，则牙关已紧，不可针。遂刺少商二穴，以手勒去黑血，口开，仍刺喉间，治以前药，及前吹喉散吹之，顿愈。又以人参败毒散加芩、连、牛蒡子、玄参，四剂而平。《经》曰火郁发之谓发汗，出血乃发汗之一端也。河间云：治喉之火，与救火同，不容少怠。尝见喉闭不出血，喉风不去痰，以致不救者多矣。每治咽喉肿痛，或生疮毒，以荆防败毒散加芩、连，重者用防风通圣散。

一男子口舌常破，如无皮状，或咽喉作痛。服诸凉药，愈甚。余以理中汤一剂，乃可。

一人脚发热，则咽喉作痛，内热口干，痰涎上壅。此肾经亏损，火不归经。用补中益气加麦冬、五味，及用加减八味丸而愈。

一人患喉痛，日晡益甚，此血气虚而有热，用八珍汤而愈。后每入房，发热头痛，用补中益气汤，又加麦冬、五味，及六味丸常服，后不复作。

《齐氏医案・卷四・咽痛喉痹痄腮声哑》

曾治曾大有，色欲过度，患痰喘喉痹，其声如鼾，痰吼如锯。延予视之，曰：此肺气将绝之候也。速令熬人参膏，入姜汁、竹沥，调服而愈。如遇危急之候，恐膏亡时不可即得，速煎独参汤救之，能见机于早，十人可全七八，次则十人可全四五，迟则不救。

曾治县令曹秉让，因本实先拨，忽患咽痛喉痹，求余诊之。其脉浮大，重取细涩。余曰：此先天之真阴虚极，真阳飞越，故痰结于喉间，去生已远。速煎独参汤，细细呷之，三日乃平。继以六味丸加麦、味，不两旬而安。

曾治汤时顺，患咽喉肿痛，内热口干，痰涎上涌。按之尺脉数而无力。余曰：此肾水亏损，相火无制而然。乃与六味丸料加麦冬一两、北味三钱，尽一日饮之而肿痛消，痰涎少。再以前汤为丸，调理三月而安。

又治李时中，色欲过度，忽喉间肿痛，医治罔效，命在须臾，求余诊治。按之两尺微弱。余曰：足下先天之真阴、真阳亏损，无根之火游行无制，客于咽喉。遂与八味地黄丸料，煎好冰冷，分六碗，尽一日服完而效。后服丸药，旬日而安。《经》曰上病疗下，是此法也。

曾治宋飞鸣，患咽喉肿闭，不省人事，痰涎上涌，喘促汗出，肢体痿软。诊之其脉浮大而数。余曰：此饮食劳伤，是无根虚火上促也。乃与补中益气汤，磨油桂心三钱，冲服而安。

又治王文玉，患咽痛，口舌生疮，劳则愈甚。余曰：此脾肺气虚，足太阳膀胱经虚热也。乃与补中益气汤加元参、酒炒知、柏，稍愈。去知、柏，加山萸、山药，服之而安。

又治张思良，口舌常破，如无皮状，或咽喉作痛，服凉药愈痛。以理中汤，令伊常服而不发。

曾治俞光裕，患双蛾。余用鹅翎蘸酒醋搅喉中，去尽痰涎，复以鹅翎探吐之，令伊用力一咯，咯破蛾中紫血即溃，用玉枢丹磨服而安。

又治一人，以此法治之而肿不散。余以小刀刺出紫血，立愈。

又治程国用，患咽喉肿痛。余察是上焦风热，乃与荆防败毒散，二剂而肿消。继与六味地黄丸加麦冬，一料而愈。

又治萧大明，患咽喉肿痛，作渴饮冷，大便秘结。按之六脉俱实。乃与防风通圣散，因自汗，去麻黄，加桂枝；因涎嗽，加姜制半夏，重用硝、黄下之而愈。但余历验五十年来，虚热者多，实热者少，此方不可轻用。

又治程二官，患咽肿，不能咽，牙关紧闭。余依古法刺少商穴，血出口开，用胆矾末吹患处，吐痰碗许，即磨玉枢丹服之而安。少商穴在大拇指内侧，去爪甲角一韭菜叶许。

曾治王文堂，患缠喉肿痛，余以皂角末，酒醋调涂外颈上，干则再涂，其乳蛾即破而愈，至捷法也。

曾治胡元善，患痄腮肿痛。余以防风、荆芥穗、羌活、连翘、牛蒡子、甘草水煎服。外用赤小豆末，酒醋调敷而安。此证防毒气入喉，即难治矣，慎之。又有一法，用石灰，不拘多少，炒七次，润地摊七次，酒醋调敷肿处立效。

曾治杨孝廉，患痄腮，疙瘩肿痛，余用薄荷三钱、斑蝥（糯米炒去翅足）三分，共为末，每服一分，烧酒调下，立效。服药后，小便频数，用益元散而安。余以此治妇人吹乳肿痛，亦一服而安。

《本草述钩元·卷七·山草部·白芨》

附案一妇年五旬。素因血虚生热化风，遍体有疙瘩，经年不愈，久之，少阳相火并于阳明而患喉痹。疾暴势甚，喉中陡痒，作嗽气呛，遍喉血泡累累，上腭一泡，大如鸡卵，口塞不合，气涌更急，少顷，泡破血射如注，其皮尽脱，溃烂红肿，痛不可忍。且满口痰涎，如羹如糊，此其为血泡，为喉皮溃烂。皆热壅于上，阴气大伤。缘汤药难吞，遂以养阴退阳活血止痛诸药为末，或吹或点，诸证渐退。奈喉中皮溃而肌未生，痛不止，且因皮破致时作嗽而血随出。后于吹药中，入白芨磨浆合丸，日夜噙化之，所患悉愈。可知此味和阴护阳，乃能生肌，止痛，理或然也。

《环溪草堂医案·卷四·喉痛喉疳喉痹》

杨。一阴一阳结谓之喉痹。一阴者，厥阴也。一阳者，少阳也。相火寄于肝胆，君火一动，相火随炽，上炎灼金，喉痹之症作矣。鲜生地四钱，玄参钱半，麦冬钱半，焦山栀三钱，大熟地四钱，石决明八钱，沙参三钱，桔梗八分，生甘草一钱，稆豆衣三钱，梨肉两大片。

汪。《内经》云：一阴一阳结，谓之喉痹。指少阴君火合少阳相火上逆而为病也。病由内生，非关外感风温，故治之不易速效。养阴降火化痰，每相须为法。惟嫌脉息太细，系素禀六阴，真阳不足。然清药亦宜酌用，恐阴未足而阳先伤耳。慎之。沙参、石决明、白扁豆、玄参、怀山药、蛤壳、川石斛、生甘草、茯苓、川贝、桔梗。另：玄明粉一钱，朱砂五厘，冰片二分，研细末，吹。

某。始由肝肾不和，久进温通之剂，肺胃液伤，气火上逆，症成喉痹。金不制木，木盛化风，风阳入络，颈项筋急。拟清金平木，生津降火。北沙参、麦冬、马料豆、钩藤、川石斛、石决明、天花粉、生草、玄参、雪梨肉。

某。郁火喉痹，每数日则一寒热，是火郁之证也。鲜生地、山豆根、麦冬、玄参、马勃、射干、玄精石、桔梗、知母，滚痰丸五分。

二诊：咽喉之红色已退，痹痛亦减，惟寒热之势，仍然数日一来，肝胆之郁火未清，再宜清泄。鲜生地、玄精石、知母、射干、玄参、麦冬、黑山栀、龙胆草、芦根，滚痰丸五分。

华。阴虚内亏，肝火上亢。遍体节骱酸疼，喉痹燥痒，头面颈背发瘰，怕见日光，且恶炎热。此皆本原之病，勿得轻视。羚羊片钱半，大生地五钱，麦冬肉三钱，丹皮钱半，知母钱半，京玄参三钱，苡米仁五钱，天门冬三钱，川石斛三钱，龟板三钱。

二诊：阴亏火亢，喉痹骱痛，肤痒怕热。拟大剂养阴。大生地八钱，川柏片（盐水炒）一钱，地骨皮三钱，败龟板二钱，肥知母钱半，麦冬肉三钱，玄参三钱，川贝钱半，羚羊片钱半。另：川百合一两，煎汤代水。

《陈莘田外科方案·卷二·喉痹》

徐，左，谢衙前。十一月六日。阴虚体质，风温袭郁肺经，咽痛而肿，红丝绕缠，朝轻暮重，咳呛音闪，脉细滑数。虑延喉痹，理之棘手。拟清泄上焦法。冬桑叶、地骨皮、白杏仁、枇杷叶、马兜铃、牛蒡子、瓜蒌仁、白桔梗、真川贝、生甘草。

二诊：冬桑叶、真川贝、炙橘红、生甘草、鼠粘子、牡丹皮、白杏仁、枇杷叶、马兜铃、瓜蒌皮、桔梗。

三诊：口疮音闪稍亮。桑白皮、杏仁、马兜铃、蒌皮、生甘草、枇杷叶、地骨皮、川贝、白桔梗、丹皮、花粉、芦根。

殷，左，吴江。十二月初五日。左关喉刺，块磊高突，由来两月，渐次长大，木火刑金，挟痰为病，理之非易者。桑白皮、生甘草、真川贝、云茯苓、二青竹茹、地骨皮、金石斛、广橘红、风化硝、海浮石、元参心。

毛，右，陆宅巷。三月十二日。失血之体，其阴亏损，水不制火，火盛生痰，痰火上乘，舌根起刺，雀舌矗起，最虑涉情。拟仿景岳法。四阴煎入阿胶、川贝。

二诊：四阴煎，去百合，入阿胶、真川贝、生蛤壳、人中白、水梨肉。

沈，左，嘉兴。七月初十日。少阴阴虚，木失水涵，化火上炎，喉痹咽痛，咳呛音闪，曾经咯血，脉来细数，舌苔光滑，乃虚怯之萌也。补肺阿胶汤去鼠粘子，入北沙参、麦冬、桔梗、桑白皮、地骨皮。

二诊：音哑咳呛。补肺阿胶汤入桔梗、川贝、桑白皮。

王，左，汤家巷。七月初八日。少阴阴虚，龙相之火上炎无制，喉痹，咽喉哽，红丝绕缠，稍有糜碎，谷食难咽，咳呛痰涎，形肉暗削，神色青巅，脉左细数右软，舌苔糙黄，午后潮热，入夜不寐，大便溏泄。肺脾肾三阴并亏，虚怯显然，当此燥金司令，金不生水，水不制火，火愈盛，阴愈亏，水涸则奈何？拟仿四阴煎法治之。大熟地、清阿胶、甘草、白桔梗、麦冬肉、东白芍、云苓、川石斛、细沙参、白花百合一两。

《陈莘田外科方案·附陈憩亭方案六则·喉痹》

华，左。喉痹起瘰，红丝缠绕，所谓一阴一阳结者也。经至腹痛腰酸，带浊淋漓，奇经八脉自病，关脉出于寸上。阴虚相火有余，泻南补北，兼理肝肾为法。沙参、熟地、生草、白芍、丹皮、麦冬、元参、杜仲、杞子、蒺藜、茺蔚子。

陈，左。咽喉哽痛，咽物欲阻，红丝绊绕，内热，脉细数，内经所谓一阴一阳，结为喉痹者也。静摄为宜。沙参、元参、石膏、象贝、杏仁、鲜斛、麦冬、知母、花粉、芦根、生甘草。

《张爱庐临证经验方·喉痹》

夏（右）。咽痛音哑，上冬入春未愈，迩多咳嗽，呛甚又增咯血，则音更哑，而咽更痛，火升于上，水亏于下，肺肾并病，劳怯显然。所恃经水尚能按期，胃纳犹可适中，或能服药见效耳。西洋参一钱五分，麦冬一钱五分，叭杏仁三钱，炒竹茹一钱五分，燕窝屑二钱（包），川贝母一钱五分，元参一钱，干霍斛四钱，生石决一两，枇杷叶三钱（去毛）。

复诊：诸恙稍减，脉弦虚细，久延增端之症，能奏微效已幸。耐心调摄，可望病退。净玉竹三钱，川贝三钱，杏仁三钱，炒竹茹一钱五分，燕窝屑二钱（包），麦冬二钱，元参二钱，桑叶一钱五分，阿胶（蛤粉炒）一钱五分，枇杷叶三钱（去毛）。

三诊：毓阴清降，已投数剂，咽痛减而嗽血亦止，胃纳胜前，经至按常信，可恃此而却病。惟虚火日暮犹升，音仍不亮，拟守补阴。大生地五钱，麦冬一钱五分，川贝三钱，炙龟版一两，清阿胶一钱五分（烊化），元参一钱，杏仁二钱，煅石决明一两，淡天冬一钱五分，紫菀七分。

《沈菊人医案·卷下·喉痹》

郁。《经》曰：一阴一阳结，谓之喉痹。一阴者，少阴君火；一阳者，少阳相火也，君相二火纽结，上焦上熏。咽痛，红丝缕缕，日晡潮热，脉象左寸独弦，显然金水两虚，虚不制火。法当壮水之源，以制阳光。但病来一载，损怯之根已深矣。生洋参、淡秋石、元武版、熟地、元参、杜阿胶、干霍斛、鸡子清、玉竹。

又：金水两虚，虚不制火，火炎金伤，发为喉痹，红肿嗌干，日晡潮热，少寐，脉沉细。此阴气久耗,元阳不潜,法必先滋其阴,壮其水,水旺乃可制火,火制则君相自安,水火交而成泰矣。熟地、炙龟板、丹参、十大功劳、生草、洋参、淡秋石、元参、鸡子清、麦冬。另用猪肤刮去油,令如纸薄,入糯米粉煮粥,临食时入炼熟白蜜一匙。

胡。久咳肺肾阴虚,咽痛,由来三载,烦劳为甚,经事乍停乍止,脉滑而数。少阳相火上煽,喉痹已成,病入损途一门矣。桑叶、马兜铃、桔梗、海浮石、人中白、丹皮、牛蒡子、杏仁、生甘草、白糯米。转方:加阿胶、元参。

周。一阴一阳结谓之喉痹,一阴少阴也,一阳少阳也,木火上逆,炎上冲肺,喉痹,红丝缕缕,肺失清肃,湿郁不化,内蒸生热,舌苔灰黄,脉细,溲赤。先以轻扬清上。桑皮、杏仁、滑石、马兜铃、元参、丹皮、通草、芦根、生甘草、灯心。又吹药用:薄荷、青黛、洋参、桔梗、生草、马勃、硼砂、西瓜硝。

《临证一得方·卷二咽喉颈项部·喉痹》

1）劳伤,肾乏津液不能上承,腰痛,喉痹,缓则治本,此其候也。盐熟地、枸杞子、北沙参、淮牛膝、草薢、泽泻、女贞子、菟丝子、黑玄参、肥知母、胡桃、新会。

2）少阴不足,喉中觉痒,是嘱喉痹。制香附、北沙参、安玉桂、太阴元精石、川郁金、炒知母、焦车前、盐水炒元地、炒泽泻、远志炭、炒怀膝。

3）喉痹已减,诚属佳兆,但体质娇弱,后未可,必宜保养王道以冀土根。北沙参、黑玄参、鲜生地、海浮石、麦芽、茆根、炒麦冬、炒车前、赤茯苓、福泽泻、橘白。

4）《经》曰:一阴一阳,结为喉痹。怯症之根也。入春增剧,是虑法惟壮水以制火,得水火既济,自然浪静风恬。其根难拔耳,拟方备参,未议再候明眼裁定。西洋参、女贞子、苋麦冬、湘莲肉、辰朱砂拌茯神、燕窝、元生地、炙鳖甲、淮牛膝、甘杞子、天冬肉、活磁石、润元参、穞豆衣。

5）劳顿伤气,气郁火升,咽燥不润,胃膈不舒,先宜清养,莫因久恙而投腻补。水制香附、全瓜蒌、海浮石、沙参、新会、泽泻、沉水香屑、苏梗汁、石决明、麦冬、蔻壳。

6）喉痹,时发粒如贯珠,咳呛气噎,难施腻补,清养主之。北沙参、杜苏子、柿霜、青盐、童便、川贝母、枇杷叶、蒌霜、竹沥。

复方:燕窝屑、麦冬肉、柏子仁、橄榄核、柿霜、白茯苓、川贝母、白药煎、竹二青。

2. 治小儿喉痹案

《保婴撮要·卷十三·喉痹》

一小儿喉间肿痛,惊悸饮水,服惊风降火之药益甚,仍欲攻风痰。余曰:惊悸饮水,心经虚症也。盖胃为五脏之本,先用五味异功散以补胃,加桔梗、甘草以消毒,诸症顿退,后用牛蒡子汤加柴胡而愈。

一小儿喉间肿痛,左腮色青赤,此心肝二经之热也,用柴胡清肝散而愈。后因惊,服至宝丹,吐痰发搐,手足指冷,此肝木虚而肺金乘之,用补中益气汤以补脾肺,六味地黄丸以滋肝肾而愈。

一小儿发热饮冷,大便黄色,手足并热,不能吮乳,视口内无患,扪其喉间则哭,此喉内作痛,乃脾胃实热也。用泻黄、清胃二散各一剂,母子并服而愈。后因乳母饮酒,儿躁不安,口内流涎,仍用前二散而愈。

一小儿喉间肿痛,口角流涎,手足并热,用泻黄、清胃二散,母子服之而愈。后因母大怒,儿憎寒发热,仍复流涎,用柴胡清肝散加漏芦,母子服之而愈。

一小儿喉间肿痛,发热咳嗽,大便秘结,此肺与大肠有热也,先用牛蒡子汤加硝黄一服,大便随通,乃去硝黄,再剂顿愈。审其母有肝火发热,用柴胡清肝散,母子并服而愈。

一小儿嗜膏粱之味,喉间肿痛,痰涎壅盛,服巴豆丸,前症益甚,口鼻出血,唇舌生疮,大便不实,余用犀角地黄汤,解膏粱之热,用东垣安胃散,解巴豆之毒,又用甘桔汤而愈。

一小儿喉肿作渴,大便干实,右腮赤色,此肺与大肠经实热也,用柴胡饮子,一服而愈。后因饮食停滞,服峻厉之药,喉间仍肿,腹中胀痛,此脾气复伤也,用异功散加升麻、当归而痊。

一小儿因母忿怒患前症,兼咬牙呵欠,余谓肝经虚热之症,子用桔梗汤加柴胡、山栀、牛蒡子,母服加味逍遥散而愈。

3. 喉痹书信诊案

《曹仁伯医案·喉痹》

握别以来,瞬更裘葛,每怀雅度,时切神驰。比维道履安和,顺时晋吉以颂慰。弟寄迹栖山,将届一载,公私历碌,无善可陈。大小女人夏以来,喉间常时作痛,近更生有白点,饮食难进,是否应归内治，抑系外用敷药。此间又无名医，诊观殊难测其是何症候。伏乞酌拟方药，交存(敝室)转寄。素承关爱，定不以琐事见却也。专此布悬，即请时安，合吉不尽。李鸿钧所言大令爱入夏以来，喉间时常作痛，近更生有白粒，饮食亦多不便云云，似属喉痹。喉痹之证，自古已然，于今为甚。数年前狂风毒风，日夜交作，霍乱之余，变为此症。浙江安徽三省，处处患之，皆不外阴虚多火之人，一有新风，郁热便起，咽喉梗痛，色兼红白，有如花驳之形，或咳嗽音烁，或腹胀妨食，胸前之闷，或重或轻，始而尚如实证，后来变作阴虚，归入痨病一途，最为扼腕。今大令爱尚在初起之时，不系乎新风，即关乎郁热，宜散宜清，悬而拟之。附方于后，以备采择。桔梗、连翘、元参、生草、薄荷、川贝、淡芩、牛蒡、马勃。另：碧雪丹。

第三节

乳 蛾

乳蛾，是指以咽喉两侧喉核红肿疼痛，形似乳头，状如蚕蛾为主要症状的喉病。发生于一侧的称单乳蛾，双侧的称双乳蛾。

【辨病名】

古代文献对乳蛾之称不尽相同，有“喉痹”“乳蛾”“乳鹅”“蛾风”“鹅风”“乳蛾风”“缠喉风”“喉蛾”“鳅症”“蛾子”。在古方通谓之“喉痹”，后世逐渐分称。

一、乳蛾的不同称谓

1. 喉痹

《外科启玄·卷之七·喉闭》：“未破者名曰喉痹，一曰单，二曰双。已破者名曰乳蛾，亦有单双。《内经》云：一阴一阳结谓之喉痹，乃火郁之症。”

《简明医彀·卷之五·咽喉》：“喉痹即今之乳蛾，咽喉一十八证，谓单蛾、双蛾、缠喉风之类。”

《经验丹方汇编·诸症歌诀》：“喉痹一名为乳蛾，多因酒色七情过。”

《金匮翼·卷五·咽喉》：“乳蛾，俗名也。古方通谓之喉痹。以一边肿者为单蛾，两边肿者为双蛾。然双蛾易治，单蛾则难治。”

2. 乳蛾

《儒门事亲·卷三·喉舌缓急砭药不同解二十一》：“后之医者，各详其状，强立八名，曰单乳蛾、双乳蛾、单闭喉、子舌胀、木舌胀、缠喉风、走马喉闭。热气上行，结薄于喉之两旁，近外肿作，以其形似，是谓乳蛾。一为单，二为双也。”

《证治汇补·卷之四·上窍门·咽喉》：“热气上行，结于喉之两傍，近外作肿，形如筋头，是谓乳蛾，有双单之分。”

《医学心悟·卷四·咽喉·双单乳蛾》：“状如乳头，生喉间，一边生者名单乳蛾，两边生者名双乳蛾。”

《验方新编·卷十七·咽喉·单蛾双蛾》：“此症生咽喉之两旁，状若蚕蛾，一边生者为单蛾，两边俱生者为双蛾。亦有形如枣、栗、如乳头者，故又名乳蛾。”

《证治准绳·杂病第八册·七窍门下·咽喉》：“乳蛾者，肿于咽两傍名双乳蛾，一边肿者名单乳蛾。”

3. 乳鹅

《万病回春·卷之七·小儿杂病》：“喉痹者，热毒也。会厌两旁肿者，为双乳鹅，是易治。一旁肿者，为单乳鹅，是难治。”

《针灸逢源·卷五·证治参详·咽喉病》：“双乳鹅，热气上行，肿于喉之两旁为双鹅，肿于一边为单鹅。此其形必圆突如乳，乃痈疽之类，结于喉间。”

4. 蛾风

《世医得效方·卷第十七·口齿兼咽喉科·喉病》：“单蛾风，其形圆如小箸头大，生于咽喉关上，或左或右，若关下难治。双蛾风，有两枚在喉关两边，亦圆如小箸头大，关下难治。”

《大方脉·杂病心法集解·卷四·咽喉门·总括》：“胸膈上有风热，则咽喉肿痛。风热之邪若盛，则生单双乳蛾，在会厌两旁，高肿似蛾，俗名蛾风。”

《外科备要·卷一证治·喉部》：“乳蛾，即蛾风，有单有双，双者轻、单者重。”

5. 鹅风

《针灸大全·卷之四·窦文真公八法流注·八法主治病证》：“双鹅风，喉闭不通。此乃心肺二经热……单鹅风，喉中肿痛，肺三焦经热。”

6. 乳蛾风

《普济方·卷六十·咽喉门·喉痹》：“雄黄五钱（研），郁金五钱，白矾二钱（半生用研），胆矾半钱。上为极细末，以竹筒吹入喉中，立能言语。治喉痹、乳蛾风。”

《寿世保元·卷八·初生杂症论·喉痹乳蛾》：“喉痹、乳蛾风，口舌生疮：用黑牛胆一个，生白矾末二两，银朱五钱，入胆内阴干。取出研末，每少许吹入喉内，神效。”

7. 缠喉风

《考证病源·考证病源七十四种·喉痹乃火动痰升》：“喉痹者，乃咽喉闭塞不通也。曰乳蛾、曰缠喉风。”

《简明医彀·卷之五·咽喉》：“喉痹即今之乳蛾，咽喉一十八证，谓单蛾、双蛾、缠喉风之类。”

8. 喉蛾

《疡科心得集·卷上·辨喉蛾喉痈论》：“咽喉为一身之总要，百节关头，呼吸出入之门户，左为咽属胃，右为喉属肺。或内因，或外感，疡证颇多。试先即喉蛾喉痈论之。夫风温客热，首先犯肺，化火循经上逆入络，结聚咽喉，肿如蚕蛾，故名喉蛾（今世俗传说鸡鹅之鹅，谓不可食荤者，非也）。或生于一偏为单蛾，或生于两偏为双蛾。”

《验方新编·卷一·咽喉·单双喉蛾》：“又名喉痹。生于咽喉关上者轻，关下者重。此症喉闭片时，即不可救。”

9. 鳅症

《喉科心法·单蛾双蛾》：“此症生咽喉之旁，状若蚕蛾，一边生者为单，两边俱生者为双，亦有形如枣栗，如乳头者，故又称乳蛾。肉蛾形似鳅鱼，又称鳅症。”

10. 蛾子

《喉科金钥全书·上卷·咽喉说谛问答》：“喉病名蛾子曷故？曰：风火相煽，上冲气管，突起一泡，其形似蛾，因名蛾子。”

二、乳蛾分类命名

（一）按发病部位命名

1. 单乳蛾

《奇效良方·卷之六十一·咽喉门》：“今略咽喉一十八证：一曰单蛾风，其形圆如小箸头，生于咽喉关上，或左或右，可治，生于关下者难治；二曰双蛾风，生两个在喉关两边，亦圆如小箸头大，或生关下者难治。”

《针灸聚英·卷二·玉机微义针灸证治·喉痹》：“热气上行，故传于喉之两旁，近外肿作，以其形似，是谓乳蛾。一为单，一为双也。”

《外科十法·外科症治方药·乳蛾》：“乳蛾生喉间，状如乳头。一边生者名单乳蛾，两边生者名双乳蛾。”

《咽喉秘集·吴氏咽喉二十四大症歌诀·单乳蛾》：“喉内肿如桃李形，或左或右单蛾名。”

2. 双乳蛾

《寿世保元·卷八·初生杂症论·喉痹乳蛾》：“一论小儿喉痹，会厌两傍肿者，为双乳蛾，易治。”

《明医指掌·卷八杂科·喉痹证一·咽喉十八证》：“论：古有咽喉十八证，后学多不能记，故括成歌。夫单蛾风者，其形圆如小筋头，生于咽喉关上，或左或右，可治；生于关下不见者，难治。双蛾风，两个生于喉间关下是也，难治。”

《景岳全书·卷之二十八必集·杂证谟·咽喉》：“盖肿于咽之两旁者为双蛾，肿于一边者为单蛾，此其形必圆突如珠，乃痈节之类结于喉间，故多致出毒，或宜刺出其血而愈者。”

《验方新编·咽喉秘集上·咽喉门二》：“双乳蛾，此症感胃、肺二经而发，生于关口上部两边如樱桃大，肺胃之症也。”

《咽喉秘集·吴氏咽喉二十四大症歌诀·双乳蛾》：“双蛾两两生喉间，关上轻兮关下难。”

（二）按病发特点命名

乳蛾按其临床表现，有烂乳蛾、白色乳蛾、连珠蛾；按预后命名，有死乳蛾。

1. 烂乳蛾

《咽喉脉证通论·乳蛾第四》：“其状或左或右，或红或白，形如乳头，故名乳蛾。一边肿曰单蛾；两边肿曰双蛾；或前后皆肿，白腐作烂，曰烂头乳蛾。”

《喉科指掌·卷之三·乳蛾门第二·烂乳蛾》：“烂乳蛾，此症因肺胃郁热，红肿烂斑大痛，难于饮食，六脉弦紧。急针少商、商阳左右四穴。”

2. 白色乳蛾

《喉科指掌·卷之三·乳蛾门第二·白色喉

蛾》："白色乳蛾，肿塞满口，身发寒热，六脉浮弦。此症因肺受风寒，用六味汤加苏叶二钱、细辛三分、羌活二钱，一服可愈。"

3. 连珠蛾

《医碥·卷之四·杂症·咽喉》："蛾喉，肿痛在咽喉两旁者，名双乳蛾（形若蚕蛾故名，亦有形若枣栗者）；在一边者，名单乳蛾；如白星上下相连者，名连珠蛾。"

《重楼玉钥续编·诸证补遗》："连珠乳蛾，单双蛾人多知之，又有连珠乳蛾，人所不知。其状如白星上下相连故名，皆由酒色过度郁结而成，最重之候。内服喉痹饮，外先用碧五金一，后用金二碧三。"

《类证治裁·卷之六·喉症论治》："连珠蛾，一二白星上下相连，用药照前。"

《喉科集腋·卷下·单双喉蛾》："其症生于喉旁，一边生者单蛾，左右生者双蛾，二白星上下相连如缠袋者，连珠也。"

4. 死乳蛾

《焦氏喉科枕秘·卷一·单方》"此症受风热郁怒而起，喉中紧，靠蒂疔，不甚痛，饮食有碍。若劳心，不忌口，不避风，日久不治，长塞喉中，渐加气闷，以致殒命。"

《包氏喉证家宝·咽喉七十二证考》"死乳蛾，双单紧靠蒂疔，不甚痛，饮食有碍，劳则痛，日久塞咽，渐渐气闷，丧命。"

（三）按病因病机病名

1. 伏寒乳蛾

《喉科指掌·卷之三·乳蛾门第二·伏寒乳蛾》："凡伏寒之症，其色必紫。"

《咽喉秘集·张氏咽喉七十二症治·伏寒乳蛾》："伏寒之症，其乳蛾色紫，治法同紫色喉痈。"

2. 风寒蛾

《喉科指掌·卷之三·乳蛾门第二·风寒蛾》："此症因风寒而起，肿大如李，头不能下视，气塞不通，寸关之脉浮紧，肺胃之症也。"

【辨病因】

乳蛾之病因，主要有外因、内因两方面。其外感，有风、寒、火、湿、毒之别。其内伤，或饮食不节，肆食辛辣厚味，嗜酒成癖；或因劳逸失度、七情太过等。

《简明医彀·卷之五·咽喉》："喉痹即今之乳蛾，咽喉一十八证，谓单蛾、双蛾、缠喉风之类。名状不同，其源则一，相火是也。多感于酒腥辛辣厚味，七情痰火。"

《重楼玉钥·卷上·喉风三十六症·单鹅风》："左畔虚阳热上攻，乳蛾单重喉旁风。"

《验方新编·咽喉秘集上·总论》："而乳蛾、喉痹、缠喉等症，皆痹类也（吴氏说）。有风、寒、火、湿、毒、虚之别，或风火相搏，或寒暑相聚，其症变幻不一。如漫肿而多痰，风与湿也；淡白而牙紧，风寒也；紫色不肿而烂者，风伏寒也；红肿而脉浮者，风火也；脉沉实、烂而不肿者，毒也；脉细数而浮者，虚火也；脉细而缓者，虚寒也。六者之象，可类推也。"

一、外邪侵袭

《考证病源·考证病源七十四种·喉痹乃火动痰升》："喉痹者，乃咽喉闭塞不通也。曰乳蛾、曰缠喉风，名虽不一，其因则火与痰也。脉伏而微者，不治。"

《痰火点雪·卷二·火病咽痛》："圣谓咽喉诸症，有虚有实。若上焦风热，君火令人咽喉肿痛，或喉痹乳蛾，分属关隘，怆卒即能杀人，然皆失治所致。"

《外科心法要诀·卷六·喉部·乳蛾》："乳蛾肺经风火成，双轻单重喉旁生，状若蚕蛾红肿痛，关前易治关后凶。"

《疡医大全·卷十七·咽喉部·喉风门主论》："窦汉卿曰……咽喉有数证，有积热，有风热，有客热，有病后余毒未除，变化双乳蛾者，且如病中喉间有肿红色数月，其光似镜者，此积热也。"

《焦氏喉科枕秘·卷一·单方》："双乳蛾生喉两旁，皆由风热痛惊慌，痰涎壅塞水难入，探吐风痰本药当。"

二、饮食所伤

《咽喉脉证通论·乳蛾第四》："此证因嗜酒肉热物过多，热毒积于血分，兼之房事太过，肾水亏竭，致有此发。"

《尤氏喉症指南·用药秘诀》："乳蛾，多因酒色郁结而生。"

《疡医大全·卷十七·咽喉部·单双蛾门主

论》："奎光曰：乳蛾有单有双，有连珠，多因酒色郁结而发，单轻双重。"

《类证治裁·卷之六·喉症论治》："（乳蛾）有单双，有连珠。单轻双重，连珠尤重。多因酒色郁热而生。"

三、劳伤致病

《咽喉脉证通论·乳蛾第四》："此证因嗜酒肉热物过多，热毒积于血分，兼之房事太过，肾水亏竭，致有此发。"

《不居集·上集卷之二十三·咽喉症·咽喉诸症》："吴澄曰：咽喉诸症，人皆以为其病在上，而不知其根则在下也。人皆以为多实火，而不知虚劳则虚火也。盖少阴之脉，循喉咙，络舌本，肾中之真水不足，则肾中之真火上炎，克制肺金，上冲关隘，不得直泄，而乃为喉疮、喉癣、乳蛾、喉干疼痛声哑、不能饮食等症矣。"

《焦氏喉科枕秘·卷一·单方》："喉中生起乳蛾核，气郁于心由此得，长在喉中似乳头，天阴劳气如绳赤。""此症因风热劳郁而起，于边痰涎壅塞甚者。"

四、七情内伤

《秘方集验·卷之上·诸症歌诀》："喉痹一名为乳蛾，多因酒色七情过，痰火上壅为肿痛，祛风清火得平和。"

《经验丹方汇编·诸症歌诀》："喉痹一名为乳蛾，多因酒色七情过，痰水上壅为肿痛，祛风清火得平和。"

【辨病机】

一、风热袭肺论

《丹台玉案·卷之三·喉痹门》："要其致病之由，皆因平日感受风热积之既久，留于上焦，一时未发，乘机而动。醉后而重醉劳后而复劳，动其相火，相火一炽，而平日所积之风热，一齐而起。痰血腾涌，如潮之至，结于咽喉，外不得吐，内不得下，为肿为痛，苦楚呻吟，饥不能食，渴不能饮。"

《外科心法要诀·卷六·喉部·乳蛾》："[注]此证由肺经积热，受风凝结而成。"

二、火郁上焦论

《证治准绳·杂病第八册·七窍门下·咽喉》："痹肿之病虽少异，然一时火郁于上焦，致痰涎气血聚结于咽喉也。自其咽肿形状分之，则有缠喉风、乳蛾之名。缠喉风者，其肿透达于外，且麻且痒且痛。"

《济世全书·巽集卷五·咽喉》："盖因热气上行转于喉之两旁，近外肿作，以其形似，是谓乳蛾，一为单，二为双。"

《重楼玉钥续编·总论喉痹大意》："虽有缠喉、乳蛾、嗌塞、喉干种种之不同，其为火郁上焦，致痰涎气血，结聚于咽喉一也。"

三、肾水亏竭论

《不居集·上集卷之二十三·咽喉症·咽喉诸症》："吴澄曰：咽喉诸症，人皆以为其病在上，而不知其根则在下也。人皆以为多实火，而不知虚劳则虚火也。盖少阴之脉，循喉咙，络舌本，肾中之真水不足，则肾中之真火上炎，克制肺金，上冲关隘，不得直泄，而乃为喉疮、喉癣、乳蛾、喉干疼痛声哑、不能饮食等症矣。盖真阴失守，孤阳无根，浮游于上。"

《不居集·上集卷之二十三·咽喉症·乳蛾》："乳蛾之症，乃肾水亏乏，火不能藏于下，乃飞越于上，而喉中关隘，火不得直泄，乃结而成，似蛾非蛾也。""凡人咽喉重痛，或生单蛾、双蛾，实火可治，虚火难医。盖虚火乃肾火不藏于命门，浮游于咽喉之间，其症亦类实火。"

四、相火冲逆论

《医学正传·卷之五·喉病》："若夫卒然肿痛，水浆不入，言语不通，死在须臾，诚可惊骇。其会厌之两傍肿者，俗谓之双乳蛾，易治；会厌之一边肿者，俗谓之单乳蛾，难治。古方通谓之喉痹，皆相火之所冲逆耳。《经》曰：一水不能胜二火。又曰：一水不能胜五火。甚言其真水之易亏，而相火之易动也。"

《古今医统大全·卷之六十五·咽喉门·病机》："李东垣曰……若夫卒然浆水不入，言语不通，死在须臾，诚可惊骇，俗谓双乳蛾、单乳蛾，古方通谓之喉痹，皆相火冲逆耳。"

五、肺胃积热论

《喉科指掌·卷之三·乳蛾门第二·烂乳蛾》:"此症因肺胃郁热,红肿烂斑大痛,难于饮食,六脉弦紧。"

《咽喉秘集·张氏咽喉七十二症治·双乳蛾》:"双乳蛾感肺胃二经之热而发,生于关口上部两边,如樱桃大,肺胃之症也。"

【辨病证】

一、辨证候

1. 外感证候

(1) 风热犯肺证

《丹台玉案·卷之三·喉痹门》:"要其致病之由,皆由平日感受风热,积之既久,留于上焦,一时未发,乘机而动……结于咽喉,外不得吐,内不得下,为肿为痛,苦楚呻吟,饥不得食,渴不得饮,煎剂卒难奏功,丸散安能施效,病势已迫,将立而视其死与。"

《杂病心法要诀·卷五·咽喉总括》:"胸膈上有风热,则咽喉肿痛;风热之邪若盛,则生单双乳蛾,在会厌两傍高肿似乳蛾,故名也。热极则肿闭,汤水不下,言语难出,呼吸不通,名曰喉痹;若热极更兼痰盛,则痰涎绕于喉间,声响咽喉,内外肿闭,汤水不下,名曰缠喉风,皆危病也。"

《大方脉·杂病心法集解卷四·咽喉门·总括》:"胸膈上有风热,则咽喉肿痛。风热之邪若盛,则生单双乳蛾。"

(2) 风寒袭肺证

《咽喉秘集·张氏咽喉七十二症治·白色乳蛾》:"白色乳蛾肿塞满口,身发寒热,六脉浮弦,此肺受风寒之症也。"

《咽喉秘集·总论》:"而乳蛾、喉痹、缠喉等症,皆痹类也……淡白而牙紧,风寒也;紫色不肿而烂者,风伏寒也。"

(3) 火郁热毒证

《尤氏喉症指南·看症凡例》:"或喉症发时,牙关紧闭,喉舌俱肿,口碎而臭;或舌肿、乳蛾、喉风等症,下午再发寒热,大小便闭者,即作火毒热症治。"

《杂病源流犀烛·卷二十四·咽喉音声病源流》:"喉痹者,总名,属风属痰属热,皆因火郁而兼热毒,致生乳蛾等症,大要去风痰,解热毒,其症自愈。"

2. 内伤证候

(1) 酒积郁热证

《咽喉脉证通论·乳蛾第四》:"此证因嗜酒肉热物过多,热毒积于血分,兼之房事太过,肾水亏竭,致有此发。其状或左或右,或红或白,形如乳头,故名乳蛾。一边肿曰单蛾;两边肿曰双蛾;或前后皆肿,白腐作烂,曰烂头乳蛾。初起必发寒热,用保命丹、红内消兼煎剂治之。"

《类证治裁·卷之六·喉症论治》:"(乳蛾)有单双,有连珠。单轻双重,连珠尤重。多因酒色郁热而生,单蛾生会厌一边,一日痛,二日红肿,三日有形,如细白星,发寒热者凶。"

《尤氏喉症指南·用药秘诀》:"乳蛾,多因酒色郁结而生。初起一日病,二日红肿,三日有形,四日势定,其症生于关口两旁,小舌左右,轻者五六日可愈。如有寒热交作者,其症重险,然生此又有分别。"

(2) 气郁证

《焦氏喉科枕秘·卷一·焦氏喉症图形针药秘传》:"双乳蛾,此症外受风热,内由气郁而起。"

《焦氏喉科枕秘·卷一·单方》:"喉中生起乳蛾核,气郁于心由此得。长在喉中似乳头,天阴劳气如绳赤。"

(3) 阳虚证

《疡医大全·卷十七·咽喉部·单双蛾门主论》:"又曰:咽喉左畔虚阳上攻,其肿微红者,名单乳蛾。若肺气外证手足厥冷,痰涎自出,头重目昏,急用齑菜酸汁加玄明粉灌之,旋去痰涎,吹药;如厥重不省人事,气欲绝者,急以吴茱萸研烂,醋调涂脚心。右畔虚阳上攻,其色微黄,其形若蚕茧,故谓之乳蛾,其证亦手足厥冷。"

二、辨脉

《咽喉秘集·总论》:"而乳蛾、喉闭、缠喉等症,皆痹类也……红肿而脉浮者,风火也。脉沉实,烂而不肿者,毒也。脉细数而浮者,虚火也。脉细而缓者,虚寒也。六者之脉象可类推也。"

【论治法】

乳蛾分为虚实寒热不同证型,病因不同,治疗亦异。风热上扰者，宜清热祛风。风寒侵袭者，宜解表散寒。火郁热毒者，宜去风豁痰，解热开郁。肾水亏结者，宜壮水之诸，引火归原。

《外科正宗·卷之二·上部疽毒门·咽喉论第二十一》："又有喉痈、喉痹、乳蛾、上腭痈等症，其患虽肿而咽门半塞半开；其病虽凶，而喉道又宽又肿，此皆标病，虽重无妨，当用金锁匙吐出痰涎，利膈汤推动积热脓，胀痛者开之，损而痛者益之，其患自安。"

《秘方集验·卷之上·诸症歌诀》："喉痹一名为乳蛾，多因酒色七情过，痰火上壅为肿痛，祛风清火得平和。"

《不居集·上集卷之二十三·咽喉症·乳蛾》："乳蛾之症，乃肾水亏乏，火不能藏于下，乃飞越于上，而喉中关隘，火不得直泄，乃结而成，似蛾非蛾也。早晨痛轻，下午痛重，至黄昏而痛更甚。得热则快，得寒则加。其症之重者，滴水不能不喉。若作外感治之，鲜不危殆。惟有壮水，或用引火归原之法，则痛顿释矣。熟地、附子、车前、麦冬、五味、山萸。凡人咽喉重痛，或生单蛾、双蛾，实火可治，虚火难医。盖虚火乃肾火不藏于命门，浮游于咽喉之间，其症亦类实火。但实火口燥，舌干而开裂；虚火口不甚渴，舌滑而不开裂也。不但不可以寒凉，亦并不可以发散。宜于水中补火，八味汤冷饮。"

《重楼玉钥续编·总论喉痹大意》："虽有缠喉、乳蛾、嗌塞、喉干种种之不同，其为火郁上焦，致痰涎气血，结聚于咽喉一也。治法当视火之微甚微则正治，甚则反治撩痰出血随宜而施。"

《类证治裁·卷之六·喉症论治·验症诀》："尤氏曰：凡喉痹属痰，喉风属火，总因火郁而兼热毒，致生乳蛾等症。治法，去风豁痰，解热开郁，其症自痊。"

《咽喉秘集·吴氏咽喉二十四大症歌诀·单乳蛾》："此症不论已成未成，皆可刺，其形大而长，初用巳药，后用子丑二约收功。煎药先发表后清热。"

《厘正按摩要术·卷四·列证·喉痛》："尤氏以喉痹属痰，喉风属火，总因火郁热毒，致生乳蛾等证。治宜去风豁痰，解热开郁，其证自痊。"

【论用方】

一、治乳蛾通用方

1. 夺命散（《伤寒直指·卷十四·交通方·附易窗历效方》）

治一切咽喉肿痛，喉风痰壅，喉痹腐烂，双单乳蛾，会厣肿硬，舮胀舌强，痰涎涌吐。此药吹三次即解，轻者立愈，重者渐退，其效有斩关夺命之能，因以名方。

白僵蚕（水洗，炒香，研，三钱）　全蝎（去尾勾，酒洗，炙脆，研细末，十个）　辣薄荷叶（晒，研，一钱）　山豆根（切薄，晒，研，一钱）　硼砂（研，钱半）　冰片（研，五分）　牙硝（研，一钱）　雄黄（研，五分）　大黄（晒，研，五分）　黄柏（酒炒，研，五分）　生甘草（切，晒，研，三分）

共为极细末。合和瓶盛，勿泄气，临用以管筒抄药吹之。

2. 大圣玉屑无忧散（《小儿卫生总微论方·卷十七·诸物梗喉论》）

治诸物梗喉及一切咽喉诸病，解毒治百疾，喉痹乳蛾等疾。

玄参（去芦）　贯众　白茯苓（炒黄）　缩砂仁　滑石　荆芥　川黄连（去须）　山豆根　甘草（炙）　硼砂（各半两）　寒水石（三两，火煅，埋土中出火毒七日）

上同为末。每用半钱，抄口中，新汲水一口咽之。

3. 定命散（《小儿卫生总微论方·卷十九·咽喉总论》）

治缠喉乳蛾等病。

川大黄（锉，炒）　黄连（去须）　白僵蚕（直者，炒去丝嘴）　甘草（生，各半两）　五倍子（一分）　腻粉（五筒子）

上为细末。每用一字，竹苇筒子吹入喉中。如毒气攻心肺，喉中生疮，咽饮不得者，以孩儿乳汁调药一字，鸡羽蘸之，深探入喉中，得吐者活，不吐者死。

4. 绿云散（《小儿卫生总微论方·卷十九·咽喉总论》）

治喉痹、马喉、缠喉、乳蛾、重舌、木舌，一切咽喉之疾。

螺青　盆硝　生蒲黄　生甘草(各等分)

上为细末。每服一钱,生姜自然汁调,细细含咽。若已闭塞不通者,用苇筒入药,吹入喉中。重舌木舌,生姜汁调涂患处。咽颔肿痛者,依此用之。

5. 吹喉散

1)《仁斋直指方论·卷之二十一·咽喉·附诸方》

治咽喉肿痛,急慢喉痹,悬痈乳蛾,咽物不下。

诃子(一两,醋浸一宿,去核晒干)　黄芩(酒浸一宿,晒干)　胆矾(一钱)　明矾(一钱半)　牛蒡子　甘草(生)　薄荷(各五钱)

上为末。先用好生姜擦舌上,每用药一钱,芦管吹入喉中,吐出涎痰,便用热茶吃下,再吹第二次,便用热粥,三次再吹,用热茶或热粥亦热食之,加朴硝末少许。如口舌生疮,用药吹入口中,利去痰涎为妙。一方有百药煎。

2)《滇南本草·第二卷·射干》

治乳蛾、痄腮、咽喉疼痛、喉风痰塞等症,立效。

射干(五钱)　山豆根(三钱)　硼砂(五钱)　枯白矾(二钱)　冰片(五分)　雄黄(一钱)

以上六味共为细末。吹喉,一日即消散。

3)《外科正宗·卷之二上部疽毒门·咽喉论第二十一·咽喉主治方》

治缠喉风闭塞,及乳蛾、喉痹、重舌、木舌等症效。

薄荷　姜蚕　青黛　朴硝　白矾　火硝　黄连　硼砂(各五分)

上药各为细末,腊月初一日取雄猪胆七八个,倒出胆汁,用小半和上药拌匀,复灌胆壳,以线扎头,胆外用青缸纸包裹;将地掘一孔,阔深一尺,上用竹竿悬空横吊,上用板铺用泥密盖,候至立春日取出,挂风处阴干,去胆皮、青纸,瓷罐密收。每药一两,加冰片三分同研极细,吹患上神效。

6. 罗青散(《瑞竹堂经验方·咽喉门》)

治咽喉单双乳蛾。

蒲黄(五钱)　罗青(三钱,研)　盆硝(三钱,研)　甘草(二钱,研)

上为细末。每服一钱,冷蜜水调,细细咽之,吞不下,鸡翎蘸药喉内扫之立效。

7. 粉香散(《瑞竹堂经验方·咽喉门》)

吹乳蛾即开。

白矾(三钱)　巴豆(二粒,去皮)　轻粉(少许)　麝香(少许,研)

上于铁器上飞白矾至沸,入巴豆在上,矾枯,去巴豆不用,为细末,三味和合吹喉。

8. 八味口疳方(《尤氏喉症指南·八味口疳药歌》)

此丹专治各种口疳、口碎及男妇咽喉肿痛,双单乳蛾、牙咬、攮舌、喉痈等症,立刻见效。

薄荷(二分)　儿茶(二分)　龙骨(二厘,煅)　白芷(二厘,肿用四厘)　制黄柏(一厘)　珍珠(半分)　甘草(半分)

研极细末,匀和入瓶内,临时加冰片少许。以水漱之,吹口,咽下不妨。

9. 仙方夺命丹(《奇效良方·卷之六十一·咽喉门·咽喉通治方》)

治缠喉风,木舌胀,双单乳鹅,喉闭,或误吞鸡鱼骨刺、竹木刺,一切咽喉急证。

乌贼骨(二钱半)　麝香(一字)　白茯苓　密陀僧(炒)　白僵蚕(直者)　贯众缩砂仁　紫河车　甘草节(各一两)

上为细末,研匀,用蒸饼包白面蒸熟,四两和药,汲新井华水,丸如豌豆大,蛤粉为衣,放干,十年不坏。每服一丸,以瓦器研碎,新水半盏,浸一茶时化开,用匙挑药,徐滴入喉中,勿急用,取药尽为度。

10. 破关丹(《外科理例·附方》)

治乳蛾、喉闭、缠喉风等症。

硼砂末(五钱)　霜梅肉(一两)

捣烂,为丸如芡实大,噙化咽下。

11. 金银花汤(《外科经验方·肿疡》)

治一切痈疽、发背、疔疮,及喉闭、乳蛾等证。

用金银花藤叶,捣烂取汁半钟,和热酒半钟,温服。甚者不过三五服,可保无虞。

12. 金银花酒(《古今医鉴·卷之十五·痈疽》)

治一切痈疽、发背、疔疮、乳痈、便毒,及喉痹乳鹅,不问已溃未溃者。

金银花连茎叶捣烂,取汁半钟,和热酒半钟,温服,可保无虞。如秋冬无鲜者,水煎和酒服。

13. 如圣金锭(《明医指掌·卷八·杂科·喉痹证一》)

治咽喉急闭,腮颔肿痛,双、单乳蛾,重舌、木舌。

硫黄(研,三钱)　川芎(三钱)　腊茶(三钱)　薄荷叶(三钱)　川乌(泡,三钱)　硝石(五钱)　生地黄(五钱)

末之,用生葱汁拌匀为锭如指大。每用一锭,先以凉水灌漱,次嚼薄荷叶五七片,却用药同嚼极烂,以井花水下。甚者连进三锭,并口内噙化之。

14. 通关散

1)一名**帐带散**《本草纲目·石部第十一卷·金石之五·矾石》引《济生》

治喉痈乳蛾。

用矾三钱,铁铫内熔化,入劈开巴豆三粒,煎干去豆,研矾用之,入喉立愈。甚者,以醋调灌之。

2)《急救广生集·卷二·杂症·咽喉》引《奇方类编》

治乳蛾并喉内一切热毒。

胆矾(二钱)　硼砂(一钱)

共为末,入青鱼胆内,阴干,研极细,加山豆根一钱,瓷器收贮。吹患处,流涎即愈。

15. 冰梅丸(《本草纲目·果部第二十九卷·果之一·梅》)

治喉痹、乳蛾。

青梅(二十枚,盐十二两,腌五日,取梅汁)　明矾(三两)　桔梗　白芷　防风(各二两)　猪牙皂角(三十条)

俱为细末,拌汁和梅入瓶收之。每用一枚,噙咽津液。凡中风痰厥,牙关不开,用此擦之尤佳。

16. 青龙胆

1)《养生类要·后集·秋月诸症治例》

治咽喉闭塞、肿痛,并单双乳蛾,大有神效。

用青鱼胆不拘数,以好鸭嘴胆矾逐个装满,阴干为末净,点至蛾上或吹入。

2)《万氏家抄济世良方·卷三·喉痹》

治咽喉闭塞肿痛并单双乳蛾,大有神效。

用好鸭嘴胆矾盛青鱼胆内,阴干为末,吹入喉中。加熊胆三分、牛黄三分、梅花冰片三分更妙。

17. 立马回疔夺命散(《证治准绳·疡医卷之二·疔疮·攻里》)

治疔疮及喉痹、乳鹅肿痛大效。

牡蛎　当归　牛蒡子　白僵蚕(各半两)　大黄(一两)

上㕮咀。每服半两,用青石磨刀水、酒各一盏煎,去滓,连进二服。疔疮服后出汗者生,无汗者死。

18. 飞龙夺命丹(《外科启玄·卷之十一·痈疽发背》)

专治痈疽疔毒,无名恶疮,浑身憎寒恶心,已成未成,或黑陷毒气内罨,乃穿筋透骨之剂,无经不通,故能宣泄汗吐下三法俱备,及中一切毒禽恶兽肉毒所致成疮,及脉沉紧细数,蕴毒在里,并湿毒,用之神效。及中寒中风,肚痛喉闭等症,后调引子服之神验。

朱砂(二钱)　硼砂(一钱)　黄丹(一钱)　斑蝥　蟾酥(三钱)　血竭(三钱)　乳香(三钱)　没药(三钱)　麝香(五分)　人言(一钱)　巴豆(一钱,去油)　半夏(五分)　硇砂(一钱)

共为细末,用头生小儿乳捣蜗牛肉为丸如绿豆大。每五七丸,各随症引送下,亦分上下食前后服之神效。乳蛾喉闭,用一丸噙化下。

19. 稀涎散(《济阳纲目·卷一中·中风·治卒中风口噤方》)

治中风不语,牙关紧急,单双乳蛾。

江子仁(六枚,每枚分作两半)　牙皂(三钱,切片)　明矾(一两)

上先将矾化开,入二味搅匀,待矾枯为末。每用三分,诸病皆愈。痰涎壅盛者,以五分灯心汤下,喉中之痰逆上者即吐,膈间者即下。

20. 二矾散(《济阳纲目·卷一百零六·咽喉喉痹·治喉疮乳蛾方》)

治咽喉乳蛾。

雄黄　郁金(各五钱)　白矾(生用,二钱半)　胆矾(五分)

上为细末,以竹管吹入喉中,立能言语。

21. 夺命丹(《济阳纲目·卷一百零六·咽喉喉痹·治喉痹方》)

治咽喉一切肿毒,木舌,双乳鹅,喉闭等证。

紫河车　密陀僧(各五钱)　砂仁　贯众　僵蚕(直者)　乌鱼骨　茯苓(各一钱)　麝香(少许)

上为细末,面糊丸如弹子大,阴干。用一丸无根水津一时,频饮;一丸作二服,神效。

22. 如圣胜金锭子(《济阳纲目·卷一百零六·咽喉喉痹·治喉痹方》)

治咽喉急闭，腮颔肿痛，并单乳蛾结喉，重舌木舌。

硫黄（细研，一两半） 川芎（一两） 腊茶 薄荷叶（各半两） 贯众（二两） 硝石（研，四两） 荆芥（二两）

上为末，生葱汁搅和为锭。每服先用新汲水灌漱，次嚼生薄荷五七叶，却用药一锭同嚼极烂，井水咽下，甚者连进三服，并以一锭安患处，其病随药便消。

23. 屡验方（《丹台玉案·卷之三·喉痹门·立方》）

治缠风并双乳蛾。

榆树上刺毛窝一个；剪病人指甲脚爪，如左边盛剪左边手足，右边盛剪右边手足，若双蛾左右皆剪。用食盐少许，同入锅内煅过为末。吹入患处，以手拍其后顶，如蛾在左拍左，在右拍右，双蛾两边皆拍，即时破溃，痰血立出而愈。

24. 片根散（《洞天奥旨·卷十六·奇方下》）

治喉闭乳蛾。

冰片（二分） 雄黄（一钱） 山豆根（一钱） 儿茶（一钱） 青硼（五分） 枯矾（五分）

共为细末，吹之如神。

25. 仓公壁钱散（《洞天奥旨·卷十六·奇方下》）

治喉生乳蛾。

壁钱（七个） 白矾（三分） 冰片（一分） 儿茶（三分）

各为末。包矾烧灰，为细末，竹管吹入喉，立愈。

26. 青金锭（《良朋汇集经验神方·卷之一·痰火门》）

治男妇风痰，痰厥，牙关紧闭不能开口，难以服药；并乳蛾不能言者，小儿惊风痰迷。将此药一锭取井水磨开，将药滴入鼻孔即进喉内，痰即吐出，立刻得生，效验如神。

元胡索（二钱） 青黛（六分） 牙皂（火煅，十四枚）

上为细末，入麝香一分再研，清水调成锭。每锭五分，阴干用。

27. 人马平安散（《良朋汇集经验神方·卷之三·头疼门》）

治偏正头疼，咽喉肿痛，乳蛾缠喉，喉闭，腹内寒疼，绞肠痧，干霍乱及眼目暴发，点之即愈。以上诸症用药少许，苇筒吹鼻中，男左女右。又治马骨眼、黑汗风等，吹鼻效。

川乌 草乌尖（各用七个重一钱，生用） 干姜葱子（微炒） 川芎 硼砂（各一钱） 麝香（三分） 皂角 火硝（各一钱五分） 狗头（烧黑，用灵盖） 雄黄（各一钱） 硇砂（煅存性，三分）

上共研细末，入磁罐内听用；或用稀糊为丸，黄豆大，棉裹塞鼻中。

28. 赤玉散（《奇方类编·卷上·咽喉门》）

治咽喉肿痛，单双乳蛾。

冰片（二分） 硼砂（五分） 朱砂（三分） 儿茶（一钱） 赤石脂（七分） 寒水石（二钱） 珍珠（三分） 煅龙骨（一钱） 枯矾（三分）

共为末。入瓷器收贮，将竹管吹少许于痛处，一日二次即愈。

29. 紫金丹（《医学心悟·卷四·咽喉》）

解诸毒，疗疮肿，主用极弘，立见奇效，凡居家出入，远游仕宦者，不可缺此。并治喉痹、喉风、喉疔、乳蛾等症。

山茨菇（洗净，二两） 五倍子（捶破洗净，二两） 千金子（去壳，去油净，一两） 红芽大戟（去芦根，洗净，焙干为末，一两五钱） 明雄黄（三钱） 朱砂（水飞，三钱） 麝香（当门子，三钱）

并用薄荷煎汤磨服一锭，即见消散。

30. 白金丸（《外科全生集·卷四·附新增马氏试验秘方》）

治喉风乳蛾。

白矾（研细） 川郁金（研细）

上等分，共和匀，皂角汁为丸。

31. 万金散（《绛囊撮要·内科·万金散》）

治乳蛾喉闭神效，真万金不传之秘方。

猪胆（五六个） 黄连 青黛 薄荷 僵蚕 白矾 朴硝（各五钱）

腊月初一日，取胆将药装入胆内，青纸包固，挖地方深各一尺，以竹棒横悬此胆在内。盖好候至立春日，取出待风吹干，去胆皮、青纸，研末密收。每吹少许神效。

32. 喉蛾散（《绛囊撮要·内科》）

不论双单蛾最效。

墙上喜蛛窠，以箸夹住烧灰存性，为末，加冰片少许，吹入喉即愈。

33. 沆瀣丹(《幼幼集成·卷二·胎病论·入方》)

治小儿一切胎毒,胎热胎黄,面赤目闭,鹅口口疮,重舌木舌,喉闭乳蛾,浑身壮热,小便黄赤,大便闭结,麻疹斑瘰,游风疥癣,流丹瘾疹,痰食风热,痄腮面肿,十种火丹,诸般风搐,并皆神效。

杭川芎(九钱,酒洗) 锦庄黄(九钱,酒蒸) 实黄芩(九钱,酒炒) 厚川柏(九钱,酒炒) 黑牵牛(炒,取头末,六钱) 薄荷叶(四钱五分) 粉滑石(水飞,六钱) 尖槟榔(七钱五分,童便洗,晒) 陈枳壳(四钱五分,麸炒) 净连翘(除去心隔,取净,六钱) 京赤芍(炒,六钱)

上十味,依方炮制,和匀焙燥,研极细末,炼蜜为丸如芡实大。月内之儿每服一丸,稍大者二丸,俱用茶汤化服,乳母切忌油腻。但觉微有泄泻,则药力行,病即减矣。如不泄,再服之。重病每日三服,以愈为度。此方断不峻厉,幸毋疑畏,惟胎寒胎怯,面青白者忌之。

34. 猪胆矾(《疡医大全·卷十七·咽喉部·单双蛾门主方》)

乳蛾急证也,此方甚效,有力者宜预制以救人。

腊月八日雄猪胆一个,装入白矾末,阴干之后研末,再入腊八日猪胆内,如此三四次。如遇患者用一二分吹之,神验。

35. 碧云散(《金匮翼·卷五·咽喉·喉痹诸法》)

喉痹吹药。

白矾末一钱,同巴豆一粒同炒,去巴豆,取矾研细末。吹之,即吐浊痰。

36. 锡类散

1)《金匮翼·卷五·咽喉·喉痹诸法》

烂喉痧方。

西牛黄(五厘) 冰片(三厘) 真珠(三分) 人指甲(五厘,男病用女,女病用男) 象牙屑(三分,焙) 壁钱(二十个,焙,土壁砖上者可用,木板上者不可用) 青黛(六分,去灰脚净)

共为极细末,吹患处效。

2)《温热经纬·卷五·方论》

专治烂喉时证,及乳蛾、牙疳、口舌腐烂。凡属外淫为患,诸药不效者,吹入患处濒死可活。

象牙屑(焙) 珍珠(各三分) 飞青黛(六分) 梅花冰片(三厘) 壁钱(俗名喜儿窠,二十个,用泥壁上者,木板上者勿用) 西牛黄 人指甲(男病用女,女病用男,分别合配,各五厘)

研极细粉,密装瓷瓶内,勿使泄气。

37. 碧雪(《婴儿论·辨初生脉证并治第一》)

治乳蛾咽肿热痛,啼声不出,乳饵不能者。

芒硝(六两) 寒水石(一两) 青果(十个,去核) 甘草(半两,研)

上四味,以水一斗煮至半斗,内蓝板,以色碧为度,不住手搅和匀,倾盆内经宿,凝成雪研末。每含咽三分,或以水服一钱七。

38. 来泉散(《回生集·卷上·内症门》)

治乳蛾良方。

雄黄(一钱) 鸡内金(三个,焙脆存性) 生白矾(一钱)

共研细末,入瓶收贮听用。令患者,先用凉水漱口,将药用竹管吹至喉中,即吐涎水碗许,其痛立止。

39. 消蛾方(《大方脉·伤寒杂病医方卷五·医方涌吐门》)

治乳蛾初起。

胆矾 枯矾 硼砂(各钱半) 焙灼鸡内金 百草霜(各二钱)

研细,醋调成糊。鹅翎蘸扫患处,满吐恶涎,后用薄荷汤漱口。

40. 七宝散(《彤园医书(外科)·卷之六肿疡·肿疡溃疡敷贴汇方》)

治喉痹、乳蛾、缠喉初起,肿痛闭塞。

牙硝 皂角 雄黄 硼砂 白矾 胆矾 焙干全蝎(等分)

研末,频频吹入。

41. 消瘤散(《彤园医书(外科)·卷之六肿疡·肿疡溃疡敷贴汇方》)

治喉瘤乳蛾。

硼砂(三钱) 冰片(二分) 胆矾(三分)

共研极细,用筷蘸点,或竹管吹入。

42. 胆贝散(《古方汇精·卷二·喉口类》)

治咽喉乳蛾,一切喉症,吹之立效。

川贝母 生石膏(各三钱) 花粉(七分) 芒硝(八分)

上药各为细末,用雄猪胆一枚调匀,风干,研细末。

43. 七宝丹（《救生集·卷二·咽喉门》）

治双单乳鹅及喉风肿胀。

僵蚕（炒） 全蝎（去头尾，十个） 牙皂（去子弦） 硼砂（各一钱） 雄黄（一钱） 白矾（一钱） 胆矾（五分）

为末。吹喉多次即愈。

44. 捷妙丹（《重楼玉钥·卷上·喉风诸方》）

治双单蛾风神方。

牙皂角（一两，切碎） 丝瓜子（一两二钱）

二味用新瓦文火炙干，为细末，加冰片少许，收固。每吹入鼻中，打喷一二次即消，在左吹右，在右吹左，双蛾者左右并吹。

45. 锁匙散（《验方新编·咽喉秘集上·吴氏丹药列方》）

专治双乳蛾，及其神效。

梅花冰片（二分半） 焰硝（一两五钱，要枪硝，煅乃佳）

46. 柳华散（《经验良方全集·卷三·痈疽》）

治喉疮并口舌生疮，走马牙疳，咽喉肿痛诸症，并治乳蛾。

青黛 蒲黄（炒） 黄柏（炒） 人中白（各一两） 冰片（五分） 月石（一钱）

共为细末，吹喉极效。

47. 吹喉回生丹（《焦氏喉科枕秘·卷二·附方》）

治喉垂危急症，不拘双单蛾，真能回生，仙家秘授之法不可轻视，慎之慎之！

硼砂（一两） 牙硝（三钱） 冰片（六分） 麝香（四分）

共为细末，瓷瓶收贮，不泄气。临用时，少许吹患处。

48. 紫砂散（《白喉全生集·附治单双乳蛾神效吹药方》）

明月石（即硼砂，一两） 净牙硝（五分） 当门子（一分） 紫荆皮（五分） 大梅片（五分） 飞朱砂（五分）

共研细末，瓷瓶封固。遇症吹之。孕妇忌用。

49. 通关神应散（《集喉症诸方·诸方药性辨》）

治一切咽喉肿痛，双单乳蛾，喉痹，缠喉等症。

冰片 红铁皮（煅，即铁上赤衣真铁锈也，刮下听用） 珍珠（煅） 黄连（煨） 硼砂 海巴（煅） 明矾（煅） 地胆（晒干生用，一名山慈菇） 辰砂（各三分）

红铁皮性沉重，平肝坠热开结如神，用锈铁火煅醋淬刮下，共研细末，瓷瓶收贮。临用管吹三五厘于喉风痛处，立愈，重者三五次取效。

50. 塞鼻方（《喉科集腋·卷上·喉痹·喉痹门》）

治喉痹、乳蛾，咽喉肿痛汤水不入，命在须臾，即用此法治之可以得生。

巴豆肉（二粒） 细辛（五厘）

捣和，卷在纸中间成条，剪断。如患在左即塞右鼻，如患在右即塞左鼻，右左均患两鼻皆塞，咽喉立通。

51. 冰硼散

1）《外科方外奇方·卷三·喉症部》

治咽喉诸症，双单乳蛾。

火硝（一钱五分） 白月石（五分） 冰片（三厘）

研细，吹之。

2）《重订囊秘喉书·卷下·医方论上》

治一切急喉风，双单乳蛾，喉痈，牙关紧闭等症，吹之愈。

冰片（一分五厘） 硼砂（三钱五分） 制僵蚕（三分） 牙硝（二钱五分） 蒲黄（七分） 制胆矾（五分）

52. 北京盐水锭（《外科方外奇方·卷一·围药部》）

口舌生疮，乳蛾喉风咽痛，用一粒，口内噙化。

马牙硝（一斤，入铁锅内烈火烧成水） 次下皂矾末（一两） 次下黄丹（一两） 朱砂（七钱） 雄黄（一钱）

共搅极匀，倾光平石上凝硬收用。

53. 甘遂散（《重订囊秘喉书·卷下·医方论上》）

此咽喉急症之神剂，斩关擒王之大将也。专治九种喉痹，一切喉症，无一不效。

甘遂（六分，面裹煨黑，存性研末，提净） 牙硝（一钱） 食盐（炒二钱） 薄荷（二钱） 蒲黄（一钱） 硼砂（八分） 冰片（三分）

上七味研末，吹喉中。如喉痈双连乳蛾，本方加制巴豆十分之三。如单蛾，只用连砂散加制巴豆，有脓则出，无脓则散。

54. 代针散（《重订囊秘喉书·卷下·医方

论上》）

此治乳蛾成脓不穿。

胆星（三分） 人指甲（二三寸） 冰片（五厘） 朱砂（少许）

将指甲用双红纸卷好，灯上烧炭，存性为末，入辰砂、冰片、胆星，研和。吹入喉中，少顷，即出脓血自愈。

55. 代喉针（《太医院秘藏膏丹丸散方剂·卷二·代喉针》）

此药专吹单双乳蛾，红肿不破，命在几希，用此药二三厘吹之可活。

藜芦（一钱，炙） 苦参（五分） 细辛（五分） 青黛（八分） 月石（一钱） 胆矾（六分） 雄黄（八分） 冰片（五厘）

共为细末。

56. 夺命红枣丹（《喉科家训·重订喉科家训卷一·医士临症备急衙生药库》）

治喉风痹、双军乳蛾等症极念神效。

原寸香（一钱） 二梅片（一钱） 杜蟾酥（一钱） 巴豆霜（一钱） 西月石（二分） 山豆根（五分） 老姜粉（三分）

上药照方拣选研细，称准收藏贮瓶。临用时以红枣一枚，切蒂去核外皮，幸勿损伤，入药黄豆许大，将枣蒂一头塞入鼻孔，即闭日目避风少顷，得嚏喉渐通快。凡左蛾塞左，右蛾塞右，双蛾更换之，必得一过时方效。

57. 赛珍丹（《喉科家训·重订喉科家训卷一·医士临症备急衙生药库》）

治喉痹、缠风、双单乳蛾、喉痈、喉疮、阴虚咽痛，吹之效如仙丹，故名赛珍也。

上犀黄（一钱） 真珍珠（一钱） 滴乳石（五钱） 劈辰砂（一钱） 灯草灰（三钱） 大梅片（一钱） 孩儿茶（五钱） 香白芷（二钱） 片黄柏（三钱） 苏薄荷（七钱） 净青黛（三钱） 上血竭（三钱） 生甘草（三钱）

各研细末，照药秤准分量，和匀再研极绷无声，磁瓶收藏，勿令泄气。

二、治风热乳蛾方

1. 一捻金散（《瑞竹堂经验方·咽喉门》）

治乳蛾及风热上攻，咽喉肿痛。

真僵蚕（去丝嘴，三条，姜汁浸湿炙黄色） 防风（鼠尾者，去叉，二钱） 明矾（三钱，研）

上为极细末，用竹筒吹于喉内立愈。

2. 牛蒡子汤（一名**牛蒡子散**）（《玉机微义·卷二十七·喉痹治法·治热之剂》引《澹寮》）

治风热上壅，咽喉肿痛或生乳蛾。

牛蒡子（研） 玄参 升麻 桔梗 犀角 黄芩 木通 甘草（各等分）

上㕮咀。每半两，水煎，入生姜二片。

3. 荆芥汤（《滇南本草·第二卷·荆芥穗》）

治咽喉红肿，乳蛾疼痛，饮食不下，发热，口吐痰涎，头痛。

荆芥穗（五钱） 生甘草（二钱） 赤木通（二钱） 引用黑豆（十五粒）

水煎服。一服，喉疼止一半；二服，去黑豆加牛蒡子、连翘；三服痊愈。

4. 苏厄汤（《寿世保元·卷八·初生杂症论》）

治喉痹、乳蛾。

桔梗（二钱） 山豆根（一钱） 牛蒡子（一钱） 荆芥穗（八分） 玄参（八分） 升麻（三分） 防风（八分） 生甘草（一钱） 竹叶（五片）

水煎频服。外用硼砂一味，噙化咽下，降痰消肿。

5. 牛蒡解毒汤（《彤园医书（小儿科）·卷之一·初生门·喉风蛾痹》）

治蛾风喉痹。

炒研牛子 炒青皮 升麻 桔梗 条芩 花粉 甘草 玄参 栀子 川连 连翘 生地 防风 葛根 白芷 赤芍

外吹川消散。

6. 苏子利喉汤（一名**苏子汤**）（《外科证治全书·卷二喉部证治·辨证大略》）

乳蛾，其形圆如箸头，白色，生于咽喉关上者轻，生于关下者重。或左有右无，或右有左无曰单，左右皆有曰双，双者轻，单者重，用苏子利喉汤数剂即愈，外吹珍珠散。

苏子 前胡 赤芍（各二钱） 甘草 桔梗（各一钱） 元参 连翘 浙贝（各一钱五分）

上水煎，温服。此方可加薄荷二钱或一钱。

三、治风寒乳蛾方

六味汤（《喉科指掌·卷之一·咽喉大

纲论》）

治一切咽喉不论红白，初起之时，漱一服可愈。

荆芥穗（三钱） 薄荷（三钱，要二刀香者妙） 炒僵蚕（二钱） 桔梗（二钱） 生粉草（二钱） 防风（二钱）

上药俱为末，煎数滚去渣，温好，连连漱下，不可大口一气吃完。如煎不得法，服不得法，则难见效。须依如此为度。倘要紧之时，煎及白滚水，泡之亦可。

四、治寒毒乳蛾方

坎宫回生丹（《白喉全生集·白喉寒证吹药》）

治喉证白喉及乳蛾喉风等证。

真血竭（一钱） 细辛（一分） 真雄精（二钱） 牙皂（二分） 大梅片（四分） 硼砂（一钱） 真麝香（六分） 郁金（一钱） 生附片（一钱，密炙极焦枯）

除片麝外，共研极细末，过绢筛，合片麝再乳精细，瓷瓶收贮，腊封固瓶口，勿使泄气。临时计每次以三厘对参艮宫除害丹一厘，用铜风鼓吹入白处，含噙片时，使毒气随风涎吐出，便立刻回生。

五、治热毒乳蛾方

1. 清上丸（《古今医鉴·卷之九·咽喉》）

治喉中热毒肿痛，喉闭、乳蛾等证。

熊胆（一钱） 雄黄（五分） 硼砂（一钱） 薄荷叶（五钱） 青盐（五分） 胆矾（少许）

上为细末，炼化白砂糖为丸如鸡头子大。卧时舌压一丸，自化入喉，神效。

2. 神仙通隘散（《寿世保元·卷六·喉痹·补遗》）

治喉中热毒肿痛，喉闭、乳蛾等症。

白硼砂（二钱） 孩儿茶（一钱） 蒲黄（六分） 青黛（一钱） 牙硝（六分） 枯矾（六分） 白滑石（一钱） 片脑（二分） 黄连末（五分） 黄柏末（五分）

上为细末，吹喉中。立效。

3. 清咽利膈汤（《外科正宗·卷之二·上部疽毒门·咽喉论第二十一》）

治积热咽喉肿痛，痰涎壅盛及乳蛾、喉痹、喉痈、重舌、木舌，或胸膈不利，烦躁饮冷，大便秘结等症。

连翘 黄芩 甘草 桔梗 荆芥 防风 山栀 薄荷 金银花 黄连 牛蒡子 玄参（各一钱） 大黄 朴硝（各二钱）

水二钟，煎八分，食远服。

4. 火炭母汤（《婴儿论·辨初生脉证并治第一》）

治儿鹅口者，即白雪疮也；若喉内肿者，名乳蛾，有双单，俱胎毒热灼所致。

火炭母（一钱） 大黄 芒硝（各三分） 桔梗（五分） 甘草（二分）

上五味，以水一升，煮四味，取七合，去滓内芒硝，搅调分温服。

5. 离宫回生丹（《白喉全生集·白喉热证吹药》）

治热证白喉及乳蛾、喉风等证。

熊胆（二钱，如湿润于银窝子内微火焙干） 西洋参（二钱） 黄连（六分） 山慈菇（一钱） 硼砂（二钱） 人中黄（一钱） 儿茶（五分） 真麝香（三分） 青黛（五分） 大梅片（一钱） 薄荷（七分） 真牛黄（一钱）

除熊胆、牛黄、片、麝外，共研极细末，过绢筛，合熊胆、牛黄、片、麝再乳精细，瓷瓶收贮，腊封固瓶口，勿使泄气。临时计每次以三厘，对参艮宫除害丹三厘，用铜风鼓吹入白处。含噙片时，使毒气随风涎吐出，便立刻回生。

6. 除瘟化毒散（《喉科集腋·卷上·白喉风》）

白喉症初起及单双蛾、风火喉症。

葛根（二钱） 浙贝（三钱） 僵蚕（二钱） 生地（三钱） 蝉衣（一钱） 山豆根（一钱） 生栀仁（二钱） 木通（二钱） 黄芩（二钱）

本方有甘草。

7. 清胃搽牙散（《太医院秘藏膏丹丸散方剂·卷二》）

此散治咽喉口舌诸症，单双乳蛾红肿疼痛，满口糜烂，汤水不下，口舌生疮，瘟毒发颐，牙痈牙宣等症，敷之立见奇效。

石膏（一两，生用） 白芷（三钱） 青盐（三钱） 熊胆（五分） 青黛（一钱）

上为极细末。每日早晚搽牙漱口。忌羊肉、

甜物。

8. 万应锭(《太医院秘藏膏丹丸散方剂·卷三》)

治中风痰火,半身不遂,喉闭乳蛾,牙疳瘟疹,伤寒中暑,痢疾霍乱,血热便血,瘟毒发黄,小儿痘疹惊风,妇女经期不调等症。

胡黄连(一斤半) 黄连(一斤半) 牛黄(五钱) 儿茶(一斤半) 熊胆(一两) 冰片(五钱) 麝香(五钱) 徽墨(一斤) 牛乳(八两)

大人每服四五钱,小儿每服二三分,俱用凉水送。

9. 清胃散(《太医院秘藏膏丹丸散方剂·卷四》)

此药专治咽喉、口舌诸症,单双乳蛾,红肿疼痛,满口糜烂,汤水不下,口舌生疮,瘟毒发颐,牙痈牙宣等症。

冰片(二钱) 硼砂(五钱) 石膏(五钱,生)

上为细末,敷之立见奇效。

10. 加味八宝清胃散(《太医院秘藏膏丹丸散方剂·卷四》)

此药专治咽喉诸症,单双乳蛾,红肿疼痛,满口糜烂,汤水不下,口舌生疮,瘟发颐,牙痈牙宣等症,敷之立见功效。

珍珠(二钱,豆腐煮) 琥珀(一钱五分) 牛黄(五分) 冰片(四钱) 儿茶(二钱) 乳香(五分) 没药(五分) 胡黄连(一钱)

上为细末,搽涂患处。

11. 重定儿科万应锭(《疡科纲要·卷下·膏丹丸散各方·退毒丸药方》)

治小儿停痰积热,发热不退,大便不爽。亦治温热病胃肠实热、斑疹丹痧,及暑湿痰热、赤白滞下、实热便闭,妇女血热瘀垢、月事不调,疡科瘰疬痰核、时毒发颐、痄腮温毒,实热咽喉肿烂、乳蛾喉痈、喉痹喉癣、牙疳、舌疳、口糜、重舌、暑天热疖诸证。

真陈上好胆南星 生锦纹 老色天竺黄 红芽大戟 千金子霜(去净油) 生玄胡索 象贝母 川古勇黄连 仙露半夏 明天麻 建神曲(各三两) 毛慈菇 陈京墨(各四两) 胡黄连(二两) 麒麟竭 明净腰黄 真熊胆(各一两五钱) 当门麝香 大梅片(各三钱)

以上各为极细末,糯米饮杵为锭。不拘大小,临用磨服。大人四五分至一钱,小儿减之,随证酌量。妊身弗服。肿疡亦可磨敷。

六、治乳蛾验方

1)《小儿卫生总微论方·卷十九·咽喉总论》

治缠喉、乳蛾、喉痹,咽喉颔项肿闷闭塞,气不得通。

令患人先呷好麻油少许,后以蘘叶烧灰研细末,水调下半钱,立效。大者增之。

2)《瑞竹堂经验方·咽喉门·哑瘴咽喉乳蛾方》

雄黄(五钱,研) 郁金(五钱) 白矾(二钱半,生用,研) 胆矾(半钱,研)

上为极细末,以竹筒吹入喉中,立能言语。

3)《普济方·卷六十·咽喉门·喉痹》

治咽喉乳蛾白色者:用白矾一斤,用铜器熬数沸,随下江子肉二十四个,再熬江子,以纸碾江子碎为度,出江子,将白矾出火毒,取矾黄色者。捣为末。

4)《普济方·卷六十二·咽喉门·咽喉生疮》

治咽喉疮肿,双乳蛾喉痈热毒方。

大黄(锉,炒) 黄连(去须) 白僵蚕(直者炒) 甘草(生,各半两) 腻粉(三钱匕) 五倍子(一分)

上为细散。每用一字,大人以竹筒子吸之,小儿以竹筒吹之。如余毒攻心肺,咽有疮,用孩儿奶汁调药一字,以鸡翎探之,呕者生,不呕者死。

5)《普济方·卷六十三·咽喉门·咽喉肿痛》

治咽喉肿痛,急慢喉痹,悬痈乳蛾,咽物不下。

牛黄(一两,细研) 龙脑(一分,细研) 真珠末(三分) 金箔(五十片) 犀角末(三分) 铅霜(一分) 太阴玄精(三两,炒熟)

上都研令细。每服以新汲水半盏,调下一钱,日五七服。若干,含半钱咽津亦得。

6)《卫生易简方·卷之六·咽喉》

治咽喉单双乳蛾。

蒲黄(五钱) 罗青 盆硝(各三钱) 甘草(二钱)

为末。每服一钱,冷蜜水调,细细咽之。吞不下，鸡翎蘸药，喉内扫之立效。

7)《滇南本草·第一卷·小一支箭》

治小儿肺胃火热、乳蛾、痄腮红肿疼痛，发热头痛。

小一支箭（二钱）　连翘（二钱）　赤芍（一钱）

引点水酒服。

8)《滇南本草·第二卷·土牛膝》

治乳蛾、痄腮，牙根，咽喉肿痛，汤水难下，以及喉闭、喉风等症。

红牛膝（三钱）　苦马菜根（二钱）　白头翁（二钱）　射干（一钱）　赤芍（五分）　甘草（五分）

水煎服。

9)《滇南本草·第二卷·丝瓜丝瓜花》

治小儿痘压后，余毒未尽，发出痘毒，硬节红肿，或乳蛾、痄腮，或痧疹毒热，痰喘咳嗽，吃之，有脓出头，无脓消散。

干丝瓜种，九月间经霜露阴干者，为末，每服三钱，水煎，点水酒服。

10)《扶寿精方·口门》

治喉痹双乳蛾：壁上蛛白窝取下，患者脑后发拔一根缠定蛛窝，灯上以银簪挑而烧之，存性为末，吹入患处即消。

11)《古今医统大全·卷之九十三·经验秘方》

治急喉风乳蛾闭塞：用新鲜牛膝根一撮，艾叶七片，捣碎，入乳和，再捣取汁。令病人仰卧，将汁灌入鼻内，须臾，痰涎即从口鼻出而愈。

12)《古今医统大全·卷之六十五·咽喉门·易简诸方》

治喉中乳蛾：用大鲜鱼胆汁，搜和官粉藏之。每用少许，箸头点喉中，蛾即退。

13)《种杏仙方·卷二·咽喉》

治喉痹乳蛾，肿痛生疮，溃烂，水浆不入，死在须臾。

巴豆肉　辽细辛（等分）

研末。用纸卷药在中，两头捻紧，从中剪断，塞入两鼻中，一时头项冰凉，咽喉即开。

14)《万氏家抄济世良方·卷三·喉痹》

治双蛾。

黑牛胆（一个）　胆矾（三钱）　硼砂（二钱）　山豆根（一钱）

上为末，同入胆内，用绵挂阴干。点至咽中，吹亦好。

15)《外科启玄·卷之十二·疠风部》

治喉闭乳蛾方。

冰片（一分）　雄黄（一钱）　山豆根（一钱）　儿茶（一钱）　青硼（五分）　枯矾（五分）

共为细末，吹之如神。

16)《先醒斋医学广笔记·卷之三·肿毒·秘传治痈疽诀》

治乳蛾。

芒硝（研细，一钱五分）　胆矾（八分）　雄黄（八分）　明矾（八分）

俱研细，和匀，吹入喉中。

17)《寿世保元·卷八·初生杂症论·喉痹乳蛾》

治喉痹乳蛾风，口舌生疮：黑牛胆一个，生白矾末二两、银朱五钱，入胆内阴干。取出研末，每少许吹入喉内，神效。

18)《医学研悦·治杂症验方研阅卷之七·唇齿》

治缠喉，又名乳蛾。汤水不下，惟水梅极效，须预制备用。

大梅一百，青黄各半，炒盐二十两，腌五七日；加桔梗二两、枯矾六两、防风二两、半夏二两、硼砂、白芷二两、羌活二两、朴硝二两，同枯矾研；猪牙皂角三十条，虫蛀者不用，每条切三四段；将煎药入梅卤中，同浸五七日，漉去诸药，滤过，以梅卤干为度。俟结成霜粉，同皂角收入磁罐内。每用一枚，噙化。有稠痰吐去，噙久嚼破，其核中酸水咽下。病之大者，不过一二枚愈。足下敷吴茱萸末，以拔火下。

19)《济阳纲目·卷一百零六·咽喉喉痹·治喉疮乳蛾方》

治乳蛾喉痹。

蚕蛾末（三钱）　孩儿茶　辰砂（各一钱）　生白矾（三分）

上为细末，吹入喉中，即效。

20)《医方集解·救急良方第二十二·乳蛾喉痹》

凡乳蛾水浆不入者，先用皂角末点破，再取杜牛膝汁，和醋含咽。

一法：艾叶捣汁，口含良久，肿自消；冬月无叶，掘根用之。

21）《良朋汇集经验神方·卷之三·咽喉门》

治咽喉肿痛、喉闭、乳蛾缠喉等症：马兰花连根叶采来，水洗净捣汁。凡遇此症，男左女右用汁灌鼻孔内，或破或消一时见功。

治蛾子，一名飞剑斩黄龙：人指甲，瓦上焙焦黄色，研细末，用竹管吹入喉内即破。

22）《良朋汇集经验神方·卷之五·急救门》

专治乳蛾不消方：用木耳烧成灰，吹入喉中即消。不急时白矾末吹入亦可。

23）《奇方类编·卷上·咽喉门》

治双单乳蛾仙方：用黄瓜一根，去一头并去瓤，用火硝一两、生白矾一两，为末，装入瓜内，悬风檐下，待干出白霜，刮下收入瓷瓶，吹之。

24）《医学心悟·卷四·咽喉》

双单乳蛾：宜用萹菜汁调元明粉，灌去痰涎，吹以冰片散。随服甘桔汤，自应消散。

25）《疡医大全·卷十七·咽喉部·单双蛾门主方》

治乳蛾喉痹。

蟾酥　草乌尖　猪牙皂（各等分）

共研细，水丸豆大。每研一丸点患上。

26）《杂病源流犀烛·卷二十四·咽喉音声病源流》

不论单双蛾，用牡蛎粉四匙、陈醋一盏，砂锅煎数沸，待冷，不时噙漱，止痛平肿甚效。

27）《寿世编·上卷·咽喉门》

治喉痹乳蛾，数日不能饮食验方。

用新鲜牛膝根一握，艾叶七片，人乳数匙，合捣取汁，灌入鼻内，须臾痰涎从口鼻流出即愈。无艾亦可。

28）《回生集·卷上·内症门·治乳蛾神效方》

乳蛾，急症也。此方甚效，有力者，宜预制以救人。

腊月八日，雄猪胆一个，装入白矾末，阴干之后，研末再入腊八日猪胆内。如此三四次，倘遇患者，用一二分吹之即愈，神验。

29）《外科证治全书·卷二·喉部证治·乳蛾》

乳蛾破烂神效方附验。

人中白（三分，煅）　冰片（二分）

上共研细末，吹之。

30）《验方新编·卷十七·咽喉》

锁喉风、乳蛾喉闭急救方：用猪牙皂角和醋捣烂取汁，滴入喉内四五匙，痰涎大吐后，以便将元珠丹吹入；再将所余之醋捣牙皂，涂敷痛处颈上外面，干即易之，其乳蛾即破，喉闭即开而愈，极效。

31）《焦氏喉科枕秘·卷二·附方》

治口疮喉闭，乳蛾之症。

胆矾（一钱）　熊胆（一钱）　广木香（三分）

共为细末。以木鳖子一个，去壳，磨井水以鹅翎蘸药敷之，一二次即愈。

【论用药】

1. 土蜂窠

《瑞竹堂经验方·咽喉门·治喉风单双乳蛾》："墙上土蜂窠一个，碾极细。上先用楮叶，将病人舌用叶擦破，微令血出，将蜂窠土用醋调，用鹅毛蘸药，于喉中捻之，令痰涎出为效。后用扁竹根擂碎，调冷水与病者，只服三口，利三行即愈，就用冷水漱口，立愈。"

《本草纲目·纲目第七卷（下）·土之一·土蜂窠》："治疔肿乳蛾，妇人难产。（时珍）"

2. 土黄连

《滇南本草·第一卷·土黄连》："利小便，止热淋痛、牙根肿痛、咽喉疼痛，小儿乳蛾、痄腮。"

3. 土连翘

《滇南本草·第一卷·金丝桃》："苦连翘，味苦，性寒。除六经实热，泻火，发散诸风热，咽喉疼痛，内、外乳蛾肿红，小儿痄腮，风火虫牙肿痛，清热明目。"

4. 大黄

《本草汇言·卷之五·草部·大黄》："方龙潭先生曰……又有阳明胃火，痰涎壅盛，喉闭乳蛾，腮颊肿痛，及连口齿，用清痰降火之剂，必加姜制大黄。"

5. 小一支箭

《滇南本草·第一卷·小一支箭》："散瘰疬结核，利小便，止尿血，止大、小肠下血，利热毒，止膀胱偏坠气痛，疗乳蛾、痄腮红肿。"

6. 天名精

1）全草

《本经逢原·卷二·隰草部·天名精》："凡乳

蛾喉咙肿痛，及小儿急慢惊风，牙关紧急，不省人事者，捣绞和酒灌之。"

《本草从新·卷四 草部·天名精》："治乳蛾喉痹，砂淋血淋。(《苏沈良方》云：浓煎加乳麝少许，神效)"

《友渔斋医话·第六种·药笼小品一卷》："(天名精，一名地松)辛甘，寒，能破血，吐痰涎，解毒杀虫，治乳蛾喉痹。"

2）根

《医学纲目·卷之十五肝胆部·咽喉·乳蛾》："乳蛾：用杜牛膝根红者研调，男用女乳汁，女用男乳汁，纳鼻吸之。"

《古今医统大全·卷之九十八·通用诸方·药品类第一》："牛膝……治喉痹、乳蛾，用鲜汁，入明矾末少许，漱喉吐痰而愈。"

《本草纲目·草部第十五卷·草之四·天名精》："[按]孙天仁《集效方》云：凡男、妇乳蛾，喉咙肿痛，及小儿急慢惊风，牙关紧急，不省人事者。以鹤虱草(一名皱面草，一名母猪芥，一名杜牛膝)，取根洗净捣烂，入好酒绞汁灌之，良久即苏。仍以渣敷项下，或醋调，搽亦妙。"

《重订囊秘喉书·卷下·医方论上·喉风急救神方》："土牛膝根(俗名臭花娘根)，洗净捣汁，灌入口中，如不能咽，即令其人仰，以汁滴入鼻中，流至咽喉下，亦可望开。专治一切喉风乳蛾等症。草虽轻浅，其功甚大，不可忽视，或秋月采根，阴干研粉，再用鲜根打汁拌干，以备急用。"

7. 天浆子

《本草纲目·虫部第三十九卷·虫之一·雀瓮》："乳蛾喉痹：用天浆子(即红姑娘)，徐徐嚼咽。"

8. 车前叶

《本草纲目·草部第十六卷·草之五·车前》："喉痹乳蛾：蛤蟆衣、凤尾草擂烂，入霜梅肉、煮酒各少许，再研绞汁，以鹅翎刷患处，随手吐痰，即消也。(赵溍《养疴漫笔》)"

《本草汇言·卷之四·草部·车前叶》："主金疮，出血不止(《楼渠泉集》)，小便不通，尿血血淋，热痢脓血，乳蛾喉闭等证。甘寒，能散、能利、能清之药也。"

9. 瓦松

《滇南本草·第一卷·瓦松》："治咽喉肿、乳蛾疼痛：新鲜瓦松，不拘多少，捣烂，加清水搅浊后，澄清，去渣不用。能用酒者，点酒服；不饮酒者，点醋服。"

10. 升麻

《滇南本草·第二卷·升麻》："升麻汤，治小儿痘、痧疹不明，发热头痛，伤风咳嗽，乳蛾痄腮。"

《本草汇言·卷之一·草部·升麻》："但味苦寒平，禀天地极清之体，故能效升散之用，所以风寒之邪，发热无汗，风热之邪，头风攻痛，并目疾肿赤，乳蛾喉胀，升麻并皆治之。"

11. 乌梅

《寿世保元·卷六·喉痹·补遗》："一治喉风咽痛、双单乳蛾(姜师周传)：乌梅去核，竹签插在蜒蝣身上，阴干，取烧灰存性为末。点患处立愈。"

《本草正·果部·乌梅》："味酸、涩，性温、平。下气，除烦热，止消渴、吐逆反胃、霍乱，治虚劳骨蒸，解酒毒，敛肺痈、肺痿、咳嗽喘急，消痈疽疮毒、喉痹、乳蛾，涩肠，止冷热泻痢、便血、尿血、崩淋、带浊、遗精、梦泄，杀虫伏蛔，解虫、鱼、马汗、硫磺毒。"

《得配本草·卷六·果部·梅》："配生矾末，为丸含咽，治喉痹乳蛾。"

12. 勾金皮

《本草纲目拾遗·卷四·草部中·勾金皮》："治无名肿毒恶毒，醋磨涂上即消，牙疼，以皮塞牙缝中，即定。咽喉乳蛾，每用三五厘，细嚼咽下。"

13. 巴豆

《寿世保元·卷八·初生杂症论·喉痹乳蛾》："治喉痹乳蛾气绝者，即时返活。单乳蛾：用巴豆一粒，去壳打碎，入绵絮团内塞鼻，在左塞左，在右塞右。若双蛾用两粒塞两鼻。"

14. 玉簪花根

《疡医大全·卷十七·咽喉部·单双蛾门主方》："乳蛾至危者：玉簪花根洗净，泯须捣化，加白蜜少许和匀，取汁，挑三茶匙灌下。忌见铁器。"

15. 石菖蒲

《本草汇言·卷之七·草部·石菖蒲》："一切气闭，如音声不清，耳窍不利(《本经》)，并喉胀乳蛾(时珍)，服之即通。"

16. 龙脑香

《得配本草·卷七·木部·龙脑香》："开气闭，使风邪内散；通关格，引热气外宣。杀诸虫，疗惊痫，退乳蛾，治舌肿，皆其辛散之力。"

17. 白丁香

《本草纲目·禽部第四十八卷·禽之二·雀》："喉痹乳蛾：白丁香二十个，以沙糖和作三丸。每以一丸绵裹含咽，即时遂愈。甚者不过两丸，极有奇效。(《普济方》)"

18. 白牛膝

《滇南本草·第二卷·白牛膝》："酸，性温。补肝，行血，破瘀块，凉血热。治月经闭涩，腹痛，产后发热，虚烧蓐劳，室女逆经，衄呕吐血，红崩白带，尿急淋沥，寒湿气盛，筋骨疼痛，强筋舒筋，攻疮痈热毒红肿，痄腮乳蛾，男子血淋，赤白便浊，妇人赤白带下。但坠胎，孕妇忌服，水酒为使。"

19. 白薇

《本草征要·第一卷通治部分·清热药·白薇》"白薇凉降，能清血热。既为女科药，又为温热证邪入血分之药，更为种种低烧如喉蛾、久咳、浮肿、腰酸、溲浑等之有效药，配伍得宜，颇有良效。"

20. 玄明粉

《本草汇言·卷之十三·石部·玄明粉》："方氏(龙潭)曰：此药治一切火热为病。凡心热烦躁，谵语狂言，肠热结燥，宿垢积滞，痰热壅塞，关隔不清，目热昏涩，肿赤痒痛，胃热牙疼，齿根浮胀，及喉痹乳蛾，胀闭不通等证。"

《救生集·卷二·咽喉门》："双单乳蛾，喉痛风肿，吐咽不下，命在须臾：元明粉吹入喉中，用井花水噙咽，立效。(《普济方》)"

《焦氏喉科枕秘·卷一·焦氏喉症图形针药秘传》："双乳蛾……治者用元明粉醋取痰。"

21. 老虎刺尖

《滇南本草·第一卷·老虎刺尖》："乳蛾：捣汁点水酒或同白酒汁服。"

22. 冰片

《雷公炮制药性解·卷五·木部·冰片》："味辛苦，性温无毒，入肺肝二经。主心腹邪气积聚，喉闭乳蛾，舌肿，痔疮，通九窍，消风气，明耳目，杀诸虫，解蛊毒。"

23. 灯心草

《神农本草经疏·卷十一·草部下品之下·灯心草》："灯心草以咸滷浸透，入鸡子壳中封固，煅存性，研细，加梁上倒挂尘及青鱼胆、明矾、铜青，点咽喉生乳蛾，有神效。"

24. 芸香草

《滇南本草·第二卷·芸香草》："寒，阴中阳也，可升可降。泻诸经实热客热，解肌表风寒，清咽喉热毒肿痛、风火牙痛、乳蛾、痄腮，排脓溃散，伤风头痛，虚劳骨蒸，小儿惊风发搐，角弓反张。"

《滇南本草·第三卷·倮罗芸香草》："倮罗芸香草，味微苦，性微寒。在表症，清六经实火，解表邪，发汗甚速。消乳蛾、痄腮硬肿，攻疮疡红肿，清散出头，有脓者溃破，无脓者红肿退散；并退男妇劳热。"

射干

《滇南本草·第二卷·射干》："风，乳蛾、痄腮红肿，牙根肿烂。疗咽喉热毒，攻散疮痈，一切热毒等症。"

25. 苎麻

《调疾饮食辩·卷一下·代茶诸品·苎根皮叶汁》："苎麻可治喉痹乳蛾：烧烟，张口尽力吸入喉内，皮破血出立愈。(《便用单方》)"

26. 附子

《喉科集腋·卷下·单双喉蛾》："阴虚双蛾之症：用附子一钱，盐水炒成片，用一片含在口中，立时有路，可以用汤药矣。后以八味地黄丸一两，白汤送下，立时而愈。"

《不居集·上集卷之二十三·咽喉症·乳蛾》："一法先用附子片含之，觉稍宽者，即是虚寒之症。或用附子一个，破故纸五钱，各研末，调如糊，用布摊如茶钟口大，贴脚心中央，以火烘之一时辰，喉即觉宽而开一线路，可以服药。此治虚火之法。"

27. 鸡内金

《本草纲目·禽部第四十八卷·禽之二·鸡》："治小儿食疟，疗大人淋漓反胃，消酒积，主喉闭乳蛾，一切口疮，牙疳诸疮。(时珍)""喉闭乳蛾：鸡肫黄皮勿洗，阴干烧末，用竹管吹之即破，愈。(《青囊》方)"

28. 青鱼胆

《古今医统大全·卷之九十七·收青鱼胆法》："腊月取青鱼胆，用鸭嘴胆矾为末，装入鱼胆内，悬风处乾。每遇喉痹、咽痛、单双乳蛾，取胆矾为末，用芦管吹半分许入喉即愈。"

《本草纲目·鳞部第四十四卷·鳞之三·青鱼》："乳蛾喉痹：青鱼胆含咽。"

《神农本草经疏·卷二十一·虫鱼部中品·青鱼胆》:“《万氏家抄》,乳蛾喉痹:用胆矾盛青鱼胆中,阴干。每用少许,吹喉取吐。”

29. 虎掌草

《滇南本草·第二卷·虎掌草》:“消疽疖诸疮红肿,血风疥癞癣疮。治瘰疬核疮、结核、痰核、气瘰;或有溃烂,痰入经络,红肿疼痛,走注痰火症,外乳蛾痄腮肿疼,内乳蛾咽喉肿疼,牙根肿疼。”

30. 金银花

《本草纲目·草部第十八卷·草之七·忍冬》:“一切肿毒,不问已溃未溃,或初起发热:用金银花(俗名甜藤,采花连茎叶)自然汁半碗。煎八分,服之,以滓敷上。败毒托里,散气和血,其功独胜。(万表《积善堂方》)”“喉痹乳蛾:方同上。”

《侣山堂类辩·卷下·鸡子金银花王不留行》:“金银花花开黄白,藤名忍冬,得水阴之气而蔓延。陶隐君谓能行荣卫阴阳,主治寒热腹胀,败毒消肿。盖荣卫行而寒热肿胀自消,得阴气而热毒自解,故又治热毒下痢、飞尸鬼疰、喉痹乳蛾。”

31. 荔枝草

《本草纲目拾遗·卷五·草部下·荔枝草》:“喉痛或生乳蛾,《救生苦海》:用荔枝草捣烂,加米醋绢包裹,缚箸头上,点入喉中数次,愈。双单蛾,《集效方》:雪里青一握,捣汁,半茶钟滚水冲服,有痰吐出,如无痰,将鸡毛探吐,若口干,以盐汤醋汤止渴。切忌青菜、菜油。”

32. 指甲

《本经逢原·卷四·人部·爪甲》:“又能治乳蛾:用爪指甲不拘多少煅为末,硼砂、白矾各一钱,西牛黄一分,乌梅、白梅肉各五枚,共捣如泥,含弹大一丸,痰大涌出,三四丸即愈。但其方酸收太速,不无萌发之患,莫若探吐顽痰迅扫病根为愈。”

《彤园医书(外科)·卷之二外科病症·喉部》:“倘生关后,喉咙两旁,则形隐难见,吹药刀针俱难得,法当焙燥手足爪甲,研极细末,对乳蛾吹数次,蛾当自破。”

33. 胆矾

《种杏仙方·卷二·咽喉》:“治咽喉肿痛,喉痹乳蛾:用胆矾五分为末,淡醋半盏调服,即吐痰而愈。”

《医宗说约·卷之首·药性炮制歌·金石部三十种》:“胆矾性寒,清热杀虫,善吐风痰,惊痫可功(研用为末,吹乳蛾立效)。”

《本经逢原·卷一·石部·石胆》:“《本经》主目痛,金疮,痫痉,取酸辛以散风热痰垢也。治阴蚀崩淋寒热,取酸寒以涤湿热淫火也。又能为咽齿喉痹,乳蛾诸邪毒气要药。”

《本草求真·上编·卷三散剂·胆矾》:“凡因湿热淫火(提出病要)见为阴蚀崩淋;寒热风痰毒气,结聚牢固,见为咽齿喉痹乳蛾;风热痰垢结聚,见为咳逆痫痉;目痛难忍,及金疮不愈,诸毒内闭胶结,见为虫痛牙疳。种种等症,服此力能涌吐上出,去其胶痰,化其结聚,则诸症悉除。故古人之治喉痹乳蛾。”

34. 浙贝母

《本草征要·第二卷·形体用药及专科用药·浙贝母》:“清肺平肝,止咳化痰。消肿散结,喉蛾时毒。”

35. 桐油

《奇效简便良方·卷一·喉舌齿牙·急喉痹》:“即乳蛾:桐油少许,入喉即吐涎愈。”

36. 猪牙皂

《彤园医书(外科)·卷之二外科病症·喉部》:“或有吹前二方,蛾不即破,致脓熟胀塞,声不通者:用皂角末吹鼻作嚏,蛾必挣破,吐出血脓。”

《奇效简便良方·卷一·喉舌齿牙·咽喉十八种毒》:“猪牙皂七根(去边),水二钟,煎六分去渣,入蜜少许或鸡子清少许,温服,即吐出痰。外用米醋调皂角末,涂颈并下颏,干再换,有乳蛾自破。”

《外科备要·卷一证治·喉部》:“或吹二方不应,致脓熟胀塞声息不通者,用皂角末吹鼻取嚏,蛾必挣破出血脓。”

37. 梁上尘

《神农本草经疏·卷五·玉石部下品·梁上尘》:“孙氏《集效方》,喉痹、乳蛾:乌龙尾、枯矾、猪牙皂荚以盐炒黄,等分,为末。或吹或点皆妙。一法:用灯心以盐中苦卤浸过,入鸡子壳中,煅存性,取出研细,加龙脑香一二分,研匀,明矾末五分,同梁上倒尘五分,青鱼胆调,点入喉。治喉痹咽痛有效。”

《冯氏锦囊秘录·杂症痘疹药性主治合参卷四十一·石部·梁上尘》:“梁上尘,须远烟火处所，筛过方用，中恶卒来，鼻衄，流滴不已者殊功，伤寒阳毒发斑，烦渴倍常者立效。主腹内疼噎，消头上软疮，喉痹乳蛾吹点皆妙。喉痹乳蛾，乌龙尾、枯矾、猪牙皂荚，以盐炒黄等分，为末，或吹或点皆妙。"

38. 壁钱

《本草单方・卷十一・咽喉》："喉痹乳蛾，已死者复活：用墙上壁钱七个，内要活蜘蛛二个，捻作一处，以白矾七分一块化开，以壁钱惹矾烧存性，出火毒，为末。竹管吹入，立时就好。忌热肉、硬物。"

《本草纲目・虫部第四十卷・虫之二・壁钱》："喉痹乳蛾：已死者复活。用墙上壁钱七个，内要活蛛二枚，捻作一处，以白矾七分一块，化开，以壁钱惹矾，烧存性，出火毒，为末。竹管吹入，立时就好。忌热肉、硬物。"

《鲟溪秘传简验方・鲟溪外治方选卷上・咽喉门》："喉痹，双乳蛾：壁钱窝一个，取病人脑后发一根，缠定钱窝，以银簪挑，就灯上烧灰。吹之，立消。"

39. 蟾酥

《调疾饮食辩・卷之五・蟾蜍》："又眉间白汁名蟾酥，入外科方，能拔毒去死肌，又能治喉痹、乳蛾。《活人心镜》用真蟾酥、草乌尖、牙皂等分为末，每用半分，点患处立效。"

【医论医案】

一、医论

《杂病源流犀烛・卷二十四・咽喉音声病源流・附录〈尤氏喉科秘传〉》

其书曰：喉症一二日肿痛，三四日势定，有形，每至三日必发寒热，或头痛，刻刻吹药，总不可缓，方有生机。喉痹者，总名，属风属痰属热，皆因火郁而兼热毒，致生乳蛾等症，大要去风痰，解热毒，其症自愈。单乳蛾多因酒色郁结而生，其症生喉旁，初起一日痛，二日红肿，三日有形，如细白星，发寒热者凶，四日凶势定，大约四五日可愈，吹青药五分，黄药一分，后黄二青三同吹，出痰，兼服煎剂（宜喉症主方），俟大便走后，症自痊矣。如至三日，喉中但红肿而无细白星，即为喉痈，宜辨。双乳蛾，细白星左右俱有，药照前用。左属心，右属肝，煎药于主方内左宜加黄连、犀角，右宜加赤芍、柴胡，双蛾则兼用之，大便闭加枳壳、元明粉。连珠蛾，二白星上下相连，又或状如缠袋，用药照前。单蛾轻，双蛾重，连珠更重。

《神仙济世良方・上卷・吕祖、华真人同议治乳蛾方》

但得乳蛾，火多寒少，兼亦有寒者，如面白身战，人多认其寒也。而不知火伏于内，外现寒色也。如何辨之？问病人好吃冷水者即火也，如见凉者怕之即寒也。

治火症方用：大黄一钱，青黛一钱，冰片五分，硼砂一钱，皂针一钱，寒水石一钱。共研细面，吹于蛾上自破，破则好矣。

如寒者，药不能下，用生附子切片贴脚心，可少刻自松，然后服药。方用生萝卜汁、生姜汁，每各一酒杯饮下，肿疼即止。然后将前方吹于蛾上，即愈。

华真人曰：人有得双蛾者，人以为热也。喉肿痛，痰如锯不绝，茶水一滴不下，岂非热症？然痛虽甚，至早少轻；喉虽肿，舌不燥；痰虽多，不成黄块，假热之症也。以凉药救之，下喉不快，少顷转热，人以为凉药之少也，再加寒凉之品，服之更甚。急须刺其少商之穴，出血少许，喉门必有一线之路开矣。急以附子一钱，熟地一两，山萸四钱，麦冬三钱，北五味三钱，牛膝三钱，茯苓五钱。服下，一声响亮，火势热症立时消散也。

凡人肾水大耗，元阳不能下藏，无水以养火，火必上越，火冲上而咽喉口小不能任其出入，结成肿痛，状似双蛾，非双蛾也。日重夜轻者，治之最易。用山豆根三钱，半夏一钱，桔梗三钱，甘草一钱。治之立愈，而非逆症可比也。

何大仙曰：阴虚双蛾之症，余亦有一治法：用附子切片一钱，盐水炒，将一片含在口中，即有路可用汤药矣。后以八味丸一两，白滚水送下，立时而愈。可与华真人并传如何。

《验方新编・附录：咽喉秘集・咽喉秘集上・总论》

夫左为咽属胃，右为喉属肺，乃一身百节之关，呼吸出入之门。《内经》云：一阴一阳结而为痹。一阴者，手少阴君火，心之脉气也。一阳者，手少阳相火，三焦之脉气也；二脉共络于喉，气热则内结，结甚则肿胀，胀甚则气痹。痹者，不仁之谓,此喉痹之所由名。而乳蛾、喉痹、缠喉等症,皆痹类也(吴氏说)。有风、寒、火、湿、毒、虚之别,或风火相搏,或寒暑相聚,其症变幻不一。如漫肿而多痰,风与湿也;淡白而牙紧,风寒也;紫色不肿而烂者,风伏寒也;红肿而脉浮者,风火也;脉沉实、烂而不肿者,毒也;脉细数而浮者,虚火也;脉细而缓者,虚寒也。六者之象,可类推也。大凡初起之症,诊右寸洪紧肺风也,两关浮数胃火肝风也,左寸浮洪心火也,右寸沉迟肺伏寒也,右寸洪细肺伏热也,右尺洪大三焦火旺也,左尺浮洪而有力肾虚火炎也。六脉大略论治,俱可用六味汤加减。症若凶险,脉宜细诊,再察形穷源,对症用药,自然可愈。《经》云:神圣工巧,不过望、闻、问、切,细心推详,庶无差误耳(张氏说)。

《喉科大成·卷二·壅热咽痛》

或问咽喉有痹有肿,二者之外,又有缠喉风、乳蛾生疮诸病,何邪致之?何经病之?与治法大略,愿闻其说。曰:十二经脉皆上循咽喉,尽得以病之,然统其地气。又曰:诸逆冲上,皆属于火是也。盖肺主气,天也;脾主湿,地也。于是喉纳气,咽纳食。纳气者从金化,纳食者从土化。金性燥,土性湿。至于病也,金化变动为燥,燥则涩,涩则闭塞不仁,故在喉谓之痹。土化变动为湿,湿则泥,泥则壅胀不通,故在咽谓之肿。痹肿之病虽少异,然一时火郁于上焦,致痰涎气血聚结于咽喉也。自其咽肿形状分之,则有缠喉风、乳蛾之名。缠喉风者,其肿透达于外,且麻、且痒、且痛;乳蛾者,肿于咽两傍,名双乳蛾。一边肿者,名单乳蛾。喉痹之暴发暴死者,名走马喉痹,《内经》又有嗌塞咽喉干者,亦皆因诸经所致。中间虽有经气之寒热不等,其为火证一也,大抵治法,视火微甚。微则正治,甚则反治,撩痰出血,三者随宜而施,或刺手少商出血,行气。若肿达于外者,又必外敷。余每治此证,用鹅翎蘸醋于喉中,摘去其痰。盖醋味酸,能收其痰,随翎而出,又能消积血。若乳蛾甚而不散,上以小刀就蛾上刺血。用马牙硝吹点咽喉,以退火邪。服射干、青黛、甘、桔、栀、芩、矾石、牛子、大黄之类,随其攸利为方,以散上焦之热。外所敷药,如生地龙、韭根、伏龙肝之类,皆可用。若夫生疮,或白或赤。白者多涎赤者多血,大率与口疮同例(《准绳》)。

此论缠喉风,乳蛾等证,无非因于肿胀之形似立名。其原皆起于燥湿,君相二火郁于上焦,以致痰涎结聚所致。今之专科,仅从形似主治,徒用家传秘方,观此可恍然悟矣。

二、医案

《幼科医验·卷下·乳蛾口疳》

一儿,昼夜啼哭,喉中红肿。此乳蛾也。用鹅羽搅之,吐出痰涎碗许,用龙胆草为末,吹入而愈。

《续名医类案·卷十八·咽喉》

裴兆期治一人,咽喉痛,不能饮食,时作时止者半岁,吹喉消痰降火药咸罔效。裴诊之,两寸洪大而虚,尺部虚而无力,两足喜暖畏寒,口喜冷饮,甫下咽旋越去,此下真寒上假热也。治当从其性而伏之,用八味丸料加炒黑干姜,水煎,入青盐少许为向导,冷而与之,三剂而愈。锡类散,治烂喉痧。象牙屑焙、廉珠各三分,飞,青黛六分,梅花冰片三厘,壁钱二十个,(勿用木板上者。)西牛黄、人手指甲(男病用女,女病用男。)各五厘。共研极细末,吹患处。兼治乳蛾、牙疳、舌腐等症。

《齐氏医案·卷四·咽痛喉痹痄腮声哑》

曾治王文堂,患缠喉肿痛,余以皂角末,酒醋调涂外颈上,干则再涂,其乳蛾即破而愈,至捷法也。

《外科方外奇方·重刻序》

常熟赵氏祖传缠喉风药甚效,而方极秘惜。一日,赵氏子与友章甘饮,询其方不答。酒次,赵喉间痛不可忍,乃大声曰:求猪牙皂角来。来则细捣,以醋调入喉五匙。嗽痰大吐,痛立止。余药涂颈上,干则易之,其乳蛾即破而愈。后章传人颇众。[圭按]皂角治喉风,李氏《纲目》亦极言其效。

《爱月庐医案·喉蛾》

素来阴分不足,热邪内蕴。近感风温,引动伏邪,郁蒸化火,火升而为痰,痰火上攻,逆于肺胃之脉,遂成喉蛾之症。几经旬日,仍然咽喉红肿,甚致汤水难下,项外微肿。夫咽喉为一身之总要,百脉之关头,又为呼吸之门户,饮食之道路,方寸之地,所关甚大。幸而痰来且爽,阴液未涸,犹可无虞。按脉洪数带弦,舌苔边红根腻,究系邪踞肺胃为多而未至于心营。拙拟辛凉清解佐以消痰一法,冀其邪有退避三舍之势,庶无他变之理,否则,愿夫子明以教我。犀角尖、银花、薄荷、天竺黄、黄芩、竹芯、鲜生地、丹皮、元参、牛蒡子、花粉。

复诊：前拟清火消痰之剂，诸症仍不退舍，究系邪势鸱张，如火之始燃，难撄其势也。况体热不凉，有邪伏阳明之象，痰多且腻，是热留太阴之征。咽喉红而且肿，热邪兼挟毒邪；脉息数而带弦，风火引动郁火。《经》云：火者，痰之本；痰者，火之标。痰火盘踞，图治不易。骤寒则邪郁而内溃，过散则火焰而腐增。先散后溃，洵属至理。迩来大便旬不更衣，项旁肿痛上引头额，显系火性上炎风性善窜故也。风驾火威，火乘风势，风火相煽，是以扰攘无休也。既承雅招，不弃鄙陋，勉尔挥汗撰方，以为虾力行舟之助耳。羚羊角、大力子、元参、马勃、川贝、连翘、鲜石斛、粉丹皮、竹心、花粉、知母。

三诊：喉蛾已溃，毒邪有外泄之机；肿势渐消，痰火无稽留之患。惟喉旁尚有硬块，大便坚结，脉息细数带弦，舌质微红尖绛，此阴液受伤也。而肺胃之热究属有余未净也，斯时养阴清热以救津液，势所必需；而肠胃以通为用，养胃润肠亦不得不兼顾之。若骤进滋腻，犹恐余烬复燃，余焰复腾，合当与否？侯尊丈裁之。扁金斛、川贝、知母、秫米、瓜蒌仁、银花、西洋参、纯钩、谷芽、花粉、粉丹皮、连翘。

《曹沧洲医案·喉科》

左：昨起寒热，乳蛾肿腐。温厉郁伏不达，转重可虑。

桑叶　土贝　川石斛　白前　枇杷叶　马勃　竹茹　薄荷　白杏仁　甘中黄　生蛤壳　通草　金锁匙

右：乳蛾，大势稍停，尚防反复生波。

甜葶苈（五分，焙去油）　海浮石（四钱）　旋覆花（三钱五分，绢包）　制蚕（三钱）　白杏仁（四钱，去尖）　生蛤壳（一两，先煎）　薄荷（一钱，后下）　马勃（七分，包）　土贝（四钱，去心）　竹茹（三钱）　莱菔子（四钱，炒）　通草（一钱）　枇杷露（一两，冲入）　金锁匙（三钱五分）

《临证一得方·卷二咽喉颈项部·乳蛾》

1）乳蛾身热，脉象带数，着寒所致。粉葛根、炒僵蚕、老钩藤、南薄荷、荆芥穗、生茜草、玉桔梗、光杏仁、焦车前、青葱。

2）乳蛾淡白。杏仁、象贝、僵蚕、葛根、泽泻、蛤粉、茅根、桑叶、山楂、浮石、新会、黄芩、桔梗。

《经方实验录·第一集上卷·第二四案麻黄杏仁甘草石膏汤证》

王（左）。乳蛾双发，红肿疼痛，妨于咽饮，身热，微微恶风，二便尚自可，脉微数，舌微绛，宜辛凉甘润法。薄荷一钱（后下），杏仁三钱，连翘二钱，象贝三钱，桑叶二钱，生草钱半，赤芍二钱，蝉衣一钱，僵蚕三钱（炙），桔梗一钱，马勃八分，牛蒡二钱，活芦根一尺（去节）；另用玉钥匙吹喉中。

［佐景按］当九十月燥气当令之时，喉病常多，其轻者但觉喉中梗梗然妨于咽饮，其略重者则咽喉两关发为乳蛾，红肿如桃。西医称此为扁桃腺肿，治之每用刀割。报载影后胡蝶尝患此，受治于西医，费千金而愈。中医治此，似不须如此小题大做，但须照上列方随意加减，可以一剂知，二剂已。计药所费，当不出一元之数，与千金相较，奚似？蛾退之后，悉如常态。若夫言割法，试问皮肤受蚊咬而发肿，可以削之使平乎？至若乳蛾渐由红肿而化白腐，或生白点，可加玄参一味以治之，其效如神。若更由白腐而化脓，乃可用刺法，使脓出亦愈。然使早用辛凉甘润，必不至如此地步，此辛凉甘润法之所以可贵也。

第四节

喉　痈

喉痈是痈疡发于喉间的一种疾病，以局部焮赤肿胀，疼痛灼热，吞咽不利，甚则壮热化脓为主要症状。此病相当于西医学的咽、喉及口腔各部邻接间隙的化脓性蜂窝组织炎。

【辨病名】

喉痈，最早出现在《黄帝内经灵枢·痈疽》：“痈发于嗌中，名曰猛疽。”此后历代医家亦有阐述，但有的并于喉痹之中，有的包含于喉风之中，亦有统称为咽肿者，直至清代张宗良《喉科指掌》，将其列为喉病八门之一。

《黄帝内经灵枢·痈疽》：“岐伯曰：痈发于嗌中，名曰猛疽。猛疽不治，化为脓，脓不泻，塞咽，半日死；其化为脓者，泻已则含豕膏，无令食，三日而已。”

《诸病源候论·咽喉心胸病诸候·喉痈候》：

“六腑不和，血气不调，风邪客于喉间，为寒所折，气壅而不散，故结而成痈。凡结肿一寸为疖，二寸至五寸为痈。”

《外科证治秘要·喉蛾石蛾喉痈》：“喉痈，生于咽喉正中，小舌之前，肿形圆正。”

【辨病因病机】

喉痈之病因，多认为由于脏腑气血失调，或是风邪侵袭，或是情志所伤，或是饮食不节，导致气壅或血瘀而不散，积热或积寒而结成喉痈。

《诸病源候论·咽喉心胸病诸候·喉痈候》：“六腑不和，血气不调，风邪客于喉间，为寒所折，气壅而不散，故结而成痈。凡结肿一寸为疖，二寸至五寸为痈。”

《简明医彀·卷之八·喉痈》：“喉痈：痈发嗌中，忧愤积热所致。”

《尤氏喉科秘书·咽喉门·喉痈》：“喉痈：此因过食辛辣、炙煿、厚味、醇酒，感热而生，属肺病，喉间无形状，但红肿而痛，重者亦发寒热头痛，四五日可愈。”

《尤氏喉科秘书·咽喉门·舌喉痈》：“舌喉痈（䶩舌病也，音杀）：肥人感热性躁者，多患此症。凡舌下生如小舌样者，为䶩舌。如连喉肿痛者，即为喉痈；不痛者，非是。大抵䶩舌兼喉痈者，势凶。”

《外科心法要诀·卷四项部·夹喉痈》：“夹喉痈：夹喉痈生喉两旁，肝胃毒热发其疮，疮与结喉痈同治，尤嫌痰壅不时呛。[注]此痈一名夹疽，生于结喉之两旁，属足厥阴肝经、足阳明胃经火毒上攻而致。”

《外科心法要诀·卷四项部·结喉痈》：“结喉痈发项前中，肝肺积热塞喉凶，脓成若不急速刺，溃穿咽喉何以生。[注]此痈发于项前结喉之上，又名猛疽，以其毒势猛烈也。盖项前之中，经属任脉兼肝、肺二经积热忧愤所致。肿甚则堵塞咽喉，汤水不下，其凶可畏。若脓成不针，向内溃穿咽喉者则难生矣。”

《吴氏医方汇编·第一册·结喉痈》：“结喉痈《灵枢》云：发于嗌中，名猛疽。如不急治，毒化为脓，脓不得泻，闭塞咽喉而死。在外者，名锁喉痈。生咽正中，属任脉，倒属胃经，由积热忧愤所致，急用托里越鞠汤或柴胡清肝散，甚者黄连解毒汤。迟则内溃，慎之慎之！”

《喉科指掌·卷之五·喉痈门第五》：

“淡白喉痈：此症因脾肺受寒，其色不红，若用寒凉之剂，七日之内必成脓溃，有脓即用针挑破患处。”

“大红喉痈：此因肺脾积热，其色鲜红，肿胀关内，六脉洪大，身发寒热，急针少商、商阳，或针患上肿处出恶血。”

“单喉痈：单喉痈，或左或右。身热背寒，脾肺之症也。有红点者，风火；无红点者，风寒。”

“外症喉痈：此症生于颔下，天突穴之上，内外皆肿，饮食有碍，初起无痰涎，内不见形迹，此风毒喉痈也。”

“兜腮喉痈：此痈生于腮下，其名悬痈，因郁积寒气而发。”

“伏寒喉痈：伏寒喉痈，因积寒在内，外感时邪而发。”

“肿烂喉痈：此症脾家积热而生，红肿溃烂，两寸关脉洪大者是也。”

“声哑喉痈：此症因着寒太重，肺脏闭塞，以致声哑，汤水难入，或有烂斑。肺脉沉涩，脾胃脉洪大，背寒身热。”

《疡医大全·卷十七·咽喉部·喉痈门主论》：“王肯堂曰：喉痈当结喉生，又名猛疽，以其毒势猛烈可畏也。属任脉及手太阳、手少阴经积热忧愤所致。若过时不治，溃穿咽嗌者死。（《准绳》）……

朱丹溪曰：喉痈生于结喉之间，名曰海门第一关，最为恶毒。乃心肝火焰于脾肺，毒气攻喉，切忌刀针。

陈实功曰：咽喉红肿，瘀塞作痛，此属标病，脓自出愈。当以金锁匙吐出痰涎，推荡积热，脓胀痛者开之，损而痛者益之，其患自安。（《正宗》）……

蒋示吉曰：喉痈生于咽外正中，肿痛妨碍饮食，红肿发热，如必欲溃脓，软而胀痛者针之，内服补托之剂，玉红膏搽贴其肌完口。又有腐溃内通，汤水随孔出者，曾治数人，俱亦无妨。（《说约》）

窦汉卿曰：积热喉痈，其肿如黄糖李微黄，上面红丝，外证项上痛齿痛，此胃经受热。胃气通于喉咙，故患喉痈，患痰法同，吹药加元明粉，煎药加当归、黄芪，倍片芩。（《全书》）

又曰：喉痈，此毒因七情郁结而成。毒生喉

间,若不速治,恐毒气内攻喉骨。若溃必致口内出脓,虽不伤命,即成冷瘘,终身之痼疾也。

汪省之曰:喉痈虽肿,而咽门半塞半开。其病虽凶,而喉道又宽又紧。此皆凶证,虽重无妨。(《理例》)

奎光曰:喉痈因过食辛辣炙煿,厚味醇酒,感热而发,属肺。喉间无形,但红肿而痛,虚者亦发热,四五日可愈。

又曰:𦧲舌、喉痈,肥人感热性燥者多患此。凡舌下生如小舌为𦧲舌,连喉肿痛即发痈。大抵兼者势凶。"

《疡科心得集·卷上·辨颈痈锁喉痈论》:"锁喉痈,生于结喉之外,红肿绕喉。以时邪风热,客于肺胃,循经上逆壅滞而发;又或因心经毒气,兼挟邪风结聚而发。初起外候与火痰相似,根盘松活,易于溃脓者顺,坚硬而难脓者重。"

《疡科捷径·卷上·项部·锁喉痈》:"锁喉痈发项前脑,风热熏蒸肝肺中。红肿相兼寒热甚,黄连消毒效无穷。……溃后宜补托。"

《咽喉秘集·张氏咽喉七十二症治·外症喉痈》:"外症喉痈:外症喉痈生于颌下,天突穴之上,内外皆肿,饮食有碍,初起无痰涎,内不见形迹,此风毒之痈也。"

《重订囊秘喉书·卷上·类证·喉痈》:"因过食辛辣炙爆,厚味醇酒,感热而发,或七情郁结而生,皆属肺病。"

《重订囊秘喉书·卷上·类证·𦧲舌喉痈》:"𦧲舌喉痈:肥人感热性躁,多生此症。凡舌下生如小舌样者,为𦧲舌,如连喉肿痛为喉痈,此乃心脾二经之郁火,上攻使然。𦧲舌兼喉痈并发,其势最重,速治可愈。伤寒后发者,难治。如气闭不通,无形无声,多是危症。"

【辨病证】

一、辨病位

《外科心法要诀·卷四·项部·结喉痈》:"结喉痈发项前中,肝肺积热塞喉凶,脓成若不急速刺,溃穿咽喉何以生。"

《外科心法要诀·卷四·项部·夹喉痈》:"夹喉痈:夹喉痈生喉两旁,肝胃毒热发其疮,疮与结喉痈同治,尤嫌痰壅不时呛。"

《吴氏医方汇编·第一册·结喉痈》:"结喉痈,《灵枢》云:发于嗌中,名猛疽。如不急治,毒化为脓,脓不得泻,闭塞咽喉而死。在外者,名锁喉痈。生咽正中,属任脉,倒属胃经。"

《喉科指掌·卷之五·喉痈门第五》:"外症喉痈:此症生于含下,天突穴之上,内外皆肿,饮食有碍,初起无痰涎,内不见形迹,此风毒喉痈也。""兜腮喉痈:此痈生于腮下,其名悬痈,因郁积寒气而发。""单喉痈:单喉痈,或左或右。""舌上痈:生于舌中心,如梅子大,不能言语。""此乃脾肾积热,故发症于舌下。""上腭痈:高如梅核挂下,不能饮食。"

《疡医大全·卷十七·咽喉部·喉痈门主论》:"朱丹溪曰:喉痈生于结喉之间,名曰海门第一关,最为恶毒。乃心肝火焰于脾肺,毒气攻喉,切忌刀针……

汪省之曰:喉痈虽肿,而咽门半塞半开。其病虽凶,而喉道又宽又紧。此皆凶证,虽重无妨。(《理例》)……

又曰:𦧲舌、喉痈,肥人感热性燥者多患此。凡舌下生如小舌为𦧲舌,连喉肿痛即发痈。大抵兼者势凶。"

《疡科心得集·卷上·辨颈痈锁喉痈论》:"锁喉痈,生于结喉之外,红肿绕喉。"

二、辨寒热

《诸病源候论·咽喉心胸病诸候·喉痈候》:"喉痈候:六腑不和,血气不调,风邪客于喉间,为寒所折,气壅而不散,故结而成痈。凡结肿一寸为疖,二寸至五寸为痈。"

《喉科指掌·卷之五·喉痈门第五》:"肿烂喉痈:此症脾家积热而生,红肿溃烂,两寸关脉洪大者是也。"

"大红喉痈:此因肺脾积热,其色鲜红,肿胀关内,六脉洪大,身发寒热,急针少商、商阳,或针患上肿处出恶血。"

"大红喉痈:此因肺脾积热,其色鲜红,肿胀关内,六脉洪大,身发寒热,急针少商、商阳,或针患上肿处出恶血。"

"淡白喉痈:此症因脾肺受寒,其色不红,若用寒凉之剂,七日之内必成脓溃,有脓即用针挑破患处。"

"单喉痈:单喉痈,或左或右。身热背寒,脾肺之症也。有红点者，风火；无红点者，风寒。”

《疡医大全·卷十七·咽喉部·喉痈门主论》：“蒋示吉曰：喉痈生于咽外正中，肿痛妨碍饮食，红肿发热，如必欲溃脓，软而胀痛者针之，内服补托之剂，玉红膏搽贴其肌完口。又有腐溃内通，汤水随孔出者，曾治数人，俱亦无妨。(《说约》)

窦汉卿曰：积热喉痈，其肿如黄糖李微黄，上面红丝，外证项上痛齿痛，此胃经受热。胃气通于喉咙，故患喉痈，患痰法同，吹药加元明粉，煎药加当归、黄芪，倍片芩。(《全书》)……

奎光曰：喉痈因过食辛辣炙煿，厚味醇酒，感热而发，属肺。喉间无形，但红肿而痛，虚者亦发热，四五日可愈。”

三、辨虚实

《疡医大全·卷十七·咽喉部·喉痈门主论》：“奎光曰：喉痈因过食辛辣炙煿，厚味醇酒，感热而发，属肺。喉间无形，但红肿而痛，虚者亦发热，四五日可愈。”

四、辨吉凶

《尤氏喉科秘书·咽喉门·舌喉痈》：“舌喉痈(䶩舌病也，音杀)：肥人感热性躁者，多患此症。凡舌下生如小舌样者，为䶩舌。如连喉肿痛者，即为喉痈，不痛者，非是。大抵䶩舌兼喉痈者，势凶。”

《外科心法要诀·卷四·项部·结喉痈》：“结喉痈发项前中，肝肺积热塞喉凶，脓成若不急速刺，溃穿咽喉何以生。”

《疡医大全·卷十七·咽喉部·喉痈门主论》：“汪省之曰：喉痈虽肿，而咽门半塞半开。其病虽凶，而喉道又宽又紧。此皆凶证，虽重无妨。(《理例》)”

《外科备要·卷一证治·颈项部·结喉痈》：“结喉痈……肿甚则堵塞咽喉，汤水不下，其凶可畏。若脓成不针，向内溃穿咽喉者，则难生矣。”

【论治法】

喉痈的治疗，涉及煎药、吹药、针灸等方法；多以清热攻毒，或宣风散热，或滋阴降火，或伴以补托等。

一、概论

《疡医大全·卷十七·咽喉部·喉痈门主论》：“陈实功曰：咽喉红肿，瘀塞作痛，此属标病，脓自出愈。当以金锁匙吐出痰涎，推荡积热，脓胀痛者开之，损而痛者益之，其患自安。(《正宗》)”“《经》曰：喉痈不放脓，治皆非法。”

“蒋示吉曰：喉痈生于咽外正中，肿痛妨碍饮食，红肿发热，如必欲溃脓，软而胀痛者针之，内服补托之剂，玉红膏搽贴其肌完口。又有腐溃内通，汤水随孔出者，曾治数人，俱亦无妨。(《说约》)

窦汉卿曰：积热喉痈，其肿如黄糖李微黄，上面红丝，外证项上痛齿痛，此胃经受热。胃气通于喉咙，故患喉痈，患痰法同，吹药加元明粉，煎药加当归、黄芪，倍片芩。(《全书》)”

《咽喉秘集·吴氏咽喉二十四大症歌诀·喉痈》：“喉痈：七情郁结病成痈。六日之内可刺脓。不治须防成冷瘘。巳申药到定收功。

其患在喉咙正中，到四五日后可刺，早刺防复肿。未刺前及未溃前，吹药先用巳药，复用申药。溃后用子、丑二药。煎药先发表后清热。”

《外科备要·卷一证治·颈项部·结喉痈》：“结喉痈：发以项前结喉之上，又名猛疽，以其毒势猛烈也。颈项前之中经属任脉，兼肝肺二经积热忧愤所致。肿甚则堵塞咽喉，汤水不下，其凶可畏。若脓成不针，向内溃穿咽喉者，则难生矣。初起宜服黄连消毒饮(元)，外敷二味拔毒散(巨)，倘不内消，脓势将成者，服托里消毒散(为)，脓尽用轻粉生肌散(火)，已溃服托里排脓汤(霜)。溃肿敷如意金黄散(号)，溃久贴生肌玉红膏(翔)。体虚，服益气养荣汤(生)，贴诸膏收功。”

《外科证治秘要·喉蛾石蛾喉痈》：“喉蛾：左为咽属胃，右为喉属肺。多因风热犯肺胃而发。肿如蚕蛾，故名喉蛾。生于一边为单蛾，生于两偏为双蛾。高肿处碎烂，名烂头蛾。初起寒热，宜先解散……按：喉蛾初宜解散，至三四日胀甚痰鸣，汤水难入，宜以刀刺喉间肿处；用皂角烧灰，加胆矾、犀黄、冰片研末吹之，必大吐痰涎而松。再服清火化痰等药，如犀角地黄汤。若大便不通者用凉膈散。过七日后，寒热自退，肿胀自消。又有虚火喉蛾，寒热甚轻，来势缓慢，口不甚渴，法当滋阴降火，如沙参、麦冬、生地、玄参之类，不可用发散药……喉痈：生于咽喉正中，小舌之前，肿形圆正，治法同喉蛾。”

二、清热攻毒

《证治准绳·疡医卷之三·项部·结喉痈》:"或问:当结喉生痈何如?曰:是名喉痈,又名猛疽。以其势毒猛烈可畏也,属任脉及手太阳、手少阴经,积热忧愤所致。急宜清热攻毒,用琥珀犀角膏及黄连消毒饮、紫金丹、乌金散选用,壮实者,一粒金丹下之。若过时不治,溃穿咽嗌者死。"

《简明医彀·卷之八·喉痈》:"喉痈:痈发嗌中,忧愤积热所致。属任脉及手太阳少阴,宜清热攻毒,用真人活命饮、黄连消毒散、紫金锭。壮人攻下,若过时失治,穿溃咽嗌者死。"

《外科心法要诀·卷四·项部·结喉痈》:"结喉痈发项前中,肝肺积热塞喉凶,脓成若不急速刺,溃穿咽喉何以生。[注]此痈发于项前结喉之上,又名猛疽,以其毒势猛烈也。盖项前之中,经属任脉兼肝、肺二经积热忧愤所致。肿甚则堵塞咽喉,汤水不下,其凶可畏。若脓成不针,向内溃穿咽喉者则难生矣。初宜服黄连消毒饮,外敷二味拔毒散。将溃调治之法,按痈疽肿疡、溃疡门。"

《吴氏医方汇编·第一册·结喉痈》:"《灵枢》云:发于嗌中,名猛疽。如不急治,毒化为脓,脓不得泻,闭塞咽喉而死。在外者,名锁喉痈。生咽正中,属任脉,倒属胃经,由积热忧愤所致,急用托里越鞠汤或柴胡清肝散,甚者黄连解毒汤。迟则内溃,慎之慎之!"

《疡科心得集·卷上·辨喉蛾喉痈论》:"喉痈生于咽外正中,肿形园正。其感风热而发者,与喉蛾同治;若因心肝之火,上烁肺金,热毒攻喉,而发为痈肿者,宜用龙胆汤,或黄连泻心汤之类。"

《外科证治全书·卷二喉部证治·辨证大略·喉痈》:"喉痈:喉间红肿疼痛,无别形状,宜先服苏子利喉汤一剂,接后服黄连清喉饮,外吹珍珠散即愈。如舌下若生一小舌,连喉肿痛,为莶舌喉痈,二者相兼则凶,用珍珠散吹舌根舌下及两旁,不得间断,服药如喉痈。"

《重订囊秘喉书·卷上·药例·总论》:"治喉痈:八味薄荷散,连砂散加制巴豆吹之。治喉肿甚痛,用七味僵蚕散、甘遂散,入制巴豆频吹。如重,并服煎剂,用犀角地黄汤加减,并服膏丸。如大便秘结,加大黄、元明粉,如小便不利,加六一散。"

"治莶舌喉痈:煎剂中,须加犀角地黄汤,并用甘遂散,吹至舌根及舌旁,时刻不可间断,方可速愈。如痈势重者,再配入制巴豆,兼吞上清丸。"

三、宣风散热

《外科证治秘要·颈痈锁喉痈风热痰惊痰瘰疬》:"颈痈:生于颈旁,与风热痰毒相似。即成脓,亦易收功。治宜宣风散热……锁喉痈:生于结喉之外,红肿绕喉,根松易溃者顺,坚硬难溃者逆。治法与颈痈同。"

四、滋阴降火

《外科证治秘要·喉蛾石蛾喉痈》:"又有虚火喉蛾,寒热甚轻,来势缓慢,口不甚渴,法当滋阴降火,如沙参、麦冬、生地、玄参之类,不可用发散药……喉痈:生于咽喉正中,小舌之前,肿形圆正,治法同喉蛾。"

五、吹药法

《疡医大全·卷十七·咽喉部·喉痈门主论》:"窦汉卿曰:积热喉痈,其肿如黄糖李微黄,上面红丝,外证项上痛齿痛,此胃经受热。胃气通于喉咙,故患喉痈,患痰法同,吹药加元明粉,煎药加当归、黄芪,倍片芩。(《全书》)"

《咽喉秘集·吴氏咽喉二十四大症歌诀·喉痈》:"喉痈:七情郁结病成痈,六日之内可刺脓,不治须防成冷瘘,巳申药到定收功。

其患在喉咙正中,到四五日后可刺,早刺防复肿。未刺前及未溃前,吹药先用巳药,复用申药。溃后用子、丑二药。煎药先发表后清热。"

《外科证治秘要·喉蛾石蛾喉痈》:"喉蛾:左为咽属胃,右为喉属肺。多因风热犯肺胃而发。肿如蚕蛾,故名喉蛾。生于一边为单蛾,生于两偏为双蛾。高肿处碎烂,名烂头蛾。初起寒热,宜先解散……[按]喉蛾初宜解散,至三四日胀甚痰鸣,汤水难入,宜以刀刺喉间肿处;用皂角烧灰,加胆矾、犀黄、冰片研末吹之,必大吐痰涎而松。再服清火化痰等药,如犀角地黄汤……喉痈:生于咽喉正中,小舌之前,肿形圆正,治法同喉蛾。"

《外科证治全书·卷二·喉部证治·辨证大略》:"喉痈:喉间红肿疼痛,无别形状,宜先服苏子利喉汤一剂,接后服黄连清喉饮,外吹珍珠散即愈。如舌下若生一小舌,连喉肿痛,为莶舌、喉痈,二者相兼则凶，用珍珠散吹舌根舌下及两旁，不得间断，服药如喉痈。”

《重订囊秘喉书·卷上·药例·总论》：“治喉痈：八味薄荷散，连砂散加制巴豆吹之。治喉肿甚痛，用七味僵蚕散、甘遂散，入制巴豆频吹。”“治舔舌喉痈：煎剂中，须加犀角地黄汤，并用甘遂散，吹至舌根及舌旁，时刻不可间断，方可速愈。如痈势重者，再配入制巴豆，兼吞上清丸。”

六、针灸疗法

《喉科指掌·卷之五·喉痈门第五》：“肿烂喉痈：此症脾家积热而生，红肿溃烂，两寸关脉洪大者是也。针少商、商阳、关冲、少冲（两手四穴），血多为妙。”

“淡白喉痈：此症因脾肺受寒，其色不红，若用寒凉之剂，七日之内必成脓溃，有脓即用针挑破患处。”

“大红喉痈：此因肺脾积热，其色鲜红，肿胀关内，六脉洪大，身发寒热，急针少商、商阳，或针患上肿处出恶血。”

《外科证治全书·卷二喉部证治·辨证大略·喉痈》：“附刺少商穴法：治一切喉证肿痛，凡于道路乏医药之处，遇有喉患，药未及备，宜用此法急救之。穴在手大指内侧，去爪甲角如韭叶，刺入二分许；以手自臂勒至刺处，出血即愈。”

七、治法禁忌

《疡医大全·卷十七·咽喉部·喉痈门主论》：“朱丹溪曰：喉痈生于结喉之间，名曰海门第一关，最为恶毒。乃心肝火焰于脾肺，毒气攻喉，切忌刀针。”

【论用方】

一、常用治喉痈方论

论六味汤加减

《喉科指掌·卷之二·精选应用诸方》：“漱咽喉七十二症总方——六味汤：治一切咽喉不论红白，初起之时，漱一服可愈。荆芥穗三钱，薄荷三钱（要二刀香者妙），炒僵蚕二钱，桔梗二钱，生粉草二钱，防风二钱。上药俱为末，煎数滚去渣，温好，连连漱下，不可大口一气吃完。如煎不得法，服不得法，则难见效。须依如此为度。倘要紧之时，煎及白滚水，泡之亦可。（此乃总方，看症之形名，然加减他味后临症可细查）”

《喉科指掌·卷之五·喉痈门第五》：“伏寒喉痈：因积寒在内，外感时邪而发。其色红肿紫色，脉浮不数。六味汤加：羌活、葛根、河、山甲、赤芍、归尾各二钱，角刺、苏叶、木通各一钱，细辛三分。两日后加山栀一钱，去羌、葛二味，余药照前，四五日可愈。”

“肿烂喉痈：此症脾家积热而生，红肿溃烂，两寸关脉洪大者是也。针少商、商阳、关冲、少冲（两手四穴），血多为妙。先服八仙散（放于舌上津化咽下），再用六味汤加：盐水炒玄参二钱，盐水炒黄柏一钱，酒炒黄芩钱半，生大黄三钱，山栀、木通各一钱，河车二钱。如一服后泻过，可去大黄。三日后，用十八味神药，柏枝汁咽漱即愈。”

“淡白喉痈：此症因脾肺受寒，其色不红，若用寒凉之剂，七日之内必成脓溃，有脓即用针挑破患处。初起肿，针少商、商阳（两手四穴），出其紫血，六味汤加：苏叶、赤芍、归尾各钱半。一服后，明日再加：山甲、角刺、河车各二钱，乃愈。六脉弦紧，身发寒热者是也。”

“大红喉痈：此因肺脾积热，其色鲜红，肿胀关内，六脉洪大，身发寒热，急针少商、商阳，或针患上肿处出恶血。用六味汤加：山栀、木通各一钱、浮石、生大黄各三钱、归尾、角刺、山甲、河车各二钱，黄芩、花粉、赤芍各钱半。用河水将加药十一味先煎二三十沸后，下六味汤同煎数滚即起，二帖可愈。”

“声哑喉痈：此症因着寒太重，肺脏闭塞，以致声哑，汤水难入，或有烂斑。肺脉沉涩，脾胃脉洪大，背寒身热。用六味汤加：羌活二钱，葛根、苏叶各一钱。一服漱之，二日后声音不哑，去前三味，换加：花粉一钱，乳香五分，葛根、黄芩（酒炒）、归尾、赤芍、山甲、角刺各二钱。再服八仙散、玉枢丹，二帖全愈。”

“单喉痈：单喉痈，或左或右。身热背寒，脾肺之症也。有红点者，风火；无红点者，风寒。脉象如前。六味汤加：苏叶、羌活各二钱。漱一服，明日再加：赤芍、归尾、豆根、山栀各钱半，服一帖即愈。”

“外症喉痈：此症生于含下，天突穴之上，内外皆肿，饮食有碍，初起无痰涎，内不见形迹，此风毒喉痈也。六味汤加：黄芪、角刺、山甲、归尾、赤芍、河车各二钱，红花、葛根各一钱，乳香五分。连进三服，以消为止。如已成出脓，必成漏管。用十全大补汤收功。"

"兜腮喉痈：此痈生于腮下，其名悬痈，因郁积寒气而发。外用宫灸之法二壮。用六味汤加：山甲、归尾、角刺、川芎、白芷各一钱，升麻三分，红花、乳香各五分，以消为度。有脓即针之，成漏者多用参、芪内托，或可收功。遇症不可轻忽。"

"舌上痈：生于舌中心，如梅子大，不能言语。此症因热入心胞络而发，左寸脉宜洪大而数，不宜细缓，形症红肿者可治，黑者不治。用六味汤加：川连二钱，连翘五钱，河车五钱，生大黄四钱，地丁三钱。吹金不换，重加瓜硝搽之，或加牛黄三二分更妙，以愈为度。"

"舌下痈：此乃脾肾积热，故发症于舌下。然舌下金津、玉液二穴通于肾经，肾水枯竭生于此穴。胗其左尺洪数者是也。用六味汤加：生地二钱，河车二钱，葛根一钱，丹皮一钱，花粉一钱，玄参三钱。二服后用十八味神药收功，吹药如前。"

二、治喉痈通用方

1. 百灵丸（《外科证治全书·卷二喉部证治·辨证大略·喉痈》）

治喉痈。

百草霜（即锅底煤也，系烧山柴草树方是，除当底及边口不用，浮面与著铁不用，取中一层收贮）

上用炼蜜丸芡实大。每用一丸，新汲水化服。

［按］此方取消化积滞，火化从治之义。

2. 吹喉散（《外科证治全书·卷二喉部证治·辨证大略·喉痈》）

治喉痈。

冰片（三分）　僵蚕（五厘）　硼砂（二钱）　牙硝（七钱五分）

上共为末，吹喉神效。

3. 黄连清喉饮（《外科证治全书·卷二喉部证治·辨证大略·喉痈》）

治喉痈实火证。

川连（一钱）　桔梗　牛蒡子（炒）　元参　赤芍　荆芥（各一钱五分）　甘草（一钱）　连翘　黄芩　天花粉　射干　防风（各一钱五分）

上水煎，热服。

4. 苏子利喉汤（《外科证治全书·卷二喉部证治·辨证大略·喉痈》）

治喉痈。

苏子　前胡　赤芍（各二钱）　甘草　桔梗（各一钱）　元参　连翘　浙贝（各一钱五分）

上水煎，温服。

5. 珍珠散（《外科证治全书·卷二喉部证治·辨证大略·喉痈》）

治喉痈。

硼砂　雄精　川连　儿茶　人中白　冰片　薄荷叶　黄柏（各末，等分）　大破珠子（研末，减半）

上各末戥足，共归一处，如研匀细，瓷瓶密贮听用。

6. 蟾酥丸（《华佗神方·卷十三·华佗治喉痈神方》）

治喉痈。

蟾酥（酒化，二钱）　轻粉（五分）　枯白矾　寒水石（煅）　铜青　胆矾　乳香　没药　麝香（各一钱）　雄黄（二钱）　朱砂（三钱）　蜗牛（二十一枚）

上先将各药捣末，于端午日午时，在净室中，先将蜗牛研烂，同蟾酥和匀稠黏，方入各药共捣匀，丸如绿豆大。每服三丸，热酒下，覆被安卧，汗出为效。

三、治喉痈验方

1）《奇方类编·卷上·口鼻门·口疳并喉癣喉痈》

治口疳并喉癣、喉痈。

橄榄核（烧存性，三钱）　凤蜕（即小鸡壳，三钱，烧存性）　儿茶（三钱）

每一钱加冰片三分，搽患处，效。

2）《疡医大全·卷十七·咽喉部·喉痈门主方》引《外科秘宝》

治咽喉悬痈，舌肿塞痛。

五倍子　白僵蚕　甘草（各等分）

研末，用白梅去核，捣丸如弹子大。噙噬，其痈自破。

3）《四科简效方·甲集·上部诸证·喉痈》

治喉痈（俗呼喉蛾）。

荆沥徐徐咽之。

头发、指甲煅存性，研，吹之。男右用女左指、发，女左用男右指、发；男左用女右指、发，女右用男左指、发。

灯心（一钱）　黄柏（五分，并烧存性）　白矾（七分，煅）　冰片（三分）

共研，每以一二分吹之。

4)《奇效简便良方·卷一·喉舌齿牙·喉痈》

喉痈：鸡肫皮，勿洗，煅为末吹喉。或锅底煤，水丸桐子大，新汲水灌一二丸。此治肿胀不通，水食极效。

【论用药】

1. 山豆根

《本草纲目·草部卷之十八·山豆根》："喉中发痈：山豆根磨醋噙之，追涎即愈。势重不能言者，频以鸡翎扫入喉中，引涎出，即能言语。（永类方）"

2. 白矾

《本草纲目·主治卷之四·咽喉》："巴豆同枯过，治喉痈甚捷。"

3. 硇砂

《本草纲目·主治卷之四·咽喉》："悬痈卒肿，绵裹含之。"

4. 薏苡仁

《本草纲目·谷部卷之二十四·薏苡仁》："喉卒痈肿：吞薏苡仁二枚，良。（《外台》）"

【医论医案】

一、医论

《圣济总录·卷第一百二十三·咽喉生痈》

论曰：肺气上通于喉咙，胃经外连于咽嗌，其气和平，则呼吸咽纳，无所妨碍，若脾肺壅热，熏发上焦，攻于咽喉，结聚肿痛，不得消散，热气炽盛，致结成痈，妨害吐纳，古方论一寸为疖，二寸至五寸为痈，其候使人寒战咳唾稠浊，善用针者，辨其可刺，宜速破之，仍施以点饵之剂。

二、医案

《医说·卷六·痈疽·治喉痈》

杨立之自黄府通判归楚州，喉间生痈，既肿溃而脓血流注晓夕不止，寝食俱废，医者束手。适杨吉老来赴郡守，招立之两子走往邀之，至熟视良久曰：不须看，脉已得之矣。然此疾甚异，须先啖生姜片一斤，乃可投药，否则无法也。语毕，即出子有难色曰：喉中溃脓痛楚，岂食生姜？立之曰：吉老医术通神，其言不妄，试取一二片啖我，如不能进则屏去无害。遂食之，初时殊为甘香，稍复加益至半斤许痛处已宽满，一斤始觉味辛辣，脓血顿尽，粥饵入口了无滞碍。明日招吉老谢而问之，对曰：君官南方多食鹧鸪，此禽好啖半夏，久而毒发，故以姜制之今，病源已清，无服他药。予记唐小说载崔魏公暴亡，医梁新诊之曰：中食毒。仆曰：常好食竹鸡。梁曰：竹鸡多食半夏苗，盖其毒也。命捩生姜汁折齿灌之，遂复活。甚与此相类（类说）。

《环溪草堂医案·卷四·喉痈喉疳喉痹》

赵。喉肿及上腭，的属喉痈。汤水难咽，痰多便闭。症交四日，邪火炽张。秀翁主以清化涤痰，极是。鄙意竟用凉膈散通彻表里，尤为简净。仍候裁正。凉膈散、牛蒡子、桔梗、芦根。

沈。锁喉痈生于结喉之上，咽喉之下，视之不见，胀塞不通，汤水难进，极为险重。急以化痰宣窍、开通肺气方法。射干一钱，牛蒡子三钱（杵），僵蚕三钱，薄荷钱半，荆芥三钱，山豆根一钱，桔梗八分，贯仲三钱（洗），生甘草五分，茅芦根各五钱。

吴。暑热蒸迫，心火暴甚。喉舌肿痛，及今旬日，势防成脓。用凉膈散加犀、羚，解上焦以泄君火之燔。牛蒡子、犀角、连翘、焦山栀、生大黄（水浸）、大贝母、玄明粉、竹叶、芦根、薄荷。

《一得集·卷中医案·丁世兄风热喉痈治验》

丁世兄风热喉痈治验。武林丁松翁三世兄，患风热喉痈。初起觉微寒，旋即发热，阅三日喉关之内小舌两旁，如有物梗塞，至五六日脓成痛甚，始患喉内两旁，双发喉痈。先延他医治之，处以辛凉疏风轻剂，至七八日乃召余诊。脉之寸关二部浮数，两尺虚软无力。余谓症属风热上壅，须以清火解毒为主，幸前方无误。脉象清爽，症虽危而可安，但勿求速效，走入歧路，致增跋涉耳。松翁深以为然，乃用羚羊角、石膏、知母、银花、僵蚕、薄荷、竹茹、青黛、山栀等清化上焦之风热；大便闭结，则用大黄、芩、连、元明粉等以通利之；吹以消肿解毒拔脓之药。至二十余日，脓腐未尽，人益困惫，举家惶惑。乃用斑蝥等外治之药，欲提其毒从外而出。余至急令揭去，用甘草汤洗净，诚以腐脓已化断无外提之理，徒使毒气散漫，迁延难愈。至念余日脓腐方尽，脉亦平静，而肿痛依然，方信余言不谬也。乃用生甘草六钱，生绿豆一盏，煎汤再加化毒清火养阴之药。次日肿痛果瘥。后以养胃安神之剂，出入加减，月余始痊。

《重订囊秘喉书·卷上·类证·舔舌喉痈》

甲寅秋，治一张姓者，暑热内蕴，透发肌肤，暑疖瘰瘰，颏下结核，红肿作痛，已成下喉痈，势难消散。宜清营化毒，速溃速愈，以止其蔓。方用银花、连翘、大贝母、姜山栀、防风、赤苓、苡米、夏枯草、蝉衣、竹叶、西赤芍。服一剂后，即用刀开，溃后脓泄稀少，肿势不退，脉弦劲，宜托毒化脓，肿消为要。方用炒牛蒡、炒荆芥、防风、连翘、大贝母、金银花、黑山栀、蝉衣、钩钩、白蒺藜盐水炒、生甘草、地丁草、姜、竹茹、薄荷叶，外掺自制去解妙丹，一候即愈。（内痈以不溃为妙）

《临证一得方·卷二咽喉颈项部·捧喉痈》

捧喉痈，痰涎胶固，气塞口糜，脉代神疲，恶款已现，难卜无妨。炒僵蚕、嫩柴胡、杜苏子、广橘红、童便、川贝母、炒栝楼、杏心酪、马勃、竹沥。

《临证一得方·卷二咽喉颈项部·喉痈》

喉痈形色颇顽，未易即溃。人中黄、桔梗、毛慈姑、象贝母、纯钩钩、片花粉、杏仁、润元参、广橘红、茅根肉。

复：去人中黄、桔梗、橘红、钩藤、花粉，加入炙甲片、赤芍药、连翘、陈全蒌、川石斛。

再复：加羚羊片。

《临证一得方·卷二咽喉颈项部·猛疽》

猛疽：风火相搏，喉间肿胀，势成猛疽，切勿玩视。炒僵蚕、大力子、光杏仁、化橘红、黄防风、钩藤钩、象贝母、嫩前胡。

《全国名医验案类编·二集传染病案·第七卷时行温疫病案·温毒喉痈案》

袁桂生：住镇江京口。

病者：张文卿夫人，年三十岁，住本镇。

病名：温毒喉痈。

原因：吸受温毒，因循失治，或误治而致剧。于五月初十日，始来求诊。

证候：咽喉两旁肿塞，汤水不能下咽，虽口津亦不能咽，胀塞非常，口有秽气，两旁既肿塞，而其下复溃烂，身热口渴。

诊断：脉息滑数有力，舌苔白腻。盖温毒痰热，蓄积上焦，污血壅阻而成喉痈。治不得法，致肿势日盛，将成喉闭而死矣。

疗法：救急之法，当先放血以开其闭，否则牙关拘急，口不能张，呼吸闭塞，神丹莫救矣。乃以刀刺喉内肿处，出紫黑血块甚多，盖皆毒血也。随之蓬莱雪吹之。

处方：金银花三钱，紫花地丁三钱，淡黄芩三钱，川贝母三钱，栝蒌皮三钱，金果榄三钱，鲜生地八钱，干生地四钱，小川连八分，广橘皮一钱。另加雅梨汁一酒钟和服。

次诊：下午复诊，喉内见粘有稠脓。乃以毛笔蘸水洗涤，洗出稠脓甚多，喉肿觉松。复于两臂曲池穴针刺出血，以分毒血上行之势。仍以原方再进一剂，明日大雨倾盆，未及来诊。

三诊：第三日来复诊，则热全退，喉肿大消，能进薄粥两碗，舌苔亦退，又得大便，脉息亦转软滑矣。

三方：金银花三钱，川贝母三钱，天花粉三钱，生苡仁三钱，浙茯苓三钱，佩兰叶一钱，干生地三钱，元参二钱，原麦冬二钱。

效果：接服二剂痊愈。

说明：凡喉痈肿势过甚者，皆由污血为患，急宜刀刺放血，万万不可姑息也。

［廉按］喉风不吐痰，喉痈不放血，皆非其治也。然其间有必须刺者，有不必刺者。沙耀宗《经验方治》云：咽喉痛肿者，紫艳未溃，或已溃而未深，而项外漫肿坚硬，痰气壅闭，汤水难容者，急用喉针在喉之两旁高肿处，刺入分许二三下，咯去紫黑毒血，随时吹药，大致大溃。或用衣针刺两手大指内侧爪甲根分许，即少商穴也，刺入分许，挤尽紫血，泄肺经热毒。然喉烂可进汤水，或色淡不艳，溃烂过深者，皆不必刺。脉细神昏，毒已内陷者，亦不必刺。此案内外兼治，竟收全功者，由开刀放血之效力也。故专门喉科者，必先熟悉外治诸法，试为节述其要：一要备撑嘴钳。凡牙关紧闭之时，若用金铁之器硬撬其口，必伤其齿。用乌梅、冰片搽擦之法，若又不开，则必用撑嘴钳，缓缓撑开其口，牙环宽而齿不受伤，最为灵妙。二要备压舌片。凡看喉之际，将舌压住，则喉关内容之形色，一目了然。三要备杏仁核弯刀。凡杏仁核肿大，势必涨塞喉关，药食难下，必用弯刀于杏仁核

上，放出脓血，则喉关宽而药食可下，且无误伤蒂丁之弊，较喉枪、喉刀，尤为便利。四要备照喉镜。察看喉关之内容，能隐微毕显，以补助目力所不及。五要备皮肤针。以便射入血清，急解喉痧之毒微生物，奏功最捷，此名血清疗法。凡治喉痧初起，历试辄验。六要提疱以泄毒。用异功散〔斑蝥四钱（去翅足，糯米炒黄，去米不用），血竭、没药、乳香、全蝎、玄参各六分，麝香、冰片各三分，共研细末〕，如蚕豆大，放膏药上，贴患处喉处两旁，一周时起疱，夏日贴二三时即能起疱，不必久贴。起疱后，速即挑破，挤出黄水，倘紫色或深黄色，宜用药贴于疱之左右，仍照前挑看，以出淡黄水为度；再用大蒜头捣烂如蚕豆大，敷经渠穴（在大指下手腕处寸口动脉陷中），男左女右，用蚬壳盖上扎住，数时起疱，挑破揩干以去毒气。七要漱喉以去毒涎。取鲜土牛膝根叶，捣汁一碗，重汤炖温，不时漱喉，漱毕，即低头流去毒涎，再漱再流，须耐心流十余次，毒涎方净。此品为治喉圣药，善能消肿散血，止痈化痰，无论何种喉证，用之皆效，以其能去风痰毒涎也。凡喉证以去风痰毒涎为第一要义。倘红肿白腐，用紫金锭三钱，热水冲化，俟冷，含漱患处，吐出，再含再漱，此法不独能去喉腐，且能导吐风痰。八要吹鼻以通气吐痰。凡喉痧肺气无不窒塞，首用吹鼻一字散，猪牙皂七钱，雄黄二钱，生矾、藜芦各一钱，蝎尾七枚，共为细末，吹少许入鼻孔，即喷嚏出，而吐毒痰；若鼻塞喉闭，必用喉闭塞鼻枣，蟾酥七分、细辛四分、辰砂三分、麝香二分五厘、冰片二分五厘、猪牙皂四分、半夏三分、辛夷四分、巴豆四分去油、牛黄二分、雄黄四分，研极细末，用红枣切破一头，去核，将药少许纳入枣内，用线扎封枣口，左痈塞右鼻，右痈塞左鼻。若小孩鼻小，枣不能塞，或用棉花包药扎塞，亦可。但不能令药靠肉，以免肿疱之患。若喉闭势重者，用两枣将两鼻齐塞。治喉痧喉闭，气息不通，命在垂危者，有起死回生之功。较之用卧龙丹、紫金丹、开关各法，不能得嚏，百无一生者，不若此枣一塞，痰气渐松，人事转醒，洵多神效也。九要吹喉以解毒去腐退炎止痈。首用烂喉去腐药（用杜牛膝根叶汁之晒干净末一两、苏薄荷末五分、浣花青黛五分、梅花冰片三分，共研匀，磁瓶密藏，不可泄气受潮，如潮但可晒干再研，不可火烘），以流去毒涎；接吹锡类散〔象牙屑（焙）、珍珠粉各三分，飞青黛六分，梅花冰片三厘，壁蟢窠二十枚（墙上者佳），西牛黄、人指甲焙各五厘，将各焙黄之药，置地上出火气，研极细粉，密装于磁瓶内，勿使泄气，专治烂喉时症及乳蛾、牙疳、口舌腐烂，凡属外淫为患诸药不效者，吹入患处，濒死可活〕以去腐止烂；末用珠黄散（珍珠粉六分，西牛黄三分，京川贝、煅龙骨各四分，煅青果核三枚，共研细末，磁瓶密藏）以清余毒而生肌。十要刮后颈以散毒。于颈窝处搽真薄荷油少许，用钱一文，如刮痧样往下顺刮，须千余刮，显出块点，用磁片锋刺破，即以蜞口吮出恶血，无蜞时，则用小吸气筒以吸出之，散毒最为神效。此治喉痧、喉痹、喉痈、喉蛾及各种风火喉证之第一妙法也。

第五节

骨 鲠

骨鲠，指进食误吞诸骨（刺），而致骨（刺）卡于喉中，以鱼骨（刺）最为常见。古代医籍中亦有将竹木、金铜、磁石、头发、针等诸物卡喉纳入“骨鲠”范畴，本篇仅收录动物骨（刺）卡喉。

【辨病名】

骨鲠，指进食误吞诸骨（刺），而致骨（刺）卡于喉中，以鱼骨（刺）最为常见。古代医籍中“骨梗”“骨骾”“骨哽”“骨硬”“鱼骾”“鲠刺”“鱼刺卡喉”“诸骨卡喉”等相关论述均有涉及此病。

《肘后备急方·卷六·治卒诸杂物鲠不下方第五十》：“鱼骨鲠在喉中，众法不能去者方：取饴糖，丸如鸡子黄大，吞之。不去，又吞，以渐大作丸，用得效。”

《普济方·卷六十四·咽喉门·骨鲠》：“治咽喉鱼骨鲠刺：上马屁勃不以多少，为末，蜜和丸弹子大，噙化咽津。”

《孙文垣医案·卷四·新都治验·查良本兄令眷每饮食悉从背后而下》：“查良本兄令眷，怒后偶食鱼头，骨梗于喉中，即以馒头粽肉等压之，骨虽下，便觉胸膈不快。又服消骨药两日，迨今乃七日矣。胸膈胀痛殊甚，饮食悉从背后而下，恶寒发热，六脉弦数。”

【辨病因】

骨鲠的病因单一，多为误吞所致。

《活幼心书·卷中·明本论·不内外因》："愚尝论十岁以上小儿……有因饮食中误吞骨鲠，吐不出，咽不下，气郁生痰，痰裹其骨，内则作痛，外则浮肿，啼声似哑，亦为可虑，投备急散取效。"

【辨病机】

关于骨鲠的病机，古代医籍中相关论述较少，个别医家认为骨鲠于喉，生痰、生瘀。

《活幼心书·卷中·明本论·不内外因》："愚尝论十岁以上小儿……有因饮食中误吞骨鲠，吐不出，咽不下，气郁生痰，痰裹其骨，内则作痛，外则浮肿，啼声似哑，亦为可虑，投备急散取效。"

《孙文垣医案·卷四·新都治验·查良本兄令眷每饮食悉从背后而下》："查良本兄令眷，怒后偶食鱼头，骨梗于喉中，即以馒头、粽肉等压之，骨虽下，便觉胸膈不快。又服消骨药两日，迨今乃七日矣。胸膈胀痛殊甚，饮食悉从背后而下，恶寒发热，六脉弦数。予思骨梗之后，用硬物压之，伤其胃脘，必有瘀血停留膈间，将食管逼在背后，故饮食觉从背后下也。今但消去瘀血，使食管复原，胸膈之痛可瘳矣。"

【论治法】

关于骨鲠的治法，可概括为"以意治""以类推"。

《圣济总录·卷第一百二十四·骨鲠》"论曰：用药之法，有不取于气味，特以意为用者，若鱼网虎骨之治骨鲠是也，然网能制鱼，乃鱼之所畏；虎能伏兽，乃兽之所畏，其所制伏既不同，则用之亦异矣。"

《医说·卷八·疾症·外患当以意治》："人之疾病，无不自虚实冷热而作，各有形症可以对治，其用药不过补泻寒温而已。然亦有不由虚实冷热而致者，如前说是也。义有诸虫入耳、喉中诸鲠、蠼螋溺人影而生疮、目中有眯之类，皆非虚实冷热之病，法当以意治之。如灌牛乳、炙猪肉，掩耳上，以治诸虫；默念鸬鹚，及戴鱼网，以治鱼鲠；以象牙末、狐狸骨，以治骨鲠；地上尽蠼螋形，取其腹上土，以治溺影疮；以胆汁、鸡肝血，及视水中豆，以治目中眯之类；竹溜牙，以治竹刺，此皆以意治之法也。"

《普济方·卷六十四·咽喉门·误吞诸物》："治鲠之法，皆以类推。鸬鹚治鱼鲠，磁石治针鲠，发灰治发鲠，狸、虎治骨鲠，亦各从其类也。"

《景岳全书·卷之二十八必集·杂证谟·咽喉·论治》："诸物哽于喉中，或刺或骨，必有锋芒之逆，所以刺而不下。凡下而逆者，反而上之则顺矣。故治此者，当借饮食之势，涌而吐之，使之上出，则如拔刺之捷也。若芒刺既深，必欲推下，非惟理势不能，必且延迟，或食饮既消，无可推送，以致渐肿，则为害非细矣。"

《类证普济本事方释义·卷第五·眼目头面口齿鼻舌唇耳诸疾》："皂角气味辛温，入手太阴，最能通窍。以肺主一身之气，气化流行，则骨鲠自出矣。"

《续名医类案·卷二十一·鲠刺》："张景岳曰：凡诸物鲠于喉中，或刺于骨，必得锋芒之逆，所以棘而不下。凡下而逆者，反而上之则顺矣。故治此者，当借饮食之势，涌而吐之，使之上出，则如拔刺之捷也。若芒刺既深，必欲推下，非惟理势有不能，亦且迟延，或食饮既消，无可推送，以致渐肿，为害非细。又曰：凡诸骨鲠，或以饧糖一大块，满口吞而咽之；或用韭菜煮略熟，勿切，吞下一束，即裹而下，亦妙。"

《彤园医书(外科)·卷之四发无定处·损伤门·外治总括》："诸物哽喉：凡诸物卡在咽喉，急以温水半盏，兑桐油一匙，搅匀，用鹅翎蘸油频频扫探喉间，令作大吐，其物自出；方煎甘草汤漱解油毒，伤者吹冰硼散。此由咽物急迫，致哽咽喉，急吐为妙。若重者失治，久则咽喉腐溃，愈不得出，倘误服凉药以败其脾，饮食不下，胃气饿倒，则难活矣。"

【论用方】

一、治骨鲠通用方

1. 玉屑无忧散(《太平惠民和剂局方·卷之七·治咽喉口齿》)

治咽喉肿痛，舌颊生疮，风毒壅塞，热盛喉闭；或因误吞硬物，诸骨鲠刺，涎满气急，或至闷乱不省人事。并皆疗之。

玄参(去芦) 荆芥穗 滑石(研) 黄连(去毛) 缩砂(去壳) 白茯苓(炒令黄) 贯众(去芦) 甘草(炙) 山豆根(各一两) 寒水石(研飞,二两) 硼砂(二钱)

上为细末。每服一钱,干掺舌上,后以新水咽下,不拘时候。

2. 百合散(《圣济总录·卷第一百二十四·骨鲠》)

治诸鱼骨鲠在喉中。

百合(五两)

上一味,捣罗为散,用蜜水调涂帛上,匝项系之,甚者不过三五上。

3. 蓖麻丸(《圣济总录·卷第一百二十四·骨鲠》)

治一切鲠。

蓖麻仁 细曲

上二味,等分研细,用沙糖和丸如皂子大。以绵裹含之,痰出立效。

4. 磁石丸(《圣济总录·卷第一百二十四·骨鲠》)

治骨鲠在喉中不出。

磁石(煅醋淬研) 陈橘皮(汤浸去白,焙) 白矾灰 恶实(炒) 浆水脚(多年者,晒干,炒紫色,各一分)

上五味,捣研为散,别用浆水脚和丸如芡实大。每含一丸咽津。

5. 矾灰散(《圣济总录·卷第一百二十四·骨鲠》)

治骨鲠在喉中不出。

白矾灰 乌贼鱼骨(去甲) 桂(去粗皮) 陈橘皮(汤浸去白,焙) 浆水脚(多年者,晒干,炒紫色,各一分)

上五味,捣研同炒黑色,候冷细研为散。每服一钱匕,温酒调下,仍益酒令醉;又以绵裹一钱匕,含咽盖复,纳鼻嚏喷即出。

6. 附子丸(《圣济总录·卷第一百二十四·骨鲠》)

治骨鲠在喉中。

附子(一枚,炮裂,去皮脐) 桂(去粗皮) 细辛(去苗叶) 陈橘皮(汤浸去白,焙) 硝石 青橘皮(汤浸去白,焙,各一分)

上六味,捣罗为末,炼蜜丸如小皂子大。每含一丸咽津,如两茶久未应,即用桂末煎汤助之,其骨立出。

7. 桂香散(《圣济总录·卷第一百二十四·骨鲠》)

治鹅、鸭及鸡骨,鲠在喉中。

桂(去粗皮,半两) 陈橘皮(汤浸去白,焙,一分)

上二味,捣罗为散。每用一钱匕,绵裹含咽,十度其骨软渐消。

8. 红椹咽方(《圣济总录·卷第一百二十四·骨鲠》)

治诸骨鲠在喉不出。

椹子(将红者,不拘多少)

上一味,卧时细嚼,先以咽津后尽咽滓,用新水吞下;如无新者,只欲红阴干为末用之。

9. 橘糖丸(《圣济总录·卷第一百二十四·骨鲠》)

治骨鲠在喉中不出。

陈橘皮(汤浸去白,焙,半两) 乌贼鱼骨(去甲) 沙糖(各一分)

上三味,捣罗为末,炼蜜和丸如皂子大。绵裹含咽。

10. 宽喉灵砂散(《圣济总录·卷第一百二十四·骨鲠》)

治物鲠。

灵砂 丹砂 附子(生,去皮脐) 铅丹 雄黄(各一分) 芎䓖(半两) 金箔(七片) 巴豆(一枚,去皮心,取肉擘为十二段,每擘以口吹之,研去油尽)

上八味,同研如粉。若咽钱及鱼骨等,在喉咽内,每服一字,先取蓖麻子三枚,去皮研,以汤半盏,搅滤取汁,调药服之,便下。

11. 立竹汤(《圣济总录·卷第一百二十四·骨鲠》)

治诸鱼骨鲠在喉中。

上取立死竹,从地高二尺以上,刮去皮,细劈如算子,三七茎,用水二盏,煎七分,去滓顿服。

12. 栗皮丸(《圣济总录·卷第一百二十四·骨鲠》)

治诸骨鲠在喉不出。

栗子肉上皮(半两,为末) 乳香(研) 鲇鱼肝(各一分)

上三味，同研为丸如梧子大。看骨远近，绵裹一丸，水润，外留绵线吞之，即钩出。

13. 蝼蛄散（《圣济总录·卷第一百二十四·骨鲠》）

治诸鲠并刺不出。

蝼蛄头（一枚）

上一味为散。以绵裹咽津，勿令鲠人知，若刺不出者，以涂刺疮上自出耳。

14. 鸬鹚散（《圣济总录·卷第一百二十四·骨鲠》）

治诸鱼骨鲠在喉中。

鸬鹚毛翅（十片）

上一味，烧灰研细。每服一钱匕，浓煎橘皮汤调下，或以绵裹含咽，即下。

15. 马勃丸（《圣济总录·卷第一百二十四·骨鲠》）

治骨鲠在喉中不出。

马勃　白矾灰　恶实（炒）　陈橘皮（汤浸去白，焙，各半两）

上四味，捣研为末，浆水和丸如樱桃大。含化咽津。又一方，无陈橘皮。

16. 软骨散（《圣济总录·卷第一百二十四·骨鲠》）

治喉咽诸鲠。

赤茯苓（去黑皮）　陈橘皮（汤浸去白，焙，各半两）　甘草（炙，锉）　缩砂仁（各一分）

上四味，捣罗为散。每用二钱匕，先掺口中，次用新水一盏咽下。

17. 白龙散（《杨氏家藏方·卷第二十·杂方五十八道》）

治鱼骨鲠。

柑子皮　白梅　象牙屑

上各等分，同为细末。每服一钱，绵裹含化。

18. 神效膏（《杨氏家藏方·卷第二十·杂方五十八道》）

治诸般骨鲠。

马鞭草　地松（一名皱面草）

上件各一小握，不用根，入陈白梅肉一枚，白矾一大拇指面许，研令极细。取一弹子大，以绵裹作一球子，缀钗头上，其余药即将无灰酒一碗，绞取药汁，细细呷之令尽。如不能饮，亦强呷数口，然后纳绵球子于喉间，旋旋咽其药汁，其骨鲠渐软，当自下去，不然即吐出。

19. 獭爪爬方（《圣济总录·卷第一百二十四·骨鲠》）

治诸鱼骨鲠在喉中。

獭爪（一枚）

上一物，将于喉咙外爬之，即下。

20. 象牙丸（《圣济总录·卷第一百二十四·骨鲠》）

治骨鲠在喉中不出。

象牙屑　乌贼鱼骨（去甲）　陈橘皮（汤浸去白，焙，各一分）

上三味，捣罗为末，用寒食稠饧和丸如鸡头实大。含化咽津。

21. 玉错散（《圣济总录·卷第一百二十四·骨鲠》）

治一切骨鲠，或竹木签刺喉中不下。

蓖麻子（去壳，一两）　凝水石（研如粉，二两）

上二味，先研蓖麻为膏，旋入石末，同研成散即止。每取一捻，置舌根深处，以冷水咽之，其鲠自然不见。

22. 盐梅丸（《类编朱氏集验医方·卷之十五拾遗门》）

治误吞铁钱及骨鲠之类。

古文铜钱（十数枚）　白梅（十个，淹过宿即烂）

每服一丸，如绿豆大，侵晨取流水吞下，即吐出。

23. 青雪散（《御药院方·卷九·治咽喉口齿门》）

治鱼骨鲠咽喉内不出，并急慢喉痹。

盆硝（二两）　白僵蚕（去头，炒黄色，取末，一钱半）　牙硝（三钱）　甘草（生，取末，一钱半）　青黛（二钱）

上件为细末。每用二钱，用井花水半盏调药，细细呷服，或少许频干掺，咽津亦得。

24. 神效解毒丸（《世医得效方·卷第十大方脉杂医科·头痛·骨鲠》）

收藏年深，愈见神效。

青靛花（六两）　大黄　山豆根（各四两）　朴硝（一钱）　黄药子（二两半）　白药（二两半）　自然铜（四两）　贯众　山栀子　宣连　楮

实子　山慈菇（各二两半）　白滑石（一斤十二两）　铅光石　芭蕉自然汁

上为末，糯米糊和药一千杵，阴干，不可见日，不然析去。一料可作一千丸，却用铅光石打光。诸般骨鲠，井水磨下一丸，作势一吞即下。颊腮焮肿，咽喉飞疡，清油调水磨化。酒毒肠风下血，薄荷汤。赤眼肿痛，井水。金蚕蛊毒，黄连水。蛇、犬、蜂螫、蜈蚣毒，用水磨涂伤处。误吞竹木棘刺，井水。诸般恶毒，用新汲井水。

25. 一捻金散（《普济方·卷六十一·咽喉门·喉痹》）

传用神效方，疗喉痹。

郁金（三钱）　藜芦（二钱）　巴豆（一钱，炒）

上为末。喉肿及食刺，热茶点一盏。骨鲠干咽，喉风薄荷茶下。

26. 会仙救苦丹（《普济方·卷六十二·咽喉门·咽喉肿塞》引《圣惠方》）

治咽喉闭塞不通，有妨咽物，亦治骨鲠。

拣甘草　寒水石（烧）　乌鱼骨　白僵蚕（各一两）　缩砂仁（炒）　白茯苓　贯众（各半两）　麝香（少许）　南硼砂　象牙（末，各一钱）

上为细末，重罗面糊为丸如鸡头子大，用朱砂为衣。每服一丸，噙化咽津。合和取庚申甲子日。

27. 二圣散（《普济方·卷六十四·咽喉门·骨鲠》）

治鱼鸡骨刺在喉中不下。

取五月五日采楮子，晒干，白茯苓各等分为末。每服一大钱，小儿半钱，煎乳香汤调下，温服。

28. 立竹汤（《普济方·卷六十四·咽喉门·骨鲠》引《百一选方》）

治诸鱼骨鲠在喉中。

取篱脚下如土朽竹，去尽泥，以手捻细，蜜调丸如龙眼大。以绵裹之，含化，其骨自消，却去药，虽咽下些津不妨。

29. 麻煎丸（《普济方·卷六十四·咽喉门·骨鲠》引《海上名方》）

治骨并鱼刺，鲠在喉中。

取研蓖麻子仁，烂，入百药煎，成剂即止，丸如弹子大，青黛为衣。井花水磨下半丸，咽之即下。

30. 神仙化铁丹（一名**圣化仙丹**）（《普济方·卷六十四·咽喉门·骨鲠》）

治一切骨鲠。

香白芷（大块不蚛者，三两）　贯众（拣净末，一两）　木兰花（树生者，一两）　京墨（好者，一钱）　金星石　银星石（各半两）　山豆根（去梗，一两）　水仙根（干者，一两）　木香（半两）　乌芋（即荸荠干者，一两）　象牙屑　玳瑁屑　犀角屑（各三两）　墨煤（净者，一两）

上共为细末，以头面雪水做糊，丸如龙眼大，用朱砂为衣，悬当风处阴干。每用一丸，含化。修合时，忌妇人、孝子、猫犬、外人看见。

31. 缩砂散（《普济方·卷六十四·咽喉门·骨鲠》）

治骨鲠。

缩砂仁　甘草　贯众（等分）

上捣为粗末。如一切鲠，以绵裹少许含之，旋旋咽津，久则随痰出。

32. 万病解毒丸（《医学正传·卷之六·疮疡》引《局方》）

此药解一切毒，蛊毒及鼠莽河豚鱼毒、菌毒、疫死牛马肉毒、喉痹骨鲠竹木刺毒。

射干　文蛤（即五倍子）　杏仁　石膏　续随子（去壳去油）　蚤休（即金线重楼）　土朱　大戟　山豆根　山茨菇　白药子　大黄（酒蒸，各二两）　麝香（二钱）　青黛（一两）　威灵仙（一两）　白芷（一两）　黄连　风化硝（各五钱）

上为末，糯米糊为丸如弹子大，青黛、滑石细研为衣，阴干。并用急流水磨下。痈疽发背，疔肿疮疡，毒蛇犬咬，蜈蚣蜂蝎虿毒，刀斧汤，火伤，并用井花水磨下，并涂伤处。妇人鬼胎恶气，积块虫积，心胸痞满，肚腹膨胀，并用好酒磨下。

33. 龙麝聚圣丹（《校注妇人良方·卷二十四·疮疡门·附方药》）

治心脾客热，咽喉肿痛，或成痈不消，或舌本肿胀，口舌生疮，或诸物骨鲠。

川芎（一两）　生地黄　犀角（镑）　羚羊角（镑）　琥珀　玄参　连翘（各五钱）　人参　赤茯苓　马牙硝　片脑　麝香（各二钱）　桔梗　升麻　铅白霜（各五钱）　朱砂　牛黄（各一钱）　南硼砂（一两）　金箔（五十片）

上各另为末，和匀蜜丸龙眼大，金箔为衣。薄荷汤化下，或噙咽之。

34. 神仙钓骨丹（《古今医鉴·卷之十六·诸骨鲠》）

其骨自随药带下，或出如神。

朱砂（一钱） 丁香（一钱） 血竭（五钱） 磁石（五钱） 龙骨（五钱）

上共为末，黄蜡三钱为丸，朱砂为衣。每服一丸，香油煎，好醋吞下。如要吐，用矮荷煎，好醋吃，后用浓茶任服，如无矮荷，用桐油代之。矮荷即红内销，其叶似荷树叶，其条细，其树矮短。

35. 白衣丸（《万病回春・卷之八・中毒》）

治男、妇、小儿误吞麦芒、针刺、铜钱、杂鱼等骨哽在喉中及喉闭肿痛，死在须臾。

乌贼鱼骨 白茯苓 砂仁 山豆根 甘草 僵蚕（各五钱） 管仲（一两五钱） 硼砂 麝香 珍珠 象牙 脑子（各少许）

上为细末，飞罗白面打糊丸如梧桐子大，用蚌粉为衣，阴干。每用二丸，冷水浸化，频频咽服。又将一丸口噙化尤妙。

36. 备急散（《证治准绳・幼科集之二・肝脏部・咽喉》）

治小儿诸般骨哽，咽喉肿痛。

五倍子（一两，研） 先春茶末（半两）

上二味，和匀。抄一钱，温汤半盏调化，无时，少与咽下。依法服饵，不过三五次即效。如骨出或刺破处血来多者，硼砂末六钱，水煎消毒散饮调服，血止痛住，肿消食进。

37. 乌龙针（《外科正宗・卷之四・杂疮毒门・误吞针铁骨哽咽喉第一百二十九》）

治骨哽于咽下难出者：用细铁线烧软，双头处用黄蜡作丸龙眼大，裹铁丝头上，外用丝绵裹之，推入咽内梗骨处，其骨自然顺下矣，不下再推。

38. 化骨神丹（《丹台玉案・卷之三・喉痹门・附骨鲠》）

治骨鲠。

楮实子（一两，为末） 霜梅肉（三两）

上共为丸弹子大，噙化咽下。

39. 神秘方（《丹台玉案・卷之三・喉痹门・附骨鲠》）

不拘诸骨立化：千年矮（即平地木）不拘多少，捣碎酒煎，尽醉服之即愈。

40. 灯心散（《外科全生集・卷四・吹药类散》）

治骨鲠立愈。

活竹一段，留两头节，一节上刻一眼，以灯心塞实，仍封固眼，裹湿草纸，火煨，取出俟冷，剖开去竹炭，取灯心炭研细，吹三四次即愈。

41. 双砂汤（《外科全生集・卷四・煎剂类》）

治骨鲠。

缩砂 草果 威灵仙（各等分）

加砂糖少许，清水煎服。

42. 如神散（《救急选方・下卷・诸物入肉门》）

疗针及竹木刺入肉，并一切骨哽悉效。

松叶 凤仙花茎叶并子

上烧存性，各等分为末。每服五七分，温酒送下。针及竹木刺入肉者，顷刻出，其效如神。

43. 万病回生丹（《青囊琐探・上卷》引《济世碎金方》）

善吐顽痰，专治中风不语，一时昏闷，不省人事，小儿急慢惊风，四肢抽掣欲死者。又治咽喉疯紧闭，牙关不开，痰涎涌盛，咽喉拽锯，疟疾痰喘咳嗽。又治鸡骨哽咽喉不得上下，神效。

明雄黄（生） 胆矾 滑石（生，各二钱）

上为细末。大人五分，小儿三分，白汤调服。一时即吐顽痰，回生起死，转手在人，不可草草。

44. 捕梗丸（《外科证治全书・卷二喉部证治・辨证大略・骨梗类》）

治诸骨梗喉极效。寻多年悬挂麻绳，上有灰尘堆积者，连绳解来，用新瓦盛之，炭火煅枯存性研末，洋糖丸如芡实大。每用一丸含在口中化下，不十丸，其梗物不出即消，虽梗死之人，但有微气，服之必活。

45. 连砂散（一名散云丹）（《重订囊秘喉书・卷下・医方论上》）

此丹专治风热喉症之圣药。

薄荷 牙硝（各二钱） 硼砂（一钱） 蒲黄（五分） 川连（四分） 朱砂（二分） 冰片（三分）

如治走马疳，与骨槽风齿落重症者，并用去腐方。如螳螂子，用桑螵蛸煅灰，存性研末，加冰片少许，吹之立消，或用马勃配合亦妙。如诸骨鲠，加急性子为末即愈。

二、治骨鲠验方

1）《肘后备急方・卷六・治卒诸杂物鲠不下方第五十》

小嚼薤白，令柔；以绳系中，持绳端，吞薤到鲠处，引之，鲠当随出。

杂物鲠方：解衣带，目窥下部，不下，即出。

又方，好蜜，以匕抄，稍稍咽之，令下。

鱼骨鲠在喉中，众法不能去者方：取饴糖，丸如鸡子黄大，吞之。不去，又吞，以渐大作丸，用得效。

《斗门方》治骨鲠：用鹿角为末，含津咽下，妙。

《外台秘要》疗鲠：取虎骨为末，水服方寸匕。

又方，蝼蛄脑一物，吞。亦治刺不出，敷之，刺即出。

又方，口称鸬鹚，则下。

《古今录验》疗鱼鲠骨横喉中，六七日不出：取鲤鱼鳞皮，合烧作屑，以水服之则出，未出，更服。

《胜金方》治小儿大人一切骨鲠，或竹木签，刺喉中不下方：于腊月中，取鳜鱼胆，悬北檐下，令干。每鱼鲠，即取一皂子许，以酒煎化，温温呷。若得逆，便吐，骨即随顽涎出。若未吐，更吃温酒。但以吐为妙，酒即随性量力也。若未出，更煎一块子，无不出者，此药但是鲠物。在脏腑中，日久痛，黄瘦甚者，服之皆出。若卒求鳜鱼不得，鳌鱼、鲩鱼、鲫鱼俱可。腊月收之，甚佳。

2)《食疗本草·卷下·附余》

孟诜食经方：鱼骨哽方取萩去皮，着鼻中，少时瘥。

3)《外台秘要·卷第八·诸骨哽方三十五首》

《肘后》疗食诸鱼骨哽，百日哽者方：用绵二两，以火煎蜜，纳一段绵，使热灼灼尔从外缚哽所在处，灼瓠以熨绵上，若故未出，复煮一段绵以代前，并以皂荚屑少少吹鼻中，使得嚏出矣。秘方不传，礼云鱼去乙，谓其头间有骨如乙字形者，哽入不肯出故也。

又方：取捕鱼竹笱须烧末饮之，鱼网亦佳。

又疗食诸肉骨哽方：白雄鸡左右翮大毛各一枚烧末，水服一刀圭也，仍取所食余者骨，左右手反复掷背后则下也。

又方：烧鸡足末服方寸匕，酒下立出。

又方：生艾蒿数升，水酒共一斗，煮取三四升，稍稍饮之。

又疗哽及刺不出方：服蔷薇灰末方寸匕，日三。亦疗折箭刺入，脓囊不出，坚燥及鼠扑，服之十日，哽刺皆穿皮出效。

疗铁棘竹木诸刺在肉中，折不出，及哽不下方。

半夏（二两，洗） 白蔹（二两）

上二物捣筛，酒服半钱匕，日三。宁从少少起者，半夏戟人喉中故也。忌羊肉饧等，加干姜一两尤佳。

又方：鼠脑厚涂疮上则出，亦可用填鼠，大效。

又疗咽哽方：取鱼尾着衣领，令下推，立下。

又方：白蔹、白芷等分捣散，饮服刀圭。

又疗食哽方：鹰粪烧灰存性，上一物下筛，服方寸匕。虎狼雕屎皆可服之佳。

疗哽方。

半夏（五两，洗） 白芷（五两）

上二物捣筛，服方寸匕，则呕出。忌羊肉饧。

《千金》疗哽方：取鹿筋渍之濡，索之大如弹丸，持筋端吞之，候至哽处，徐徐引之，哽着筋出。

又方：末虎骨若狸骨，服方寸匕。

又方：服瞿麦末方寸匕。《古今录验》并主折刺不出。

又方：吞猪膏如鸡子大，不瘥更吞，瘥止。

疗诸哽方：作竹篾刮令滑，绵缠纳咽中，令至哽处，可进退引之，哽即出。

疗诸哽方：鸬鹚屎末服方寸匕。

疗鱼骨哽在喉中方：以少许硇砂口中咀嚼，咽之立下。

《必效》疗鱼骨哽方：含水獭骨立出。

又方：鱼网覆头立下。《千金》云，烧灰服半匕。

4)《医心方·卷第二十五·治小儿食鱼骨哽方第百五十三》

《产经》治小儿食鱼骨哽方：以大刀环磨喉二七过，良。

又方：烧鱼骨末，以水饮之良。

又方：仍取投地鱼骨着耳上，因謦咳之即出。

又方：烧鸬鹚羽，末，以水服之，即出。

5)《医心方·卷第二十九·治食鱼骨哽方第四十》

《葛氏方》治诸鱼骨哽方：以鱼骨摇头即下。

葵薤羹饮之，即随羹出，有验。

6)《医心方·卷第二十九·治食肉骨哽方第四十一》

《葛氏方》治食诸肉骨哽方：烧鹰、燕、狸、虎头诸食肉者，服方寸匕。

7)《太平圣惠方·卷第三十五·治诸鱼骨鲠诸方》

治鱼骨鲠在喉中，众法不去方。

上含水獭骨立出，或爪亦得。

上以牛筋，水浸之，细擘，以线系如弹子大。持筋端吞之，入喉至鲠处，徐徐引之，鲠著筋即出。

上以虎粪或狼粪烧灰，细研，以水调一钱服之。

上以鸬鹚粪水调涂咽喉外，即出。

上常含橘皮即下。

上以蔷薇根捣，细罗为散。每服以水调一钱服之。

又食鱼骨鲠，横咽中，三五日不下方：上以雁粪烧灰，细研，以水调一钱服之。

8)《圣济总录·卷第一百二十四·骨鲠》

治诸鱼骨鲠在喉中方：蜜不拘多少，上一味，煎化乘热用绵一两蘸熨鲠处，又以瓠炙热，熨绵上，未出再作，仍取皂荚末少许，吹鼻中，即出。

治诸鲠方：上以木炭皮为末，研令极细，如无炭皮，但坚炭亦可，粥饮调下二钱匕，日四五服，以鲠下为度。

治鱼骨鲠方：象牙一两，上一味，不以多少，捣罗为末，沙糖丸如鸡头实大，每含化一丸咽津。

9)《鸡峰普济方·卷第二十六·备急单方》

治鱼骨鲠：上以象牙研为细末，每服一钱，蜜水调下。

10)《幼幼新书·卷第三十九·骨鲠第二》

《千金》治鱼鲠方：上服沙糖水即下。

11)《幼幼新书·卷第三十九·恶刺第一》

《简要济众》主小儿误为诸骨及鱼骨刺入肉不出方：上以水煮白梅肉烂，研后调象牙末，厚敷骨刺处自软。

12)《传信适用方·卷下》

治鱼骨鲠：只取大栗壳烧为细末，熟水调下。

13)《叶氏录验方·下卷·备急诸方》

鱼骨鲠方：上以小麦黄蘖为末，砂糖丸如弹子大，含化如失。

又木耳绵裹含咽滓。又蒜含鼻中。

误吞针钉、榇子、鱼骨杂物方：上多食肥羊脂肉及诸肥肉必自裹出。又木炭研为细末，每服一钱，冷水调下频服，自然裹于大便中出。

14)《仁斋直指方论·卷之二十六·附诸血·附取吐方》

鱼骨鲠方：用砂糖、白炭皮末、紫苏叶、滑石末和丸，含口中，津液咽下，骨自随下。

治鱼刺骨鲠在喉内：用山楂树独根向下者，与玉簪花根同捣，取自然汁，用匙或竹筒盛汁送入口内，不可着牙，着牙皆化，累验。

15)《类编朱氏集验医方·卷之九头痛门·咽喉》

食鲤鱼骨鲠方：贯众不以多少，上浓煎汁一盏半，分三服并进，连服三剂，至夜一咯而出。

16)《类编朱氏集验医方·卷之十五 拾遗门》

治鱼骨鲠：橄榄一味，用急流水服之。若无橄榄，讨核烧为末亦可。

又方：白梅取肉去核，砂糖含下，须臾自下。

又方：玉屑无忧散，用贯众调下，妙不可言。

17)《世医得效方·卷第十大方脉杂医科·头痛·骨鲠》

用金凤花子嚼烂噙下，无子用根亦可。口中骨自下，便用温水灌漱，免损齿。鸡骨尤效。

又方：以朴硝研细，对入鸡苏丸，别丸如弹子大，仰卧含化，不过三四丸，自然化之。

又方：以南硼砂新汲水涤洗，噙化，其骨脱然而失。

骨鲠入喉：以缩砂、甘草等分为末，以绵裹少许噙之，旋旋咽津，久之随痰出。

又方：以野苎根净洗，捣烂如泥，每用龙眼大。如被鸡骨所伤，以鸡羹化下；鱼骨则以鱼汁化下。

18)《世医得效方·卷第十七·口齿兼咽喉科·喉病》

治误吞铜钱、金石、竹木刺，鸡、鹅、鱼诸骨哽。

川山豆根　山蜈蚣　山慈菇　威灵仙（铁脚者）　滑石　马牙硝　金星凤尾草（各一两）　急性子（二两）　苎麻根（五钱）　绿豆粉（五钱）　甘草节（三钱，酒浸三宿）　砖（五两，厕中制一年）

上为末，白芨五两，与糯米糊一处，和剂成铤子如梧桐子大。每用一铤，冷水磨化，即下骨哽。

若金石铜铁，则以生姜汁磨化下。

19)《秘传外科方·救解诸毒伤寒杂病一切等证·神应散》

骨鲠：乳香二钱，研细，水调，吞数口。

一方：沙糖噙化，细细咽之，其鲠自下。又苎根（即缉布者）同所鲠骨之肉煎汤下。又朴硝咽之。

20)《普济方·卷六十四·咽喉门·骨鲠》

消化鱼鲠：用千金石，以火煅水淬，敲碎；又用塘内拦鱼竹并象牙屑，一处或丸或末，嚼水咽下，可消。

治鱼骨鲠（出《海上名方》）：用白芍药细切，嚼烂咽下。

又方（出《海上名方》）：用五倍子碾细末，掺喉中，立消。

《深师》疗食鱼骨鲠方（出《圣惠方》）：用捕鱼网一小片，烧灰，服刀圭匕，良；细研，水调一钱服之。一方乳香汤调下，温服。甚者，并三两服。

治咽喉鱼骨鲠刺：上马屁勃，不以多少，为末，蜜和丸弹子大，噙化咽津。

治骨鲠：用赤华叶威灵仙心，以井花水二盏煎至一盏，诸般鸡鹅骨吞下，软如绵。

又方：用灯心烧灰，喉中诸骨鱼骨竹刺等，不能上下，用此味吹入喉中，立消。

治杂物鲠方：一用纸捻，频打喷嚏，鲠自出。

治骨鲠方：盐麸子树，取根，用酽醋煎浓汁，时时呷咽。

咽中骨鲠：剪刀草如野慈菇，生于篱堑间，其根白，研之则如胶。用顺水吞下，吞下即吐出骨，不过两三口，效。研萱草根，顺水下，亦佳。

治鱼骨鲠（出《十便良方》）：用楮桃叶研细，取自然汁，水调服。

骨鲠：用寒食日收飞面四两，包待；五月五日，好乌梅个个要好，湿润，用四十九个去核，米醋浸一宿；至午时打扫净室一所，香烛时果供养，通灵。忌猫犬生人，勿令往来。面、梅、醋供养，用石臼木杵，醋搜匀，丸如弹大，线穿挂风内吹干。如治病，用醋浸，线穿系于患处，睡一宿，立效。

鲠骨方：细锉象牙末，去瓤陈橘皮，砂糖调冷水，铁也化为泥。

又方：紫白玉簪根，重罗用一分，竹筒吹入去，不可近牙根。

治鱼骨入喉方：用久年朽桃枝、竹根，浓煎汤灌之，立效。

治诸骨鲠及吞钱（出《圣惠方》）。

一方，炭灰捣罗为末，用酒或水调一钱服方寸匕。

一方，羊胫炭碾为细末，米饮调下。

治骨鲠入喉（出《经验良方》）：用寒水石煅为末，冷水调下。又方，用桑螵蛸，用醋煎，细细啜饮。又方，用白药锉细，用米醋煎，细细吞下，在上即出，在下即下。

治骨鲠不下（出《经验良方》）：先嚼白茯苓一钱重，次以白矾汤咽下。一方，白茯苓为末，所鲠骨煎汤调下。

治鱼骨鲠（出《经验良方》）：用白胶香，细细吞下。

治鱼骨鲠（出《圣惠方》）：用陈橘皮为末，好酒一升，入沙糖一两，煎成膏子，冷吞咽下。口念鸬鹚鸬鹚立愈。一方细嚼，冷水吞下。又常含橘皮，即下。煎汤服亦可。

治鱼骨鲠兼喉痹：以青鱼胆少许，口中含咽津，即愈。胆用腊月取，阴干，良。

治食鱼肉为骨所鲠：取泉水一杯，令患人口，向水张口取水气，鲠当自下。

治鱼骨鲠不出（出《经验良方》）：用蒜纳鼻中即出。独颗者，杀鬼去痛，入药用最良。

治一切竹木签刺，诸骨鲠喉。

松子仁　狼毒（捶碎，于土器内醋煮熟）　自然铜（烧以醋投，研，各等分）

上为细末。凡有鲠喉，即掠药末一字入口中，津液咽下。

治喉中物鲠欲死：用白凤仙子，研水大呷，以竹管灌入，硬物即软去。切物经牙。

又方，骨鲠，涎下之。鱼骨，砂糖大块，含即软去。

又方：

蛤粉（一两）　蓖麻（半两）　黄丹（一钱）

上为末。每服一钱，水调下。

又方，用绵包橙肉如小梅，牢系线，令吞下，过鲠物之内，牵出，物随出。

又方，用生鳅鳝大者，线牢缚其头，以尾先入喉中，头未出，即牵出之。治误吞钱及骨，至效。

诸鲠方：或以薤煮作羹粥食之，或炸作齑菹，或炒食之皆可。

治鸡鱼诸骨鲠经日不下者，随其便而用之。(出《危氏方》)

诸骨鲠：用药王草头，擂水服。

主骨鲠：以故鱼网，覆鲠者颈，瘥。如煮汁饮之，骨当下矣。

治鱼骨鲠不出者：取獭足于项上爬之，亦可煮汁食。

治鲠及鱼骨入肉不可出，痛甚者：取鱼狗烧令黑，为末，顿服之。煮取汁饮亦可。鱼狗乃今之翠鸟小者是也。

治鲠：用琥珀作珠，一物贯串着绳，推令前人至鲠所，又复推，以牵引出矣。若水晶珠亦得。如更无，以坚硬物摩令滑，用之亦得。

21)《普济方·卷四百一·婴孩杂病门·误吞诸物》

治骨鲠方(《杨氏宝书》)：用筒子极硬白炭，碾为末，浓米饮调下。无效，再吃神验。

22)《卫生易简方·卷之七·骨鲠》

治一切骨鲠：用金凤花根，醋浓煎汤，以竹管灌入喉中；或用子研灌；或入鼻中，不可犯齿。

又方：用砂糖噙化鲠自下。

治鲠噎：用诸鱼烧灰调服。

治鱼骨鲠：用鱼尾草一名醉鱼儿草捣汁，和冷水漱，仍咽下些小，自然骨化为水。池沼边不可种，恐伤鱼。

治鱼骨在腹中刺痛：用茱萸一合，水煮汁一盏服之；若骨在肉中不出，嚼茱萸封之，骨当烂出。

治鱼骨鲠：用鸬鹚骨为末服，或煎汤饮。

治鱼鲠：用橄榄嚼汁咽。

又方：用楮树嫩皮捣烂为丸，或楮子研碎，水下二三十丸。

23)《外科理例·卷六·诸哽一百二十四》

诸骨哽：用象牙末吹患处。或取犬涎，徐徐咽下，立效。

24)《口齿类要·诸骨稻谷发鲠七》

一方鱼骨鲠：用细茶、五倍子等分为末，吹入咽喉，立愈。

25)《急救良方·卷之二·杂方第三十七》

治骨鲠：用威灵仙五钱，缩砂三钱，甘草二钱，水一钟，煎至四分，入口噙漱，入喉呵气，即愈。

又方：用縠树子泡汤咽下，骨自消。

又方：用威灵仙根不拘多少，以好米醋浸一二日，晒干为末，醋糊为丸如梧桐子大。每服一丸或二丸，半茶半汤下。如要吐，用砂糖、铜青为末半匕，滴油一二点，同茶汤调服，即吐出原物。如药性来迟，令患人两手伏地，用清水一盆，以鹅翎口中搅探，即吐。

26)《医方集宜·卷之六牙齿门·急救诸方·定风散》

治少阳鱼尾刺：上用大麦不拘多少，浓煎熏洗伤处即止。

27)《古今医统大全·卷之六十五咽喉门·诸物哽喉·骨哽诸方》

陈氏方：治鸡骨哽，以鸡汁化哽药下，或食饧糖一大块，满吞下。

28)《古今医统大全·卷之九十三·经验秘方》

治骨哽：香椿树子，阴干半碗，擂碎，热酒冲调服之，良久即连骨吐出。

治鸡骨哽：用活鸡一只打死，趁热取出腹中鸡肫里面黄皮，洗净以灯草裹鸡肫黄皮，火上烧成灰，研末，以小竹筒吹喉中，骨哽即消化。不可见肉。

29)《医学纲目·卷之十五肝胆部·咽喉·诸物梗喉》

骨哽：乳香烧烟，吸入喉即吐出。

治哽：蝼蛄胆一枚吞下。亦治刺不出，敷之刺即出。

治骨哽：槿树叶油、马屁勃、砂糖三味，熬膏为丸，噙化累效。

治骨哽喉痛：用水牛屎上生出蕈，晒干为末，用砂糖为丸，徐徐咽吞下，仍用砂糖为衣，不然损牙。

鱼骨哽：细嚼萝卜，徐徐咽之愈。

治鸡骨哽：用水帘草捣汁，饮之骨自消。

30)《古今医鉴·卷之十六·诸骨鲠》

治诸骨鲠：用人指甲，烧存性，吹入喉中，立效。

一方，用硼砂一块噙之，骨自下。

一方，用韭白三根，捣烂拈为丸如骨子大，用绵缠裹线，茶咽下，更哽处手牵线，吐出原骨效。

31)《本草纲目·草部第十八卷·草之七·威灵仙》

诸骨哽咽：威灵仙一两二钱，砂仁一两，沙糖一盏，水二钟，煎一钟。温服。

32）《种杏仙方·卷四·诸骨鲠》

诸骨鲠：用象牙屑，以新汲水一盏，浮牙屑水上，吸之，其骨自已。

鸡骨等骨所鲠：用细茶浓煎，连吃五七碗，以饱为度。却用老鸭刀子擂烂，冷水调服，即吐。如不吐，将鹅翎探喉，即吐其骨。

33）《万氏秘传外科心法·卷之七·侧图形十二症·结喉风痈》

喉中被骨刺伤，已生血泡，甚至日刻渐长，紧塞喉中，外不能进，内不能出：宜速用牙皂三分，胆矾半分，上片五厘，麝香五厘，为极细末，吹入喉中二三次，即泡破血出而愈。

34）《万病回春·卷之八·骨鲠》

治诸骨鲠喉：以象牙末吹之妙。又宜将狗倒吊起，涎出碗盛，以徐徐咽下，其骨化水，如神。又宜灯芯，以竹筒填满，火烧过，取灯芯灰，用米糖化开灌下，勿犯牙。

治骨鲠：白饴粉，大口嚼咽即下。

治鸡骨焦骨鲠：用霜梅肉捶成指大，作丸子，将绵裹，用线穿在肉，冷茶送下，扯住线头在手，一呕即出。又宜用胡荽略擂，拌醋并渣咽下即下。

35）《鲁府禁方·卷四宁集·骨鲠》

治鱼刺方：山楂一味，煎滚，先入鱼刺化之，即温服，速化如神。

治刺在肉中不出：研蛴螬汁敷，立出。

36）《证治准绳·杂病第八册·七窍门下·诸物梗喉》

秘方：用倾银炉上倒挂灰尘，砂糖和丸，咽之自下。

37）《寿世保元·卷十·骨鲠》

治鸡鱼等骨所鲠：用金樱子根，将竹签取出，捶烂水煎，用罐嘴插入喉内灌下，勿犯牙。

治诸骨鲠喉：用玉簪花为末，无花用根取汁，用好醋调汁灌服。不可犯牙，犯之即落。

治鸡鱼骨鲠：灯心灰，以米糖如指大。蘸灰置喉中，勿令沾齿，待糖化，骨即化下。

诸骨鲠喉（池素水传）：黄蜡为丸如枣大小，将温茶饱服，多多为佳，然后服一丸，当时诸骨或吐或下，如神。

鸡骨鲠：用香油煎滚，待温服之，即可吐出。

38）《济世全书·兑集卷八·骨鲠》

治鱼骨鲠：用白鹭毛烧灰，水调服效。

39）《外科正宗·卷之四·杂疮毒门·误吞针铁骨哽咽喉第一百二十九》

诸骨哽喉：用玉簪花根八钱，各随所犯之肉为引煎汤服之，转出乃愈。

诸骨哽于咽下，不能外出者：乌龙针推之，骨下则安矣。

40）《本草单方·卷十八外科·诸骨鲠》

治骨鲠不下：蓬砂一块含化咽汁，脱然而失。此软坚之征也。

又，食薤白即下。

又，栗子内薄皮烧存性，研末，吹入咽中，即下。

咽喉骨哽：猪牙皂角二条切碎，生绢袋盛满，缝好，线缚顶中，立消。

又，五月五日午时，韭畦中面东勿语，取蚯蚓泥藏之。每用少许，擦喉外，其骨自消。名六一泥。

鱼骨哽咽，不能出：鸬鹚嗉吞之，最效。又，翅羽烧灰，水服亦妙。又，鲤脊三十六鳞焙，研，凉水服之，其刺自跳出。神效。

41）《怪证奇方·怪证奇方杂录附》

鱼骨鲠：即令其人到转筋头食之，骨自下。

42）《秘方集验·诸虫兽伤》

诸骨哽喉：玉簪花根捣汁吞之，其汁勿粘齿，恐其脱也，再用干饭咽之，自下。威灵仙五钱、饴糖五钱，酒、水各一碗，煎服亦效。

鱼骨哽：或鹿肉锉屑，含津咽之。

鸡骨哽：旧靴皮烧灰服之。

43）《医方集解·救急良方第二十二·骨哽》

凡鱼骨哽，食橄榄即下，如无鲜者，用橄榄核磨水饮之（橄榄木作舟楫，鱼触着即死，物之相畏有如此者）；又猫涎亦能下鱼骨哽。

或用硼砂、井华水洗化下；或醋煎威灵仙咽下（或加砂糖）；或鸡冠子煎汤咽下。

44）《证治汇补·卷之四·上窍门·咽喉》

鱼骨鲠喉：用朴硝煎汤饮之即出，或威灵仙亦可。

45）《菉竹堂集验方·卷六·罗浮山人集·杂科门》

治鱼骨诸骨鲠方：用凤仙子不拘多少，捣碎为末，水调服下，诸骨俱化。

治诸般鱼刺骨鲠：用腊月二十四日灶糖，将瓷罐收贮在内。如遇鲠，将匙挑二三匙在口内即消下。二三年者亦佳。

治骨鲠：用铁梗、威灵仙取汁和酒服。

46)《冯氏锦囊秘录·外科大小合参卷十九·胎毒诸疮·骨鲠芒刺咽喉诸方》

威灵仙，醋浸口噙。同砂仁煎服亦可。如欲吐，以砂糖调铜青末，半匙，再滴油一二点，调服即吐出原物。

47)《本草经解·卷四·虫鱼部·乌贼鱼骨》

乌贼鱼骨同芦茹雀卵丸，治肝伤血枯。同橘红末，寒食面丸，治骨鲠。同蒲黄末，治舌肿出血不止。同北味、杞子、淫羊藿、归身丸，久服令人多子。

48)《外科心法要诀·卷十五·杂证部·骨鲠咽喉》

骨鲠咽喉最可忧，吐咽刺痛碍咽喉；鱼骨须用鸭涎灌，兽骨狗涎灌即瘳。

[注]此证由咽物急迫，骨鲠于咽喉，妨碍饮食，吐咽刺痛，宜急治之。然有鱼骨、兽骨之分，误吞鱼骨者，用河中养蓄活鸭，倒挂垂涎，以瓷碗接下，令患人仰卧频灌，其骨尽化；误吞兽骨者，用狗一只，倒挂接涎，如前法频灌，其骨尽化，俱效。若失治，咽喉肿痛溃脓，宜用冰硼散吹之，不可妄服凉药。

49)《麻科活人全书·卷之四·咽喉痛第八十八》

《海上方》治骨鲠：金凤花根，打碎，以米醋煎，用有嘴壶盛之。令患者将口衔壶嘴，仰面咽之，其骨即出。吞药之时，勿令沾牙。或用玉簪花根、威灵仙根，如前法治之，亦可。

50)《幼幼集成·卷四·咽喉证治·咽喉简便方》

治诸骨哽咽不下：威灵仙三钱煎汤，频频咽之，其骨即软如绵而下。

诸骨哽咽：又或以狗涎半盏，沙糖半盏，调服立消。

凡诸骨哽咽：谷树叶捣烂取汁服，其骨自软而出。盖威灵仙、谷树叶、楮实子皆能软骨故也。

51)《疡医大全·卷十七·咽喉部·骨鲠门主方》

鸡鱼骨鲠：活鳅一条同飞面捣敷喉下，即消。又方，犬涎灌之，其骨自化。

白茯苓　贯仲　甘草(各等分)

共磨细末。米饮调服一钱。

又方，大蒜一瓣切去大头，鲠在左，塞右鼻孔；鲠在右，塞左鼻孔。

骨刺笼帚鲠在喉中：多年旧篱笆竹，洗净截断，煎汤饮之，即下。

骨鲠喉中危急者：蛇床子三钱，焙研细末，红糖两许，开水冲和，以汤匙灌，咽下咽即化。

鸡骨鲠：生苎根捣汁饮之，立化。

鸡鹅猪鱼骨鲠：山楂根烧灰存性，研细，吹入喉中三四次，即下。

又方，家椿树上结的白苓，如牛乳一个个垂下者，用七粒擂水服，其骨即从大便中出。

草果(醋炒)　泽泻　马屁勃

为末，砂糖调服即化。

鱼骨鲠：多食青果。

秘传骨鲠方。

马屁勃(山上者，一两)　灵脂(三钱)　红芽　大戟　五倍子(各二钱)

共研细，用鸭涎、狗涎同和丸如元眼大。如遇骨鲠，用砂糖化服，一丸即化。

赤芍药、贯仲各三钱，研末，米糊丸，放口内噙化咽下。

52)《文堂集验方·卷三·咽喉》

鱼骨哽：韭菜煮半熟，勿切断，吞下一束，即裹而下。

凡鱼骨，或误食竹木丝，即席间将鱼骨一根，或竹丝顺插入发辫中，不令人知即下；或旁人代插，勿令患人知，颇有奇效。

又法用白面调稀糊，涂两膝盖骨，自然下，颇验。

53)《彤园医书(外科)·卷之四发无定处·损伤门·外治总括》

诸物哽喉：凡诸物卡在咽喉，急以温水半盏，兑桐油一匙，搅匀，用鹅翎蘸油频频扫探喉间，令作大吐，其物自出，方煎甘草汤漱解油毒，伤者吹冰硼散。此由咽物急迫，致哽咽喉，急吐为妙。若重者失治，久则咽喉腐溃，愈不得出，倘误服凉药以败其脾，饮食不下，胃气饿倒，则难活矣。

鱼骨哽喉：取鸬鹚脚，或水獭掌，煮汁频频咽之。凡骨哽贵乎早治。

兽骨哽：虎牙磨水咽之。

54)《救急选方・下卷・诸物哽噎门》

又方，以少许硇砂，口中咀嚼咽之立下。

又方(《续医说》)，速取新绵、白糖二物，将绵裹糖如梅大，令患人咽下。入喉间，留绵一半于外，时时以手牵掣，俾喉中作痒，忽然痰涎壅出，其骨粘于绵上矣。

又方(魏氏)，砂糖如鸡子大烂嚼，仰面以热酒咽下，骨随酒便下。

55)《青囊琐探・上卷・四目》

《绿竹堂简便方》曰：治肉骨鱼骨梗喉，不要四眼见，即将箸来倒转随便钳肉一块急下即愈。

56)《益世经验良方・上焦・治诸骨梗喉门》

又方，用硼砂一钱，再要野苧麻根二钱，共捣碎丸如圆眼大，纳口中，使津润咽下，诸骨皆化。

治鱼骨梗喉方：即用饭团一个，不令二眼见，手指空写饭团上龙字九个，将饭团吞之即愈。

57)《古方汇精・卷五・奇急门・凡疯犬咬伤》

骨鲠：用乌梅肉、五倍子各等分，捣烂为丸弹子大。每服一丸，含口内，其骨自化。

58)《证治摘要・卷下・诸骨哽(竹木刺)》

《疡科秘录》云：骨哽先完咽米饭一块，则自脱者也。若不脱者，用吐方为良策。吐则骨哽等亦从而出。宜撰用双矾水吐，酒石双矾水方：矾石、丹矾各五分，水一合，上三味混和，顿服。

59)《救生集・卷三・小儿门》

小儿骨鲠：火炭研淬，问红糖含口内，骨即咽下。

60)《疡科捷径・卷下・杂症・骨哽咽喉》

哽痛肿烂：柳青散吹之，见口破。

61)《外科证治全书・卷二喉部证治・辨证大略・骨梗类》

鱼骨横在胸间，不上不下，痛楚之甚，饮食不得，欲死者，用橄榄食之即消。

鱼鳞梗在胸间，则眼中常见一小镜子，用芥醋一瓯，半饥啜之即愈。

蟹壳梗喉，用活鸭一只，倒悬取鸭口涎半盏，咽之即下。

62)《喻选古方试验・卷四・诸骨鲠》

鸡骨鲠咽：五倍子根煎醋，啜至三碗，便吐出。(《本草集录》)

水中螺蛳等壳，误吞鲠噎痛苦：以鸭涎滴咽，即消。(喻嘉言)

诸物鲠咽，莫如以物制物，鸡骨用狗涎，鱼骨用猫涎及橄榄汁，稻芒用鹅涎，滴入喉中，无不效。

63)《验方新编・卷十二・误吞诸物・诸骨卡喉》

凡系兽骨及鸡、鸭等骨卡者：用狗一只倒吊取涎，缓缓咽下，其骨即化，屡试如神。以狗善食诸骨故也。

又方：鱼骨卡者，用鸬鹚或鸭子倒挂垂取涎，令患人仰卧，时时灌下，其骨尽化。

又方：有人被鱼骨横梗胸中，半月不下，疼痛叫唤，用橄榄核磨浓汁，滚水调服愈。真仙方也。

又方：灰面四两，用冷水调稠，敷两膝头上，一时之久，不知其骨化于何处，真奇方也。一切禽、鱼、兽骨皆治。

又方：有人因一骨梗喉，百药不下，梦人告之服真南硼砂(黄色如胶者真)最妙，遂取一块含之，即愈。硼砂多有假充，如非真者，亦不见效。如咽喉肿烂，用真南硼砂加顶上梅花冰片，和匀吹入。药店冰硼散断不可用，亦恐其假而无功也。

又方：食山楂膏甚效。或以山楂煎浓汁服之，亦可。缘鸡骨入山楂膏即化，故能治一切骨梗也。

又方：白糖含口中令其自消，则骨与之俱化矣。

又方：葍子(又名葍头，又名葍白)食之即下。

又方：鲤鱼背脊鳞，瓦上焙枯研末，凉水服之，其刺自跳出，虽三四日不出者亦神效。诸色鱼鳞皆可用。

又方：凡卡某鱼之骨，即用某鱼生眼珠，以豆皮(又名豆腐衣)包好、拼命吞之，无不神效。

又方：轻者用糯米糖为丸，吞之即下。

64)《喉科心法・杂症》

诸骨哽咽：或用白砂糖一大匙，和铜绿末半匙，入麻油少许，茶汤调服，即吐出。

骨小者用威灵仙三钱煎浓汁，时时噙咽，其骨自软如绵而下。

谷皮、树叶捣烂取汁煎，噙咽亦可。

65)《行军方便便方·卷下·遗馀》

治骨鲠喉：山柰煎汁徐徐呷咽。

66)《经验良方全集·卷一·骨梗》

治骨梗方：橄榄核煅灰，用槟榔同服。

67)《医方拾锦·口方》

兽骨鲠喉：狗涎滴耳中即下。

68)《奇效良方·卷之六十四小儿门·瘾疹·鲠骨》

治鱼鸡骨鲠：用贯众为末，井花水调令浓，大呷一口，慢慢咽下。

69)《疑难急症简方·卷一·诸物鲠喉》

鳖骨鲠方(《随山宇方钞》)：此症无方可治，必至溃烂而死，惟此方可救，若不能下咽，终于不治。

生鳖眼珠一对，豆腐皮湿包，努力吞下，鲠即若失。凡鱼骨鲠，亦用本鱼眼珠，依法吞之。

大小人鱼骨鲠(《名医类案》)：白饧糖，食即解。

[越按]饧糖，即饴糖也。有两种，一大麦糖，系大麦做。一线版糖，系糯米做。两种以糯米为上。小儿女多不肯吃他物，惟此最合。如一时无买处，可托南京店做，盖即寸金糖皮壳也。凡虚症药内用饴糖者仿此。

70)《外科备要·卷二证治·损伤杂证·诸物哽喉》

鱼骨哽喉：或用酒糟一撮，开水兑服神效。

鸡骨哽喉：一法五倍子一枚，烧灰吹之自化。若哽鱼骨，当用鱼汤调野苎根化服。凡骨哽，贵乎早治，服药切忌寒凉，若肿痛溃烂，只用冰硼散称吹之，不可妄用他药。

71)《鲟溪秘传简验方·鲟溪外治方选卷上·误硬门》

鱼骨哽：橘叶，常含，咽汁。

72)《寿世编·下卷·误吞门》

吞鱼刺卡喉方：半椿树根煎水，噙片时，服之即软如绵，或下或出。

【论用药】

一、骨鲠主治药

《本草纲目·主治第四卷·百病主治药·诸物哽咽》

1. 治诸骨哽药

缩砂蔤：诸骨哽，浓煎咽。

艾叶：煎酒。

地菘：同白矾、马鞭草、白梅，丸噙。

凤仙子：研，水咽；根、叶煎醋。

半夏：同白芷，水服，取吐。

云实根：研汁咽。

瞿麦：水服。

蔷薇根：水服。

白蔹：同白芷，水服。

白药：煎醋。

威灵仙：醋浸，丸噙；同砂仁，煎服。

鸡苏：同朴硝，丸噙。

丝瓜根：烧服。

栗荴：烧吹。

乳香：水研。

桑椹：嚼咽。

金樱根：煎醋。

浆水脚：同磁石、橘红，丸咽。

蚯蚓泥：擦喉外。

蓬砂：含咽。

桑螵蛸：煎醋。

蜂蜜：噙。

鲩鱼胆：酒化，取吐。

鳜鱼胆：取吐。

鲫鱼胆：点咽。

鲇鱼肝：同栗子皮、乳香丸，线、绵包吞，钓出。

乌贼骨：同橘红、寒食面，丸吞。

鸭肫衣：炙研，水服。

雕粪：诸鸟兽骨哽，烧灰，酒服。

猪膏：含咽。

羊胫骨灰：饮服。

狗涎：频滴。

虎骨：诸兽骨哽，末，水服。

虎屎：烧，酒服。

狼屎：兽骨哽，烧服。

鹿角：末，咽；筋，吞钓出。

2. 治鸡骨哽药

贯众：同缩砂、甘草末，包含。

白芷：同半夏末服，呕出。

缩砂、苎根：捣丸，鸡汤化下。

凤仙根：煎酒。

水仙根、玉簪花根：汁。
蓖麻子：同百药煎，研服。
盐麸子根：煎醋，吐。
乳香：水研。
金樱根：煎醋。
茯苓：同楮实末，乳香汤下。
五倍子：末，掺之，即下。
鸡内金：烧吹。
鸡足距：烧水服。翮翎同。

3. 治鱼骨哽药

贯众：同前。
缩砂：浓煎。
苎根：擂泥，鱼汤下。
蓖麻子：同百药煎，研咽。
水仙根、玉簪根：并擂汁服。
醉鱼草：吐。
白芍药：嚼。
马勃：蜜丸噙。
饴糖：含咽。
百合：涂项外。
橘皮：噙。
橄榄：嚼咽。
茱萸：鱼骨入腹，煎水服，软出。
白胶香、木兰皮、皂荚：吹鼻。
椿子：擂酒服，吐之。
楮叶汁：啜之；嫩皮捣丸，水下二三十丸。
桑椹：嚼。
金樱根：煎醋。
琥珀珠：推之。
仙人杖：煮汁。
鬼齿：煮汁，或丸含。
青鱼胆：吐。
鲩鱼胆：吐。
乌贼骨、诸鱼鳞灰：水服。
鱼笱须：烧服。
鱼网：烧服，或煮汁。
鸬鹚头及骨、嗉、喙、翅、屎：并烧服。
鱼狗：烧服，亦煮服。
秃鹙喙：烧服。
獭肝及骨、爪：烧服。
獭爪：项下爬之。
海獭皮：煮汁。

二、治骨鲠专药

1. 土牛膝

《本草崇原·卷上本经上品·土牛膝》："又名杜牛膝，气味苦寒，主治吐血，牙痛，咽喉肿塞，诸骨哽咽。"

2. 马勃

《本草纲目·草部第二十一卷·草之十·马勃》："鱼骨哽咽：马勃末，蜜丸弹子大。噙咽。（《圣济录》）"

《玉楸药解·卷五·禽兽部》："马勃治咽喉痹痛，久嗽失声，骨鲠吐衄。马勃亦名牛屎菰。"

3. 井华水

《本草纲目·水部第五卷·水之二·井华水》："又解闭口椒毒，下鱼骨哽（《嘉祐》）……鱼骨哽咽：取水一杯，合口向水，张口取水气，哽当自下。（《肘后方》）"

4. 天名精

《本草纲目·草部第十五卷·草之四·天名精》："诸骨哽咽：地菘、马鞭草各一握（去根），白梅肉一个，白矾一钱，捣作弹丸，绵裹含咽，其骨自软而下也。（《普济方》）"

5. 云实根

《本草纲目·草部第十七卷·草之六·云实》："骨哽及咽喉痛：研汁咽之。（时珍）"

6. 木兰花

《本草纲目·木部第三十四卷·木之一·木兰》："主治：鱼哽骨哽，化铁丹用之。（时珍）"

7. 五倍子

《本草纲目·虫部第三十九卷·虫之一·五倍子》："鸡骨哽咽：五倍子末，掺入喉中，即化下。（《海上名方》）"

8. 水仙（水仙根）

《本草纲目·草部第十三卷·草之二·水仙》："主治：痈肿及鱼骨哽（时珍）。"

9. 水獭爪（水獭足）

《证类本草·卷第十八·獭肝》："唐本注云：《别录》云，獭四足，主手足皲裂。今按陈藏器本草云：獭主鱼骨鲠不可出者，取足于项下爬之，亦煮汁食……《图经》曰……足，主鱼骨鲠，项下爬，亦煮汁饮之。"

《随息居饮食谱·毛羽类》："水獭肉……治传

尸鬼疰、鱼骨鲠喉、疟久不瘳、心腹积聚、肠痔下血、寒疝攻疼。其爪搔喉,亦治骨鲠。”

10. 水獭肝(獭肝)

《本草经集注·虫兽三品·下品·獭肝》:“味甘,有毒。主治鬼疰蛊毒,却鱼鲠,止久嗽。烧服之。”

《本草详节·卷之十·兽部·獭》:“肝,味甘、咸,气温。有毒。主虚劳咳嗽,鬼疰,蛊毒,鱼骨鲠,并烧灰酒服之。”

11. 水獭骨(獭骨)

《本草经集注·虫兽三品·下品·獭肝》:“獭有两种:有獱獭,形大,头如马,身似蝙蝠,不入药用。此当取常所见者,其骨亦治食鱼骨鲠。”

《证类本草·卷第十八·獭肝》:“《外台秘要》治鱼骨鲠,含水獭骨即下。”

《本草纲目·兽部第五十一卷·兽之二·水獭》:“主治:含之,下鱼骨鲠。(陶弘景)”

《本草蒙筌·卷之九·兽部·獭肝》:“骨,止哎哕恶心并鱼骨鲠,烧灰调下。”

12. 乌贼鱼(乌贼鱼骨、海螵蛸)

《本草纲目·鳞部第四十四卷·鳞之四·乌贼鱼》:“骨鲠在喉:象牙屑、乌贼鱼骨、陈橘红(焙)等分为末,寒食面和饧,丸芡子大。每用一丸,含化咽汁。(《圣济总录》)”

13. 凤仙子

《本草纲目·草部第十七卷·草之六·凤仙》:“产难,积块噎膈,下骨哽,透骨通窍(时珍)……咽中骨哽,欲死者:白凤仙子研水一大呷,以竹筒灌入咽,其物即软。不可近牙。或为末吹之。(《普济方》)”

《本草汇言·卷之五·草部·凤仙花》:“落胞胎,化积块,下骨鲠,通闭窍之药也。其性急速,善能透骨软坚,庖人烹鱼肉不腐,投数粒易软烂,可知其功用矣。缘其化骨,最能损齿,与玉簪根同,凡服者不可着齿也,多用亦戟人咽。”

《本草求真·上编·卷六杂剂·毒物·凤仙子》:“凤仙子(专入肾),又名急性子,是俗所谓金凤花子是也。其性急猛异常,味苦气温,小毒。凡人病患顽痰积块,噎膈骨鲠,服之立刻见效。以其气味急迫,能于骨穴坚硬处所,极力搜治。”

14. 凤仙根

《本草纲目·草部第十七卷·草之六·凤仙》:“主治:鸡鱼骨哽,误吞铜铁,杖扑肿痛,散血通经,软坚透骨。(时珍)”

《本草易读·卷五·凤仙子花》:“骨哽咽中:用根捣烂含咽后,以水漱之。”

15. 玉簪(白鹤仙)

《本草从新·卷四草部·玉簪》:“辛甘而寒,捣汁服,解一切毒,下骨哽,涂痈肿。凡服者不可着牙,损齿极速。”

16. 玉簪花根

《本草品汇精要·卷之四十·菜部下品·玉簪花》:“玉簪花根捣汁疗诸骨鲠(今补)……患骨鲠者,取其根捣汁,以苇筒吸入喉内,有效,吸时慎勿着牙,犯之则酥落,无紫者以白者代之亦可。”

17. 艾叶

《证类本草·卷第九·艾叶》:“治诸骨鲠:生艾蒿数升,水、酒共一斗,煮取四升,稍稍饮之良。”

《本草易读·卷四·艾叶》:“骨哽咽:水煎数两取服。”

18. 石蜜

《证类本草·卷第二十·上品·石蜜》:“食诸鱼骨鲠、杂物鲠:以好蜜匕抄,稍稍服之,令下。”

19. 东行根

《本草纲目·木部第三十六卷·木之三·金樱子》:“止滑痢,煎醋服,化骨鲠。(时珍)”

20. 仙人杖

《本草纲目·木部第三十七卷·木之五·仙人杖》:“煮汁服,下鱼骨鲠。(时珍)”

21. 白芷

《本草纲目·草部第十四卷·草之三·白芷》:“诸骨哽咽:白芷、半夏等分。为末,水服一钱,即呕出。(《普济方》)”

22. 白药子(白药子根)

《本草纲目·草部第十八卷·草之七·白药子》:“诸骨哽咽:白药,煎米醋细咽。在上即吐出,在下即下出。(《普济方》)”

23. 白胶香

《本草纲目·木部第三十四卷·木之一·枫香脂》:“鱼骨哽咽:白胶香细细吞之。(《圣惠方》)”

《本草征要·第二卷·形体用药及专科用药·白胶香》:“活血凉血,解毒止痛,内可消疽,金疮痈肿。瘰疬隐疹,吐衄皆用。外治牙疼、骨哽能通。”

24. 半夏

《本草纲目·草部第十七卷·草之六·半夏》:“骨哽在咽:半夏、白芷等分,为末。水服方寸匕,当呕出。忌羊肉。(《外台秘要》)”

25. 丝瓜藤根

《本草纲目·菜部二十八卷·菜之三·丝瓜》:“咽喉骨鲠:七月七日,取丝瓜根阴干,烧存性。每服二钱,以原鲠物煮汤服之。(笔峰《杂兴》)”

26. 芍药(白芍)

《本草纲目·草部第十四卷·草之三·芍药》:“鱼骨哽咽:白芍药嚼细咽汁。(《事林广记》)”

27. 百合根

《本草纲目·菜部第二十七卷·菜之二·百合》:“根,鱼骨哽咽:百合五两,研末,蜜水调围颈项包住,不过三五次即下。(《圣济》)”

28. 羊胫骨

《本草纲目·兽部第五十卷·兽之一·羊》:“咽喉骨鲠:羊胫骨灰,米饮服一钱。(《普济》)”

《冯氏锦囊秘录·杂症痘疹药性主治合参卷四十五·兽部·羖羊肉》:“咽喉骨鲠,羊胫骨灰,水饮下一钱。”

29. 灯心

《外科全生集·卷三·诸药法制及药性·灯心》:“利小便,清心火。取活竹一段,两头留节,中开一眼,以心塞实,外以原刻下竹,仍填原眼,外加泥裹入,糠火内煨,至竹成一炭,取出去泥,俟冷去竹炭,内是灯心炭也。治骨鲠,敷阴痡,入护心散。”

30. 赤芍

《本草易读·卷三·白芍五十一·赤芍》:“鱼骨哽,细嚼咽之。”

31. 苎麻(苎麻根、苎根、野苎麻)

《本草纲目·草部第十五卷·草之四·苎麻》:“鸡鱼骨哽,《谈野翁试验方》:用苎麻根捣汁,以匙挑灌之,立效。《医方大成》:用野苎麻根捣碎,丸如龙眼大,鱼骨鱼汤下;鸡骨鸡汤下。”

《本草纲目拾遗·卷三·草部上·野苎麻》:“性凉,治诸毒,活血止血,功能发散止渴,安胎,涂小儿丹毒,通虫胀,崩淋哮喘,白浊滑精,牙痛,喉闭骨哽,疝气,火丹疖毒,胡蜂毒蛇咬,发背疔疮,跌打损伤。”

《本草撮要·卷一草部·苎根》:“味甘,入手足太阴经……加龙胆同捣治鸡骨鲠,鸡汤下;鱼鲠鱼汤下。”

32. 豕

《本草纲目·兽部第五十卷·兽之一·豕》:“咽喉骨鲠:吞脂膏一团,不瘥更吞之。(《千金方》)”

33. 秃鹫(鹈鹫)

《本草约言·食物本草卷之四·禽部·秃鹫》:“味咸,微寒。主中虫鱼毒。嘴治鱼骨鲠。状如鹤而大,长颈赤目,头高六七尺。”

《本经逢原·卷四·禽部·鹈鹫》:“其骨酥炙,和南硼砂吹喉治骨哽,忍之须臾,轻轻咯之,骨与痰涎俱出。”

34. 皂荚

《本草纲目·木部第三十五卷·木之二·皂荚》:“咽喉骨哽:猪牙皂角二条切碎,生绢袋盛缝满,线缚项中,立消。(《简便方》)鱼骨哽咽:皂角末吹鼻取嚏。(《圣惠方》)”

35. 鸡距

《本草纲目·禽部第四十八卷·禽之二·鸡》:“距(白雄鸡者良),主治:产难,烧研酒服(苏恭)。下骨鲠,以鸡足一双,烧灰水服。(时珍,出《外台》)”

36. 青鱼(青鱼胆)

《证类本草·卷第二十一·中品·青鱼》:“孙真人云:治喉闭及骨鲠方,以腊月取青鱼胆阴干,如患此及着骨鲠,即以胆少许,口中含咽津,即便愈。”

《本草纲目·鳞部第四十四卷·鳞之三·青鱼》:“主治:点暗目,涂热疮。(《开宝》)消赤目肿痛,吐喉痹痰涎及鱼骨鲠,疗恶疮。(时珍)发明:时珍曰,东方青色,入通肝胆,开窍于目。用青鱼胆以治目疾,盖取此义。其治喉痹骨鲠,则取漏泄系乎酸苦之义也。”

37. 虎骨

《本草品汇精要·卷之二十四·兽部中品·虎骨》:“《别录》云:虎骨,治骨鲠,为末,水服方寸匕。”

《本草纲目·兽部第五十一卷·兽之二·

虎》:“虎骨,追风定痛健骨,止久痢脱肛,兽骨鲠咽。(时珍)”

《玉楸药解·卷五·禽兽部》:“虎骨逐痹通关,强筋健骨,平历节肿痛,愈腰膝痿软,诸兽骨鲠,恶犬咬伤,痔瘘脱肛俱效。胫骨良。”

38. 虎屎

《本草纲目·兽部第五十一卷·兽之二·虎》:“主治:恶疮(《别录》)。鬼气(藏器)。疗瘰疽痔漏。烧研酒服,治兽骨鲠。(时珍)”

39. 金星石

《本草纲目·石部第十卷·金石之四·金星石》:“主治:脾肺壅毒,及肺损吐血嗽血,下热涎,解众毒。(《嘉祐》)水磨少许服,镇心神不宁,亦治骨哽。(时珍)”

40. 乳香

《本草纲目·木部第三十四卷·木之一·薰陆香》:“咽喉骨哽:乳香一钱,水研服之。(《卫生易简方》)”

《本草征要·第二卷·形体用药及专科用药·乳香》:“咽喉骨哽,水研下咽,往往滑利而下。”

41. 鱼网

《本草纲目·服器部第三十八卷·服器之一·鱼网》:“主治:鱼骨哽者,以网覆颈,或煮汁饮之,当自下。(藏器)亦可烧灰,水服,或乳香汤服,甚者并进三服。(时珍)”

42. 鱼胆

《调疾饮食辩·卷之五·鱼胆》:“诸鱼胆并明目去翳,又治喉痹,又主鱼骨哽咽。青鱼、鲤鱼为上,而鳢鱼胆乃能救喉痹将死,洵妙药也。鲇、鳠胆不可用。”

43. 鱼笱

《本草纲目·服器部第三十八卷·服器之一·鱼笱》:“主治:旧笱须,疗鱼骨哽,烧灰,粥饮服方寸匕。(时珍,《肘后方》)”

44. 鱼鳞

《本草纲目·鳞部第四十四卷·鳞之四·鱼鳞》:“主治:食鱼中毒,烦乱或成癥积,烧灰水服二钱。(时珍)诸鱼鳞烧灰,主鱼骨鲠。(《别录》)”

45. 狗涎

《本草纲目·兽部第五十卷·兽之一·狗》:“诸骨哽、脱肛,及误吞水蛭(时珍)……诸骨鲠咽:狗涎频滴骨上,自下。(仇远《稗史》)”

46. 饴糖

《证类本草·卷第二十四·饴糖》:“《肘后方》:鱼骨哽在喉中,众法不能去。饴糖丸如鸡子黄大吞之。不出,大作丸用,妙。”

《食物本草·卷下·味类》:“饴糖,味甘,温,无毒,入足太阴经。有紫色湿软者,有白色枯硬者,主补虚乏,止消渴,去恶血,润肺,和脾胃。鱼骨鲠喉中及误吞钱环,服之出。”

《随息居饮食谱·谷食类》:“饴……稻芒、鱼骨鲠喉,及误吞竹、木、钱、钗,中天雄、附子、草乌毒,并宜频食饴糖。”

47. 贯众

《本草从新·卷四草部·贯众》:“味苦微寒,能解邪热之毒。治崩淋带下,产后血气胀痛,金疮鼻血,破癥瘕,发斑痘,化骨哽(能软坚),杀诸虫。有毒而能解毒,去瘀而能生新。别名管仲,岂音相类耶,抑为其有杂霸之气耶。根似狗脊而大,汁能制三黄,化五金,伏钟乳,结砂制汞,解毒软坚。”

《得配本草·卷二·草部·贯众》:“配缩砂、甘草,为粗末,绵包少许,含咽汁,治鸡鱼骨哽。”

《本草述钩元·卷七·山草部·贯众》:“治鱼肋骨鲠:为细末,水调一钱匙。”

48. 贯众根

《本草纲目·草部第十二卷·草之一·贯众》:“治下血崩中带下,产后血气胀痛,斑疹毒,漆毒,骨哽。(时珍)”

49. 茯苓

《本草纲目·木部第三十七卷·木之四·茯苓》:“猪鸡骨哽:五月五日,取楮子(晒干)、白茯苓等分,为末,每服二钱,乳香汤下。一方不用楮子,以所哽骨煎汤下。(《经验良方》)”

50. 威灵仙

《医学入门·内集卷二·本草分类·治风门》:“威灵仙苦温无毒,能治诸风痛痒肤,腰疼脚肿不履地,腹冷胃痰痃癖除……单方:骨鲠喉咙,为末,酒调服。”

《珍珠囊补遗药性赋·卷三·草部下》:“威灵仙能消骨鲠,熬汁灌喉咙。”

《神农本草经疏·卷十一·草部下品之下·

威灵仙》:"治诸骨鲠:威灵仙一两二钱,缩砂蜜一两,沙糖一盏,水二钟,煎一钟,温服。"

《本草备要·草部·威灵仙》:"和砂仁、沙糖,醋煎,治诸骨哽。"

51. 砂仁(缩砂仁、缩砂密)

《本草纲目·草部第十四卷·草之三·缩砂密》:"补肺醒脾,养胃益肾,理元气,通滞气,散寒饮胀痞,噎膈呕吐,止女子崩中,除咽喉口齿浮热,化铜铁骨哽。(时珍)"

《本草易读·卷四·砂仁》:"散咽喉口齿之热,化铜铁骨哽之坚……鱼骨哽咽,同甘草末绵包含咽。"

《伤寒瘟疫条辨·卷六·本草类辨·消剂类》:"《尊生书》曰:漫言水谷消融,且化骨鲠铜铁,因收入消剂……又方:砂仁、威灵仙、砂糖,醋煎服,治诸骨鲠。"

52. 泉水

《医学入门·内集卷二·本草分类·治热门》:"新汲水,治心腹冷病,又解合口椒毒;又主鱼骨鲠,令合口向水,张口取水气,鲠当自下。凡饮诸水疗病,皆取新汲清泉,不用停污浊暖,非惟无力,固亦损人。又阴地流泉饮之,发疟软脚。"

53. 鬼齿

《本草纲目·木部第三十七卷·木之五·鬼齿》:"中恶注忤,心腹痛,煮汁服之。(藏器)煮汁服,下骨鲠。烧存性,入轻粉少许,油调,涂小儿头疮。(时珍)……鱼骨鲠咽:篱脚朽竹,去泥研末,蜜丸芡子大,绵裹含之,其骨自消也。(王璆《百一选方》)"

54. 盐麸子根白皮

《本草纲目·果部第三十二卷·果之四·盐麸子》:"主治:酒疸,捣碎,米泔浸一宿,平旦空腹温服一二升。(《开宝》)诸骨鲠,以醋煎浓汁,时呷之(时珍)。发明:时珍曰,按《本草集议》云,盐麸子根能软鸡骨。岑公云:有人被鸡骨鲠,项肿可畏,用此根煎醋,啜至三碗,便吐出也。又彭医官治骨鲠,以此根捣烂,入盐少许,绵裹,以线系定吞之,牵引上下,亦钓出骨也。"

55. 桂蠹虫粪

《本草纲目·虫部第四十一卷·虫之三·桂蠹虫》:"主治:兽骨哽,煎醋漱咽。(时珍)"

56. 栗

《本草纲目·果部第二十九卷·果之一·栗》:"实……骨鲠在咽:栗子内薄皮烧存性,研末,吹入咽中即下。《圣济总录》:用栗子肉上皮半两(为末),鲇鱼肝一个,乳香二钱半,同捣,丸梧子大。看鲠远近,以线系绵裹一丸,水润吞之,提线钓出也。"

57. 鸬鹚

《证类本草·卷第十九·禽下·鸬鹚屎》:"《外台秘要》治鱼骨鲠,口称鸬鹚则下。"

58. 鸬鹚骨

《本草品汇精要·卷之二十八·禽部下品·鸬鹚屎》:"鸬鹚,陶隐居云:骨治鱼骨鲠。"

《医学入门·内集卷二·本草分类·食治门》:"鸬鹚头,微寒。主鱼骨鲠及噎,烧灰服之效。"

《本经逢原·卷四·禽部·鸬鹚》:"发明:鸬鹚性寒利水……其骨煅灰蜜调绵裹,治鱼骨鲠与白鹭骨同功,嘴骨尤效。"

59. 鸬鹚屎(蜀水花)

《本草纲目·禽部第四十七卷·禽之一·鸬鹚》:"《别录》曰:鸬鹚屎也……鱼骨哽咽:鸬鹚屎研,水服方寸匕,并以水和涂喉外。(《范汪方》)"

60. 狼屎(狼矢、狼粪)

《本草纲目·兽部第五十一卷·兽之二·狼》:"主治:瘰疬,烧灰,油调封之。又治骨哽不下,烧灰,水服之。(时珍,出《外台》《千金方》)"

《本经逢原·卷四·兽部·狼》:"发明:狼脂摩风首推,而《本草》不录,亦一欠事。狼肉补五脏,厚肠胃,填骨髓,有冷积人宜食。狼性追风逆行,故其矢烧烟能逆风而上。烧灰水服治骨鲠,以其性专逆行而无阻滞也。"

61. 浆水

《本草纲目·水部第五卷·水之二·浆水》:"骨哽在咽:磁石(火煅醋淬)、陈橘红(焙)、多年浆水脚(炒),等分为末,别以浆水脚和丸芡子大,每含咽一丸。(《圣济录》)"

62. 桑椹

《本草纲目·木部第三十六卷·木之三·桑》:"诸骨哽咽:红椹子细嚼,先咽汁,后咽滓,新水送下。干者亦可。(《圣惠方》)"

63. 桑螵蛸

《本草纲目·虫部第三十九卷·虫之一·螳螂桑螵蛸》:“咽喉骨哽:桑螵蛸醋煎,呷之。(《经验良方》)”

《玉楸药解·卷六·鳞介鱼虫部》:“桑螵蛸温暖肝肾,疏通膀胱,治遗精失溺,经闭阳痿,带浊淋漓,耳痛喉痹,瘕疝骨鲠之类皆效。”

64. 桑蠹虫粪

《本草纲目·虫部第四十一卷·虫之三·桑蠹虫》:“主治:肠风下血,妇人崩中产痢,小儿惊风胎癣,咽喉骨鲠(时珍)……咽喉骨鲠:桑木上虫粪,米醋煎呷。(《永类钤方》)”

65. 黄橘皮(橘皮)

《本草纲目·果部第三十卷·果之二·橘》:“鱼骨鲠咽:橘皮,常含,咽汁即下。(《圣惠方》)”

66. 营实

《证类本草·卷第七·营实》:“《外台秘要》,治鲠及刺不出:蔷薇根末,水服方寸匕,日三。又方:治折箭刺入肉,脓囊不出,坚惨及鼠仆,服十日,鲠刺皆穿皮出。”

《医宗必读·卷之三·本草徵要上·草部》:“味酸、涩,微寒,无毒。入胃经。口疮骨鲠之用,睡中遗尿之方。”

67. 硇砂

《证类本草·卷第五·硇砂》:“《外台秘要》:救急治鱼骨哽在喉中,以少许硇砂,口中咀嚼咽之,立下。”

《本草纲目·石部第十一卷·金石之五·硇砂》:“治噎膈癥瘕,积痢骨哽,除痣黡疣赘。(时珍)”

68. 蚯蚓泥

《本草纲目·纲目第七卷(下)·土之一·蚯蚓泥》:“咽喉骨哽:五月五日午时韭畦中,面东勿语,取蚯蚓泥收之,每用少许,搽喉外,其骨自消,名六一泥。”

69. 象牙

《药性赋·下卷·禽兽部》:“象牙,味甘、平,无毒。生煮汁饮之利小便;烧末止遗尿;磨屑敷肉中刺。凡骨鲠者,磨水服即下,更祛劳热止风痫。”

《本经逢原·卷四·兽部·象皮》:“象牙甘寒能解痈肿诸毒,磨水服之造筋。磨砺之末生蜜调涂,治诸铁杂物入肉。旧梳刮薄片屑温汤频服,治竹木刺及诸鱼骨鲠即时吐出,不吐再服,以吐出为度,非刮下薄片不能应手也。”

70. 猪脂油

《本草易读·卷八·猪肉·猪脂油》:“骨哽咽:吞猪脂一团,不下再。”

71. 猫涎

《药性切用·卷之六上·兽部·猫胞》:“猫涎:治瘰疬瘿瘤,亦治鱼骨哽。”

72. 鹿角

《证类本草·卷第十七·鹿茸》:“《斗门方》,治骨鲠:用鹿角为末,含津咽下,妙。”

73. 鹿筋

《本草品汇精要·卷之二十四·兽部中品·鹿茸》:“孟诜云……筋疗骨鲠,以鹿筋渍之索紧,令大如弹丸,持筋端吞之,候至鲠处,徐徐引之,鲠著筋出之。”

74. 琥珀

《本草纲目·木部第三十七卷·木之四·琥珀》:“鱼骨哽咽,六七日不出:用琥珀珠一串,推入哽所,牵引之即出。(《外台秘要》)”

75. 葫(草葫、大蒜)

《证类本草·卷第二十九·葫》:“又鱼骨鲠不出,以蒜纳鼻中即出。”

《本草蒙筌·卷之六·菜部·葫》:“(即大蒜)味辛,气大温。属火,有毒。大者曰葫,多种园内;小者名蒜,自产山中。端午采收,性最熏臭。为菜归五脏,入药择独头……纳两鼻,提鱼骨鲠即出;置臭肉,掩熏臭气不闻。”

76. 楮叶

《本草纲目·木部第三十六卷·木之三·楮》:“鱼骨哽咽:楮叶,捣汁啜之。(《十便良方》)”

77. 楮实

《本草备要·木部·楮实》:“时珍曰:《别录》《大明》皆云楮实大补益,而《修真秘书》又云久服令人骨痿,《济生秘览》治骨哽用楮实煎汤,岂非软骨之征乎?”

《本草从新·卷九木部·楮实》:“甘寒而利,消水肿,疗骨哽,明目软坚。”

78. 楮树白皮

《本草纲目·木部第三十六卷·木之三·楮》:“鱼骨哽咽:楮树嫩皮,捣烂为丸。水下二三十丸。(《卫生易简方》)”

79. 蓖麻

《本草纲目·草部第十七卷·草之六·蓖麻》:“鸡鱼骨哽:蓖麻子仁研烂,入百药煎研,丸弹子大,井花水化下半丸,即下。”

80. 蓬砂(硼砂)

《本草纲目·石部第十一卷·金石之五·硼砂》:“上焦痰热,生津液,去口气,消障翳,除噎膈反胃,积块结瘀肉,阴溃骨哽,恶疮及口齿诸病。(时珍)……时珍曰:硼砂,味甘微咸而气凉,色白而质轻,故能去胸膈上焦之热。《素问》云:热淫于内,治以咸寒,以甘缓之,是也。其性能柔五金而去垢腻,故治噎膈积聚、骨哽结核、恶肉阴㿉用之者,取其柔物也……骨哽在咽:方见发明。”

《医宗必读·卷之四·本草徵要下·金石部》:“味苦、辛,寒,无毒。入肺经。退障除昏开努肉,消痰止嗽且生津。癥瘕噎膈俱瘥,衄家骨哽通宜。”

《本草通玄·卷下·金石部·硼砂》:“[按]硼砂之性能柔五金而去垢腻,故治噎膈积块,痰核努肉,目翳骨哽等症,但可疗有余,难施于不足,虚劳症中非所宜也。”

《本草征要·第二卷·形体用药及专科用药·蓬砂》:“谷贼与骨哽噙除,龈肿与口气含妙。”

81. 蜂蜜

《本草纲目·虫部第三十九卷·虫之一·蜂蜜》:“诸鱼骨鲠:以好蜜稍稍服之令下。(葛氏)”

《顾松园医镜·卷二·礼集·虫鱼部》:“甘能缓急,善止诸般之疼痛。如心腹肌肉,及疮毒丹毒汤火诸痛,又诸鱼骨鲠,咽之令下。”

82. 蔷薇根

《本草纲目·草部第十八卷·草之七·营实墙蘼》:“骨哽不出:蔷薇根末,水服方寸匕,日三。”

83. 膍胵里黄皮(鸡内金)

《本草纲目·禽部第四十八卷·禽之二·鸡》:“鸡骨哽咽:活鸡一只打死,取出鸡内金洗净,灯草裹,于火上烧存性,竹筒吹入咽内,即消,不可见肉。(《摄生方》)”

84. 翠鸟

《本草详节·卷之十一·禽部·鸬鹚肉》:“(附头骨、翠鸟)味酸、咸,气冷。主大腹鼓胀,利水道。附:头骨,主下鱼骨鲠。翠鸟同。”

85. 翠鸟肉(鱼狗肉)

《本草纲目·禽部第四十七卷·禽之一·鱼狗》:“发明,时珍曰:今人治鱼骨哽,取得去肠,用阴阳瓦泥固煅存性,入药用。盖亦取其相制之意。”

86. 鹜肪胆

《本草纲目·禽部第四十七卷·禽之一·鹜肪》:“主治:诸骨哽,炙研,水服一钱即愈,取其消导也。(时珍)”

87. 橄榄

《本草汇言·卷之十五·果部·橄榄》:“集方(《方脉正宗》),治食鱼骨鲠:用橄榄嚼汁咽之;如无橄榄,取核磨汁,白汤调服亦效。”

《本草备要·果部·橄榄》:“甘涩而温。肺、胃之果,清咽生津,除烦醒酒,解河豚毒(投入煮佳)及鱼骨鲠(如无橄榄,以核磨水服。橄榄木作舟楫,鱼拨即浮出,物之相畏有如此者)。”

《得配本草·卷六·果部·橄榄》:“甘、酸、涩,温。入手太阴、足阳明经。下气生津,消食开胃,解酒止泻。治咽喉痛及骨哽,解诸毒,止下血。”

88. 橄榄核

《本草纲目·果部第三十一卷·果之三·橄榄》:“磨汁服,治诸鱼骨鲠,及食鲙成积;又治小儿痘疮倒黡。烧研服之,治下血。(时珍)”

89. 醉鱼草花

《本草纲目·草部第十七卷·草之六·醉鱼草》:“主治……又治误食石斑鱼子中毒,吐不止,及诸鱼骨鲠者,捣汁,和冷水少许咽之,吐即止,骨即化也。”

90. 蝼蛄

《本草纲目·虫部第四十一卷·虫之三·蝼蛄》:“利大小便,通石淋,治瘰疬骨哽。(时珍)”

《本草求真·上编·卷四泻剂·蝼蛄》:“骨鲠入喉不下,末吹即能见愈。”

91. 鲤鱼骨

《本草备要·鳞介鱼虫部·鲤鱼》:“鲤鱼骨烧灰,疗鱼骨哽。”

92. 鲤鱼鳞

《本草纲目·鳞部第四十四卷·鳞之三·鲤鱼》:“诸鱼骨鲠:鲤脊三十六鳞,焙研,凉水服之。其刺自跳出,神妙。(笔峰《杂兴》)”

93. 鲩鱼胆

《本草纲目·鳞部第四十四卷·鳞之三·鲩鱼》:"一切骨鲠、竹木刺在喉中,以酒化二枚,温呷取吐。(时珍)"

94. 鲫鱼胆

《本草纲目·鳞部第四十四卷·鳞之三·鲫鱼》:"主治:取汁,涂疳疮、阴蚀疮,杀虫止痛。点喉中,治骨鲠竹刺不出。(时珍)"

95. 薤(薤白)

《证类本草·卷第二十八·薤》:"骨鲠在咽不去者,食之即下……又方:诸鱼骨鲠,小嚼薤白令柔,以绳系中,吞薤到鲠处引之,鲠即随出。"

《本草蒙筌·卷之六·菜部·薤》:"骨鲠在喉,煮食即下。"

96. 翮翎

《本草纲目·禽部第四十八卷·禽之二·鸡》:"咽喉骨鲠:白雄鸡左右翮大毛各一枚,烧灰水服。(《外台》)"

97. 雕屎

《本草品汇精要·续集卷之六·禽部·雕》:"治诸鸟兽骨鲠:用屎烧灰,酒服方寸匕。"

98. 鮧鱼肝

《本草纲目·鳞部第四十四卷·鳞之四·鮧鱼》:"骨鲠(时珍)……骨鲠在喉:栗子肉上皮半两(研末),乳香、鲇鱼肝各一分,同捣,丸梧子大。以绵裹一丸,水润,外留绵线吞下,钓出。(《总录》)"

99. 瞿麦

《医学入门·内集卷二·本草分类·治湿门》:"又下闭血,通月经,破血块,催生堕胎或子死腹中,出竹木刺入肉,下骨鲠,决痈肿排脓,明目去翳。"

《本草纲目·草部第十六卷·草之五·瞿麦》:"咽喉骨哽:瞿麦为末,水服方寸匕,日二。(《外台秘要》)"

《长沙药解·卷四》:"瞿麦渗利疏通,善行血梗而达木郁,木达而疏泄之令畅,故长于利水。其诸主治,清血淋,通经闭,决痈脓,落胎妊,破血块,消骨鲠,出竹刺,拔箭镞,皆其疏决开宕之力也。"

100. 鹰屎白

《玉楸药解·卷五·禽兽部》:"鹰屎白,灭打伤瘢痕,消头面䵟䵳,化癖积骨鲠。"

101. 鳜鱼胆

《证类本草·卷第二十一·中品·鳜鱼》:"《胜金方》:治小儿、大人一切骨鲠,或竹木签刺喉中不下方:于腊月中取鳜鱼胆,悬北檐下令干。每有鱼鲠,即取一皂子许,以酒煎化温温呷。若得逆便吐,骨即随顽涎出;若未吐,更吃温酒,但以吐为妙,酒即随性量力也;若更未出,煎一块子,无不出者。此药应是鲠在脏腑中日久痛,黄瘦甚者,服之皆出。若卒求鳜鱼不得,蠡鱼、鲩鱼、鲫鱼俱可,腊月收之甚佳。"

102. 鳜鱼酒

《鸡峰普济方·卷第二十·小儿》:"治骨鲠或竹木签刺喉中不下。"

103. 鳝鱼(泥鳅)

《本草求真·上编·卷七食物·鳝鱼》:"鳝鱼(专入脾),即泥鳅……若在喉中骨哽,用此入喉牵拽而出(用鳅鱼线缚其头,以尾先入喉中,牵拽出之)。此则人之所易知者矣!但不可合白犬血食。"

【医论医案】

一、医论

《医说·卷八·疾症·外患当以意治》

人之疾病,无不自虚实冷热而作,各有形症可以对治,其用药不过补泻寒温而已。然亦有不由虚实冷热而致者,如前说是也。又有诸虫入耳,喉中诸鲠,蠼螋溺人影而生疮,目中有眯之类,皆非虚实冷热之病,法当以意治之。如灌牛乳、炙猪肉,掩耳上,以治诸虫;默念鸬鹚,及戴鱼网,以治鱼鲠;以象牙末、狐狸骨,以治骨鲠;地上尽蠼螋形,取其腹上土,以治溺影疮;以胆汁、鸡肝血,及视水中豆,以治目中眯之类;竹溜牙,以治竹刺,此皆以意治之法也。

《外科心法要诀·卷十五·杂证部·骨鲠咽喉》

骨鲠咽喉最可忧,吐咽刺痛碍咽喉;鱼骨须用鸭涎灌,兽骨狗涎灌即瘳。

[注]此证由咽物急迫,骨鲠于咽喉,妨碍饮食,吐咽刺痛,宜急治之。然有鱼骨、兽骨之分,误吞鱼骨者,用河中养蓄活鸭,倒挂垂涎,以瓷碗接

下，令患人仰卧频灌，其骨尽化；误吞兽骨者，用狗一只，倒挂接涎，如前法频灌，其骨尽化，俱效。若失治，咽喉肿痛溃脓，宜用冰硼散吹之，不可妄服凉药。若骨势大者，与饮食难下，饿倒胃气者，俱属难救。

《本草从新·卷九木部·楮实》

南唐书云：烈祖食饴，喉中噎，国医莫能愈。吴廷绍独请进楮实汤，一服疾失去。群医他日取用，皆不验，叩廷绍，答云：噎因甘起，故以此治之，此即治骨鲠软坚之义尔，群医用治他噎，故不验也。[洛按]陶隐居、苏颂、抱朴子，皆甚言其功，而方书用之为补者，除杨氏还少丹而外，不多见。其他如《外台秘要》用以敷治身面石疽，《机要》用以治水气蛊胀，《集简》用以治喉风喉痹，《直指》用以治肝热生翳，无非凉泻软坚之义，则古本诸说，未可信也。

《续名医类案·卷二十一·鲠刺》

张景岳曰：凡诸物鲠于喉中，或刺于骨，必得锋芒之逆，所以棘而不下。凡下而逆者，反而上之则顺矣。故治此者，当借饮食之势，涌而吐之，使之上出，则如拔刺之捷也。若芒刺既深，必欲推下，非惟理势有不能，亦且迟延，或食饮既消，无可推送，以致渐肿，为害非细。又曰：凡诸骨鲠，或以饧糖一大块，满口吞而咽之；或用韭菜煮略熟，勿切，吞下一束，即裹而下，亦妙。

《续名医类案·卷二十一·鲠刺》

诸骨鲠喉，用清水一碗，以手指向水面虚写“天上金鸡叫，地下草鸡啼，两鸡并一鸡，九龙下海，喉咙化如沧海”二十五字，口诵七七遍，饮之立愈。向又一法，以清水一碗，用手指向水虚写“鸟飞龙下，鱼化丹邱”八字，饮之立效。（并《酉阳杂俎》。[雄按]此皆祝由遗意。或于水面虚写“水活鱼龙顺”五字，饮之亦妙）

《彤园医书(外科)·卷之四发无定处·损伤门·外治总括》

诸物哽喉。凡诸物卡在咽喉，急以温水半盏，兑桐油一匙，搅匀，用鹅翎蘸油频频扫探喉间，令作大吐，其物自出，方煎甘草汤漱解油毒，伤者吹冰硼散。此由咽物急迫，致哽咽喉，急吐为妙。若重者失治，久则咽喉腐溃，愈不得出，倘误服凉药以败其脾，饮食不下，胃气饿倒，则难活矣。

《药治通义·卷二·外患当以意治》

张子刚曰：人之疾病，无不自虚实冷热而作，各有形证可以对治，其用药不过补泻寒温而已。然亦有不由虚实冷热而致者，或有诸虫入耳，喉中诸梗，蠼螋溺人影而生疮，目中生眯之类，皆非虚实冷热之病，法当以意治之。如灌牛乳炙猪肉，掩耳上，以治诸虫。默念鸬鹚及戴鱼网，以治鱼鲠。以象牙末、狐狸骨，以治骨鲠。地上画蠼螋形，取其腹中土，以治溺影疮。以胆汁、鸡肝血，及视水中豆，以治目中眯之类，竹溜牙以治竹刺，此皆以意治之法也。（《鸡峰普济方》）

[按]《圣济总录》曰：用药之法有不取于气味，特以意为用者。若鱼网、虎骨之治骨鲠是也。然网能制鱼，乃鱼之所畏。虎能伏兽，乃兽之所畏。其所制伏既不同，则用之亦异矣。此说与张氏互相发，盖此等治法，往往有神验，间或出于常理之外，医者不可忽也。

[又按]治病之法，有正有权。正与权者，医之要道也。盖前款所列诸说，皆不外乎二者之理。而二者之大义，则皆备于前款诸说中，读者宜玩而知焉。（尤饲鹤《伤寒论贯珠集》，分正治权变斡旋等法，然斡旋，亦权变中之一法已）

《对山医话·卷二》

医以意取，非可言传。每有病情相似，而药有验不验者，此当深究其理也。尝阅《南唐书》载：烈祖食饴，喉中噎，国医莫能愈，吴廷绍请进楮实汤，一服而安。群医他日取用，皆不效。叩廷绍，但言噎因甘起，故以此治之。李时珍曰：楮实久服使人骨软，故能治骨哽。此亦软坚之义也。余谓：饴味过甘，而能动火生痰，食饴致噎，盖为痰火所阻。楮实性寒而利，故得开其壅滞。此吴深求克胜之理。故作取验，岂一味楮实，而可通治噎患哉？群医之昧，亦可概见矣。

二、医案

《普济方·卷六十四·咽喉门·骨鲠》

缩砂散治骨鲠：缩砂仁、甘草、贯众等分，上捣为粗末，如一切鲠，以绵裹少许含之，旋旋咽津，久则随痰出。滁州蒋教授，因食鲤鱼玉蝉羹，为鱼肋所鲠。凡治鲠药，如象牙屑之属，用之皆不效。或令服此药，连进三剂，至夜一咯而出。因戏云：此管仲之力也。

《续医说·卷九·骨鲠·巧术治鲠》

一富家子弟被鸡骨鲠所苦，百方不能治，家人惊惶。忽有一叟至，自云我有巧术，但行手法，取之不劳药饵也。富翁许厚谢遂出。千缗叟谓之曰：速取新绵白糖二物，将绵裹糖如梅大，令其子咽下，入喉间，留绵一半，千外时时以手牵掣，俾喉中作痒，忽然痰涎壅出，其骨粘于绵上，矣富翁大喜，如约酬之而去。

《续医说·卷九·骨鲠·莩根杀人》

近见常熟瞿御史祥其弟，可十七八岁读书能文，偶为鱼骨鲠其喉，一人授以白莩花根捣汁令服，约进一盏许，明日咽喉腐烂不食而死。噫！孔子不尝未达之药，今瞿生付性命于庸夫之手悲矣。

《孙文垣医案·卷四·新都治验·查良本兄令眷每饮食悉从背后而下》

查良本兄令眷，怒后偶食鱼头，骨梗于喉中，即以馒头粽肉等压之，骨虽下，便觉胸膈不快。又服消骨药两日，迨今乃七日矣。胸膈胀痛殊甚，饮食悉从背后而下，恶寒发热，六脉弦数。予思骨梗之后，用硬物压之，伤其胃脘，必有瘀血停留膈间，将食管逼在背后，故饮食觉从背后下也。今但消去瘀血，使食管复原，胸膈之痛可瘳矣。药以五灵脂为君，山楂、玄胡索、桃仁、枳壳为臣，赤芍药、牡丹皮、香附、山栀仁为佐，柴胡、石菖蒲为使，水煎临服入韭汁一酒杯饮之。其夜胸膈宽快，大便泻一次，痛减大半，饮食仍从右边而下。右边胸喉稍痛，吞物甚艰若，吐出痰皆血腥气。改以山栀、赤芍药、归尾、桃仁、刘寄奴、五灵脂、牡丹皮、穿山甲，煎，入韭菜汁服之，两帖全瘳。

《达生编·卷上·原生》

有童子骨哽于喉，百方不出，举室彷徨。一妪视之曰无异也，令静卧饲以浆糜，三日自出，而无所苦。可以知其理矣。骨哽者人事也，尚可以天胜之。而况天道之常，与自然之极者乎？事本易也，而自难之；事本常也，而或异之，无惑乎其然矣。自持此理消息行之，百试之下无一失者，而多不用药。由此敝唇焦舌，以告同人，颇蒙相信。

《续名医类案·卷二十一·鲠刺》

张子和治当涂郭祥正子，患咳嗽，肌骨如削。医多以为劳。张曰：是不足忧。就坐饮以药，忽大吐，使视涎沫中，当有物也。视之得鱼骨，宿疾皆愈。（《新安志》）

金陵秣陵乡中一人，姓李，号守泉，符水绝妙，远近求无不立效。其法命鲠者坐自己佛堂中，佛前放一盂净水，令亲属往求烧符。用法讫，徐以小筊卜之云：已愈矣。其人归看净水中，所鲠之物在内，随愈。乃亲见者。（《治法汇》）

《古今医案按·卷六·骨哽》

窦梦麟曰：隆庆三年正月，盐商胡小溪家人媳妇，年二十三岁，怀娠九月矣。一日食鱼，鱼哽喉间，至半日，呕吐，继之以血碗许，鱼骨尚在喉中。忽吐出一条，约有二尺余，形如小肠，阔五分，内有所食鱼菜粉皮饭未化，家人为推入口中，尚余五寸，其夫复纳入之遂昏倦，自此呕吐不止，汤亦不能进。延予治之，即将炭火一盆放病榻前，以好醋一碗沃之，使醋气盈满其室，以清其神。用牛黄清心丸一服，觉腹有微痛。再用四物汤加人参、阿胶、红花、丹皮，五六帖，病全愈。盖此妇所吐之肠，有类于肠耳，若肠出而断，顷刻立毙，岂有得生之理。此吐出者，肺之系也，因呕吐太甚，被气冲逆，而断其连肺之一头，随吐而出，今既纳入，复吐不已，气不平耳，故用醋汤以醒其神，牛黄丸以清其心，煎剂以补其气血，自然安妥。医者意也，全在活法，书此以为世劝。

［震按］此案治法颇佳，但云吐出者为肺系则谬。夫谷肉果菜由食管入胃，岂由肺系入肺。即如刀伤者，断食管可治，断气管必死。今云断其连肺之一头，是人安得活。观其叙证，曰家人推纳入口，则原未断也，然究系何物，或者即食管耶？又不详明骨哽何以脱去，疏漏殊多矣。只缘类案骨哽门无有义理可取者。所载橄榄细嚼及核磨汁，与贯众煎汁，或白饧糖吞咽之，治鱼骨哽，俱叙其方之所自来耳；南硼砂含咽，治火肉骨哽亦然，然以斯种入集，又不胜收矣。故鱼骨哽者，有楮叶捣汁频咽，水老鸦翅羽烧灰水服，及其干屎研末水服，并以水和涂喉外，水獭爪爬喉咙下，皆妙法也。而皂角末吹鼻中，得嚏即出为尤妙。昔贤云：凡诸骨并竹木刺，哽塞咽喉不出者，不可频以干物压下。若刺骨坚利者，愈压则愈深入矣。惟以鹅翎微蘸桐油，入喉探吐，则刺必随吐顺拔而出，为势最顺。或以韭菜之类勿切，煮半熟略嚼咽下，少顷探吐，势必牵挂而出，斯真大有义理。宝公所治之证，其哽骨谅亦随呕吐去，只存呕吐所伤之病，应如是治。

第四章

口齿病

第一节 牙 痛

牙痛，指因各种原因引起的牙齿疼痛，为口腔疾患中常见的疾病之一。在历代中医文献中又以齿痛、牙疼代称，根据其病因不同，又有风牙痛、寒牙痛、虫牙痛、胃火牙痛等称谓。牙痛之病因，多由外感六淫邪气所致，以风、热、湿、寒邪为主，亦有痰聚、虫蛀、酒积等所致牙痛；其病机，多以热证为主，多因阳明胃火、风热之邪上扰所致，手足阳明经循行过齿，阳明胃火上攻可致牙痛；又肾主骨，齿为骨之余，阴亏火旺，肾火上冲亦可致牙痛。针对不同的证型，历代文献中载有相应的方药予以治疗，有内用和外用诸方，疗效显著。西医学认为，龋齿、牙髓炎、根尖周围炎和牙本质过敏等所致牙痛，遇冷、热、酸、甜等刺激时牙齿疼痛发作或加重。

【辨病名】

牙痛，在历代中医文献中又以齿痛、牙疼代称，根据其病因不同，又有风牙痛、寒牙痛、虫牙痛、胃火牙痛等称谓。

《太平圣惠方·卷第三十四·治牙疼诸方》："夫牙齿者，肾之所主。若经络充实，骨髓强盛，则牙齿无病也。若气血不足，风邪所乘，则令龈颊浮肿，成虫蚀其间，疼痛不可忍，故谓之牙疼也。"

《症因脉治·卷一·齿痛·内伤齿痛》："齿痛虽有各经虚实不同，然阳明积热者多，故清胃汤治齿痛总司。然尚有分别，若膏粱食气已化，惟存积热，所谓热而无滞，可用清胃汤，苦寒直折；若积热虽重，厚味尚未化尽，所谓热而有滞，若以苦寒直折，则滞气凝遏，而热愈甚。倒如郁火症，用苦寒则火愈郁，服升阳散火汤则愈。东垣以清胃汤加砂仁，香附，更名清胃散，散者，散也，家秘加白豆蔻、黑山楂末，同是此意。以肠胃积热，大抵酒肉食滞，蒸酿而成，故化散胃滞，积热自清。余以平胃保和散，治口疮齿痛，及疳火疳积，俱获奇效，此深得清积热根本。故疮癣齿痛之人，不能淡薄滋味，必缠绵难愈也。"

《急救广生集·卷二·杂症·牙齿》："风牙痛：生丝瓜一条擦盐，火烧存性，研末频擦，涎尽即愈。腮肿以水调贴之。(《严月轩方》)寒牙痛：用胡椒、荜茇为君，细辛、石膏为佐，研末擦之。或用橄榄细嚼即愈。(《证治汇补》)虫牙痛：矿灰不拘多少为末，砂糖和丸，如米粒大，塞蛀孔中，其效如神。(《明医指掌》)风寒虫牙痛：白芷、北细辛各五分，肉桂、麻黄、草乌各三分，真蟾酥一分五厘。共为细末，面糊丸如桐子大。每用一丸，咬痛牙下即愈。(《谈野翁方》)一方：用防风、荆芥、芫花、蜂房各一钱，细辛三分，川椒十粒，食盐少许，水醋各半煎，漱口立愈。(《用药法象》)胃火牙痛：好软石膏一两，火煅，淡酒淬过为末，入防风、荆芥、细辛、白芷各五分，为末，日用揩牙，甚效。(《保寿堂方》)"

【辨病因】

牙痛之病因，多由外感六淫邪气所致，以风邪、热邪、湿邪、寒邪为主。亦有痰聚、虫蛀、酒积等所致牙痛。

《口齿类要·齿痛三》："大尹余时正素善饮，齿常浮痛，腹痛作泻。此酒积伤脾。食后用清胃散，食前解醒汤而愈。"

《文堂集验方·卷三·牙齿痛》："(总论)大凡齿牙疼，属手足阳明胃经之风热上侵。虚火上炎而发者，有热，有风，有寒，有虫，有湿热，皆能作痛。"

《彤园医书(外科)·卷之二 外科病症·齿部》:"风寒牙痛：牙畏风吹,歪口吸气。"

《医学妙谛·卷下·杂症·牙痛章》:"牙痛不外风火虫虚,此但言其痛也。他如牙宣、牙搔、牙疳、牙菌、牙痈穿牙、去骨槽风、走马青腿牙疳之类,皆由乎湿火热毒,肝郁湿痰,蕴结牙床。须分上下二齿,辨明手足阳明及少阴之异。"

《秘传证治要诀及类方·卷之五·诸痛门·牙痛》:"牙痛：有风毒,热壅,龋蛀,肾虚。"

【论病机】

牙痛之病机,多以热证为主,多因阳明胃火、风热之邪上扰所致,手足阳明经循行过齿,阳明胃火上攻可致牙痛;又肾主骨,齿为骨之余,阴亏火旺,肾火上冲亦可致牙痛。

《医学纲目·卷之二十九·肾膀胱部·牙齿痛》:"(垣)夫齿者,肾之标。口者,脾之窍。诸经多有会于口者,其牙齿是手足阳明之所过,上断隶于坤土,乃足阳明胃之脉所贯络也,止而不动,下断嚼物,动而不休,手阳明大肠之脉所贯络也。手阳明恶寒饮而喜热,足阳明喜寒而恶热,故其病不一。牙者,肾之标,亦喜寒。寒者坚牢痛,热甚则齿动龈齗袒脱,作痛不已,故所治疗不同也。有恶热而作痛者,有恶寒而作痛者,有恶寒又恶热而作痛者,有恶寒饮少热饮多而作痛者,有恶热饮少寒饮多而作痛者,有牙齿动摇而作痛者,有齿袒而作痛者,有齿断为疳所蚀缺少血出而作痛者,有齿断肿起而作痛者;有脾胃中有风邪,但觉风而作痛者;有牙上多为虫所蚀,其齿缺少而色变,为虫牙痛者;有胃中气少,不能于寒袒露其齿作痛者;有牙齿疼痛而秽臭之气不可近者,痛既不一,岂可一药而尽之哉。"

《医碥·卷之四·杂症·齿》:"齿痛,肾虚无热者,但摇动不痛。痛必因风火与虫。风有外风,有内风,内风即热气,外风则外感之风寒也。内有火,为外风所郁则益烈,故痛甚。亦有头脑感受风寒,脑痛连齿者……此肾经虚而犯风寒也。齿属肾,脑亦属肾,寒邪犯肾为伤根本,宜急治,缓则不救……此证必喜热,齿亦不肿、不蛀,盖暴病也,与素病齿者异。若不连脑,止连头项者,乃外风郁热于内也。"

一、阳明胃火论

《医学正传·卷之五·齿病》:"《内经》曰：百病之起,有生于本者,有生于标者。夫齿者,肾之标,骨之余也。足阳明胃之脉贯络于齿上龈,手阳明大肠之脉贯络于齿下龈,手阳明恶寒饮而喜热饮,足阳明恶热饮而喜寒饮,故其为痛有恶寒恶热之不同也。有开口呷风则痛甚者,肠胃中有风邪也。有开口则秽臭不可近者,肠胃中有积热也。或谓痛而齿动摇,或谓痛而虫侵蚀,又有齿缝疏豁饮食不便者,比比是也。大抵齿龈宣露而动摇者,肾元虚也,治宜滋阴补肾为要。憎寒恶热而口臭秽者,胃气热也,治宜安胃泻火为良。其所谓风邪虫蚀之证,盖因热生风而风生虫也。肠胃之火既平,更加以擦牙诛虫之药以治其标,无有不安之理也,学者详之。"

《万病回春·卷之五·牙齿》:"牙痛者,胃火盛也。"

《辨证录·卷之三·牙齿痛门》:"人有牙痛日久,上下牙床尽腐烂者,至饮食不能用,日夜呼号,此乃胃火独盛,有升无降之故也。"

《症因脉治·卷一·齿痛·外感齿痛》:"外感齿痛之因：齿痛属阳明少阳二经者多。胃家有热,胆经有火,外被风寒所束,二经之热,不能发越,则郁而攻注作痛矣。"

《冯氏锦囊秘录·杂症大小合参卷六·儿科齿病》:"牙痛者,阳明胃火也。宜内服清胃之剂,外用擦药,拔散火邪。然有气虚,脾胃不足,或服寒凉过多,抑遏阳气于脾土之中,是以身反发热者,当以火郁汤,或补中益气汤,不应则用八味地黄汤加牛膝、五味子以导下之,盖牙本骨之余,多属肾经虚火所致耳。"

《四圣心源·卷八·七窍解·牙痛》:"牙痛者,足阳明之病也。手阳明之经,起于手之次指,上颈贯颊而入下齿,足阳明之经,起于鼻之交頞,下循鼻外而入上齿。手之三阳,阳之清者,足之三阳,阳之浊者。浊则下降,清则上升,手阳明升,足阳明降,浊气不至上壅,是以不痛。"

《疡医大全·卷十六·龈齿部·牙齿门主论》:"又曰：牙疼日久,牙床腐烂,饮食不能用,日夜呼号,此胃火独盛上升于牙也。身中之火,惟胃最烈,火在何处,即于所在之处受病。火原易升而难降也，火升于齿牙，齿牙非藏火之地，于是焚烧两颊，牙床红肿，久则腐烂矣。似可用治牙仙丹加石膏治之。然其火蕴结，可用前方以消弥于无形，今既溃烂，则前方又不可用，以有形难于补救也。宜加减竹叶石膏汤：竹叶三百片，石膏、青蒿各五钱，知母、半夏各二钱，麦冬、茯苓、葛根各三钱，水煎服。四剂火退肿消，后用治牙仙丹以收功也。”

《杂病源流犀烛・卷二十三・口齿唇舌病源流》：“有厥阴火郁，而巅顶属厥阴地位，因致上结核龈肿痛者。”

《医学摘粹・杂证要法・七窍病类・牙痛》：“牙痛者，足阳明之病也。阳明主降，降者浊气不至上壅，是以不痛。若胃逆不降，浊气壅迫，甲木逆冲，攻突牙床，是以肿疼。相火上炎，是以热生。甲木郁于湿土之中，腐败蠹朽，是以虫生，而齿坏也。”

二、风热论

《景岳全书・卷之一入集・传忠录(上)・寒热篇》：“热在上者，为头痛目赤，为喉疮牙痛，为诸逆冲上，为喜冷舌黑。”

《辨证录・卷之三・牙齿痛门》：“人有牙齿痛甚不可忍，涕泪俱出者，此乃脏腑之火旺，上行于牙齿而作痛也。”

《四诊抉微・卷之三・经证考・足阳明胃经》：“牙痛者，实火。”

《杂病源流犀烛・卷二十三・口齿唇舌病源流》：“有因服热药，上下齿痛不可忍，引脑痛，满面热，喜寒恶热者。”“有风热积壅，一切牙痛，并口气者。”

三、湿热论

《古今医鉴・卷之九・牙齿》：“牙痛之证，其人肠胃素有湿热，上出于牙龈之间，适被风寒，或饮冷所郁，则湿热不得外达，故作痛也。”

《医学原理・卷之七・牙齿门・丹溪治齿活套》：“凡牙痛之症，多属湿热。”

《辨证录・卷之三・牙齿痛门》：“人有上下齿痛甚，口吸凉风则暂止，闭口则复作，人以为阳明之火盛也，谁知是湿热壅于上下之齿而不散乎。夫湿在下易散，而湿在上难祛，盖治湿不外利小便也。水湿下行其势顺，水湿上散其势逆，且湿从下受易于行，湿从上感难于散，故湿热感于齿牙之间，散之尤难。”

《冯氏锦囊秘录・杂症大小合参卷六・方脉齿病合参》：“牙痛之症，自因伤胃，而素有湿热，故上浮于牙龈之间，遇风寒或冷饮所郁，则湿热不得外达，故作痛也。其病情有标本之分，用药有湿凉之异，当以寒为标，故外擦漱之药，宜用荜茇、细辛之类，辛温以散寒开郁，兼可拔散郁热也。以热为本，故内服之药宜用生地、丹皮、连翘、薄荷之类，辛凉以散热清中。如此内外交攻，标本俱得，岂有不愈者乎。若骤发大痛者，多属龙火。如疾风暴雷，焚灼草木，最速最烈，必用从治之法，热药冷饮，则火得其源而归之矣。若投正治，妄用寒凉，益增其病至若痛不可忍，牵引入脑，喜寒恶热，脉洪数有力者，凉膈散，倍加酒蒸大黄泻之。”

《杂病源流犀烛・卷二十三・口齿唇舌病源流》：“久年齿痛，黑烂脱落，必吸凉稍止，乃膏粱湿热之火所蒸也，必下之。”

《重楼玉钥续编・论齿为肾胃大肠所属》：“若阳明膏粱之变，湿热上攻，则牙床不清而为肿为痛，或出血生虫，而黑烂脱落。(玉纶)”

《医学妙谛・卷下・杂症・牙痛章》：“牙痛不外风火虫虚，此但言其痛也。他如牙宣、牙搔、牙疳、牙菌、牙痈穿牙、去骨槽风、走马青腿牙疳之类，皆由乎湿火热毒，肝郁湿痰，蕴结牙床。须分上下二齿，辨明手足阳明及少阴之异。”

四、虚热论

《辨证录・卷之三・牙齿痛门》：“人有牙齿疼痛，至夜而甚，呻吟不卧者，此肾火上冲之故也。然肾火乃虚火，非实火也，若作火盛治之，多不能胜，即作虚火治之，亦时而效时而不效。盖火盛当作火衰，有余当认作不足，乃下虚寒，而上现假热也。”

《杂病源流犀烛・卷二十三・口齿唇舌病源流》：“有阴亏体质，被温邪之气上冲，齿痛连头巅者。”

五、风虫论

《太平圣惠方・卷第三十四・治牙疼诸方》：“夫牙齿者，肾之所主。若经络充实，骨髓强盛，则牙齿无病也。若气血不足，风邪所乘，则令龈颊浮肿，成虫蚀其间，疼痛不可忍，故谓之牙疼也。”

《圣济总录・卷第一百一十九・牙齿疼痛》：“论曰：牙齿疼痛有二，手阳明脉虚，风冷乘之而痛者，谓之风痛；虫居齿根，侵蚀不已，传受余齿而痛者，谓之虫痛，二者不同，古方有涂敷漱渫之药，治风去虫，用之各有法也。"

《圣济总录·卷第一百二十·虫蚀牙齿》："论曰：字书谓凡动皆风，虫以风化。盖手阳明支脉入于齿，其经虚损，骨髓不荣，风邪乘之，攻入于齿，毒气与湿相搏而生虫，故云虫蚀牙齿也。其状齿根有窍，或作疼痛，甚则摇动宣露，浮肿作臭，世俗亦呼为蚛牙。"

《医方考·卷五·口齿舌疾门第六十四·煮牙散》："凡人卧去之时，开口引其风寒，因致牙痛，故得寒饮则助其邪而痛甚，得热饮则散其寒而少宽。"

《辨证录·卷之三·牙齿痛门》："人有多食肥甘，齿牙破损而作痛，如行来行去者，乃虫痛也。人有上下齿牙疼痛难忍，闭口少轻，开口更重，人以为阳明之胃火也，谁知是风闭于阳明、太阳二经之间乎。此病得之饮酒之后，开口向风而卧，风入于齿牙之中，留而不出，初小疼而后大痛也。"

《杂病源流犀烛·卷二十三·口齿唇舌病源流》："有风痛者，遇风即痛，先发浮肿，随后作痛者。"

《儿科萃精·卷三·身体诸病门·牙痛》："小儿牙痛，不外风火虫三项。又有虚火实火之分：虚火其痛甚缓。日轻夜重；实火痛不可忍。风痛者痛而且肿，甚至头面皆痛，呵风亦痛。虫痛者，发时必在一处，叫号不已。"

六、肾虚论

《杂病源流犀烛·卷二十三·口齿唇舌病源流》："有虚气攻牙痛，血出，或痒痛者。"

《重楼玉钥续编·论齿为肾胃大肠所属》："若肾虚作痛者，遇劳即发，午后更甚口渴面黑，倦怠遗精，此皆脾胃虚之证。(《医贯》)"

【辨病证】

一、辨症候

（一）辨外感内伤

1. 外感牙痛

《秘传证治要诀及类方·卷之五·诸痛门·牙痛》："牙痛，有风毒、热壅、龋蛀、肾虚。"

《口齿类要·齿痛三》："大尹余时正素善饮，齿常浮痛，腹痛作泻。此酒积伤脾。食后用清胃散，食前解酲汤而愈。"

《济世全书·巽集卷五·牙齿》："牙痛有四：热，冷，风，虫也。热者怕冷水；冷者怕热汤，不怕冷；热即是风牙；有虫窍者，即是虫牙。用药之法：热用牙硝、郁金、雄黄、荆芥；冷用干姜、荜拨、细辛；风用皂角、僵蚕、蜂房、川乌、草乌；虫用雄黄、石灰、砂糖。牙龈生虫，乃阳明胃上湿热甚而生也。"

《症因脉治·卷一·齿痛·外感齿痛》："外感齿痛之症：身发寒热，痛连头目，甚则攻注牙龈，肿痛作脓，此外感齿痛之症也。外感齿痛之脉：右关浮数，阳明风热。右关沉数，肠胃积热。左关浮紧，少阳风寒。左关沉实，肝胆之火。"

《兰台轨范·卷七·口齿·口齿方》："牙疼有数种，寒、热、风、火、虫、虚，治各不同，非对症则不愈，故有效有不效。"

《文堂集验方·卷三·牙齿痛》："（总论）大凡齿牙疼，属手足阳明胃经之风热上侵。虚火上炎而发者，有热，有风，有寒，有虫，有湿热，皆能作痛。"

《重楼玉钥续编·论齿为肾胃大肠所属》："外候：精完则齿坚，肾衰则齿豁，虚热则齿动，髓溢则齿长。(《入门》)肾虚牙痛其齿浮，血虚牙痛其齿痒，火热牙痛其齿燥，虫蚀牙痛其齿黑，风热牙痛其齿肿，湿热牙痛其齿木。(《绳墨》)又有风热相搏，吸风即痛者；有寒气犯脑，头项连齿痛者；有痰气、热气、毒气注痛，咳嗽者；有血搏齿间，钻刺掣痛者。(《正传》)齿痛有恶寒恶热之不同。手阳明恶寒而喜热饮，足阳明恶热而喜冷饮，故齿痛有恶寒热之不同。(《正传》)恶寒饮者，外吸风寒所致，恶热饮者，内生风热使然。(《汇补》)"

《医学妙谛·卷下·杂症·牙痛章》："牙痛不外风火虫虚，此但言其痛也。他如牙宣、牙搔、牙疳、牙菌、牙痈穿牙、去骨槽风、走马青腿牙疳之类，皆由乎湿火热毒，肝郁湿痰，蕴结牙床。须分上下二齿，辨明手足阳明及少阴之异。"

（1）风邪牙痛

《太平圣惠方·卷第三十四·治牙疼诸方》："夫牙齿者，肾之所主。若经络充实，骨髓强盛，则牙齿无病也。若气血不足，风邪所乘，则令龈颊浮肿，成虫蚀其间，疼痛不可忍，故谓之牙疼也。"

《圣济总录·卷第一百一十九·牙齿疼痛》："论曰：牙齿疼痛有二，手阳明脉虚，风冷乘之而痛者，谓之风痛；虫居齿根，侵蚀不已，传受余齿而痛者，谓之虫痛，二者不同，古方有涂敷漱渫之药，治风去虫，用之各有法也。”

《圣济总录·卷第一百二十·虫蚀牙齿》：“论曰：字书谓凡动皆风，虫以风化。盖手阳明支脉入于齿，其经虚损，骨髓不荣，风邪乘之，攻入于齿，毒气与湿相搏而生虫，故云虫蚀牙齿也。其状齿根有窍，或作疼痛，甚则摇动宣露，浮肿作臭，世俗亦呼为蚛牙。”

《疡医大全·卷十六·龈齿部·牙齿门主论》：“风牙痛者，遇风发作，浮肿随后生痛。”

《彤园医书(外科)·卷之二 外科病症·齿部》：“风牙痛：不怕冷热，不甚肿疼，口唇瞤动，左右摆扭，时或烦渴，风兼热也。”

《儿科萃精·卷三·身体诸病门·牙痛》：“小儿牙痛，不外风火虫三项。又有虚火实火之分：虚火其痛甚缓。日轻夜重；实火痛不可忍。风痛者痛而且肿，甚至头面皆痛，呵风亦痛。虫痛者，发时必在一处，叫号不已。”

(2) 风热牙痛

《疡医大全·卷五·治法指南》：“热在上者，为头痛目赤，为喉疮牙痛，为诸逆冲上，为喜冷舌黑。”

《疡科心得集·卷上·辨牙漏牙宣牙疔论》：“风热牙疔，如寒热而起者，初则牙痛，后即龈肿，肿连腮颊，顶尖高突，按之引手，内有脓也，刺之即瘥。治以清透散邪，牛蒡解肌汤或玉女煎，或犀角地黄汤，各宜酌量治之。”

《脉学类编·脉学类编·切脉论证》：“数而无力者，为口舌咽喉，风火牙痛之候也。”

(3) 湿热牙痛

《辨证录·卷之三·牙齿痛门》：“人有上下齿痛甚，口吸凉风则暂止，闭口则复作，人以为阳明之火盛也，谁知是湿热壅于上下之齿而不散乎。夫湿在下易散，而湿在上难祛，盖治湿不外利小便也。水湿下行其势顺，水湿上散其势逆，且湿从下受易于行，湿从上感难于散，故湿热感于齿牙之间，散之尤难。以饮食之水，皆从口入，必经齿牙，不已湿而重湿乎。湿重不散，而火且更重矣，所以经年累月而痛，不能止也。”

《疡医大全·卷十六·龈齿部·牙齿门主论》：“湿热牙痛者，乃足阳明胃经。其患腮颧浮肿，甚则牵引太阳，疼连颊项，口中热气，大便结燥。”

“又曰：牙痛甚，吸凉水暂止，开口复作，人以为阳明火盛也，谁知湿热壅于上下之齿不散乎！夫湿在下易散，在上难怯，盖治湿不外利小便也。水湿下行，其势顺，上行其势逆，且湿从下受，易于行上，感难于散，故湿热感于牙间，散之尤难。以饮食之水，皆必齿牙经过，不亦重甚湿乎！湿重不散，火且更重矣，所以经年月不止也。治法必上祛其湿热，又不可单利小便也，佐以风药，则湿得风而燥，热得风而凉，湿热解，牙疼自愈矣。”

“海藏云：牙痛证，有因伤胃而素有湿热，故上浮于牙龈之间，遇风寒或冷饮所郁，则湿热不得外达，故作痛也。其病情有标本之分，用药有温凉之异，当以寒为标，故外擦漱之药，宜用荜茇、细辛之类，辛温以散开郁，兼可拔散郁热也；以热为本，故内服之药，宜用生地、丹皮、连翘、薄荷之类，辛凉以散热清中。如此内外交攻，标本俱得，岂有不愈者乎！若骤聚大痛者，多属龙火。如疾风暴雷，焚灼草木，最速最烈，必用从治之法，热药冷饮，则火得其源而归之矣。若投正治，妄用寒凉，益增其病。至若痛不可忍，牵引入脑，喜寒恶热，脉洪数有力者，凉膈散倍加酒蒸大黄泻之。”

《彤园医书(外科)·卷之二 外科病症·齿部》：“湿热牙痛：口臭宣肿而黄，体重。”

(4) 风寒牙痛

《彤园医书(外科)·卷之二 外科病症·齿部》：“风寒牙痛：牙畏风吹，歪口吸气。”

(5) 火邪牙痛

《疡医大全·卷十六·龈齿部·牙齿门主论》：“火牙痛者，齿根必牵扯腮颧，阵阵作痛，时发时止。”

《彤园医书(外科)·卷之二 外科病症·齿部》：“火牙痛：龈赤焮肿，口气臭热，喜饮冷汤，得寒更疼，或渴而烦，唇焦唇枯。”

2. 内伤牙痛

《症因脉治·卷一·齿痛·内伤齿痛》：“内伤齿痛之症：或齿豁，或动而长，或浮痒燥黑，时常作痛，此内伤之症也。若右上盘痛，属胃与大肠；右下盘痛，属肺胃二经；左上盘痛，属胆经；左下盘痛，属肝经；上正门痛，属心经；下正门痛，属肾经；

上左右二虎牙痛，属胃经；下左右二虎牙痛，属脾经。内伤齿痛之脉：尺脉虚大，肾水有亏。若见洪数，阴火旺动。左关弦急，肝胆之火。左关洪滑，痰火内烁。”

（1）虫积牙痛

《圣济总录·卷第一百一十九·牙齿疼痛》：“论曰：牙齿疼痛有二，手阳明脉虚，风冷乘之而痛者，谓之风痛；虫居齿根，侵蚀不已，传受余齿而痛者，谓之虫痛，二者不同，古方有涂敷漱渫之药，治风去虫，用之各有法也。”

《圣济总录·卷第一百二十·虫蚀牙齿》：“论曰：字书谓凡动皆风，虫以风化。盖手阳明支脉入于齿，其经虚损，骨髓不荣，风邪乘之，攻入于齿，毒气与湿相搏而生虫，故云虫蚀牙齿也，其状齿根有窍，或作疼痛，甚则摇动宣露，浮肿作臭，世俗亦呼为蚛牙。”

《疡医大全·卷十六·龈齿部·牙齿门主论》：“虫牙痛者，因喜食甘香，湿热化虫，攻痛频痛。”“又曰：贪食肥甘，齿牙破损作痛，如行来行去者，乃虫积也。夫齿乃骨，何以藏虫乎？不知过食肥甘，则热气在胃，胃火上冲口齿，湿气乘之，则湿气相搏而不散，则生虫于牙矣。初则只生一二虫，久则蕃衍，于是蚀损牙齿，遂致堕落。一齿既朽，又蚀余齿，往往有终身之苦者。此证必须外治，若用内治，未必杀虫，而脏腑先伤。用五灵至圣散：白薇、五灵脂各三钱，细辛、骨碎补各五分，研细末，先以滚水漱牙至净后，以药末五分，滚水调如稀糊，漱牙半日，至气急吐出，如是者三，疼止虫死矣。断不再发。（盖齿因虫痛，灵脂、白薇杀虫于无形，细辛散火，碎补透骨，引药入骨，则无可藏虫，虫尽则痛自止）”

《彤园医书（外科）·卷之二 外科病症·齿部》：“虫蚀牙痛：蚀尽一牙，又痛又蚀。”

《儿科萃精·卷三·身体诸病门·牙痛》：“小儿牙痛，不外风火虫三项。又有虚火实火之分：虚火其痛甚缓，日轻夜重；实火痛不可忍。风痛者痛而且肿，甚至头面皆痛，呵风亦痛。虫痛者，发时必在一处，叫号不已。”

《辨证录·卷之三·牙齿痛门》：“人有多食肥甘，齿牙破损而作痛，如行来行去者，乃虫痛也。夫齿乃骨之余，其中最坚，何能藏虫乎？不知过食肥甘，则热气在胃，胃火日冲于口齿之间，而湿气乘之，湿热相搏而不散，乃虫生于牙矣。初则止生一二虫，久则蕃衍而多，于是蚀损其齿，遂致堕落。一齿既朽，又蚀余齿，往往有终身之苦者。”

（2）酒积牙痛

《口齿类要·齿痛三》：“大尹余时正素善饮，齿常浮痛，腹痛作泻，此酒积伤脾。食后用清胃散，食前解酲汤而愈。”

（二）辨经络

1. 阳明经牙痛

《古今医鉴·卷之九·牙齿》：“夫齿者，肾之标，骨之余也。足阳明胃之脉，贯络于齿上龈；手阳明大肠之脉，贯络于齿下龈。手阳明恶寒饮而喜热饮，足阳明恶热饮而喜寒饮。有开口呷风则痛甚者，肠胃中有风邪也；有开口则哕臭不可近者，肠胃中有积热也；有痛而动摇者，肾元虚也；有虫食而痛者，盖肠胃中有湿热而生虫也。”

《疡医大全·卷十六·龈齿部·牙齿门主论》：“汪省之曰：虫牙，乃胃经风湿所致。薰法甚捷。（《理例》）”“又曰：牙床肿痛，齿痛动摇，或黑烂脱落者，此属阳明湿热。盖齿虽属肾，而生于牙床上下，乃属阳明大肠与胃，犹木生于土也。肠胃伤于美酒厚味，以致湿热上攻，则牙床不清，为肿为痛，或出血，或生虫，由是齿不得而安，如地土不坚，而树木为之摇动矣。此宜泻阳明之湿热，则牙床清宁，齿自安固。如调理不退，落齿一二个者，多死不治。”

2. 少阴经牙痛

《疡医大全·卷二·论三部脉所主杂病法诀》：“肾脉浮：主腰疼牙痛，小腹气痛，腿足生疮，足膝无力。”

3. 阳明太阳合病牙痛

《辨证录·卷之三·牙齿痛门》：“人有上下齿牙疼痛难忍，闭口少轻，开口更重，人以为阳明之胃火也，谁知是风闭于阳明、太阳二经之间乎。此病得之饮酒之后，开口向风而卧，风入于齿牙之中，留而不出，初小疼而后大痛也。论理去其风宜愈，而风药必耗人元气，因虚以入风，又耗其气，则气愈虚，风邪即欺正气之怯而不肯出，疼终难止也。”

《疡医大全·卷十六·龈齿部·牙齿门主论》：“龋齿者，乃风热相搏，忿怒劳顿，牙根肿痛。是手阳明、足太阳之脉，系于齿名龋齿。

(《锦囊》)又曰：如牙痛不可忍，牵引入脑，喜寒恶热，脉洪数有力者，凉膈散倍加酒蒸大黄泻之。又曰：如骤发大痛者，多属龙火，如疾风暴雷，焚灼草木，最速最烈。必用从治之法，热药冷饮，则火得其源而归之矣。又曰：牙得清凉而痛甚者，为寒；口吸凉风而痛止者，为热。冯鲁瞻曰：齿黑碎片名曰崩砂。久而秽甚，牙根俱落，名曰腐龈。若跌扑所伤者，或急疳所坠者，则久落难生矣。(《锦囊》)”

“又曰：牙疼难忍，闭口稍轻，开口更重，人以为阳明胃火也，谁知乃风闭于阳明太阳乎！此得之饮酒后，开口向风而卧，风入牙中不出，初小疼而后大痛也。论理去风自愈，而风药必耗元气，因虚入风，又耗其气，其气益虚，风邪欺正气之怯，而不肯出，疼难止也。古人用灸法甚神，灸肩尖近骨后缝中，小举臂取之，当骨解陷中，灸五壮即瘥。但灸后必大痛，良久乃定，永不发也。有畏灸者，可用散风汤：生地、麦冬各五钱，当归三钱，石膏、花粉各二钱，胡桐泪、干葛、细辛各一钱，白芷、升麻各三分，水煎服，二剂愈矣。此方补重于散，正风得补而易散也。”

《重楼玉钥续编·论齿为肾胃大肠所属》：“齿者，骨之余，髓之所养，故齿属肾，上龈属胃，下龈属太阳。凡动摇豁脱，或大痛，或不痛，或出血，或不出血，如欲脱之状，皆属肾病。其虫疳，龈肿溃烂，臭秽而不动者，皆属阳明，或兼诸经错杂之邪。(《医贯》)”

4. 阳明少阴牙痛

《疡医大全·卷十六·龈齿部·牙齿门主论》：“又曰：齿者，骨之余，肾之标，寄于龈，养于气血。上龈属足阳明胃，下龈属手阳明大肠。然齿者骨也，本乎乾元以资始；龈者，肉也，本乎坤元以资生，譬之木生于土，籍土以为养也。故齿之为病，手阳明、足阳明、足少阴三经之所致。盖上下龈属阳明金也，齿属少阴木也，故阳明实，则荣荫其齿而坚牢，阳明虚，则齿失所养而浮豁。故凡动摇脱落，牙脆剥下，齿缝渐稀，畏冷畏热，浮豁不坚，隐隐而痛，乃肾之本虚，以致标亦虚焉。至于生虫浮肿，牙宣出血，臭秽腐烂者，乃肠胃湿热壅盛，所谓热胜则肉腐也。虚者补之，湿热者泻之，胃火壅者清之，风寒外束者散之，外以末药擦之。甚而龈烂齿落者，犹土崩而木倒也，其治在龈，龈坚则齿自固矣。”

（三）辨脏腑

《辨证录·卷之三·牙齿痛门》：“人有牙齿痛甚不可忍，涕泪俱出者，此乃脏腑之火旺，上行于牙齿而作痛也。治法不泻其火则不能取效。然火实不同，有虚火，有实火，大约虚火动于脏，实火起于腑。而实火之中，有心包之火，有胃火；虚火之中有肝火，有脾火，有肺火，有肾火。”

《疡医大全·卷十六·龈齿部·牙齿门主论》：“上四门牙属心(一云：上二门牙，下二门牙，属心包络；门牙旁左右上下四牙，属肝；再左右上下四牙，属胃；再左右上下四牙，属脾；再左右上下四牙，属肺；再左右上下之牙，皆属肾。凡人齿多者贵，治病不论多少，以前数分治之多效)，下四门牙属肾，上二侧牙属胃，下二侧牙属脾，上左尽牙属胆，下左尽牙属肝，上右尽牙属肺，下右尽牙属大肠。又有牙龈肿高软者，此名牙痈。内必有脓，当以针刺出脓自愈。如出血不止，用草纸冷水浸贴二三次，自止。(《正宗》)”

“陈远公曰：牙齿疼甚不可忍，每至呼号，泪涕交出者，此脏腑火旺，上行齿牙作痛也。若不泻火，何能取效之捷！然火有虚实，实火起于腑，虚火动于脏。而实火之中，有胃火、心包火。虚火之中，肝、脾、肺、肾诸经之火，当分经以别之。”

1. 脾胃虚牙痛

《重楼玉钥续编·论齿为肾胃大肠所属》：“若阳明膏粱之变，湿热上攻，则牙床不清而为肿为痛，或出血生虫，而黑烂脱落。(玉纶)若肾虚作痛者，遇劳即发，午后更甚口渴面黑，倦怠遗精，此皆脾胃虚之证。(《医贯》)”

2. 胃火牙痛

《辨证录·卷之三·牙齿痛门》：“人有牙痛日久，上下牙床尽腐烂者，至饮食不能用，日夜呼号，此乃胃火独盛，有升无降之故也。人身之火，惟胃最烈，火既升于齿牙，而齿牙非藏火之地，于是焚烧于两颊，而牙床红肿，久则腐烂矣。”

《疡医大全·卷十六·龈齿部·牙齿门主论》：“又曰：牙疼日久，牙床腐烂，饮食不能用，日夜呼号，此胃火独盛上升于牙也。身中之火，惟胃最烈，火在何处，即于所在之处受病。火原易升而难降也，火升于齿牙，齿牙非藏火之地，于是焚烧两颊，牙床红肿，久则腐烂矣。”

3. 肾虚火牙痛

《疡医大全·卷十六·龈齿部·牙齿门主论》:"又曰:牙疼至夜而甚,呻吟不卧者,此肾火上冲也。然此乃虚火,非实火。人作火盛治之,多不效,即作虚火治,亦时有不效者,何故?盖火盛当作有余,火衰当作不足,乃下是虚寒,上现假热也。人肾中不寒则龙雷之火下安,肾宫惟下寒甚,而水又无多,则肾火无可藏,于是上冲咽喉,而牙受之;齿乃骨之余,同气相招,留恋不去,夜分尤肾主事,水不能养火,火自游于外,乃至齿作祟矣。急大补肾水,益以补火之味,引火归源,火自得水养,不上越矣。"

"《经》曰:男子八岁肾气实而齿更,三八真牙生,五八则齿槁,八八而齿去矣。女子亦然,以七为数,盖肾主骨,齿者骨之标,髓之所养也。凡齿属肾,上下龈属阳明,上龈痛,喜寒饮而恶热饮,取足阳明胃;下龈痛,喜热饮而恶寒饮,取手阳明大肠,故病有恶寒恶热之不同也。凡动摇疼痛出血或不出血,齿缝疏豁,全具欲落之状者,皆属肾也。《经》曰:肾热者色黑而齿槁。"

4. 脾肾虚热牙痛

《疡医大全·卷十六·龈齿部·牙齿门主论》:"又曰:凡齿痛遇劳即发,及午后甚者,或口渴面黧及遗精者,皆脾肾虚热。用补中益气及六味丸,或十全大补汤。"

二、辨脉

《古今医鉴·卷之九·牙齿》:"脉:右关脉洪数,或弦而洪,肠胃中有风热而痛;尺脉洪大而虚者,肾虚,主齿动摇疏豁,相火上炎而痛。"

《万病回春·卷之五·牙齿》:"脉:齿痛肾虚,尺濡而大;火炎尺洪,疏摇豁坏;右寸关数,或洪而弦,此属肠胃,风热多涎。"

《订正太素脉秘诀·卷上·五脏见浮者主病》:"肝部浮:主肝虚,中风瘫痪,筋脉拘挛,面痛牙痛,肠风下血。脾部虚浮:主腹胀呕逆,饮食少进,气喘气急,泄泻无度。肾部浮:主肾虚,腿足生疮,虚阳淋沥,腰痛牙痛,小肠疝气。"

《重楼玉钥续编·论齿为肾胃大肠所属》:"脉法:尺脉虚,大者肾虚洪数者阴火,关脉浮弦者风热,洪滑者,痰火也。"

三、辨他证

1. 辨骨槽风

《彤园医书(外科)·卷之二 外科病症·齿部》:"牙槽风:溃后肿硬不消,致成牙疳,时出臭血。"

《外科证治全书·卷二齿部证治·筋脉·骨槽风》:"牙骨及腮内疼痛,不肿不红,痛连脸骨者是也。加味二陈汤入阳和丸主之,甚者用阳和汤数剂即愈。此证初起,往往有误为牙痛,而用凉药者,致牙龈蚀烂,透骨穿腮,延及咽喉则不救。宜急用阳和汤、犀黄丸,每日早晚轮服,外用南星散搽之。如有多骨,以推车散吹入,隔一夜其骨不痛自出。吹至次日无骨退出,用生肌药,服保元汤加肉桂、芎、归收功。"

《冷庐医话·卷五·外科》:"外科之症,有与内科相似者,最宜详审……骨槽风不可误认牙痛。"

2. 辨穿牙疔

《尤氏喉科秘书·口牙舌颈面腮门·穿牙疔》:"先三日牙痛,发寒热,后痛不可忍,牙根上发紫块者是也。穿牙毒,即前症,初起者未破为疔,已破即为穿牙毒,其色红者可治,青者不可治。疔毒又与牙槽风、牙漏相是,治法亦相仿。"

《包氏喉证家宝·辨喉证》:"穿牙疔证,先二日牙痛,发寒热,后痛不可忍,牙龈上发一块紫色,是也。"

【论治法】

一、概论

据历代文献记载,牙痛病因有外感内伤之异,病因不同,治疗亦异也。阳明胃火或风热上扰者,治宜疏风泻火;风寒之邪侵袭牙体致痛者,治宜疏风散寒;风邪侵袭,虫蛀牙痛者,治宜治风去虫;阴虚火旺,肾火上冲牙痛者,治宜滋补肝肾,泻火存阴;肠胃积滞,酒积致痛者,治宜化散胃滞,醒酒清胃。

《太平惠民和剂局方·附指南总论·卷下·论积热证候》:"论牙齿疼痛:牙齿疼痛,其证不一。有热痛者,满口齿浮,因上膈有热而痛者。有虚痛者,皆因肾经虚惫,虚热之气上攻而痛。有风蚰牙痛者。须用仔细详证，方可服药。齿龈浮肿，口内气热，满口齿浮而动，此热证也，可与四顺饮、甘露饮、洗心散、龙脑饮、清心饮子、八正散，次煎升麻葛根汤灌漱吐去，兼吃些小不妨。肾经虚惫，虚热之气上攻齿痛，及老、弱人齿痛者，可与黄芪丸、安肾丸、鹿茸丸、八味丸，次用赴筵散擦之，以升麻葛根汤灌漱。风注牙齿疼痛，后生壮实者，可与细辛散、赴筵散揩擦，去风吐出痰，良久以升麻葛根汤灌漱即吐，次与黑神丸、乳香丸、白龙丸。饮酒齿痛者，以井花水洗漱，或百药煎泡汤冷含咽，或缩砂嚼敷通用。”

《口齿类要·齿痛三》：“大尹余时正素善饮，齿常浮痛，腹痛作泻，此酒积伤脾。食后用清胃散，食前解酲汤而愈。”

《医宗说约·卷之二·齿病》：“示吉曰：牙痛多肿，口秽臭，属火者多。故木方用凉药，而挟风者兼风治也。外有虫蛀痛、寒痛，俱宜外治法。”

“示吉曰：牙痛多肿，口秽臭，属火者多。故木方用凉药，而挟风者兼风治也。外有虫蛀痛、寒痛，俱宜外治法。一用白芷、北细辛各五分，肉桂、麻黄、草乌各三分，真蟾酥分半，为细末，面糊丸桐子大。每用一丸，咬痛牙下，即愈。一用防风、荆芥、芫花、蜂房各一钱，川椒十粒，细辛三分，食盐少许，水醋各半煎，漱口立愈。二方风、寒、虫痛俱治。一用荜茇咬定痛处。一用川椒、章冰为末，放碗内，上用一碗合盖，用纸糊口不使漏气，下用稻柴火一握，其药即升上矣。取下擦痛处，神效。”

《症因脉治·卷一·齿痛·内伤齿痛》：“齿痛虽有各经虚实不同，然阳明积热者多，故清胃汤治齿痛总司。然尚有分别，若膏粱食气已化，惟存积热，所谓热而无滞，可用清胃汤，苦寒直折；若积热虽重，厚味尚未化尽，所谓热而有滞，若以苦寒直折，则滞气凝遏，而热愈甚。倒如郁火症，用苦寒则火愈郁，服升阳散火汤则愈。东垣以清胃汤加砂仁、香附，更名清胃散，散者，散也，家秘加白豆蔻、黑山楂末，同是此意。以肠胃积热，大抵酒肉食滞，蒸酿而成，故化散胃滞，积热自清。余以平胃保和散，治口疮齿痛，及疳火疳积，俱获奇效，此深得清积热根本。故疮癣齿痛之人，不能淡薄滋味，必缠绵难愈也。”

《医碥·卷之四·杂症·齿》：“齿痛，肾虚无热者，但摇动不痛。痛必因风、火与虫。风有外风，有内风，内风即热气，外风则外感之风寒也。内有火，为外风所郁则益烈，故痛甚。亦有头脑感受风寒，脑痛连齿者，羌活附子汤发散之，此肾经虚而犯风寒也。齿属肾，脑亦属肾，寒邪犯肾为伤根本，宜急治，缓则不救(真头痛者必死是也)，白芷散亦可。此证必喜热，齿亦不肿、不蛀，盖暴病也，与素病齿者异。若不连脑，止连头项者，乃外风郁热于内也，立效散。湿热甚而痛者，承气汤下之；轻者，清胃散。六郁而痛者，越鞠丸。风热而痛者，独活散，不愈，茵陈散。中气虚而痛(清阳不升而浊火上炎也)，补中益气汤(此证多有齿缝胀不能嚼者)。肾经虚热者，六味丸。诸证未能细辨，且与消风散揩抹。又并宜香附(炒黑)三分，炒盐一分，研擦。又石膏、胡椒为末擦，立愈。牙痛用清凉药反甚者，从治之，荜茇、川椒、薄荷、荆芥、细辛、樟脑、青盐为末擦，则热散而不郁。得热则痛，得凉则止，常欲吸冷风者，以黄连、梧桐律之苦寒，薄荷叶、荆芥穗之辛凉，治其湿热，更以升麻引入胃经，以羊角灰引入肾经，加麝香少许为末擦。又以调胃承气汤去芒硝加黄连，下三五次。胃热致痛不可忍，连头脑，满面发热大痛，其齿喜寒恶热，清胃散。亦有得寒而反痛者，热被郁也；亦有恶风寒者，热已为风寒所郁故恶也，金沸草散。齿缝有红肉努出者，消风散，临卧茶点服。仍入荆、防、白芷、蜂房之属煎，频漱口。亦有寒热并恶者，寒热之邪混杂作痛也，宜当归龙胆散、益智木律散。恶寒之情多于恶热者，寒多热少也，草豆蔻散。恶热之情多于恶寒者，热多寒少也，立效散、麝香散。上牙疼，升麻散，恶热者，灸足三里。下牙疼，白芷散，恶寒者，灸三间。肾虚牙浮长，动摇欲脱而痛者，六味丸、八味丸、黑锡丹择用。齿长渐至难食，名髓溢。盖肾水不藏而浮泛之故，白术煎汤漱服。长用刷牙，牢牙散、白牙散、羊胫散。”

《疡医大全·卷十六·龈齿部·牙齿门主论》：“又曰：牙疼至夜而甚，呻吟不卧者，此肾火上冲也。然此乃虚火，非实火。人作火盛治之，多不效，即作虚火治，亦时有不效者，何故？盖火盛当作有余，火衰当作不足，乃下是虚寒，上现假热也。人肾中不寒则龙雷之火下安，肾宫惟下寒甚，而水又无多，则肾火无可藏，于是上冲咽喉，而牙受之；齿乃骨之余，同气相招，留恋不去，夜分尤肾主事，水不能养火，火自游于外，乃至齿作祟矣。

急大补肾水，益以补火之味，引火归源，火自得水养，不上越矣。八味地黄汤加骨碎补，服一剂痛止，二剂不发也。（六味补水，附、桂引火归于命门，何又加骨碎补？不知补水引火之味，必先入齿则痛根始除，用之以透于齿骨之中，而后直入命门。此拔本塞源妙法也）”

二、脏腑火旺牙痛论治

《辨证录·卷之三·牙齿痛门》：“人有牙齿痛甚不可忍，涕泪俱出者，此乃脏腑之火旺，上行于牙齿而作痛也。治法不泻其火则不能取效。然火实不同，有虚火，有实火，大约虚火动于脏，实火起于腑。而实火之中，有心包之火，有胃火；虚火之中有肝火，有脾火，有肺火，有肾火。同一齿痛，何以别之？不知各经在齿牙之间，各有部位也。两门牙上下四齿，同属心包也，门牙旁上下四齿，属肝也，再上下四牙乃胃也，再上下四牙乃脾也，再上下四牙乃肺也，再上下之牙乃肾也。大牙亦属肾，肾经有三牙齿，多者贵。治病不论多寡，总以前数分治之多验。火既有如许之多，而治火之法，宜分经以治之矣。”

《杂病源流犀烛·卷二十三·口齿唇舌病源流》：“有阴亏体质，被温邪之气上冲，齿痛连头巅者（宜玉女煎）。有厥阴火郁，而巅顶属厥阴地位，因致上结核龈肿痛者（宜犀角、羚羊角、元参、知母、生草、连翘、黑山栀、夏枯草、金银花）。有因服热药，上下齿痛不可忍，引脑痛，满面热，喜寒恶热者（宜清胃散）。有风痛者，遇风即痛，先发浮肿，随后作痛者（宜消风散）。有虚气攻牙痛，血出，或痒痛者（宜骨碎补二两，切，瓦锅缓火炒黑，为末擦牙，吐咽俱可，且不独治牙痛，牙动将落者，擦之不复动）。有风热积壅，一切牙痛，并口气者（宜紫金散）。”

《儿科萃精·卷三·身体诸病门·牙痛》：“小儿牙痛，不外风、火、虫三项。又有虚火实火之分：虚火其痛甚缓。日轻夜重；实火痛不可忍。风痛者痛而且肿，甚至头面皆痛，呵风亦痛。虫痛者，发时必在一处，叫号不已。古方有分别上下左右，按经施治之法，不甚见功，盖因未详辨风火虫及虚实不同之故耳。再举古方之多见效者，风火牙痛，以生地捣烂，加入潮脑少许，不可过多，捶匀贴患处，吐出涎水即愈。”

1. 胃火牙痛论治

《辨证录·卷之三·牙齿痛门》：“人有上下齿牙疼痛难忍，闭口少轻，开口更重，人以为阳明之胃火也，谁知是风闭于阳明、太阳二经之间乎。此病得之饮酒之后，开口向风而卧，风入于齿牙之中，留而不出，初小疼而后大痛也。论理去其风宜愈，而风药必耗人元气，因虚以入风，又耗其气，则气愈虚，风邪即欺正气之怯而不肯出，疼终难止也。古人有用灸法甚神，灸其肩尖微近骨后缝中，小举臂取之，当骨解陷中，灸五壮即瘥。但灸后，项必大痛，良久乃定，而齿疼永不发也。”

《景岳全书·卷之二十八必集·杂证谟·齿牙》：“阳明热壅牙痛，宜清胃散、清胃饮之类主之。若火之甚者，宜抽薪饮、太清饮之类主之，皆所以清其源也。若肾阴本虚，胃火复盛，上实下虚，而为热渴肿痛者，玉女煎为最妙。牙痛外敷之药，惟辛温可以散热，宜细辛煎、丁香散、姜黄散、赴筵散之类主之，然惟二辛煎、三香散为尤妙。”

2. 阴虚肾火上冲牙痛论治

《辨证录·卷之三·牙齿痛门》：“人有牙齿疼痛，至夜而甚，呻吟不卧者，此肾火上冲之故也。然肾火乃虚火，非实火也，若作火盛治之，多不能胜，即作虚火治之，亦时而效时而不效。盖火盛当作火衰，有余当认作不足，乃下虚寒，而上现假热也……治法急大补其肾中之水，而益以补火之味，引火归源，则火有水以养之，自然快乐，而不至于上越矣。”

三、湿热牙痛论治

《医学原理·卷之七·牙齿门·丹溪治齿活套》：“凡牙痛之症，多属湿热，宜以苦寒之剂为君，辛凉之剂为臣，梧桐泪佐以麝香研末搽之，立效。如痛，再加荜茇、胡椒之辛以散郁清热，佐以升麻、寒水石之苦寒，川芎、细辛、荆芥、薄荷诸辛凉，煎汤饮漱，无有不效。”

《古今医鉴·卷之九·牙齿》：“治之宜泻阳明之湿热，更以擦牙诛虫之剂以治其标，则齿自然而固矣。”

《云林神彀·卷三·牙齿》：“牙痛不可忍，辛热厚味过，胃中积湿热，清火笑呵呵。”

《辨证录·卷之三·牙齿痛门》：“人有上下齿痛甚，口吸凉风则暂止，闭口则复作，人以为阳明之火盛也，谁知是湿热壅于上下之齿而不散乎。夫湿在下易散，而湿在上难祛，盖治湿不外利小便也。水湿下行其势顺，水湿上散其势逆，且湿从下受易于行，湿从上感难于散，故湿热感于齿牙之间，散之尤难。以饮食之水，皆从口入，必经齿牙，不已湿而重湿乎。湿重不散，而火且更重矣，所以经年累月而痛，不能止也。治法必须上祛其湿热，又不可单利小便，当佐之以风药，则湿得风而燥，热得风而凉，湿热一解，而齿痛自愈矣。”

四、虫蛀牙痛论治

《辨证录·卷之三·牙齿痛门》：“人有多食肥甘，齿牙破损而作痛，如行来行去者，乃虫痛也……此等之痛，必须外治，若用内治之药，未必杀虫，而脏腑先受伤矣。”

【论用方】

一、概论

《世医得效方·卷第十七·口齿兼咽喉科·齿病·秘方揩牙散》：“牙痛有四证，热者怕冷水，用牙硝、姜黄、雄黄、荆芥。冷者怕热汤，用干姜、荜茇、细辛。不怕冷热乃风牙，用猪牙皂角、僵蚕、蜂房、草乌。有窍者蛀牙，用雄黄、石灰、沙糖。用药了，并用温水灌漱之为佳。”

《秘传证治要诀及类方·卷之五·诸痛门·牙痛》：“憎寒壮热，全具如欲脱之状，宜安肾丸，间进黑锡丹。”

《赤水玄珠·第三卷·齿门》：“气虚牙痛者，脾胃不足，或服寒凉过多，抑遏阳气于脾土之中，身反发热者，当以补中益气汤，或调中益气汤、火郁汤，消息治之。”

《外科十法·外科症治方药·走马牙疳》：“走马牙疳，牙龈红肿，渐变紫黑臭秽，胃热也。牙痈，牙边肿痛，灌脓也。牙宣，牙根尽肿，宣露于外也。吹以柳花散，兼服清胃散。牙痛，疗牙止痛散，兼服葛根汤。”

《杂病源流犀烛·卷二十三·口齿唇舌病源流》：“有阴亏体质，被温邪之气上冲，齿痛连头巅者（宜玉女煎）；有厥阴火郁，而巅顶属厥阴地位，因致上结核龈肿痛者（宜犀角、羚羊角、元参、知母、生草、连翘、黑山栀、夏枯草、金银花）；有因服热药，上下齿痛不可忍，引脑痛，满面热，喜寒恶热者（宜清胃散）；有风热积壅，一切牙痛，并口气者（宜紫金散）。”

“有风痛者，遇风即痛，先发浮肿，随后作痛者（宜消风散）；有虚气攻牙痛，血出，或痒痛者（宜骨碎补二两，切，瓦锅缓火炒黑，为末擦牙，吐咽俱可，且不独治牙痛，牙动将落者，擦之不复动）。”

《彤园医书（外科）·卷之二 外科病症·齿部》：“溃后肿硬不消，致成牙疳，时出臭血，初服芦荟丸、清一疳饮，外用炒山椒、硼砂、铜青（等分），研极细搽之，候吐涎沫方以一米泔漱口。”

二、常用治牙痛方论

1. 论清胃散

《医方集解·泻火之剂第十四·清胃散》：“（东垣）治胃有积热，上下牙痛，牵引头脑，满面发热，其牙喜寒恶热；或牙龈溃烂，或牙宣出血，或唇口颊腮肿痛……生地黄、牡丹皮、黄连、当归、升麻。一方加石膏。

此足阳明药也。黄连泻心火，亦泻脾火，脾为心子，而与胃相表里者也；当归和血，生地、丹皮凉血，以养阴而退阳也；石膏泻阳明之大热，升麻升阳明之清阳，清升热降，则肿消而痛止矣。”

2. 论金沸草散

《医方集解·除痰之剂第十五·金沸草散》：“（《活人》）治肺经伤风，头目昏痛，咳嗽多痰……旋覆花（即金沸草）、前胡、细辛一钱，荆芥钱半，赤茯苓六分，半夏五分，甘草（炙）三分。加姜、枣煎。《局方》加麻黄、赤芍，无赤茯、细辛。（《玉机微义》曰：《局方》辛平，《活人》辛温）如满闷，加枳壳、桔梗；有热加柴胡、黄芩；头痛加川芎。

此手太阴药也。风热上壅，荆芥辛轻发汗而散风；痰涎内结，前胡、旋覆消痰而降气，半夏燥痰而散逆，甘草发散而缓中，茯苓行水，细辛温经，盖痰必挟火而兼湿，故下气利湿而证自平。茯苓用赤者，入血分而泻丙丁也。（小肠为丙火，心为丁火。《三因方》云：一妇人牙痛，治疗不效，口颊皆肿，以金沸草散大剂煎汤熏漱而愈）”

三、牙痛通治方

1. 齿痛通用方（《仁斋直指方论·卷之二十一·齿·齿病证治》）

治齿痛。

荜茇　生地黄　当归须　荆芥穗　白芷　桑白皮(炒)　蜂房(炒)　赤芍药　姜黄　细辛　蒿藁本　赤甘草(生,等分)

上为粗末。每服三钱,井水煎,频漱齿。

2. 牙痛独活散(《养生四要·卷之五·养生总论》)

治齿痛。

木通　玄胡　羌活　独话　川芎　防风(各一钱)

水煎。

3. 香附子散(《古今医统大全·卷之六十四·齿候门·药方》)

治牙齿疼痛,往来不歇。

香附子(四两)　细辛(五钱)

上锉。每服三钱,水一钟煎八分,稍热漱,冷即易之。

4. 泻胃汤(《万病回春·卷之五·牙齿》)

治牙痛如神。

当归　川芎　赤芍　生地黄　黄连　牡丹皮　栀子　防风　荆芥　薄荷　甘草

上锉一剂,水煎,食远频服。

5. 连翘汤(《外科大成·卷三分治部下·牙齿部·牙痛》)

治一切牙痛,随前症加减。

黄芩　黄连　当归　赤芍(各一钱五分)　连翘(一钱)　天花粉　玄参(各七分)　枳壳(五分)

用水二钟煎八分,食远服。

6. 升阳清胃汤(《冯氏锦囊秘录·杂症大小合参卷六·儿科齿病》)

治牙疳牙痛。

升麻(六分)　煅石膏(一钱二分)　连翘(一钱)　生地(一钱二分)　牛蒡子(一钱,研)　丹皮(八分)　桔梗(四分)　甘草(三分)　荆芥(四分)　薄荷(四分)

加灯心,水煎。

7. 止痛散(《疡医大全·卷十六·龈齿部·牙齿门主方》)

牙硝　硼砂(各三钱)　明雄(二钱)　冰片(一分五厘)　麝香(五厘)

乳细擦牙,出涎立愈。

8. 柴胡桃仁汤(《医学摘粹·杂证要法·七窍病类·牙痛》)

治齿痛。

柴胡(三钱)　桃仁(三钱)　石膏(三钱)　骨碎补(三钱)

水煎半杯,热服,徐咽。

9. 绿袍散(《集喉症诸方·诸方药性辨》)

治牙痛。

生石膏(一钱)　粉草(三钱)　僵虫　牛黄　龙脑　薄荷(各五分)　硼砂(生用,一钱)　冰片(一钱)　胆矾(五分)　牙皂(五分,烟尽为度)

为末,遇咽喉各症吹入四五次,无论有痰与否,任意吞之即愈。

四、治胃火风热牙痛方

1. 荆芥汤(《仁斋直指方论·卷之二十一·齿·齿病证治》)

治风热齿痛。

荆芥　脑荷　升麻　细辛

上件等分,为末。每服二钱,以沸汤点,漱口含咽,并用擦牙。

2. 百效汤(《赤水玄珠·第三卷·齿门》)

肠胃蕴热,风热,牙龈肿痛,颊车皆肿。

升麻　葛根　白芷　酒芩　桔梗(各一钱)　防风　薄荷(各五分)　石膏(三钱)　甘草(六分)　天花粉(八分)　细辛(四分)

姜三片,水煎食后频频少服之。头痛及项颈痛者,加羌活一钱。发寒热者,加柴胡一钱,屡效。

3. 定痛羌活汤(《赤水玄珠·第三卷·齿门》)

风热攻注,牙根肿痛。

羌活　防风　川芎　生地(各一钱)　升麻(一钱二分)　细辛　荆芥　独活　薄荷(各六分)　石膏(二钱)　甘草(五分)

水煎,食后服。恶热饮者,加龙胆草(酒洗)一钱半;恶风作痛,加白豆蔻、黄连各五分;湿热甚者,加黄连一钱、山栀一钱。

4. 石膏汤(《赤水玄珠·第三卷·齿门》)

胃有实热,牙痛,或上牙肿痛。

升麻　知母(各一钱)　石膏(一钱半)　大黄(酒蒸,二钱)　山栀　薄荷　茯苓　连翘(各八

分）　朴硝（六分）　甘草（五分）

水煎，食远服，频频口咽即愈。

5. 清胃饮（《景岳全书·卷之五十七字集·古方八阵·寒阵》引《秘验》）

治一切风热湿痰牙痛床肿，血出动摇。

石膏　栀子　黄连　黄芩　当归　生地　白芍　苍术（各一钱）　青皮（八分）　细辛　藿香　荆芥穗（各六分）　升麻（五分）　丹皮　甘草（各四分）

水二钟煎八分，食后缓缓含饮之，效。

6. 清胃散（《济阳纲目·卷一百零七·牙齿·治牙疼痛方》）

治上下牙齿疼痛不可忍，牵引头脑满面发热大痛，乃手阳明经中热盛而作，其齿喜冷恶热，此因服补胃热药或食辛热厚味之物所致也。

升麻（三钱）　牡丹皮（一钱半）　当归　黄连（夏月倍用）　生地黄（各一钱，酒姜炒）

上锉一剂，水煎，食远稍冷服。痛甚，加石膏二钱，细辛三分，黄芩一钱，细茶三钱，大黄酒蒸一钱；肿，加防风、荆芥各一钱；头脑痛，加川芎八分。

7. 麝香间玉散（《济阳纲目·卷一百零七·牙齿·治牙疼痛方》引《元戎》）

治牙疼痛。

酸石榴皮　诃子（各三两）　升麻　绿矾　何首乌　青盐　百药煎　五倍子　没石子（各两半）　白茯苓（一两）　北细辛　石胆矾（各半两）　荷叶灰　白檀　川芎　白芷　甘松　零陵香　茴香　藿香叶　猪牙皂角灰　木鳖子　荜拨　青黛（各钱半）　麝香（一钱）　脑子（半钱）

上为末，或揩或服，用药后茶清漱。一方无脑子，加沉香二钱。

8. 独活散（《济阳纲目·卷一百零七·牙齿·治牙疼痛方》）

治阳明经不利，风毒攻注，牙根肿痛。

独活　羌活　防风（各一钱半）　川芎　细辛（七分）　荆芥　薄荷　生地黄（各一钱，姜酒炒）

上㕮咀。水煎，食后温服，日进二三服愈。

9. 定痛羌风散（《济阳纲目·卷一百零七·牙齿·治牙疼痛方》）

治风热攻注，牙根肿痛。

羌活　防风　川芎　生地黄（各一钱）　升麻（一钱二分）　独活　细辛　荆芥　薄荷（各七分）　石膏（二钱）　甘草（五分）

上锉。水煎，食后服。恶热饮，加龙胆草（酒洗）一钱半；恶风作痛，加白豆蔻、黄连各五分；湿热甚者，加黄连、山栀各一钱。

10. 犀角升麻汤（《济阳纲目·卷一百零七·牙齿·治牙疼痛方》）

治阳明经受风热，口唇颊车连齿肿痛。

犀角（二钱）　升麻（一钱半）　防风　羌活（各一钱）　川芎　白芷　白附子　黄芩（各七分）　甘草（五分）

上㕮咀。作一服，水煎，食后漱而服之。

11. 上清防风散（《济阳纲目·卷一百零七·牙齿·治牙疼痛方》）

治上焦不利，风热攻卫，气血郁滞，牙齿闷痛，龈内虚肿，鼻塞声重，头目昏眩，并皆治之。

防风　细辛　薄荷（各二钱半）　川芎（一钱七分）　独活　天麻　荆芥穗　甘草（炙）　白檀　白芷（各二钱，二分半）　片脑（一分半）

上同为细末，入片脑研匀。每服二钱，淡茶清调，稍热漱吐，不拘时。如觉头昏目痛，牙齿肿闷，用热茶调三钱，食后服。

12. 败毒散（《济阳纲目·卷一百零七·牙齿·治牙疼痛方》）

治风热攻注，牙齿疼痛，久而不愈。

细辛（五分）　薄荷叶（一钱半）　地骨皮（五钱）　荆芥穗（三钱半）

上为粗末。每服七钱，水煎，温漱冷吐，煎服尤妙。

13. 升麻散（《济阳纲目·卷一百零七·牙齿·治牙疼痛方》）

治牙齿疼痛，生龈肉，去热毒，解外风寒。

防风　升麻　当归（各二钱）　藁本　白芷　细辛　芎䓖　甘草（炙，各一钱）　木香（半分）

上捣罗为散。于乳钵中研细，涂贴龈，粗渣以水二钟、药五钱煎七分，去渣，热漱冷吐。秋冬牙痛，煎服解散，最妙。

14. 地黄散（《济阳纲目·卷一百零七·牙齿·治牙疼痛方》）

治风热攻注，阳明牙痛，龈肿或出血宣露。

生地黄（一钱半，姜酒炒）　防风　细辛　薄荷叶　地骨皮　藁本（各一钱）　芮草叶　当归　荆芥穗（各半钱）

上为粗末。作一服，水煎，去渣，微热漱口，冷吐之，煎服尤妙。

15. 白芷汤(《济阳纲目·卷一百零七·牙齿·治牙疼痛方》)

治下爿牙疼，属手阳明虚热有风。

防风　荆芥　连翘　白芷　薄荷　赤芍药　石膏(炙，煨)　升麻(倍)

上为细末。薄荷汤调服，及擦牙龈，或煎服亦可。

16. 地骨皮散(《济阳纲目·卷一百零七·牙齿·治牙疼痛方》)

治牙齿虚热，气毒攻冲，龈肉肿痛，口舌生疮，此药如神。

柴胡(四钱)　地骨皮(三钱)　薄荷(二钱)

上㕮咀。作一服，水煎，去渣，热漱冷吐，煎服愈好。

17. 青白散(《济阳纲目·卷一百零七·牙齿·治牙疼痛方》)

治食甘过多牙疼及一切牙疼。

青盐(二两)　白盐(四两)　川椒(四两，煎汁)

上以椒汁拌炒二盐，为末，擦之，永无齿疾。以漱出水洗目，尤妙。一方去川椒，用槐枝煎汁，炒二盐，名槐盐散。甚者，更以五倍子煎汤漱之。

18. 升桔汤(《外科大成·卷三分治部下(小疵)·耳部·耳底疼痛》)

治耳内肿痛，三阳经风热也。再治面肿牙痛、咽喉痱。

升麻(一钱)　桔梗(一钱五分)　昆布(二钱)　连翘(二钱)　胆草(一钱)　射干(一钱五分)

用水钟半煎八分，食远服。外以军持露滴之。

19. 加味清胃散(《济世全书·巽集卷五·牙齿》)

治牙齿肿痛之总司也。专治胃火血燥，唇裂或为茧唇，或牙龈溃烂作痛。

软石膏　生地黄　牡丹皮　当归尾　黄连　升麻　防风　荆芥(各等分)

上锉，水煎频频噙咽。齿龈浮肿，痛不可忍，胃中有湿热，故尔加栀子、玄参。

20. 清火祛风散(《济世全书·巽集卷五·牙齿》)

治牙痛并牙龈肿紧，难以开口，立效。

黄连　黄芩　黄柏　栀子　连翘　金银花　羌活　独活　白蒺藜　甘草

上锉，水煎频频温服。[按]上方，治牙痛属胃火、风热有余者，宜服。

21. 金沸草散(《彤园医书(外科)·卷之五肿疡初起·宙字号》)

治肺经伤风，头目昏痛，咳嗽多痰，亦治牙痛。

旋覆花　前胡　细辛(各一钱)　芥穗(钱半)　赤茯苓　法半夏　炙草(各八分)　姜　枣

头痛加川芎，有热加柴胡、枯芩，满闷加枳壳桔梗；煎汤熏漱噙服，治风牙痛。

22. 升麻葛根汤(《疡科心得集·方汇·卷上》)

升散阳明，治牙痛、牙咬、托腮等疡。

升麻　葛根　芍药　甘草

23. 滋阴清胃饮(《不知医必要·卷二·齿痛列方》)

治胃火兼阴虚牙痛者。

生石膏(杵，二钱)　熟地(四钱)　泽泻(盐水炒，一钱五分)

24. 消胃汤(《不知医必要·卷二·齿痛列方》)

治胃火牙痛。

生地(二钱)　当归(一钱五分)　黄连(六分)　升麻(一钱)　丹皮(三钱)

如肿痛牙龈不出血者，属气分，加荆芥一钱，防风一钱，细辛四分。

25. 黄芩石膏汤(《医学摘粹·杂证要法·七窍病类·牙痛》)

治胃逆不降，浊气壅迫，甲木逆冲，攻突牙床之牙疼龈肿。

黄芩(三钱)　石膏(三钱)　甘草(二钱)　半夏(三钱)　升麻(二钱)　芍药(三钱)

水煎大半杯，热服，徐咽。

五、治肾虚牙痛方

1. 安肾丸

1)《医方集宜·卷之六·牙齿门·治方》

治肾虚牙痛。

枸杞子　肉苁蓉　熟地黄　青盐　川椒　巴戟天　补骨脂　川萆薢　当归

上为末,炼蜜和丸如桐子大。每服五十丸,空心盐滚汤送下。

2)《古今医统大全·卷之六十四齿候门·药方·肾虚牙齿动摇疼痛诸方》引《三因》

治肾虚牙齿肿痛。

桃仁(泡去皮尖,麸炒) 肉苁蓉(酒浸焙) 破故纸(炒) 干山药 石斛(去根) 白蒺藜(炒去刺) 川萆薢 川乌(炮,去皮尖) 巴戟(去心) 白术(各等分)

为末,炼蜜丸。空心盐汤下七十丸。

2. 八味丸(《古今医统大全·卷之六十四齿候门·药方·肾虚牙齿动摇疼痛诸方》引《局方》)

治肾虚牙痛。

附子(制) 桂心(各三两) 牡丹皮 泽泻(各二两) 山茱萸肉 山药(各四两) 熟地黄(八两) 茯苓(三两)

上为末,炼蜜丸梧桐子大。每服五十丸,空心淡盐汤下。

3. 麝香间玉散(《古今医统大全·卷之六十四齿候门·药方·肾虚牙齿动摇疼痛诸方》)

滋肾固齿。

酸石榴皮 诃子(各二两) 升麻 绿矾(枯) 何首乌 青盐 百药煎 五倍子 没石子(各半两) 白茯苓(一两) 细辛 石胆矾(各五钱) 荷叶灰 白檀香 川芎 白芷 甘松 零陵香 沉香 茴香 藿香 猪牙皂角(烧灰) 木鳖子(各二钱) 荜拨 青黛(各钱半) 麝香(五分)

上为末,用药后茶清漱。

4. 细辛散(《济阳纲目·卷一百零七·牙齿·治牙疼痛方》)

治上爿牙痛,属足少阴肾虚热。

细辛(二两) 升麻 黄连 防己(各一两) 蔓荆子 牛蒡子 白芷(各一两半) 黄柏 知母(各七钱) 薄荷(五钱)

上为末。薄荷汤调服,及擦牙龈,或煎服亦可。

5. 升麻四物汤(《外科大成·卷三分治部下·牙齿部·牙痛》)

治血虚牙痛。

当归 川芎 赤芍 生地 白芷(各一钱) 黄芩(一钱) 升麻(五钱) 蒲公英(五钱)

用水碗半,煎八分,食远服。

6. 清胃补中汤(《济世全书·巽集卷五·牙齿》)

治虚弱之人牙齿痛不可忍者。

黄芪(蜜水炒,一钱) 人参(五分) 白术(去芦,七分) 当归(酒洗,一钱) 升麻(二钱) 柴胡(七分) 黄连(一钱) 牡丹皮(一钱) 生地黄(二钱) 陈皮(七分) 甘草(三分)

上锉,水煎温服。

7. 凉八味丸(《症因脉治·卷一·齿痛·内伤齿痛》)

治内伤齿痛之肾虚阴火者。

即六味丸加黄柏、知母,共为细末,玄武胶为丸。

8. 知柏天地煎(《症因脉治·卷一·齿痛·内伤齿痛》)

治内伤齿痛之肾虚阴火者。

黄柏 知母 天门冬 生地黄

同煎三四次,冲玄武胶收膏。

9. 玉女煎(《罗氏会约医镜·卷之七·杂证·论齿牙》)

治肾阴本亏,胃火复盛,烦渴牙痛,糜烂齿衄等症。

熟地(三五钱) 麦冬(二钱) 知母 牛膝(各一钱半) 生石膏(研,三五钱)

如火之极盛者,加栀子、地骨皮;如小便不利,加茯苓或泽泻。

10. 六味地黄丸(《银海指南·卷三·汤丸备要》)

治肝肾不足,真阴亏损,精血枯竭,憔悴羸弱,腰痛足酸,自汗盗汗,水泛为痰,发热咳嗽,头运目眩,耳鸣耳聋,遗精便血,消渴淋沥,失血失音,舌燥喉痛,虚火牙痛,足跟作痛,下部疮疡等症。

熟地(八两) 山萸肉(酒润) 山药(各四两) 茯苓(乳拌) 丹皮 泽泻(各三两)

上蜜丸梧子大,空心盐汤下。如用作汤,分两酌定。

11. 安肾汤(《不知医必要·卷二·齿痛列方》)

治虚火牙痛。

熟地(四钱) 淮山(炒) 枸杞(各二钱)

茯苓　牛膝（盐水炒）　萸肉（各一钱五分）

水煎。或加肉桂四分、泽泻一钱五分，以引火归位。

六、治湿热牙痛方

1. 立效散（《医学原理·卷之七·牙齿门·治齿痛方》）

治阳明湿热壅盛牙痛，法当疏湿清热为主。

细辛（辛甘热）　防风（辛温）　龙胆草（苦寒）　升麻（苦寒）　甘草（甘寒）

上共㕮咀。用水煎，噙于口内，贴浸患处，少时咽下。

2. 清胃散

1）《医学原理·卷之七·牙齿门·治齿痛方》

治胃中湿热牙疼，法当清理湿热。

升麻（苦寒，钱半）　黄连（苦寒，二钱）　牡丹皮（苦辛寒，三钱）　生地（甘寒，一钱）　川归（辛甘温，二钱）

水煎凉服，或为末擦牙亦佳。

2）《彤园医书（外科）·卷之五肿疡初起·日字号》

治胃积热，上下牙痛，牵引头脑，满面发热，其牙喜凉恶热，或牙龈溃烂，牙宣出血或唇口腮颊肿痛。

生地　丹皮　当归（各二钱）　熟石膏（三钱）　升麻　川连（各一钱）

《金鉴》加条芩，无当归。

3. 加味凉膈散（《外科大成·卷三分治部下·牙齿部·牙痛》）

治湿热牙疼，腮颧浮肿，牵引太阳，口热便秘者。

依本方加石膏、升麻、淡竹叶，水煎，加蜜调服。

七、治寒犯牙痛方

1. 羌活黑附汤（《济阳纲目·卷一百零七·牙齿·治牙疼痛方》）

治冬月大寒犯脑，令人脑痛，齿亦痛，名曰脑风，为害甚速，非此莫救。

麻黄　黑附子　僵蚕　黄柏（各三分）　羌活　苍术（各五分）　防风　甘草　升麻　白芷（各二分）　黄芪（一分）　佛耳草（有寒，嗽者用之）

上锉，水煎，食后服。

2. 温风散（《济阳纲目·卷一百零七·牙齿·治牙疼痛方》）

治风冷齿痛。

当归　川芎　细辛　白芷　荜拨　藁本　蜂房（各等分）

上锉，水煎服，仍口漱。

3. 羌活附子汤（《外科大成·卷三分治部下·牙齿部·牙痛》）

治冬月大寒犯脑，令人脑牙俱疼，名曰脑风。

麻黄　附子（各三分）　羌活　苍术（各五分）　黄芪（一分）　防风　甘草　升麻　僵蚕　黄柏　白芷（各二分）　佛耳草

用水钟半煎八分，热服。

4. 加味温风汤（《不知医必要·卷二·齿痛列方》）

治寒邪犯脑，牙连头痛者。

当归　川芎　羌活（各一钱五分）　蜂房（炙，一钱）　细辛（四分）　荜茇（七分）　麻黄（去净节，六分）　附子（制，一钱）

水煎。服一半，口含一半，久之连涎吐出，自愈。

八、治风虫牙痛方

1. 利膈散（《博济方·卷二·上焦证》）

治上焦风壅，多患咽喉，胸膈不利，兼治风牙痛。

荆芥穗子（青，干净好者）　鼠粘子（各一两）　甘草（三分，炮过）　白丑（二两，炒令香熟）

上为末。每服一钱，入盐点，以三末入川椒一粒，盐二钱，煎热，热含，冷吐出。

2. 荆芥散（《杨氏家藏方·卷第十一·口齿方二十一道》）

治风虫牙痛，牙槽浮肿。

荆芥穗　薄荷叶（去土）　细辛（去叶土）　甘草（炙）

上件各等分为细末。每服二钱，茶调下。或用药五钱，水一大碗，煎三五沸，通口慢慢盥漱亦得。

3. 椒盐散（《仁斋直指方论·卷之二十一·

齿·齿病证治》)

治齿虫痛。

川椒　白盐　蜂房(炒)

上件锉细,等分。每服二钱,以井水、葱白煎,热含冷吐。

4. 蝉蜕散(《古今医统大全·卷之六十四齿候门·药方·风牙疼痛诸方》)

治风虫牙痛。

蝉蜕　蜂房　僵蚕　牛膝　草乌　荆芥　细辛　地松(各等分)

上㕮咀。每服二钱,水一钟,煎热漱牙,冷则吐出。

5. 独活散(《古今医统大全·卷之六十四齿候门·药方·风牙疼痛诸方》)

治风肿牙疼。

独活　羌活　川芎　防风(各半两)　细辛　荆芥　薄荷　生地黄(各一钱)

上㕮咀。每服三钱,水钟半煎七分,漱咽。

6. 七香散(《古今医统大全·卷之六十四齿候门·药方·风牙疼痛诸方》)

治风蛀于痛及牙宣。

蔓荆子　荆芥穗　香附子(炒)　地骨皮　白芷　防风(各一分)　草乌(三枚)　麝香(少许,研)

上㕮咀。每服三钱,水一大钟煎八分,澄清热漱。

7. 大戟散(《古今医统大全·卷之六十四齿候门·药方·风牙疼痛诸方》)

治风虫诸牙疼痛,经验如神。

大戟(三两)　露蜂房(炒)　细辛(各一两)　防风(半两)

上㕮咀。每服五钱,水一钟煎八分,不拘时热漱。

8. 如神散(《古今医统大全·卷之六十四齿候门·药方·风牙疼痛诸方》)

治风牙、虫牙攻注疼痛,牙齿摇动,连颊浮肿。

川椒(炒出汗)　露蜂房(炙。各等分)

上为细末。每用二钱,水煎数沸,热漱即止。

9. 全蝎散(《古今医统大全·卷之六十四齿候门·药方·风牙疼痛诸方》)

治风牙、虫牙疼痛。

全蝎　川椒　防风　荆芥　细辛　独活(各等分)

上㕮咀。每服二钱,水钟半煎一钟,乘热漱之。一方为末擦,有白芷,无独活。

10. 当归连翘饮(《万病回春·卷之五·牙齿》)

治虫食而痛者,肠胃中有湿热也。

当归　生地黄　川芎　连翘　防风　荆芥　白芷　羌活　黄芩　山栀　枳壳　甘草(各等分)　细辛(减半)

上锉一剂,水煎食远服。

11. 定痛散(《万病回春·卷之五·牙齿》)

治虫牙痛甚。

当归　生地黄　细辛　干姜　白芷　连翘　苦参　黄连　花椒　桔梗　乌梅　甘草(各等分)

上锉一剂,水煎,先噙漱,后咽下。

12. 玉池散(《济阳纲目·卷一百零七·牙齿·治齿摇龈露方》)

治风注牙痛,或动摇不牢,龈溃血出。

当归　川芎　升麻　白芷　防风　细辛　藁本　地骨皮　槐花　甘草(生各一钱)

上锉,水煎,去渣,温热漱口,冷则吐之,煎服尤妙。

13. 温风散(《彤园医书(外科)·卷之五肿疡初起·月字号》)

治风牙痛,常歪口吸气。

当归　川芎　白芷　藁本(各二钱)　北细辛　荜茇　露蜂房(各一钱)

风寒入脑加羌活、附片。

14. 加减乌梅丸(《证治摘要·卷上·牙齿》)

治虫牙痛甚。

乌梅　细辛　干姜　黄连　当归　蜀椒　人参　黄柏　桔梗　苦参　地黄

上十一味水煎,先噙漱,后咽下。加连翘益佳。

九、治牙痛外用方

(一) 牙痛外用通治方

1. 白芥子吹鼻散(《太平圣惠方·卷第三十四·治牙疼诸方》)

治牙疼。

白芥子　舶上莎罗　芸苔子(各一两)

上件药,捣细罗为散。每用一字,如患左边

疼，即吹右鼻中；如患右边，即吹左鼻中，仍先净洗鼻中，吹药即验。

2. 地龙丸(《太平圣惠方·卷第三十四·治牙疼诸方》)

治牙疼。

干地龙(一分，末) 麝香(一分)

上件药，细研，以黄蜡消汁，丸如粟米大。每用一丸，于蚛孔中，咽津无妨。

3. 阿魏丸(《太平圣惠方·卷第三十四·治牙疼诸方》)

治牙疼塞鼻。

阿魏 臭黄 砒典〔各一分(字)〕 雄黄〔一分(字)〕

上件药，细研为散，以端午日粽子和丸，如梧桐子大。如牙疼在右边，即纳左边鼻中，以纸捻子塞之，合口闭气，良久即定。如患蚛牙，纳一丸，有涎即吐却。

4. 胡椒丸(《太平圣惠方·卷第三十四·治牙疼诸方》)

治牙疼。

胡椒末(一钱) 蟾酥(一字大，浸过)

上件药，同研令相得，丸如麻子大。以绵裹于痛处咬之，有涎即吐却。

5. 砒霜丸(《太平圣惠方·卷第三十四·治牙疼诸方》)

治牙疼。

砒霜(半钱) 干地龙(三钱) 巴豆(六枚，去壳)

上件药，同研令细，以猪胆汁和丸如麻子大。绵裹一丸，于病处咬之，有涎即吐。

6. 草乌头丸(《太平圣惠方·卷第三十四·治牙疼诸方》)

治牙疼。

草乌头(半两，炮裂) 踯躅花(二钱)

上件药，捣罗为末，以黄蜡消汁，和丸如绿豆大。绵裹一丸，于痛处咬之，有涎即吐却。

7. 莽草散(《太平圣惠方·卷第三十四·治牙疼诸方》)

治牙疼连颊肿。

莽草(一两) 细辛(一两) 枳壳(半两，去瓤) 附子(一钱，生用，去皮脐) 川椒(一分，去目及闭口者，微炒去汗)

上件药。捣筛为末。每用半两。以水二大盏。煎至一盏。去滓。热含冷吐。不得咽之。

8. 插耳皂荚丸(《太平圣惠方·卷第三十四·治牙疼诸方》)

治牙疼。

皂荚(一挺) 豉(一合) 蒜一头(去皮) 巴豆(七枚，去皮，麸炒微黄)

上件药，捣研为散。每用一字，绵裹如梧桐子大，随病左右纳耳中，立验。

9. 湿生虫丸(《太平圣惠方·卷第三十四·治牙疼诸方》)

治牙疼。

胡椒(十颗) 湿生虫(一枚) 巴豆(一枚，去壳)

上件药，先研胡椒令细，次下巴豆、湿生虫等，研令匀，用软饭和丸如绿豆大。以绵裹一丸咬之，有涎即吐却，立效。

10. 麝香丸(《太平圣惠方·卷第三十四·治牙疼诸方》)

治牙疼。

麝香(大豆许) 巴豆(一粒) 细辛末〔半两(钱)〕

上件药，同研令细，以枣瓤和丸如粟米大。以新绵裹一丸，于痛处咬之，有涎即吐却。有蚛孔即纳一丸，立止。

11. 啄木舌散(《太平圣惠方·卷第三十四·治牙疼诸方》)

治牙疼。

啄木舌(一枚) 巴豆(一枚)

上件药，先捣啄木舌为末，入巴豆同研为散。用猪鬃一茎，点药于牙根下，立瘥也。

12. 铅丹丸(《圣济总录·卷第一百一十九·牙齿疼痛》)

治牙齿疼痛。

铅丹(一两) 蜀椒(去目并闭口者，炒，一分) 莽草(半两) 附子(半生半熟，一枚)

上四味，捣罗为末，以面糊丸如芥子大。用绵裹一丸，纳虫孔中即瘥。

13. 桃白皮汤(《圣济总录·卷第一百一十九·牙齿疼痛》)

治牙齿疼痛。

桃白皮 槐白皮 柳白皮(各二两)

上三味，锉如麻豆，分为六帖。每帖以酒一升，浸一宿，煎三五沸，去滓，热漱冷吐。

14. 槐枝汤（《圣济总录·卷第一百一十九·牙齿疼痛》）

治牙齿疼痛。

槐枝（五握，锉） 升麻 莽草 胡桐泪（各一两）

上四味，粗捣筛，分三服。每服水三盏，煎三两沸，通口漱渫，大止牙痛。

15. 蜀椒汤（《圣济总录·卷第一百一十九·牙齿疼痛》）

治牙齿疼痛。

蜀椒（去目并闭口，炒出汗） 盐（研） 土蜂房（各一分）

上三味，粗捣筛。每服五钱匕，以水三盏，入葱白三寸拍破，煎十余沸，热漱冷吐，日三五度。

16. 槐枝烙方（《圣济总录·卷第一百一十九·牙齿疼痛》）

治牙齿疼痛。

槐枝（烧令热）

上于痛处齿缝中，烙之即瘥。

17. 橘针汤（《圣济总录·卷第一百一十九·牙齿疼痛》）

治牙齿疼久不瘥。

臭橘针（不拘多少）

上一味，锉如麻豆。每用一合，水一碗，煎五七沸，热漱牙疼处，立效。

18. 藁本汤（《圣济总录·卷第一百一十九·牙齿疼痛》）

治牙痛。

藁本（去苗、土） 芎䓖 防风（去叉） 蔓荆实（去皮） 细辛（去苗叶） 羌活（去芦头） 升麻 木通（锉，各三两） 杨白皮（细切，二两） 露蜂房（炙，劈碎） 狼牙草（切） 莽草（去梗） 盐（各半两） 大豆（炒令香熟，二合）

上一十四味，粗捣筛。每用五钱匕，水一盏，入生地黄汁少许，煎十余沸，去滓热漱冷吐。

19. 藜芦散（《圣济总录·卷第一百一十九·牙齿疼痛》）

治牙齿疼痛。

藜芦（去芦头，半两） 附子（炮裂，去皮脐，一分） 麝香（一分，研）

上三味，捣罗为散，每用半钱匕，糁于齿上，如牙有虫孔，即以绵裹少许纳之。

20. 蟾酥丸（《太平圣惠方·卷第三十四·治牙疼诸方》）

治牙疼不可忍。

蟾酥（一字） 生附子角（二豆大） 巴豆（一枚，去皮，研） 麝香（少许）

上件药。都研令匀。蒸饼为丸黍豆大。以新绵裹一丸咬之，有涎即吐却。

21. 茯神散（《圣济总录·卷第一百一十九·牙齿疼痛》）

治牙齿疼痛。

茯神（去木，一分） 白茯苓（去黑皮，一分） 松脂（一分，熬） 青葙子（半两，炒令焦） 白矾（一两，熬令汁枯） 丹砂（一分，研） 麝香（半两，研） 乳香（一分，研）

上八味，捣罗为散，贴于牙齿疼痛处。

22. 荜茇丸（《圣济总录·卷第一百一十九·牙齿疼痛》）

治牙齿疼痛。

荜茇 胡椒

上二味等分，捣罗为末，化蜡丸如麻子大。每用一丸，纳蚛孔中。

23. 柳枝汤（《圣济总录·卷第一百一十九·牙齿疼痛》）

治齿痛、连牙颔疼。

柳枝（切） 槐枝（切） 黑豆（各一合） 蜀椒（去目并合口，炒出汗，半两） 盐 细辛（去苗叶） 羌活（去芦头，各一分）

上七味，除椒盐外，并粗捣筛。先以水六盏煎取二盏，去滓，入椒盐，再煎取一盏，通口漱之，不拘时，以瘥为度。

24. 白杨醋方（《圣济总录·卷第一百一十九·牙齿疼痛》）

治牙齿痛。

白杨皮（一握，细锉）

上以醋二升，煎十余沸，去滓，热漱即吐。

25. 瓜蒂散（《圣济总录·卷第一百一十九·牙齿疼痛》）

治牙齿痛。

瓜蒂（七枚）

上一味，炒黄，碾散，以麝香相和，新绵裹，病牙处咬之。

26. 丁香膏(《圣济总录·卷第一百一十九·牙齿疼痛》)

治牙齿痛。

丁香(三两,好者,以水三升煎至半升) 黄蜡(三两) 沉香(二两,水煎至半升) 麝香(一两,别研) 松脂(一两,炼) 黄芪(锉,一分) 丹砂(半两,研如粉) 细辛(三两,去苗叶,水三升煎至半升) 硫黄(一两,研如粉) 铅丹(三两)

上一十味,先以银器中,煎丁香、沉香汁,次入细辛汁,煎一半以来,次入松脂又煎,次下诸药末,候药无水气,即入好麻油五两,以柳木篦子搅,不得住手,候膏成,即入银器中盛之。如牙齿疼痛,以涂绢可牙齿大小贴之,立效。贴药后,或龈肿出脓血,并是病虫出也。

27. 干地黄汤(《圣济总录·卷第一百一十九·牙齿疼痛》)

治牙齿痛。

生干地黄(焙,三两) 独活(去芦头,一两)

上二味,㕮咀如麻豆。每用五钱匕,以酒一盏浸一宿,煎十余沸,去滓,热漱冷吐,以瘥为度。

28. 升麻散(《圣济总录·卷第一百一十九·牙齿疼痛》)

治牙齿疼痛,生龈肉,去热毒,解外风。

升麻 当归(切,焙) 防风(去叉,各一两) 藁本(去苗、土) 甘草(炙) 白芷 细辛(去苗叶) 芎䓖(各半两) 木香(一分)

上九味,捣罗为散。更于乳钵中研令细,涂贴齿龈;粗者,以水二盏,药五钱匕,煎三五沸,去滓,热漱冷吐,即瘥。

29. 无食子散(《圣济总录·卷第一百一十九·牙齿疼痛》)

治牙齿疼痛。

无食子(不拘多少)

上一味,捣罗为散。以绵裹一钱,当痛处咬之即定,有涎吐之。

30. 芎䓖汤(《圣济总录·卷第一百一十九·牙齿疼痛》)

治牙齿疼痛。

芎䓖(三分) 莽草(去枝,半两) 独活(去芦头,锉,一两) 防风(去叉,三分) 细辛(去苗叶,半两) 郁李仁(微炒去皮,三分) 莨菪子(炒令熟,一分)

上七味,粗捣筛。每用五钱匕,以酒一升煎三五沸,去滓,热漱冷吐。

31. 防风汤(《圣济总录·卷第一百一十九·牙齿疼痛》)

治牙齿疼痛。

防风(去叉) 当归(切,焙) 芎䓖 细辛(去苗叶,各一两) 附子(炮裂,半两)

上五味,㕮咀如麻豆。每用药五钱匕,以水一盏,入生姜五片,煎十余沸,去滓,热漱冷吐。

32. 地骨皮汤(《圣济总录·卷第一百一十九·牙齿疼痛》)

治牙齿疼痛,吃物不得。

地骨皮(一两) 细辛(去苗叶,半两) 生干地黄(切,一两) 戎盐(研,二分)

上四味,粗捣筛。每用五钱匕,以水二盏,煎三五沸,去滓,热漱冷吐,以瘥为度。

33. 地龙散(《圣济总录·卷第一百一十九·牙齿疼痛》)

治牙齿疼痛。

地龙(去土) 延胡索 荜茇

上三味等分,捣罗为散,如左牙疼,用药一字入左耳内,右牙疼,入右耳内。

34. 苍耳汤(《圣济总录·卷第一百一十九·牙齿疼痛》)

治牙齿痛。

苍耳子(一合,用根亦佳)

上一味,粗捣筛。以水二盏,煎十余沸,入盐少许,去滓,热漱冷吐。

35. 地黄饼方(《圣济总录·卷第一百一十九·牙齿疼痛》)

治牙齿痛。

地黄(五斤)

上一味,净择去苗后,于甑内蒸,先铺布一重,以土一层,密闭令熟,出曝之,当日干,如此经三度,以生地黄汁二升洒之,却曝干,然后捣为饼子含化。一治齿,二生津液,三变白髭鬓,其功极妙。

36. 李木皮方(《圣济总录·卷第一百一十九·牙齿疼痛》)

治牙齿痛。

李木皮(不拘多少)

上取细嚼汁浸痛处,不过三五次,即瘥。

37. 防风饮(《圣济总录·卷第一百一十九·牙齿疼痛》)

治齿痛舌痒,食物不得。

防风(去叉) 升麻 桂(去粗皮) 白石脂(研) 当归(切焙) 槟榔(锉) 桑根白皮(锉,炒) 干木瓜 人参 黄连(去须) 羌活(去芦头) 芎劳(锉) 天雄(炮裂,去皮脐,各二两) 黄芩(去黑心,一两) 远志(去心,半两)

上一十五味,粗捣筛。每服三钱七,以水一盏,生姜五片,煎取七分,去滓,温服。

38. 草乌头散(《圣济总录·卷第一百一十九·牙齿疼痛》)

治牙齿疼痛。

草乌头(米泔浸一宿,去皮切作片,炒,一两) 高良姜(半两) 细辛(去苗叶,半两) 荜茇(半两) 白僵蚕(半两) 五灵脂(半两) 乳香(一钱)

上七味,捣罗为散。凡用一字揩牙,合口少时去涎尽,以盐汤漱口。

39. 吴茱萸散(《圣济总录·卷第一百一十九·牙齿疼痛》)

治牙齿疼。

吴茱萸(汤洗,焙炒) 白芷

上二味等分,捣罗为散。用沸汤浸药一钱匕,漱疼处。

40. 定愈散(《圣济总录·卷第一百一十九·牙齿疼痛》)

治牙齿痛。

乳香(半两) 白矾(一两,烧灰) 松脂(一两,熬汁尽) 青葙子(一两,熬令熟不得焦) 麝香(三分,好者) 丹砂(半两,研如粉) 黄芪(半两,锉) 琥珀(一两)

上八味,捣研为散,更别捣乳香炼熟为汁,入前药中。如有疼痛虫孔之处,干贴之,不用诸物,贴药之时,不得用水,其痛立止。

41. 细辛散(《圣济总录·卷第一百一十九·牙齿疼痛》)

治牙齿疼痛,头面浮肿,吃冷热物不得。

细辛(去苗叶) 芎劳 藁本(去苗、土) 独活(去芦头,各一两) 地骨皮(半两) 蒺藜子(三分)

上六味,捣罗为散。绵裹如豇豆大,含化咽津,每日三五度易之。去膈间风热,若患头风鼻塞,先以油涂顶心,以手摩一二百遍,次用散一钱匕,又摩顶心,依前摩数遍,必瘥。

42. 乳香丸(《圣济总录·卷第一百一十九·牙齿疼痛》)

治牙齿疼痛。

乳香(一块,如豌豆大) 白矾(一块,如皂荚子大)

上二味以铁匙先于炭火中,熔白矾成汁,次下乳香安心中,急以手就丸。乳香在矾内,以绵裹,疼处牙咬之,有涎即吐却。

43. 乳香散(《圣济总录·卷第一百一十九·牙齿疼痛》)

治牙齿痛不可忍。

乳香(半钱,研) 蜀椒(轻炒取红,为细末,一钱)

上二味,合研为散。每用半字一字,揩贴痛处良久,温荆芥汤漱口立效。

44. 细辛汤(《圣济总录·卷第一百一十九·牙齿疼痛》)

治牙齿痛,久不瘥。

细辛(去苗叶) 荜茇

上二味等分,粗捣筛。每用钱匕,水一盏,煎十数沸,热漱冷吐。

45. 松节汤(《圣济总录·卷第一百一十九·牙齿疼痛》)

治牙齿痛。

松节(细锉如麻豆,一合)

上一味,以水三盏,煎药二盏许,去滓,漱牙立止。

46. 齐天银(《鸡峰普济方·卷第十七·眼目》)

治牙齿一切疼痛不可忍者。

寒水石(一两) 丁香 雄黄(别研) 白芷 芍药 升麻 牛膝 仙灵脾根 当归 黄丹 甘松(各六铢) 细辛(半分) 麝香(一分,别研)

上十三味为细末,每日早晚用之。先以热水漱口,取一钱揩牙齿,候少时方漱去,能除风蚛牙疼,极佳。

47. 失笑散(《鸡峰普济方·卷第十七·眼目》)

治牙疼。

川乌头　芎䓖　甘草　地骨皮　细辛　白芷　高良姜

上等分，为细末。每用少许于痛处，擦三两次，涎出以温水漱。

48. 香乳散(《鸡峰普济方·卷第十七·眼目》)

治牙疼。

乳香(少许)　荆芥穗(三穗)

上二味，咬在病牙上。

49. 香椒散(《杨氏家藏方·卷第十一·口齿方二十一道》)

治牙疼。

草乌头(生用)　胡椒　乳香(别研)　蝎梢(不去毒)

上件各等分，为细末。擦牙痛处，吐涎立瘥。

50. 姜黄散(《是斋百一选方·卷之八·第十一门》)

治牙痛不可忍。

姜黄　细辛　白芷(等分)

上为细末，并擦二三次，盐汤漱立止。

51. 归荆散(《仁斋直指方论·卷之二十一·齿·齿病证治》)

齿痛通用。

当归　荆芥穗　川升麻　川郁金　细辛　白芷　荜茇(等分)

上为末。每服半钱，揩痛处，良久，盐汤灌漱。

52. 齐峰川椒散(《仁斋直指方论·卷之二十一·齿·齿病证治》)

齿痛通用。

红川椒(四钱)　樟脑　赤小豆　缩砂仁(各二钱)　明矾(煅，一钱)

上为末。少许塞敷，咽不妨。齿痛惟藉川椒麻痹。

53. 独活散(《御药院方·卷九·治咽喉口齿门》)

治牙痛不可忍，诸药不效者。

独活(二两，去土)　华细辛根(一两，去土)

上为粗末。每用五钱，水二盏，入荆芥一穗，同煎至一盏，去滓，热漱冷吐，无时。宜先用丁香散擦，后用此药漱三两次。

54. 白牙散(《医学原理·卷之七·牙齿门·治齿痛方》)

治一切牙痛。用白芷以疏阳明经风，升麻、石膏以清阳明经热，用羊胫骨补齿之虚，麝香辛窜，引诸药性以通行关窍。

白芷(辛温，五钱)　升麻(苦寒，一两)　石膏(辛寒，五钱)　麝香(辛温，一钱)　羊胫骨(甘酸平，五钱)

共为末，擦患处。

55. 救苦散(《古今医统大全·卷之六十四齿候门·药方·风牙疼痛诸方》)

治一切牙齿疼痛及风牙、虫牙并治。

川乌　草乌　芫花　良姜　红豆　细辛(各二钱)　石膏　官桂(各三钱)

上为细末。每用少许贴牙龈痛处，有涎吐出。

56. 追毒散(《古今医统大全·卷之六十四齿候门·药方·漱牙药剂》)

治诸般牙疼。

贯众　鹤虱　荆芥　细辛苦　蜂房(各等分)

上为粗末。每用三钱，加川椒五十粒，水一钟煎七分，乘热漱之。

57. 荜茇汤(《古今医统大全·卷之六十四齿候门·药方·漱牙药剂》)

治齿痛通用。

荜茇　生地黄　当归尾　荆芥穗　白芷　桑白皮(炒)　蜂房(炒)　赤芍药　姜黄　细辛　藁本　甘草(各等分)

上为粗末。每用三钱，井水煎漱。

58. 露蜂房散(《古今医统大全·卷之六十四齿候门·药方·风牙疼痛诸方》)

治诸牙疼不可忍。

川芎　白芷　当归　赤芍药　细辛　防风　藁本　升麻　蜂房(炒，各一钱)　川椒(十粒)

作一服水煎，乘热漱，冷即吐出。

59. 荜茇散(《古今医统大全·卷之六十四齿候门·药方·漱牙药剂》)

治牙疼最效。

荜茇　细辛　白芷　荆芥穗　升麻　郁金　当归(各等分)

上为细末，瓦盒贮之，紧闭勿令泄气。每用少许擦痛处，后以荆芥汤漱之。

60. 齐峰花椒散(《古今医统大全·卷之六十四齿候门·药方·漱牙药剂》)

治诸牙痛。

点红花椒(四钱)　朝脑　赤小豆　砂仁(各二钱)　明矾(枯,一钱)

为末,以少许塞患处,咽下亦不妨。齿痛惟藉花椒麻痹。

61. 治牙疳方(《济阳纲目·卷一百零七·牙齿·治牙疳方》)

治一切牙痛、牙疳,惟虫牙、寒牙不治。

白龙骨(一两)　阳起石(五钱)　定粉(一两)　麝香(五分)　珍珠屑(二钱五分)　象牙屑(五钱)　黄蜡(三两五钱,以上七味不入煎)　白僵蚕(四十九个)　升麻　香白芷　地骨皮(各一两)　防风　当归　芎䓖　牙皂　青盐(各五钱)　细辛　藁本(各二钱)

上从僵蚕以下十一味用桑柴火烧存性,用长流水煎滚汁半碗,将龙骨、阳起石二味炭火煅七次,浸水内淬七次,以水尽为度,再用桑柴火烘干,研为极细末,后入定粉、麝香、珍珠、象牙末和匀,再一同研极细,将黄蜡用铜器慢火化开,入众药末,乘热取出,刷在无灰绵纸上,待冷剪作条子,长四寸,阔二分。每用临睡时贴在牙龈缝上,待来日取看,疾深者膏上黑迹,浅者亦微有黑晕,直贴至黑晕全无,斯愈矣。

62. 定痛塞耳丹(《外科大成·卷三分治部下·牙齿部·牙痛》)

细辛　盆硝(各一钱)　雄黄(五分)　牙皂(二个)

为末,用大蒜一枚,杵和为丸梧子大。每用一丸,绵裹之,如左牙疼塞左耳,右牙痛塞右耳,良久即止。

63. 制龙骨阳起石药汁方(《外科大成·卷三·分治部下·牙齿部·牙痛》)

治牙痛。

僵蚕(四十九个)　防风　当归　川芎　牙皂　青盐　升麻　白芷　骨皮(各五钱)　细辛　藁本(各三钱)

为粗末。长流水于砂锅内桑柴火熬汁。去渣再煎汁一碗。以淬前药。七次。焙干为末。

64. 保牙散(《济世全书·巽集卷五·牙齿》)

治热、冷、风、虫牙痛,肿不可忍进,皆治如神。

石膏(一两)　川乌(三钱)　草乌(三钱)　花椒(三钱)

上为末。擦牙,漱口吐之。

65. 冰黄散〔《医学心悟·卷四·咽喉(口舌齿唇)》〕

止牙痛,神效。

牙硝(三钱)　硼砂(三钱)　明雄黄(二钱)　冰片(一分五厘)　麝香(五厘)

共为末。每用少许擦牙。

66. 疗牙止痛散(《医学心悟·卷六·外科症治方药·肺绝喉痹》)

止牙痛神效。

牙硝(三钱)　硼砂(三钱)　雄黄(二钱)　冰片(一分五厘)　麝香(五厘)

共为末。每用少许擦牙。

67. 人马平安散(《松峰说疫·卷之五·诸方·除瘟方》)

治一切时症,风寒暑湿,内伤生冷饮食,头风头痛,心痛,绞肠痧,闷气,小肠疝气,牙痛,猪羊疯症。用簪脚点两眼角,或吹鼻孔,男左女右。

焰硝(二钱)　朱砂　明雄(各一钱)　冰片(五分)　麝香(一钱)

共为细末。端阳午时修合,瓷瓶收贮,勿出气。

68. 升麻汤(《寿世编·上卷·牙齿门》)

专治牙痛。

防风　升麻(各八分)　青皮　生地　丹皮　当归　细辛(各五分)

水煎,食远服。上门牙痛属心火,加黄连、麦冬;下门牙痛属肾火,加黄柏、知母;上左边牙痛属肝火,加柴胡、栀子;上右边牙痛属太阳膀胱火,加大黄、枳壳;下右边牙痛属肺火,加黄芩、枳壳;上两边牙痛属胃火,加川芎、白芷;下两边牙痛属脾火,加白芍、白术。随病加之,无不获效。上左边牙痛属胆火,加羌活、龙胆草。

69. 青白散(《罗氏会约医镜·卷之七·杂证·论齿牙》)

治一切牙痛,固齿。

青盐(二三两,研)　食盐(二两)　川椒皮(去目,五六钱)

浓煎汁,去椒用汁,煮盐至干,为末。早夜擦牙床肉内外,良久方吐,稍留药味以睡,即咽之,更妙。予用至七旬,最验。

70. 红灵丹(《齐氏医案·卷六·传授灵丹》)

治牙痛。

明雄　朱砂　礞石　火硝　月石(各六钱)　麝香　洋片(各二分)　佛金(四十张)

各制合研极细末，磁瓶收贮，勿令泄气，轻重量用。此丹或烧酒、冷水打丸梧子大。牙痛，碎一丸，放痛处。

71. 灵丹(《重楼玉钥·卷上·喉风诸方》)

专治一切牙痛，无不立验，此不易得之方也。

防风　北细辛　黄芩　石膏　元参　羌活　荆芥　小生地　连翘　黄柏　甘草　白芷　白菊花　栀仁　川芎　百部　薄荷(以上各二钱五分)　真黄连(三钱)

上药，共为粗末，置大铜锅内，外用甘草五钱，煎水一大碗，将药拌匀；再取潮脑三两，研碎，分作五七次，用洒药上，再以大碗盖住药上；又用石膏和灰面盐水调匀，密糊碗口不可泄气，煮长香一炷方可起下；将上升在碗的灵丹，用竹刀刮下，仍将渣用甘草水拌匀，复洒潮脑于上，如此升取五七次，候药性升尽为度，再以瓷瓶收固。凡牙疼擦上，立止如神。

72. 消疳丹(《外科传薪集》)

治一切牙痛，臭烂不止，吹之立效。

胡连(五分)　胆矾(三分)　儿茶(五分)　铜绿(五分)　麝香(一分)　绿矾(一钱)　滑石(一钱)　杏仁霜(五分)　西黄(五分)　青黛(一钱)　鸡内金(五分)　冰片(一钱)　干蟾炭(三分)　上芦荟(五分)　皂矾(五分)　人中白(煅一钱)　葶苈子(五分)　雄黄(一钱)

共为细末。

73. 一笑散(《外科方外奇方·卷四·口牙部》)

立止牙痛。

初平方去火硝，加荜茇等分；青盐、火硝、硼砂、樟脑各等分，研细，擦之。

74. 牙痛一笑散(《外科方外奇方·卷四·口牙部》)

治牙痛。

火硝(一钱)　元明粉　生石膏　黄柏(各五分)　全蝎(茶洗，炙，研)　青盐　月石　雄黄(各三分)　真蟾酥(五分)　冰片(二分)

共研细末，搽擦。

75. 北京盐水锭(《外科方外奇方·卷一·围药部》)

治牙痛。

马牙硝一斤，入铁锅内烈火烧成水，次下皂矾末一两，次下黄丹一两，朱砂七钱，雄黄一钱。共搅极匀，倾光平石上凝硬收用。牙痛含于患处。

76. 牙痛外用通治验方

1)《圣济总录·卷第一百一十九·牙齿疼痛》

治牙齿疼痛方。

槐白皮(一握)　荆芥穗(半两)

上二味，以醋一升，煎至五合，入盐少许，热含冷吐，以瘥为度。

猪牙皂荚(一梃，炙，去皮子)　川椒(七粒)

上二味，捣罗为细散。每用一钱匕，绵裹于痛处咬之，有涎即吐。

2)《仁斋直指方论·卷之二十一·齿·齿病证治》

齿痛通用：以井水洗口，频换，且含且漱；或百药煎泡汤，微冷含咽；或缩砂嚼敷。

3)《医学原理·卷之七·牙齿门·附方》

贴走马牙疳验方。

磁石　赤石脂　雄黄　杏仁(各三分)

四味共为细末，用油胭脂为丸。捏作二丸，贴眉尖，临卧捣贴之，次日早晨取之即愈。

4)《兰台轨范·卷七·口齿·口齿方》

止牙痛方。

蟾酥(七分)　朱砂　雄黄(各三分)　甘草(一分)

上研极细，以飞面为丸如菜子大。丝绵裹包，塞在痛处。

治牙痛仙方：以羊前蹄膝合盘骨，以酥涂，炙黄为末，入细辛末一钱、雄黄末五分，共三味，研极细末。擦患处立愈。

5)《文堂集验方·卷三·牙齿痛》

牙痛灸法。

独大蒜(一个)　蓖麻子(七粒)　樟脑(一钱)

同研碎，敷在大指根背上穴，左痛敷右指，右痛敷左指，痒即去之。不论风火虫痛，皆效。

大蒜、铅粉同捣烂，照法敷灸，治牙痛甚效。

6)《寿世编·上卷·牙齿门》

治牙痛神效四方。

鸡肫、青盐各一钱，细辛、川椒各五分。共为末，搽痛处。

干姜五钱，雄黄钱半，共研细，搽之。

木炭灰净者，冷水调，涂于牙痛处之脸上，痛止即洗去。

烧酒一杯，食盐一钱，滚水内温热，频漱痛处。

7)《跌打损伤回生集·卷三·附录 经验杂方》

立止牙痛方。

雄黄(一钱) 硼砂(一钱) 火硝(一钱) 冰片(一分)

共为末，擦牙吐去涎，即好。并治闭沙，点些须入眼角。

8)《万氏秘传外科心法·卷之十二·妇人四症·附杂症便方·七绝》

牙痛方：葱五根，黑黄豆一撮，艾焙熟三钱，煎水噙愈。

9)《外科方外奇方·卷四·口牙部》

每遇风火虫疼牙痛，取一丸咬于患处，丸化自愈。

蟾酥(一钱，陈酒化透) 五灵脂(一钱) 麝香(一钱)

研和为丸，均丸二百粒，新零绸包，丝线扎固，装瓷瓶内。

牙痛方。

荜茇(一钱) 川椒(五分) 石膏(五分) 青盐(四分)

共为细末，点于痛处立止。

去牙痛方：雄活鲫鱼一尾，四五两重，破开去肠不落水，用白信六钱为末，填入鱼腹，待其肉烂，去砒不用肉，用净鱼骨晒干为末。每用些些，安于患牙龈上，膏盖一时许自落。

牙痛方。

濂珠(一分) 朱砂(一分) 斑蝥(二钱，去羽头尾)

上三味研细末。用少许放膏上，贴痛牙外面，切勿贴口内。

(二) 治胃火风热虚热牙痛外用方

1. 乌金散(《鸡峰普济方·卷第十七·眼目》)

治骨槽风热，牙龈肿痒及风冷疼痛，齿痛有血。

何首乌 威灵仙 猪牙皂角 川椒(各一两) 醋石榴 槐白皮 干地黄 细辛(各十两) 麝香(一分，别研) 青盐(一分)

上为细末。每早指捏少许于牙上，擦齿龈上，出涎良久漱口。

2. 槐枝膏(《鸡峰普济方·卷第十七·眼目》)

治风热上攻牙龈肿疼。

槐枝 柳枝 桑枝(各半斤，半寸锉)

以上三物，以水一斗，煎至三升，滤去滓，慢火熬膏入后药末：

青盐(一两，研) 芎䓖(末) 细辛(末，各半两)

上同搅匀，以合子盛。每用少许搽牙，立效。

3. 应痛散(《御药院方·卷九·治咽喉口齿门》)

治阳明经有风热，攻注牙齿疼痛。

细辛 白芷 升麻(各钱) 南硼砂(一钱) 川芎(五钱) 铅白霜 龙脑(各一钱) 麝香(半钱)

上为细末。频擦牙痛处，吐津，误咽无妨，不拘时候。

4. 益智木律散(《兰室秘藏·卷中·口齿咽喉门·口齿论》)

治寒热牙痛。

木律(二分) 当归 黄连(各四分) 益智仁(五分) 草豆蔻皮(一钱二分) 熟地黄(五分) 羊胫骨灰(五分) 升麻(一钱五分)

上为细末，用度如前擦之。如寒牙痛不用木律。

5. 当归龙胆散(《兰室秘藏·卷中·口齿咽喉门·口齿论》)

治寒热停牙痛。

香白芷 当归梢 羊胫骨灰 生地(各五分) 麻黄 草豆蔻皮 草龙胆 升麻 黄连(各一钱)

上为细末，如前法擦之神效。

6. 青火金针(《奇效良方·卷之二十四·头痛头风大头风门·头痛头风大头风通治方》)

治头风，牙痛，赤眼，脑泻，耳鸣。

焰硝(一两) 青黛 川芎 薄荷(各一钱)

上为细末。口噙水，用此药些少搐鼻。

7. 定风汤（《苍生司命·卷六（利集）·齿病证·齿病方》）

治风热牙疼，喜寒恶热。

牙皂角（炙，一两，去皮） 石膏（五钱） 荆芥 朴硝（各一钱） 葱白（三寸）

共熬水，时时漱之。

8. 擦牙定痛散（《赤水玄珠·第三卷·齿门》）

一切牙痛，风热肿痛。

薄荷叶 天花粉 樟脑（各等分）

上为细末，擦患处效。

9. 冰玉散（《景岳全书·卷之五十一德集·新方八阵·因阵》）

治牙疳，牙痛，口疮，齿衄，喉痹。

生石膏（一两） 月石（七钱） 冰片（三分） 僵蚕（一钱）

上为极细末，小瓷瓶盛贮，敷之吹之。

10. 固齿将军散（《景岳全书·卷之五十一德集·新方八阵·因阵》）

治牙痛牙伤，胃火糜肿，久之牢牙固齿。

锦纹大黄（炒微焦） 杜仲（炒半黑，各十两） 青盐（四两）

上为末，每日清晨擦漱，火盛者咽之亦可。

11. 消风定痛散（《济阳纲目·卷一百零七·牙齿·治牙疼痛方》）

治牙齿疼痛，风热攻注，龈肉肿闷。

荆芥（四钱） 白芷 防风 细辛 升麻 川芎 全蝎（各二钱） 朴硝 青黛（各八分） 胆矾（二分）

上为末。每用一字，蘸药擦于牙上，噙半时，有津吐出。

12. 青龙散（《济阳纲目·卷一百零七·牙齿·治牙疼痛方》）

治阳明经风热，齿龈肿痛。

香白芷 川芎 盆硝 细辛（各半两） 青黛（三钱） 薄荷叶（二钱）

上为末。以指蘸药，擦牙肿处，吐津，误咽不妨。

13. 羊骨散（《济阳纲目·卷一百零七·牙齿·治牙疼痛方》）

治肾虚胃热，及风热牙疼，或因怒发疼者。

羊胫骨（烧灰存性，四西） 升麻 生地黄（各五钱，姜酒炒） 黄连（一钱） 梧桐木律（三钱） 龙胆草（少许） 石膏（五钱）

上为末。擦牙，用水漱去，极妙。或以寒水石代石膏，亦可。

14. 草豆蔻散（《济阳纲目·卷一百零七·牙齿·治牙疼痛方》）

治寒多热少，牙齿疼痛。

草豆蔻（一钱二分） 黄连 升麻（各一钱半） 归身（七分） 羊胫骨灰 熟地黄（各五分） 防风 细辛叶（各二分）

上为细末，牙痛处擦之。

15. 立效散（《济阳纲目·卷一百零七·牙齿·治牙疼痛方》）

1）治牙齿疼痛不可忍，微恶寒饮，大恶热饮，小便滑数。

防风（一钱） 升麻（七分） 炙甘草（三分） 细辛（二分） 龙胆草（酒洗，四钱）

上水煎，去渣，以匙抄在口中煠痛处，少时立止。如多恶热饮，更加龙胆草一钱。此法不定，随寒热多少，临时加减。如更恶风作痛，加草豆蔻、黄连各五分，勿加龙胆草。

2）治牙疼不可忍。

百草霜（细研） 沧盐（研，各一钱） 麝香 乳香（各半钱）

上研匀。每用少许，口噙温水，随牙疼一旁，鼻内搐之。

16. 定痛散（《济阳纲目·卷一百零七·牙齿·治牙疼痛方》）

治风痛、热痛、虫痛，皆效如神。

大黄 细辛 雄黄 甘草（各一钱） 麝香（一分）

上为细末，擦痛处。

17. 羌活散（《济阳纲目·卷一百零七·牙齿·治牙疼痛方》）

去风止痛。

薄荷 羌活（各二钱） 大黄（一钱）

上水煎，去渣，温漱，冷吐之，咽亦无妨。

18. 升麻散（《济阳纲目·卷一百零七·牙齿·治牙疼痛方》）

治牙痛腮肿。

升麻 地黄 川芎 地骨皮 槐子 皂角

白芷　细辛(各半两)　川椒(二钱半)

上为末。以药少许擦牙,有涎吐出,用盐汤漱吐。

19. 擦牙方(《济阳纲目·卷一百零七·牙齿·治牙疼痛方》)

治牙疼痛。

荆芥　薄荷　细辛　梧桐泪(各等分)　麝香(少许)

上为末,擦牙。热牙怕冷水,加牙硝、姜黄,内服败毒散;冷牙怕热水,加干姜、川椒,内服黑锡丹;不怕冷热,乃风牙,加白蒺藜、皂角、僵蚕、蜂房、草乌;毒痰,加南星;虫牙,加雄黄、石膏、芦荟,白胶香塞虫孔中;气郁,加香附、龙胆草;肾虚,加青盐、羊胫骨;痛,加乳香、没药;瘀血,加五灵脂、血竭。

20. 雄黄定痛膏(《济阳纲目·卷一百零七·牙齿·治牙疼痛方》)

治牙齿疼痛。

盆硝(三钱)　雄黄(一钱,另研)　细辛(二钱)　大蒜(一枚)　牙皂(四锭,去筋核,二钱)

上为末,同大蒜一处捣为膏,丸如桐子大。每用一丸,将绵子裹药,左旁牙痛,放在左耳,右疼放右耳内,良久,痛止取出。

21. 开关散(《济阳纲目·卷一百零七·牙齿·治牙疼痛方》)

治风热攻注牙齿,牙关紧急不开。

川芎　薄荷　盆硝　白芷　细辛　全蝎(各一钱)　天麻　僵蚕(各半钱)

上为末。每用少许,以指蘸药满口擦牙上龈,噙半时,用温水漱吐。

22. 露蜂房散(《济阳纲目·卷一百零七·牙齿·治牙疼痛方》)

治牙齿疼痛,经验神效。

露蜂房(炒黄)　细辛(各二钱半)　大戟(七钱半)　防风(一钱二分半)

上吹咀。每五钱水煎,去渣,热漱冷吐,无时。

23. 血竭散(《济阳纲目·卷一百零七·牙齿·治牙疼痛方》)

牢牙定痛,治牙齿根注,复连槽骨疼痛,久而不愈者。

血竭　石胆　乳香　五灵脂　密陀僧(各等分)

上研匀。每用一字,以指蘸贴牙病处,候少时,荆芥汤漱。

24. 劫痛方(《济阳纲目·卷一百零七·牙齿·治牙疼痛方》)

治牙疼痛。

樟脑(一钱)　冰片(三分)

上用蟾酥调匀,以簪头挑入痛处,即愈。

25. 擦牙散(《先醒斋医学广笔记·卷之三·杂证·脑漏》)

治牙痛。

石膏(半斤,火煨熟)　白蒺藜(去刺,四两)

为极细末。每日擦牙漱口。牙痛时频频擦之,立愈。

26. 甘露饮子(《济世全书·巽集卷五·牙齿》)

治男妇胃中客热口气,齿龈肿闷宣露,心中多烦,饥不欲食,喜眠睡及喉中有疮,口疮肿痛赤烂。

天门冬　麦门冬　生地黄　熟地黄　黄芩　枳壳　茵陈　石斛　枇杷叶　甘草(各等分)

上锉,水煎食远服。血齿痛加升麻。一方加乌犀角,其效如神。按上方,治齿龈宣露,出血肿闷,煎药漱之,冷热皆可。

27. 观音救苦神膏(《寿世编·下卷·救急门》)

风火牙痛,贴患处。

大黄　甘遂　萆麻子(各二两)　当归(两半)　木鳖子　三棱　生地(各一两)　川乌　黄柏　大戟　巴豆　肉桂　麻黄　皂角　白芷　羌活　枳实(各八钱)　香附　芫花　天花粉　桃仁　厚朴　槟榔　杏仁　细辛　全蝎　五倍　穿山甲　独活　元参　防风(各七钱)　黄连　蛇退(各五钱)　蜈蚣(十条)

香油六斤,入药浸五日,煎去渣,至滴水成珠,加密陀僧四两、飞丹二斤四两,熬至不老不嫩,收贮。埋地下三日,以去火毒。随病摊贴。

28. 圣功丹(《重楼玉钥续编·附录·选方》)

牙痛仙方。

硼砂(五分)　蒲黄(一钱)　人中白(一钱)　黄柏(一钱)　青黛(一钱)　儿茶(一钱)　马勃(一钱)　甘草节(八分)　冰片(五厘)　麝香(五厘)　僵蚕(五厘)

上十一味,乳细收贮。每用时,先以水漱口

净，然后吹药数次，即愈矣。

29. 菊霜（《重楼玉钥续编·附录·选方》）

专治风火牙痛。

防风　羌活　石膏　川芎　川黄连　荆芥　玄参　甘草　黄柏　槐角　连翘　黄芩　甘菊花　薄荷　白芷

上十五味，各二钱，共为粗末。另将甘草五钱，煎水入药，拌匀，须要干湿得中，放铜杓内，再用潮脑六钱，匀洒药上，净碗盖好，盐泥固封，微火升三炷香，切忌武火，恐其焦灼。升足，取碗底白霜，瓷瓶收紧，勿使见风走气。其升过药仍可拌甘草水，加潮脑，依法再升一次。每用三五厘，擦痛处，以涎出为度。擦过三次，可保永不再发。

30. 哭来笑去方（《外科方外奇方·卷四·口牙部》）

专治牙痛。

潮脑　川椒（去目，各五钱）

用粗碗一只，椒铺碗底，樟脑盖面，上覆一碗，盐泥固济，火上升二炷香，取出为末。每用一二厘擦之，至重者二次即效。

31. 玉带膏（《外科方外奇方·卷四·口牙部》）

专治牙痛。

煅白龙骨（五钱）　生栀子仁（三钱）　生川柏（五钱）　生黄芩（五钱）

铜锅内熬汁，煮干龙骨为度，取出为末。再用铅粉五钱、麝香三分，并煮好龙骨，同研细入碗内，加黄占一两，坐滚汤中熟化拌匀。用重连史纸铺火炉盖上，将药刷在纸上，剪成碎条。卧时贴在患处，次早起时取出，有黑色可验。

32. 柳华散（《外科方外奇方·卷四·口牙部》）

治牙痛。

川柏末　真青黛　人中白　蒲黄（等分）

为细末，掺之。

33. 治胃火风热虚热牙痛外用验方

1)《济阳纲目·卷一百零七·牙齿·治牙疼痛方》

丹溪方，治牙痛而肿。

软石膏　升麻　细辛　大黄　白芷　防风　羌活　连翘　川椒　青盐　龙胆草　荆芥　香附子（各等分）

上为细末，撒患处。

2)《先醒斋医学广笔记·卷之三·杂证·脑漏》

牙痛方：经霜西瓜皮，烧灰敷患处牙缝内，立效。

3)《兰台轨范·卷七·口齿·口齿方》

治牙疼方。

苍耳子（五升）

上一味，以水一斗煮取五升。热含之，疼则吐，吐复含，不过三剂愈。无子，茎叶皆得用之。

4)《文堂集验方·卷三·牙齿痛》

取痛牙法。

白马尾烧灰存性，用新笔蘸一二厘，点牙根上即落。勿沾着好齿。

腊月取大鲫鱼一尾，用白砒，为细末，装入鱼腹中，挂当风处，其霜吐出鳞上，扫下收之。每用半厘点在牙根，即刻自落不痛。

牙齿痛：凤头荔枝一个（或桂圆亦可），将壳上开一孔，入盐填满，火煅烟尽出火毒。研细搽痛处，略含片时；再以防风、甘草、细辛、浮麦各一钱，煎汤漱口即止。如风虫牙痛。加花椒同煎。

5)《寿世编·上卷·牙齿门》

胃火牙痛：巴豆一粒去油，胡椒七粒，和冷饭，青布包，捶为丸，含之。

胃火牙痛舌肿：北细辛三钱，生石膏一两，水二碗，煎一碗，乘热频漱即愈。

风火牙痛：火酒一杯，放指头大陈石灰一块于内，燃酒一刻吹熄，热气蒸之。

6)《外科方外奇方·卷四·口牙部》

牙痛方。

薄荷尖（五分）　荜茇（五分）　月石（三分）　黄丹（五分）　梅片（三分）　樟脑（五分）　青盐（五分）　骨碎补（去毛皮，晒干，五分）　麝香（一分）

共为细末，擦。

（三）治风寒牙痛外用方

1. 乌头丸（《太平圣惠方·卷第三十四·治牙疼诸方》）

治牙疼。

川乌头（一分，生用）　附子（一分，生用）

上件药，捣罗为末，用面糊和丸如小豆大。以绵裹一丸，于痛处咬之，以瘥为度。

2. 细辛散

1)《旅舍备要方·齿》

治齿痛龈肿,风痒攻槽,疼痛不可忍。

细辛(去叶) 芎䓖 香白芷 甘松(各一两)

上为细末。每用半钱擦,牙痛便止。或大痛不定,以药二钱,入好雄黄末半钱、生川乌头末半钱,拌匀,少少擦之,良久,以盐汤漱之。

2)《济阳纲目·卷一百零七·牙齿·治牙疼痛方》

治寒邪风邪犯,脑痛齿亦痛。

羌活 羊胫骨灰(各一钱半) 草豆蔻(五分) 当归身(四分) 麻黄(去节) 藁本 苍术(各三分) 桂枝(二分半) 柴胡 防风 升麻 白芷(各二分) 细辛(少许)

上为细末。先漱后擦之,佳。

3. 附子膏(《鸡峰普济方·卷第十七·眼目》)

治牙疼腮亦肿痛。

生附子(大者,一枚) 生乌头(一个)

上细末。以酽醋调成膏,只作一剂涂。

4. 香椒散(《杨氏家藏方·卷第十一·口齿方二十一道散》)

治牙疼。

草乌头(生用) 胡椒 乳香(别研) 蝎梢(不去毒)

上件各等分,为细末。擦牙痛处,吐涎立瘥。

5. 开笑散(《仁斋直指方论·卷之二十一·齿·齿病证治》)

治风冷齿痛。

白芷 细辛(净) 良姜 荜茇 川椒 香附 蜂房(炒)

上件等分,为末。擦牙,搐鼻。

6. 香附子散(《御药院方·卷九·治咽喉口齿门·黑牙缝刷牙药》)

黑牙缝刷牙药。

绿矾(五钱,一半生用,一半锅子内炒令烟,放冷用) 五倍子 诃子皮(各五钱) 香白芷(三钱) 甘松 栗蓬(各二钱) 枣核灰(三钱) 螺蛳(二钱,青者) 石胆(五钱,生铁上试如铜) 香附子(四钱) 麝香(半钱)

上件为细末,入麝香一味拌匀。每日早晨先刷牙洁净,然后用药刷,温水漱口,候少时稍等方吐,令牙缝黑牙板白,牢牙黑髭鬓,永不患牙痛。

7. 追风散(《御药院方·卷九·治咽喉口齿门》)

治牙齿疼痛不止。

川姜(炮制) 川椒(去目,各等分)

上为细末。每用以指蘸药,无时擦牙痛处,后用盐汤漱之。

8. 一捻金散(《御药院方·卷九·治咽喉口齿门》)

治牙齿疼痛。

蜗稍(二钱) 川芎(一两) 华阴细辛 香白芷(各半两)

上为细末。每服少许,以指蘸药擦牙痛处,吐津,误咽不妨,不计时候。

9. 一字散(《御药院方·卷九·治咽喉口齿门》)

治牙齿疼痛。

蝎稍 细辛 露蜂房(炒黄) 高良姜 荜茇 胡椒(各半两)

上为细末。每用半字,噙温水,随痛左右鼻内搐;更用半钱擦牙痛,有津即吐,误咽不妨,不拘时候。

10. 蝎梢散(《兰室秘藏·卷中·口齿咽喉门·口齿论》)

治大寒风犯脑,牙痛。

白芷 当归身 柴胡(各二分) 桂枝 升麻 防风 藁本 黄芪(各三分) 羌活(五分) 草豆蔻皮(一钱) 麻黄(去节,一钱五分) 蝎梢(少许) 羊胫骨灰(二钱五分)

上为细末,先以水漱净,擦之。

11. 牢牙地黄散(《兰室秘藏·卷中·口齿咽喉门·口齿论》)

治脑寒痛及牙痛。

藁本(二分) 生地黄 熟地黄 羌活 防己 人参(各三分) 益智仁 归身(各四分) 香白芷 黄芪(各五分) 羊胫骨灰 吴茱萸 黄连 麻黄(各一钱) 草蔻皮(一钱二分) 升麻(一钱五分)

上为细末,先以水漱净,擦之。

12. 草豆蔻散(《兰室秘藏·卷中·口齿咽喉门·口齿论》)

治寒多热少，牙齿疼痛。

细辛叶　防风（各二分）　羊胫骨灰　熟地黄（各五分）　当归（六分）　草豆蔻仁　黄连（各一钱三分）　升麻（二钱五分）

上为细末，先以水漱净，擦之。

13. 秘方揩牙散（《世医得效方·卷第十七·口齿兼咽喉科·齿病》）

治牙疼，遇吃冷热独甚。

良姜　细辛　大椒　草乌尖

上为末。以指蘸少许揩牙上，噙少时，开口流出涎妙。

14. 附子八物汤（《奇效良方·卷之三十八·五痹门·五痹通治方》）

治白虎历节，牙痛如捶，不可忍。

附子（炮，去皮脐）　干姜（炮）　芍药（以上各一钱半）　白术（二钱）　茯苓（去皮）　桂心（去皮）　人参（去芦）　甘草（炙，各一钱）

上作一服。用水二盅煎至一盅，食前服。一方去桂，用熟地黄二钱。

15. 辛芷散（《医方集宜·卷之六·牙齿门·治方》）

治牙痛。

白芷　细辛（各等分）

为末，擦牙患处。

16. 椒盐散（《古今医统大全·卷之六十四齿候门·药方·漱牙药剂》）

治牙痛，用清凉药不效及甚者，宜从治之。

川椒　荜茇　薄荷　荆芥穗　细辛　朝脑　清盐（各等分）

上为末，擦痛牙。

17. 煮牙散（《医方考·卷五·口齿舌疾门第六十四》）

治牙痛恶寒喜热者。

附子尖　天雄尖（各二钱）　全蝎（七个）

皆生捣和匀，点少许于痛处。

18. 羌活散（《济阳纲目·卷一百零七·牙齿·治牙疼痛方》）

治客寒犯脑，及风寒凑袭，脑痛颈筋急，牙齿痛动摇，肉龈袒脱疼痛。

麻黄（去根节）　白芷　防风（各三钱）　羌活（一钱半）　羊胫骨灰（二钱半）　草豆蔻　桂枝（各一钱）　藁本　当归（各三分）　柴胡　升麻　苍术　细辛（各五分）

上为细末，先用温水嗽口净，擦之，其痛立止。

19. 白芷散（《济阳纲目·卷一百零七·牙齿·治牙疼痛方》）

治大寒犯脑，牙齿疼痛。

白芷　升麻　黄芪　吴茱萸（各四钱）　麻黄　草豆蔻（各一钱半）　羌活（八分）　当归　熟地黄（各五分，砂仁炒）　藁本（三分）　桂枝（二分半）

上为细末。先用温水漱净，以药擦之。或水煎服亦可。

20. 丁香散（《济阳纲目·卷一百零七·牙齿·治牙疼痛方》）

治牙齿疼痛。

丁香　荜拨　蝎梢　大椒（各等分）

上为细末。用少许擦牙痛处，有涎吐出，仍用盐汤漱之。

21. 定痛散（《济阳纲目·卷一百零七·牙齿·治牙疼痛方》）

治牙风疼痛，立效。

细辛　全蝎（各半两）　草乌（生一两）　乳香（二钱）

上细末。用少许擦牙痛处，引涎吐出，须臾以盐汤漱之。

22. 雄黄散（《济阳纲目·卷一百零七·牙齿·治牙疼痛方》）

治诸般风肿牙痛。

雄黄　细辛　青盐　石膏（一方作乳香）　良姜　荜拨　胡椒（各等分）　麝香（少许）

上为极细末。早晚擦牙上，漱三五次，吐出再擦。

23. 揩牙散（《济阳纲目·卷一百零七·牙齿·治牙疼痛方》）

治牙齿疼痛，遇冷热痛者。

良姜　草乌尖　细辛　胡椒（各等分）

上为细末。每用少许，擦牙痛处，良久有涎吐出。

24. 草乌头散（《济阳纲目·卷一百零七·牙齿·治牙疼痛方》）

治牙齿疼痛。

草乌头（米泔浸一宿，去粗皮，切作片炒，一两）　五灵脂　高良姜　白僵蚕　荜拨　细辛（各

半两） 乳香（另研，一钱）

上为细末，研匀。每用一字擦牙，合口少时，去涎尽，以盐汤漱口，吐去。

25. 荜藓散（《济阳纲目·卷一百零七·牙齿·治牙疼痛方》）

治牙齿疼痛。

荜藓 良姜 胡椒 细辛（各等分）

上为末。每用少许，噙温水，随痛处鼻内搐之。

26. 地龙散（《济阳纲目·卷一百零七·牙齿·治牙疼痛方》）

治牙痛。

地龙（去土） 荜拨 元胡索（各等分）

上为细末。每用绵裹，随左右痛处于耳内塞之。

27. 谢传笑去散（《济阳纲目·卷一百零七·牙齿·治牙疼痛方》）

治牙疼痛。

乳香 没药 雄黄 胡椒 乌药 两头尖（各等分）

上为末。擦牙患处，初时甚痛，良久吐出涎沫即愈。

28. 透关散（《济阳纲目·卷一百零七·牙齿·治牙疼痛方》）

治牙疼。

蜈蚣头 蝎梢（去毒） 草乌尖（如麦粒者） 川乌头（低如纸薄者，各七枚） 雄黄（如麦大，七粒） 胡椒（七粒）

上为细末。用纸捻子蘸醋点药少许，于火上炙干，塞两耳内，闭口少时，即效。

29. 千金一笑散（《济阳纲目·卷一百零七·牙齿·治牙疼痛方》）

治牙疼不可忍，登时即止。

巴豆（一个，入火略烧，去壳） 胡椒（三粒）

上同一处捣令烂，用薄绵包药入口，上下痛齿咬定，流水涎，水勿咽，良久取出即止。若是一两个牙痛，多是虫牙痛，去胡椒，用花椒如法使。

30. 加味赴筵散（《济阳纲目·卷一百零七·牙齿·治牙疼痛方》）

治牙疼痛。

良姜 草乌（去黑皮） 荆芥穗 细辛 乳香 白芷 川椒（去目） 僵蚕 猪牙皂角（去弦，各等分）

上为末。每用少许，擦于患处，上下牙咬定，有涎吐出，不得吞咽，良久其痛即减。一方有雄黄、青盐。

31. 蟾酥丸（《济阳纲目·卷一百零七·牙齿·治牙疼痛方》）

治牙疼不可忍。

蟾酥（一字） 生附子尖（二豆大） 巴豆（一粒，去壳，研） 麝香（少许，研）

上为细末，蒸饼糊丸如绿豆大。以新绵裹一丸咬痛处，有涎吐之。

32. 擦牙定痛散（《济阳纲目·卷一百零七·牙齿·治牙疼痛方》）

治一切牙病，风热肿痛尤妙。

薄荷 樟脑 花椒（各等分）

上为细末。擦患处，立效。

33. 消风散（《济阳纲目·卷一百零七·牙齿·治牙疼痛方》）

治牙疼。

白芷 细辛 荆芥 防风 川椒 全蝎

上为末，擦患处，以盐水嗽，吐之。

34. 天笑散（《济世全书·巽集卷五·牙齿》）

治风冷齿痛。

白芷 细辛 良姜 荜拨 川椒 香附 蜂房（炒，各等分）

上为细末，擦牙、搐鼻。

35. 柴胡防风汤（《症因脉治·卷一·齿痛·外感齿痛》）

治少阳风寒，齿痛。

柴胡 防风 羌活 川芎 青皮 甘草

36. 羌活汤（《症因脉治·卷一·齿痛·外感齿痛》）

头痛恶寒，太阳风寒外束，外感齿痛。

羌活 防风 川芎 白芷 苍术 甘草

37. 细辛煎（《罗氏会约医镜·卷之七·杂证·论齿牙》）

治牙齿肿痛，及口气臭。

北细辛一味，煎浓汁，乘热噙漱，良久吐之，极妙。或加石膏。

38. 治风寒牙痛外用验方（《济阳纲目·卷一百零七·牙齿·治牙疼痛方》）

1)《本事方》治一切牙痛。

川升麻 当归 郁金 细辛 荜拨 白芷 荆芥(各等分)

上为末,用瓦盒子贮之,紧闭盒口,勿令泄气。每用少许,揩在牙痛处,以温荆芥汤灌漱,立效。

2)擦牙止痛方。

黄蚕蜂窝(一个,以川椒填满其窍,更以白盐一钱封口,烧存性) 香白芷 羊胫骨灰(各一钱)

上同研为细末,先以清茶漱口净,后以药擦之及敷痛处,如有虫蛀孔作痛,以少许纳于孔中,立愈。

3)牙痛噙漱方。

蜂房(一个,每一孔内纳胡椒、花椒各一粒)

用碗盛之,入水令满,加黄柏如指大三片于内,以碟盖住,用纸封固,或面糊固住亦可,重汤煮一炷香,取出候温,噙漱,良久吐出,再漱即止。

4)牙疼神效方。

用蛇床子煎汤,稍热频频漱之,立效。

(四)治风虫牙痛外用方

1. 青盐散(《圣济总录·卷第一百一十九·牙齿疼痛》)

治牙齿疼风肿,时复发歇。

青盐(研) 乌头(粗锉,各二两)

上二味,一处入铫子内,文武火炒,候皆紫色,即住火,待冷却入臼中,捣罗为散,瓷器中盛。临睡如常揩齿,温水漱口,久患者不过五七遍永瘥。

2. 沉香散(《鸡峰普济方·卷第十七·眼目》)

治牙风肿痛。

香附子(一两) 细辛(半两) 川芎 白芷 白僵蚕(直者,去嘴) 地龙(各一分)

上为细末,揩疼处永不作。

3. 莽草散(《鸡峰普济方·卷第十七·眼目》)

治风肿牙疼。

细辛 莽草(各半分)

上为细末,入麝香少许。每用一钱半,水一盏煎至八分,热含冷吐。

4. 皂角细辛散(《鸡峰普济方·卷第十七·眼目》)

治风蚛牙疼。

皂角(半斤,去皮弦子,寸锉) 升麻 细辛(各一两) 盐(二两,青盐尤佳,三味同淹二三宿,取出同炒存性) 柳枝(灰) 槐枝(灰,各半两,存性)

上为细末,如常法治之,一切牙疼兼乌髭。

5. 升麻地黄散(《鸡峰普济方·卷第十七·眼目》)

治风气上攻,牙齿疼痛,龈肿连腮颊紧急。

升麻 地黄 地骨皮 青盐 芎䓖(各半两) 皂角(一铤,烧灰) 细辛(减半) 槐角(半两,烧)

上为细末。每用少许揩擦龈上,有涎吐了,误咽无妨。

6. 玉池散(《太平惠民和剂局方·卷之七·续添诸局经验秘方》)

治风蛀牙痛,肿痒动摇,牙龈溃烂,宣露出血,口气等疾。

当归(去芦) 藁本 地骨皮 防风 白芷 槐花(炒) 川芎 甘草(炙) 升麻 细辛(去苗,各等分)

上为末。每用少许揩牙;痛甚即取二钱,水一盏半,黑豆半合,生姜三片,煎至一盏,稍温漱口,候冷吐之。

7. 逡巡散(《是斋百一选方·卷之八·第十一门》)

治风牙痛肿,不拘新久,一服立效。

高良姜(一块,约二寸) 全蝎(一枚,瓦上焙干)

上为末。以手指点药如齿药用,须擦令热彻,须臾吐出少涎,以盐汤漱口大妙。亦治腮颊肿痛。

8. 鹤虱丸(《仁斋直指方论·卷之二十一·齿·齿病证治》)

治虫蚀齿痛。

猪牙皂角(三钱) 川椒(一钱半) 生明矾 鹤虱(各一钱)

上为末,蒸饭搜丸如麻子大。纳于孔中,有痰吐之。

9. 定痛散(《御药院方·卷九·治咽喉口齿门》)

治牙风疼痛立效。

华细辛(半两,生) 香白芷(一两,生) 川乌头(一两,生) 乳香(三钱)

上为细末,每用少许擦牙痛处,有津吐之,咽津无妨。

10. 独圣散(《兰室秘藏·卷中·口齿咽喉门·口齿论》)

治一切牙痛风疳。

北地蒺藜(不拘多少,阴干)

上为细末。每用刷牙,以热浆水漱牙外,粗末熬浆水刷牙,大有神效,不可具述。

11. 乳香膏(《世医得效方·卷第十七·口齿兼咽喉科·齿病》)

治蚛牙痛。

光明白矾(枯过) 滴乳香(各等分)

上为末,熔蜡量多少和成膏,旋丸看蚛牙孔子大小填之,其痛立止,神效。又方,入胭脂少许,合令深桃红色,只作散,遇牙疼痛,用一字以揩擦,良久,温盐汤漱口。

12. 扫痛丸(《奇效良方·卷之六十二·牙齿门·牙齿通治方》)

治风蛀牙疼,引太阳穴痛。

川乌(炮,半两) 鹤虱(焙干,一两) 良姜(一两,以青盐半两炒)

上为细末。风牙痛,刀上烧盐,同前药擦;蛀牙痛,白梅肉同前药丸塞之。

13. 独活散(《口齿类要·附方并注》)

治风毒牙痛,或牙龈肿痛。

独活 羌活 川芎 防风(各五分) 细辛 生地黄 荆芥 薄荷(各二钱)

上每服三五钱,水煎嗽咽。

14. 漱牙方(《医方集宜·卷之六·牙齿门·治方》)

治虫牙痛。

蜂房 细辛 白芷 防风

上㕮咀。煎汤,含漱吐出。

15. 蟾酥膏(《古今医统大全·卷之六十四齿候门·药方·风牙疼痛诸方》)

治风蛀诸牙疼痛。

蟾酥(少许) 巴豆(去油,研如泥) 杏仁(烧)

研如泥。以绵裹如粟米大,如蛀牙扎入蛀处,如风牙扎入牙缝中,吐涎尽愈。

16. 川芎石膏散(《古今医统大全·卷之六十四齿候门·药方·风牙疼痛诸方》)

治风牙痛。

川芎 石膏 升麻 细辛 草乌 白芷 防风 羌活

上为末。擦牙,有涎吐出。

17. 赴筵散(《古今医统大全·卷之六十四齿候门·药方·风牙疼痛诸方》)

治风虫牙痛。

良姜 草乌 细辛 荆芥(各等分)

上为末,如前擦。

18. 祛风定痛散(《古今医统大全·卷之六十四齿候门·药方·风牙疼痛诸方》)

治一切风虫牙疼。

细辛 白芷 防风 白蒺藜 川芎 香附子 石膏 沉香 甘松 山柰 没石子 薄荷叶 旱莲子 青盐(各二钱) 胆矾(七分)

上为末。早晚擦患处,少时出涎,吐出用盐汤漱。

19. 草乌头散(《古今医统大全·卷之六十四齿候门·药方·风牙疼痛诸方》)

治风牙疼痛。

草乌头(米泔浸一宿,去粗皮,切作片,炒,一两) 五灵脂 高良姜 白僵蚕 荜茇 细辛(去苗,各半两) 乳香(另研,一钱)

上为细末,研匀。每用一字擦牙,合口少时,去涎,盐汤漱口。

20. 砂糖丸(《古今医统大全·卷之六十四齿候门·药方·虫蛀牙疼诸方》)

治蛀牙痛。

矿石灰为细末,砂糖丸如黄米大,塞蛀孔中。

21. 双枝散(《古今医统大全·卷之六十四齿候门·药方·风牙疼痛诸方》引《澹寮方》)

牢牙,去风、虫、䘌、宣露一切齿候并皆治之。

槐枝 柳枝(各截四十七茎,切碎) 大皂角(不蛀者,七条) 食盐(四两)

上件同入瓷瓶内固济,糠火烧一夜,候冷取出,为末,如常擦牙。

22. 香盐散(《古今医统大全·卷之六十四齿候门·药方·风牙疼痛诸方》引《济生》)

牢牙,去风。

大香附(炒极焦黑,三两) 青盐(一两,另研)

上为末。如常擦牙。乃铁瓮先生良方。

23. 雄黄膏(《古今医统大全·卷之六十四齿

候门·药方·虫蛀牙疼诸方》)

治虫牙疼。

雄黄(二钱)　乳香　没药(各一钱)　麝香(五分)

上为细末,溶黄蜡和丸。入一粒在蛀孔齿中。

24. 白矾丸(《古今医统大全·卷之六十四齿候门·药方·虫蛀牙疼诸方》)

治牙齿被虫蚀,有蛀孔疼痛,牙根朽烂。

白矾(枯)　黄丹(各一钱)　蝙蝠粪(二十粒)　巴豆(一粒,微炒,去皮)

上同细研,以软粟米饭和丸,如粟米大,晒干。凡有蛀孔疼痛不可忍者,以一丸于痛处咬之,立效。

25. 巴豆丸(《古今医统大全·卷之六十四齿候门·药方·虫蛀牙疼诸方》)

治虫牙疼,蚀孔空虚。

巴豆(一枚)　花椒(五十粒,细研)

上为极细末,饭丸黍米大。绵包塞蛀孔。

26. 乳香丸(《古今医统大全·卷之六十四齿候门·药方·虫蛀牙疼诸方》)

治虫蛀牙疼。

乳香(一钱,另研)　巴豆(三枚)

上为末,以黄蜡熔化丸麻子大。每用一丸,塞孔中。

27. 韭叶膏(《古今医统大全·卷之六十四齿候门·药方·虫蛀牙疼诸方》)

治虫牙痛。

韭叶连根洗净,捣烂,同人家门限下及地板上细泥和匀,擦痛处,腮上外用纸贴一时取下,有细虫在于泥上,可以除绝病根。

28. 韭子汤(《古今医统大全·卷之六十四齿候门·药方·虫蛀牙疼诸方》)

治虫牙。

韭菜子一撮,用碗足盛之,以火烧烟,用小竹梗以下戳破,四开纸糊,密如唢呐样,引烟熏蛀齿。下牙蛀,以韭子煎浓汤漱,虫自出。

29. 蜂窝散(《万病回春·卷之五·牙齿》)

治牙痛或肿,风牙、虫牙、牙痛、牙长、痛不可忍。

马蜂窝　白蒺藜　花椒　艾叶　葱头　荆芥　细辛　白芷

上等分,锉碎。醋煎,口噙漱良久,吐出再噙。

30. 救苦散(《济阳纲目·卷一百零七·牙齿·治虫蛀方》)

治一切牙痛及风蛀牙疼。

草乌　川乌　桂花　良姜　红豆　胡椒　荜拨　细辛(各五分)　石膏　官桂(各三钱)

上为细末。先漱净里外,干撒之,出涎立愈。

31. 补蛀丹(《外科大成·卷三分治部下·牙齿部·牙痛》)

虫牙痛者,研新巴豆和乳香末为丸,塞蛀孔内。如虫已去而孔内空痛者,只用乳香炙软塞之。

32. 蟾酥丸(《外科大成·卷三分治部下·牙齿部·牙痛》)

治牙痛。

蟾酥(二钱,酒化)　轻粉(五分)　枯白矾　寒水石(煅)　铜绿　胆矾　乳香　没药　麝香(各一钱)　雄黄(二钱)　朱砂(三钱)　蜗牛(二十一个)

上为末,秤准,于端午日午时,在净室中,先将蜗牛研烂,再同蟾酥和研稠黏,方入各药,共捣极匀,丸如绿豆大。绵裹一粒,咬痛牙上,其痛立止。甚者用真蟾酥麦粒大咬之。更验。

33. 如神散(《兰台轨范·卷七·口齿·口齿方》)

治风牙蚛牙,攻疰疼痛,牙龈动摇,连颊浮肿。

露蜂房(微炙)　川椒(去目及闭口,微炒出汗)

上为末。每用一钱,水一盏,入盐少许,同煎八分,乘热漱之,冷即吐,一服立效。二味炙灰为末,擦亦效。

34. 牙疳散(《彤园医书(外科)·卷之六肿疡·肿疡溃疡敷贴汇方》)

治牙疳,虫牙痛。

焙人中白　煅皂矾　五倍子　槟榔片(各二钱)　冰片(五厘)

共研极细。甘草汤先漱口,频频搽之。

35. 一笑丸(《彤园医书(外科)·卷之六肿疡·肿疡溃疡敷贴汇方》)

治虫牙诸牙痛。

川椒(七粒)　巴豆肉(一粒)

共研极细,捣饭糊作一丸,薄棉包裹,咬在痛齿上下,静坐勿动,俟吐出恶涎,良久取下,用茶汤漱口,三次自愈。

36. 五灵至圣散(《春脚集·卷之一·牙齿部》)

治虫牙疼。

五灵脂(三钱) 白薇(三钱) 细辛(五分) 骨碎补(五分)

共为极细末,如尘方好。先用滚水口含漱牙齿至净,然后用此药末五分,滚水调如稀糊,入口内漱齿半日,漱至气急吐出,如是者三次,痛止而虫亦绝矣。

37. 立效散(《不知医必要·卷二·齿痛列方》)

治风虫牙痛。

良姜 草乌 细辛 荆芥穗

等分,为末。用少许擦牙,有涎则吐之。

38. 如神散(《不知医必要·卷二·齿痛列方》)

治风牙虫牙疼痛。

川椒(炒,二钱) 蜂房(炙,三钱)

共研细末,每用二钱,水煎数沸,乘热漱之。

39. 杀虫散(《不知医必要·卷二·齿痛列方》)

治牙虫痛在一处,无论有脓无脓皆是。

雄黄(拣明净的,六钱)

研细末,用真芝麻油一盅调匀,口含片时漱出,再含再漱,数次即愈。

40. 治风虫牙痛外用验方

1)《仁斋直指方论·卷之二十一·齿·齿病证治》

牙蛀痛方。

蚕纸(烧存性) 直僵蚕(炒,等分)

上为末,擦敷,良久,盐汤漱口。

虫蛀牙痛方。

川巴豆肉(三枚) 明乳香(一钱)

上同研,溶蜡,丸麻子大。每服一丸,塞孔。

又方:鹤虱为细末,擦良久,盐汤漱口。

2)《文堂集验方·卷三·牙齿痛》

治虫牙痛:韭菜子煎浓汤漱之,虫自出。

贯众一两,以米醋两碗多煮,如左牙痛侧左边咽,右痛右咽,不宜吃。

松脂烘软塞孔中,少顷虫出在脂上。

五灵脂如米粒大三粒,令咬在疼牙上,少顷以温水漱出小虫即止。

无论风火虫痛:初用生明矾六两,生石膏四两,共研细,早晚擦牙。一料擦完,矾加二两,石膏减二两,渐渐用生矾一味,常年不可间断,终身无牙痛之患。

风牙诸药不效:用风头荔枝连壳烧存性,擦牙至验。

3)《不知医必要·卷二·齿痛列方》

治牙虫痛在一处,无论有脓无脓皆是:五倍子煎浓汁,含漱数次,其虫立死。上牙痛,韭菜子烧烟,用笔管吸而薰其痛处;如痛在下牙,则煎浓汁,不时含漱之。

治虫牙奇方:川椒、樟脑等分研末,放铜杓内,以盅盖好,周围以面封固,置风炉内,微火升之。少顷觉闻樟脑气透出,即取起在地上候冷,揭开,药俱飞上盅盖,以少许塞牙痛处,立愈。

(五)治肾虚牙痛外用方

1. 槐枝八仙散(《御药院方·卷九·治咽喉口齿门》)

治牙齿疼痛。

新槐枝(取东引者五握,细锉,对本人秤重一两半) 生干地黄 地骨皮 梧桐律 莽草(各一两) 细辛(去苗,半两) 青盐 乳香(各二钱半,另研)

上件八味,除槐枝、乳香、青盐外同为细末,另入槐枝、乳香、青盐搅匀停,分作八服。每服用水三盏,煎三沸去滓,带热缓缓漱之,误咽无妨,令即吐去。大止牙痛,痛愈更,不宜再漱。忌甘甜之物。

2. 胡桐律散(《御药院方·卷九·治咽喉口齿门》)

牢牙止痛。

胡桐律(二钱半) 生地黄 升麻(各半两) 川芎(一两) 白芷(半两) 细辛(二钱半) 烧寒水石(二两,研) 青盐(研) 麝香(研,各半钱)

上为细末。每用少许擦牙痛处,吐津,误咽不妨,日用五七次。

3. 坚牙散(《古今医统大全·卷之六十四齿候门·药方·肾虚牙齿动摇疼痛诸方》)

1)治牙脱落者,用此药栽之如旧。

熟铜末 细辛 防风(各半两) 当归(三分) 地骨皮(两半)

共为细末。每用少许热置齿槽中，将牙栽上又敷牙上，五日勿动漱，勿吃硬物，一月如旧。

2）固齿，补肾益精。去筋骨中毒，治筋骨疼；治牙痛除根，不复作痛，其效如神。

骨碎补，白水洗净，铜刀切片，铜锅内炒，用槐枝不住手搅，少时退火，令冷后又上火炒微枯黑色又住火，冷后又炒至老黑色，取起研末，不时擦牙。

4. 食疗方（《古今医统大全·卷之六十四齿候门·药方·肾虚牙齿动摇疼痛诸方》）

治牙动及血，并效。

皂角（肥者，二定）　食盐（一两）

一处煅过，为末擦牙，一月便坚固。

5. 雄黄丸（《证治准绳·幼科卷之九·肾脏部·齿》）

治小儿牙齿黑蚛，气息疼痛。

雄黄（二钱）　麝香（半钱）

上为细末，软饭和为梃子，安在牙内。

6. 固齿白玉膏（《外科大成·卷三分治部下·牙齿部·牙痛》）

治一切牙疼，及齿动摇而不坚固者。

龙骨（一两）　阳起石（五钱，二味火煅通红淬后药汁内七次）　铅粉（一两）　珍珠（三钱）　象牙（末，五钱）　麝香（二钱）

各末和匀，黄蜡三两溶化，滤净再化，俟温方入前药，和匀，乘热摊纸上；如冷，烧热熨斗仰放，纸铺斗上摊之。用时先漱口净，剪小条贴齿根上，闭口勿语，过宿如失。

7. 牙宣膏（《济世全书·巽集卷五·牙齿》）

治牙齿动摇不牢，疼痛不止，龈肉出血。

麝香（一字）　白龙骨（二钱半）　官粉（二钱半，另研）

上二味为末，后入麝香搅匀，用黄蜡一两磁碗内化开，入药于内又搅匀，用无灰咨呈纸裁作方片，于药内度过，煎作条，临卧于齿患处龈肉开，封贴一宿。

（六）治牙宣牙龈肿痛外用方

1. 荆槐散（《仁斋直指方论·卷之二十一·齿·齿病证治》）

治牙宣出血或痛。

槐花　荆芥穗

上等分，为末。擦牙，仍煎点服。

2. 茯苓散（《御药院方·卷九·治咽喉口齿门》）

治牙齿疼及牙龈肿痛。

白茯苓（一两，去皮）　细辛（去苗）　香白芷（各一两）　寒水石（生用，研，四两）

上件为细末。每用少许擦牙痛处，含口良久吐去津，然后用温水漱之，不拘时候。

3. 东垣麝香散（《医学原理·卷之七·牙齿门·治齿痛方》）

治牙龈肿露出血，齿动欲落，疼痛妨食，大恶热，少恶寒。此乃气血亏败，肠胃湿热内壅所致。法当调补气血为主，清利湿热为标。

人参（甘温）　川归（辛甘温）　生地黄（甘寒）　熟地（甘温）　麻黄（辛热）　益智仁（辛温）　草豆蔻（辛温）　防己（苦寒）　升麻（苦寒）　羊胫骨（酸平）　黄连（苦寒）　麝香（辛温）

共为末，搽患处。

4. 止痛方（《赤水玄珠·第三卷·齿门》）

牙疼并龈肿痛。

将军（一两）　川椒　胡椒　樟脑（各三钱）

上为末，不时擦之，吐去苦水为美。

5. 冰玉散（《不居集·上集卷之十四·舌衄方》）

治牙疳牙痛，口疮，齿舌衄。

生石膏（一两）　月石（七钱）　冰片（三分）　僵蚕（一钱）

上为极细末，小磁瓶盛贮，敷之、吹之。

（七）治牙槽风牙烂外用方

1. 乳香荜茇散（《外科集验方·卷下·诸疳疮论》）

专治牙痛骨槽风。

天麻　防风　细辛　红豆（各一钱）　荆芥穗　乳香　没药　官桂（各半钱）　当归　薄荷叶（各二钱）　川乌　盆硝（各一钱）　麝香（少许）　荜茇（一钱）

上为细末。每用一字或半钱，口含水，鼻嗅之，任左右。

2. 治牙槽风牙烂外用验方（《文堂集验方·卷三·牙齿痛》）

鹅口牙烂，满口黄皮肿烂。

鹅口皮（三个）　儿茶　马子碱（煅研）

各等分。加冰片二分研匀，搽上自愈。

凡牙龈烂不论大人小儿，用人中白煅研糁上

最效。

（八）治过食甘甜牙痛外用方

槐盐散（《古今医统大全·卷之六十四齿候门·药方·肾虚牙齿动摇疼痛诸方》）

治食甘甜过多牙痛。

食盐（半斤）　青盐（四两，同上炒干）　槐枝（半斤，锉断，用水五碗煎至一碗去渣，将水听用）

上入槐汤于盐锅中同煮干取起，研末，铿盒盛，擦牙，固齿最效。

（九）治牙痛外用验方

1）《旅舍备要方·齿》

治肾虚髓少齿痛。

生地黄　川芎（各一钱）

上为末，以渍齿根。

治牙齿疼痛，腮肿龈疼，不能啮物，风虫疼痛。

附子角（八个）　巴豆（一个，去皮）　麝香（一个）

上研为末，蒸饼，水浸为丸如黄米大。以绵裹，随痛齿隐之。

2）《秘传证治要诀及类方·卷之五·诸痛门·牙痛》

若热壅甚，牙肿连颊，疼不可忍：宜金沸草散去麻黄，加薄荷如其数。

3）《尲后方·明火候法度口诀》

治口疮牙痛者阳明火：口猛吸气满足，鼻微出气，行数十次。

4）《济世全书·巽集卷五·牙齿》

治牙齿痛，百药不效。

家园生地黄（二钱）　鲜赤芍（八分）　牡丹皮（八分）　白桔梗（八分）　黑玄参（八分）　连翘（八分）　川黄连（一钱）　石膏（一钱）　川升麻（一钱）　甘草（一分半）　白竹茹（五分）

上锉，水煎食远服。

5）《疡医大全·卷十六·龈齿部·牙齿门主方》

漱方：苏薄荷　射干　牛膝　夏枯草　山豆根　陈茶叶

煎漱。并治咽喉肿痛。

6）《彤园医书（外科）·卷之二外科病症·齿部》

风牙痛，不怕冷热，不甚肿疼，口唇瞤动，左右摆扭，时或烦渴，风兼热也，服独活散。外用熟石膏一两，草乌、花椒、白矾各三钱，研末频频搽牙。

蚀尽一牙，又痛又蚀。服玉池散，外用一笑丸、牙疳散。甚者用蟾酥、雄黄、北细辛各三分，冰片五厘，研末频搽，良久漱去。

牙畏风吹，歪口吸气，服温风散加羌活、附子、干姜；外用白芷、高良姜、细辛、川椒、香附、荜茇、炒蜂房等分，研末，温水漱口，日搽数次。

7）《重楼玉钥续编·诸证补遗》

风火牙痛：用轻粉、大蒜各少许，研烂，男左女右，手按寸关上，青布扎定，立效。或起小泡无害。

8）《齐氏医案·卷一·涌吐要法》

有风热牙痛者：瓜蒂七枚，炒研，入麝香少许和之，绵裹咬定患牙，流涎即止，否则再咬。

9）《医学妙谛·卷下·杂症·牙痛章》

治风热牙痛龈胀头痛，用轻清泄上法。

芦根　西瓜翠　连翘　滑石　绿豆皮　银花

治阴虚火炎牙痛嗜饮，牙宣，衄血，咳血。

人中白　鲜石斛　大泽泻　旱莲草　生牡蛎　绿豆皮

10）《焦氏喉科枕秘·卷二·应用良方》

牙痛方。

芦荟（一钱二分）　龙骨（八分，火煅）　冰片（五分）

11）《外科传薪集·清涎散》

专治牙痛。

月石（一两）　元明粉（三钱）　大梅片（三分）

12）《喉舌备要秘旨·牙部·牙疳》

治牙痛不可忍。

火硝　硼砂　冰片

共为末，擦患处即愈。

13）《医粹精言·卷三·外治须知》

治伤风热，头痛赤眼，喉肿牙痛。

羌活　防风　荆芥　川芎　白芷　薄荷　细辛　蔓荆子　踯躅花　雄黄　硼砂　青黛　黄连（各一钱）　生石膏　风化硝（各二钱）　鹅不食草（二钱）　僵蚕（一钱五分）　蝉蜕（五分）　皂角（一两）

研末。含水吹鼻，含水者，但取其气上行，不令药入喉也。

【论用药】

一、牙痛主治药

《本草纲目·主治第四卷·百病主治药·牙齿》

牙痛,有风热、湿热、胃火、肾虚、虫䘌。

1. 风热、湿热牙痛主治药

［草部］

秦艽：阳明湿热。

黄芩：中焦湿热。

白芷：阳明风热。同细辛掺；入朱砂掺。

黄连：胃火湿热。牙痛恶热，揩之，立止。

升麻：阳明本经药，主牙根浮烂疳䘌。胃火，煎漱。

羌活：风热，煮酒漱。同地黄末，煎服。

当归、牡丹、白头翁、薄荷：风热。

荆芥：风热，同葱根、乌桕根煎服。

细辛：和石灰，掺。

缩砂仁：嚼。

荜茇：并去口齿浮热。同木鳖子嗃鼻，立效如神。

附子尖：同天雄尖、蝎梢末，点之即止。

大黄：胃火牙痛。烧研，揩牙。同地黄贴之。

生地黄：牙痛牙长，并含咋之；食蟹龈肿，皂角蘸汁炙研，掺之。

苍术：盐水浸烧，揩牙，去风热、湿热。

香附：同青盐、生姜，日擦固齿。同艾叶煎漱。

牛蒡根：热毒风肿，取汁，入盐熬膏，涂龈上。

积雪草：塞耳。

红豆蔻、酸草、鹅不食草：并嗃鼻。

山柰：入麝，擦牙、吹鼻。

芎䓖、山豆根、大戟：并咬含。

木鳖子：磨醋。

高良姜：同蝎。

青木香：并擦牙。

薰草：同升麻、细辛。

屋游：同盐。

栝蒌皮：同蜂房。

鹤虱、地菘、红灯笼枝、芭蕉汁、苍耳子、恶实、青蒿、猫儿眼睛草、瓦松：同矾。

蔷薇根。

［谷菜］

薏苡根、胡麻、黑豆：并煎漱。

萝卜子、莳萝：并嗃鼻。

水芹：利口齿。

赤小豆、老姜：同矾。

干姜：同椒。

鸡肠草：同旱莲、细辛。

苋根：烧。

灰藋：烧。

茄科：烧。

丝瓜：烧，并同盐擦。

大蒜：煨，擦。

芸苔子：同白芥子、角茴，嗃鼻。

马齿苋：汁。

木耳：同荆芥。

壶卢子。

［果木］

桃白皮：同柳、槐皮。

李根白皮：并煎漱。

胡椒：去齿根浮热。风、虫、寒三痛，同绿豆咬之；同荜茇塞孔。

荔枝：风牙痛，连壳入盐，烧揩。

瓜蒂：风热痛，同麝香咬。

蜀椒：坚齿。风、虫、寒三痛，同牙皂，煎醋漱。

吴茱萸：煎酒。

荷蒂：同醋。

秦椒、杉叶：风虫，同芎䓖、细辛煎酒漱。

松叶、松节：并煎水，入盐或酒漱。

松脂：揩。

桂花：风、虫牙痛。

辛夷：面肿引痛。

乳香：风虫嚼咽。

地骨皮：虚热上攻，同柴胡、薄荷，水煎漱。

槐枝、柳白皮、白杨皮、枳壳、臭橘皮、郁李根、竹沥、竹叶：同当归尾煎。

荆茎：同荆芥、荜茇煎。

郁李根：并煎漱。

没石子、皂荚：同盐、矾烧。

肥皂荚：同盐烧。

无患子：同大黄、香附、盐煅。

丁香：远近牙痛，同胡椒、荜茇、全蝎末点之，立止。

枫香：年久齿痛。

龙脑：同朱砂。

［土石］

蚯蚓泥：烧。并揩牙。

壁上尘土：同盐烧，嗃鼻。

金钗：烧，烙。

白银：风牙，烧赤，淬火酒，漱之即止。

石膏：泻胃火。同荆芥、防风、细辛、白芷末，日揩。

白矾：煎漱，止血，及齿碎。

黄矾：漱风热牙疼。

食盐：揩牙洗目，坚牙明目，止宣露；卧时封龈，止牙痛出血；槐枝煎过，去风热；皂角同烧，去风热。

青盐：同上。

川椒：煎干，揩牙，永无齿疾。

朴硝：皂荚煎过，擦风热及食蟹龈肿。

雄黄：同干姜嗃鼻。

铅灰。

［虫禽兽部］

白僵蚕：同姜炒。

蚕退纸灰：并揩擦。

露蜂房：同盐烧擦；同全蝎擦。同细辛漱；煎酒漱。

百药煎：风热，泡汤含；同延胡索末、雄黄末擦。

白马头蛆：取牙。

全蝎、五灵脂：恶血齿痛，醋煎漱。

雄鸡屎：烧咬。

羊胫骨灰：湿热，同当归、白芷，擦。

诸朽骨：风热，煨咬。

2. 肾虚牙痛主治药

［草菜］

旱莲草：同青盐炒焦，揩牙，乌须固齿。

补骨脂：同青盐日揩。风虫，同乳香。

蒺藜：打动牙痛，擦漱。

骨碎补：同乳香塞。

独蒜：熨。

甘松：同硫黄，煎漱。

牛膝：含漱。

地黄。

［石兽］

石燕子：揩牙，坚固、止痛及齿疏。

硫黄：肾虚，入猪脏，煮丸服。

羊胫骨灰：补骨。

3. 虫䘌牙痛主治药

［草部］

桔梗：同薏苡根，水煎服。

大黄：同地黄贴。

镜面草、蜀羊泉、紫蓝：并点。

雀麦：同苦瓠叶，煎醋炮，纳口中，引虫。

覆盆子：点目取虫。

荜茇：同木鳖子，嗃鼻；同胡椒塞孔。

细辛、荞草、苦参、恶实：并煎漱。

附子：塞孔，又塞耳。

羊踯躅：蜡丸。

藜黄、乌头、草乌头、天南星、芫花：并塞孔。

山柰、莨菪子、艾叶。

［菜谷］

韭子：并烧烟熏。

韭根：同泥贴，引虫。

茄根：汁涂。

烧灰：贴。

烧酒：浸花椒，漱。

［果木］

银杏：食后生嚼一二枚。

地椒：同川芎揩。

杨梅根皮、酸榴根皮、吴茱萸根：并煎漱。

杏仁：煎漱或烧烙。

桃橛：烧汁滴。

桃仁、柏枝：并烧烙。

皂荚子：醋煮烙之。

胡桐泪：为口齿要药。湿热牙痛，及风疳、䘌齿、骨槽风，为末，入麝，夜夜贴之；宣露臭气，同枸杞根漱；䘌黑，同丹砂、麝香掺。

巴豆：风虫，绵裹咬；烧烟熏；同蒜塞耳。

阿魏：同臭黄塞耳。

丁香：齿疳䘌露黑臭，煮汁食；同射干、麝香揩。

海桐皮：煮汁并漱。

槐白皮、枸橘刺、鼠李皮、地骨皮：醋。

枫柳皮、白杨皮、白棘刺：并煎漱。

樟脑：同朱砂揩。同黄丹、肥皂塞孔。

楤白皮：塞孔，牙自烂。

乳香：同椒，或巴豆，或矾，塞孔。

松脂、芦荟、芜荑、天蓼根。

［金石］

花硷、石碱：并塞孔。

铁铧头：积年齿䘌，烧赤，入硫黄、猪脂熬沸，柳枝揾药烙之。

砒霜：同黄丹，蜡丸塞耳。

石灰：风虫，和蜜煅擦。

沙糖：和，塞孔。

雄黄：和枣塞。

硇砂：塞孔。

轻粉：同黄连掺。

土朱：同荆芥掺。

绿矾。

［虫鳞］

五倍子：并掺。

蟾酥：同胡椒丸咬。

蜘蛛：焙研，入麝掺。

地龙：化水和面，塞孔，上敷皂荚末。同延胡索、荜茇末，塞耳。

钱窠：包乳香烧，纳孔中；包胡椒塞耳。

石蜜、竹蜂、蛇胆：同枯矾、杏仁掺。

鳞蛇胆、海虾鲊。

［禽兽］

雀屎、燕屎：并塞孔。

夜明砂：同蟾酥，丸咬。

啄木鸟：烧，纳孔中。舌，同巴豆点之。

猪肚：咬之引虫。

熊胆：同猪胆、片脑搽。

麝香：咬之，二次断根。

豺皮：灰敷。

二、治牙痛常用药

1. 土牛膝

《本草崇原·卷上 本经上品·土牛膝》："又名杜牛膝，气味苦寒，主治吐血，牙痛，咽喉肿塞，诸骨哽咽。(《新增》附)"

2. 干姜

《本草纲目·菜部第二十六卷·菜之一·干姜》："牙痛不止：川姜(炮)、川椒等分为末。掺之。(《御药院方》)"

3. 大黄

《本草纲目·草部第十七卷·草之六·大黄》："胃火牙痛：口含冰水一口，以纸捻蘸大黄末，随左右搐鼻，立止。(《儒门事亲》)

风热牙痛，紫金散，治风热积壅，一切牙痛，去口气，大有奇效：好大黄瓶内烧存性，为末，早晚揩牙，漱去。都下一家专货此药，两宫常以数千赎之，其门如市也。(《千金家藏方》)

风虫牙痛，龈常出血，渐至崩落，口臭，极效：大黄(米泔浸软)、生地黄各旋切一片，合定贴上，一夜即愈，未愈再贴。忌说话，恐引入风。(《本事方》)"

4. 山柰

《本草纲目·草部第十四卷·草之三·山柰》："暖中，辟瘴疠恶气，治心腹冷气痛，寒湿霍乱，风虫牙痛。入合诸香用。(时珍)"

《罗氏会约医镜·卷十六·本草(上)·草部·山柰》："味辛气温，入胃经。温中辟恶，治心腹冷痛、寒湿霍乱、风虫牙痛。生广中，根叶皆如生姜，入合诸香。"

5. 山慈菇

《本草简要方·卷之二·草部一·山慈菇》："主治：清毒，散结，风痫，牙痛，痈疔，瘰疬(醋磨敷)，蛇蛊狂犬咬伤。"

6. 天名精

《本草纲目·草部第十五卷·草之四·天名精》："吐痰止疟，治牙痛、口紧、喉痹。(时珍)"

《本经逢原·卷二·隰草部·天名精》："擂汁服之，能止痰疟，漱之止牙痛，捣之敷蛇伤，煎服除淫秽邪毒，从小便泄出。"

7. 木天蓼

《本草纲目·木部第三十六卷·木之三·木天蓼》："风虫牙痛，捣丸塞之，连易四五次，除根，勿咽汁。(时珍，出《普济》)"

8. 木耳

《本草纲目·菜部二十八卷·菜之五·木耳》："一切牙痛：木耳、荆芥等分，煎汤频漱。(《普济方》)"

9. 木防己

《续名医类案·卷二十九·小儿科·疟》："夏季牙痛属湿，羌、防辛温宜忌，宜用木防己、蚕砂。"

10. 木犀花

《本草纲目·木部第三十四卷·木之一·菌桂》:"同百药煎、孩儿茶作膏饼噙,生津辟臭化痰,治风虫牙痛。同麻油蒸熟,润发及作面脂。(时珍)"

11. 五倍子

《本草纲目·虫部第三十九卷·虫之一·五倍子》:"牙痛引头: 方同上。风热牙痛: 百药煎泡汤噙嗽。(《圣济总录》)"

《本草从新·卷十七 虫鱼鳞介部·五倍子》:"风热牙痛,百煎泡汤,噙漱。"

12. 牛蒡子

《冯氏锦囊秘录·杂症痘疹药性主治合参卷三十八·草部中·牛蒡子》:"临用炒燥研碎,则不出气。若牙痛用牛蒡子,生研碎,绵裹,噙患处,嗽去苦水即愈。"

13. 巴豆

《本草纲目·木部第三十五卷·木之二·巴豆》:"治泻痢惊痫,心腹痛疝气,风祸,耳聋,喉痹牙痛,通利关窍。(时珍)"

14. 乌头

《本草纲目·草部第十七卷·草之六·乌头》:"风虫牙痛,《普济方》: 用附子一两(烧灰),枯矾一分,为末,揩之。"

15. 水杨梅

《本草纲目拾遗·卷四·草部中·水杨梅》:"叶: 点牙痛,取叶捣汁点眼角,饮香茶一钟,闭目少顷,牙疼即止。"

16. 玉簪

《本草正义·卷之四·草部·玉簪》:"寿颐: 尝采鲜根捣自然汁,日晒成膏,作小丸,治牙痛欲落者,以一丸嵌痛处,听其自化,一丸不落,再嵌一次,无不自落,而无痛苦,确验。"

17. 艾

《本草纲目·草部第十五卷·草之四·艾》:"风虫牙痛: 化蜡少许,摊纸上,铺艾,以箸卷成筒,烧烟,随左右熏鼻,吸烟令满口,呵气,即疼止肿消。靳季谦病此月余,一试即愈。(《普济方》)"

18. 甘蕉

《本草纲目·草部第十五卷·草之四·甘蕉》:"风虫牙痛: 芭蕉自然汁一碗,煎热含嗽。(《普济方》)"

19. 龙须草

《本草纲目拾遗·卷五·草部下·龙须草》:"治口咽诸毒,火症牙痛。"

20. 龙脑香

《本草从新·卷七木部·龙脑香》:"牙痛: 冰片、朱砂末各少许,擦之立止。"

《本草撮要·卷二 木部·龙脑香》:"得朱砂治牙痛。"

21. 石膏

《汤液本草·卷之六·玉石部·石膏》:"《珍》云……下牙痛,须用香白芷为引。"

22. 白马屎汁

《本草纲目·兽部第五十卷·兽之一·马》:"风虫牙痛: 白马屎汁,随左右含之,不过三口愈。(《圣惠》)"

23. 白头翁

《冯氏锦囊秘录·杂症痘疹药性主治合参卷三十九·草部下·白头翁》:"味苦、辛,寒,无毒。辛能散,苦能泄,寒能除热。所以外治温疟寒热、瘰疬诸疮,内治毒痢牙痛、鼻衄诸血,皆平散除热之功也。"

24. 白芷

《本草纲目·草部第十四卷·草之三·白芷》:"风热牙痛: 香白芷一钱,朱砂五分。为末,蜜丸芡子大,频用擦牙。此乃濠州一村妇以医人者,庐州郭医云: 绝胜他药也。或以白芷、吴茱萸等分,浸水漱涎。(《医林集要》)"

《冯氏锦囊秘录·杂症痘疹药性主治合参卷三十七·草部上·白芷》:"白芷,治阳明头痛,解利风寒之要药。止目痒目泪,眉棱骨痛,牙痛鼻渊,赤白带下,心腹血痛。"

25. 白杨

《本草纲目·木部第三十五卷·木之二·白杨》:"木皮: 煎醋含漱,止牙痛。煎浆水入盐含漱,治口疮。煎水酿酒,消瘿气。(时珍)"

26. 生地黄

《医学入门·内集卷二·本草分类·治燥门》:"清肺热咳嗽,鼻衄,泻脾胃湿热,吐血,牙痛欲脱。"

27. 瓜蒂

《本草纲目·果部第三十三卷·果之五·瓜

蒂》:"风热牙痛：瓜蒂七枚(炒研)，麝香少许和之，绵裹咬定，流涎。(《圣济总录》)"

28. 奶浆藤

《滇南本草·第三卷·奶浆藤》"治喉痛、牙痛：奶浆藤三钱，板蓝根三钱。水煎服。"

29. 丝瓜

《随息居饮食谱·蔬食类》:"甘凉。清热解毒，安胎，行乳调营，补阳通络，杀虫理疝，消肿化痰。嫩者为肴，宜荤宜素。老者入药，能补能通，化湿除黄，息风止血。风热牙痛，丝瓜一条，以盐擦过，煅存性，研，频擦。兼治腮肿，水调敷。"

《本草纲目·菜部二十八卷·菜之三·丝瓜》:"风虫牙痛：经霜干丝瓜烧存性为末，擦之。(《直指方》)风气牙痛，百药不效者用此，大能去风，惟蛀牙不效。"

30. 红果草

《本草纲目拾遗·卷四·草部中·红果草》:"治牙痛、酒刺。"

31. 戎盐

《神农本草经疏·卷五·玉石部下品·戎盐》:"唐氏《经验方》，风热牙痛：青盐一斤，槐枝半斤，水四碗煎汁二碗，煮盐至干，炒研。日用揩齿洗目。"

《冯氏锦囊秘录·杂症痘疹药性主治合参卷四十一·石部·食盐》:"戎盐，一名青盐。益气去气蛊，明目却目疼，止吐衄血，坚筋骨节，助水脏，益精气，除邪热，心腹作痛，去五脏癥结积聚。外洗风眼烂弦，内擦风热牙痛。"

32. 地椒

《本草纲目·果部第三十二卷·果之四·地椒》:"牙痛：地花椒、川芎䓖尖等分。为末，擦之。(《海上名方》)"

33. 西杉木

《药性切用·卷之三上·木部·西杉木》:"杉叶：治风虫牙痛，同芎䓖、细辛煎酒，含漱。"

34. 伏翼

《本草纲目·禽部第四十八卷·禽之二·伏翼》:"风蚛牙痛：夜明砂(炒)、吴茱萸(汤泡，炒)等分，为末，蟾酥和丸麻子大。绵裹二丸含之，吐涎。(《普济方》)"

35. 羊踯躅

《本草纲目·草部第十七卷·草之六·羊踯躅》:"风虫牙痛：踯躅一钱，草乌头二钱半.为末，化蜡丸豆大。绵包一丸，咬之，追涎。(《海上仙方》)"

36. 杜牛膝

《本草备要·草部·杜牛膝》:"漱汁，止牙痛。"

37. 杉叶

《本草纲目·木部第三十四卷·木之一·杉》:"风虫牙痛：同芎䓖、细辛煎酒含漱。(时珍)"

38. 杨梅

《本草纲目·果部第三十卷·果之二·杨梅》:"树皮及根，主治：煎汤，洗恶疮疥癣。(《大明》)煎水，漱牙痛。服之，解砒毒。烧灰油调，涂烫火伤。(时珍)"

《本草从新·卷十 果部·杨梅》:"煎汤，漱牙痛、洗恶疮；烧灰油调，涂汤火伤。"

《随息居饮食谱·果食类》:"树皮：煎汤洗恶疮疥癣，漱牙痛。澄冷服，解砒毒。研末烧酒调敷，治远近挛筋。烧灰油调，敷汤火伤。"

39. 杏

《本草纲目·果部第二十九卷·果之一·杏》:"风虫牙痛：杏仁，针刺于灯上烧烟，乘热搭病牙上。又复烧搭七次。绝不疼，病牙逐时断落也。(《普济方》)"

40. 芫花

《本草纲目·草部第十七卷·草之六·芫花》:"牙痛难忍，诸药不效：芫花末擦之，令热痛定，以温水漱之。(《永类方》)"

《本草简要方·卷之三·草部二·芫花》:"主治：咳逆上气，喘急，寒痰水饮，咽肿，牙痛，心腹胀满，四肢挛急，恶疮痈疽。"

41. 芸苔

《本草纲目·菜部第二十六卷·菜之一·芸苔》:"风热牙痛：芸苔子、白芥子、角茴香等分，为末。嗃鼻，左嗃右，右嗃左。(《圣惠》)"

42. 芸香草

《滇南本草·第二卷·芸香草》:"泻诸经实热客热，解肌表风寒；清咽喉热毒肿痛、风火牙痛、乳蛾、痄腮，排脓溃散；伤风头痛，虚劳骨蒸，小儿惊风发搐，角弓反张。"

43. 苋

《本草纲目·菜部第二十七卷·菜之二·

苋》："牙痛：苋根晒干，烧存性为末，揩之。再以红灯笼草根煎汤漱之。（孙氏《集效方》）"

44. 牡荆

《本草纲目·木部第三十六卷·木之三·牡荆》："根同荆芥、荜茇煎水，漱风牙痛。（时珍）"

《本经逢原·卷三·灌木部·牡荆》："煎水，漱风牙痛。"

45. 皂荚

《本草纲目·木部第三十五卷·木之二·皂荚》："风热牙痛：皂角一挺，去子，入盐满壳，仍加白矾少许，黄泥固济，煅研。日擦之。（杨诚《经验方》）。风虫牙痛，《外台秘要方》：用皂荚末涂齿上，有涎吐之。风虫牙痛：皂角子末，绵裹弹子大两颗，醋煮热，更互熨之，日三五度。（《圣惠方》）"

《神农本草经疏·卷十四·木部下品·皂荚》："《十全方》：风虫牙痛。猪牙皂角、食盐等分，为末，日揩之。"

46. 谷精草

《滇南本草·第三卷·谷精草》："喉痹、牙痛，退翳膜，散火热，疗疮疡。"

47. 补骨脂

《本草纲目·草部第十四卷·草之三·补骨脂》："牙痛日久，肾虚也：补骨脂二两，青盐半两，炒研擦之。（《御药院方》）风虫牙痛，上连头脑：补骨脂（炒）半两，乳香二钱半。为末擦之。或为丸塞孔内。自用有效。（《传信适用方》）"

《医学摘粹·本草类要·补药门·补骨脂》："同青盐、乳香，搽日久牙痛。"

48. 鸡肠草

《本草纲目·菜部第二十七卷·菜之二·鸡肠草》："风热牙痛，浮肿发歇，元脏气虚，小儿疳蚀：鸡肠草、旱莲草、细辛等分，为末。每日擦三次。名祛痛散。（《普济方》）"

49. 驴溺

《本草纲目·兽部第五十卷·兽之一·驴》："风虫牙痛：频含漱之，良。（时珍，出《千金》诸方）"

50. 驴屎

《本草蒙筌·卷之九·兽部·驴屎》："熨风肿瘘疮，主癥癖反胃。牙痛立止，水肿专医。"

51. 柳

《本草纲目·木部第三十五卷·木之二·柳》："风虫牙痛：杨柳白皮卷如指大，含咀，以汁渍齿根，数过即愈。"

52. 柳华

《证类本草·卷第十四·柳华》："牙痛煎含，枝煎汁可消食也。"

53. 松脂

《本草纲目·木部第三十四卷·木之一·松》："风虫牙痛：刮松上脂，滚水泡化，一漱即止，已试验。（《集简方》）"

54. 松节

《本草纲目·木部第三十四卷·木之一·松》："治风蛀牙痛，煎水含漱，或烧灰日揩，有效。（时珍）"

55. 枫香脂

《本草纲目·木部第三十四卷·木之一·枫香脂》："年久牙痛：枫香脂为末，以香炉内灰和匀，每旦揩擦。（危氏《得效方》）"

56. 茄

《医学入门·内集卷二·本草分类·食治门》："茄蒂烧灰和蜜调敷口疮、牙痛，酒调服治肠风下血，皆甘以缓火之意也。"

57. 茄花

《本草纲目·菜部二十八卷·菜之三·茄》："主治：金疮牙痛。（时珍）"

58. 苦瓠

《本草纲目·菜部二十八卷·菜之三·苦瓠》："风虫牙痛：壶卢子半升，水五升，煎三升，含漱之。茎叶亦可，不过三度。（《圣惠方》）"

59. 郁李仁

《本草纲目·木部第三十六卷·木之三·郁李》："根：治风虫牙痛，浓煎含漱。治小儿身热，作汤浴之。（《大明》）"

《本草蒙筌·卷之七·果部·郁李仁》："根，煎浓汁可漱风虫牙痛，含口亦除。"

《本经逢原·卷三·灌木部·郁李仁》："根，治风虫牙痛，浓煎含漱，冷即吐去更含，勿咽汁，以其能降泄也。"

60. 虎掌

《本草纲目·草部第十七卷·草之六·虎掌》："风虫牙痛：南星末塞孔，以霜梅盦住，去涎。

(《摘玄方》)”

61. 乳香

《本草征要·第二卷·形体用药及专科用药·乳香》:“风虫牙痛,含而嚼之。”

62. 金钟薄荷

《本草纲目拾遗·卷三·草部上·金钟薄荷》:“叶:治跌打损伤,腹虫牙痛,煎汤咽之。”

63. 没石子

《本经逢原·卷三·乔木部·没石子》:“绵裹塞牙痛效,取温散肾经湿热也。”

64. 细辛

《冯氏锦囊秘录·杂症痘疹药性主治合参卷三十七·草部上·细辛》:“细辛亦止少阴头痛,通鼻齆而疗牙痛。辛能攻表,故在上之阳邪可解。”

65. 荜茇

《本草纲目·草部第十四卷·草之三·荜茇》:“治头痛、鼻渊、牙痛(时珍)。”

《本草正·芳草部·荜茇》:“揩齿可杀牙痛、牙虫。”

《本草征要·第三卷·脾经与胃经·荜茇》:“鼻渊、牙痛,俱作外用。”

66. 胡椒

《本草纲目·果部第三十二卷·果之四·胡椒》:“风虫牙痛,《卫生易简方》:用胡椒、荜茇等分,为末,蜡丸麻子大。每用一丸,塞蛀孔中。《韩氏医通》,治风、虫、客寒三般牙痛,呻吟不止:用胡椒九粒,绿豆十一粒,布裹捶碎,以丝绵包作一粒,患处咬定,涎出吐去,立愈。”

《本草正·竹木部·胡椒》:“若治风虫牙痛,须同荜茇为末、熔蜡,为细丸,塞孔中即愈。”

67. 胡桐泪

《本草述钩元·卷二十二·香木部·胡桐泪》:“主治湿热齿痛,风虫牙痛。”

《本草简要方·卷之五·木部一·胡桐泪》:“主治:消热,杀虫,软坚。疗大热毒风,蚛风,劳风,蚶牙、痛牙出血,咽喉肿痛,心腹烦闷,瘰疬结核,骨槽风,䘌齿。解火毒、面毒、金石毒。”

68. 胡荽

《调疾饮食辩·卷三·胡荽》:“牙痛百药不止,子煎汁含漱。(出《外台秘要》)”

69. 枸杞

《本草纲目·木部第三十六卷·木之三·枸杞地骨皮》:“风虫牙痛:枸杞根白皮,煎醋漱之,虫即出。亦可煎水饮。(《肘后方》)”

70. 枸橘刺

《本草纲目·木部第三十六卷·木之三·枸橘》:“刺,风虫牙痛:每以一合煎汁含之。(时珍)”

71. 荆芥根

《本草纲目·草部第十四卷·草之三·假苏》:“风热牙痛:荆芥根、乌桕根、葱根等分煎汤频含漱之。”

72. 韭子

《本草撮要·卷四 蔬部·韭子》:“烧熏虫牙痛良。”

73. 南沙参

《本草纲目拾遗·卷三·草部上·南沙参》:“治牙痛有验。”

74. 骨碎补

《本草纲目·草部第二十卷·草之九·骨碎补》:“虚气攻牙,齿痛血出,或痒痛:骨碎补二两,铜刀细锉,瓦锅慢火炒黑,为末。如常揩齿,良久吐之,咽下亦可。刘松石云:此法出《灵苑方》,不独治牙痛,极能坚骨固牙,益精髓,去骨中毒气疼痛。牙动将落者,数擦立住,再不复动,经用有神。风虫牙痛:骨碎补、乳香等分,为末糊丸,塞孔中。名金针丸。(《圣济总录》)”

《本草正·水石草部·骨碎补》:“或炒熟研末,用猪腰夹煨,空心食之,能治耳鸣及肾虚久痢、牙痛。”

《神农本草经疏·卷十一·草部下品之下·骨碎补》:“骨碎补,得青盐、槐角,炒研细擦牙,能固齿。《灵苑方》治虚气攻牙,齿痛血出,或时痒痛。骨碎补二两,铜刀细锉,瓦锅慢火炒黑为末。如常揩齿,良久吐之,咽下亦可。刘松石云:此方不独治牙痛,极能坚骨固牙,益精髓,去骨中毒气。疼痛牙动将落者,数擦立住,再不复动,经用有神。《圣济总录》治风虫牙痛:骨碎补、乳香等分为末,糊丸,塞孔中。名金针丸。”

《本草通玄·卷上·草部·骨碎补》:“理耳鸣、牙痛。”

75. 香附子

《本草纲目·草部第十四卷·草之三·莎草香附子》:“诸般牙痛:香附、艾叶煎汤漱之,仍以香附末擦之,去涎。(《普济方》)"

76. 食盐

《神农本草经疏·卷四·玉石部中品·食盐》:"唐瑶《经验方》:风热牙痛,以槐枝煎浓汤二碗,入盐一斤,煮干炒研,日用揩齿,以水洗目。"

77. 胖大海

《本草纲目拾遗·卷七·果部上·胖大海》:"味甘淡,治火闭痘,服之立起。并治一切热症劳伤,吐衄下血,消毒去暑,时行赤眼,风火牙痛,虫积下食,痔疮漏管,干咳无痰,骨蒸内热,三焦火症,诸疮皆效,功难尽述。"

78. 姜

《调疾饮食辩·卷三·姜》:"《普济方》用治口疮、牙痛。"

79. 秦艽

《汤液本草·卷之三·草部·秦艽》:"《珍》云:去手阳明经下牙痛,口疮毒,去本经风湿。"

《本草发挥·卷二》:"《主治秘诀》云:性平,味咸。养血荣筋,中风手足不遂者用之,去手阳明下牙痛,及除本经风湿。"

《本草纲目·草部第十三卷·草之二·秦艽》:"除阳明风湿,及手足不遂,口噤、牙痛、口疮,肠风泻血,养血荣筋。(元素)"

《医学入门·内集卷二·本草分类·治风门》:"一切头风、口疮、下牙痛,无问久新,时行邪气传尸骨蒸,小儿疳热,疗五种黄疸,消水肿,利小便。罗纹者佳,水洗去土,菖蒲为使。"

《重楼玉钥续编·药性》:"秦艽,本入阳明清火药也。治风寒湿痹,利小水,解温疫热毒,或牙痛、口疮发热者可用。"

80. 蚕连

《本草纲目·虫部第三十九卷·虫之一·蚕茧》:"风虫牙痛:蚕纸烧灰擦之,良久,盐汤漱口。(《直指方》)"

81. 蚕蜕纸

《本草纲目·虫部第三十九卷·虫之一·蚕》:"风虫牙痛:白直僵蚕(炒)、蚕蜕纸(烧)等分,为末,擦之。良久,以盐汤漱口。(《直指方》)"

82. 桂枝

《本草从新·卷七木部·桂枝》:"治风虫牙痛。"

83. 桃仁

《本草纲目·果部第二十九卷·果之一·桃》:"风虫牙痛:针刺桃仁,灯上烧烟出吹灭,安痛齿上咬之。不过五六次愈。(《卫生家宝方》)"

84. 桃橛

《本草纲目·服器部第三十八卷·服器之一·桃橛》:"风虫牙痛:烧取汁,少少纳孔中,以蜡锢之。(时珍)"

85. 恶实

《本草纲目·草部第十五卷·草之四·恶实》:"风龋牙痛:鼠粘子(炒),煎水含,冷吐之。(《延年方》)"

《得配本草·卷三·草部·恶实》:"牙痛:生研绵裹噙患处,去黄水即愈。"

86. 莽草

《证类本草·卷第十四·莽草》:"《日华子》云:治皮肤麻痹,并浓煎汤淋;风蚛牙痛,喉痹,亦浓煎汁含后净漱口。"

87. 莨菪

《本草纲目·草部第十七卷·草之六·莨菪》:"齿痛出虫,肉痹拘急。久服轻身,使人健行,走及奔马,强志益力,通神见鬼。多食令人狂走。(《本经》)炒焦研末,治下部脱肛,止冷痢。主蛀牙痛,咬之虫出。(甄权)"

88. 积雪草

《本草纲目·草部第十四卷·草之三·积雪草》:"牙痛塞耳:用连钱草(即积雪草),和水沟污泥同捣烂,随左右塞耳内。(《摘玄方》)"

89. 高良姜

《本草纲目·草部第十四卷·草之三·高良姜》:"风寒牙痛:红豆蔻为末,随左右以少许搐鼻中,并掺牙取涎。或加麝香。(《卫生家宝方》)"

90. 烧酒

《本草纲目·谷部第二十五卷·谷之四·烧酒》:"风虫牙痛:烧酒浸花椒,频频漱之。"

91. 海桐

《本草纲目·木部第三十五卷·木之二·海桐》:"风虫牙痛:海桐皮煎水,漱之。(《圣惠方》)"

92. 诸朽骨

《本草纲目·兽部第五十卷·兽之一·诸朽

骨》："治风牙痛，止水痢。（时珍）"

93. 黄连

《本草纲目·草部第十三卷·草之二·黄连》："牙痛恶热：黄连末掺之，立止。（李楼《奇方》）"

94. 黄荆根

《得配本草·卷七·木部·黄荆根》："配荆芥、荜茇，煎水，漱风牙痛。"

95. 野苎麻

《本草纲目拾遗·卷三·草部上·野苎麻》："性凉，治诸毒，活血止血，功能发散止渴，安胎，涂小儿丹毒，通虫胀，崩淋哮喘，白浊滑精，牙痛，喉闭骨哽，疝气，火丹疖毒，胡蜂毒蛇咬，发背疔疮，跌打损伤。"

96. 蛇床子

《本草纲目·草部第十四卷·草之三·蛇床》："风虫牙痛，《千金》：用蛇床子、烛烬。同研，涂之。《集简方》：用蛇床子煎汤，乘热漱数次，立止。"

97. 蚯蚓

《本草纲目·虫部第四十二卷·虫之四·蚯蚓》："风虫牙痛：盐化地龙水，和面纳齿上；又以皂荚，去皮，研末涂上，虫即出。又同玄胡索、荜茇末塞耳。（《普济》）"

98. 剪草

《本草纲目·草部第十八卷·草之七·剪草》："风虫牙痛：剪草、细辛、藁本等分，煎水热漱，少顷自止。（《中藏经》）"

99. 淫羊藿

《本草经解·卷一·草部上·淫羊藿》："专为末，泡汤漱，治牙痛。"

100. 硝石

《本草纲目·石部第十一卷·金石之五·硝石》："治伏暑伤冷，霍乱吐利，五种淋疾，女劳黑疸，心肠疠痛，赤眼，头痛，牙痛。（时珍）"

101. 雄雀屎

《本草纲目·禽部第四十八卷·禽之二·雀》："消积除胀，通咽塞口噤，女人乳肿，疮疡中风，风虫牙痛。（时珍）"

102. 缅茄

《本草纲目拾遗·卷八·诸蔬部·缅茄》："水磨涂，治牙痛；抹眼眶，去火毒；又能解百药毒。"

103. 寒水石

《冯氏锦囊秘录·杂症痘疹药性主治合参卷四十一·石部·寒水石》："寒水石，却胃中热，及五脏伏热，解巴豆毒，并丹石诸毒伤寒劳复，兼治积聚邪热，亦除烦渴饮水，胃热牙痛，水肿，小腹作痛，凉血降火神剂。"

104. 蜂房

《本草正·虫鱼部·蜂房》："漱齿牙，止风虫牙痛。"

《景岳全书·卷之四十九大集·本草正（下）·蜂房》："味微甘微咸，有毒。疗蜂毒肿毒。合乱发、蛇蜕烧灰，以酒服二方寸匕，治恶疽附骨疽疔肿诸毒，亦治赤白痢，遗尿失禁，阴痿。煎水可洗狐尿疮、乳痈、蜂螫恶疮，及热病后毒气冲目。漱齿牙，止风虫牙痛。炙研，和猪脂，涂瘰疬成瘘。"

105. 窠幕

《本草纲目·虫部第四十卷·虫之二·壁钱》："止虫牙痛（时珍）。"

106. 槐

《本草纲目·木部第三十五卷·木之二·槐》："枝，风热牙痛：槐枝烧热烙之。（《圣惠方》）木皮、根白皮，风虫牙痛：槐树白皮一握切，以酪一升煮，去滓，入盐少许，含漱。（《广济方》）"

107. 槐实

《神农本草经疏·卷十二·木部上品·槐实》："《圣惠方》治风热牙痛，槐枝烧热烙之。"

108. 蜀椒

《本草纲目·果部第三十二卷·果之四·蜀椒》："风虫牙痛，《总录》：用川椒红末，水和白面丸皂子大，烧热咬之，数度愈。一方：花椒四钱，牙皂七七个，醋一碗，煎漱之。"

109. 鼠妇

《本草纲目·虫部第四十一卷·虫之三·鼠妇》："风虫牙痛：湿生虫一枚，绵裹咬之。勿令人知。（《圣惠》）"

110. 蔷薇根

《本草备要·草部·蔷薇根》："治泄痢消渴，牙痛口糜（煎汁含漱），遗尿好眠，痈疽疮癣。"

111. 榕须

《本草纲目拾遗·卷六·木部·榕须》:“固齿羲复方,止牙痛:取榕根须摘断,入竹管内,将盐塞满,以泥封固,火煅存性,为末,擦牙摇动者亦坚,竹管不用。”

112. 熊胆

《本草纲目·兽部第五十一卷·兽之二·熊》:“风虫牙痛:熊胆三钱,片脑四分,每以猪胆汁调少许搽之。(《摄生方》)”

《得配本草·卷九·兽部·熊胆》:“得片脑,拌猪胆汁,涂十年肠风痔瘘,并搽风虫牙痛。”

113. 橡实

《本草纲目·果部第三十卷·果之二·橡实》:“风虫牙痛:橡斗五个(入盐在内),皂荚一条(入盐在内)。同煅过,研末。日擦三五次,荆芥汤漱之,良。(《经验良方》)”

114. 僵蚕

《本草正·虫鱼部·僵蚕》:“灭头面鼾斑及诸疮瘢痕、金疮、痔瘘、小儿疳蚀、牙龈溃烂、重舌、木舌及大人风虫牙痛、皮肤风疹瘙痒。”

115. 燕屎

《本草纲目·禽部第四十八卷·禽之二·燕》:“止牙痛:用燕子屎,丸梧桐子大。于疼处咬之,丸化即疼止。(《袖珍》)”

116. 薰陆香

《本草纲目·木部第三十四卷·木之一·薰陆香》:“风虫牙痛不可忍者,《梅师方》:用薰陆香嚼,咽其汁,立瘥。《朱氏集验方》:用乳香豆许安孔中,烧烟箸烙化立止。”

117. 薰草

《得配本草·卷二·草部·薰草》:“配荜茇,擦风虫牙痛。”

118. 蟾酥

《本草纲目·虫部第四十二卷·虫之四·蟾蜍》:“风虫牙痛不可忍,《圣惠》:用蟾酥一片,水浸软,入麝香少许,研匀。以粟米大,绵裹咬定,吐涎愈。”

《本草正·虫鱼部·蟾蜍》:“若治风虫牙痛及齿缝出血,以纸捻蘸少许,点齿缝中,按之即止。”

119. 鳗鲡鱼

《本草述钩元·卷二十八·鳞部·鳗鲡鱼》:“其骨髓最能杀虫,且其骨髓流入齿牙间,兼杀牙虫,能止牙痛。如无鲜鳗,即食腌鳗嚼骨亦可。”

120. 露蜂房

《本草纲目·虫部第三十九卷·虫之一·露蜂房》:“风虫牙痛:露蜂房煎醋,热漱之。”

《神农本草经疏·卷二十一·虫鱼部中品·露蜂房》:“《袖珍方》,风虫牙痛:蜂房一枚,盐实孔内,烧过研末,擦之,盐汤漱去。”

三、牙痛食禁

1. 饴

《随息居饮食谱·谷食类》:“饴,稀者为饴,干者为饧,诸米皆可熬,以糯米熬者为胜。甘温补中,益气养血,能助湿热,动火生痰。凡中满吐逆、疸疟、疳膨、便闭、牙痛、水肿、目赤等证,皆忌之。”

2. 荔枝

《滇南本草·第一卷·荔枝》:“过多食,发虚热动血,令牙痛口疼,火病人尤忌之。”

【医论医案】

一、医论

《口齿类要·齿痛三》

齿者,肾之标;口者,肾之窍。诸经多有会于口者,齿牙是也。徐用诚先生云:齿恶寒热等症,本手足阳明经;其动摇脱落,本足少阴经;其虫疳龈肿,出血痛秽,皆湿热胃火;或诸经错杂之邪,与外因为患。治法:湿热甚而痛者,承气汤下之,轻者清胃散调之;大肠热而龈肿痛者,清胃散治之,重则调胃丸清之;六郁而痛者,越鞠丸解之;中气虚而痛者,补中益气汤补之;思虑伤脾而痛者,归脾汤调之;肾经虚热而痛者,六味丸补之;肾经虚寒而痛者,还少丹补之,重则八味丸主之;其属风热者,独活散;大寒犯脑者,血芷散;风寒入脑者,羌活附子汤。病症多端,当临症制宜。

《齐氏医案·卷四·齿病》

《素问》曰:男子八岁,肾气实而齿生,二八而真牙生,五八则齿槁,八八而齿去矣。女子亦然,以七为数。盖肾主骨,齿者骨之标,髓之所养也,凡齿属肾。上下龈属阳明,上龈痛,喜寒而恶热,取足阳明胃;下龈痛,喜热而恶寒,取手阳明大肠。凡动摇脱而痛,或不痛,或出血,或不出血,全具如欲落之状者,皆属肾。《经》曰:肾热者,色黑而齿槁。少阴经者，面黑齿长而垢。其虫疳，龈肿不动，溃烂痛秽者，皆属阳明。或诸经错杂之邪与外因为患，又当分经辨其寒热虚实而治。肾经虚寒者安肾丸、还少丹，重则八味地黄丸。其冬月时，大寒犯脑连头痛，齿牙动摇疼痛者，此太阳少阴伤寒也，仲景立麻黄附子细辛汤。凡肾虚之人多有之，如齿牙痛而摇动，肢体倦怠，饮食少思者，脾肾亏损之病，用安肾丸、补中益气汤兼服。如喜寒恶热者，乃胃血伤也，宜清胃汤；若恶寒喜热者，胃气伤也，又宜补中益气汤加白芍、茯苓、丹皮、熟地。

《冷庐医话・补编・录方・许秀山传方》

临海许秀山布衣保，喜种花，尤爱兰菊，种多至百余，每至花时，五色缤纷，先君子恒从乞种，因书联以赠云：啖淡饭，著粗衣，眷属团圆终岁乐；伴幽兰，对佳菊，花枝烂漫满庭芳。又题其琴鹤图云、流俗不可侣，伴身惟鹤琴，山空凉月皎，亭古绿阴深，双翮有仙骨，七弦皆道心，幽居惬真赏，长此涤尘襟。许精于医，为人诊病不计酬金，曾传余秘方，试之皆效，附录之以济世。治头风，用头风膏药，入草乌末少许，贴之。治牙痛，用北细辛五钱，薄荷五钱，樟脑一钱五分，置铜锅中，上覆小碗，纸糊泥封勿通气，暖火熏之，令药气上升至小碗，取涂痛处。治刀伤久烂，用糯米于清明前，一日一换水，浸至谷雨日晒干，研末敷之。治火烧伤方，鸡子煮熟，去白取黄，猪油去膜，二味等分，捣匀抹之。

（炳章）［按］治牙痛方，虫牙痛最效，风火牙痛，亦可治之。虚火上炎牙痛，牙根浮长，外肉不肿，外涂无效，宜玉女煎。

《诊余举隅录・卷下・牙跟肿痛风火证》

牙痛，不外风火虫虚，肿痛连腮，风火为多，时症常有之。世每疑为外症，误矣。丙申冬，余客都门，王荩臣大令左偏牙跟，连腮肿痛，延余往诊。脉数，左尤有力，审是外风引动内风，兼挟痰火为患。治以加味元丹汤，二剂，肿消痛止。惟牙跟有粒未消如豆，王君疑是外症，令外科治之。复肿如前，烦躁不安，又延余诊。脉象涩滞，舌苔灰腻，知为误药所致。仍用前法，二剂即平，再加调理而愈。盖病发于表，根则在里，无论非外症也。即遇外症，凭理立方，亦能奏效。

二、医案

1. 治胃火风热虚热牙痛

《儒门事亲・卷六・热形・牙痛六十五》

泽洲李继之，忽病牙痛，皱眉不语。栾景先见之曰：何不药也？曰：无牙痛药？曰：曾记张戴人云：阳明经热有余也，宜大下之。乃付舟车丸七十粒。服毕，遇数知交留饮，强饮热酒数杯，药为热酒所发，尽吐之，吐毕而痛止。李大笑曰：戴人神仙也！不三五日又痛，再服前药百余粒，大下数行乃愈。

《口齿类要・齿痛三》

宗伯毛三江，胃经虚热，齿牙作痛，用补中益气加熟地、丹皮、茯苓、芍药寻愈。

廷尉张中梁，齿动，或用清胃散，肢体倦怠，饮食少思，牙齿作痛。余曰：此脾肾亏损，用安肾丸、补中益气汤兼服。外用羌活散而愈。或牙根溃烂，如喜寒恶热者，乃胃血伤也，用清胃散。若恶寒喜热者，胃气伤也，用补中益气汤。

杨考功，齿动作渴，属脾胃虚弱，阴火炽甚，用补中益气加酒炒黑黄柏四剂，又服加减八味丸，诸症顿愈。又用补中益气汤而痊愈。

王侍御，齿摇龈露，喜冷饮食，此胃经湿热。先用承气汤以退火，又用清胃散以调理而齿固。继而用六味丸以补肾水，羌活散以祛外邪，而寻愈。

郭职方，善饮，齿痛腮颊焮肿。此胃经湿热，用清胃散加干葛、荆、防而愈。

朱工部，午后有热，遇劳遗精，甚齿即痛。此脾肾虚热。先用补中益气送六味丸，更以十全大补汤而愈。

党吏部，齿根肿痛，焮连腮颊。此胃经风热，用犀角升麻汤即愈。

表兄颜佥宪，牙痛，右寸后半指脉洪而有力。余曰：此大肠积热，当用寒凉之剂。自泥年高，服补阴之药，呻吟彻夜。余与同舟赴京，煎凉膈散加荆、防、石膏，与服一钟即愈。

儒者柴济美，善饮，牙蛀不生，或时作痛，用桃仁承气汤二剂，又以清胃散加山栀、葛根，外搽升麻散，其牙复出。

一男子晡热内热，牙痛龈溃，常取小虫，此足三阴虚火，足阳明经湿热。先用桃仁承气汤二剂，又用六味地黄丸而愈。

一妇人因怒齿痛，寒热作呕，用清胃等药益甚。此肝火伤胃，寒药复伤。用六君子加芍药、柴胡、山栀而愈。

一妇人胃中嘈辣，甚则热痛，后患齿痛。此胃火生痰也。用二陈加芩、连下越鞠丸而瘳。

貌云叔父芝岩先生，齿根浮肿，痛不可忍，命貌求治于立翁先生。翁曰：此痛龈浮而不动，属于坤土，乃足阳明脉所贯络也，因胃有湿热故尔。用清胃散加山栀、玄参进一服，应手而瘥。貌谨记其梗概，以附医录，将俾后之学医者，有所准则云。嘉靖丁未仲秋，晚眷生郁貌顿首拜书。

《薛案辨疏·卷下》

朱工部，劳则遗精，齿牙即痛，用补中加苓、半、芍药，并六味丸渐愈，更以十全大补加麦冬、五味而痊。

疏曰：齿牙痛属胃火上炎者多，即遗精亦属脾湿下流者多，合而观之，宜清降脾胃湿火，然劳则遗精者，悉属脾胃气虚矣，且精与齿牙又俱属于肾，故并用六味丸。而劳则多气血虚，故又终之以十全大补也。我意此症，其肺胃间必有虚火，故补中加白芍，十全大补加麦冬、五味也。夫察症须知一贯之法，如此症劳则遗精，其遗精必属于虚，遗精而齿牙即痛，痛亦必属于虚，更何有胃火上炎，脾湿下流之疑耶？

《古今医统大全·卷之六十四·齿候门·治案》

丹溪治一妇人，年三十余，病齿痛不可忍，口吸凉风则暂止，闭口则复痛，此阳明湿热为患也。用黄连、胡桐泪苦寒、薄荷、荆芥辛凉，四味治湿热为主。升麻苦平，行阳明经为使。牙齿骨之余，以羊胻骨补之为佐。麝香少许为引用，共为细末。擦之，痛减半。又以调胃承气硝加黄连治其本，下二三行而止，遂不复作。

《孙文垣医案·卷三·新都治验》

程有望孺人月汛当止不止。程有望孺人，年逾五十，月汛当止不止，来且甚多，遍身皆疼，手足牵扯而痛，牙疼经年不愈。此气虚血热症也，白芍药二钱，当归八分，人参七分，蒲黄、五灵脂、炒黑侧柏叶各一钱五分，甘草、姜炭各三分。四帖诸症悉减，惟牙痛尚存，改用石膏一钱五分，人参、石斛、当归各八分，地黄、白芍药各一钱，黄连、升麻各七分，白芷、甘草各三分，再四帖，牙疼亦愈。

《孙文垣医案·卷四·新都治验》

昆池太学内人牙痛一晚晕厥三次。昆池太学内人患牙痛，一晚晕厥三次，次日两腮红肿，痛不可支，且洒淅恶寒，寝食废。以清胃汤加石膏为君，白芷为臣，连翘为佐，北细辛为使。饮下痛顿释然，如风灭灯之速。外以明矾为末，大五倍子一枚，将矾装入，以满为率，炭火上炙焦，以矾红枯为末，不时搽牙痛处，牙痛立止。此方多效。

《辨证奇闻·卷三·牙齿》

牙痛久，牙床腐烂，饮食难进，日夜号呼，乃胃火独盛，上升于牙，有升无降故也。人惟胃火最烈，火在何处，即于在处受病。火易升，不易降。火即升于牙齿，牙齿非藏火之地，焚烧两颊，牙床红肿，久腐烂。似宜用治牙仙丹加石膏。然火蕴结，可用前方消于无形，今腐烂，前方又不可用。以有形难于补救。用竹叶石膏汤加减治之。石膏、青蒿五钱。葛根、半夏、知母二钱，茯苓、麦冬三钱，竹叶三百片。四剂火退肿消。再用治牙仙丹收功。方用石膏泄胃火，何又加葛根、青蒿？不知石膏降而不升，入二味引于牙齿则痛除，何腐烂之不愈。

《未刻本叶氏医案·方桉·旋覆花汤》

阴亏阳升，牙痛时发。生地、天冬、条芩、阿胶、石决、白芍。

《续名医类案·卷十八·咽喉》

蒋仲芳治一友，始而牙痛，既而咽肿。医投凉药痛转甚。诊其脉沉细，大便一日二三次，曰：浮火上升也，其足必冷。察之果然。以《金匮》肾气料，作汤与之，服完即睡，觉来病如失。

《古今医案按选·卷四·胁痛》

孙文垣治李悦斋夫人，胸胁大腹作痛，谵语如狂，寅卯辰三时少轻，午后及夜，痛剧咬人，昼夜不睡，饮食不进者十八日。究其故，原有痰火与头疼牙痛之疾，又因经行三日后头疼发寒热，医以疟治，因大恶热，三四人交扇之，而两手浸冷水中，口噙水而不咽，鼻有微衄，又常自悲自哭，目以多哭而肿，小水直下不固，喉梗梗吞药不下，脉则左弦数，右关洪滑。孙曰：热入血室也。误服刚燥之剂而动痰火，以致标本交作。诸人犹谓热入血室，惟夜间谵语如见鬼，何至胸胁疼剧咬人耶？孙曰：仲景云，经水适来适止，得疾皆作热入血室治。痛极咬人者，乃胃虚虫行求食而不得，故喉中梗梗然也。以小柴胡加桃仁、丹皮而谵语减，次日以安蛔汤与服，而疼止食进。

［俞按］痛极咬人，合以喉中梗梗，认为蛔饥求食，亦属偶然应验。若欲据以辨证，恐不可执。

［雄按］此证究属肝阴大亏为其本病，善后之法，必用滋养肝肾为宜。

《怡堂散记·卷上·方脉治验随录十五症》

江丽彩兄。素有痰热，手战之患，一日忽头眩、呕吐、心烦、狂叫，牙痛如锥，又如虫行，口漱凉水，温则吐而易之，失水则痛叫不可耐，舌已咬碎，口不能言，心却明白，手虽战而能书，屡书"烧死也"三字，大便四五日不解，小便赤而少，脉弦滑按之搏指。此因思虑过度，气结火郁，兼之平日好酒，湿热内蕴，结为实火症也。病在胃不可用下药，以大苦寒之剂降之。

生地黄一两（捣汁），丹皮二钱，麦冬三钱，黄连五分，炒栀子一钱五分，花粉、知母、炽实、木通各一钱，生石膏二两，竹叶心一钱五分，犀角（磨汁）一钱，长流水煎，连服二次。药后梢平静，二便利，痛定，口不漱水，夜少卧。次早用逍遥加减：柴胡、薄荷、生地、丹皮、茯苓、炒栀子、陈皮、半夏、甘草、竹叶、琥珀，二剂愈。

《奇症汇·卷之七·手足》

韩飞霞治一都司，头重眼昏，耳聋牙痛，便言两脚如不着地，医不识为何病。一日梳洗毕，腹痛少间手足不能举。韩曰：此火症也，盖素劳心劳形所致，因检《玉机微义》示之。用辛散之剂十帖，恐有消渴痿痹疮疡之患，乃屏喧哗静卧，果十剂耳知人叫，体虮风发痒成疙瘩，然后头脚始知着落，亟入山静之偶以事触怒，火一发遂渴如欲狂者，一日瓜梨泉水所食无计，韩曰：此非草木之药可扶矣。遍求人乳，日进十盏，旬余渴减。又偶以事怒，手足不举，如一软物，卧四日，乃服乳无算而瘥。脉之心涩，曰：疮作矣，幸不生大毒，患马眼脓疥，越八月乃止。

《友渔斋医话·第四种·肘后偶钞上卷·齿》

孙（二二）。阳明经火郁牙痛。葛根、石膏、升麻、橘皮、小生地、薄荷。

《叶氏医案存真·卷三》

脉象左部稍振，水亏木中风动，左牙痛。盖风从内旋，乃阳之化风，只以春深地气上升之候，多升少降，无非下元不司收纳，虚证何疑？况因目恙，频用韭子烟熏，查本草药性，辛辣升腾助阳，孙真人于遗浊用之，藉其升阳以涵阴，更无漏泄耳。今痱中八日，声音渐振者，乃精气略有宁静，里窍略有灵机，是顺境也。乃不明此理，仍用辛以泄气，加人参亦是清散上焦之药，以肝肾脏虚，在于至阴，若再投辛以伤其阴，必致虚症蜂起焉。望其向安，倘必以上有火热，古称实火宜清，虚火宜补，温养柔和，与温热刚燥迥异，幸勿疑讶。生地、川斛、麦冬、茯神、阿胶、女贞子。

《类证治裁·卷之六·齿舌症论治·齿舌脉案》

王氏。风热牙痛，用辛凉解散。荆芥、薄荷、桔梗、山栀、防风、赤芍、甘草，二服愈。

房兄。胃火牙痛。用石膏（煅研），开水冲服，随手而效。

《李冠仙医案·牙痛治效》

吾友赵义之，牙痛缠绵，月余不已。忽诣予要方，诊其脉，左关尺数，以六味地黄汤加升麻三分、柴胡五分，与之。曰：此药服后，未免更痛，然片刻即止矣。次日，告予曰：昨服药而卧，忽然痛不可忍，急得骂汝，后竟安寐，天明不知牙痛之安往矣。药既对症，又多此一痛，何也？予曰：齿乃骨之余，而肾主骨。足下肾水太亏，肾火上浮而为牙痛，故用六味全剂，补之泻之。然其浮于齿牙之热，不能下降至肾，不若用升柴以透之。升透之时，未免较痛，然所用无几，而补泻之力甚大，阴能潜阳，火不复上作痛，且得安寐也。义之本通品，闻之拜服。后予以此方治肾虚牙痛者，无不立效，更胜于景岳玉女煎。

《沈菊人医案·卷上·牙漏齿䘌》

秦。阳明湿热内蒸，齿匿䘌牙痛，脉弦，舌黄腻。以泄化法。胡连、使君子、白芷、细辛、陈皮、芜荑、榧子肉、茯苓、牛蒡。

《何澹安医案·虚劳》

质弱火炎，牙痛口干，六脉并不弦数，此系肝肾虚而不克输津上供，不宜过投凉剂。西党参、阿胶、茯神、北沙参、青盐、大熟地、丹皮、枣仁、麦冬肉。

《马培之医案·骨槽风》

骨槽风症，窦汉卿名穿珠穿腮，《心法》曰：牙上发、牙槽发，二者皆以手少阳三焦、足阳明胃二经风火是。夫手少阳之经系手走头，足之阳明系头走足。恙由手经而入，始则牙痛颐肿，面肿上过太阳，继入阳明，则由项及胸。初时先下于前，嗣又慢补于后，以致毒火蕴遏，伤阴耗气，不能去毒化脓，散漫无定，脉象左部散大，右部濡小，舌㖞目定，阳缩，头面无华，汗多，气血两败，已成陷症。药病不能医，命由天定，非人力所能挽也。拟方尽人事而已。西洋参、茯苓、甘草、银花、花粉、川石斛、麦冬、大贝母、绿豆。

昨晚进汤药虽有转机，脉仍未起，未可为恃。原方中加生地五钱。

骨风溃久，牙骨已损，完功不易，当以补托。黄芪、当归、党参、甘草、白术、白芍、川芎、肉桂、大生地、花粉、红枣。

《张聿青医案·卷十五·牙痛》

姚（右）。营分久虚，木失涵养，阳气上逆，乘于胃络。牙痛牵引颊际，宜养血而引导阳气下行。白归身、白僵蚕、大麦冬、女贞子、炒地骨皮、上安桂、肥知母、川柏片、黑豆衣。

二诊：前拟桂柏等方，原为引导虚阳而设。夫齿属于肾，龈属于胃，牙肉常肿，是阴气乘入胃络。特刚药可以制病，不能生水，改进和阳熄风法。大天冬、煅决明、生牡蛎、大生地、女贞子、川石斛、旱莲草、广皮白、真二泉阿胶、蜜水炒香附。

右。产后而更经多，营血亏损。木失水涵，牙痛头疼舌痛。木叩金鸣，咳嗽不止。再拟清金平木，兼和营气。北沙参、川贝母、甜杏仁、砂仁、枇杷叶、金石斛、青蛤散、石决明、钩钩、肺露。

《贯唯集·牙痛》

王右。营血不足，水亏木旺，阴火上升，牙痛绵绵不止，脉来左手弦而带搏，右濡弱而数，舌苔光。阴虚阳亢，津液内耗，燥气上淫，头筋板掣。法宜柔肝和阳，兼滋阴液，则不治痛而痛自止矣。白蒺藜（炒，去刺）、杭菊炭、丹皮（炒）、川石斛、制首乌、冬桑叶（炙）、茯神、细生地（炒）、橘络、石决明（煅）、桑白皮、穞豆衣、谷芽。

《环溪草堂医案·卷二·肝气肝风肝火》

朱。血与津液，其原皆禀于胃。胃气虚则血少而风动，风煽胃中，则精液亏而火炎。夫胃与大肠同属阳明，故上为牙痛，左肩亦痛，下则便艰而痔痛也。头眩心跳，血虚故也。拟养阳明气血，以滋津液为法。制洋参、柏子仁、归身、麦冬、升麻、黄芪、新会皮、玄精石、於术、茯神、荷蒂。

［渊按］胃气虚未必风动，惟胃虚不能布化精微，营阴失其资生灌溉，始木燥风生。上有牙痛，下有痔痛，津枯金燥，风火交煽矣。

《曹沧洲医案·肝脾门》

左。日前肠鸣，大便润而不畅，头蒙作抽，时易牙痛，脉濡稍带弦。肝强脾弱，不克运融湿热。宜疏和并进。桑叶三钱五分，陈皮一钱，炙鸡金三钱，五加皮三钱，白蒺藜四钱，法半夏三钱五分，大腹皮三钱，川石斛三钱，石决明一两（先煎），陈佛手三钱五分，资生丸三钱（吞服），炒谷芽五钱，陈麦柴三钱。

《孤鹤医案·牙》

牙痛口干，脉来弦数，水亏火动也。拟与滋养。党参三钱，沙参二钱，麦冬二钱，穞豆衣一钱，阿胶三钱，丹皮二钱，茯神三钱，原生地三钱。临服化入青盐三分。

《陈莲舫医案·卷中·遗泄》

左。久有遗泄，一月必发数次。有梦者属心，心虚于肾，肾不足，心阳偏旺。考牙乃骨余，关系于肾，心火上烁，挟风挟痰，屡屡牙痛，龈肿外突，或平或发，绵延经年，防成骨槽风。标实本虚，拟清上摄下。洋参、杭菊、木神、川斛、莲须、旱莲、丹参、料豆、白芍、女珍、僵蚕、新会、盐水、炒竹茹。

《陈莲舫医案·卷中·淋浊》

左，廿九。湿热下注，溺痛如淋，且带浮肿，脉见细弦。治以通降，兼顾牙痛口疳。萹蓄、石苇、海金、忍冬、瞿麦、滑石、连翘、桑叶、冬葵、赤苓、山栀、薄荷、荷叶、灯心。

2. 治寒证牙痛

《口齿类要·齿痛三》

郑吏部仲冬牙痛连脑，此肾经风寒所犯。用羌活附子汤一服即愈。此症不问冬夏，肾虚者多患之，急用此药可瘳，缓则不救。

《环溪草堂医案·卷二·肝气肝风肝火》

薛。头风痛偏于右，发则连及牙龈，甚则呕吐痰涎。肝风袭于脾胃，寒痰流入筋络。温补泄化为法。竹节白附子、黄芪、羌活、刺蒺藜、半夏、吴萸、制僵蚕、钩钩。

［渊按］头痛牙痛，属热者多，而亦有寒痰流络用温散者。

《竹亭医案·女科卷一·妇女经产杂症》

予老母下牙龈肿痛畏寒治验。

予老母，乙丑仲冬下旬。右边下牙龈肿痛两日，身中畏寒，咳嗽痰稠。于肿处刺血，随用金钥匙药掺上，自觉凉快。当服煎方：秦艽二钱，蔓荆子一钱半，白芷八分，荆芥穗一钱五分，杏仁三钱，广橘红一钱，薄荷八分。加白萝卜汁半酒杯，冲。服后，明晨牙痛、畏寒等俱止矣。

用秦艽者，固取其辛散风邪，亦取其止牙痛。齿下龈属手阳明大肠经，张洁古云"秦艽能去下牙痛"，正谓此也。佐以群药，无非取其散寒退肿、止嗽消痰之功也，故一剂而诸恙平矣。

3. 治风虫牙痛

《是斋百一选方·卷之八·第十一门·治风蚛牙痛》

马敏叔说一村媪苦牙痛，百药不效，用此即愈。丝瓜儿俗呼为天罗，烧灰存性，为细末，擦痛处立止。

《邵氏方案·卷之乐·牙痛》

1）咳嗽减，而风邪复盛为牙痛。前胡钱半，桑叶、薄荷、紫苏、防风钱半，丹皮、连翘、蒺藜、荆芥钱半。

2）向投扶正化痰固合，但现在尚有风热，齿痛浮肿。桑叶、连翘、土贝、苏子、丹皮、薄荷、杏仁、菔子。

3）阳明伏热为牙痛，姑从清泄。薄荷、生草、丹皮、黄菊、连翘、桑叶、赤芍、蒺藜、山栀。

4）温邪病后未清，牙痛，口中麻。治以清化。芦根、温胆汤（去苓，竹、半、茯、草、陈、枳）、花粉、炒丹皮、知母、黑山栀。

《邵兰荪医案·卷三·肝风》

安昌庞（妇）。冲任内怯，带下癸涩，腰酸腹痛，脉涩细，右细数，肝风浮越，头疼牙痛。姑宜柔肝熄风为主。（六月初三日）煨天麻八分，生牡蛎四钱，钗斛三钱，西洋参一钱，粉丹皮三钱，稆豆皮三钱，小胡麻三钱，炒杜仲三钱，甘菊二钱，钩藤三钱，桑寄生三钱。清煎五帖。

又，带下未除，腹中疼痛，脉涩数，头疼牙痛悉瘥。宜柔肝、调经、涩下。（六月十四日）桑寄生三钱，炒杜仲三钱，丹皮三钱，制香附钱半，小胡麻三钱，远志肉八分，炒白芍钱半，覆盆子三钱，元胡钱半，钩藤三钱，钗斛三钱。清煎五帖。

［介按］素禀阴亏，冲任皆损，是以腰痛连腹，经愆带下，内风浮越，直上巅顶，则头晕牙痛。治以柔肝熄风，滋液补肾，而头疼牙痛悉瘥。次因腹中尚疼，故用理气活血之品。

《陈莲舫医案·卷上·肝风》

傅，左。真水素亏，肝邪上扰，头痛与牙痛时作而时伏，脉左弦于右，属木凌土位，纳呆神倦，有由来也。拟以和养。西洋参八分，黑料豆、抱木神、杭菊花、桑麻丸（煎入）、川贝母、煅龙齿、双钩藤、东白芍、川石斛、旱莲草、新会皮、荷边，湘莲肉七粒。

任，左。肝阳胃热挟风扰动，牙痛甚，发连及头额。现在痛势虽平，尚牙龈浮肿，齿亦动摇，脉见弦数。半虚半实，虚属阴分素亏，实为余邪未尽。拟以清泄。西洋参、制女珍、抱木神、炒僵蚕、蜜炙桑叶、黑料豆、白蒺藜、白芍、杭菊花、旱莲草、藿石斛、新会皮，竹心廿根，鲜荷叶。

4. 治虚证牙痛

《口齿类要·齿痛三》

王吏部。患齿痛，或用祛风等剂，更加寒热体倦，懒食欲呕。彼以为火盛。余曰：病因元气不足，前药复伤。遂用补中益气加茯苓、半夏，元气复而诸症愈。

膳部钟复斋。每劳心则齿缝胀而不能咀嚼，此元气虚弱。先用补中益气汤而痊；更用十全大补汤，虽劳不作。

一男子患齿痛，饮食难化，大便不实。此脾肾不足。用还少丹而愈。

一男子每足发热，牙即浮肿。此足三阴虚火。用加减八味丸，而不复作。

一男子齿浮作痛，耳面黧色，口干作渴，日晡则剧。此脾虚弱也。用补中益气汤、加减八味丸而愈。

一妇人发热齿痛，日晡益甚，月水不调。此脾经血虚所致。用逍遥散加升麻寻愈。后因怒复痛，仍以前药加川芎而痊。

荆妇每产后，齿根皆动，必逾日乃止。后复怀妊，临月时，立斋翁偶至，言及此症，留十全大补汤二剂，令产后煎服，齿不复动矣。果如言，愚奇其神异，敢缀数言，附之卷末。后有作者，皆得观法焉，则先生之德，垂之永久矣。后学吴江史羊生顿首谨书。

《续名医类案·卷三十·肿胀》

冯楚瞻治何氏子，九岁。肚腹胀极，痞块有形，肌削神困，耳中脓溃，目红肿，牙龈出血，或时腐烂，咳嗽气短，膝酸疼，夜不能寐，日不能食，已成坏症。询其病由，乃起于腿，半周之内，肚稍肿硬。初时消导，后用补脾兼消及清热化滞。六七年来，腹胀更加，痞硬更大，牙痛，耳目肿烂益甚，仅存皮骨。脉之，或时弦洪有力，或时弦而无力，知为久服克伐，真气内乱，转护邪气为害，先天之真阴真阳已竭，乃中空外浮之象也。先以《金匮》肾气丸料加麦冬、五味作汤，大剂空心温服。数剂热减，腹稍软，随以前剂冲入人参汤三钱，食前日二剂。十余日后，精神稍长，诸症渐退。后早晨以生脉饮送下，加五味牛膝之八味丸三钱，申酉仍以前方服之，两日诸症悉平，向之痞胀如失。

《竹亭医案·女科卷一·妇女经产杂症》

予胞妹牙痛无时，午后尤甚治验。

予胞妹。上齿时痛，数日来痛无宁刻，至午后尤甚。上齿虽足阳明所属，而齿乃骨之余，亦未尝不关乎肾，况尺脉虚数，非无以也。大生地四钱，当归头七分，元参二钱，甘草五分，香白芷五分，独活六分。加薄荷头三分，临服放碗内泡。一剂痛减半，再剂全瘳。

5. 治实证牙痛

《口齿类要·齿痛三》

大尹余时正素善饮，齿常浮痛，腹痛作泻。此酒积伤脾。食后用清胃散，食前解酲汤而愈。

一妇人因怒，牙痛寒热。用小柴胡加芎、归、苓、术、山栀而疼痛止，用加味逍遥散，而寒热退。

第二节 牙宣

牙宣，本义为牙齿宣露流出脓血，指以龈肉萎缩、齿根宣露、牙齿松动、经常渗出血液或脓液为主证的牙科病证。可见于现代慢性牙周炎、牙龈脓肿等疾病中。

【辨病名】

牙宣，即牙齿宣露流出脓血。中医文献中可见多种异名，如牙宣血、牙衄、齿衄等，意义率同。

1. 牙宣

牙宣，即牙齿宣露流出脓血。

《仁斋直指方论·卷之二十六·附诸血·诸血方论》："血从齿出者，曰牙宣。"

《医经小学·卷之四·病机第四·病机略一首》："齿缝中有血出不止为牙宣。"

《普济方·卷六十五·牙齿门·牙齿疼痛》："牙宣于牙龈上出血肿痛，用药皆以温汤漱之。"

《片玉痘疹·卷之十二·余毒症治歌括》："凡痘疮后牙龈生疮，时时出血者，谓之牙宣。"

《考证病源·考证病源七十四种·诸血·牙宣者阳明之热极》："齿缝中出血谓之牙宣，乃阳明之热也。"

《证治准绳·杂病第三册·诸血门·齿衄》："血从齿缝中或齿龈中出，谓之齿衄，亦曰牙宣。"

《丹台玉案·卷之三·齿痛门》："以阳明有火，热蒸于胃，胃经受热，上通于齿，故其痛也。必臭秽难近，根肉深赤，齿缝流水而味如盐，名为牙宣。"

《张氏医通·卷五·诸血门·衄血》："齿衄血从齿缝中或齿龈中出者，曰齿衄，又谓牙宣。有风壅，有肾虚，有胃火。风壅者，或齿龈微肿，牵引作痛。"

《医学心悟·卷六·外科症治方药·走马牙疳》："牙宣，牙根尽肿，宣露于外也。"

《疡医大全·卷十六·龈齿部·牙宣门主论》："陈实功曰：牙龈血出如线，或鲜血时从外溢，名曰牙宣。""岐天师曰：牙宣，又名齿衄。"

《一见能医·卷之六·病因赋中·牙宣者阳明之热极》："齿缝中出血，谓之牙宣，乃阳明经之热也。"

《医阶辨证·牙齿出脓血四证辨》："牙宣，牙齿宣露出脓血。"

《奉时旨要·卷四火属·鼻衄齿衄》："齿衄之症，血从齿缝牙龈中出，又名牙宣。"

《经验良方全集·卷三·外科枢要》："牙宣，牙根尽肿，宣露于外也。"

《医学举要·卷三·杂症合论》："血从齿缝中

或齿龈中出者，曰齿衄，又曰牙宣。有风壅，有肾虚，有胃火，消风补肾清胃，宜审诊施治。"

2. 牙宣血

《文堂集验方·卷三·牙齿痛》："牙宣血。"

3. 牙衄

《验方新编·卷一·齿部·牙缝出血》："此名牙宣症，又名牙衄，乃阴虚热极所致。"

《外治寿世方·卷二·齿·牙缝出血》："一名牙宣，又名牙衄。"

4. 龈衄

《鲟溪秘传简验方·卷上·牙齿门》："龈衄，俗名牙宣。"

5. 齿衄

《秘传证治要诀及类方·卷之四·诸血门·牙宣》："即齿衄。"

《证治准绳·杂病第三册·诸血门·齿衄》："血从齿缝中或齿龈中出，谓之齿衄，亦曰牙宣。"

《张氏医通·卷五·诸血门·衄血》："齿衄血从齿缝中或齿龈中出者，曰齿衄，又谓牙宣。有风壅，有肾虚，有胃火。风壅者，或齿龈微肿，或牵引作痛。"

《杂病心法要诀·卷二·失血总括》："齿牙出血，曰齿衄，又名牙宣。"

《疡医大全·卷十六·龈齿部·牙宣门主论》："岐天师曰：牙宣，又名齿衄。"

《奉时旨要·卷四火属·鼻衄齿衄》："齿衄之症，血从齿缝牙龈中出，又名牙宣。"

《医学举要·卷三·杂症合论》："血从齿缝中或齿龈中出者，曰齿衄，又曰牙宣。有风壅，有肾虚，有胃火，消风补肾清胃，宜审诊施治。"

6. 夹齿血

《重订通俗伤寒论·伤寒夹证·夹血伤寒》："夹齿血，血从牙龈流出也，故一名牙宣。"

7. 牙缝出血

《外治寿世方·卷二·齿·牙缝出血》："一名牙宣，又名牙衄。"

8. 齿缝出血

《医灯续焰·卷十八·齿·附方》："齿缝出血，一名牙宣。"

【辨病因】

牙宣之病因，属于不内外因，主要包括多食肥甘、调摄失宜、血络损伤。

一、多食肥甘

《奉时旨要·卷四火属·鼻衄齿衄》："齿衄之症，血从齿缝牙龈中出，又名牙宣。此手足阳明二经，及足少阴肾家之病也。而惟阳明为最，故阳明火盛，则为口臭，为牙根腐烂肿痛，或血出如涌。惟善饮好肥甘者，多有此症，抽薪饮、白虎汤。"

二、调摄失宜

《医方论·卷二·理血之剂·四物汤》："水谷之精，聚于中焦，受气变化，然后成血，日生几何？不知调养，而反行耗散，血病多多矣。或目睛流血，耳中出血，鼻中衄血，口中吐血，舌痛出血，牙宣出血，毛窍出血，小溲溺血，大便泻血，或崩漏，或痔漏，或蓄血如狂，或血痞作胀，或经闭不通，或妄行血脱，以致跌扑之伤血、疮疡之溃血。"

三、血络损伤

《医方简义·卷三·附外台秘要三方·柴胡桂姜汤》："又云：阳络伤，则血外溢，为吐血、咳血、咯血、鼻衄、牙宣、舌血等症。"

【辨病机】

一、阳明胃热论

1. 胃火炽盛

《古今医统大全·卷之四十二下血·医案·牙宣血》："有三因：一因阳明胃热，一因少阴肾虚，一因厥阴风壅。非此三者，牙不出血也。"

《幼幼集·上卷·孟氏治痘详说·论灌浆》："灌浆之时，十朝之外，身体倦怠，精神不舒，烦闷嗜卧，口有气息，口舌生疮，此必胃中蕴热，急用牛蒡子、白术、茯苓、黄连、桔梗、连翘、薄荷煎浓汁，食后徐徐服之，迟则疮虽收靥脱痂，延至二十日外，渐成牙断虫蚀生疮，时时出血，谓之牙宣。"

《考证病源·考证病源七十四种·病因赋》："牙宣者，阳明之热极。"

《考证病源·考证病源七十四种·诸血》："齿缝中出血谓之牙宣，乃阳明之热也。足阳明之脉贯于上龈，手阳明之脉贯于下龈，肠胃中湿热上熏则齿龈腐烂。”

《证治准绳·杂病第三册·诸血门·齿衄》：“血从齿缝中或齿龈中出，谓之齿衄，亦曰牙宣。有风壅，有肾虚。风壅者，消风散内服外擦。”

《婴童类萃·上卷·杂病证候歌》：“口臭牙宣胃火蒸。”

《丹台玉案·卷之三·齿痛门》：“以阳明有火，热蒸于胃，胃经受热，上通于齿，故其痛也。必臭秽难近，根肉深赤，齿缝流水而味如盐，名为牙宣。而多糜烂，此得之于胃火而成者也。”

《张氏医通·卷五·诸血门·衄血》：“血从齿缝中或齿龈中出者，曰齿衄，又谓牙宣。有风壅，有肾虚，有胃火。”

《张氏医通·卷五·诸血门·诸见血证》：“其齿衄，有阳明少阴及风热之辨。但从板齿出者为牙宣，属阳明。齿动摇者为骨病，属少阴。龈肿上壅者，少阳风热也。”

《冯氏锦囊秘录·杂症大小合参卷六·方脉齿病合参》：“至于虫牙浮肿，牙宣出血，臭秽腐烂者，乃肠胃湿热壅盛，所谓热胜则肉腐也。”

《彤园医书(外科)·卷之二外科病症·齿部·牙宣》：“又有牙根腐烂，流津白脓者，属胃中湿热，宜服犀角升麻汤。”

《疡科心得集·卷上·辨牙漏牙宣牙疔论》：“牙宣又名齿衄，从牙缝中出血，或鲜血时从牙龈外溢……亦有胃经实火上攻，而齿龈出血者，阳明气血俱多，火旺则血如潮涌，善饮者每犯之。宜清热凉血，犀角地黄汤主之，清胃散亦可。又有胃虚火动，腐烂牙龈，淡血常流者，宜归芍地黄汤；仍不止，亦用犀角地黄汤，或玉女煎；吹以杀疳止血药。”

《验方新编·附录咽喉秘集·咽喉秘集上·吴氏咽喉二十四大症歌诀》：“此症起时因胃热，壅而宣露常流血。药吹酉未即能除，清胃煎来功奏捷。先用子药，后用酉药、未药二种止血。”

《医醇賸义·卷二·火·胃火》：“胃火炽盛，烦渴引饮，牙龈腐烂，或牙宣出血，面赤发热，玉液煎主之。”

《医醇賸义·卷二·齿牙出血》：“即牙宣出血一症，不过胃火炽盛，肉不附骨，故血热而上涌。”

《焦氏喉科枕秘·卷一·治喉痹单方》：“牙宣胃火起阳明，缝中出血不留停。”

《包氏喉证家宝·辨喉证》：“牙宣证，乃缝中出血，上属脾，下属胃，因阳明经实火上攻而出也，必有胃火虚动。腐烂牙龈，以致淡血常常渗漏也。”

2. 胃虚火炎

《济阳纲目·卷五十九·吐血呕血·论》：“牙宣，胃或肾虚炎也。”

《冯氏锦囊秘录·杂症大小合参卷十一·方脉吐血咳血咯血唾血合参·麻黄桂枝汤》：“牙宣出血属胃肾虚火。”

《彤园医书(外科)·卷之二外科病症·齿部·牙宣》：“又有牙龈腐臭，牙根动摇，属胃中虚火而兼肾虚者，宜服三因安肾丸。”

二、厥阴风壅论

《古今医统大全·卷之四十二下血·医案·牙宣血》：“有三因：一因阳明胃热，一因少阴肾虚，一因厥阴风壅。非此三者，牙不出血也。”

《证治准绳·杂病第三册·诸血门·齿衄》：“血从齿缝中或齿龈中出，谓之齿衄，亦曰牙宣。有风壅，有肾虚。风壅者，消风散内服外擦。”

《张氏医通·卷五·诸血门·衄血》：“血从齿缝中或齿龈中出者，曰齿衄，又谓牙宣。有风壅，有肾虚，有胃火。”

《奉时旨要·卷四火属·鼻衄齿衄》：“齿衄之症，血从齿缝牙龈中出，又名牙宣。此手足阳明二经，及足少阴肾家之病也……齿衄有因风壅者，齿龈微肿，或牵引作痛，消风散加犀角、连翘，外擦青盐、藁本末。”

三、肾虚火动论

《古今医统大全·卷之四十二下血·医案·牙宣血》：“有三因：一因阳明胃热，一因少阴肾虚，一因厥阴风壅。非此三者，牙不出血也。”

《医学入门·外集卷四·杂病提纲·内伤》：“牙宣，胃或肾虚炎也。”

《医学入门·外集卷四·杂病分类·外感》：“牙宣之因只有二，牙缝流血，风热者，消风散加芒硝，内服外擦；肾虚炎者，四物汤加升麻，或牡丹皮、知母、黄柏；阴虚气郁者，四物汤加香附、侧柏叶、牛膝，外敷绿袍散，或香盐散常擦。”

《证治准绳·杂病第三册·诸血门·齿衄》：“血从齿缝中或齿龈中出，谓之齿衄，亦曰牙宣。有风壅，有肾虚。”

《景岳全书·卷之四十一谟集·小儿则（下）·五疳证》：“走马疳者，于齿蚀烂。盖齿属肾，肾虚受热，痰火上炎，致口臭齿黑，甚则龈烂牙宣。宜敷雄黄散，服蟾蜍丸。”

《济阳纲目·卷五十九·吐血呕血·论》：“牙宣，胃或肾虚炎也。”

《丹台玉案·卷之三·齿痛门》：“以阳明有火，热蒸于胃，胃经受热，上通于齿，故其痛也，必臭秽难近，根肉深赤，齿缝流水而味如盐，名为牙宣……或不痛而焦枯脱落者，非胃火也，乃肾气衰弱，不能固其根也。是以老人之齿多疏豁，而少壮者则无焉。观于此。则可以施治矣。”

《医方集解·理血之剂第八·咳血方》：“（丹溪）牙宣出血，属胃肾虚火。”

《证治汇补·卷之一·提纲门·火症》：“梦遗精浊，躁扰牙宣。肾火动也。”

《疡医大全·卷十六·龈齿部·牙宣门主论》：“岐天师曰：牙宣，又名齿衄。齿乃骨之余，肾之所主也。肾火外越，故齿出血，以六味地黄汤，加骨碎补一钱治之。（《秘录》）”

《彤园医书（外科）·卷之二外科病症·齿部·牙宣》：“又有牙龈腐臭，牙根动摇，属胃中虚火而兼肾虚者，宜服三因安肾丸。”

《证治针经·卷二·肿胀》：“鼻衄牙宣，由气血之交结。”

《奉时旨要·卷四火属·鼻衄齿衄》：“齿衄之症，血从齿缝牙龈中出，又名牙宣。此手足阳明二经，及足少阴肾家之病也……少阴不足者，玉女煎。便闭者，调胃承气汤，外敷冰玉散……齿不痛而衄者，肾虚也，六味丸。”

四、湿热蕴结论

《医述·卷十一·杂证汇参·齿》：“他如牙宣、牙菌、牙痈、穿牙毒、骨槽风、走马牙疳之类，皆由于湿火热毒蕴结牙床。”

《赤水玄珠·第三卷·齿门》：“至于生虫浮肿、牙宣出血、臭秽腐烂者，肠胃湿热壅盛也。虚者补之，湿热者泻之清之，外以末药擦之。”

《冯氏锦囊秘录·杂症大小合参卷六·方脉齿病合参》：“至于虫牙浮肿，牙宣出血，臭秽腐烂者，乃肠胃湿热壅盛，所谓热胜则肉腐也。”

《临证指南医案·卷八·牙》：“牙症不外乎风、火、虫、虚，此但言其痛也。其他如牙宣、牙搔、牙菌、牙疳、牙痈、穿牙毒、骨槽风、走马牙疳之类，皆由于湿火热毒，蕴结牙床。须分上下二齿，辨明手足阳明及少阴之异，又当察其专科而任之。（华玉堂）”

五、风热炎上论

《医学入门·外集卷四·杂病提纲·内伤》：“凡头目肿痛，眩晕眼昏，目赤耳聋，鼻塞，口燥舌干，牙宣牙肿，斑疹之类，皆风热炎上之所为也。”

《医学入门·外集卷四·杂病分类·外感》：“牙宣之因只有二，牙缝流血，风热者，消风散加芒硝，内服外擦；肾虚炎者，四物汤加升麻，或牡丹皮、知母、黄柏；阴虚气郁者，四物汤加香附、侧柏叶、牛膝，外敷绿袍散，或香盐散常擦。变骨蚀风，出血骨露者，玉池散。”

六、心肾火热论

《疡医大全·卷十六·龈齿部·牙宣门主论》：“陈实功曰：此乃心肾火邪，逼血妄行之故，治当凉心滋肾为主。如血出如线，其涌如泉者危。（《正宗》）”

《疡科心得集·卷上·辨牙漏牙宣牙疔论》：“牙宣又名齿衄，从牙缝中出血，或鲜血时从牙龈外溢。齿乃骨之余，肾之所主也。心肾火邪逼血妄行，故齿出血；然少阴气多血少，血必点滴而出，齿亦隐隐而痛，多欲者恒犯之。治当凉心滋肾，玉女煎或六味地黄汤，或凉八味加骨碎补、女贞子、阿胶、地骨皮等主之。”

七、伏暑入血分论

《友渔斋医话·第五种·证治指要一卷·伏暑》：“又感新寒或鼻衄牙宣，暑邪已入血分，心烦少寐，自汗淋漓，气短无力，脉细如丝，重按不散，渴思冷饮，小便秽赤等症，虽当寒月，重裘被体，总用凉剂，加补肺之品，如生脉白虎汤。”

八、胃火虫蚀论

《丹台玉案·卷之三·齿痛门》:“以阳明有火,热蒸于胃,胃经受热,上通于齿,故其痛也,必臭秽难近,根肉深赤,齿缝流水而味如盐,名为牙宣……而如无恙者,非属于风,非属于火,其虫之为蠹,是虫也。又何从而生之,必有些须食物,留于齿根,为火煅炼,籍血气而成也。啮其齿则齿碎,啮其肉则肉疼,其或不啮而微痛则肉痒。此虫痛之,所以异于风与火也。”

九、火迫血出论

《医学入门·外集卷五·外科·痈疽总论》:“疮疡时,或愈后,口鼻吐衄、牙宣龈露,皆因疮疡出血,为火动而错经妄行,当求经审其因而治之。”

《寿世保元·卷六·牙齿》:“牙疳牙宣……又曰,血遇火则沸而出,牙宣也。”

《疡医大全·卷十六·龈齿部·牙宣门主论》:“陈实功曰:此乃心肾火邪,逼血妄行之故,治当凉心滋肾为主。如血出如线,其涌如泉者危。(《正宗》)”

十、阴虚火炎论

《验方新编·卷一·齿部·牙缝出血》:“此名牙宣症,又名牙衄,乃阴虚热极所致。”

十一、内外合邪论

《彤园医书(外科)·卷之二外科病症·齿部·牙宣》:“初起牙龈宣肿,渐溃流血,久则削缩,致牙宣露。由胃经客热积久,外受风邪,寒湿搏结而成。有喜凉饮而恶热者,系客热遇寒凉凝结龈肉之间……有喜热饮而恶凉者,系客热受邪风稽留龈肉之间,牙根恶寒,遇风痛甚。”

【辨病证】

一、辨脏腑

《尤氏喉症指南·各症形象主治歌》:“牙缝出血是牙宣,上属脾兮下属胃,腐烂血溅由二火,扶脾清胃剂为先。止血因施珍珠散,长肉生肌烂自愈,此症痰多病最重,速宜调治勿延迟。”

《外科大成·卷三分治部下·牙齿部·牙衄》:“牙衄牙宣,为牙缝中出血也。若胃经实热者,则血出如涌,口必臭而齿不动……肾经虚者,血则点滴而出,齿亦悠悠然而痛,口不臭而齿动或齿落。”

《医方集解·泻火之剂第十四·清胃散》:“(东垣)牙宣,牙龈出血或齿缝出血也,亦名齿衄,乃肾病。”

《证治汇补·卷之二·内因门·血症》“牙宣出于肾,舌衄出于心。(《绳墨》)”

《张氏医通·卷五·诸血门·诸见血证》:“其齿衄,有阳明少阴及风热之辨。但从板齿出者为牙宣,属阳明。齿动摇者为骨病,属少阴。龈肿上壅者,少阳风热也。”

《临证指南医案·卷八·牙》:“牙症不外乎风火虫虚,此但言其痛也。其他如牙宣、牙搓、牙菌、牙疳、牙痈、穿牙毒、骨槽风、走马牙疳之类,皆由于湿火热毒,蕴结牙床。须分上下二齿,辨明手足阳明及少阴之异。又当察其专科而任之。(华玉堂)”

《疡医大全·卷十六·龈齿部·牙宣门主论》:“窦汉卿曰:牙宣,谓脾胃中热涌而宣露也,亦名龈宣。此候牙齿缝中出血,上属脾,下属肾,吐血痰至斗,为难疗者。急宜速治,迟则难生。先用蚌水灌净,然后吹药。(《全书》)”“奎光曰:牙宣,乃齿缝出血,上属脾,下属胃,实火上攻所致。亦有胃虚火动,腐烂牙龈,以致淡血渗漏不止,内服扶脾清火之剂,外用珍珠散吹。”

《杂病源流犀烛·卷二十四·咽喉音声病源流》:“牙宣牙缝出血,上属肝,下属胃,实火上攻故也。亦有胃虚火动,腐烂牙根,以致淡血常常渗漏不已,内服清胃凉血之剂,外用珍珠散。又胃虚火动,腐烂牙根,外用长肉药吹之,内服扶脾清火之剂。”

《疡科心得集·卷上·辨牙漏牙宣牙疔论》:“牙宣又名齿衄,从牙缝中出血,或鲜血时从牙龈外溢。齿乃骨之余,肾之所主也。心肾火邪逼血妄行,故齿出血;然少阴气多血少,血必点滴而出,齿亦隐隐而痛,多欲者恒犯之……亦有胃经实火上攻,而齿龈出血者,阳明气血俱多,火旺则血如潮涌,善饮者每犯之……又有胃虚火动,腐烂牙龈,淡血常流者。”

《奉时旨要·卷四 火属·鼻衄齿衄》:“齿衄

之症，血从齿缝牙龈中出，又名牙宣。此手足阳明二经，及足少阴肾家之病也。而惟阳明为最，故阳明火盛，则为口臭，为牙根腐烂肿痛，或血出如涌。惟善饮好肥甘者，多有此症，抽薪饮、白虎汤……齿衄有因风壅者，齿龈微肿，或牵引作痛，消风散加犀角、连翘，外擦青盐、藁本末。齿不痛而衄者，肾虚也，六味丸。”

《经验选秘·卷一》：“牙宣血出属胃肾虚火。”

《包氏喉证家宝·辨喉证》：“牙宣证，乃缝中出血，上属脾，下属胃，因阳明经实火上攻而出也，必有胃火虚动。腐烂牙龈，以致淡血常常渗漏也。”

二、辨风、火、虫蚀

《丹台玉案·卷之三·齿痛门》：“以阳明有火，热蒸于胃，胃经受热，上通于齿，故其痛也，必臭秽难近，根肉深赤，齿缝流水而味如盐，名为牙宣。而多糜烂，此得之于胃火而成者也。其或痒，或痛，或大痛难忍之际又忽然痛止，而如无恙者，非属于风，非属于火，其虫之为蠹，是虫也。又何从而生之，必有些须食物，留于齿根，为火煅炼，籍血气而成也。啮其齿则齿碎，啮其肉则肉疼，其或不啮而微痛则肉痒，此虫痛之，所以异于风与火也。或不痛而焦枯脱落者，非胃火也，乃肾气衰弱，不能固其根也。是以老人之齿多疏豁，而少壮者则无焉。观于此，则可以施治矣。”

三、辨虚火实火

《外科证治秘要·牙痈牙疔牙漏牙宣风热牙疳走马牙疳》：“有虚火有实火，牙缝渐渐出血者属虚，骤然出而多者属实。虚火宜滋肾，实火宜清胃。知柏八味汤加女贞、阿胶、地骨皮，治虚火。清胃散，犀角地黄汤，治实火。玉女煎治肾阴虚而胃火盛者。”

四、辨新久

《医宗金鉴·外科心法要诀·卷五齿部·牙宣》：“牙宣初起肿牙龈，日渐腐颓久露根，恶热恶凉当细别，胃经客热风寒侵。

［注］此证牙龈宣肿，龈肉日渐腐颓，久则削缩，以致齿牙宣露。总由胃经客热积久，外受邪风，寒凉相搏而成。有喜凉饮而恶热者，系客热遇寒凉，凝滞于龈肉之间；有喜热饮而恶凉者，系客热受邪风，稽留于龈肉之内。客热遇寒者，牙龈出血，恶热口臭，宜服清胃汤；客热受风者，牙龈恶凉，遇风痛甚，宜服独活散。外有牙龈腐臭，齿根动摇者，属胃中虚火，而兼肾虚，齿乃肾之余，宜服《三因》安肾丸。又有牙龈腐臭，时津白脓者，属胃中湿热，宜服犀角升麻汤，外俱用胡桐泪散擦之，以食盐冲汤漱口。惟牙龈动摇，或兼疼痛者，日以李杲牢牙散擦之，夜用固齿白玉膏贴之，缓缓取效。若龈肉腐烂，露牙床骨者逆。”

《彤园医书(外科)·卷之二 外科病症·齿部》：“初起牙龈宣肿，渐溃流血，久则削缩，致牙宣露。”

五、辨原发病及兼证

《保婴撮要·卷八·疳症》：“若牙齿蚀烂，名走马疳。盖齿属肾，肾虚受热，疳火上炎，致口臭齿黑，甚则龈烂牙宣。”

《医学入门·外集卷五·外科·痈疽总论》：“疮疡时，或愈后，口鼻吐衄、牙宣龈露，皆因疮疡出血，为火动而错经妄行，当求经审其因而治之。”

《赤水玄珠·第二十七卷·痘疹心印·落痂症及靥后余症》：“痂后牙龈生疮，时时出血，谓之牙宣。呼吸息谓之息露，此走马疳也。由热在阳明，急用蚕蜕散敷之。如唇肿面浮，穿鼻破颊，溃喉腐肉，饮食不入者死。”

《景岳全书·卷之四十一谟集·小儿则(下)·五疳证》：“走马疳者，于齿蚀烂。盖齿属肾，肾虚受热，疼火上炎，致口臭齿黑，甚则龈烂牙宣。宜敷雄黄散，服蟾蜍丸。”

《幼幼集成·卷六·万氏痘麻·痘后余毒证治歌》：“凡痘疮后牙龈生疮，时时出血，谓之牙宣；呼吸息臭，谓之息露。此走马疳也。由热在阳明、少阳，宜内服洗心散，外以蚕蜕散敷之。”

《罗氏会约医镜·卷十九·儿科疮科·儿科》：“又有走马疳者，牙齿蚀烂，口臭齿黑，甚则龈败牙宣。”

《证治针经·卷二·肿胀》：“鼻衄牙宣，由气血之交结。”

六、辨脉

《医学入门·内集卷一·诊脉·脏腑六脉诊法》："脾数中消好嗜眠，胃翻口臭及牙宣。"

《寿世保元·卷一·七表八里总归四脉》："脾脉数。主口臭胃翻。齿痛牙宣。多食不饱。四肢不举。"

《订正太素脉秘诀·卷上·五脏见数脉主病》："脾部数。主口臭翻胃。齿痛牙宣。多食不饱。四肢不举。"

《郑氏家传女科万金方·诊脉切要歌》："脾数中消好嗜眠，胃翻口臭及牙宣。"

《疡医大全·卷二·论三部脉所主杂病法诀》："脾脉数，主口臭胃翻，齿痛牙宣，多食不饱，四肢不举。"

七、辨预后

《张氏医通·卷十二·婴儿门下·唇舌》："痘出始终以唇舌红润为吉……若臭烂延及牙龈，腮颊肿破，而成走马崩砂、牙宣息露、狐惑等证，皆不易治。即用化慝丸、马鸣散，亦难取效。"

《疡医大全·卷十六·龈齿部·牙宣门主论》："汪省之曰：牙宣乃阳明胃经实火上攻，故血从牙缝中出也。血出不止者杀人。(《理例》)"

《验方新编·卷一·齿部·牙缝出血》："此名牙宣症，又名牙衄，乃阴虚热极所致。发时血出不止，若不急治难救。"

《包氏喉证家宝·咽喉七十二证考》："牙宣，牙缝出血不止，上脾下胃，吐血痰至升斗者，难救。"

【论治法】

一、概论

《赤水玄珠·第三卷·齿门》："至于生虫浮肿、牙宣出血、臭秽腐烂者，肠胃湿热壅盛也。虚者补之，湿热者泻之清之，外以末药擦之。"

《证治准绳·杂病第三册·诸血门·齿衄》："血从齿缝中或齿龈中出，谓之齿衄，亦曰牙宣。有风壅，有肾虚。风壅者，消风散内服外擦(外用加盐)。肾虚者，以肾主骨，牙者骨之余，火乘水虚而上炎，服凉药而愈甚，宜盐汤下安肾丸，间黑锡丹，仍用青盐炒香附黑色，为末擦之。"

《外科大成·卷三分治部下·牙齿部·牙衄》："牙衄、牙宣，为牙缝中出血也。若胃经实热者，则血出如涌，口必臭而齿不动，宜清胃汤，甚者调胃承气汤下之。孰若用酒制大黄末三钱，以枳壳五钱煎汤，少加童便调服，下黑粪而愈。是治脉洪有力，阳明之热盛也。若胃经虚火者，宜二参汤，及补中益气汤加黄连、丹皮。肾经虚者，血则点滴而出，齿亦悠悠然而痛。口不臭而齿动或齿落。治宜安肾。有火者六味地黄丸。无火者八味地黄丸。俱加猴姜。随手而应。肝气盛者兼服芦荟丸。俱外兼蒺藜汤、玄胡散、荔枝盐等。擦之漱之。"

《冯氏锦囊秘录·杂症大小合参卷六·方脉齿病合参》："至于虫牙浮肿，牙宣出血，臭秽腐烂者，乃肠胃湿热壅盛，所谓热胜则肉腐也。虚者补之，湿热者泻之，胃火壅者清之，风寒外束者散之，外以末药擦之，甚而断烂齿落者，犹土崩而木倒也。其治在断，断坚则齿自固矣。"

《外科证治秘要·牙痈牙疔牙漏牙宣风热牙疳走马牙疳》："牙宣，有虚火有实火。牙缝渐渐出血者属虚，骤然出而多者属实。虚火宜滋肾，实火宜清胃。知柏八味汤加女贞、阿胶、地骨皮，治虚火。清胃散，犀角地黄汤，治实火。玉女煎治肾阴虚而胃火盛者。"

《重订通俗伤寒论·伤寒夹证·夹血伤寒》："夹齿血，血从牙龈流出也，故一名牙宣。甚有盈碗成盆，如线索牵拽而出。症见身热口渴，龈肿溺赤便闭者，胃有实火也。治以咸苦泄降，犀连承气汤加藕节、童便。轻则大便通利者，不必凉泻，但用清解，犀地清络饮，去桃仁、姜、蒲二汁，加藕汁、童便。如脉细数，舌光绛，口烂龈糜者，胃中虚火也。宜清热兼滋阴，新加玉女煎去石英、磁石，加骨碎补、黑蒲黄。外用冷醋水漱口，十灰散掺。内外并治，奏功更速。"

二、清胃论

1. 胃火盛者，治宜清胃

《冯氏锦囊秘录·杂症大小合参卷六·方脉齿病合参》："胃火壅者，清之。"

《外科证治秘要·牙痈牙疔牙漏牙宣风热牙疳走马牙疳》："有虚火、有实火，牙缝渐渐出血者属虚，骤然出而多者属实。虚火宜滋肾，实火宜清胃。”

《医学举要·卷三·杂症合论》：“血从齿缝中或齿龈中出者，曰齿衄，又曰牙宣。有风壅，有肾虚，有胃火，消风补肾清胃，宜审诊施治。”

《重订通俗伤寒论·伤寒夹证·夹血伤寒》：“夹齿血，血从牙龈流出也，故一名牙宣。甚有盈碗成盆，如线索牵拽而出。症见身热口渴、龈肿、溺赤、便闭者，胃有实火也，治以咸苦泄降。轻则大便通利者，不必凉泻，但用清解。”

2. 火热动血，清胃凉血

《杂病源流犀烛·卷二十四·咽喉音声病源流》：“牙宣牙缝出血，上属肝，下属胃，实火上攻故也。亦有胃虚火动，腐烂牙根，以致淡血常常渗漏不已，内服清胃凉血之剂，外用珍珠散。”

3. 胃虚火动，扶脾清热

《杂病源流犀烛·卷二十四·咽喉音声病源流》：“又胃虚火动，腐烂牙根，外用长肉药吹之，内服扶脾清火之剂。”

4. 虚火伤阴，清热滋阴

《重订通俗伤寒论·伤寒夹证·夹血伤寒》：“如脉细数，舌光绛，口烂龈糜者，胃中虚火也，宜清热兼滋阴。”

三、消风论

《医学举要·卷三·杂症合论》：“血从齿缝中或齿龈中出者，曰齿衄，又曰牙宣。有风壅，有肾虚，有胃火，消风补肾清胃，宜审诊施治。”

四、补肾论

1. 肾虚火炎，虚则补之

《证治准绳·杂病第三册·诸血门·齿衄》：“血从齿缝中或齿龈中出，谓之齿衄，亦曰牙宣。有风壅，有肾虚。风壅者，消风散内服外擦（外用加盐）。肾虚者，以肾主骨，牙者骨之余，火乘水虚而上炎，服凉药而愈甚，宜盐汤下安肾丸，间黑锡丹，仍用青盐炒香附黑色，为末擦之。”

《外科大成·卷三分治部下·牙齿部·牙衄》：“肾经虚者，血则点滴而出，齿亦悠悠然而痛，口不臭而齿动或齿落，治宜安肾。”

《外科证治秘要·牙痈牙疔牙漏牙宣风热牙疳走马牙疳》：“有虚火、有实火，牙缝渐渐出血者

属虚，骤然出而多者属实。虚火宜滋肾，实火宜清胃。”

《医学举要·卷三·杂症合论》：“血从齿缝中或齿龈中出者，曰齿衄，又曰牙宣。有风壅，有肾虚，有胃火，消风补肾清胃，宜审诊施治。”

2. 滋水泻火

《文堂集验方·卷三·牙齿痛》：“凡牙宣服凉药不效者，又宜滋肾水，泻相火，即愈。”

五、清泻湿热论

《赤水玄珠·第三卷·齿门》：“至于生虫浮肿、牙宣出血、臭秽腐烂者，肠胃湿热壅盛也。虚者补之，湿热者泻之清之，外以末药擦之。”

六、急下论

《重订广温热论·第二卷·验方妙用·攻里法》：“温热症急下之候：发热汗多，鼻如烟煤，舌干、舌卷、舌短、舌黑焦燥、舌生芒刺，齿燥牙宣，胸腹满痛，谵语发狂，甚或昏厥，身冷呃逆，大便秘结，小便短涩，甚或不通，手足发痉。”

七、清热补肺论

《友渔斋医话·第五种·证治指要一卷·伏暑》：“又感新寒或鼻衄牙宣，暑邪已入血分，心烦少寐，自汗淋漓，气短无力，脉细如丝，重按不散，渴思冷饮，小便秽赤等症，虽当寒月，重裘被体，总用凉剂，加补肺之品，如生脉白虎汤。”

【论用方】

一、概论

《仁斋直指方论·卷之二十六·附诸血·牙宣血》：“戴氏曰：牙宣有二证，有风壅牙宣，有肾虚牙宣。风壅牙宣消风散擦之，仍服。肾虚牙宣，以肾主骨，牙者骨之余，虚而上炎，故宜服凉剂而愈。甚者，此属肾经下虚上盛，宜盐汤下安肾丸间黑锡丹，仍用姜、盐炒香附黑色为末揩擦，其妙不可言也。”

《世医得效方·卷第十七·口齿兼咽喉科·齿病·郁金散》：“治牙宣，鲜红者甘露饮，瘀红者双和汤。仍以盐泥炒为末，揩牙上。”

《医学入门·外集卷四·杂病分类·外感》：

"牙宣之因只有二,牙缝流血,风热者,消风散加芒硝,内服外擦;肾虚炎者,四物汤加升麻,或牡丹皮、知母、黄柏;阴虚气郁者,四物汤加香附、侧柏叶、牛膝,外敷绿袍散,或香盐散常擦。变骨蚀风,出血骨露者,玉池散。疳䘌出血多者,用生竹茹二两,醋煮含之。"

《考证病源·考证病源七十四种·诸血·牙宣者阳明之热极》:"齿缝中出血谓之牙宣,乃阳明之热也。足阳明之脉贯于上龈,手阳明之脉贯于下龈,肠胃中湿热上熏则齿龈腐烂。出血用黄芩、薄荷、生甘草、连翘、山栀水煎服;外用灶突煤、龙骨盐炒,为末敷之,即愈。"

《证治准绳·杂病第三册·诸血门·齿衄》:"血从齿缝中或齿龈中出,谓之齿衄,亦曰牙宣。有风壅,有肾虚。风壅者,消风散内服外擦(外用加盐)。肾虚者,以肾主骨,牙者骨之余,火乘水虚而上炎,服凉药而愈甚,宜盐汤下安肾丸,间黑锡丹,仍用青盐炒香附黑色,为末擦之。"

《外科大成·卷三分治部下·牙齿部·牙衄》:"牙衄牙宣,为牙缝中出血也。若胃经实热者,则血出如涌,口必臭而齿不动,宜清胃汤,甚者调胃承气汤下之。孰若用酒制大黄末三钱,以枳壳五钱煎汤,少加童便调服,下黑粪而愈。是治脉洪有力,阳明之热盛也。若胃经虚火者,宜二参汤,及补中益气汤加黄连、丹皮。肾经虚者,血则点滴而出,齿亦悠悠然而痛,口不臭而齿动或齿落,治宜安肾,有火者六味地黄丸,无火者八味地黄丸,俱加猴姜,随手而应。肝气盛者兼服芦荟丸,俱外兼蒺藜汤、玄胡散、荔枝盐等,擦之漱之。"

《张氏医通·卷五·诸血门·衄血》:"齿衄,血从齿缝中或齿龈中出者,曰齿衄,又谓牙宣。有风壅,有肾虚,有胃火。风壅者,或齿龈微肿,或牵引作痛,消风散加犀角、连翘,外擦青盐、藁本末。肾虚者,口不臭,齿浮动,齿缝中点滴而出。若隐隐作痛者,虚风袭入肾经,肾主骨,齿乃骨之余也,宜盐汤下小安肾丸。不痛,肾虚而有火也,六味丸加骨碎补,外用青盐炒香附末擦之。胃热者,牙疼而龈间出血如涌,齿不动摇。其人必好饮,或多啖炙爆所致,口臭不可近,宜清胃散,甚者服调胃承气汤。"

《医宗金鉴·外科心法要诀·卷五齿部·牙宣》:"牙宣初起肿牙龈,日渐腐颓久露根,恶热恶凉当细别,胃经客热风寒侵。

[注]此证牙龈宣肿,龈肉日渐腐颓,久则削缩,以致齿牙宣露。总由胃经客热积久,外受邪风,寒凉相搏而成。有喜凉饮而恶热者,系客热遇寒凉,凝滞于龈肉之间;有喜热饮而恶凉者,系客热受邪风,稽留于龈肉之内。客热遇寒者,牙龈出血,恶热口臭,宜服清胃汤;客热受风者,牙龈恶凉,遇风痛甚,宜服独活散。外有牙龈腐臭,齿根动摇者,属胃中虚火,而兼肾虚,齿乃肾之余,宜服《三因》安肾丸。又有牙龈腐臭,时津白脓者,属胃中湿热,宜服犀角升麻汤,外俱用胡桐泪散擦之,以食盐冲汤漱口。惟牙龈动摇,或兼疼痛者,日以李杲牢牙散擦之,夜用固齿白玉膏贴之,缓缓取效。若龈肉腐烂,露牙床骨者逆。"

《幼幼集成·卷六·万氏痘麻·痘后余毒证治歌》:"凡痘疮后牙龈生疮,时时出血,谓之牙宣;呼吸息臭,谓之息露。此走马疳也,由热在阳明、少阳,宜内服洗心散,外以蚕蜕散敷之。"

《杂病源流犀烛·卷二十四·咽喉音声病源流》:"牙宣牙缝出血,上属肝,下属胃,实火上攻故也。亦有胃虚火动,腐烂牙根,以致淡血常常渗漏不已,内服清胃凉血之剂,外用珍珠散。又胃虚火动,腐烂牙根,外用长肉药吹之,内服扶脾清火之剂。"

《古今医彻·卷之二·杂症·血症》:"牙宣出血,六味丸加骨碎补。虚寒者,八味丸加骨碎补,生脉散亦效。"

《奉时旨要·卷四火属·鼻衄齿衄》:"齿衄之症,血从齿缝牙龈中出,又名牙宣。此手足阳明二经,及足少阴肾家之病也。而惟阳明为最,故阳明火盛,则为口臭,为牙根腐烂肿痛,或血出如涌。惟善饮好肥甘者,多有此症,抽薪饮、白虎汤。少阴不足者,玉女煎。便闭者,调胃承气汤,外敷冰玉散。齿衄有因风壅者,齿龈微肿,或牵引作痛,消风散加犀角、连翘,外擦青盐、藁本末。齿不痛而衄者,肾虚也,六味丸。"

《重楼玉钥续编·诸证补遗》:"牙宣龈痒满口牙出血,牙龈肉赤齿缝出血味酸,此实火上攻,宜清胃散加侧柏叶。淡血常渗不已者,胃虚火动也,宜消风清火滋阴凉血之剂,外用珍珠散敷之。海螵蛸一钱,龙骨二钱,珍珠三厘,辰砂、象皮、乳香、没药、冰片各五分,研细,棉花团指大,水湿蘸药,擦患处，以指抵实一二次，即愈。若龈痒者，血虚也。补血药中加白芷。牙宣不止，以丝绵烧灰，存性，加冰硼少许，搽之，立效。满口牙出血，枸杞为末，煎汤漱之，然后吞下，立止。”

《验方新编·卷一·齿部·牙缝出血》：“此名牙宣症，又名牙衄，乃阴虚热极所致。发时血出不止，若不急治难救。用黄豆渣（即豆腐店中取过黄豆浆之渣，无则用生黄豆嚼融，亦可。如不见效，仍用豆渣为妥，并以黄豆为佳，黑豆不效。店中亦有黑豆者，须问明以免误事），敷之，立止如神。内服六味地黄汤，去山萸肉不用。有人患此，血出两日不止，热甚垂危，照此治之，其病若失。此治牙衄第一神方也。载福建某府志。”

《外科证治秘要·牙痛牙疔牙漏牙宣风热牙疳走马牙疳》：“有虚火、有实火，牙缝渐渐出血者属虚，骤然出而多者属实。虚火宜滋肾，实火宜清胃。知柏八味汤加女贞、阿胶、地骨皮，治虚火。清胃散，犀角地黄汤，治实火。玉女煎治肾阴虚而胃火盛者。”

《经验良方全集·卷三·外科枢要》：“牙宣，牙根尽肿，宣露于外也。吹以柳华散，兼服清胃散。”

《增订通俗伤寒论·证治各论·伤寒夹证·夹血伤寒》：“夹齿血，血从牙龈流出也，故一名牙宣。甚有盈碗成盆，如线索牵拽而出。症见身热口渴，龈肿溺赤便闭者，胃有实火也，治以咸苦泄降，犀连承气汤加藕节、童便。轻则大便通利者，不必凉泻，但用清解，犀地清络饮，去桃仁、姜、蒲二汁，加藕汁、童便。如脉细数，舌光绛，口烂龈糜者，胃中虚火也，宜清热兼滋阴，新加玉女煎去石英、磁石，加骨碎补、黑蒲黄，外用冷醋水漱口，十灰散掺，内外并治，奏功更速。”

《外科备要·卷一证治·齿部·牙宣》：“初起牙龈宣肿，渐溃流血，久则削缩，致牙宣露，由胃经客热积久、外受风邪寒湿搏结而成。有喜凉饮而恶热者，系客热遇寒凉凝滞龈肉之间，牙出鲜血口气必臭，宜服清胃散；有喜热饮而恶凉者，系客热受邪风稽留龈肉之间，牙龈恶寒遇风痛甚，宜服独活散；又有牙龈腐臭，齿根动摇者，属胃中虚火而兼肾虚，宜服三因安肾丸；又有牙龈腐臭，时津白浓者，属胃中湿热，宜服犀角升麻汤，外俱搽胡桐泪散；若牙龈动摇或兼痛者，日以李杲牢牙散，擦之缓缓取效。一方，切碎金刚刺兜煎汁，常噙。”

《儿科萃精·卷三·身体诸病门·附例》：“小儿牙缝出血，乃阴虚热极所致，名曰牙衄，又名牙宣。但用黄豆渣（即豆腐店中取过黄豆浆之渣）敷之立止，如神，若血出不止，速煎六味地黄汤去萸肉，服之立愈。”

二、常用治牙宣方论

1. 论清胃散

《医方集解·泻火之剂第十四·清胃散》：“此足阳明药也。黄连泻心火，亦泻脾火，脾为心子，而与胃相表里者也；当归和血，生地、丹皮凉血，以养阴而退阳也；石膏泻阳明之大热，升麻升阳明之清阳，清升热降，则肿消而痛止矣。薛新甫曰：湿热盛而牙痛者，承气汤，轻者清胃散；大肠热而龈肿痛者，清胃散，甚者调胃汤；六郁而痛者，越鞠丸；中气虚而痛者，补中益气汤；思虑伤脾而痛者，归脾汤；肾经虚热而痛者，六味丸；肾经虚寒而痛者，还少丹，重则八味丸；其属风热者，独活散、茵陈散；风寒入脑者，羌活附子汤；当临时制宜。”

2. 论甘露饮

《成方切用·卷八上·润燥门·甘露饮》：“此方创自洁古老人，朱丹溪以为此心肺胃三经药也。主治胸中客热，口臭齿烂，心烦咽痛等证。许学士又去麦冬加犀角，主治与上略同。别如眼赤，并一切疮疡，已散未散，皆可治之。然小甘露饮去熟地者，以手阳明胃，与肾无相关之势，故加桔梗，使与里合。治胃则以肾为关，故加熟地、二冬也。

［按］此方以固本丸为主，而加入他药。原因胃中湿热下流归坎，则水源浊泛，故见证如此。而当日立方之意，实从救肾起见。清胃者自清胃，而救原者自救原。丹溪止言心肺胃，犹未是全论。高氏每于肝经有郁火者，加丹皮、山栀，去石斛、甘草、枇杷叶，亦无不应验，则知水木同源之义。若原有胃火，而又挟肝木之势者，竟以原方加丹皮、山栀等味，亦无不效也。丹溪言肺最妙，然必须列证中有大便干燥，才合手足阳明两经之药尔。至一变而为小甘露，去枇杷叶、熟地、二冬、枳壳，而加升麻、桔梗、栀子，则手阴明实证通治之义全见矣。火盛渴甚者，加知母。走马疳而急者，加石膏、黄连。火蚀既久，元气虚者，加人参，真胃中燥火之神剂也。”

三、牙宣通治方

1. 甘露饮（《太平惠民和剂局方·卷之六·绍兴续添方》）

治丈夫、妇人、小儿胃中客热，牙宣口气，齿龈肿烂，时出脓血，目睑垂重，常欲合闭；或即饥烦，不欲饮食，及赤目肿痛，不任凉药，口舌生疮，咽喉肿痛，疮疹已发、未发，皆可服之。又疗脾胃受湿，瘀热在里，或醉饱房劳，湿热相搏，致生疸病，身面皆黄，肢体微肿，胸满气短，大便不调，小便黄涩，或时身热，并皆治之。

枇杷叶（刷去毛） 干熟地黄（去土） 天门冬（去心，焙） 枳壳（去瓤麸炒） 山茵陈（去梗） 生干地黄 麦门冬（去心，焙） 石斛（去芦） 甘草（炙） 黄芩

上等分，为末。每服二钱，水一盏煎至七分，去滓温服，食后、临卧。小儿一服分两服，仍量岁数，加减与之。

2. 荆槐散（《仁斋直指方论·卷之二十一·齿·齿病证治》）

治牙宣出血或痛。

槐花 荆芥穗

上等分，为末。擦牙，仍煎点服。

3. 安肾丸（《秘传证治要诀及类方·证治要诀类方卷之四·丸类丹类膏类》）

治牙宣。

肉桂 川乌（炮，去皮脐，各两半） 桃仁（炒） 白蒺藜（炒去刺） 巴戟（去心） 山药 茯苓（去皮） 肉苁蓉（酒浸） 石斛（去根，炙） 萆薢 白术 破故纸（各五两）

上为末，炼蜜丸如梧桐子大。每服二十丸，空心酒或汤送下。

4. 胡黄连丸（《普济方·卷三百八十·婴孩诸疳门·二十四候》引《傅氏活婴方》）

治瘦疳渴泻，壮热，肚大青筋，虚鸣腹内，牙宣口臭，腹内虫痛，多睡好饮水，叫啼不止。

芦荟（半两） 茴香（炒，半两） 使君子（半两） 芜荑（炒，三钱） 胡黄连（半两） 黄连（半两） 川楝子（半两） 陈皮（半两） 木香（三钱） 青黛（半两） 龙胆草（半两） 轻粉（一钱） 夜明砂（炒，半两） 巴豆（四十九粒，去油） 脑麝（少许）

上为末，煮胆汁糊为丸如麻子大。每服五十丸，空心饮汤下。

5. 蜂姜丸（《医学入门·外集卷六·杂病用药赋》）

治酒痰嗽，积久如胶及牙宣肿痛。

茜根 僵蚕 海粉 栝蒌仁 杏仁 蜂房 神曲

各等分，为末，姜汁、竹沥为丸，含化。

6. 加味甘露饮（《赤水玄珠·第三卷·口门》）

治男妇小儿胃经客热，口臭牙宣，赤眼，口疮，一切疼痛；及上焦消渴，喉腥等症。

熟地 生地 天冬 麦冬 枇杷叶（去毛） 黄芩（各一两） 茵陈 枳壳 石斛 甘草（各一两） 犀角（三钱）

为粗末。每服三五钱，水煎食后，临卧温服。

7. 二参汤（《外科大成·卷三分治部下·牙齿部·牙衄》）

治牙衄属虚火者。

人参 玄参（各二钱或五七钱）

水煎服。

8. 清胃散

1）《医方集解·泻火之剂第十四》

治胃有积热，上下牙痛，牵引头脑，满面发热，其牙喜寒恶热；或牙龈溃烂，或牙宣出血，或唇口颊腮肿痛。

生地黄 牡丹皮 黄连 当归 升麻

一方加石膏。

2）《太医院秘藏膏丹丸散方剂·卷四》

治咽喉、口舌诸症，单双乳蛾，红肿疼痛，满口糜烂，汤水不下，口舌生疮，瘟毒发颐，牙痛牙宣等症，敷之立见奇效。

冰片（二钱） 硼砂（五钱） 石膏（五钱，生）

上为细末。

9. 独活散（《医宗金鉴·外科心法要诀·卷五齿部·牙宣》）

治牙宣。

独活 羌活 防风 川芎（各一钱六分） 薄荷 生地 荆芥（各一钱） 细辛（七分）

上为粗末。每用二钱，水煎澄清，食后服，日用三服。

10. 安肾丸（《医宗金鉴·外科心法要诀·卷

五齿部·牙宣》引《三因》）

治肾虚火烁，牙龈腐臭齿根摇。

补骨脂（炒） 胡芦巴（炒） 茴香（炒） 川楝子（炒） 续断（炒，各三两） 山药 杏仁（炒） 白茯苓 桃仁（炒，各二两）

共研细末，炼蜜为丸如梧桐子大。每服二钱，空心淡盐汤送下。

11. 加味地黄汤（《疡医大全·卷十六·龈齿部·牙宣门主方》）

治牙宣。

大熟地（四钱） 山萸肉 山药（各二钱） 骨碎补（三钱） 泽泻 牡丹皮 白茯苓（各一钱六分）

水煎服。

12. 止血四生汤（《疡医大全·卷十六·龈齿部·牙宣门主方》）

治牙宣。

生荷叶 生柏叶 生地黄 生艾叶（各三钱）

水二盅煎一盅，加童便一小杯和服。

13. 六味地黄汤（《疡科心得集·方汇·卷上》）

治肝肾不足，真阴亏损，舌燥喉痛，虚火牙痛、牙漏、牙宣等证。

生地 山萸 茯苓 山药 泽泻 丹皮

14. 玉液煎（《医醇賸义·卷二·火·胃火》）

治胃火炽盛，烦渴引饮，牙龈腐烂，或牙宣出血，面赤发热。

石膏（五钱） 生地（五钱） 石斛（三钱） 麦冬（二钱） 玉竹（四钱） 葛根（二钱） 桔梗（一钱） 薄荷（一钱） 白茅根（八钱） 甘蔗汁（半杯，冲服）

15. 苍玉潜龙汤（《诊验医方歌括·中·齿血》）

治齿牙出血。胃火炽甚，肉不附骨，血热上涌，故牙宣出血。其牙不宣而出血者，乃阴虚阳亢龙雷之火冲激胃经所致，多则血流盈盏，昼夜十余次，面红目赤，烦扰不安，多服此方乃愈。

龟板（六钱） 生地（四钱） 沙参（四钱） 石膏（三钱） 石斛（三钱） 龙齿（二钱） 花粉（二钱） 丹皮（一钱五分） 白芍（一钱五分） 羚羊角（一钱五分） 藕（三两） 茅根（五钱）

16. 羚羊角散《医方简义·卷二·火症》

治肝火上升，衄血牙宣等症。

羚羊角（镑，二钱） 杏仁（光，三钱） 米仁（三钱） 川芎（一钱） 当归（三钱） 茯神（三钱） 枣仁（炒，一钱） 夏枯草（三钱） 甘菊（二钱） 石膏（三钱） 川贝母（一钱） 竹叶（二十片）

17. 清上汤（《医方简义·卷三·附外台秘要三方》）

治六淫侵上，吐咳咯衄，牙宣舌血等症。

栝蒌仁（炒，四钱） 海石（一钱） 栀子炭（三钱） 杏仁（光，三钱） 煅石膏（二钱） 黄芩（炒，一钱） 茜草（一钱） 生牡蛎（四钱）

加青果二枚、竹叶二十片。如因寒者，加苏子二钱；如因暑者，加青蒿一钱、鲜荷一片；如因风者，加生莱菔子一钱、桔梗一钱；如因湿者，加滑石；如因燥者，加生地、麦冬各三钱；如因火者，加犀角、羚羊之类。余皆仿此。

18. 加味八宝清胃散《（太医院秘藏膏丹丸散方剂·卷四》）

此药专治咽喉诸症，单双乳蛾，红肿疼痛，满口糜烂，汤水不下，口舌生疮，瘟发颐，牙痈牙宣等症，敷之立见功效。

珍珠（二钱，豆腐煮） 琥珀（一钱五分） 牛黄（五分） 冰片（四钱） 儿茶（二钱） 乳香（五分） 没药（五分） 胡黄连（一钱）

上为细末，搽涂患处。

19. 御制平安丹（《太医院秘藏膏丹丸散方剂·卷四》）

治喉痹、喉痈、缠喉肿毒、单双乳蛾、口舌糜烂、牙宣、牙痈、牙疳、齿漏、风火牙疼、骨槽风疼、小儿走马牙疳、痘疹余毒攻目、眼疾等症，用丹外敷，内服三五分，立有神效。

麝香（四两） 灯草灰（十六两） 猪牙皂（十二两） 闹羊花（八两） 冰片（四两） 细辛（四两） 西牛黄（二两四钱） 明雄黄（四两） 朱砂（四两） 草霜（四两） 大腹子（十两） 炒苍术（十两） 藿香（十二两） 陈皮（八两） 制厚朴（八两） 五加皮（八两） 茯苓（十六两）

共研极细面。

20. 犀角地黄汤（《医方絜度·卷一》）

主阳明热盛，少阴水弱，血热妄行，牙宣吐衄，口糜舌碎，大便黑瘀。

犀角　芍药　丹皮（各三钱）　生地黄（一两）

水煎服。

21. 柴胡地骨汤（《医方絜度·卷二》）

主阴气素亏，热入骨髓，骨蒸内热，盗汗，口糜，牙宣。

银柴胡　地骨皮（各一两）

水煎服。

22. 化阴煎（《医方絜度·卷三》）

主水亏火盛，癃闭，淋浊疼痛，牙宣龈衄。

生地　绿豆衣（各三钱）　黄柏　知母　牛膝（各一钱五分）

水煎服。

23. 五福化毒丹（《儿科要略·儿科特征·疳证》）

清膈，凉血。治上焦壅热，烦渴，疮疹余毒，口齿出血，牙宣口臭，齆鼻，唇舌生疮。

玄参（洗，焙）　桔梗（各一两）　赤苓　人参　风化马牙硝　青黛　甘草（焙，各一分）　麝香（五分）

除马牙硝、麝香另研外，余共研为细末，次和青黛等炼蜜为丸如芡实大，金银箔为衣。每服一二丸，薄荷汤化下；牙宣口臭者，食后生地黄汁化下；疮疹余毒，生犀角磨水送下。

24. 治牙宣验方（《普济方·卷二百九十九·上部疮门·口舌疮》）

治口舌生疮，牙宣心热。

枇杷叶　石斛　甘草（炙）　生地黄　黄芩　麦门冬（去心，各等分）

上㕮咀。水煎，食后服。

四、牙宣外用方

1. 龙脑膏（《博济方·卷四·杂病》）

治小儿牙宣，常有鲜血不止，牙龈臭烂者。

雌黄（炒，一大钱）　麝（半钱，炒）

上件同研至细，先用纸条子，以生油涂之，然后掺末在上，少用末，翦作小片子尖，看大小用，插在烂动处，一服，瘥。

2. 赴筵散（《太平惠民和剂局方·卷之七·吴直阁增诸家名方》）

治风牙、蚛牙，攻注疼痛，昼夜不止，痛不可忍，睡卧不安，牙龈宣露，动摇欲脱，或腮颔浮肿，龈烂血出，并能治之。

良姜（去芦）　草乌（去皮）　细辛（去土、叶）　荆芥（去梗）

上件四味各二两，碾为末。每用少许，于痛处擦之。有涎吐出，不得吞咽，良久用温盐汤灌漱，其痛即止。常使揩牙，用腐炭末一半相和。常用止牙宣，口气，永无牙疾。

3. 玉池散（《圣济总录·卷第一百二十·虫蚀牙齿》）

治虫蚀牙齿蛀蚛，风痒摇动疼痛，及牙宣出血，气息浮肿等疾。

地骨皮　白芷　升麻　防风（去叉）　细辛（去苗叶）　芎䓖　槐花　当归（切，炒）　藁本（去苗、土）　甘草（炙，锉）

上一十味等分，捣罗为散。常用揩牙，良久以温水漱，次用药二钱匕，水一盏，生姜三片，黑豆三十粒，同煎至七分，热含冷吐。

4. 七香散（《圣济总录·卷第一百二十·虫蚀牙齿》）

治风蚛牙疼，及牙宣。

蔓荆实（去皮）　荆芥穗　地骨皮　防风（去叉）　莎草根（炒去毛）　白芷（各一分）　草乌头（三枚）　麝香（研，少许）

上八味，捣研为散。每用三钱匕，水一盏，煎沸，热含冷吐。

5. 胡粉散《圣济总录·卷第一百二十一·口齿门·齿间出血》

治牙宣血出不止。

胡粉（半两）　麝香（研，半钱）

上二味，同研为细散。临卧净揩牙漱口讫，干贴，兼能牢牙。

6. 川升麻散（《鸡峰普济方·卷第十七·眼目》）

治口气牙宣。

细辛　防风　川芎　白芷　升麻（以上各十两）

上为细末。先用温水漱口，每用少许揩牙，涎吐了，误咽无妨。

7. 绿云散（《幼幼新书·卷第二十五·走马疳第一》引《九籥卫生》）

疗大人风疳牙宣、小儿走马疳方。

砒霜（一钱）　胆矾（一分）　定粉　石灰（各

半两）

上件同研匀。每用半，字揩患处。

8. 揩漱方（《世医得效方·卷第十七·口齿兼咽喉科·齿病》）

治无故牙动，牙宣出血。

香附子去皮毛，锉碎，用姜汁浸一宿，曝干为末，漱口揩齿。齿坚，无动无血矣。

9. 麝香白牙散（《普济方·卷六十五·牙齿门·牙齿疼痛》）

治牙疼、牙宣、口臭。

石膏（半斤，炒）　细辛（一两）　刺蒺藜（一两）　青盐（半两，炒）　三柰子（五钱）　丁香（三钱）　甘松（三钱）　檀香（三钱）　白芷（三钱）

上为细末。入麝香少许，研匀，用手揩，以唾津湿蘸药。加川芎半两，又炒。

10. 香附散（《普济方·卷六十六·牙齿门·牙齿疼痛》引《卫生家宝》）

乌髭益气，去风疾。一切牙疼，及治无故牙动、牙宣出血。

香附子（四两，先以河水洗净，空干用）　生姜（三两，洗净，切如壳子大）

上同研，三宿慢火炒，以干为度，同为末。如牙药用之，如牙疼先揩药，良久，却以荆芥汤漱口。一方加青盐二两拌匀，亦如牙药用。一方无生姜，用香附子五两，河水洗，立干，以生姜四两，如上法。

11. 牙药紫金散（《奇效良方·卷之六十二·牙齿门·牙齿通治方》）

解风热，疏积壅，去口气，止牙宣，揩牙白，疗龈肿，及一切痛楚。

上用生大黄，不拘多少，入罐内，煅存性，研为细末，早晚用少许擦之，温水漱口，大有奇效。

12. 郁金散（《奇效良方·卷之六十二·牙齿门·牙齿通治方》）

治牙宣出血。

明白矾（煅，二钱）　乳香（半钱）　麝香（少许）

上研细，轻手擦良久，盐汤灌漱。

13. 蚕蜕散（《片玉痘疹·卷之十二·余毒症治歌括》）

凡痘疮后牙龈生疮，时时出血者，谓之牙宣。呼吸息露，谓之息露。此走马疳也，由热生阳明少阳，用蚕蜕散敷之。

枯矾（二钱）　尿桶涎（刮，以火煅令白，二钱）　五倍子（二钱）　蚕蜕（烧灰，一钱）

共为末。先以米泔水洗，用蛴螬虫翻转，蘸水洗净，败血后，以此药敷之。

14. 牙宣散（《古今医统大全·卷之六十四·齿候门·寒犯牙痛诸方》）

治寒犯牙痛。

良姜　细辛　胡椒　荜茇　乳香（另研）　麝香（另研）　雄黄（另研）　青盐（各等分）

上为细末。先以温水漱净牙，后以末药擦患处，追出涎末吐出，漱十余次，痛立止。忌油盐二日。

15. 梧桐律散（《古今医统大全·卷之六十四·齿候门·热证牙痛方》引《元戎》）

治足阳明经虚，风热所袭，流传牙齿，攻蛀于龈，则致肿结妨闷，甚者与龈间津液相搏，化为脓汁，宜用此药。

梧桐律　石胆矾　黄矾　芦荟　升麻（各半两）　麝香　乱发（各一钱）　朱砂　细辛　当归　川芎　牛膝（各二钱半）

上为细末。先以甘草汤漱口，后用药少许敷之。常用擦牙，去风热，消肿毒，牢固，永无牙宣疳血之病。

16. 二皂散（《万病回春·卷之五·口舌》）

治口舌生疮，牙宣出血。

大皂角（烧灰存性）　牙皂（烧灰存性）　铜绿　胆矾　雄黄　孩儿茶　百草霜　枯矾

上各等分，为细末。先将米泔水漱口、洗口疮后搽药。

17. 牙宣膏（《万病回春·卷之五·牙齿》）

治牙齿动摇不牢、疼痛不止，龈肉出血。

麝香（一字）　白龙骨（二钱半）　官粉（二钱半，另研）

上先将二味为末，后入麝香研匀；用黄蜡一两，瓷器化开，入药于内，又搅匀；用无灰咨呈纸裁作方片，于药内度过剪作条。临卧于齿患处龈肉门封贴一宿。治疳蚀，去风邪，牢牙齿，大效。

18. 七宝散（《济世全书·巽集卷五·牙齿》）

治一切牙疳、牙宣。

白硼砂（一钱）　枯矾（一钱）　芦荟（五

分） 青黛（三分） 轻粉（二分） 雄黄（二分） 冰片（一分）

上为细末。掺牙疳上，或以鸡羽扫敷之。

19. 谦齿膏（《济阳纲目·卷一百零七·牙齿·治齿摇龈露方》）

治牙龈宣露。

当归 川芎 白芷 细辛 藁本 防风 独活 槐枝（各等分）

上锉碎，入香油半斤浸三日，熬焦，去渣，入后药：

白蜡 黄蜡（各一两半） 官粉 乳香 没药 龙骨 白石脂 石膏 白芷（各五钱） 麝香（五分，俱为细末）

上先将二蜡熔化成膏，方下八味药末，搅匀，收瓷器内。好皮纸摊贴牙宣处。

20. 蒺藜汤（《外科大成·卷三分治部下·牙齿部·牙衄》）

治牙衄及牙痛根肿动摇者。

白蒺藜（一两，为粗末）

水二钟煎一钟，入食盐一撮漱之。

21. 玄胡散（《外科大成·卷三分治部下·牙齿部·牙衄》）

治牙宣。

玄胡索生为末，用蒺藜汤漱过，以此敷之。

22. 荔枝盐（《外科大成·卷三分治部下·牙齿部·牙衄》）

治牙痛牙宣，更坚齿明目。

荔枝一个，攒一孔，入食盐七分、花椒三分，以满为度，纸包泥固，炭火煅存性，为末。早晚擦之。

23. 牢牙散（《外科大成·卷三分治部下·牙齿部·牙衄》）

治牙龈摇动或兼疼。（李杲）

龙胆草（酒浸，一两五钱） 羌活 地骨皮（各一两） 升麻（四分）

共研末。先以温水漱口，用少许搽之。

24. 白灵丹（《尤氏喉症指南·附尤氏喉症秘方》）

专治喉痹、菌瘤、牙宣、舌菌、松子风等症。

制硝（三钱二分） 明矾（一两） 月石（三钱三分）

入铜勺内化研。用时酌加禁药、珠黄散吹之。

25. 生肌散（《尤氏喉症指南·附尤氏喉症秘方》）

治牙宣腐烂。

醋煅花蕊石（二钱） 儿茶（二钱） 鸡内金（二钱，煅） 伟丹（二钱，飞） 冰片（三分） 大红绒灰（一钱） 乳香（一钱） 川连（一钱）

26. 吹药散（《尤氏喉症指南·附尤氏喉症秘方》）

治牙宣、牙痈、牙腮等毒。

冰片（三分） 麝香（二分） 川连（五分） 珍珠（一钱） 月石（一钱） 牛黄（三分） 大红绒灰（一钱） 青黛（一钱） 中白（一钱） 元明粉（一钱） 蜜炙黄柏（一钱） 鹿角霜（二钱） 雄黄（五分） 文蛤（五分）

如无珠粉、绒灰，加枯矾一钱、粉草一钱、铜绿五分、鸡内金二钱。

27. 固齿白玉膏

1）《医宗金鉴·外科心法要诀·卷五齿部·牙宣》

治一切牙疼及动摇。

官粉（研，一两） 珍珠（末，二钱） 阳起石（用僵蚕四十九条，防风、当归、川芎、牙皂、青盐、升麻、白芷、地骨皮各五钱，细辛、藁本各三钱，共研粗末。长流水五碗，同药入砂锅内，以桑柴火熬药至三碗，去渣；再入砂锅内，煎至一碗。将龙骨、阳起石火通红，入药汁内淬之。如此七次，去药汁，将龙骨、阳起石焙干，研末，一两） 麝香（末，二钱） 龙骨（二两） 象牙（末，五钱）

用黄蜡三两，溶化滤净，再化，离火候温，方入前药和匀，乘热摊纸上。如膏冷，将熨斗烧热仰放，纸铺熨斗底上摊之。用时先以温水漱口，将膏剪一小条，贴于患处，闭口勿语。

2）《重订囊秘喉书·卷下·医方论上》

治牙宣，齿摇不固，将膏贴之，神效。

宫粉（一两） 珍珠（三钱） 麝香（二钱） 象牙硝（五钱）

以上四味，研末用；阳起石、龙骨各一两，用僵蚕四十九条，防风、当归、川芎、牙皂、青盐、升麻、白芷、地骨皮各五钱，细辛、藁本各三钱，用长流水浓煎汁，去渣，将阳起石、龙骨火煅通红，入药汁内七次，焙干研末，再与宫粉等四味同研极细；再用黄蜡三两溶化，拌入前药末，调和成膏。用时，摊油纸上，贴患处，闭口勿语而愈。

28. 固齿擦牙散(《疡医大全·卷十六·龈齿部·牙宣门主方》)

治牙宣。

上好食盐(成块者,煅) 骨碎补 生软石膏(各四两) 新鲜槐花(二两)

捣烂为团,晒干再磨末,擦牙甚妙,且能固齿。一方多寒水石、没食子(酒煮火烘)。

29. 珍珠散(《疡医大全·卷十六·龈齿部·牙宣门主方》)

治牙宣。

乌贼骨(去壳) 象皮(炙脆) 降香节(忌铁器) 龙骨(煅) 珍珠(各一钱) 儿茶 没药 乳香 朱砂(各五分) 广三七(二钱) 冰片(一分五厘)

共研细末。取棉花如指大,捻成团,蘸水再捺成扁式,方蘸药塞患处,以指按之勿动,二三次即愈。

30. 窦氏秘方(《疡医大全·卷十六·龈齿部·牙宣门主方》)

治牙宣并穿腮肿毒。

鹿角灰(二钱) 牛黄 玄明粉 黄柏(蜜炙褐色) 鸡内金(煅) 珍珠 人中白(煅) 靛花 白硼砂 大红绒(烧灰,各一钱) 黄连(一钱五分) 冰片 五倍子(各三分) 雄黄(五分) 麝香(二分)

各另研细和匀,吹患处。

31. 铜绿散(一名**红袍**)(《重订囊秘喉书·卷下·医方论上》)

此方专治肾经黑色铁皮疳,及牙宣等症。如牙龈与口唇内皮,烂如云片,或龈中出血,或口碎,吹之立愈。

铜绿(五分) 腰黄(一钱) 冰片(七厘五毫)

[谓按]此方冰片不妨加重,市肆铜绿罕真,不如代以画家所用之石绿为妥,青黛、黄柏、均可加入。

32. 清胃搽牙散(《太医院秘藏膏丹丸散方剂·卷二》)

治咽喉口舌诸症,单双乳蛾红肿疼痛,满口糜烂,汤水不下,口舌生疮,瘟毒发颐,牙痈牙宣等症,敷之立见奇效。

石膏(一两,生用) 白芷(三钱) 青盐(三钱) 熊胆(五分) 青黛(一钱)

上为极细末,每日早晚搽牙漱口。忌羊肉、甜物。

33. 牙宣外用验方

1)《圣济总录·卷第一百七十二·小儿口齿疳》

治小儿牙宣,常有鲜血不止,龈臭烂者。

砒黄(一钱) 麝香(半钱)

上二味,同研极细,先用纸条子,以生油涂过,掺药末在上,剪作大片,如棋子大,看大小用插在烂动处。

2)《幼幼新书·卷第三十四·缠喉风第十七》引《张氏家传》

治缠喉风,喉闭,牙宣,牙痈,走马疳,口疮等。

上蚕蜕纸烧存性,少入龙脑,蜜丸如鸡头大。含化,小儿减少。如牙宣痈肿,揩贴龈上;如有走马牙疳,加麝香擦贴立愈。

3)《幼幼新书·卷第三十四·齿龈宣露第十九》

治小儿牙宣,齿缝出血方。

苦参(末,一两) 白矾(灰,一钱)

上为末。一日三次揩牙上,立验也。

4)《小儿卫生总微论方·卷十八·牙齿病论》

治小儿牙宣,常有鲜血,龈缝臭秽。

砒黄(一钱) 麝香(半钱)

同研细,以纸条子生油涂过,掺药在上,少少用末,剪作小纸棋子,看大小用,插在病处缝内。

5)《仁斋直指方论·卷之二十一·齿·齿病证治》

治牙宣出血。

明白矾(煅,二钱) 乳香(半钱) 少麝

上件同研细,轻手擦,良久,盐汤灌漱。

6)《普济方·卷六十九·牙齿门·齿龈宣露》

治牙宣(《百一选方》):用赤荆芥同为细末,揩齿上,以荆芥汤漱。

治牙宣牙痈:用蚕蜕纸不计多少,烧灰存性,揩入口疮,则用干掺。齿缝血出不止,以纸纴子蘸干用蟾酥少许,敷血出处立止。

治牙宣热烂:用羊蹄草含化即可。

治牙齿宣露:用蘩蒌烧灰,以揩齿宣露;然烧灰减力,不若干作末,有益也。

牙动牙宣血出:净香附子姜汁浸宿,晒干为末,漱口。

治牙宣:明矾、黄连等分为末,候睡着擦牙上。

治牙宣(《永类钤方》):当归尾、黄竹叶等分为末,同盐漱。

治牙齿宣露:以蚺蛇胆和麝香末敷之。

7)《普济方·卷六十九·牙齿门·齿间血出》

治牙宣出血。

藁本　零陵香　甘松　山柰　荆芥

上等分,水煎漱之。如刷牙,用砂锅末。

治牙宣出血。

明白矾　乳香　麝香(少许)

上同研细。轻手擦良久,盐汤灌漱。

治大人牙宣出血极多:用消毒散加大黄、赤芍药、当归、生地黄等分,同煎服。仍敷贴前药,或以绵纸蘸药塞牙缝中。

8)《普济方·卷二百五十六·杂治门·杂病》

治一切风疾牙宣。

附子(一枚五钱,锉八片)　白术　干姜(各半两)　木香(一分)

煅、汤使服之,喷窍中。

9)《本草单方·卷十一·齿》

牙宣露痛(《海上方》):用丝瓜藤阴干,临时火煅存性,研,搽,即止,最妙。

10)《医学纲目·卷之十七心小肠部·诸见血门》

牙宣:以杨梅树皮浓煎汤漱口勿咽,神妙。

11)《古今医鉴·卷之九·牙齿》

治牙宣出血。

香附(一两,炒黑存性)　侧柏叶(五钱)　青盐(三钱)　石膏(一两)

上四味俱炒,出大毒,为末。每清晨擦牙,漱吐之。

12)《本草纲目·草部第十四卷·草之三·莎草香附子》

牢牙去风,益气乌髭。治牙疼牙宣,乃铁瓮先生妙方也。

香附子(炒存性,三两)　青盐　生姜(各半两)

为末,日擦。

13)《本草纲目·菜部二十八卷·菜之三·丝瓜》引《惠生堂方》

治牙宣:用丝瓜藤一握,川椒一撮,灯心一把,水煎浓汁,漱吐,其痛立住如神。

14)《本草纲目·木部第三十四卷·木之一·丁香》

风牙宣露,发歇口气(《圣济总录》):鸡舌香、射干各一两,麝香一分,为末,日揩。

15)《种杏仙方·卷二·牙齿》

白牙,补肾治牙宣:用荔枝五枚,每枚开一小个孔,入盐填满,用湿纸封固数层,火内煅过,去纸研末,再入花椒三分之一,搅匀擦牙。

16)《医方考·卷三·血证门第二十一·晚漱治牙宣》

牙宣者,齿根出血也,此以肥甘之热致病。每于晚膳后,以茶漱而洁之,则病愈矣。

17)《证治准绳·类方第三册·齿衄》

治牙宣出血。

明白矾(煅,二钱)　乳香(半钱)　麝香(少许)

上研细。轻手擦良久,盐汤灌漱。

18)《寿世保元·卷六·牙齿》

擦牙固齿,牙宣口臭,乌须乌发,吏部吴继疏试效。

旱莲草(炒干,切碎,半斤)　香附米(四两)

上二味,入砂锅炒黑存性,为末,擦牙。

19)《寿世保元·卷十·单品杂治》

牙宣出血:用白萝卜一碗,加盐一钱,不时漱口,即止。

20)《济阳纲目·卷一百零七·牙齿·治牙缝出血方》

治牙宣出血。

香附(一两,炒黑存性)　侧柏叶(五钱)　青盐(三钱)　石膏(一两)

上四味俱炒出火毒,为末。每清晨擦牙,漱而吐去。

21)《医灯续焰·卷十八·齿·附方》

治齿缝出血,一名牙宣:惟以白盐擦之妙。

22)《身经通考·卷四方选·唇齿门》

牙宣:清明柳叶,同食盐共合一处,擦之甚验。

23)《疡医大全·卷十六·龈齿部·牙宣门

主方》

齿龈出血(《兰室宝鉴》):麦门冬煎汤漱。

又方:人中白煅,研细,擦之。

又方:陈糟茄子煅灰,擦之。

齿衄:马粪烧灰存性,研细,擦之,立止。

齿根边津流血不止:苦竹茹四两醋煮,含嗽吐之。

牙龈出血:草决明煎汤噙之,即止。

满口齿出血:枸杞子为末,煎汤漱之,然后吞下,立止。

齿衄出血吃食不得。

白龙骨　黄连　牙硝(各一两)　冰片(一钱)　白矾(一分)

共研细末。每用少许,敷牙龈下。

24)《得配本草·卷五·菜部·丝瓜》

(丝瓜子)配川椒、灯心,煎汤漱口,治牙宣露痛。经霜雪者更良。

25)《兰台轨范·卷五·诸血·诸血方》

治牙宣方:用棉花核煅灰擦。

26)《类证治裁·卷之六·齿舌症论治》

牙宣出血:丝瓜藤烧灰搽效。

27)《验方新编·卷十七·齿部·齿缝出血不止》

一名牙宣,又名齿衄:梧桐子研细末,纳缝中,自止。

又方:百草霜敷之可止。

又方:枸杞子煎汤,徐徐漱之,吞下即止;枸杞子根俱可用。或川芎煎汤,或麦冬煎汤,或黄柏煎汤作漱作饮。各方均经有人效验,故特记之。

又,五倍子烧研末擦之。

28)《春脚集·卷之一·牙齿部》

牙宣露痛方:丝瓜蔓阴干,火煅存性,擦之即止。

29)《咽喉秘集·附方》

牙宣出血方:七叶一枝花二克,加牛膝一克、梅冰片少许,研末吹之,如神。

【论用药】

1. 丁香

《本草纲目·木部第三十四卷·木之一·丁香》:"风牙宣露,发歇口气:鸡舌香、射干各一两,麝香一分,为末,日揩。(《圣济总录》)"

2. 山柰

《本草品汇精要·卷之十三·草部下品之上·三赖》:"三赖,辟秽气,作面脂,疗风邪,润泽颜色。为末擦牙,祛风止痛及牙宣口臭。(今补)"

3. 川楝子

《本经逢原·卷三·乔木部·川楝实》:"近有一人牙宣出血不止,诸治罔效,或令以楝实研细,绵裹塞齿龈即止。"

《本草思辨录·卷四·楝实》:"心痛腹痛之为热痛者,用之靡不奏效。即牙宣出血不止,以楝实末裹塞齿龈即止,其导热下行之速,真有可立待者矣。"

4. 五倍子

《本草汇言·卷之十七·虫部·五倍子》:"(《集简方》:)治齿牙宣露,疳䘌作臭烂者,或小儿走马牙疳者。用五倍子(炒焦)一两,枯白矾、铜青各一钱(为极细末),先以发箒用米泔温水漱净,掺之。"

《本草易读·卷七·五倍子》:"敛一切溃疮,金疮脱肛,子肠下坠,收诸般湿烂,脓水牙宣,痔瘘下血。"

《验方新编·卷十七·齿部·齿缝出血不止》:"五倍子烧,研末擦之。"

5. 代赭石

《本草纲目·石部第十卷·金石之四·代赭石》:"牙宣有䘌:土朱、荆芥同研,揩之,三日。(《普济方》)"

6. 西洋参

《友渔斋医话·第六种·药笼小品一卷》:"(西洋参)味苦性寒,惟牙宣出血,虚而有火者宜之。更车中马上噙含数片,亦可生津止渴。世人见其有参之名,又能生津止渴,作为补益之品,火体庶可;其虚寒者,能免脾胃受伤,纳减便泄乎?"

7. 竹茹

《本草衍句·高士宗用药大略·本草衍句》:"开胃土之郁清肺金之燥凉血除热清胃解烦(上焦烦热不眠)止肺痿吐衄而不住(吐血鼻衄齿血牙宣)"

8. 丝瓜子

《得配本草·卷五·菜部·丝瓜》:"(丝瓜子)配川椒、灯心,煎汤漱口,治牙宣露痛。经霜雪者更良。”

9. 丝瓜藤

《本草纲目·菜部二十八卷·菜之三·丝瓜》:“牙宣露痛《海上妙方》:用丝瓜藤阴干,临时火煅存性,研搽即止,最妙。”

《本草汇言·卷之十六·菜部·丝瓜》:“治牙宣露痛:用丝瓜藤一把,川椒五十粒,灯心百根,水煎浓汁汩漱,其痛立止。”

《类证治裁·卷之六·齿舌症论治》:“牙宣出血,丝瓜藤烧灰搽效。”

10. 金莲花

《本草征要·第二卷·形体用药及专科用药·金莲花》:“治口疮喉肿,消浮热牙宣,耳疼目痛均治,疔疮大毒能痊。”

《本草纲目拾遗·卷七·花部·金莲花》:“金莲花出五台山,又名旱地莲,一名金芙蓉,色深黄,味滑苦,无毒,性寒。治口疮喉肿,浮热牙宣,耳痛目痛,煎此代茗。”

11. 细辛

《本草汇言·卷之一·草部·细辛》:“治牙宣齿:用细辛二钱,水煎汁,乘热汩漱,含之,待冷吐去。”

12. 胡桐泪

《得配本草·卷七·木部·胡桐泪》:“(胡桐泪)佐地骨皮,漱牙宣露。”

13. 蚕茧

《古今医统大全·卷之九十五·本草集要(下)·本草虫鱼部》:“蚕蜕主血风病,益妇人。治吐血,鼻洪,肠风下血,带下,赤白痢。敷丁肿入药烧用。牙宣、牙痈,揩齿龈上。”

《医学入门·内集卷二·本草分类·治寒门》:“蚕蜕纸,谓之蚕连。平,主吐血鼻洪,肠风泻血,崩中带下,赤白痢,牙宣牙痈,喉痹口疮。俱烧灰存性,蜜丸含化,或干敷患处。”

《本草纲目·虫部第三十九卷·虫之一·蚕茧》:“牙宣牙痈,牙痈牙疳,头疮喉痹,风癫狂祟;蛊毒药毒,沙证腹痛,小便淋闭,妇人难产及吹乳疼痛。(时珍)”

《冯氏锦囊秘录·杂症痘疹药性主治合参卷四十七·虫鱼部·白僵蚕》:“蚕退,用宜烧灰,多治血风,甚益女妇,止带漏崩中,赤白痢疾,除肠风下血,吐衄鼻洪疔胀,取灰敷牙疳,加麝贴牙宣,灰擦齿上口疮,灰敷患间。”

《本草述钩元·卷二十七·虫部·原蚕》:“蚕连,蚕纸也。治肠风泻血,崩中带下,小便淋闭,及牙宣牙痈。”

《本草简要方·卷之七·虫部·蚕》:“蚕子纸主治:肠风,泻血,吐血,鼻洪,牙宣,牙痈,牙疳,头疮,喉痹,小便淋闭。”

14. 侯骚子

《本草纲目拾遗·卷八·果部下·侯骚子》:“治黄疸小便不利,溺如黄金色,口渴烦热,齿痛牙宣,出血不止。”

15. 棉花

《本草纲目拾遗·卷五·草部下·草棉》:“治牙宣《兰台轨范》:用棉花核煅灰擦。”

《本草简要方·卷之四·草部三·草棉》:“主治止血,散瘀,益精,补气,强筋骨助阳道。治痔漏肠风大小便血、血淋、沙淋、牙宣。”

【医论医案】

一、医论

《秘传证治要诀及类方·卷之四·诸血门·牙宣》

牙宣有二证,有风壅牙宣,有肾虚牙宣。风壅牙宣,消风散擦之,仍服。肾虚牙宣,以肾主骨,牙者,骨之余,虚而上炎,故宣。服凉剂而愈甚者,此属肾经下虚上盛,宜盐汤下安肾丸间黑锡丹,仍用姜盐炒香附黑色,为末揩擦,其妙不可言也。

《赤水玄珠·第九卷·血门·齿衄》

《统旨》云:血从齿缝中或齿根出者,谓之齿衄。有风壅,有肾虚。风壅者,消风散,外以祛风擦牙散;肾虚者,以肾主骨,齿者骨之余,虚火上炎,服凉药而愈甚,此属肾经下虚而上盛,宜盐汤下安肾丸,间服黑锡丹,仍用青盐炒香附黑色,为末擦之。亦有胃热而牙龈出血者,宜清其热,清胃散主之。

《考证病源·考证病源七十四种·诸血·牙宣者阳明之热极》

齿缝中出血谓之牙宣,乃阳明之热也。足阳明之脉贯于上龈,手阳明之脉贯于下龈,肠胃中湿热上熏则齿龈腐烂。出血用黄芩、薄荷、生甘草、连翘、山栀水煎服;外用灶突煤、龙骨盐炒,为末敷之，即愈。

《尤氏喉科秘书·口牙舌颈面腮门·牙宣》

齿缝出血，上属脾，下属胃，实火上攻所致。亦有胃虚火动，腐烂牙根，以致淡血时时渗漏不已。

《医宗金鉴·外科心法要诀·卷五齿部·牙宣》

牙宣初起肿牙龈，日渐腐颓久露根，恶热恶凉当细别，胃经客热风寒侵。

《疡医大全·卷十六·龈齿部·牙宣门主论》

岐天师曰：牙宣，又名齿衄。齿乃骨之余，肾之所主也。肾火外越，故齿出血，以六味地黄汤，加骨碎补一钱治之。（《秘录》）

陈实功曰：牙龈血出如线，或鲜血时从外溢，名曰牙宣。此乃心肾火邪，逼血妄行之故，治当凉心滋肾为主。如血出如线，其涌如泉者危。（《正宗》）

冯鲁瞻曰：小儿二三岁后，乳食互进，或醉后房劳乳儿，致成肾疳。啼时满口皆血，名曰宣露。（《锦囊》）

又曰：凡血从齿缝中或齿根出者，谓之齿衄。有风壅，有肾虚。风壅者，清风散，外以祛风擦牙散；肾虚者，以肾主骨，齿者骨之余，虚火上炎，服凉药而愈甚者，此属肾虚，上盛下虚，宜盐汤下安肾丸，仍用青盐炒香附黑色为末擦之。然少阴气多血少，故其血必点滴而出，齿亦隐隐而痛，多欲者犯之。亦有胃热而齿断出血者，阳明气血俱多，火旺则血如潮涌，善饮者多犯此。宜清其热，清胃散主之。

又曰：齿缝出血者，以大剂六味地黄汤加骨碎补一剂即瘥。间有不瘥者，肾中火衰也，再加五味子、肉桂而愈。

窦汉卿曰：牙宣，谓脾胃中热涌而宣露也，亦名龈宣。此候牙齿缝中出血，上属脾，下属肾，吐血痰至斗，为难疗者。急宜速治，迟则难生。先用蚌水灌净，然后吹药。（《全书》）

汪省之曰：牙宣乃阳明胃经实火上攻，故血从牙缝中出也。血出不止者杀人。（《理例》）

又曰：胃虚火动，腐烂牙龈，亦能有此；但常常渗流淡血不止，非同实火鲜血直出也。实火以清胃石膏汤为主；虚火宜归芍地黄汤为主。如齿龈腐烂血出不止者，犀角地黄汤、人中白散主之。

奎光曰：牙宣，乃齿缝出血，上属脾，下属胃，实火上攻所致。亦有胃虚火动，腐烂牙龈，以致淡血渗漏不止，内服扶脾清火之剂，外用珍珠散吹。

《疡科心得集·卷上·辨牙漏牙宣牙疔论》

牙宣又名齿衄，从牙缝中出血，或鲜血时从牙龈外溢。齿乃骨之余，肾之所主也。心肾火邪逼血妄行，故齿出血；然少阴气多血少，血必点滴而出，齿亦隐隐而痛，多欲者恒犯之。治当凉心滋肾，玉女煎或六味地黄汤，或凉八味加骨碎补、女贞子、阿胶、地骨皮等主之。亦有胃经实火上攻，而齿龈出血者，阳明气血俱多，火旺则血如潮涌，善饮者每犯之。宜清热凉血，犀角地黄汤主之，清胃散亦可。又有胃虚火动，腐烂牙龈，淡血常流者，宜归芍地黄汤；仍不止，亦用犀角地黄汤，或玉女煎；吹以杀疳止血药。

《外科证治秘要·牙痛牙疔牙漏牙宣风热牙疳走马牙疳》

有虚火、有实火，牙缝渐渐出血者属虚，骤然出而多者属实。虚火宜滋肾，实火宜清胃。知柏八味汤加女贞、阿胶、地骨皮，治虚火。清胃散，犀角地黄汤，治实火。玉女煎治肾阴虚而胃火盛者。

《外科证治全书·卷二齿部证治·筋脉·牙衄》

齿缝出血，无论大人小儿，当别虚实治之。阳明实热，则血出如涌，口必臭而牙不动，清胃散主之。阳明壅实之甚，口渴便秘而衄不止者，用调胃承气汤入童便和服，下黑粪即愈。然必便秘口渴燥热方可用。如阳明虚热，牙龈腐烂，血水渗流不已者，二参汤主之，或补中益气汤加山栀、丹皮。如肾阴不固，虚火上炽，口不臭牙不痛，但摇动不坚，或微痛不甚，而牙缝点滴出血者，治宜滋肾，六味地黄丸加猴姜主之。或有阳虚火浮者，则宜用加减八味丸加猴姜，随手应效。如小儿疳积气盛者，必兼服芦荟丸，外俱用小蓟散擦之。

［注］此证牙龈宣肿，龈肉日渐腐颓，久则削缩，以致齿牙宣露。总由胃经客热积久，外受邪风，寒凉相搏而成。有喜凉饮而恶热者，系客热遇寒凉，凝滞于龈肉之间；有喜热饮而恶凉者，系客热受邪风，稽留于龈肉之内。客热遇寒者，牙龈出血，恶热口臭，宜服清胃汤；客热受风者，牙龈恶凉，遇风痛甚，宜服独活散。外有牙龈腐臭，齿根动摇者，属胃中虚火，而兼肾虚，齿乃肾之余，宜服《三因》安肾丸。又有牙龈腐臭，时津白脓者，属胃

中湿热，宜服犀角升麻汤，外俱用胡桐泪散擦之，以食盐冲汤漱口。惟牙龈动摇，或兼疼痛者，日以李杲牢牙散擦之，夜用固齿白玉膏贴之，缓缓取效。若龈肉腐烂，露牙床骨者逆。

《重订囊秘喉书・卷上・类证・牙宣》

齿缝出血，上属脾，下属胃，实火上攻所致。亦有胃虚火动，腐烂牙根，以致渗漏不已。

《外科备要・卷一证治・齿部・牙宣》

初起牙龈宣肿，渐溃流血，久则削缩，致牙宣露，由胃经客热积久、外受风邪寒湿搏结而成。有喜凉饮而恶热者，系客热遇寒凉凝滞龈肉之间，牙出鲜血口气必臭，宜服清胃散（日）；有喜热饮而恶凉者，系客热受邪风稽留龈肉之间，牙龈恶寒遇风痛甚，宜服独活散（月）；又有牙龈腐臭，齿根动摇者，属胃中虚火而兼肾虚，宜服《三因》安肾丸（月）；又有牙龈腐臭，时津白浓者，属胃中湿热，宜服犀角升麻汤（宇），外俱搽胡桐泪散（夜）；若牙龈动摇或兼痛者，日以李杲牢牙散（夜），擦之缓缓取效。一方，切碎金刚刺兜煎汁，常噙。

二、医案

《普济方・卷五十八口门・口臭・甘露饮》

此方得自一品之家，其家用犀角一味，甚有道理，百发百中。予旅中有一仆，牙宣口臭，牙齿渐至颓落，予与二服顿愈，服之无不效者。《本事方》前集所未载，此方缘得之不易，今不欲为之己有，不能广利一切，谨附此与众共之。明医者，见之必加叹赏。一方有犀角，无麦门冬。

《临证指南医案・卷三・淋浊》

吴（二四）。久疮不愈，已有湿热。知识太早，阴未生成早泄，致阳光易升易降。牙宣龈血，为浊为遗。欲固其阴，先和其阳。仿丹溪大补阴丸，合水陆二仙丹，加牡蛎金樱膏丸。

《临证指南医案・卷八・牙》

王（四一）。酒客牙宣，衄血痰血，形寒内热，食少，阴药浊味姑缓。（阴虚火炎）小黑豆皮、人中白、旱莲草、川斛、左牡蛎、泽泻。

《未刻本叶氏医案・方桉・真武汤》

阳升牙宣，宜摄少阴。大补阴汤加人中白。

《未刻本叶氏医案・方桉・真元饮》

热伤胃阴，知饥妨食，头胀牙宣。竹叶石膏汤去参夏加知母。

《未刻本叶氏医案・方桉・温胆汤》

阴弱阳浮，火升牙宣。六味去萸加二至、海参、湘莲、麦冬、川斛。

《未刻本叶氏医案・方桉・安蛔丸》

疟热逼络牙宣。生地、石膏、知母、麦冬、竹叶。

《扫叶庄医案・卷一・中风》

耳鸣眩晕心悸，寐醒汗出，身汗从牙宣失血所致，此皆肝肾致伤，内风勃升也。生干何首乌、冬桑叶、茯神、黑芝麻、天冬肉、甜北沙参，蜜丸，秋石汤送下。

《扫叶庄医案・卷一・阴虚阳逆》

向多牙宣，阴虚火炎，三疟入于阴，蒸烁脂液，日加枯槁，消渴多饮，液涸引水自救。急当滋补肝肾之阴，加以血肉填精，包举大气。制何首乌、天门冬、麦门冬、生地黄、熟地黄，各碾末，以河车胶和为丸。

《种福堂公选良方・卷一・温热论・续医案》

安。脉小数色苍，心痛引背，胁肋皆胀，早上牙宣龈血，夜寐常有遗泄。此形质本属木火，加以性情动躁，风火内燃，营阴受劫，故痛能进食。历来医药治痛，每用辛温香窜，破泄真气。不知热胜液伤，适令助其躁热，是经年未能痊期。议以柔剂，熄其风，缓其急，与体质病情，必有合窾之机。细生地、阿胶、牡蛎、玄参、丹参、白芍、小麦、南枣。

《缪松心医案・虚损》

张。血行清道为衄，甚至精明穴。向曾牙宣，体质阴亏，阳光易亢，平补三阴。六味加阿胶、牡蛎、陈皮、侧柏叶。

《缪松心医案・癃闭》

俞（51岁）。湿体气化不及州都，小便欲出未能，腹中漉漉，恐延膨满，理势非也。但兼牙宣，行动乏力，肾关出纳废弛。参东垣法。东垣滋肾丸二两。

《古今医案按・卷四・虚损》

叶天士治一人，年二十岁。夏月咳嗽，时带血出，常发寒热，饮食减，身渐瘦，口不渴，行动时或仆地。有日轻，有日重。牙宣龈肿，晨起则血胶厚于齿龈上，脉细带数。群以弱证治。二地二冬等滋阴药。遍尝不效。叶用芦根、滑石、杏仁、苡仁、通草、钩藤、白豆蔻。嘱云服二十帖，全愈矣。若不满二十帖，后当疟也。其人服十帖，已霍然，即停药。十月中，果发疟。仍服前药而疟愈。［震按］此系伏暑似乎虚劳，故决以后当发疟，设遇慎斋慎柔不知作何治法。

《王九峰医案（二）·上卷·衄血》

《经》曰：中焦受气取汁，变化而赤，谓之血。出于中焦，而主于心，故五脏各有守经之血，而六腑则无矣。其散于脉内者，随冲任二经遍行经络，散在脉外者，充溢于肌腠皮肤之间。凡吐血衄血、牙龈齿缝出血，散在经络之血，涌而上决者也。近人谓巨口失红，及牙龈缝出血者为胃血，此说误人不浅。盖胃为外腑，职司出纳，为水谷蓄泄之区，其中并无一点一丝之血，夹杂内中，即牙宣出血一症，亦不过胃热炽甚，肉不附骨，故血热而上涌，其牙不宣而出血者，乃阴竭于下，阳亢于上，龙雷之火冲激胃络。钱氏所谓骨漏是也。恙起于一月之前，齿缝出血，牙并不宣，多则血流盈盏，昼夜十余作，发时面赤目赤，烦扰不安，近虽小愈，而漏不已。脉本六阳，刻下见症在胃，而所以致病，实由肝肾。急宜珍珠母丸合玉女煎加减，俾龙得下潜，然后阳明方有宁宇。珍珠母、石膏、洋参、羚羊角、花粉、龟版、石斛、龙齿、丹皮、白芍、槐花、藕汁，珍珠母丸。

《三家医案合刻·卷一·蒲黄散》

情志郁勃，气逆多升，络血上冒，连次小产，冲任已怯，心嘈震悸，目珠痛，头胀，肝胆厥阳动极，必须怀抱宽舒，可望病痊，否则延成痼疾矣。用复脉汤去姜、桂、参，加淮小麦、天冬、石决明。经来后期两旬，牙宣吐血，防其倒经，议养肝阴，兼通冲脉。生地、天冬、枸杞子、牛膝、茯苓、白芍、阿胶、桂圆肉、丹参、茯神，乌骨鸡煮烂为丸。

《叶氏医案存真·卷一》

牙宣春发，继以喘促，乃肾虚不能纳气归元。戌亥阴火，寅卯阳动，其患更剧。阅古人书，急则用黑锡丹、养正丹之属，平时以温暖下元方法。人参、熟地、五味子、胡桃肉、熟附子、舶茴香。

《临证一得方·卷一首部·牙宣》

少阴不足，阳明有余，牙宣经年。生地黄、天冬肉、怀山药、麦门冬、炙元武版、粉丹皮、炒知母、山萸肉、怀牛膝、熟女贞子、润玄参、旱莲草。

《临症经应录·卷一六气杂感门·牙宣》

某。阴虚胃火上炎，牙缝出脓出血，恙延半载之多。症属牙宣恶候，久进苦寒泻火不效。今拟甘寒养阴为法，再延非宜。细生地、丹皮、贝母、生甘草、赤芍、石斛、连翘、天门冬、麦门冬、知母、陈龟甲、乌犀角、藕汁、童便、白芦根。

《沈菊人医案·卷上·牙宣》

张。齿者骨之余，龈属阳明。牙宣五年，营阴大夺。虚火日旺，脉见寸关独数。宜治心胃与肾，宗景岳少阴不足，阳明有余例。鲜生地、旱莲草、淮牛膝、黑山栀、生石膏、女贞子、蒲黄炭、炒丹皮。外用：煅龙骨、旱莲草、黑山栀、蒲黄炭、青盐、人中白，共研细末擦牙。

徐。久病半载，湿热内盛，热伤营分，牙宣如注。脉象细数，自汗粘手，若不血止，恐难支持。犀角汁、鲜生地、藕节炭、焦黄炭、黑山栀、金墨汁、丹皮炭、蒲黄炭、旱莲草。

朱。牙宣紫色成条，系阳明有热，迫血上行，拟以清胃。鲜生地、知母、黑山栀、丹皮炭、藕节炭、生石膏、淮膝、金墨汁、蒲黄炭。

陶。厥阴浮阳上扰，阳化内风旋动，头偏痛，牙宣，脉虚而细。营虚风旺不潜，以潜阳化风。制首乌、龟板、石决明、青盐、炒丹皮、旱莲草、白芍、白蒺藜、钩钩、料豆皮。

王。阴虚阳逆，牙宣频来，脉细而迟。法以养阴。炙龟板、女贞子、金石斛、云茯苓、生西洋、旱莲草、淮山药、细生地。

《慎五堂治验录·卷八》

白衣庵本师太，年三十许。同治甲戌十月中旬患牙宣出血如泉，不痛。医投泻火敛补。延至光绪丁丑三月，其血愈多，兼感时邪，凌秀甫用清肝化邪之品，诸恙渐平。劳神太过，背寒身热，时盛时衰，心嘈不寐，咽痒咳呛，足冷至膝，耳鸣头眩，再投前方不效，而反呕吐苦水，色如胆汁，脉形右关弦大，尺部如无，左尺细数，关脉细弦。余曰：此木失血养，冲胃击肺，是震下之阳，坎中之阳孤飞于上，所谓龙雷之火，皆阴中之火也。亢龙有悔，岂不危乎？纯阴之品愈泼愈炽，必当据其窟穴而招之。日月出矣，爝火无光；然火已在上，亦宜苦寒以折之。爰以既济汤意，用连、桂、柏、斛等类，肉桂、黄柏为末饭丸，药汤送下，背寒呕嘈即释。自汗不寐，火升足冷，牙宣不止，以熟地、白芍、归身、安桂、丹皮补摄纳肾，引火归原，一剂汗收咳止，得寐纳加，遂以六味去萸、苓，加肉桂、沙参、白芍、归身，二剂血止，十剂而起榻出外。

《陈莘田外科方案·卷二·瘰疬》

祝，右，护街龙，六月十七日。脉来细涩，舌白中心罩黄，牙宣出血，口味或甜或苦，右颈瘰疬，块磊坚硬，肤色泛紫，时痛时制止，窜生左颈。此系木郁，郁则生火，火盛生痰，痰痹络中也。病属内因，药难骤效。拟育阴泄木，咸降化痰法。中生地、西洋参、夏枯草、炒丹皮、黑山栀、淡昆布、川贝、象贝、炙橘红、金石斛、云茯神、石决明、鲜荷叶、鲜藕汁。

二诊：牙宣出血，痰疬作痛，蒸脓。西洋参、牡丹皮、川贝母、云苓、大生地、生鳖甲、麦冬肉、黑山栀、炙橘红、石决明、川石斛、藕汁。

三诊：痰疬已溃，牙宣已止。西洋参、花粉、生鳖甲、怀膝、整玉竹、麦冬肉、知母、炒丹皮、茯苓、川贝。

《张聿青医案·卷十五·牙痛》

江右。阴分素亏，虚阳上亢。牙缝出血，时觉浮动。脉弦带数。虚热走于胃络，此谓齿衄，又谓牙宣。当育阴以制其阳。炙甘草、泽泻、杭白芍、炒麦冬、盐水炒骨碎补、牛膝炭、茯神、黑大豆、炒丹皮。

《环溪草堂医案·卷四·牙疳牙漏沿牙毒牙宣》

胡。少阴肾水不足，阳明胃火有余。牙宣出血，晡时微寒壮热，而其脉极细，此素体之阴亏也。当凭此论治，用景岳玉女煎。生地、知母、牛膝、川连、石膏、麦冬、薄荷、芦根。

［诒按］此证之脉细，想系素禀如是，若云阴虚，未必脉细也。总之，须见证确可据，乃可舍脉从证，未可冒昧以将事也。

《王仲奇医案》

金。嗜饮酒醴，喜吸香烟，足令阳强阴耗。阴阳之要，阳密乃固。阴虚于下，阳浮于上，上则下焦无力，阳益亢害不得其平矣。夫肾主精髓，脑为髓海，其充在骨，齿为骨余，两足酸楚清冷，头脑昏闷，牙宣晨剧，其病在肾，了无疑义。气冲呛逆，原属肾气上冲，胸胁背部胀痛，则由络血随气逆行，其本在肾，其末在肺。急当安肾潜阳，使气不逆，血下行则肺自宁矣。淡秋石一钱五分，旱莲草三钱，海蛤粉三钱，伽楠香一分（研末冲），炒牛膝二钱，炒丹皮一钱五分，扁石斛三钱，琼玉膏五钱（冲），仙鹤草三钱，丝瓜络二钱，炒藕节三钱，还元水一杯（另饮）。

又，二诊：阴阳互为其根，故阴阳之要，阳密乃固。阳苟不密，阴气安能独守？脑者髓之海也，骨者髓之充也，齿者骨之余也。阳但上冒，肾脑不安，是以头脑昏闷，脑后则胀，前极齿缝衄血，两足则清冷而酸，下虚，冲气不纳，致胸胁背部胀痛而有呛逆。前拟纳下引阳入阴，足清转温，牙宣稍住，病机有缓和向安之意，仍从原治。淡秋石一钱五分，仙鹤草二钱，金石斛三钱，木槿花一钱，制磁石二钱，淮牛膝二钱，丝瓜络二钱，夜合花三钱，血余炭八分，旱莲草三钱，白茯苓三钱，白龙骨二钱，琼玉膏四钱，还元水一杯（另饮）。

又，三诊：肝阳升举，血又充盛于上，脑筋气力转感不安，头眩背胀，不得安眠，咳痰且复见血，胸宇微觉不舒，足膝以下则凉，小便短少，颇有上盛下虚之象状。治以清肝宣络，使络血下趋则安。仙鹤草二钱，炒丹皮一钱五分，金石斛三钱，炒蒲黄一钱五分，淮牛膝（炒炭）一钱五分，丝瓜络二钱，香白薇一钱五分，夜合花三钱，抱木神三钱，大丹参二钱，煅石决明四钱，二竹茹二钱，西珀屑四分，饭糊丸。

又，四诊：营谋不利，又遭大故，志意不乐，精神痛苦，心血脑力交瘁，阳动少藏，头眩畏烦，神思不定，夜眠不安，肉瞤筋惕，头面及掌心炎热，腰背酸痛，不食不饥，食亦不厌，脉濡滑而弦。此为精神衰弱之证，然左肢及偏左头面自觉酸木，或稍有浮肿，是则厥中之萌，当怡悦静养为宜。左牡蛎三钱，金石斛三钱，夜交藤四钱，川续断二钱，煅龙齿三钱，潼沙苑三钱，野料豆三钱，炒白芍二钱，煅决明四钱，抱木神三钱，女贞子三钱，大丹参二钱。

又，五诊（丸方）：阳升于上，上体血充络满，然过犹不及，故头眩背胀体痛，不得安眠，牙宣亦由于是纷至沓来，面浮亦气盛络满之过。仍以清肝宣络，俾络血下趋则安。仙鹤草一两五钱，炒丹皮一两五钱，丝瓜络二两，煅决明二两，淮牛膝（炒炭）一两，金石斛二两五钱，大丹参一两五钱，西珀屑四钱，抱木神一两五钱，滁菊花一两，藏红花三钱，柏子霜二两，旱莲草一两五钱，女贞子一两五钱，炒竹茹一两五钱，荷叶筋一两。上药研末，蜜水泛丸。每早晚以开水送下二三钱。

任，姑，高昌庙。生未足月婴时即泻，后天脾胃不振。现当任脉通、太冲脉盛之年，而干瘪不长，无发育气概，牙宣便溏，药饵难治。炒於术一钱五分，肉果霜一钱，蒲公英三钱，使君子肉一钱五分，炒枳壳一钱五分，炒白芍二钱，炒夏曲三钱，炒南瓜子四钱，制禹粮三钱，炙鸡金二钱，佩兰叶三钱，石榴根皮六分。

《重订广温热论·第二卷·温热验案·温热兼症医案》

年已二旬，夏月咳嗽，时带血出，常发寒热，饮食减，身渐瘦，口不渴，行动时或仆地，有日轻，有日重，牙宣龈肿，晨起则血胶厚于齿龈上，脉细带数，群以弱证治，二地二冬等滋阴药，遍尝不效，此湿温久郁，似乎虚痨也。用芦根、滑石、杏仁、苡仁，通草、钩藤、白豆蔻。嘱云：服二十帖全愈矣；若不满二十帖，后当疟也。其人服十帖已霍然，即停药，十月中果发疟，仍服前药而疟愈。

《王孟英医案·卷二·胀》

吴酝香大令四令媳，时患腹胀减餐，牙宣腿痛，久治不效，肌肉渐消。孟英诊脉，弦细而数。肝气虽滞，而阴虚营热，岂辛通温运之可投耶？以乌梅、黄连、楝、芍、栀子、木瓜、首乌、鳖甲、茹、贝，服之果愈。继与甘润滋填，肌充胃旺，汛准脉和。积岁沉疴，宛然若失。

《陈莲舫医案·卷中·四十三、牙宣》

高，左，十八。禀体虚热，牙宣溢血，旋平旋复，寒热头疼，有感即来。脉见细弦，拟以疏和。洋参、旱莲、桑叶（蜜炙）、白蒺藜、料豆、元斛、杭菊、茯苓、女珍、白芍、双钩、会皮、竹心、荷叶。

右。营阴不足，气火有余，心肝两经燔灼，阳明郁热，牙宣半年，诸虚杂出，脘胀发嘈，头蒙艰寐，脉见细弦。急宜调理牙宣，以冀血减，则诸病皆除。洋参、旱莲、桑叶、绿萼梅、料豆、元斛木神、炒蒌皮、女珍、白芍、龙齿、丹参、藕节、红枣。

宋，右，二十。牙宣连年，阳明郁热，肝风为之上扰，头发眩晕，脘闷心悸。脉见细弦，治以清养。沙参、元斛、杭菊、佛花、料豆、丹参、双钩、玉蝴蝶、旱莲、白芍、白蒺藜、会白、藕节、白茅花。

《叶天氏医案》

情志郁勃，气逆多升，络血上冒。连次小产，冲、任已怯。心嘈震悸，目珠痛，头胀。肝胆厥阳动极。必须怀抱宽舒，可望病痊，否则成痼疾矣。用复脉汤去姜、桂、参，加淮小麦、天冬，石决明。经来后期两旬，牙宣吐血，防其倒经。议养肝阴，兼通冲脉。生地、天冬、枸杞子、牛膝、茯苓、白芍、阿胶、桂圆肉、丹参、茯神。乌骨鸡煮烂为丸。

《也是山人医案·疟》

李（十一）。暑湿内郁成疟，前投凉解方，牙宣血溢已止，脉象稍平。而寒已减，热未退，脘闷舌白，痰多溲赤。医者一误于升、柴、苏、菖并用，过于升泄，复缪于鹿角霜温理奇阳。非独不能已疾，转能益疾，致有前日血溢之恙，今虽小安，而在里之湿热，尚未尽透。兹当以栀豉汤以引里邪出之于表，是亦疟症驱邪之出路。淡豆豉一钱五分，杏仁三钱，草郁金一钱，黑山栀一钱五分，橘红一钱五分，滑石三钱，连翘一钱五分，川贝（去心研）二钱，栝蒌皮一钱五分，加嫩竹叶十片。

《也是山人医案·耳》

戴（六一）。久患耳鸣，兼有鼻衄、牙宣等症。衄血虽经向愈，仍若是心肾素亏体质，而肝阳上逆，清窍蒙蔽。拟方候裁。原熟地（盐水炒）四钱，拣麦冬二钱，牡蛎二钱，大白芍（刮净酒炙）一钱五分，龟腹版四钱，磁石二钱，云茯神二钱，北五味一钱，泽泻一钱五分，加沉香三分（滚水磨冲）。

《孤鹤医案·牙》

1）牙宣不止，由阳明郁热使然。仿清胃法。细生地四钱，丹皮二钱，知母二钱，生草五分，活水芦根一钱半，生石膏四钱，山栀一钱半，白芍一钱半，淡芩一钱半。

2）血不归经，在阳明则为牙宣、肠红，入太阳则为尿血。由气弱不能通摄也。二足酸软，兼挟微湿，脉大而略弦。补气为主。熟地六钱，於术一钱半，杞子二钱，怀膝一钱半，新会一钱，胡桃肉二钱，生芪二钱，当归二钱，香附三钱，杏霜三钱，菟丝三钱，茯神三钱。

第三节

口　疮

口疮为口腔糜烂破损生疮的统称，现代多见于口腔溃疡。

【辨病名】

“口疮”出《黄帝内经素问》，后世又有“口糜”“口破”的称谓，常指代同一病证。其中口疮多作统称，口糜多指满口遍布之口疮，有程度、分布上的特殊性。口破则出现相对较晚。

1. 口疮

《黄帝内经素问·气交变大论》："岁金不及，炎火乃行，生气乃用，长气专胜，庶物以茂，燥烁以行，上应荧惑星。民病肩背瞀重，鼽嚏，便血注下。收气乃后，上应太白、荧惑星，其谷坚芒。复则寒雨暴至，乃零冰雹霜雪杀物，阴厥且格，阳反上行，头脑户痛，延及囟顶，发热。上应辰星、荧惑，丹谷不成。民病口疮，甚则心痛。"

2. 口破

《医宗金鉴·外科心法要诀·卷五口部·大人口破》："大人口破分虚实，艳红为实淡红虚，实则满口烂斑肿，虚白不肿点微稀。""此证名曰口疮，有虚火实火之分。"

《外科备要·卷一证治·口部》："（口破）名曰口疮，有虚火、实火之分。有因思虑过度，多醒少睡致。"

3. 口糜

《疡医大全·卷十四·唇口部·口糜门主论》："冯鲁瞻曰：满口生疮者，名曰口糜。"

《疡科心得集·卷上·辨口疮口糜论》："夫口疮与口糜者，乃心脾气滞，更外感风热所致。"

【辨病因】

一、岁运不及

《黄帝内经素问·气交变大论》："岁金不及，炎火乃行，生气乃用，长气专胜，庶物以茂，燥烁以行，上应荧惑星。民病肩背瞀重，鼽嚏，便血注下。收气乃后，上应太白、荧惑星，其谷坚芒。复则寒雨暴至，乃零冰雹霜雪杀物，阴厥且格，阳反上行，头脑户痛，延及囟顶，发热。上应辰星、荧惑，丹谷不成。民病口疮，甚则心痛。"

《金匮翼·卷五·口·口疮》："《经》曰：岁金不及，炎火乃行，复则寒雨暴至，厥阴乃格，阳反上行，民病口疮是也。"

二、火热

《证治准绳·杂病第八册·七窍门下·口》："一曰热。《经》云：少阳司天，火气下临，肺气上从，口疡是也。"

《医宗金鉴·杂病心法要诀·卷四·泄泻死证》："口疮糜烂泄泻一证，古经未载，以理推之，虽云属热，然其上发口糜下泻即止，泄泻方止，口糜即生，观其上、下相移之情状，亦必纯实热之所为也。"

《疡科心得集·卷上·辨口疮口糜论》："若脉实口干，满口色红，而烂斑甚者，此实火也。"

三、寒厥

《证治准绳·杂病第八册·七窍门下·口》："二曰寒。《经》云：岁金不及，炎火乃行，复则寒雨暴至，阴厥且格，阳反上行，病口疮是也。"

四、内伤气血阴阳

1. 血虚

《蠢子集·卷四·产后诸症只以治产后为主》："产后口疮与血崩，眼昏鼻衄并耳聋。皆是血虚有假热，补气养血尿（童便）一盅。"

2. 阴虚

《不居集·上集卷之二十三·咽喉症·喉癣口疮》："喉癣口疮，乃真阴亏竭，虚阳上泛所致。劳症至此，多属难起。当以六味滋肾为主，或以味补饮饮之。"

《虚损启微·卷上·论证》："阴虚者，其病则为发热躁烦，头红面赤，唇干舌燥，咽痛口疮，吐血衄血，便血尿血，大便燥结，小水痛涩等证。"

五、七情内伤

《医学正传·卷之五·口病》："夫口之为病，或为重舌木舌，或为糜烂生疮，或见酸苦甘辛盐味，原其所因，未有不由七情烦扰、五味过伤之所致也。"

《医宗金鉴·外科心法要诀·卷五口部·大人口破》："此证名曰口疮，有虚火、实火之分。虚火者，色淡红，满口白斑微点，甚者陷露龟纹，脉虚不渴，此因思虑太过，多醒少睡，以致心肾不交，虚火上炎。"

六、饮食失宜

《备急千金要方·卷六上·七窍病上·口病第三》："论曰：凡患口疮及齿，禁油、面、酒、酱、酸、醋、咸、腻、干枣，瘥后仍慎之。若不久慎，寻手再发，发即难瘥。”

《医学正传·卷之五·口病》：“夫口之为病，或为重舌木舌，或为糜烂生疮，或见酸苦甘辛盐味，原其所因，未有不由七情烦扰、五味过伤之所致也。”

《医灯续焰·卷二十一·尊生十二鉴》：“《食治通说》云：好食生冷者，将为腹痛、心疼、呕吐、泄痢之疾。好食炙煿者，将为口疮咽痛、壅热痈疡之疾。”

《医宗金鉴·外科心法要诀·卷五口部·大人口破》：“实火者，色艳红，满口烂斑，甚者腮舌俱肿，脉实口干，此因过食膏粱厚味，醇酒炙爆，以致心、脾实火妄动。”

七、乳石发

《普济方·卷二百六十二·乳石门·乳石发口舌生疮》：“夫手少阴心之经也，心气通于舌。足太阴脾之经也，脾气通于口。若脏腑否涩，石气不宣，上冲于口与舌，故令生疮。盖服乳石之人，饮食不时，谷气不足，石性暴烈，其热乘于心脾也。热积而疮，疮甚而烂，复不得食，则热极可知。解之之剂，不可缓也。”

八、劳逸失度

《疡科心得集·卷上·辨口疮口糜论》：“更有脾元衰弱，中气不足，不能按纳下焦阴火，是以上乘而为口疮糜烂者，丹溪所谓劳役过度，虚火上炎，游行无制，舌破口疮是也。”

九、失治误治

《外台秘要·卷第二·伤寒口疮方二首》：“《病源》：夫伤寒冬时发其汗，必吐利，口中烂生疮。以其热毒在脏，心脾烦壅，表里俱热，热不已，毒气熏于上焦，故令口舌干燥生疮也。”

十、病后体虚

《太平圣惠方·卷第十五·治时气口疮诸方》：“夫时气发汗吐下之后，表里俱虚，毒气未散，攻于心脾，上焦热燥，故口舌生疮也。”

《太平圣惠方·卷第十八·治热病口疮诸方》：“夫热病，发汗吐下之后，表里俱虚，毒气未除，伏热在脏，热毒乘虚，攻于心脾，上焦烦壅，头痛咽干，故口舌生疮也。”

十一、调摄养护失宜

《太平圣惠方·卷第九十·治小儿口疮诸方》：“夫小儿口疮者，由血气盛，兼将养过温，心有客热熏于上焦，故口生疮也。”

【辨病机】

一、脏腑实火上炎

1. 心火上炎

《虚损启微·卷上·诸虚见症》：“口疮，心火上炎也。宜天王补心丸。”

2. 脾火上炎

《医学原理·卷之十三·吐泻门·小儿拾遗》：“小儿口疮，乃由脾经火毒上攻。”

《一见能医·卷之五·病因赋上》：“口疮者，脾火之游行。”

《一见能医·卷之五·病因赋上·火有七说》：“诸湿肿满，口疮口臭，脾火动也。”

《重订广温热论·第一卷·温热总论·论温热本症疗法》：“热病口疮候：此由脾脏有热，冲于上焦，故口生疮。”

3. 胃火上炎

《徊后方·明火候法度口诀》：“口疮牙痛者，阳明火。”

二、脏腑蓄热

1. 心胃有热

《金匮翼·卷五·口·口疮》：“一者心胃有热，气冲上焦，熏发口舌。其症口臭作渴，发热饮冷是也。”

2. 心脾有热

《太平圣惠方·卷第十一·治伤寒口疮诸方》：“夫伤寒热毒在脏，心脾烦壅，表里热不解，毒气熏于上焦，故令口舌干燥生疮也。”

《太平圣惠方·卷第十八·治热病口疮诸方》：“夫热病，发汗吐下之后，表里俱虚，毒气未除，伏热在脏，热毒乘虚，攻于心脾，上焦烦壅，头痛咽干，故口舌生疮也。”

《太平圣惠方·卷第三十六·治口舌生疮诸

方》："夫手少阴心之经也，心气通于舌。足太阴脾之经也，脾气通于口。腑有热，乘于心脾，气冲于口与舌，故令口舌生疮也。"

《圣济总录·卷第一百一十七·口齿门·口疮》："论曰：口疮者，由心脾有热，气冲上焦，熏发口舌，故作疮也。"

《证治准绳·杂病第八册·七窍门下·口》："心属君火，是五脏六腑之火主，故诸经之热皆应于心。心脉布舌上，若心火炎上，熏蒸于口，则为口舌生疮。脾脉布舌下，若脾热生痰，热涎相搏，从相火上炎，亦生疮者尤多。二者之病，诸寒凉剂皆可治。"

《医宗金鉴·外科心法要诀·卷五口部·大人口破》："实火者，色艳红，满口烂斑，甚者腮舌俱肿，脉实口干，此因过食膏粱厚味，醇酒炙爆，以致心、脾实火妄动。"

3. 小肠实热

《四诊抉微·卷之一·望诊·察口部》："《中藏经》曰：小肠实则热，热则口疮。"

4. 膀胱移热小肠

《证治准绳·杂病第八册·七窍门下·口》："或问口疮如何得之？曰：《经》云，膀胱移热于小肠，膈肠不便，上为口糜。盖小肠者，心之腑也，此举由邪热之端耳。"

《素问灵枢类纂约注·卷中·病机第三》："膀胱上口连于小肠，小肠脉循咽下膈。热结膈肠，故下不得便，逆上而为口疮。"

《医学指要·卷四·藏府验于形体括略》："膀胱移热于小肠，则下不得小便，上为口疮。"

三、虚火上炎

1. 中气不足，虚火上炎

《圣济总录·卷第一百一十七·口齿门·口疮》："又有胃气弱，谷气少，虚阳上发而为口疮者，不可执一而论，当求所受之本也。"

《丹溪心法·卷四·口齿七十八》："口疮，服凉药不愈者，因中焦土虚，且不能食，相火冲上无制。"

《医学正传·卷之五·口病》："凡口疮服凉药不愈者，乃中气不足，虚火泛上无制。"

《普济方·卷二百九十九·上部疮门·口疮》："又有胃气弱，谷气少，虚阳之发而为口疮者。"

《不居集·上集卷之二十三·咽喉症·喉癣口疮》："口疮服凉药不愈者，乃中气不足，虚火泛上无制，用理中汤反治之。"

《医宗金鉴·杂病心法要诀·卷四·泄泻死证》："若服寒凉药口疮不效，则为虚火上泛。"

《疡科心得集·卷上·辨口疮口糜论》："更有脾元衰弱，中气不足，不能按纳下焦阴火，是以上乘而为口疮糜烂者，丹溪所谓劳役过度，虚火上炎，游行无制，舌破口疮是也。"

2. 心肾不交，虚火上炎

《医宗金鉴·外科心法要诀·卷五口部·大人口破》："此证名曰口疮，有虚火实火之分。虚火者，色淡红，满口白斑微点，甚者陷露龟纹，脉虚不渴，此因思虑太过，多醒少睡，以致心肾不交，虚火上炎。"

《疡科心得集·卷上·辨口疮口糜论》："若脉虚不渴，口内色淡，而白斑细点，此因思烦太甚，多醒少睡，虚火上攻。"

3. 胃虚肾侮，虚火上炎

《证治准绳·杂病第八册·七窍门下·口》："然则有用理中汤加附子以治者，又何如？曰：夫火有虚实，因诸经元有热而动者谓之实，无热而动者谓之虚。实则正治，寒凉之剂是也，虚则从治，如此用温热是也。理中汤者，因胃虚谷少，则所胜肾水之气逆而承之，反为寒中，脾胃衰虚之火，被迫炎上作为口疮，故用参、术、甘草补其土，姜、附散其寒，则火得所助，接引其退舍矣。"

《金匮翼·卷五·口·口疮》："一者胃虚食少，肾水之气逆而承之，则为寒中。脾胃虚衰之火，被迫上炎，作为口疮。"

四、脾气凝滞，外兼风热

《古今医统大全·卷之六十三·口病门·病机》："脾气凝滞，风热加之，则发口疮也。"

《疡医大全·卷十四·唇口部·口疮门主论》："故口疮者，乃脾气凝滞，加之风热，治当清胃泻火。"

《疡科心得集·卷上·辨口疮口糜论》："夫口疮与口糜者，乃心脾气滞，更外感风热所致。"

五、体虚余毒，熏于上焦

《外台秘要·卷第三·天行口疮及口干苦方四首》："《病源》：发汗下后，表里俱虚，而毒气未尽，熏于上焦，故喉口生疮也。”

【辨病症】

一、辨脏腑

《证治汇补·卷之四·上窍门·口病》：“口疮虽由脾热所使然，亦当分赤白二种。白者肺热，赤者心热，赤白相兼者心肺俱热，不独脾家病也。（《汇补》）”

二、辨虚实

《医宗金鉴·外科心法要诀·卷五口部·大人口破》：“大人口破分虚实，艳红为实淡红虚，实则满口烂斑肿，虚白不肿点微稀。

［注］此证名曰口疮，有虚火实火之分。虚火者，色淡红，满口白斑微点，甚者陷露龟纹，脉虚不渴，此因思虑太过，多醒少睡，以致心肾不交，虚火上炎，宜服四物汤加黄柏、知母、丹皮，少佐肉桂以为引导，从治之法也，外以柳花散搽之。实火者，色艳红，满口烂斑，甚者腮舌俱肿，脉实口干，此因过食膏粱厚味，醇酒炙爆，以致心、脾实火妄动，宜服凉膈散，外搽赴筵散，吐涎则效。如口疮舌干黄硬作渴者，宜服加减八味丸，以滋化源，俱禁水漱。”

《大方脉·杂病心法集解卷四·口舌门·治法》：“口疮日久，气血两虚，无根之火上炎，服凉药而转痛者，用十全大补汤。”

三、辨痰涎

《大方脉·杂病心法集解卷四·口舌门·治法》：“若胃弱，痰盛滑白，多涎，痛久不愈，服香砂六君子汤。”

四、辨兼证

《大方脉·杂病心法集解卷四·口舌门·治法》：“若口疮淡，痛微肢时止，或属阴痛甚，服知柏四物汤。”“若色淡痛微，肢冷腹痛，呕涎者，服理中汤，寒盛加附子。”

五、辨脉

（1）脉数

《太平圣惠方·卷第一·分别脉病形状》：“阳数则口疮。”

《伤寒论条辨·卷之八·附庐山刘复真〈脉诀捷要〉》：“（数热）主上壅烦燥，口苦咽干，客热烦渴，头痛口疮。”

《订正太素脉秘诀·卷上·浮沉迟数风气冷热》：“数热上壅燥口干，头痛烦渴疼口疮。”

《订正太素脉秘诀·卷上·寸口上焦脉》：“寸部脉数，主热上壅，烦躁咽干，客热烦渴，头疼口疮。”

《诊家正眼·卷二·数脉（阳）》：“寸数喘咳，口疮肺痈。”

《证治汇补·卷之四·上窍门·口病》：“脉洪数为实火。”

（2）脉浮

《证治汇补·卷之四·上窍门·口病》：“脉浮大为虚火。”

《杂病源流犀烛·卷首下诸脉主病诗》：“（浮）左寸心经热，目赤、口疮、头疼痛、心内烦。”

（3）脉实

《脉诀汇辨·卷三·实脉（阳）》：“左寸实者，舌强气壅，口疮咽痛。”

《四诊抉微·卷之六·切诊二十九道脉析脉体象主病·实（阳）》：“左寸实者，舌强气壅，口疮咽痛。”

（4）脉洪

《脉贯·卷六·洪脉（阳）》：“左寸洪，心经积热，眼赤、口疮、头痛、内烦。”

《脉理求真·卷一·新著脉法心要·洪脉》：“洪为火气燔灼。凡烦渴、狂躁、斑疹、腹胀、头疼、面热、咽干、口疮、痈肿等症，靡不由此曲形。”

《脉义简摩·卷四主病类·郭元峰二十八脉集说·洪脉》：“主病为腹满烦渴，为狂躁，为斑疹，为头痛面热，为咽干喉痛，为口疮痈肿，为大小便不通，为动血。”

（5）脉虚

《医学正传·卷之五·口病》：“脉虚者，中气不足，口疮，若服凉药不愈，宜理中汤。”

《古今医统大全·卷之六十三·口病门·脉候》：“脉虚者，中气不足。口疮服凉药不愈，宜理中汤。”

（6）脉沉洪

《医学指要·卷三·二十八脉指要》：“沉洪为

里热，为痰渴，为烦渴，为狂躁，为瘢疹，为头疼面热，为咽干喉痛，为口疮痈肿，为大小便不通，为痛血，此阳实阴虚，气实血虚之候。”

（7）脉滑实

《伤寒论纲目·卷首·总论·阴阳》：“如发热狂躁，口渴，心烦喜冷，饮水无度，大便硬，小便赤，喉痛口疮，身粗气急，脉滑实有力者，此真正阳症也。”

（8）脉沉实兼洪数

《医学正传·卷之五·口病》：“右关沉实，脾胃有实热口甘。兼洪数者，口疮，或为重舌木舌。”

六、辨舌象

（1）红舌

《伤寒直指·舌鉴总论·红色图》：“《舌鉴》：红舌者……其多食者，助热内蒸，舌亦红，而面赤甚者，面目俱赤，口疮也。”

（2）红短白泡舌

《伤寒直指·舌鉴总论·红色图》：“红短白泡舌：舌短有泡，口疮声哑，咽干烦躁者，乃瘟疫强汗，或伤寒失汗而变此证。宜黄连犀角汤、三黄石膏汤选用。”

【论治法】

一、分脏腑论治

《医学原理·卷之七·口症门·丹溪治口症活套》：“凡口疮之症，为患不一，治疗之法，必当分因而疗，不可拘执一法。

凡肝胆有实热，令人口酸而苦者，宜小柴胡加甘草、龙胆草、青皮之类，甚者以当归龙荟丸。如因谋虑不决，肝胆虚而口苦者，以人参、甘草、茯苓为君，以远志、柴胡、胆草为臣，甚者以钱氏地黄丸补其母。如心热而口苦，或口舌生疮，以黄连泻心汤、牛黄清心丸、凉膈散之类。如肺热而口辛者，宜甘桔汤、泻白散、金沸草散之类。如脾热而口甘者，宜三黄丸、平胃散之类。如肾热而口咸者，宜滋肾丸、滋阴大补丸之类。”

二、分期论治

《疡科心得集·卷上·辨口疮口糜论》：“初起不可便用凉药敷掺，恐寒凝不散，内溃奔走，久而难愈。必先用辛轻升散，而后清凉，使郁火达外，再视其所因而治之。”

三、分经论治

《医述·卷十一·杂证汇参·口》：“口疮一也，心经则曰导赤，胃经则曰白虎。彼之疮连及舌，此之疮兼乎唇，气分不可与血分同治也。（程郊倩）”

四、清凉法

《证治准绳·杂病第八册·七窍门下·口》：“或问口疮如何得之？曰：《经》云，膀胱移热于小肠，膈肠不便，上为口糜。盖小肠者，心之腑也，此举由邪热之端耳。心属君火，是五脏六腑之火主，故诸经之热皆应于心，心脉布舌上，若心火炎上，熏蒸于口，则为口舌生疮。脾脉布舌下，若脾热生痰，热涎相搏，从相火上炎，亦生疮者尤多。二者之病，诸寒凉剂皆可治。但有涎者，兼取其涎。”

《罗氏会约医镜·卷之四·伤寒（下）·论伤寒口疮喉肿》：“口疮者，心脾郁热，治宜清凉。”

《疡科心得集·卷上·辨口疮口糜论》：“若脉实口干，满口色红，而烂斑甚者，此实火也，以凉膈散主之。”“又小儿生此证者，以阴气未生，阳气偏盛；又因将养过温，心脾积热，薰蒸于上而发。治宜泻心化毒清凉为主。”

五、清胃泻火法

《疡医大全·卷十四·唇口部·口疮门主论》：“故口疮者，乃脾气凝滞，加之风热，治当清胃泻火。”

六、引火归元法

《证治准绳·杂病第八册·七窍门下·口》：“然则有用理中汤加附子以治者，又何如？曰：夫火有虚实，因诸经元有热而动者谓之实，无热而动者谓之虚。实则正治，寒凉之剂是也，虚则从治，如此用温热是也。理中汤者，因胃虚谷少，则所胜肾水之气逆而承之，反为寒中，脾胃衰虚之火，被迫炎上作为口疮，故用参、术、甘草补其土，姜、附散其寒，则火得所助，接引其退舍矣。”

《医辨·卷之上·口》：“服凉药不愈者，此酒色过度，劳役不睡，舌上光滑而无皮，或因忧思损伤中气，虚火泛上无制，用理中汤，甚者加附子或官桂噙之。”

《罗氏会约医镜·卷之四·伤寒(下)·论伤寒口疮喉肿》：“更有脾气不足，不能按纳下焦阴火，治宜附子理中汤之属，冷服。”

《疡科心得集·卷上·辨口疮口糜论》：“若脉虚不渴，口内色淡，而白斑细点，此因思烦太甚，多醒少睡，虚火上攻，宜以知柏四物汤加丹皮、肉桂治之。”

《医述·卷十一·杂证汇参·口》：“龙雷之火，亦能焚焦草木，岂必实热方使口舌生疮乎？盖脾胃气衰，不能按纳，下焦阴火，得以上乘，奔溃肿烂。若一清胃，则中气愈衰、阴火愈炽。温补中、下二焦，使火有所接引而退舍矣。(冯楚瞻)”

七、温补法

《证治准绳·杂病第八册·七窍门下·口》：“[按]寒水上迫，心肺之阳不得下降，故用温热之剂，或散于上，或散于下，或从阴随阳，所攸利者也。”

《疡科心得集·卷上·辨口疮口糜论》：“更有脾元衰弱，中气不足，不能按纳下焦阴火，是以上乘而为口疮糜烂者，丹溪所谓劳役过度，虚火上炎，游行无制，舌破口疮是也，又当从理中汤加附子治之。若作实热，误投凉药，则必致害矣。”

【论用方】

一、概论

《儒门事亲·卷四·口疮四十三》：“夫大人小儿口疮唇紧，用酸浆水洗去白痂，临困点绿袍散。如或不愈，贴赴筵散。又不愈，贴铅白霜散则愈。”

《医学原理·卷之七·口症门·治口症大法》：“凡口疮，服凉药不愈者，因中焦土虚而不能食，相火冲上无制，宜理中汤加参、术、甘草补土之虚，干姜散火之标。甚者可加附子，或噙官桂亦妙，此乃从治之法。或以生白矾为末，贴之极效，此亦乃酸以收之之义。”

《医碥·卷之四·杂症·口》：“口疮，热与痰上盛也。口舌状如无皮，曰口疮；糜烂，曰口糜。实热者可用寒凉，金花丸、凉膈散、升麻饮之类。西瓜浆最妙，冬月西瓜皮烧灰，噙。黄连散去热涎。亦有虚热者，脾胃气虚下陷，郁而成火，上炎所致，补中益气汤加竹叶、花粉。若下焦虚寒，逼其无根之火上炎者，八味丸引火归元，外用生附子末，唾调涂足心。若肾水虚火炎者，六味丸加知、柏。晡热、夜热，血虚也，八物加丹皮、五味、麦冬。口破，色红，腮舌肿，干渴，凉膈散、赴筵散；色淡白，不渴，由思烦多醒少睡，虚火所发，滋阴四物汤、柳花散。口疮连牙根烂痛，玄参散。久不愈，以五倍末擦之，使收敛。鹅口，初生小儿满口生白屑也，心脾热所致。先用绵蘸水洗去，后用冰硼散吹之，内服凉膈散。口疳，多食肥甘，积热所致，用口疳药吹之。”

二、常用治口疮方论

论凉膈散

《重订广温热论·第二卷·验方》：“《局方》凉膈散，即调胃承气加疏风清火之品，专泻上中二焦之火；善治心火上盛，中焦燥实，烦躁口渴，目赤头眩，口疮唇裂，吐血衄血，大小便秘，诸风瘛疭，发斑发狂，及小儿惊风，痘疮黑陷等症。杨玉衡于本方加酒炒白僵蚕三钱，全蝉衣十二只，广姜黄七分，小川连二钱，名加味凉膈散。小便赤数，加滑石四钱，炒车前二钱；胸满，加枳实二钱，川朴一钱；呕渴，加生石膏六钱，知母四钱。统用提净生白蜜一两，陈老酒一瓢，元明粉三钱，鲜竹叶五十片，加水四碗，煎成两碗，代水煎药。云：凡余治治温病，用增损双解散及加味凉膈散而愈者，不计其数。若大头瘟、瓜瓤瘟等危在旦夕，数年来赖以救活者已百余人，真神方也。丹溪于本方中加小川连一钱，名清心汤，专治火郁上焦，大热面赤，舌黄唇焦，大便不通等症。河间于本方去硝黄，加桔梗钱半，名刘氏桔梗汤，专治风温暑风热郁上焦之症。余师愚极赞其妙，又加生石膏六钱，专治热疫初起之重症，最稳而灵。”

三、治乳石发动口疮方

1. 栀子仁汤(《圣济总录·卷第一百八十三·乳石发动门·乳石发口舌疮烂》)

治乳石发体热烦闷，口中疮烂，表里如烧痛，不能食。

栀子仁(十枚)　黄芩(去黑心)　大黄(锉，炒，各三两)　豉(二合)

上四味，粗捣筛。每服五钱匕，水一盏半，入香豉一合，煎至八分，去滓，食前温服。

2. 香豉汤（《圣济总录·卷第一百八十三·乳石发动门·乳石发口舌疮烂》）

治乳石发动，口中伤烂，舌强而燥，不得食味者，为食少谷气不足，药气积在胃脘故也，宜香豉汤方。

豉（半升） 葳蕤 甘草（炙，锉，各半两） 黄柏（去粗皮，蜜炙，锉） 麦门冬（去心，焙，各一两）

上五味，粗捣筛。每服五钱匕，水一盏半煎至八分，去滓温服，日再。

3. 前胡汤（《圣济总录·卷第一百八十三·乳石发动门·乳石发口舌疮烂》）

治乳石发，头项烦痛，胸胁胀满，寒热，手足逆冷，或口生疮烂，或干呕恶闻食气，上气欲绝。前胡汤方。

前胡（去芦头） 芍药 大黄（锉，炒） 甘草（炙，锉） 黄芩（去黑心，各二两）

上五味，粗捣筛。每服五钱匕，水一盏半，枣五枚擘破，煎至八分，去滓温服，日再。若气实者，加茯苓去黑皮二两；胸满塞者，加枳壳去瓤麸炒一两；吐逆胸中冷者，加干姜炮二两；口燥者，加麦门冬去心焙二两，增减以意量之。

4. 黄芩汤（《圣济总录·卷第一百八十三·乳石发动门·乳石发口舌疮烂》）

治乳石发，食饮失度，口中发疮，漱。

黄芩（去黑心，三两） 石膏（碎，五两） 甘草（炙，锉） 升麻（各二两）

上四味，粗捣筛。每服五钱匕，水一盏半煎至八分，去滓放冷，用漱口，一日十遍，喉咽有疮，稍稍咽之。

5. 铅霜散（《圣济总录·卷第一百八十三·乳石发动门·乳石发口舌疮烂》）

治乳石发动，口舌生疮。

铅霜（研） 白矾（烧灰） 黄柏（去粗皮，蜜炙，各一两） 麝香（研，一钱）

上四味，捣研为散。每用半钱匕，掺疮上，有涎即吐之。

6. 黄柏汤（《圣济总录·卷第一百八十三·乳石发动门·乳石发口舌疮烂》）

治乳石发口疮。

黄柏（去粗皮，蜜炙，二两） 龙胆（一两半） 黄连（去须） 升麻（各一两）

上四味，粗捣筛。每服五钱匕，水一盏半煎至八分，去滓，时时含咽。

7. 龙脑散（《圣济总录·卷第一百八十三·乳石发动门·乳石发口舌疮烂》）

治乳石发动，口舌生疮。

龙脑（半钱） 铅霜 滑石（各一分）

上三味，各研为细末，和匀。每用一字，掺疮上，吐涎，瘥。

8. 升麻汤（《圣济总录·卷第一百八十三·乳石发动门·乳石发口舌疮烂》）

治乳石发，腹内胸中悉有疮。

升麻（一两半） 乌梅（十枚，去核，炒） 黄芩（去黑心） 黄连（去须） 栝蒌根 甘草（炙，各一两）

上六味，粗捣筛。每服五钱匕，水一盏半煎至一盏，去滓，细细含咽，日三四服。

9. 升麻散（《圣济总录·卷第一百八十三·乳石发动门·乳石发口舌疮烂》）

治乳石发动，口舌生疮，连颊肿痛。

升麻 防风（去叉） 甘草（炙，各半两） 鸡肠草（三分） 芎䓖 大青（各一分）

上六味，捣罗为散。每先于疮肿处，针出恶血，盐汤漱后，用药半钱匕，贴疮上，日三。

10. 浮萍丸（《圣济总录·卷第一百八十三·乳石发动门·乳石发口舌疮烂》）

治乳石发动，口舌生疮。

干浮萍草 升麻 黄药 铅丹（炒，研，各半两）

上四味，捣研为末，炼蜜丸如鸡头实大。每服一丸，含化咽津。

11. 治乳石发动口疮验方（《小品方·卷第九·治寒食散发动诸方》）

解寒食散发，或头痛，或心痛，或腹痛，或胸胁肿满，或寒或热，或手足冷，或口噤，或口疮烂，或目赤，或干呕恶食气便呕吐，或狂言倒错，不与人相当，或气上欲绝，进退经时，散发百端，服前胡汤得下便愈方。

前胡（二两） 芍药（三两） 黄芩（二两） 大枣（二十枚） 甘草（二两） 大黄（二两）

凡六物，以水八升煮取二升半，分三服。心胁坚满，加茯苓二两；胸中满塞急，加枳子一两；连吐，胸中冷，不用食，加生姜三两；虚乏口燥，加麦门冬二两。若加药者，加水作九升也。

四、治伤寒口疮方

1. 黄柏蜜（《外台秘要·卷第二·伤寒口疮方二首》引《深师方》）

疗伤寒热病口疮。

黄柏（削去上皮，取里好处薄斜削）

上一味以崖蜜半斤极消者，以渍柏一宿，唯欲令浓，含其汁，良久吐之更复如前，若胸中热有疮时饮三五合尤良。

2. 升麻汤（《外台秘要·卷第二·伤寒口疮方二首》）

疗伤寒口疮烂者。

升麻（一两） 甘草（一两，炙） 竹叶（切，五合） 麦门冬（三分，去心） 牡丹（一分） 干枣（二十枚，擘）

上六味切，以水四升煮取一升半，去滓，分五服含，稍稍咽之为度。忌海藻、菘菜、胡荽等。

3. 犀角散（《太平圣惠方·卷第十一·治伤寒口疮诸方》）

治伤寒，心肺壅热，口内生疮，烦躁不得眠卧。

犀角屑（三分） 川升麻（半两） 麦门冬（三分，去心） 黄柏（半两，锉） 黄连（半两，去须） 玄参（三分） 甘草（半两，生，锉） 杏仁（三分，汤浸去皮尖、双仁，麸炒微黄）

上件药，捣筛为散。每服四钱，以水一中盏煎至五分，去滓，不计时候温服。

4. 黄连散（《太平圣惠方·卷第十一·治伤寒口疮诸方》）

治伤寒，上焦壅热，口舌生疮。

黄连（三分，去须） 黄柏（半两，锉） 甘草（半两，生，锉） 蔷薇根（三分） 栀子仁（半两）

上件药，捣筛为散。每服四钱，以水一中盏，入淡竹叶二十片，煎至五分，去滓，不计时候温服。

5. 升麻散（《太平圣惠方·卷第十一·治伤寒口疮诸方》）

治伤寒，口疮烂赤。

川升麻（二两） 甘草（一两，生，锉） 黄芩（一两） 麦门冬（三分，去心） 大青（一两） 犀角屑（三分）

上件药，捣筛为散。每服四钱，以水一中盏，入淡竹叶二七片，煎至六分，去滓，不计时候温服。

6. 玄参煎（《太平圣惠方·卷第十一·治伤寒口疮诸方》）

治伤寒，咽喉内痛，满口生疮，吃食不得。

玄参（一两） 川升麻（半两） 苦参（半两，锉） 人参（三分，去芦头） 秦艽（一两，去苗） 马牙硝（半两）

上件药，捣筛为散。每服五钱，用水一大盏煎至五分，去滓，入炼了蜜一合，相和令匀，不计时候，徐徐含咽服之。

7. 升麻煎（《太平圣惠方·卷第十一·治伤寒口疮诸方》）

治伤寒肺心热，口内生疮，咽喉肿塞。

川升麻（一两） 大青（一两） 射干（一两） 栀子仁（一两） 黄芩（柏）（半两） 玄参（三分） 蔷薇根〔一（二）两〕 苦竹叶（一两） 生地黄汁（半升） 蜜（半升）

上件药，细锉，都用水三大盏，煎至一大盏，去滓，下蜜、地黄汁搅和，煎如稀粥，入净器中盛。不计时候，含一茶匙咽津。

8. 黄柏散（《太平圣惠方·卷第十一·治伤寒口疮诸方》）

治伤寒，心肺热，口内生疮。

黄柏（三分） 黄连（三分去须） 白矾（半两，烧令汁尽） 川朴硝（三分） 龙脑（一钱，细研）

上件药，捣细罗为散。每服半钱，用新绵薄裹，食后含之，良久口内有涎唾，即吐之。

9. 密陀僧散（《太平圣惠方·卷第十一·治伤寒口疮诸方》）

治伤寒，口疮，众医不瘥者，宜用此方。

密陀僧（半两） 黄柏（一两半，涂蜜微炙，锉） 甘草（一两，涂蜜炙微赤，锉） 蒲黄（一两） 黄药（一两）

上件药，捣细罗为散。时时敷于疮上，有涎即吐之。

10. 黄芩饮子（《太平圣惠方·卷第十一·治伤寒口疮诸方》）

治伤寒，心肺烦热，口疮烂痛。

黄芩（一两） 赤芍药（二两） 羚羊角屑（二

两） 黄柏（二两） 大青（一两） 苦竹叶（二两）

上件药，细锉和匀。每服一两，以水一大盏，煎至六分，去滓，温含冷吐，每日三度用之。

11. 龙胆煎（《太平圣惠方·卷第十一·治伤寒口疮诸方》）

治伤寒，上焦烦热，口内生疮不止。

龙胆（一两，去芦头） 黄连（一两，去须） 川升麻（一两） 槐白皮（一两） 大青（一两） 苦竹叶（五十片） 白蜜（一十盏）

上件药，细锉。都以水三大盏，煎去滓取汁一盏，入蜜更煎五七沸，放冷，涂于疮上，日三四度，有涎即吐之。

12. 黄柏升麻汤（《伤寒总病论·卷第三·发汗吐下后杂病证》）

治天行口疮。

黄柏 升麻 甘草（生，各半两）

㕮咀。水一升半煮半升，入地黄汁一合，煎半升，分二服，细呷之。

13. 清心理脾汤（《罗氏会约医镜·卷之四·伤寒（下）·论伤寒口疮喉肿》）

治实火上炎，口舌糜烂，便燥尿赤，脉洪有力。

黄连（一钱） 黄芩（钱半） 黄柏 甘草 干葛（各一钱） 栀子（八分） 连翘（一钱） 生地（钱半） 大黄（酒炒，二钱）

水煎服。或加升麻八分。

14. 清肺化毒汤（《罗氏会约医镜·卷之四·伤寒（下）·论伤寒口疮喉肿》）

治阳毒喉肿，或疮痈脓血，便结脉实。

甘草（钱半） 桔梗 苦参 大黄（各二钱） 黄连（钱半） 黄柏（一钱） 连翘（去心） 知母（各钱半） 麦冬（钱二分） 牛蒡子（一钱） 荆芥（八分） 白芷（一钱） 山豆根（一钱）

水煎服。如大便实者，加芒硝一二钱，或加升麻八分。

15. 十物升麻汤（《类证活人书·卷第二十》）

治小儿伤寒，变热毒病，身热面赤，口燥心腹坚急，大小便不利，或口疮，或因壮热，便四肢挛掣，惊仍作，疾时发时醒，醒后身热如火者。

升麻 白薇 麻黄（去根节） 葳蕤 柴胡 甘草（各半两，炙） 黄芩（一两） 朴硝 大黄 钩藤（各一分）

上锉如麻豆大。每服三钱，水一盏煎至七分，去滓下硝，再煎化，温服。

16. 治伤寒口疮验方（《太平圣惠方·卷第十一·治伤寒口疮诸方》）

1）治伤寒热毒壅滞，口内生疮方。

龙胆（一两，去芦头） 黄柏（一两，锉） 黄连（二两，去须）

上件药，捣粗罗为末。每服一两，以水一大盏煎至六分，去滓，放冷暖得所，含之良久，旋旋吐却。

2）治伤寒，口舌生疮方。

浮萍草（一分） 黄丹（一分） 黄柏（一分，锉）

上件药，捣细罗为末，以生蜜旋和，丸如弹子大。绵裹一丸，含咽津。

3）治伤寒，热毒口疮方。

黄柏（三两，削去粗皮，细锉）

上件药，以蜜拌浸一宿，入铫子内，煎十余沸，滤去滓，候温，小心含其蜜，良久旋吐却，更含之。

五、治天行口疮方

1. 酪酥煎丸（《外台秘要·卷第三·天行口疮及口干苦方四首》引《深师》）

疗天行热盛，口中生疮。

酪酥（三合） 蜜（三合） 大青（一两）

上三味，合煎三沸，稍稍敷口，以瘥为度。

2. 升麻汤（《外台秘要·卷第三·天行口疮及口干苦方四首》引《集验》）

疗天行热病口疮。

升麻（二两） 通草（四两） 射干（二两） 羚羊角（三两屑） 芍药（三两） 生芦根（切，一升）

上六味，切，以水七升煮取三升，分为三服，如人行五里更服。

3. 石膏蜜煎（《外台秘要·卷第三·天行口疮及口干苦方四首》）

疗天行热病口苦，下气除热，喉中鸣。

石膏（半斤，碎） 蜜（一升）

上二味，以水三升，煮石膏取二升，乃纳蜜复煎取一升，去滓，含如枣核许，尽更含。

六、治时气口疮方

1. 升麻散（《太平圣惠方·卷第十五·治时

气口疮诸方》）

治时气热盛，口中生疮。

川升麻　木通（锉）　射干　麦门冬（去心）　芦根〔锉，以上各一（二）两〕　羚羊角屑（一两）

上件药，捣筛为散。每服五钱，以水一大盏煎至五分，去滓，不计时候，温服之。

2. 大青散（《太平圣惠方·卷第十五·治时气口疮诸方》）

治时气咽痛口疮，烦躁头重。

大青　黄芩　川升麻　麦门冬（去心，焙）　栀子仁　甘草（炙微赤，锉，以上各一两）

上件药，捣粗罗为散。每服四钱，以水一中盏，入竹叶六七片，煎至六分，去滓，不计时候，温服。

3. 麦门冬煎（《太平圣惠方·卷第十五·治时气口疮诸方》）

治时气热盛，昏如醉，及肠胁痛，百节酸疼，舌裂生疮。

麦门冬（一两，去心）　川升麻（三分）　柴胡（一两，去苗）　赤芍药（三分）　石膏（二两）　苦竹叶（三分）　甘草（三分，炙微赤，锉）　豉（二合）

上件药，捣筛为散。每服五钱，以水一大盏，入葱白二茎，煎至五分，去滓，不计时候，温服之。

4. 犀角散（《太平圣惠方·卷第十五·治时气口疮诸方》）

治时气，心脾脏热毒上冲，遍口生疮。

犀角屑（一两）　玄参（一两）　胡黄连（半两）　川升麻（三分）　甘草（三分，生用）　大青（半两）

上件药，捣筛为散。每服五钱，以水一大盏煎至五分，去滓，不计时候，温服。

5. 黄连散（《太平圣惠方·卷第十五·治时气口疮诸方》）

治时气兼口舌疮生。

黄连（一两，去须）　川大黄（锉碎，微炒）　大青　川升麻　黄芩　甘草（生，锉，以上各三分）

上件药，捣筛为散。每服五钱，以水一大盏煎至五分，去滓，不计时候，温服之。

6. 治时气口疮验方（《太平圣惠方·卷第十五·治时气口疮诸方》）

1）治时气心神脾脏热毒，舌裂，满口生疮。

川升麻（一两）　黄柏（半两，锉）　苦竹叶（半两）　射干（三分）　大青（半两）　龙胆（半两，去芦头）　玄参（半两）　生干地黄（半两）

上件药，捣筛为散。每服五钱，以水一大盏煎至五分，去滓，入蜜半合，搅令匀，不计时候，徐徐含咽之。

2）治时气壅热，口内生疮方。

黄连（一两半，去须）　甘草（生，锉）　麦门冬（去心，焙）　玄参　柴胡（去苗，以上各一两）

上件药，捣筛为散。每服五钱，以水一大盏煎至五分，去滓，不计时候，温服。

七、治热病口疮方

1. 犀角散（《太平圣惠方·卷第十八·治热病口疮诸方》）

治热病口疮，心神烦躁，大小便壅滞。

犀角屑（半两）　黄连（一两，去须）　川升麻（三分）　川大黄（一两，锉碎，微炒）　川朴硝（一两）　黄芩（一两）　麦门冬（一两半，去心，焙）　甘草（半两，炙微赤，锉）

上件药，捣粗罗为散。每服三钱，以水一中盏煎至六分，去滓，温服，如人行十余里再服，以利为度。

2. 川升麻散（《太平圣惠方·卷第十八·治热病口疮诸方》）

治热病口疮，壮热头痛，心神烦躁。

川升麻（一两）　玄参（一两）　黄连（一两，去须）　大青（一两）　柴胡（一两半，去苗）　知母（一两）　黄芩（一两）　甘草（三分，炙微赤，锉）　地骨皮（三分）

上件药，捣粗罗为散。每服三钱，以水一中盏，入淡竹叶三七片，煎至六分，去滓，不计时候，温服。

3. 大青散（《太平圣惠方·卷第十八·治热病口疮诸方》）

治热病，心脏壅热，口内生疮。

大青（一两）　沙参（一两，去芦头）　川升麻（一两）　川大黄（一两，锉碎，微炒）　黄芩（半两）　枳壳（半两，麸炒微黄去瓤）　生干地黄（三两）　川朴硝（三分）

上件药，捣筛为散。每服四钱，以水一中盏煎至六分，去滓，不计时候，温服。

4. 犀角煎（《太平圣惠方·卷第十八·治热病口疮诸方》）

治热病，咽喉赤肿，口内生疮，不能下食。

犀角屑（一两） 川升麻（一两） 川大黄（一两，锉碎，微炒） 马牙硝（半两） 黄柏（半两，锉） 黄药（一两）

上件药，捣筛为散。以水四大盏煎至一大盏，去滓，入蜜三合相和，煎一两沸，放温，徐徐含咽。

5. 龙胆煎（《太平圣惠方·卷第十八·治热病口疮诸方》）

治热病，口疮发渴，疼痛不可忍。

龙胆（一两，去芦头） 黄连（一两，去须） 川升麻（一两） 槐白皮（一两，锉） 大青（一两） 竹叶（二两） 蔷薇根（二两，锉）

上件药，细锉，都以水五大盏煎至一大盏，去滓，入蜜三合，慢火煎成膏。涂于疮上，有涎吐之。

6. 石膏煎（《太平圣惠方·卷第十八·治热病口疮诸方》）

治热病口疮，洗心除热，去喉中鸣。

石膏（半斤，切，研） 蜜（一中盏） 地黄汁（一中盏）

上以水三大盏，先煮石膏取一盏，乃内蜜及地黄汁，复煎取一盏，去滓。每服抄一匙，含咽。

7. 石胆散（《太平圣惠方·卷第十八·治热病口疮诸方》）

治热病，口舌生疮。

石胆（半钱） 马牙硝（一两） 黄连（半两，去须） 龙脑（一钱） 黄柏（一分，锉） 角蒿（一分）

上件药，捣细罗为散，入龙脑、石胆、马牙硝等，更研令细。每取半钱，用新棉薄裹，含良久，有涎即吐之。

8. 酥蜜煎（《太平圣惠方·卷第十八·治热病口疮诸方》）

治热病，热盛，口中生疮。

酥（三合） 蜜（三合） 大青（一合）

上件药，先将大青捣罗为末，入酥蜜中，搅和令匀，慢火煎三两沸，入净器盛。不计时候，含一茶匙。

9. 治热病口疮验方（《太平圣惠方·卷第十八·治热病口疮诸方》）

1）治热病口疮久不愈方。

天门冬（一两半，去心，焙） 川升麻（一两） 玄参（一两）

上件药，捣罗为末，炼蜜和丸如弹子大。每服以新绵薄裹一丸，含咽津。

川升麻（一两） 黄药（一两） 川大黄（一两半，锉碎，微炒） 黄丹（半两）

上件药，捣罗为末，炼蜜和丸如弹子大。每服以新绵薄裹一丸，含咽津。

2）治热病口疮赤肿，疼痛不可忍方。

黄柏（一两，末） 腻粉（一钱） 马牙硝（一分，末）

上件药，相和令匀。每取少许，贴于疮上，有涎吐却，日三两上用。

3）治热病，口疮赤肿疼痛方。

蔷薇根（二两，锉） 黄柏（一两半，锉） 马牙硝（一两）

上件药，都以水二大盏半煎至一盏半，去滓，温含冷吐。

4）治热病口疮不歇方。

牛膝（一两，去苗） 角蒿（一两） 黄柏（半两，锉）

上件药，细锉，都以水二大盏煎取一盏，去滓，温含冷吐。

5）治热病口疮方。

黄连（一分，去须） 槐白皮（半两） 甘草根（半两）

上件药，细锉，用水一大盏煎至半盏，去滓，温含冷吐。

八、治口疮久不愈方

1. 蔷薇汤（《千金翼方·卷第十一·小儿·口病第五》）

治积年口疮不瘥。

蔷薇根（一升）

上一味，以水七升煮取三升，去滓，含之，久久极即吐之，定更含，少少入咽亦佳，夜未睡以前亦含之，三日不瘥，更令含之，瘥为度。

2. 烧肝散（《博济方·卷一·风证》）

治三十六种风，二十四般冷，五劳七伤，一切痢疾，脾胃久虚，不思饮食，四肢无力，起止甚难，小便赤涩，累年口疮，久医不瘥，俱依此法服之，必愈。

茵陈　犀角　石斛　柴胡(去苗)　白术　芍药(各半两)　干姜　防风　紫参　白芜荑　桔梗　人参　胡椒　吴茱萸　官桂(去皮,各一两)

上一十五味,同为末,以羊肝一具,如无,即猿猪肝代之,分作三分,净洗,去血脉脂膜,细切,用末五钱,葱白一茎,细切,相和,以湿纸三五重裹之,后掘地坑,内以火烧令香熟。每日空心,生姜汤下大段,冷劳不过三服见效。

3. 蔷薇膏(《圣济总录·卷第一百一十七·口齿门·口疮》)

治口疮多年不瘥,风热上攻。

蔷薇根　郁李根　水杨皮　牛蒡根(并细切,各一斤)　苍耳(一升)　露蜂房(碎劈,三枚)　生地黄(切)　升麻　当归(洗,切各一两)　地骨皮　白芷　石胆(研,各半两)　熟铜粉(研)　麝香(研,各一分)

上一十四味,先以前六味细切,水二斗煎至五升,葛布绞去滓,次入地黄升麻当归地骨皮白芷,再煎至二升,绵滤去滓,慢火又煎成膏,乘热下后三味研药,搅令匀,瓷器盛。每含如弹丸大,吐津。

4. 丹砂膏(《圣济总录·卷第一百一十七·口齿门·口疮》)

治口疮,积年不瘥。

丹砂(研,一分)　猪脂　蜜(各三两)　杏仁(汤浸去皮尖、双仁,研,三十七粒)　腻粉　白矾(研)　胡粉(各一分)　生地黄(半两,切,焙)　麝香(研,一分)

上九味,捣研七味为末,先煎脂蜜令化去滓,次下诸药,更煎十余沸,以绵滤去滓,更煎待膏就,瓷合盛。每用如杏仁大,绵裹含吐津。

5. 鸡舌香丸(《圣济总录·卷第一百一十七·口齿门·口疮》)

治久患口疮,不任食物。

鸡舌香末　松脂(研,各一分)　胡椒(为末,三七粒)　细辛(为末,三分)

上四味,用苏木浓煎汁和药,丸如梧桐子大。每以暖水研一丸,涂疮上。

6. 蟾酥丸(《圣济总录·卷第一百一十七·口齿门·口疮》)

治牙疼口疮,积年不瘥。

蟾酥(一片,水浸令软)　麝香(研,少许)

上二味细研,丸如粟米大。以绵裹一丸,于病处咬之,有涎即吐。

7. 玄参丸(《圣济总录·卷第一百一十七·口齿门·口疮》)

治口疮。

玄参　天门冬(去心,焙)　麦门冬(去心,焙,各一两)

上三味,捣罗为末,炼蜜丸如弹子大。每用一丸,绵裹含化咽津。

8. 黄连膏(《圣济总录·卷第一百一十七·口齿门·口疮》)

治久患口疮。

黄连(去须)　升麻　槐白皮　大青　苦竹叶(各一两)

上五味细锉,以水二升煎至半升,去滓取汁,入龙脑蜜,搅令匀,煎成膏,涂疮上,日三度。

9. 蟾酥线(《圣济总录·卷第一百一十七·口齿门·口疮》)

治口疮久不瘥。

真蟾酥(五皂子大)　硼砂　龙脑　麝香(各一皂子大)

上四味,同研极细,以温汤半盏,化令匀,入绯线秤半钱,蘸药汁晒干,再蘸再晒,候药汁尽,将线寸截。每用一条,贴于患疮处,有涎即吐,一日三五次易之,取瘥为度。

10. 白芷散(《圣济总录·卷第一百一十七·口齿门·口疮》)

治口舌生疮,久不瘥。

白芷末(一钱)　铜绿(一钱)　白僵蚕(四枚)　干胭脂(半钱)

上四味,捣研为末。每用少许,以鸡翎子扫疮,有涎吐之,不得咽津。

11. 秦艽散(《圣济总录·卷第一百一十七·口齿门·口疮》)

治虚劳口疮,久不瘥。

秦艽(去苗、土)　柴胡(去苗,各一两)

上二味,捣罗为散。每服三钱匕,割猪肝三两片,用酒煮之,去肝取酒,调药温服,十服当愈。

12. 绿云散(《严氏济生方·口齿门·口论治》)

治口疮,臭气秽烂,久而不瘥。

黄柏（半两） 螺青（二钱）

上为细末。临卧用一钱，于舌下，咽津不妨。

13. 治口疮久不愈验方（《备急千金要方·卷六上·七窍病上·口病第三》）

治口中疮，久不瘥，入胸中并生疮，三年以上不瘥者方。

浓煎蔷薇根汁，含之，又稍稍咽之，日三夜一，冬用根，夏用茎叶。

角蒿灰敷之，一宿知，二宿瘥，有汁吐之，不得咽也。

九、治口疮反复方

1. 蔷薇根散（《圣济总录·卷第一百一十七·口齿门·口疮》）

治口疮经年歇发，饮食艰难。

蔷薇根（锉，一握） 蜀椒（去目并闭口，炒出汗，四十九粒）

上二味，捣罗为散。以浆水二盏，煎五七沸，去滓热含，冷吐。

2. 治口疮反复验方（《备急千金要方·卷六上·七窍病上·口病第三》）

治口疮不歇方。

牛膝 生蘘荷根（各三两） 黄柏（一两）

上三味㕮咀。以绵裹，酒三升渍一宿，微火煎一两沸，细细含之。

治口数生疮，连年不瘥方。

蔷薇根 黄芩 当归 桔梗 黄芪 白蔹 鼠李根皮 大黄 芍药 续断 黄柏 葛根（各一两）

上十二味末之，以酒服方寸匕，日二服，亦可浆水服之。

十、口疮通治方

1. 升麻煎（《备急千金要方·卷六上·七窍病上·口病第三》）

治膀胱热不已，口舌生疮，咽肿。

升麻 玄参 蔷薇根白皮 射干（各四两） 大青 黄柏（各三两） 蜜（七合）

上七味㕮咀。以水七升，煮取一升五合，去滓，下蜜更煎两沸，细细含咽之。

2. 蔷薇丸（《千金翼方·卷第十一·小儿·口病第五》）

治口中疮，身体有热气痱瘰。

蔷薇根（一两） 黄芩（一两） 鼠李根（一两） 当归（一两） 葛根（一两） 白蔹（一两） 栝蒌根（二两） 石龙芮（一两） 黄柏（一两） 黄芪（一两） 芍药（一两） 续断（一两） 黄连（一两）

上十三味，末之，炼蜜和服如梧子。十丸，日三服。《千金》无黄连。

3. 黄芩汤

1）《外台秘要·卷第二十二·口疮方一十一首》

疗口疮，喉咽中塞痛，食不得入方。

黄芩 黄连 甘草（炙） 黄柏（各一两）

上四味切，以水三升，煎取一升，含之，冷吐取瘥。

2）《济阳纲目·卷二十五·火热·治三焦实火方》

治心肺蕴热，口疮咽痛，膈闷，小便淋浊不利。

黄芩 黄连 栀子仁 泽泻 木通 生地黄 麦门冬 甘草（各等分）

上㕮咀。每服一两，加生姜五片，水煎，食前温服。

4. 玄参散（《太平圣惠方·卷第三十六·治口舌生疮诸方》）

治口舌生疮，连齿断烂痛。宜服玄参散方。

玄参（三分） 川升麻（三分） 独活（三分） 麦门冬（三分，去心） 黄芩（三分） 黄柏（三分） 川大黄（三分，锉碎，微炒） 栀子仁（三分） 前胡（三分，去芦头） 犀角屑（三分） 甘草（三分，炙微赤，锉）

上件药。捣筛为散。每服五钱。以水一大盏。煎至五分。去滓。不计时候。温服。

5. 升麻泄热散（《太平圣惠方·卷第三十六·治口舌生疮诸方》）

治心脾脏热，应口舌生疮破裂，唇蹇赤色。

川升麻（一两半） 射干（一两半） 黄柏（二两，锉） 大青（一两） 甘草（一两，炙微赤，锉） 玄参（二两） 黄芩（一两） 犀角屑（三分） 黄连（一两，去须）

上件药，捣粗罗为散。每服四钱，以水一中盏，入苦竹叶三七片，煎至五分，去滓，入生地黄汁一合，蜜半合，搅令匀，食后温服。

6. 蔷薇根散(《太平圣惠方·卷第三十六·治口舌生疮诸方》)

治口舌疮,攻胸中皆生疮。

蔷薇根皮(四两) 黄柏(二两,锉) 川升麻(二两) 生干地黄(五两)

上件药,捣筛为散。每服五钱,以水一中盏煎至五分,去滓,温温含咽。

7. 升麻散

1)《太平圣惠方·卷第三十六·治口舌生疮诸方》

治口舌生疮。连颊肿痛。

川升麻(半两) 芎䓖(一分) 防风(半两,去芦头) 鸡肠草(三分) 大青(一分) 甘草(半两,炙微赤,锉)

上件药,捣细罗为散。每用半钱,于疮上贴之,日可三五度,瘥。先于疮肿处针出恶血,用盐汤炸,后贴药神效。

2)《济阳纲目·卷一百零五·口唇舌病·治口疮方》

治上膈壅毒,口舌生疮,咽喉肿痛,先用此药升散。

升麻(一钱半) 赤芍药(煨) 人参 桔梗 干葛 薄荷 防风(各一钱) 甘草(炙,五分)

上㕮咀。每服加生姜三片,水煎,食后温服。

8. 龙胆煎(《太平圣惠方·卷第三十六·治口舌生疮诸方》)

治口舌生疮。

龙胆(一两,去芦头) 黄连(一两,去须) 川升麻(一两) 槐白皮(一两) 大青(一两) 苦竹叶(一握) 白蜜(三两)

上件药,细锉,以水二升煎至半升,去滓,入蜜搅令匀,更煎成膏。用涂口疮,日三四度瘥。

9. 止痛散(《太平圣惠方·卷第三十六·治口舌生疮诸方》)

治口舌疮。

铅霜(一分) 白矾(一分,烧灰) 黄柏(一分,末) 麝香(一钱)

上件药,都研为散。每于有疮处贴少许,有涎即吐之,日可三五度瘥。

10. 黄柏煎

1)《太平圣惠方·卷第三十六·治口舌生疮诸方》

治口舌生疮,赤肿疼痛。

黄柏(一两,锉) 乌豆(一升)

上件药,以水二升半,煎至五合,去滓,入寒食饧一两,蜜一两,龙脑少许,更煎稀稠得所,不计时候,常咽半匙。

2)《圣济总录·卷第一百一十七·口齿门·口疮》

治口疮。

黄柏(末,一两) 乱发(洗去腻,二三两) 硫黄(研,一分) 黄连(末,一两) 麻油(半斤)

上五味,先将油煎发销,然后下黄柏等末,重煎待凝成煎。每含如杏仁大,吐津不得咽。

11. 铅霜散

1)《太平圣惠方·卷第三十六·治口舌生疮诸方》

治口舌疮。

铅霜(一分) 龙脑(半钱) 滑石(一分)

上件药。细研为散。每用少许。贴疮上。有涎即吐却。神验。

2)《圣济总录·卷第一百一十七·口齿门·口疮》

治大人小儿,卒患口疮。

铅白霜(研细,不拘多少)

上取少许,涂敷痛处,一两度瘥。

12. 神秘含山李子煎丸(《太平圣惠方·卷第三十六·治口舌生疮诸方》)

治口中疳疮。

山李子根(亦名牛李子) 蔷薇根(野外者良)

上二味,各细锉五升。以水五升(斗)煎半日以来,取汁,于银器中盛,以重汤煮,如无银器,铜器亦得,看稀稠得所,即于瓷器内盛。每取少许,含咽之,以瘥为度。

13. 石胆丸(《太平圣惠方·卷第三十六·治口舌生疮诸方》)

1) 治口舌疮。

石胆(一分) 杏仁(一分,汤浸去皮尖、双仁,麸炒微黄) 腻粉(一分)

上件药,都细研为散,炼蜜和丸如鸡头实大。绵裹一丸含,有涎即吐之。

2) 治口舌疮肿。

石胆(三钱)　黄柏(一分,末)　蟾酥(少许)

上件药,同研令细,以面糊和丸如皂荚子大。每度取一丸,用水化破,以篦子取少许,涂于疮上,日夜三两度瘥。

14. 黄柏丸(《太平圣惠方·卷第三十六·治口舌生疮诸方》)

治口舌疮,肿痛不止。

黄柏(一两,末)　蟾酥(一分)　黄丹(一分)

上件药,都研为末,端午日午时合,用蒸饼和丸如绿豆大。绵裹一丸,夜后含,有涎即吐之。

15. 杏仁丸

1)《太平圣惠方·卷第三十六·治口舌生疮诸方》

治口舌疮。

杏仁(四枚,汤浸去皮尖、双仁,烂研)　腻粉(半钱)

上件药,同研,丸如皂荚子大。绵裹一丸,含咽津。

治口舌生疮。

杏仁(一两,汤浸去皮尖、双仁,生研)　腻粉(一分)　浮萍草末(一分)

上件药,相和细研,丸如樱桃大。每取一丸,绵裹,含咽津。

2)《圣济总录·卷第一百一十七·口齿门·口疮》

治口疮。

杏仁(汤浸去皮尖、双仁,十粒)　蛇床子(烧灰)　白芷(烧灰)　腻粉(各一分)

上四味,研杏仁如膏,和三味为丸如鸡头实大。每细嚼五丸,不得咽津,吐涎出,立效。

16. 麝香丸(《太平圣惠方·卷第三十六·治口舌生疮诸方》)

治口舌生疮赤烂。

麝香(一分,细研入)　杏仁(三分,汤浸去皮尖、双仁)　川升麻(三分)　黄芩(三分)　浮萍草(三分)　零陵香(三分)　甘草(三分,生用)　寒水石(三分)　黄连(三分,去须)

上件药,捣罗为末,炼蜜和丸如弹子大。每取一丸,绵裹含化,咽津。

17. 红雪(一名**通中散**、**红雪通中散**)(《太平圣惠方·卷第九十五·药酒序·红雪法》)

治烦热黄疸,脚气温瘴,解酒毒,消宿食,开三焦,利五脏,爽精神,除毒热,破积滞,去脑闷,眼昏头痛,鼻塞口疮,重舌,肠痈喉闭。

川朴硝(十斤)　羚羊角屑(三两)　川升麻(三两)　黄芩(三两)　枳壳(二两,麸炒微黄去瓤)　赤芍药(二两)　人参(二两,去芦头)　淡竹叶(二两)　甘草(二两,生用)　木香(二两)　槟榔(二两)　葛根(一两半)　大青(一两半)　桑根白皮(一两半)　蓝叶(一两半)　木通(一两半)　栀子(一两半)　朱砂(一两,细研)　苏粉(三两,捶碎)　麝香(半两,细研)

上件药,除朱砂、麝香外,并细锉,以水二斗五升煎至九升,去滓,更以绵滤过,再以缓火煎令微沸,然下朴硝,以柳木篦搅勿住手,候凝,即下朱砂、麝香等末,搅令匀,倾于新瓷盆中,经宿即成矣,细研。每服一钱至二钱,以新汲水调下,临时量老少加减服之。

18. 碧雪煎(《太平圣惠方·卷第九十五·药酒序·碧雪煎法》)

治心神烦热,时行温病,主癫痫,疗热毒,风压丹石,解百毒,去头疼,赤眼口疮,酒黄,大人小儿一切热病,悉皆治之方。

大青(三两)　吴蓝叶(二两)　竹茹(三两)　麦门冬(二两,去心)　子芩〔二(三)两〕　甘草(三两,生用)　枳壳(三两,去瓤)　地骨皮〔三(二)两〕　龙胆(三两,去芦头)　犀角屑(二两)　玄参(三两)　赤茯苓(二两)　川升麻(二两)　羚羊角屑(二两)

以上十四味,并细锉,以水二斗煮至一斗,去滓澄清:

龙齿(二两,细研)　牛黄(二两,细研)　麝香(一两,细研)　青黛(五两,细研)　朴硝(十斤,炼了者)

上件药,煎了药汁,入于锅内,下朴硝,以慢火煎,不住手搅,稀稠得所,入研下龙齿、牛黄、麝香、青黛等,搅令匀,入瓷器中收。每有患者,以冷水调下半匙,量大小加减服之。

19. 炙肝散(《博济方·卷一·劳证》)

男子五劳七伤,手足酸疼,四肢烦倦,多患口疮,咽喉不利,心胸痞满,不思饮食,久积泻痢,脚膝浮肿,日渐消瘦。

柳桂　吴白芷　羌活(温水洗,浸过)　独活　芍药(各一两)　诃子皮(七个,好者)　白术

（半两） 蛮姜（半两）

上杵为末。每服用豮猪肝一具，净除筋膜，切如柳叶状，换水七遍，控干，用药末十钱，盐一分，同拌令匀，作丸，串子，以慢火炙熟，空心任意服之，以生姜粥下之。

20. 巴戟散（《博济方·卷五·疮科》）

治元脏虚冷，上攻，口疮。

紫巴戟（穿心者，一两，以陈粟米同炒令黄色佳） 香白芷（半两，锉碎，微炒） 蛮姜（末炒，一钱，《总录》作高良姜）

上三味，同为细末。每服二钱，用猪石子一对，去筋膜，每石子一个，入末一钱，用湿纸裹，煨熟，趁热去纸，先以口承石子热气，口中有涎即吐出，候冷，即可细细嚼服之。

21. 紫金霜（《博济方·卷五·疮科》）

治大人小儿口疮。

黄柏（如两指大二片，以蜜慢火炙紫色） 诃子（一枚，烧过，盏子盖少时） 麝香（少许） 腻粉（少许）

上件捣罗为末。每服二字许，糁于舌上，立瘥。

22. 龙脑饮子（《太平惠民和剂局方·卷之六·治积热》）

治大人、小儿蕴积邪热，咽喉肿痛，赤眼口疮，心烦鼻衄，咽干多渴，睡卧不宁，及除痰热咳嗽，中暑烦躁，一切风壅，并宜服之。

缩砂仁 栝蒌根（各三两） 藿香叶（二两四钱） 石膏（四两） 甘草（蜜炒，十六两） 大栀子仁（微炒，十二两）

上为末。每服一钱至二钱，用新水入蜜调下。又治伤寒余毒，潮热虚汗，用药二钱，水一盏，入竹叶五六片，煎至七分，温服，并食后服。

23. 槐枝煎（《圣济总录·卷第一百一十七·口齿门·口疮》）

治口疮。

槐枝（二三月采好者，锉） 桑枝（锉） 柳枝（锉，各一斗）

三味以水五斗隔宿浸，次日入锅文武火煎约得一斗，去滓，再入铜铛煎至五升，入后药：

槐蛀虫（一两） 细辛（去苗叶，半两） 藁本（去苗、土，一两） 胡桐泪 升麻 莽草（各半两） 麝香（研，一分）

上一十味，将后七味捣罗为末，入前药汁内，更煎如饧。临卧净漱口，以药半匙敷痛处，有涎即吐之，临卧再用。

24. 当归膏（《圣济总录·卷第一百一十七·口齿门·口疮》）

治口烂生疮，水浆不下。

当归（一两） 射干 升麻 附子（去皮脐，切，各半两） 白蜜（四合） 猪脂（五两）

上六味，除蜜脂外并锉，先煎脂化去滓，入诸锉药，慢火煎，候附子色黄，又去滓入蜜，更煎如膏，以瓷器盛。每服如杏核大含之，日三五度，咽津不妨。

25. 吹喉朴硝散（《圣济总录·卷第一百一十七·口齿门·口疮》）

治口疮，及喉闭。

朴硝 硝石 胆矾 白矾 芒硝（五味皆枯干） 寒水石（烧） 白僵蚕（直者，炒） 甘草（炙，锉） 青黛（研，各等分）

上九味，捣研为细散，和匀。每用少许，渗疮上，遇喉闭，用笔管吹一字在喉中，立破。

26. 黄连膏（《圣济总录·卷第一百一十七·口齿门·口疮》）

治口疮，并咽喉塞。

黄连（去须，锉，三两） 猪脂（一斤） 白蜜（四两） 羊髓（研，二两）

上四味，先以慢火煎猪脂，取油去滓，入黄连，又煎令黑色，下羊髓，髓化以绵滤去滓，入蜜更煎数沸成膏，瓷合盛候冷。每含如枣大，日三五度，咽津不妨。

27. 甘草煎（《圣济总录·卷第一百一十七·口齿门·口疮》）

治口疮。

甘草（炙为末，半两） 猪膏（四两） 白蜜（二两） 黄连（去须，为末，一两）

上四味，先煎脂令沸，去滓下蜜，并药等，慢火熬成煎。每服一匙头，含咽津，以瘥为度。

28. 白矾煎（《圣济总录·卷第一百一十七·口齿门·口疮》）

治口疮。

白矾（末） 铅丹（研，各一两） 附子（去皮脐，生，为末） 屋下火煤（各半两）

上四味，捣研为末，入白蜜三两，煎为煎，入竹筒盛，饭上炊一次，每用少许，含吐涎出效。

29. 石胆煎（《圣济总录·卷第一百一十七·口齿门·口疮》）

治口疮疼痛。

石胆（半钱，烧，研末） 蜜（一合） 黄柏末（一钱匕） 蟾酥（研，半钱）

上四味，先于铛中慢火煎蜜，次下药末，煎如饧。每含如杏核大，吐津不得咽。

30. 杏仁煎（《圣济总录·卷第一百一十七·口齿门·口疮》）

治口疮。

杏仁（去皮尖、双仁，研，二七粒） 胡粉（研） 铅丹（研，各一分）

上三味，用蜜五合调和，用竹筒盛，蒸一炊久，旋含之，吐津不得咽。

31. 麝香散（《圣济总录·卷第一百一十七·口齿门·口疮》）

1）治口疮。

麝香（研，一字） 胡黄连（一钱） 槟榔（生，锉，一枚）

上三味，捣研为细散，旋敷之。

2）治口疮。

麝香（少许） 人中白（一钱）

上二味研细，绵裹如绿豆大，含之咽津。

32. 滑石散（《圣济总录·卷第一百一十七·口齿门·口疮》）

治口疮。

滑石 胆矾（各一两）

上二味，捣研为散。每用一钱匕，以绵裹含，吐津。

33. 生姜散（《圣济总录·卷第一百一十七·口齿门·口疮》）

治口疮疼痛。

生姜（取汁一盏） 白沙蜜（三两）

上二味，同煎十余沸，用瓷器盛。时时以熟水调一匙头，含咽之。

34. 二物散（《圣济总录·卷第一百一十七·口齿门·口疮》）

治口疮。

白僵蚕 黄连（各等分）

上二味为末，临卧糁口内。

35. 碧玉散（《圣济总录·卷第一百一十七·口齿门·口疮》）

治口疮，诸药不效。

胆矾（半两，锅子内烧通赤，地上出火毒）

上一味，细研。每取少许，敷疮上，有清涎吐之。

36. 附子涂脚方（《圣济总录·卷第一百一十七·口齿门·口疮》）

治口疮。

附子（一枚，生，为末）

上一味，以姜汁和匀，摊脚心。

37. 蘘荷根汤（《圣济总录·卷第一百一十七·口齿门·口疮》）

治口疮。

蘘荷根（二两）

上一味细锉，分为三分，以水二盏，煎三五沸，去滓，热含冷吐。

38. 升麻含汁方（《圣济总录·卷第一百一十七·口齿门·口疮》）

治口疮。

升麻（不拘多少）

上一味，含一块咽津。

39. 荠苨煎（《圣济总录·卷第一百一十七·口齿门·口疮》）

治口疮。

荠苨（三十枚）

上一味，以薄绵裹，酒煮二十沸许取出。每含一枚，良久嚼咽之，日三五度。

40. 豆豉散（《圣济总录·卷第一百一十七·口齿门·口疮》）

治口疮。

豆豉（四两，炒）

上一味，捣罗为散。每用绵裹一钱匕含之，日五七次。

41. 干蟾散（《圣济总录·卷第一百一十七·口齿门·口疮》）

治口疮。

干蟾（炙，一枚）

上一味，捣研为散。绵裹半钱匕，含吐津。

42. 胡粉膏（《圣济总录·卷第一百一十七·口齿门·口疮》）

治口疮。

胡粉（炒，研，一两）

上一味，以牛酥调如膏。每含如杏仁大，咽津。

43. 马牙硝散(《圣济总录·卷第一百一十七·口齿门·口疮》)

治口疮。

马牙硝(研末，一两)

上一味，每含一钱匕咽津，日三五度。

44. 槟榔散(《圣济总录·卷第一百一十七·口齿门·口疮》)

治口疮。

槟榔(锉)

上一味为散。每取半钱匕，涂舌及唇上。

45. 蒲黄散(《圣济总录·卷第一百一十七·口齿门·口疮》)

治口疮。

蒲黄(一两)

上一味。每用一钱匕，敷口舌上，咽之。

46. 无食子散(《圣济总录·卷第一百一十七·口齿门·口疮》)

治口疮。

无食子(烧灰，细研，一两)

上一味，每取一钱匕，敷舌上，日三五次。

47. 楸木汁(《圣济总录·卷第一百一十七·口齿门·口疮》)

治口疮。

楸木白汁(五合)

上一味，每取一匙头含咽。

48. 蟾酥线(《圣济总录·卷第一百一十七·口齿门·口疮》)

治口疮。

蟾酥(二片)

上一味，以水半盏，浸化为水，更入牛黄末一钱匕搅匀，以丝线五十条，就药中浸一宿阴干。每取一条含，吐津。

49. 神圣膏(《圣济总录·卷第一百一十七·口齿门·口疮》)

治下冷口疮。

吴茱萸(一两)

上一味，捣罗为末，用酸醋一大盏，调熬成膏，后入地龙末半两搅匀。每临卧时，先用葱椒汤洗足拭干，用药遍涂两脚底心，或以手帛子系定，次日必减，未减再涂。

50. 升麻饮(《圣济总录·卷第一百一十七·口齿门·口疮》)

治口内生疮，齿龈肉烂。

升麻　黄连(去须)　羚羊角(镑)　玄参　黄芩(去黑心)　麦门冬(去心，焙)　葛根(锉)　大黄(锉)　羌活(去芦头)　防风(去叉)　甘菊花(各半两)　人参(三分)　甘草(炙，锉)　知母(各一分)

上一十四味，粗捣筛。每服三钱匕，水一盏煎至七分，去滓温服，食后。

51. 密陀僧散(《圣济总录·卷第一百一十七·口齿门·口疮》)

治口疮，众药不瘥者。

密陀僧　黄柏(去粗皮)　甘草(各一两，并以蜜涂炙香)　蒲黄　黄药子(各半两)

上五味，捣研为散，时时敷之。

52. 铅丹膏(《圣济总录·卷第一百一十七·口齿门·口疮》)

治舌上生疮。

生地黄汁(三合)　蜜(三合)　铅丹(一两半)　杏仁(去皮尖、双仁，别研如面，七十枚)

上四味，合和一处调匀，银器内煮，用槐枝搅，不得住手，看色紫即成，取少许口内含化，吐津。

53. 升麻汤(《圣济总录·卷第一百一十七·口齿门·口疮》)

治卒患口疮。

升麻(锉)　黄柏(去粗皮，锉)　大青(各一两)

上三味，粗捣筛。每服五钱匕，水二盏煎取一盏，热漱冷吐。

54. 玄参汤(《圣济总录·卷第一百一十七·口齿门·口疮》)

治心肺壅热，口内生疮，胸膈痰逆。

玄参　茅根(锉)　羌活(去芦头)　竹茹　木通(锉)　羚羊角(镑)　升麻(各半两)　黄连(去须)　人参　苦竹叶　半夏(汤洗去滑，各三分)　甘草(锉，一分)

上一十二味，粗捣筛。每服三钱匕，水一盏，入生姜三片，煎至六分，去滓，温服食后。

55. 铜绿散(《圣济总录·卷第一百一十七·口齿门·口疮》)

治口疮，久患不瘥。

铜绿(研,一钱) 铅丹(炒,研,半两) 白芷(焙,一分,为末)

上三味,合研令匀。取少许渗舌上,即瘥。

56. 茯苓汤(《圣济总录·卷第一百一十七·口齿门·口疮》)

治口疮痛。

赤茯苓(去黑皮) 人参(各一两)

上二味,粗捣筛,分作四服。每服水二盏煎至一盏,去滓温服,日三,不过二剂。

57. 蒺藜子散(《圣济总录·卷第一百一十七·口齿门·口疮》)

治口常有疮。

蒺藜子(炒去角) 扁豆(炒,各三两)

上二味,捣罗为散。如茶点吃。

58. 玄参煎(《圣济总录·卷第一百一十七·口齿门·口疮》)

治热毒发动,口疮心烦躁。

生玄参汁 生葛汁(各三升) 银(十两) 寒水石(捣末) 石膏(捣末) 滑石(捣末) 磁石(煅醋淬七遍,捣末,各一斤) 升麻 羚羊角(镑) 犀角(镑) 甘草(锉,各二两) 芒硝(一斤) 牛黄(研为细末,二两)

上一十三味,除银、玄参、生葛、芒硝、牛黄外,并粗捣筛;以水三斗,煎银、寒水石、石膏、滑石、磁石,取汁二斗去滓;别以水五盏,煎升麻、羚羊、犀角、甘草至二盏,去滓与玄参并生葛汁,一处都和,再煎如稀饧,然后下芒硝搅匀,倾入瓷器中盛,却入牛黄末,再搅取匀停,令黄黑色。每取两大匙,入蜜一合和匀,分四服,热汤调下,不拘时候。

59. 柳花散

1)《圣济总录·卷第一百一十七·口齿门·口疮》

治口疮。

黄柏(一两) 淀花(半两)

上二味为散。临卧干糁,误咽亦不妨。

2)《御药院方·卷九·治咽喉口齿门》

治口舌生疮。

玄胡索(一两) 黄柏(去粗皮) 黄连(各半两) 青黛(另研,二钱) 密陀僧(另研,三钱)

上为细末。每用敷贴口疮上,有津即吐,食后临卧用。

3)《外科集验方·卷下·诸疮论》

治虚火上炎白口疮。

黄柏(末,一两) 青黛(三钱) 肉桂(一钱) 龙脑香(即冰片,二分)

各研细,再合一处研匀。每用少许,搽于患处。

60. 木香散(《鸡峰普济方·卷第九·治冷》)

治脏腑冷极及久冷伤败,口疮,下泄谷米不化,饮食无味,肌肉瘦悴,心多嗔恚,妇人产后虚冷下泄及一切水泻冷痢疾等。

破故纸 木香(各一两) 良姜 缩砂仁 厚朴(各三分) 赤芍药 桂 陈橘皮 白术 吴茱萸 胡椒(各半两) 肉豆蔻(五个) 槟榔(二个)

上为细末。每服三钱,用不经水猪肝四两,去筋膜批开,重重掺药,放鼎中,入浆水一碗、醋二茶脚许,盖覆煮熟,入盐一钱、葱白三茎、姜一弹许同煮水欲尽。空心为一服,冷食之;或以浆水煮肝为丸亦得,如梧子大,每服五十丸,空心米饮下。

61. 川芎石膏汤(《黄帝素问宣明论方·卷三·风门·诸风总论》)

治风热上攻头面,目昏眩痛闷,风痰喘嗽鼻塞,口疮,烦渴淋闭,眼生翳膜。清神利头,宣通气血,中风偏枯,解中外诸邪,调理诸病,劳复传染。

川芎 芍药 当归 山栀子 黄芩 大黄 菊花 荆芥穗 人参 白术(各半两) 滑石(四两) 寒水石(二两) 甘草(三两) 桔梗(二两) 缩砂仁(一分) 石膏 防风 连翘 薄荷叶(各一两)

上为末。每服二钱,水一盏煎至六分,去滓,食后,水调亦得。忌姜、醋、发热物。

62. 三一承气汤(《黄帝素问宣明论方·卷六·伤寒门》)

治伤寒杂病,内外所伤,日数远近,腹满咽干,烦渴谵妄,心下按之硬痛,小便赤涩,大便结滞;或湿热内甚,而为滑泄,热甚喘咳闷乱,惊悸狂颠,目痛口疮,舌肿喉痹,痈疡,阳明胃热发斑,脉沉,可下者。

大黄(半两,锦纹) 芒硝(半两) 厚朴(半两,去皮) 枳实(半两) 甘草(一两)

上锉如麻豆大。水一盏半,生姜三片,煎至七分,内硝,煎二沸,去滓服。

63. 人参散(一名**既济解毒丹**)(《黄帝素问宣

明论方·卷九·痰饮门·痰饮总论》）

治身热头痛，积热黄瘦，肌热恶寒，蓄热发战，膈热呕吐烦渴，湿热泻利，或目赤口疮，咽喉肿痛，或风昏眩，虚汗肺痿，劳嗽不已者。

石膏　甘草（各一两）　滑石（四两）　寒水石（二两）　人参（半两）

上为末。每服二钱，温水调下，早晚食后。

64. 胡黄连散（《黄帝素问宣明论方·卷十四·眼目门·眼目总论》）

治一切久新赤目疼痛，不能坐卧，并大小人口疮。

胡黄连　槟榔（各半两）　麝香（少许，别研）

上为细末，研细点之。如口疮，每服半钱，麝香一字，匀口疮大小贴之。忌食鱼、猪、油腻物。

65. 铅白霜散（《黄帝素问宣明论方·卷十五·杂病门·疮疹总论》）

治大小人口疮，牙齿腐蚀，气臭出血者。

铅白霜（二钱）　铜绿（二钱）　白矾（一块，指大许）

上为末。以翎羽扫疮上，以温浆水漱之。

66. 消毒丸（《杨氏家藏方·卷第十一·咽喉方一十一道》）

治喉痹口疮，腮颊肿痛。

白僵蚕（炒，去丝嘴）　牛蒡子（微炒）

上件各等分为细末，炼蜜为丸，每一两作一十五丸。每服一丸，含化、食后。

67. 赴筵散（一名**赴宴散**）

1）《杨氏家藏方·卷第十一·口齿方二十一道》

治口疮。

黄柏（去粗皮，蜜炙）　细辛（去叶、土）

上件等分，为细末。掺疮，涎出即瘥。

2）《黄帝素问宣明论方·卷二·诸证门·心疝证》

治口疮不已者。

密陀僧　黄柏　青黛（各等分）

上同研为细末。每用干糁于疮上，不过三二日，即便愈。

3）《济阳纲目·卷一百零五·口唇舌病·治口疮方》

治口疮疼痛。

五倍子（嫩者，一两）　黄柏（蜜炒）　滑石（各半两）

上为末。每服半钱，干撒疮上，良久便可饮食。一方有铜绿半两、麝香一字。

治三焦实热，口舌生疮糜烂，痛不可忍者。

黄连　黄柏　黄芩　栀子　细辛　干姜（各等分）

上为细末。先用米泔漱口，后擦药于患处，或吐或咽不拘。

68. 六一散（《医学启源·卷之中·六气方治·湿土》）

治口疮，牙齿疳蚀。

滑石（六两，烧红）　甘草（一两，微炒）

上为细末。每服三钱，蜜少许，温水调下，无蜜亦得，日三四服，以效为度。

69. 张珣方（《是斋百一选方·卷之八·第十一门·治口疮》）

治口疮。

五味子（去蛀末，拣净，不拘多少）　螺儿青（十分，五倍子之一）

上为细末，拌匀。白口疮，先以齑汁漱口了，敷药；赤口疮，先以淡醋汤漱口了，敷药。

70. 鳖甲煎丸（《妇人大全良方·卷之一·调经门·室女经闭成劳方论第九》）

治男子、妇人、童男、室女五劳七伤，传疰飞尸，尸注、八极，骨蒸，肺痿黄瘦，虚劳无力，肌肉不生。妇人血蒸；五心烦热，血风劳气；室女月闭黄瘦，气块腹痛，经脉不调，干嗽，咽膈不利，癥瘕积块，脸赤，口疮。以上等疾，无不效验。

黄芪　柴胡　枳壳　知母　白茯苓　沉香　人参　附子　木香　升麻　肉桂　胡黄连　杏仁　当归　常山　羌活　京三棱　乌梅肉　安息香（明者，同胡桃肉细研）

上十九味修制了，各称一两为末。用活鳖一个，重十两或半斤者，以河水养七日，须逐日换新水；用童子小便五升，无灰酒五升，银石器内慢火熬百沸；先更入桃柳枝、东南上者各锉三合，乌梅五十个拍破，此三味用绵裹，同鳖煎煮至一半，去桃柳枝等三味，鳖烂取去，将肉研如膏，骨并壳焙干为末，再入汁中熬如漆色，或更入酒少许，此在临时斟酌。盛放瓷器中，搜和前药入臼中，杵千下，丸如梧桐子大。丈夫、妇人十五岁以上二十丸至三十丸，温酒下，妇人荆芥酒下。所煮膏子须契勘多少，勿令剩却，但少些子不妨，却别熬酒。若膏剩，恐鳖不全故也。凡服此药，恐热，三日更须服八仙饮子，一服解之。

71. 琥珀丸（《妇人大全良方·卷之五·妇人血风劳气方论第三》引《博济方》）

治血风虚劳，上热下冷；或发动即心中烦躁，困乏无力，不美饮食，醋心，口疮，月水不调，肌肉黄瘁，腹痛肠鸣；或有气块攻冲；或时作寒热，头旋痰逆，手足麻痹，大宜常服。

琥珀　当归　木香　川芎　防风　槟榔（各四分）　三棱（炮）　干姜（炮）　桂心（各五分）　吴白术（洗）　柴胡　人参（各二分）　青皮　吴茱萸（洗，炮，炒黑）　全蝎（炒）　附子（炮）　草豆蔻　赤芍药　柏叶　白芷（各三分）　桃仁（去皮尖，炒）　败龟（醋炙）　鳖甲（各六分）　天麻（三分）

上为细末，炼蜜丸如梧桐子大。每日空心，酒下二十丸，午前、近晚更进一服。如觉暖，近晚不须服。如腹内块积攻筑，于鳖甲、桃仁、槟榔、三棱各加一倍为妙。忌生冷、葱、苋菜、毒鱼等物。

72. 青金散（《严氏济生方·口齿门·口论治》）

治小儿白口疮，急恶，状似木耳。

五倍子（去土垢，四两）　青黛（四钱）

上为细末。好油调，鸦羽扫口向咽喉，流入咽喉中，疮烂，次日便下。兼治痔疮亦佳。

73. 蛾黄散（《严氏济生方·口齿门·口论治》）

治赤白疮疼唇破，兼治热疮。

黄蘗（去皮）　寒水石（烧）

上各等分，为细末。干贴口疮上，涂唇上。兼治诸疮较迟者。

74. 粉红散（《严氏济生方·口齿门·口论治》）

治小儿白口疮，咽喉恶声哑。

干胭脂（一钱）　枯矾（一两）

上研匀。每用一钱，生蜜调如稀糊，扫口疮咽喉内，咽了药，来日大便，退了疮皮为验。

75. 朱粉散（《严氏济生方·口齿门·齿论治》）

治白口疮恶，及牙疳蚀。

枯白矾（一两）　干胭脂（一钱半）　轻粉（半钱）　麝香（少许）

上研匀。油调，扫口疮，或干贴。

76. 玉尘散（《御药院方·卷九·治咽喉口齿门》）

治大人小儿咽喉肿痛，口舌生疮。

寒水石（烧，三两）　马牙硝（枯，一钱）　铅白霜（半钱）　南硼砂（半两）

上为细末。每用少许，干掺口疮上，咽津无妨，不拘时候。

77. 泻心汤（《世医得效方·卷第十二小方科·滞颐·口疮》）

治血盛将养过温，心有客热，熏发于上焦，遂成疮。

上用黄连一两去须，或加脑子、麝香、硼砂为末。每服一字，温水临卧服。

78. 连翘饮（《世医得效方·卷第十二小方科·滞颐·口疮》）

治心肺有热，疮发斑驳如丹，身体有热，或热煮大粟与食亦佳。

连翘　赤芍药　当归　荆芥　防风　牛蒡子（炒）　川芎　栀子　黄芩　瞿麦　木通生干地黄　瓜根　麦门冬　粉草（各等分）

上锉散。每服四钱，水一盏半，加灯心二十茎，水煎，不拘时候服。

79. 杏粉膏（《世医得效方·卷第十七·口齿兼咽喉科·口病》）

治口疮，以凉药敷之不愈者。

杏仁（十粒，去皮尖）　轻粉（一字）

上研杏仁调匀，临卧敷疮上，少顷，吐之，勿咽。

80. 独胜散（《世医得效方·卷第十七·口齿兼咽喉科·口病》）

治口疮。

缩砂壳火煅存性，为末。掺口内疮上，即安。

81. 茱萸散（《世医得效方·卷第十七·口齿兼咽喉科·口病》）

治口疮及咽痛。

地龙（去土，炙）　吴茱萸（去浮者，各等分）

上为末。米醋入生曲，调涂足心，神效。

82. 黄连散（《外科集验方·卷下·诸疮论》）

治口疮，绝妙。

黄连　朴硝　白矾（各半两）　薄荷（一两）

上为粗末，用腊月黄牛胆，将药入胆内，风头挂两月取下。如有口疮，旋将药研细入于口疮上，去其热涎即愈。

83. 硼砂散（《医学正传·卷之五·口病》）

治口舌生疮，及咽喉肿病，皆效。

硼砂　马牙硝　滑石　寒水石　枯白矾（各二钱）　片脑（二分）

上为细末。每服半钱许，食后新汲水调下。

84. 越鞠丸（《口齿类要·附方并注》）

治六郁牙齿痛口疮，或胸满吐酸，饮食少思。

苍术（炒）　神曲（炒）　香附子　山楂　山栀（炒）　抚芎　麦芽（炒，各等分）

上为末，水调神曲糊丸桐子大。每服五七十丸，滚汤下。

85. 清金导赤散（《济世全书·巽集卷五·口病》）

治心肺蕴热，口疮咽痛，膈闷，小便淋浊不利。

黄芩　黄连　栀子　木通　泽泻　生地黄　麦门冬　甘草

上锉，生姜三片，水煎服。

86. 犀角饮（《济世全书·巽集卷五·口病》）

治口舌生疮，咽喉肿痛，热毒时气。

升麻　桔梗　甘草（各一两）　牛蒡子（二两）　犀角（五钱）

上锉，竹叶七片煎，去渣细细热漱，温即咽之，其渣扫肿处。

87. 阴阳散（《济世全书·巽集卷五·口病》）

治口疮。

用黄连、干姜各等分，为末，掺患处立已。一方如青黛、孩儿茶尤妙。

88. 加味四物汤（《济世全书·巽集卷五·口病》）

治血虚发热，口舌生疮或牙龈肿溃或日晡发热，烦躁不安，或因怒而致。

当归　熟地黄（各三钱）　白芍　川芎　牡丹皮　柴胡　栀子（各一钱）

上锉，水煎服。

89. 八珍汤（《济世全书·巽集卷五·口病》）

治气血俱虚，口舌生疮或齿龈肿溃，恶寒发热，或烦躁作渴，胸胁作胀，或便血，吐血，盗汗，自汗等症。

人参　白术　白茯苓　当归　川芎　白芍　熟地黄（各一钱）　甘草（炙，五分）

上锉，姜枣煎服。

90. 上清丸（《济世全书·巽集卷五·口病》）

主口舌生疮，咽喉肿痛，止嗽清声，润肺宽膈除热。

百药煎（四两）　薄荷（净末，四两）　砂仁（三两）　诃子（五钱）　桔梗（五钱）　甘松（五钱）　寒水石（二两）　玄明粉（五钱）　硼砂（五钱）　片脑（一钱）

上为末，甘草熬膏，丸如梧子大。或嚼三五丸，茶清下。

91. 清心丸（《济阳纲目·卷二十五·火热·治三焦实火方》）

治经络中火邪，梦遗，心忪恍惚，口疮咽燥。

黄柏（生，三两）　龙脑（三钱）

上为末，蜜丸桐子大。每服十丸，临卧煎麦门冬汤下。

92. 八仙妙应丹（《济阳纲目·卷四十·诸虫·治一切虫方》）

治山岚瘴气，传尸劳瘵，水肿疟痢，咳嗽黄疸，噎膈肠风痔漏，一切风气，食积疼痛，疮癞热痰痞块，赤眼口疮，女人经脉不调，血瘕血闭，赤白带下。小儿癫痫，一切疳积蛊积，并治。

槟榔（鸡心者，十二两）　黑牵牛（头末，三两）　大黄（锦纹者）　雷丸　锡灰　白芜荑　木香　使君子（各一两）

上为细末，用葱白一斤，煎汤，露一宿为丸，如粟米大。每服四钱，病重年深体实者，加至五钱，五更葱白汤或木香煎汤送下。

93. 加减凉膈散（《济阳纲目·卷一百零五·口唇舌病·治口疮方》）

治三焦火盛，口舌生疮。

连翘　黄芩　黄连　山栀子　桔梗　薄荷　当归　芍药　生地黄（酒炒）　枳壳　甘草（各等分）

上锉。水煎，食远服。

94. 增损如圣散（《济阳纲目·卷一百零五·口唇舌病·治口疮方》）

治上焦热壅，口舌生疮。

桔梗（二两）　甘草（炙，一两半）　黄芩（一两）　防风（半两）　枳壳（炙，二钱半）

上为末。每服三钱，水煎，食后服。

95. 黄连汤(《济阳纲目·卷一百零五·口唇舌病·治口疮方》)

治口舌生疮,亦治赤眼。

黄连(三钱,为末)

上用好酒,煎一二沸,候冷,噙漱或咽下,即能赴筵。

96. 黄连升麻汤(《济阳纲目·卷一百零五·口唇舌病·治口疮方》)

治口舌生疮。

升麻(一钱半) 黄连(三钱)

上为细末,绵裹含津咽。

97. 泻白汤(《济阳纲目·卷一百零五·口唇舌病·治口疮方》)

治大肠实热,腹胀不通,侠脐痛,食不化,喘不能久立,口舌生疮。

橘皮 竹茹 黄芩 山栀 黄柏(各五分) 芒硝 茯苓(各一钱) 生地黄(三钱)

上锉,加姜、枣,煎服。一方有白术、桂心。

98. 防风通圣散(《济阳纲目·卷一百零五·口唇舌病·治口疮方》)

治风热炽盛,口舌生疮,大便秘结,或发热烦躁,疮毒作痒等证。

防风 当归 川芎 芍药 大黄 芒硝 连翘 薄荷 麻黄 桔梗 石膏 黄芩(各一两) 白术 山栀子 荆芥(各二钱半) 甘草(二两) 滑石(三两)

上锉。每服五七钱,水煎,或为末,白汤调下。

99. 栀子清肝散(《济阳纲目·卷一百零五·口唇舌病·治口疮方》)

治三焦及足少阳经风热,口舌生疮,或耳内作痒,出水,疼痛,或胸间作痛,或寒热往来。

茯苓 川芎 芍药 牛蒡子(炒) 当归(各七分) 柴胡 山栀 牡丹皮(各一钱) 甘草(五分)

上锉,水煎服。

100. 清心莲子饮《济阳纲目·卷一百零五·口唇舌病·治口疮方》)

治口舌生疮,烦躁作渴,小便赤涩,口干便浊,夜间安静,昼则举发,此热在气分。

石莲子 人参 黄芪(炒) 茯苓 柴胡 黄芩(各一钱) 麦门冬 地骨皮 车前子(炒) 甘草(各一钱半)

上锉,水煎服。

101. 升麻柴胡汤(《济阳纲目·卷一百零五·口唇舌病·治口疮方》)

治口疮。

升麻 柴胡 芍药 木通 山栀子(各一两) 黄芩 大青 杏仁(各五钱) 石膏(二钱半)

上锉。每服四五钱,水煎服。

102. 清热补气汤(《济阳纲目·卷一百零五·口唇舌病·治口疮方》)

治中气虚热,口舌如无皮状,或发热作渴。

人参 白术 茯苓 当归(酒拌) 芍药(炒,各一钱半) 升麻 五味子 麦门冬 元参 甘草(炙,各五分)

上锉,水煎服。如不应加炮姜,更不应加附子。

103. 清热补血汤(《济阳纲目·卷一百零五·口唇舌病·治口疮方》)

治口舌生疮,体倦少食,日晡益甚,或目涩热痛,此热在血分也。

熟地黄(酒拌) 当归(酒拌) 川芎 芍药(各一钱) 元参(七分) 柴胡 牡丹皮 黄柏 知母 五味子 麦门冬(去心,各五分)

上锉,水煎服。

104. 四物二连汤(《济阳纲目·卷一百零五·口唇舌病·治口疮方》)

治血虚发热,口舌生疮,或昼寒夜热。

当归 生地黄 白芍药 川芎 黄连 胡黄连(各一钱)

上锉,水煎服。

105. 人参理中汤(《济阳纲目·卷一百零五·口唇舌病·治口疮方》)

治口舌生疮,饮食少思,大便不实,或畏寒恶热,作呕腹痞,此中气不足,虚火炎上。

人参 白术 干姜(煨) 甘草(炙,各等分)

上锉。每服五七钱或一两,水煎服。若四肢逆冷,或呕吐泄泻,加附子。

106. 香砂六君子汤(《济阳纲目·卷一百零五·口唇舌病·治口疮方》)

治口舌生疮,服凉药过多,以致食少作呕,或中气虚热所致。

人参 白术 茯苓 半夏 陈皮(各一钱)

藿香　砂仁（各八分）　甘草（炙，六分）

上锉，加生姜，煎服。

107. 人参安胃散（《济阳纲目·卷一百零五·口唇舌病·治口疮方》）

治胃经虚热，口舌生疮，喜热饮食。

人参　白茯苓（各一钱）　黄芩（二钱）　芍药（七分）　陈皮　甘草（炙，各五分）　黄连（三分）

上锉，水煎服。

108. 七味白术散（《济阳纲目·卷一百零五·口唇舌病·治口疮方》）

治虚热口舌生疮，不喜饮冷，吐泻口干。

人参　白术　白茯苓　甘草（炙）　木香　藿香（各五分）　干葛（一钱）

上锉，水煎服。

109. 当归补血汤（《济阳纲目·卷一百零五·口唇舌病·治口疮方》）

治口舌生疮，血气俱虚，热渴引饮，目赤面红，其脉洪大而虚，重按全无。

黄芪（炙，一两）　当归（酒洗，二钱）

上锉，水煎服。

110. 清热化痰汤（《济阳纲目·卷一百零五·口唇舌病·治口疮方》）

治上焦有热，痰盛作渴，口舌肿痛。

贝母　天花粉　枳实（炒）　桔梗（各一钱）　黄连（各一钱二分）　元参　升麻（各七分）　甘草（五分）　黄芩（一钱二分）

上锉，水煎服。

111. 冰柏丸（《济阳纲目·卷一百零五·口唇舌病·治口疮方》）

治口舌生疮。

黄柏　薄荷　硼砂（各等分）　冰片（减半）

上为末，蜜丸弹子大。每噙化一丸。

112. 五福化毒丹（《济阳纲目·卷一百零五·口唇舌病·治口疮方》）

治积热惊惕，狂谵烦渴，颊赤咽干，唇口肿破生疮，夜卧不安，头面遍体多生疮疖，及小儿惊风，痰热潮搐等证。

元参　桔梗（各二两）　茯苓（二两半）　人参　牙硝　青黛（各一两）　甘草（七钱半）　麝香（一分）

上为末，炼蜜丸如芡实大，金银箔各四十片为衣。每一丸或半丸，小儿一丸分作四服，俱薄荷煎汤化下，食后临卧服。如大人口臭，及小儿痘疹上攻，口齿涎血臭气，用生地黄自然汁化一丸，以鸡翎刷口内；热疳黄瘦、雀目者，陈粟米泔水下。

113. 琥珀犀角膏（《济阳纲目·卷一百零五·口唇舌病·治口疮方》）

治咽喉口舌生疮菌，其效如神。

琥珀　犀角　辰砂（各一钱）　茯神　人参　酸枣仁（各二钱）　片脑（一字）

上各另为极细末，用炼蜜搜成膏子，以瓦罐收贮密封。俟其疾作，每服一弹子大，以麦门冬浓煎汤化下，一日五服。

114. 薄荷煎（《济阳纲目·卷一百零五·口唇舌病·治口疮方》）

治口舌生疮，咽喉肿痛，痰涎壅塞。

薄荷（二两半）　川芎（二钱）　砂仁　甘草（各三钱）　片脑（五分）

上另为末，和匀，蜜调成膏，任意嚼咽。一方去片脑，加桔梗。

115. 薄荷蜜（《济阳纲目·卷一百零五·口唇舌病·治口疮方》）

治舌上生疮，或胎干涩，语言不真。

白蜜　薄荷自然汁（等分）

上先以生姜蘸水揩，然后敷之。

116. 碧云膏（《济阳纲目·卷一百零五·口唇舌病·治口疮方》）

治一切积热，口舌生疮，心烦喉闭，燥渴肿痛。

碧雪　芒硝　马牙硝　朴硝（各一斤）　石膏　寒水石　滑石（水飞，各六两）　青黛（一两）

上为细末，以甘草一斤煎水，和诸药匀，再入火煎，用柳木搅匀，入青黛又搅匀，倾出盆内，候冷成块，研为细末。每用少许，噙化。如喉闭，每用少许，吹入喉中。

117. 绿袍散（《济阳纲目·卷一百零五·口唇舌病·治口疮方》）

治口疮。

黄柏（四钱）　甘草（炙，二钱）　青黛（一钱）

上为末。擦患处，噙之，吐出涎立愈。一方有密陀僧，无甘草。

118. 龙石散（《济阳纲目·卷一百零五·口唇舌病·治口疮方》）

治大人小儿上膈壅毒，口舌生疮，咽嗌肿塞，疼痛妨闷。

朱砂(一钱半)　寒水石(煅通赤,三钱二分半)　生脑子(二钱半)

上为末。每用少许,撒贴患处,咽津每日三五次。又小儿疮疹毒气攻口齿,先用五福化毒丹扫后,仍用此药撒贴,立效。

119. 既济丹(《济阳纲目·卷一百零五·口唇舌病·治口疮方》)

治口疮上热下寒者。

黄连　干姜(各等分)

上为末,噙且服之。

120. 二皂散(《济阳纲目·卷一百零五·口唇舌病·治口疮方》)

治口舌生疮,牙宣出血。

大皂角(烧存性)　牙皂(烧存性)　铜绿　胆矾　雄黄　孩儿茶　百草霜　枯矾(各等分)

上为细末。先将米泔水漱口,洗口疮,然后擦药。

121. 黄白散(《济阳纲目·卷一百零五·口唇舌病·治口疮方》)

治口疮如神,并口生疳疮。

黄柏　孩儿茶　枯白矾(各等分)

上为末。先用陈仓小米熬汤,晾冷,漱口净,将药末撒患处。不拘三五年,诸治不愈者,敷三五次即愈。

122. 半夏散(《济阳纲目·卷一百零五·口唇舌病·治口疮方》)

治少阴口疮,声绝不出者,是寒遏绝阳气不伸也。

半夏(一两)　肉桂　乌头(各一字)

上水煎一盏,分作二服。

123. 甘矾散(《济阳纲目·卷一百零五·口唇舌病·治口疮方》)

治太阴口疮。

甘草(二寸)　白矾(栗子大,一块)

上含化咽津。

124. 钱氏泻黄散(《医灯续焰·卷五·火病脉证第四十九·附方》)

治脾家郁热,口甜口疮,喜饮烦躁。

藿香(七钱)　山栀仁(一两)　石膏(半斤)　甘草(二两)　防风(四两)

上锉,同蜜、酒微炒香,为细末,每服二钱,水一盏,煎清汁饮。

125. 贝母元参汤(《四圣心源·卷八·七窍解·口病根原》)

治口疮热肿。

贝母(三钱)　元参(三钱)　甘草(二钱)　黄芩(二钱)

煎半杯,热嗽,徐咽。热甚,加黄连、石膏。

126. 桂枝姜苓汤(《四圣心源·卷八·七窍解·口病根原》)

治脾胃湿寒,胆火上炎,而生口疮者。

芍药(四钱)　桂枝(二钱)　干姜(三钱)　茯苓(三钱)　甘草(二钱)　元参(三钱)

煎大半杯,温服。

127. 冰玉散(《不居集·上集卷之十四·舌衄方》)

治牙疳牙痛,口疮,齿舌衄。

生石膏(一两)　月石(七钱)　冰片(三分)　僵蚕(一钱)

上为极细末,小磁瓶盛贮。敷之吹之。

128. 岐伯制方(《齐氏医案·卷四·口疮》)

岐伯曰:口舌生疮,乃心火郁热。舌乃心苗,故病先见。

川黄连(三钱)　石菖蒲(一钱)

水煎服,一剂即愈。

129. 秘妙丹(《重楼玉钥续编·吹乐方》)

治喉烂白腐、口疮等症。

大蟾蜍一只,于端午日取系悬于阴处,俟干,置阴阳瓦上,以文火炼酥,不可炙焦。研极细末,略加冰片二厘,瓮匀收固,每吹少许,甚妙。

130. 行军散(《随息居重订霍乱论·卷下·药方篇第四》)

治霍乱痧胀,山岚瘴疠,及暑热秽恶诸邪直干包络,头目昏晕、不省人事、危急等证,并治口疮喉痛,点目去风热障翳。搐鼻,辟时疫之气。

西牛黄　当门子　真珠　梅冰　硼砂(各一钱)　明雄黄(飞净,八钱)　火硝(三分)　飞金(二十页)

八味各研极细如粉,再合研匀,瓷瓶密收,以蜡封之。每三五分,凉开水调下。

131. 凉膈散

1)《六气感证要义·火·方解》

治心火上盛,中焦燥实,烦躁口渴,目赤头眩,口疮唇裂，吐血衄血，大小便秘，诸风瘾疢，发斑发狂，及小儿惊风，痘疮黑陷。

连翘（一两） 大黄（酒浸，二两） 芒硝（一两） 甘草（六钱） 黄芩（酒炒，一两） 薄荷（七钱） 栀子（八钱）

上为末。每服四五钱，加竹叶、生蜜煎。

2）《重订广温热论·第二卷·验方》

治口疮。

青子芩（二钱） 生山栀（二钱） 苏薄荷（二钱） 连翘（二钱） 生锦纹（三钱） 生甘草（一钱） 鲜竹叶（三十片）

先用元明粉三钱，提净白蜜一两，煎汤代水。

132. 甘露饮（《六气感证要义·火·方解》）

治丈夫小儿，胃中客热，牙宣齿烂，目垂欲闭，饥不欲食，及目赤肿痛，口疮咽肿，疮疹已发未发；又疗脾胃湿热，黄疸腹满，或时身热，并宜服之。

枇杷叶 熟地 生地 天冬 枳壳 茵陈 麦冬 石斛 甘草 黄芩（各等分）

上为末。每服二钱，水一盏煎七分，去滓，食后临卧温服。

133. 口疮通治验方

1）《备急千金要方·卷六上·七窍病上·口病第三》

治胃中客热，唇口干燥生疮方。

茯苓 黄芩 甘草 大黄 蔷薇根（各三十铢） 枳实 杏仁 黄连（各二两） 桂心（半两） 栝蒌根（十八铢）

上十味末之，食前浆水服方寸匕，日二。

治口热生疮方。

升麻（三十铢） 黄连（十八铢，《古今录验》用黄柏）

上二味末之，绵裹含，咽汁，亦可去之。

治口疮方。

蔷薇根皮（四两） 黄柏（三两） 升麻（三两） 生地黄（五两）

上四味㕮咀。以水七升煮取三升，去滓含之，瘥止。含极吐，却更含。

治口中疮烂，痛不得食方。

杏仁（二十枚） 甘草（一寸） 黄连（六铢）

上三味末之。合和绵裹杏仁大，含之，勿咽，日三夜一。

2）《千金翼方·卷第十一·小儿·口病第五》

治热病口烂，咽喉生疮，水浆不得入，膏方。

当归（一两） 射干（一两） 升麻（一两） 附子（半两，炮，去皮） 白蜜（四两）

上五味切，以猪膏四两先煎之令成膏，下著地，勿令大热，纳诸药，微火煎，令附子色黄；药成，绞去滓，纳蜜，复火上令相得，盛器中令凝。取如杏子大含之，日四五，辄咽之，瘥。

治口中疮，咽喉塞不利，口燥，膏方。

猪膏（一斤） 白蜜（一斤） 黄连（一两，切）

上三味，合煎，去滓，令相得。含如半刺，日四五，夜二。

3）《外台秘要·卷第三·天行口疮及口干苦方四首》

治口疮方：取蛇莓五升，捣绞取汁，稍稍饮之。

4）《外台秘要·卷第二十二·口疮方一十一首》

《广济》疗口疮煎方。

龙胆 黄连 升麻 槐白皮 大青（各二两） 苦竹叶（一升） 白蜜（半升）

上七味切。以水五升煮取一升，去滓，下蜜煎之，涂口疮瘥。

疗口舌生疮，含煎方。

升麻 大青 射干（各三两） 栀子 黄柏（各一升） 蜜（八合） 蔷薇白皮（五两） 苦竹叶（一升，切） 生地黄（汁，五合） 生玄参（汁，五合，无用干者二两）

上十味切。以水六升煎取二升，去滓，入生地黄汁、蜜，煎成一升如饧，细细含之，取瘥即止。

治心脾中热，常患口疮，乍发乍瘥，积年不瘥方。

升麻（八分） 大青 枳实（炙） 甘草（炙，各六分） 苦参（七分） 黄连（八分） 生干地黄（八分）

上七味捣罗，蜜丸。以水服二十丸，日再。忌如常法。

《集验》疗口疮方。

升麻 黄柏 大青

上三味切。以水煮含之，冷吐，瘥止。

芦根（四两） 黄柏 升麻（各三两） 生地黄（五两）

上四味切。以水四升煮取二升，去滓含，取

瘥，含极冷吐却，更含之。

《必效》口疮方。

黄芩　芍药　羚羊角（屑）　黄柏　大青　苦竹叶（各二两）　升麻（三两）

上七味切。以水七升煎取二升，去滓纳蜜二合，搅含，冷吐，以瘥止。《肘后》同。

《古今录验疗》口疮汤方。

细辛　甘草　桂心（各三两）

上三味切。以酒一升，煮取六合，含之。

大青（四分）　山栀子　黄柏（各一两）　白蜜（半斤）

上四味切。以水三升煮取一升，去滓，下蜜，更煎一两沸，含之，取瘥止。

5）《太平圣惠方·卷第三十六·治口舌生疮诸方》

青黛（一钱）　细辛（一分）　黄柏（一分锉）　地骨皮（一分）　密陀僧（一分）

上件药，捣细罗为散。每取少许，贴于疮上，有涎即吐之。

胡粉（一两）　牛黄（一钱）

上件药相和，安在铫子中，于暖灰上，研令匀细。少少含之，瘥。

治口舌疮，烂痛不瘥，含化丸方。

黄丹（二两）　蜜（一两）

上件药，相和，以瓷盏纳盛，坐在水铫子内，慢火煮一炊久，用绵滤过，都入瓷盏内，再煮如面糊，药成，即丸如酸枣子大。每取一丸，绵裹含咽津，日三四度含之。

治口舌疮赤烂，宜用此方。

蔷薇根（三两，去泥土）

上细锉。以水一大盏煎至五分，去滓，温含冷吐，日三五度效。

治口及舌上生疮烂。

牛膝（一两，去苗）

上细锉。以水一中盏、酒半盏同煎至七分，去滓，放温时时呷服。

治口舌生疮，胸膈疼痛。

上焦炒豉，细研为末。含之一宿，瘥。

黄丹（半两）　舍上黑煤（半两，细研）

上件药，入蜜调，用瓷盏盛之，以文武火养，候成膏，涂疮上立效。

胆子矾（一分）　干蟾（一分，炙）

上件药，研为末。每取小豆大，掺在疮上，良久，用新汲水五升，漱口，水尽为度。

黄芩（一分）　五倍子（一分）　蟾酥（半分）

上件药，捣罗为末，炼蜜和丸如鸡头实大。每取一丸，含吐津，以瘥为度。

6）《医学正传·卷之五·口病》

治口内生疮用。

明矾（枯）　黄丹（炒）　盐白梅（烧存性，各一钱）　人中白（半钱，煅）　麝香（另研，少许）

上为细末，干掺口内。甚者加硼砂五分、片脑一分。

7）《济阳纲目·卷一百零五·口唇舌病·治口疮方》

丹溪方，治口疮，舌强多痰。

白术　甘草梢（各一钱）　人参　赤芍药　木通　生地黄（各五分）　黄连（炒，二钱）　瓜蒌子（十二枚）

上锉一帖，煎服。

治口疮。

细辛　黄柏（炙，等分，一云黄连）

上研极细末，敷之，噙少时当满口有涎，吐之，少倾又敷又噙，如是五七次即愈。一方有黄连。又一方单用黄柏蜜炙为末，撒疮上。

治赤口疮。

白矾（枯）　没药　乳香　铜绿（各等分）

上为细末，撒之。

一方单用枯矾末，撒之，或噙良久，水漱又噙。

治白口疮。

雄黄　没药　乳香（各一钱）　轻粉　巴豆霜（各少许）

上为细末，撒之。

治白口疮。

黄柏　荜拨（各等分）

上为末，醋调擦，水漱。

治口疮。

白矾（一两，枯至半两）　黄丹（一两，火煅红放下，再炒紫色为度）

治膈上热极，口舌生疮。

腻粉（一匕）　杏仁（七枚，不去皮尖）

上二味临卧时细嚼，令涎出则吐之，用温汤漱口，未痊再用。

治满口生疮，此因虚壅上攻。

草乌(一个)　南星(一个)　生姜(一块)

上焙干为末。每服二钱,临卧时用醋调作掩子,贴手足心,来日便愈。

治虚火口疮。

甘草　干姜(各等分)

上锉,和匀,细嚼噙之。

治口内生疮。

朴硝(一钱)　寒水石(火煅,一两)

上同研,入朱砂如桃红色,敷患处,咽下不妨,味苦加甘草。

治口疮:用缩砂不拘多少,烧为末,撒即愈。

治小儿口疮通白者,及风疳疮蚀透者:白僵蚕炒黄色,拭去蚕上黄肉毛,为末,蜜和敷之,立效。

治口牙疳疮:用山栀去仁,填白矾,入柳叶火中煅为末,吹入口中。

治口疮疼痛:用巴豆半枚,生研,和米饭一豆大,杵和,贴印堂对眉间,约半刻许,觉红就去,不可跑走,小儿减半用之。

【论用药】

一、治口疮专药

1. 丁香

《本草详节·卷之六·木部·丁香》:"《日华》言:治口疮。"

2. 人中白

《雷公炮制药性解·卷六·人部·人溺》:"积垢在器,即名人中白,瓦上文火煅之存性,酒醋兼制,与溺同功。疗口疮痰结,须露天经年者佳。"

3. 人乳

《证类本草·卷第十五·人乳汁》:"《衍义》曰……老人患口疮不能食,饮人热乳,良。"

4. 儿茶

《神农本草经疏·卷三十》:"《积德堂方》,牙疳口疮:孩儿茶、硼砂等分,为末搽之。"

5. 大豆黄卷

《本草纲目·谷部第二十四卷·谷之三·大豆黄卷》:"诸风湿痹,筋挛膝痛,胃中积热口疮烦闷,大便秘涩,黄卷散:用大豆黄卷(炒熟捣末)一升,酥半两,研匀。食前温水服一匙,日二服。(《普济方》)"

6. 大青

《本草经集注·卷第四·草木中品·大青》:"主治时气头痛,大热口疮。"

《神农本草经疏·卷八·草部中品之上·大青》:"《经》曰:大热之气,寒以取之,此之谓也。时行热毒头痛,大热口疮,为胃家实热之证,此药乃对病之良药也。"

7. 木槿花

《本草征要·第二卷形体用药及专科用药·头面七窍·木槿花》:"口疮屡屡发作,用之有良效。"

8. 五倍子

《本草衍义·卷十二·五倍子》:"今染家亦用。口疮以末掺之,便可饮食。"

9. 牛膝

《本草纲目·草部第十六卷·草之五·牛膝》:"根:治久疟寒热,五淋尿血,茎中痛,下痢,喉痹口疮齿痛,痈肿恶疮伤折。(时珍)"

10. 升麻

《名医别录·上品·卷第一·升麻》:"主解毒,入口皆吐出。中恶腹痛,时气毒疠,头痛寒热,风肿诸毒,喉痛口疮。"

《证类本草·卷第六·升麻》:"能治口齿,风肿疼,牙根浮烂恶臭,热毒脓血,除心肺风毒热,壅闭不通,口疮,烦闷。"

《本草蒙筌·卷之一·草部上·升麻》:"理口疮、疥疮、斑疮,及豌豆烂疮。"

《本草征要·第二卷形体用药及专科用药·头面七窍·升麻》:"头痛齿痛,口疮斑疹。"

11. 乌头

《本草纲目·草部第十七卷·草之六·乌头》:"老幼口疮:乌头尖一个,天南星一个,研末,姜汁和涂足心,男左女右,不过二三次即愈。"

12. 龙胆

《证类本草·卷第六·龙胆》:"治时疾,热黄,口疮。"

《神农本草经疏·卷六·草部上品之上·龙胆》:"草龙胆同白芍药、甘草、茯神、麦门冬、木通,主小儿惊痫入心,壮热骨热,时疾热黄,口疮。"

13. 龙脑香

《本草纲目·木部第三十四卷·木之一·龙

脑香》："梦漏口疮：经络中火邪，梦漏恍惚，口疮咽燥。龙脑三钱，黄柏三两，为末，蜜丸梧桐子大。每麦门冬汤下十丸。(《摘玄方》)"

14. 生硝

《证类本草・卷第三・生硝》："主风热癫痫，小儿惊邪瘛疭，风眩头痛，肺壅，耳聋，口疮，喉痹咽塞，牙颔肿痛，目赤热痛，多眵泪。"

15. 白杨树皮

《证类本草・卷第十四・白杨树皮》："孙真人主口疮：以白杨枝，浆水煎，和盐含之。"

16. 朴硝

《证类本草・卷第三・朴硝》："孙真人食忌：主口疮，取朴硝含之。"

17. 汤瓶内硷

《本草纲目・石部第十一卷・金石之五・汤瓶内硷》："又小儿口疮：卧时以醋调末书十字两足心，验。(时珍)"

18. 吴茱萸

《本草纲目・果部第三十二卷・果之四・吴茱萸》："开郁化滞，治吞酸，厥阴痰涎头痛，阴毒腹痛，疝气血痢，喉舌口疮。(时珍)"

19. 没食子

《本草征要・第三卷・肺经及大肠经・没石子》："外用能止牙疼，能染须发，能治口疮、阴疮，能涂酒渣之鼻。"

20. 诃子

《本草汇言・卷之九・木部・诃黎勒》："治口疮经久不愈：用诃黎勒五个(制法同前)，配好冰片一分，共研匀细，不时掺入少许口含，徐徐咽下。"

21. 附子

《证类本草・卷第十・附子》："《经验后方》，治大人久患口疮：生附子为末，醋、面调，男左女右贴脚心，日再换。"

22. 鸡内金

《随息居饮食谱・毛羽类》："鸡膍胵(一名鸡内金)，治喉痹，鸡内金勿洗，阴干煅末，竹管吹之。一切口疮，鸡内金煅灰傅。"

23. 苦竹叶、竹沥

《本草经集注・卷第四・草木中品・竹叶芹竹叶》："苦竹叶及沥：治口疮，目痛，明目，通利九窍。"

24. 金莲花

《本草征要・第二卷形体用药及专科用药・头面七窍・金莲花》："治口疮喉肿，消浮热牙宣。"

25. 细辛

《本草通玄・卷上・草部・细辛》："治齿痛肤痒，风眼泪出，口疮喉痹，惊痫咳嗽。"

26. 故锦灰

《证类本草・卷第二十二・下品・故锦烧作灰》："主小儿口中热疮，研灰为末，敷口疮上。煮汁服，疗蛊毒。"

27. 柳蠹虫

《本草纲目・虫部第四十一卷・虫之三・柳蠹虫》："粪：主治肠风下血，产后下痢，口疮耳肿，齿龈风毒。(时珍)"

28. 轻粉

《本草征要・第四卷外治・矿物药・轻粉》："耳脓日久，口疮断续。"

29. 秦艽

《重楼玉钥续编・药性》："秦艽，本入阳明清火药也。治风寒湿痹，利小水，解温疫热毒，或牙痛口疮发热者可用。"

30. 蚕茧

《证类本草・卷第二十一・中品・蚕退》："《集验方》，治缠喉风及喉痹，牙宣，牙痈，口疮并小走马疳：蚕退纸不计多少，烧成灰存性，上炼蜜和，丸如鸡头大。含化咽津。牙宣、牙痈，揩龈上。口疮，干敷患处。"

31. 釜脐墨

《本草纲目・纲目第七卷(下)・土之一・釜脐墨》："消食积，舌肿喉痹口疮，阳毒发狂。"

32. 桑树汁

《重楼玉钥续编・各证分辨》："惟桑树汁取以涂敷口疮甚妙，其性味甘和，涂之不见辣痛，且并治口糜等症。"

33. 桑根白皮

《本草图经・木部中品卷第十一・桑根白皮》："皮中白汁，主小儿口疮，傅之便愈。"

34. 桑蠹虫

《本草纲目・虫部第四十一卷・虫之三・桑蠹虫》："小儿惊风，口疮风疳，妇人崩中，漏下赤白，堕胎下血，产后下痢。(时珍)"

35. 黄连

《本草经集注·卷第四·草木中品·黄连》："止消渴，大惊，除水，利骨，调胃，厚肠，益胆，治口疮。"

《滇南本草·第一卷·云连》："止心腹疼痛，除水利骨，调胃厚肠，益胆，疗口疮。"

36. 黄柏木

《本草经集注·卷第四·草木中品·柏木》："治惊气在皮间，肌肤热赤起，目热赤痛，口疮。"

《新修本草·卷第十四·小柏》："主口疮，疳䘌，杀诸虫，去心腹中热气。"

《证类本草·卷第十二·柏木》："疗惊气在皮间，肌肤热赤起，目热赤痛，口疮。"

37. 黄辨

《本草经集注·卷第四·果菜米谷有名无实·黄辨》："主治心腹疝瘕，口疮，脐伤。一名经辨。"

38. 梧桐

《本草纲目·木部第三十五卷·木之二·梧桐》："又治小儿口疮，和鸡子烧存性，研掺。（时珍）"

《本草汇言·卷之九·木部·梧桐子》："（李濒湖方）捣汁，拔去白发根，涂之必生黑者；久煎汤汩口，治小儿口疮。"

39. 蛇胆

《证类本草·卷第二十二·下品·蚺蛇胆》："陈藏器云：蚺蛇，本功外，胆主破血，止血痢，蛊毒下血，小儿热丹，口疮疳痢。"

40. 鹿茸

《证类本草·卷第十七·鹿茸》："小儿重舌，鹅口疮，炙熨之。"

41. 淡竹叶

《外科全生集·卷三·诸药法制及药性·淡竹叶》："解烦热，利窍，治中风，口疮，目痛，胸痰热毒。"

42. 密陀僧

《证类本草·卷第四·密陀僧》："通治口疮最验。"

《外科精义·卷下·论炮制诸药及单方主疗疮肿法》："（密陀僧）主金疮止血，口疮疳瘘，面上瘢皯。"

43. 绿矾

《证类本草·卷第三·绿矾》："治喉痹，蚛牙，口疮及恶疮疥癣。"

《神农本草经疏·卷三·玉石部上品·绿矾》："蚛牙口疮，恶疮疥癣者，燥湿除热解毒之功也。"

44. 越瓜

《本经逢原·卷三·菜部·越瓜》："烧灰，敷口疮及阴茎热疮，以其能解热毒，收湿气也。"

45. 蛤蟆

《证类本草·卷第二十二·下品·虾蟆》："又方治小儿口疮：五月五日虾蟆炙杵末，敷疮上即瘥。"

46. 蛴螬

《本草纲目·虫部第四十一卷·虫之三·蛴螬》："主唇紧口疮、丹疹、破伤风疮、竹木入肉、芒物眯目。（时珍）"

47. 黑石脂

《本草经集注·卷第二·玉石三品·青石赤石黄石白石黑石脂等》："治口疮咽痛。"

《本草纲目·石部第九卷·金石之三·五色石脂》："止肠澼泄痢，疗口疮咽痛。"

48. 蒲黄

《本草正义·卷之五·草部·蒲黄》："若舌疮、口疮，皮肤湿痒诸病，敷以生蒲黄细粉可愈，则以细腻黏凝，自有生肌之力，非仅取其清凉也。"

49. 蜀椒

《证类本草·卷第十四·蜀椒》："又，去久患口疮：去闭口者，以水洗之，以面拌，煮作粥，空心吞之三五匙，饭压之。再服，瘥。"

50. 蔷薇花

《调疾饮食辩·卷四·蔷薇花》："又为口疮圣药（野生单瓣，根亦可用）。"

51. 箸

《本草纲目·服器部第三十八卷·服器之一·箸》："吻上咽口疮，取箸头烧灰敷之。"

52. 蝼蛄

《本草发挥·卷三·虫鱼部》："丹溪云：蝼蛄治口疮甚效。虚人戒，勿用之，以其性急故也。"

53. 鲫鱼头灰

《新修本草·卷第十六·虫鱼上·鲫鱼》："（头灰）主小儿头疮，口疮，重舌，目翳。"

54. 翻白草

《本草征要·第一卷通治部分·理血药·翻

白草》:“口疮常发,频餐可复。”

二、治口疮食物

1. 石蜜

《本草经集注·卷第六·虫兽三品·石蜜》:“养脾气,除心烦,食饮不下,止肠澼,肌中疼痛,口疮,明耳目。”

《神农本草经疏·卷二十·虫鱼部上品·石蜜》:“诸痛痒疮疡,皆属心火,故又能止肌中疼痛及口疮也。”

2. 西瓜

《医学正传·卷之五·口病》:“治口疮,用西瓜浆水徐徐饮之。无瓜时,以瓜皮烧灰敷之。”

《随息居饮食谱·果食类》:“(西瓜)甘寒。清肺胃,解暑热,除烦止渴,醒酒凉营,疗喉痹口疮,治火毒时证。虽霍乱泻痢,但因暑火为病者,并可绞汁灌之。以极甜而作梨花香者胜。一名天生白虎汤。多食积寒助湿,每患秋病。中寒多湿,大便滑泄、病后、产后均忌之。食瓜腹胀者,以冬腌干菜瀹汤饮,即消。瓜瓤喂猪,肉味美色佳而不腻,瓜肉,曝干腌之,亦可酱渍,以作小菜,食之已目赤、口疮。肉外青皮,以瓷锋刮下,名西瓜翠衣,入药凉惊涤暑。”

3. 羊乳

《证类本草·卷第十六·羊乳》:“陈藏器:补虚,小儿含之主口疮。不堪入药,为其膻。”

4. 柿霜

《神农本草经疏·卷二十三·果部三品·柿》:“柿霜:清心肺间热,生津止渴,化痰宁嗽,治喉舌口疮。总之其功长于清肃上焦火邪,兼能益脾开胃。”

5. 萝卜

《得配本草·卷五·菜部·萝卜》:“治喉痹口疮,偏正头痛,肺痿失音,咳嗽吐衄,痰癖食积,噤口痢疾,大肠脱肛,小便淋浊,及汤泡火灼,跌扑损伤。”

6. 酪酥

《本草经集注·卷第六·虫兽三品·酪酥》:“主补五脏,利大肠,主治口疮。”

7. 蜂蜜

《本草纲目·虫部第三十九卷·虫之一·蜂蜜》:“养脾气,除心烦,饮食不下,止肠澼,肌中疼痛,口疮,明耳目。(《别录》)”“牙齿疳䘌,唇口疮,目肤赤障,杀虫。(藏器)”

8. 醋

《本草纲目·谷部第二十五卷·谷之四·醋》:“浸黄柏含之,治口疮。(孟诜)”

三、口疮主治药

《本草经集注·序录下》:

口疮:黄连、黄柏、升麻、大青、苦竹叶、蜜、酪、苏、豉。

《证类本草·卷第二·序例下》:

口疮:黄连(寒,微寒)、柏木(寒)、龙胆(寒,大寒)、升麻(平,微寒)、大青(大寒)、苦竹叶(大寒)、石蜜(平,微温)、酪(寒)、酥(微寒)、豉(寒)。

《本草纲目·主治第四卷·百病主治药·口舌》

1. 内服药

桔梗:同甘草煎服。

麦门冬、玄参、赤芍药、连翘、秦艽、薄荷、黄连、黄芩、生地黄、知母、牡丹、木通、甘草、石斛、射干、附子:口疮,久服凉药不愈,理中加附子反治之,含以官桂。

栗子:小儿口疮,日煮食之。

蜀椒:口疮久患者,水洗面拌煮熟,空腹吞之,以饭压下,不过再服。

龙脑:经络火邪,梦遗口疮,同黄柏,蜜丸服。

地骨皮:口舌糜烂,同柴胡煎服。

青钱:口内热疮,烧淬酒饮。

猪膏:口疮塞咽,同黄连煎服。

细辛:口舌生疮糜烂,同黄连或黄柏末掺之,名赴筵散。外以醋调贴脐。

黄连:煎酒,呷含。同干姜末,掺之,名水火散。

升麻:同黄连末噙。

甘草:同白矾。

天门冬:口疮连年,同麦门冬、玄参丸噙。

蔷薇根:日久延及胸中,三年以上者,浓煎含漱。夏用枝叶。

大青叶:浸蜜。

蘘荷根:汁。

蛇莓:汁。

牛膝、忍冬：并漱口疮。

蒲黄、黄葵花：烧。

赤葵茎、缩砂壳灰、角蒿灰：并涂口疮。

贝母：小儿口生白疮，如鹅口疮，为末，入蜜抹之，日五六上。

白芨：乳调。

燕脂：乳调。

黍米：嚼。

赤小豆：醋调。并涂小儿鹅口。

豉：口舌疮，炒焦，含一夜愈。

米醋：浸黄柏。

萝卜汁、姜汁：并漱满口烂疮。

瓠：烧，涂口鼻中肉烂痛。

茄科：烧，同盐敷口中生蕈。

茄蒂灰、桃枝：煎漱。

杏仁：少入腻粉，卧时细嚼，吐涎。

槟榔：烧，入轻粉掺。

甜瓜：含。

西瓜：含。

细茶：同甘草。

凫茈灰、梧桐子灰、没石子：同甘草，并掺口疮。

黄柏：口舌疮，蜜浸含之。同青黛掺。同铜绿掺。同滑石、五倍子，掺。同荜茇，煎醋漱。

乳香：白口疮，同没药、雄黄、轻粉涂；赤口疮，同没药、铜绿、枯矾，涂。

楝根：口中漏疮，煎服。

冬青叶汁、黄竹沥、小檗汁：并含漱。

桂：同姜汁，涂于虚口疮及鹅口。

桑汁、柘浆、甑带灰：并涂鹅口。

甑垢：口舌生疮，刮涂即愈。

乌叠泥：或加蓬砂。

釜墨、胡粉：猪髓和。

黄丹：蜜蒸。

密陀僧：煅研。

铁屑：水调。

黑石脂：并涂口疮。

铜绿：同白芷掺，以醋漱之。

水银：口疮，同黄连，煮热含之。

寒水石：口疮膈热，煅，和朱砂、片脑掺之。

朴硝：口舌生疮，含之，亦擦小儿鹅口，或加青黛。或入寒水石，少入朱砂。

白矾：漱鹅口；同朱砂，敷小儿鹅口；同黄丹掺。

蓬砂：同硝石含。

胆矾：煅。

蜂蜜、竹蜂蜜：并涂口疮。

五倍子：掺之，立可饮食。同黄柏、滑石；或加密陀僧；或同青黛、铜绿，治大人、小儿白口疮，似木耳状，急者吹入咽喉。

蚕茧：包蓬砂，焙研，掺。

白僵蚕：炒研，蜜和。

晚蚕蛾、蚕纸灰、鲫鱼头：烧，并掺。

蛇皮：拭。

鸡内金：烧，敷一切口疮。

白鹅屎：敷鹅口。

羊胫髓：同胡粉涂。

牛羊乳：含。

酥：含。

鹿角：磨汁，涂鹅口。

人中白：同枯矾，涂口疮、鹅口。

2. 上治药

天南星：同密陀僧末，醋调贴眉心，二时洗去。

巴豆油纸：贴眉心；或贴囟门，起泡，以菖蒲水洗去。

3. 下治药

细辛：醋调贴脐。

生南星：或加草乌，或加黄柏。

生半夏、生附子、吴茱萸：或加地龙。

密陀僧、汤瓶硷：并醋调，贴足心。

生硫黄、生矾、硝石：俱水入少面调，贴足心。

黄连：同黄芩、黄柏，水调，贴足心。

白矾：化汤，濯足。

四、口疮药禁

1. 赤小豆

《证类本草·卷第二十五·赤小豆》："孙真人云：赤、白豆合鱼鲊食之成消渴，小豆酱合鱼鲊食之成口疮。"

《饮食须知·卷二·谷类》："赤豆：味甘酸性平。同鲤鱼鲊食，令肝黄，成消渴。同米煮饭及作酱，食久发口疮。"

《急救广生集·卷十·防病预诀·谨口食》："赤小豆……作酱同饭食，成口疮。(《食鉴》)"

2. 面酱

《证类本草·卷第二十五·小麦》:"萧炳云:麦酱和鲤鱼食之,令人口疮。"

《饮食须知·卷五·味类》:"酱,味咸甘,性冷。杀鱼肉菜蕈百药毒,多食助湿发疮,发小儿无辜生痰动气。妊妇合雀肉食,令儿面黑。同葵藿食,能堕胎。麦酱同鲤鱼及鱼鲊食,生口疮。患肿胀五疸咳嗽者,勿食豆酱乃佳。患疮疖者食之,令瘢黑。服甘遂者忌之。"

3. 芸薹

《证类本草·卷第二十九·芸苔》:"孟诜云:若先患腰膝,不可多食,必加极。又,极损阳气,发口疮、齿痛。"

4. 栗刺壳

《重楼玉钥续编·药性》:"栗蒲刺壳,苦、涩而凉,陈者尤甚。近来人之气体渐弱,所有口疮、舌疮、口糜诸症,皆不宜用此煎洗,不识者,每为所误,以致口舌疮愈蔓延,至及于咽喉上颚,更有转为白缠喉而伤夭者,已不止数觏矣。"

【医论医案】

一、医论

《丹溪心法·卷四·口齿七十八》

口疮,服凉药不愈者,因中焦土虚,且不能食,相火冲上无制,用理中汤。人参、白术、甘草补土之虚,干姜散火之标。甚则加附子,或噙官桂,亦妙。一方,生白矾为末贴之,极效。或噙良久,以水漱之,再噙。一方,治口疮甚者,用西瓜浆水,徐徐饮之。冬月无此,用西瓜皮烧灰敷之。又方,黄连好酒煮之,呷下立愈。又方,远志,醋研,鹅毛扫患处,出涎。

《古今医统大全·卷之六十三·口病门·治法·口疮有虚实之热》

实热口疮新发者,用凉膈散、甘桔汤之类皆可愈。西瓜浆水徐徐饮妙。冬月无瓜以烧灰噙之。

酒色过度之人服凉药久而不愈者,乃中气不足。虚火泛上无制,用理中汤反治之而愈甚者,加附子或用官桂噙之亦妙。

肝胆有实热令人口酸而苦,小柴胡汤加甘草、龙胆草、青皮之类,甚者当归龙荟丸、龙胆泻肝汤。若谋虑不决,肝胆虚而口苦者,人参、远志、茯神、甘草为君,柴胡、龙胆草为佐使,甚者钱氏地黄丸。所谓虚者补其母也。

心热而口苦,或口舌生疮、黄连泻心汤、牛黄清心丸、凉膈散之类主之。脾热而口甜者,三黄丸、平胃散之类。肺热而口辛者,以甘桔汤、泻白散、金沸草散之类。

口舌生疮,皆上焦热壅所致,如圣汤、甘桔汤加芩、连,仍擦以柳花散。

口糜,好饮酒人多有此疾,易老用五苓散、导赤散合服,效。有下颔不收者乃骨脱,令患人坐定,用手揉脸百十遍,令患人张口,用两大拇指入患人口内拿定牙,外用两手指将下往上兜,则入臼矣。

阴阳散等方数口疮立愈,不可不知。

《证治准绳·杂病第八册·七窍门下·口》

口疮有二:一曰热。《经》云:少阳司天,火气下临,肺气上从,口疡是也。二曰寒。《经》云:岁金不及,炎火乃行,复则寒雨暴至,阴厥且格,阳反上行,病口疮是也。

或问口疮如何得之?曰:《经》云,膀胱移热于小肠,膈肠不便,上为口糜。盖小肠者,心之腑也,此举由邪热之端耳。心属君火,是五脏六腑之火主,故诸经之热皆应于心,心脉布舌上,若心火炎上,熏蒸于口,则为口舌生疮。脾脉布舌下,若脾热生痰,热涎相搏,从相火上炎,亦生疮者尤多。二者之病,诸寒凉剂皆可治。但有涎者,兼取其涎。

然则有用理中汤加附子以治者,又何如?曰:夫火有虚实,因诸经元有热而动者谓之实,无热而动者谓之虚。实则正治,寒凉之剂是也,虚则从治,如此用温热是也。理中汤者,因胃虚谷少,则所胜肾水之气逆而承之,反为寒中,脾胃衰虚之火,被迫炎上作为口疮,故用参、术、甘草补其土,姜、附散其寒,则火得所助,接引其退舍矣。至《圣济总录》有谓元脏虚冷上攻口疮者,用巴戟、白芷、高良姜末,猪腰煨服;又有用丁香、胡椒、松脂、细辛末,苏木汤调涂疮上;及不任食者,用当归、附子、白蜜含咽者;有用生附涂脚心者;有用吴茱萸末,醋熬膏,入生地龙末,涂两足心者。若此之类,皆是治龙火。按寒水上迫,心肺之阳不得下降,故用温热之剂,或散于上,或散于下,或从阴随阳,所攸利者也。

胃中有热，脉洪大，宜服凉膈散、甘桔汤加芩、三补丸、金花丸，漱以黄连升麻汤，敷以绿袍散、蜜柏散。丹溪用西瓜浆水徐徐饮之，如无以皮烧灰噙之，外用细辛、黄柏末掺，取涎。胡氏方，以好墨研蝼蛄极细，敷之立效。按此治膀胱移热于小肠者之正剂也。盖蝼蛄专走小肠膀胱，而通利膈肠者，因力峻气猛，阴虚气上致疮者，戒勿用；唯体实有热在上焦者，宜之。

张子和治一男子病口疮数年，上至口中至咽嗌，下至胃脘皆痛，不敢食热物。一涌一泄一汗，十去其九，次服黄连解毒汤，十余日皆释。（以上治实热）

服凉药不愈者，此酒色过度，劳役不睡，舌上光滑而无皮，或因忧思损伤中气，虚火泛上无制，用理中汤，甚者加附子，或官桂噙之。薛新甫云：口疮，上焦实热，中焦虚寒，下焦阴火，各经传变所致，当分别治之。如发热作渴饮冷，实热也，轻则用补中益气汤，重则用六君子汤。饮食少思，大便不实，中气虚也，用人参理中汤。手足逆冷，肚腹作痛，中气虚寒也，用附子理中汤。晡热内热，不时而热，血虚也，用八物加丹皮、五味、麦门冬。发热作渴唾痰，小便频数，肾水亏也，用加减八味丸。食少便滑，面黄肢冷，火衰土虚也，用八味丸。日晡发热，或从腹起，阴虚也，用四物、参、术、五味、麦门；不应，用加减八味丸。若热来复去，昼见夜伏，夜见昼伏，不时而动，或无定处，或从脚起，乃无根之火也，亦用前丸，及十全大补加麦门、五味，更以附子末，唾津调搽涌泉穴。若概用寒凉损伤生气，为害匪轻。（以上治虚火）

治少阴口疮，半夏散。声绝不出者，是寒遏绝阳气不伸。半夏制一两，桂、乌头各一字，同煎一盏，分二服。治太阴口疮，甘矾散。以甘草二寸，白矾栗子大，含化咽津。治赤口疮，乳香散。以乳香、没药各一钱，白矾半钱，铜绿少许，研为末，掺之。治白口疮，没药散。以乳香、没药、雄黄各一钱，轻粉半钱，巴豆霜少许，为末掺之。口疮久不愈，以五倍末搽之，或煎汤漱，或煎汤泡白矾或胆矾漱。盖酸能收敛。戴复庵云：下虚上盛，致口舌生疮，若用镇坠之药，以降气汤，或盐水下养正丹，或黑锡丹，仍于临卧热汤洗足，炒拣净吴茱萸，小撮拭足了，便乘炒热置足心，用绢片扎之，男左女右。

《医贯・卷之五・先天要论（下）・口疮论》

口疮，上焦实热，中焦虚寒，下焦阴火，各经传变所致。当分别而治之，如发热作渴饮冷，实热也，轻则用补中益气，重则用六君子汤。饮食少思，大便不实，中气虚也，用人参理中汤。手足逆冷，肚腹作痛，中气虚寒，用附子理中汤。日晡热，内热，不时而热，血虚也，用八物加丹皮、五味、麦门。发热作渴唾痰小便频数，肾水虚也，用八味丸。日晡发热，或从小腹起，阴虚也，用四物参术、五味、麦门；不应，用加减八味丸。若热来复去，昼见夜伏，夜见昼伏，不时而动，或无定处，或从脚起，乃无根之火也，亦用前丸，及十全大补加麦门、五味。更以附子末唾津调，抹涌泉穴。若概用寒凉，损伤生气，为害匪轻。

或问虚寒何以能生口疮，而反用附子理中耶？盖因胃虚谷少，则所胜者，肾水之气，逆而乘之，反为寒中，脾胃衰虚之火，被迫炎上，作为口疮。《经》曰：岁金不及，炎火乃行，复则寒雨暴至，阴厥乃格阳反上行，民病口疮是也。故用参术甘草补其土，姜附散其寒，则火得所助，接引而退舍矣。

［按］《圣济总录》：有元藏虚冷上攻口舌者，用巴戟、白芷、高良姜末、猪腰煨服；又有用丁香、胡椒、松脂、细辛末，苏木汤调涂舌上；有用当归、附子蜜炙含咽。若此之类，皆治龙火上迫，心肺之阳不得下降，故用此以引火归原也。

《济阳纲目・卷一百零五・口唇舌病・论》

《选要论》曰：口者脾之窍，舌者心之苗，齿者肾之标，故诸经多有会于口者。盖五味入口，藏于胃，脾为之运化津液，以养五气。五气者，五脏之气也。节宣微爽，五脏之气偏胜，由是诸疾生焉。故口臭者，乃脏腑臊腐之气，蕴积于胸臆之间而生热，冲发于口也。口疮者，脾气凝滞，加之风热而然也，治之当清胃泻火是也。丹溪曰：脾热口甘（一云口苦），三黄丸主之。胆热口苦，谋虑不决所致，小柴胡汤加麦门冬、酸枣仁、地骨皮、远志。口疮，以西瓜水徐徐饮之，无瓜时以瓜皮烧灰擦之。实热生疮，凉膈散、甘桔汤。口疮服凉药不愈者，乃中焦气不足，虚火泛上无制，用理中汤，甚者加附子，或用官桂噙之。一小儿口疮，疼不下食，若以伤寒狐惑治之必死，后以白矾汤于脚上浸半日，顿宽，以黄柏、蜜炙僵蚕炒为末敷，立下乳而安。

《疡医大全·卷十四·唇口部·口疮门主论》

《医论选要》曰：夫口者，脾之窍，诸经多有会于口者。盖五味入口，藏于脾胃，为之运化津液，以养五气，节宣微爽，五脏之气偏胜，由是诸疾生焉。故口疮者，乃脾气凝滞，加之风热，治当清胃泻火。

冯鲁瞻曰：口疮者，心脾蕴热也。小儿阴气未生，阳气偏盛，又因将养过温，心脾积热，熏蒸于上而成疮。治宜泻心化毒，清凉为主。若月内诸病，而口无涎沫者凶。

又曰：凡口舌生疮，初起不可便用凉药敷掺，恐寒凝不散，内溃奔走，久而难愈。必先用辛轻升散，而后清凉，使郁火达外，再视其所因而治之。更有中气不足，脾胃虚衰，不能敛纳下焦，阴火被逼上炎，以致虚阳口疮。丹溪所谓：劳役过度，虚火上炎，游行无制，舌破口疮，又当从理中汤加附子治之。若作实热，误投凉药，则害又不止口疮矣。

又曰：口疮者，上焦实热，中焦虚寒，下焦阴火，各经传变所致，当分别治之。如发热、作渴、饮冷，实火也。轻则用补中益气，重则用六君子汤。饮食少思，大便不实，中气虚也，用人参理中汤。手足逆冷，肚腹作痛，中气虚寒，用附子理中汤。晡热、内热，不时而热，血虚也，用八物加丹皮、五味、麦冬。发热、作渴、吐痰，小便频数，肾水虚也，用八味丸。日晡发热，或热从小腹起，阴虚也，用四物、参、术、五味、麦冬；不应，则用加减八味丸。若热来复去，昼见夜伏，夜见昼伏，不时而动，或无定处，或从脚起，乃无根之火也。亦用前丸及十全大补加麦冬、五味，更以附子末唾津调抹涌泉穴。若概用寒凉，损伤生气，为害匪浅。或问：虚寒何以生口疮，而反用附子理中耶？盖因胃虚谷少，则所胜者肾也，水气之逆而乘之，反为中寒，脾胃衰微之火，被迫炎上，作为口疮。《经》曰：岁金不及，炎火乃行，复则寒雨暴至，阴厥乃格，阳反上行，民病口疮是也。故用参术、甘草补其土，姜、附散其寒，火得所助，则接引退舍矣。

《医贯砭·卷下·口疮论》

口疮，上焦实热，中焦虚寒，下焦阴火。中焦何以必定虚寒，岂无脾胃实火者。下焦何以必定阴火，岂无虚寒而逼阳于上者。各经传变所致，当分别而治之。如发热作渴饮冷，此实热也，轻则用补中益气，实热反用升补，重则用六君子汤。实热而至发热作渴，反用参、术、橘、半，是何肺肠？饮食少思，大便不实，此中气虚也，亦有邪火作泻者，用人参理中汤。大热大补之药用于口疮之证，其不变为危险者亦鲜矣。手足逆冷，肚腹作痛，此中气虚寒，用附子理中汤。此是口疮兼证，或是口疮本证。兼证者，因口疮误治，酿成此等败证也。本证者，本有虚寒之证，逼火而成疮也。此则不治疮而治本，不可以此为治口疮之方也。且口疮治法多端，岂寒热虚实四字所能尽。晡热，内热，不时而热，此血虚也，用八物加丹皮、五味、麦冬。发热岂宜用五味？发热作渴唾痰，小便频数，此肾水虚也，用八味丸。作渴吐痰何得用八味？且小便数，亦不尽属虚寒也。日晡发热，或从少腹起，阴虚也，用四物、参、术、五味、麦冬。不应，用加减八味丸。口疮而日晡发热，则属阳明矣。以上两方皆不合。且四物汤加入参、术，杂乱无章，非治口疮之法。又不应而忽改作八味丸，则是以人试药矣。[按]不应二字，出之《薛氏医案》。薛氏治病，每云某病，余投某药不应，又改某药，又不应，乃曰：然则非此病矣，又换某药数十剂而愈。如此极多，明明是以药试病矣。幸而天命未绝，能待换方而愈。岂无不应之时，不及换方而死，且再换一方仍不应而致死者，岂少哉。盖能凿凿审为何病，犹恐药力不至，不能有功。况全然相反，以药试之耶？医案俚鄙庸陋，游移恍惚，至薛而极。后人犹奉为模范，何愚之甚也。或问：虚寒何以能生口疮，而反用附子理中耶？盖因胃虚谷少，则所胜者，肾水之气，寒亦何必肾水之气，或因他脏，或因本脏，上盛则下虚，上热则下寒，无一定也。逆而承之，反为寒中，脾胃衰虚之火，被迫炎上，作为口疮。《经》曰：岁金不及，炎火乃行，复则寒雨暴至，阴厥乃格，阳反上行，民病口疮是也。故用参、术、甘草补其土，姜、附散其寒，既成疮则火已凝结，不先散解降纳，而惟峻补助火，安有不危者乎？则火得所助，接引而退舍矣。

《金匮翼·卷五·口·口疮》

口舌生疮，其候有二。一者心胃有热，气冲上焦，熏发口舌。其症口臭作渴，发热饮冷是也。《外台》含煎主之。一者胃虚食少，肾水之气逆而承之，则为寒中。脾胃虚衰之火，被迫上炎，作为口疮。其症饮食少思，大便不实，或手足逆冷，肚腹作痛。《经》曰：岁金不及，炎火乃行，复则寒雨暴至，厥阴乃格，阳反上行，民病口疮是也。宜附子理中汤，参、术、甘草补其中，干姜、附子散其寒，使土温则火自敛也。

二、医案

《儒门事亲·卷六·热形·口疮四十八》

一男子，病口疮数年，上至口，中至咽嗌，下至胃脘，皆痛，不敢食热物。一涌一泄一汗，十去其九；次服黄连解毒汤，不十余日皆释。

《医学正传·卷之五·口病》

一小儿口疮不下食，众以狐惑治之，必死，后以矾汤于脚上浸半日顿宽，更以黄柏（蜜炙）、僵蚕（炒）为末敷之而愈。

《孙文垣医案·卷三·新都治验·汪东之丈七月初旬虚阳口疮》

江东之丈，七月初旬自浙归，连日与客手谈过劳，口中生疮，医以香薷饮、清胃汤、泻黄汤、三黄丸、黄连解毒汤、白虎汤、凉膈散。凡治上焦热症之剂，竭寒凉而进之者十一日矣。口疮日甚一日，不但饮食不进，即药亦难下咽，因疮延及于喉也。逆予为诊，其脉六部俱豁大无力。诊罢，有外科陈氏者自称喉舌专门，炫其口疳敷药之妙。予曰：汝试为口中一洗，看是何状？才开口见涎沫迷漫，不能得见肉色，陈以荆芥汤洗而引之，搅出稠涎一二碗余。倾于地上，偶见二鸡争啄之，二鸡立毙，其毒何如？此亦疾之奇者。予嘱陈曰：汝用药只可吹入喉中，切不可敷其舌，必候喉中全好，然后敷舌，待舌好再敷口唇，甚毋得概敷。恐毒无出路，反攻入喉，极为误事。陈曰：诺。予对乃翁曰：令郎之疾，乃虚阳口疮也。翁曰：当用何剂？予曰：附子理中汤，煎热待冷饮之，可救。如他药不能立功。翁曰：疮乃热症，况上身已热，又天时酷暑，大热之剂其敢进乎？予曰：此阴盛格阳之症，初未尝如此，因服寒凉过剂激之使然尔，翁不看其两足膝下皆冷乎？翁用手探足下果冷，乃欣然听用。用人参、白术各三钱，大附子、炮姜、炙甘草各一钱，水煎冷与之。服后即鼾睡达旦，次早便能食粥半盏，足膝下渐暖，药仍如前。早饭后，予与二三友散步山溪，午刻归来，乃见举家大恸于地，见予至，哭语予曰：不可为矣？本是热病误服热药，今舌肿大，塞满口中，不能言语，死在顷刻，奈何？奈何？予骇然应曰：安得有是不祥语也？今晨诊脉与昨不二，适往返不过二时许，何倏尔有此大变乎？待予再诊决之，及诊六脉渐敛较昨大有神气，面色亦和，独舌胀大。予心知为陈寒凉敷药所致也。乃诘陈曰：我别后可用敷药否？陈点首曰：已二次矣。予抚翁及诸人曰：无恸，立看予为翁消之。急取官桂研末五钱，用生姜自然汁调涂舌上，才涂上但见眼泪双流，鼻中涕出，口内涎垂，舌顿消去。语近侍曰：我无事矣。诸环侍者，男妇不下二十，皆面面相觑，以为神奇。予曰：可即取粥与食，使压之庶虚火不再升。适舌胀满者，乃敷药寒凉，闭其毒气，毒无从出，故作胀耳。桂皮乃辛热之物，又以姜汁调涂，取辛散之义也。诸人皆服其论。

《薛案辨疏·卷下·脾肾亏损头眩痰气等症》

先兄，体貌丰伟，唾痰甚多，脉洪有力，殊不耐劳。遇风头晕欲仆，口舌破裂，或至赤烂，误食姜蒜少许，口疮益甚，服八味丸及补中益气附子钱许即愈。停药月余，诸症仍作，此命门虚火不归源也。

疏曰：此案用八味是矣。何以复进补中益气乎？且症皆有上炎之势，能不更助其上炎乎？岂以吐痰不耐劳，遇风头晕等症，属中气虚弱，故必兼用之乎？余细观之而知其法矣。先用八味，其口舌破裂赤烂，口疮等症已愈。而吐痰不耐劳，遇风头晕等症，不与之同愈。故改补中以升补其元气，然犹恐命门无根，不任升提，故仍用附子以镇之也。噫！医至于此神矣！化矣！试思症，现口舌破裂，或至赤烂，误食姜蒜少许，口疮益甚，而脉又现洪有力者，敢用八味丸大温大热之剂乎？试思症，现体貌丰伟，吐痰甚多，遇风头晕，而又以火势上炎，脉又现洪有力者，其敢用补中益气加附子，大升大补、大温热之剂乎？虽前言往行载于典籍者不乏其法，而敢用之者，代不过数人而已。至于今日医道中绝闻之者未有不讶然失笑也。

《慎柔五书·卷五·医案第五·杂症例》

壬寅九月间，大妹，年二十一岁。缘家贫忧闷，忽患乳痈，不信服药，渐至胀长尺许，极为可骇。予思石山先生《微义》，大都人患疮痈，畏针不早开脓，致大伤阳气，后难收复，即以神效栝蒌散二剂与服之，脓即射出，厥后果然疮口不收，汗出如珠，至日西则昏愦不省人事。予曰：虽脓已出，阳气终损，第未全脱耳。诊之，脾胃命门脉细弦，余浮无沉，按无力，此阳气虚也，以十全大补及补中益气出入服之，数十剂方愈，仍令再服八味丸数斤，无后患，不则，阳气终难恢复。以怠惰不如所言，来年十月间，前阳虚之症复作，流汗如珠，拭去复有。予曰：此少服八味丸之故。以补中益气加吴茱萸、破故纸、干姜，二三帖即减，数十帖而安。复教以服前丸，姝犹未果。又来年七月患伤风状，来告予欲药。予曰：此阳虚不卫外之故，以补中益气二帖服之。缘中气寒极，不甚应病，已十二三日矣。复召予视之，汗出流水，面赤，舌出不收，呕恶吐痰吐酸，昼夜不知人事，下泻清水，满口皆碎，膈中隔塞不通。诊其脉，十至余，有影无形，浮中沉俱无力，脉状难定，明知前症之虚寒，寻思东垣《此事难知》之旨，上吐下泻，此中气不和，脾胃虚寒之症也。即投理中汤加吴萸、姜汁炒山栀。一帖，上下皆通，舌收、喘定、痰止，遂索汤水，惟昏愦如故。再一帖，口疮尽愈。与十全大补汤，并服加减八味丸，二十剂余，两太阳各生小疖一二枚，前数脉尽退，方识人。自云：向昼夜如梦，今日方醒。九月尽，再诊之，豁大难明之脉已退，惟细弦耳，尚呃逆吐痰，重以六君加吴萸、干姜、砂仁、煨姜，一二剂呃止。复以异功散加干姜、吴萸及前二丸而愈。

《医验大成·虚损章》

一人性多忧虑，苦惊喜忘，不寐多汗，遗精溲赤，咳嗽吐血，咽痛口疮，左脉大而芤。左手属血，《脉诀》云：脉大而芤者，为脱血。《经》云：忧愁思虑，曲运神机，则伤心。此为心血不足，天君不宁之症。天五补心丹主之。方：人参、白苓、玄参、丹参、远志、桔梗各五钱，五味、当归、天冬、麦冬、柏子仁、枣仁各一两，生地四两。

［愚按］心为君火主脉，过劳其心，则火妄动，而脉涌溢。血越窍而出也。火者，金之所畏，心移热于肺，故令咳嗽；心与小肠为表里，心移热于小肠，故令溲赤；心主血，在内为血，发外即为汗，虚则开踖失司，故令溢出。四体，心之脉，系于舌本，咽痛口疮，皆虚阳之内灼；心为神室，虚则邪气袭之，故若惊喜忘；心血不足，则心系急引，神无所依，卧而不得瞑也。道家以精譬汞，神譬火，火发则汞飞，阳动于中，精摇于外，亦就是也。

《心医集·纪验》

祖部堂标下一将官病月余，头眩口疮，喉痛下泻，偶一二日作痢，旋愈复泻，阅数日又痢，而喉肿又不进饮食，偶进食旋吐，服药益吐。予视脉曰：此虚极，肾水不升，脾土不能胜，当进以益精补脾之药，喉痛口疮，此邪火不足虑也。整一丸方，十日全愈。

丸药方：人参一两，朱砂（水飞）三钱，白术（米泔水浸一宿，陈壁土炒）二两，白茯苓（去皮）一两，黄芪（蜜炙）一两，白芍药一两，当归（酒洗）一两，陈皮一两。炼蜜为丸梧子大，每日进三次，白滚汤每次一钱。

《心医集·纪验二刻》

梁吉之妇患肺痈，脓血不止，渴极，舌生疮不能开口，大小便秘涩，七日不通，诸医进硝黄亦不效。予视脉曰：此非肺痈也，毒在脾胃不能出，其毒红肿已极，如拳大塞于肠口，用大黄只能稍凉血，而加以朴硝与之斗，血益妄行。此当用化毒散，泻肺疗风，和中解毒，俾其毒从污中去者十之六，从二便去者十之三，而病疗矣。

化毒散：人参一钱，黄芩一钱，石膏二钱，芒硝八分，大黄一钱，麻黄六分，连翘八分，瓜蒌八分，牡蛎八分，贝母八分，木香六分，桔梗八分，栀子仁一钱，当归一钱，川芎八分，赤茯苓八分。

上方服一剂觉身上微冷，被盖出汗，即能开口言语；再服一剂，小便流血水二三碗；又一剂，腹痛大便行皆脓血，流两个时始见硬粪，内毒已清，并口疮全愈矣。

《临证指南医案·卷五·暑》

某。初病伏暑，伤于气分，微热渴饮，邪犯肺也。失治邪张，逆走膻中，遂舌绛缩，小便忽闭，鼻煤裂血，口疮，耳聋，神呆。由气分之邪热，漫延于血分矣。夫肺主卫，心主营，营卫二气，昼夜行于经络之间，与邪相遇，或凉或热。今则入于络，津液被劫，必渐昏寐，所谓内闭外脱。鲜生地、连翘、元参、犀角、石菖蒲、金银花。

《临证指南医案·卷八·疮疡》

蒋（四岁）。鼻疮口疮，尿黄肤热。冬瓜皮、苡仁。

《续名医类案·卷十一·虚损》

《慎柔五书》曰：损病六脉俱数，声哑口中生疮，昼夜发热无间。《经》云：数则脾气虚。此真阴虚也，用四君加黄芪、山药、莲肉、白芍、五味子、麦冬，去头煎不服，服第二三煎，此养脾虚之法也。服十余日，发热退，口疮渐好。方用丸剂，如参苓白术散，亦去头煎，晒干为末，陈米锅焦，打糊为丸如绿豆大。每服三钱，或上午一钱，白滚汤下。盖煎去头煎，则燥气皆去，遂成甘淡之味，淡养胃气，微甘养脾阴。此师相授受之语，无轻忽焉。

《续名医类案·卷十七·口》

张子和治相台监酒岳成之病疟，滑泄日夜不止，肠鸣而口疮，俗呼为心劳口疮，三年不愈。令以长流水同姜、枣煎，五苓散五七钱，空心使服之，以治其下；以宣黄连与白茯苓（去皮），二味各等分为末，以白面糊为丸，食后温水下三五十丸，以治其上，百日而愈。（作湿火治）

萬师文父病口疮，师文治之不愈，心讶之，乃密访诸婢，果其父尝昼同一婢子寝，明日疮作。师文即详其时节，明日即用其父所寝时，令其父净濯足，以其药贴脚心瘥。（不外吴茱萸、生附子等药。《北窗炙粿》）

光禄卿李瀛少夫人患口疮，医屡投清火寒凉之剂无效，更兼泄泻，饮食少思。始求治，按其右关微弱，知系胃虚谷少，复为寒凉损伤，致脾胃虚衰之火，被逼上炎，则为口疮，元藏虚寒，则为泄泻也。惟补其火散其寒，则火得所助，接引而退舍矣。方用人参、白术、附子、炮姜、炙甘草。李君畏不敢与服，逡巡数日，势益困勉。用前方连进数剂即安。盖口疮非止一端，有上焦实热，中焦虚寒，下焦阴火，各经传变所致，必须分别治之，不可执也。陆养愚治姚明水，天禀素弱，脾肾两虚，幸能节养，兼服温补之剂，中年颇健啖，因无子置妾，遂患口疮，齿痛。初以凉膈散数钱，服之即愈。自后常发常服，至半年许满口腐烂，饮食不进。脉之，两寸浮数而微，关尺浮弱而涩。谓形虽有余，精仍不足，当严守禁忌，服滋补药，凉剂不可再投矣。用八物汤倍地黄，以峻补肾水，加桂、附各一分，引火归原，经谓折之不去，求其属以衰之是也。煎就凉服十剂，其患如失。

口疮无论新旧，遇夜卧时，将自己两睾丸，以手握紧，左右以手揉之三五十遍，每夜睡觉辄行之，愈于服药。（苏谈）

一男子口舌生疮，脉浮而缓，饮补中益气汤加炮姜，更以桂末含之即愈。又一男子患之，劳而愈盛，以前药加附子三片，三剂即愈。丹溪云：口疮服凉药不愈者，此中焦气不足，虚火泛上无制，用理中汤，甚则加附子。

尤在泾曰：王肯堂治许少薇口糜，谓非干姜不愈，卒如其言。又从子懋铻亦患此，势甚危急，欲饮冷水，与人参、白术、干姜各二钱，茯苓、甘草各一钱，煎成冷饮，日数服乃已。盖土湿则火敛，人多不能知此。所以然者，胃虚食少，肾水之气逆而乘之，则为寒中。脾胃虚衰之火，被迫上炎，作为口疮。其症饮食少思，大便不实，或手足逆冷，肚腹作痛是也。

《续名医类案·卷十八·咽喉》

张景岳治王蓬雀，年出三旬，患喉痹十余日，头面浮大，喉头粗极，气急声哑，咽肿口疮，痛楚之甚。一婢倚背，坐而不卧者累日矣。察其脉，则细数弱微之甚。问其言，则声微似不能振者。所服皆芩、连、栀、柏之类。此盖伤阴而起，复为寒凉所逼，致寒甚于下，格阳于上，水饮难入，而尤畏烦热。张曰：危哉，少迟半日，必不救矣。遂与镇阴煎，以凉水顿冷，徐徐使咽之，一服头颈肿痛尽消。继用五福饮之类，数剂而起。

《续名医类案·卷二十九·小儿科·痢》

张景岳治都阃钱旭阳长男，年及两周，季夏间以生果伤脾，先泻后痢。自善医，知其生冷所伤，乃与参、术、姜、桂温脾等药不效。渐至唇生疮，乃谋之张曰：此儿明为生冷所伤，而不利温药奈何？张曰：此因泻伤阴，兼之辛辣遽入，而虚火上炎耳。非易以附子，不能令火归元也。因用二剂，而唇口疮痛，咽肿倍甚（何不用热药冷服，及加人尿、猪胆汁等法），外见于头面之间，病更剧。复询曰：用药不投如此，岂真因湿生热耶？张诊之曰：上之脉息，下之所出，皆非真热，本属阴虚，今热之不效，虽在可疑，然究其所归，意者药犹未及乎？钱曰：尚有一证，大喜热饮，人所不能入口者，便安然吞之。虽喉中肿痛若此，弗顾也。此殆真寒之验乎？张曰：是矣是矣。遂复加附子一钱五分，及姜、桂、肉果、人参、熟地之属，其泻渐止，其喉口等症亦不日全收矣。疑似间难辨如此，治者可不慎哉。（叶天士曰：大凡脾胃之症，不宜补肾，肾药味厚，凝滞不能行运，况吐泻之症，尤不宜也。景岳往往于脾胃症而用归、地，自称神妙，不可信为实然）

《续名医类案·卷三十·胎疾》

一儿，生下便有目赤口疮之症，自是头常热，山根青筋横截，痰甚多。曰：此胎热，其治在肝。小儿者，纯阳之体，头者，诸阳之会。肝为乙木，旺于春，乃少阳发生之气也。《经》云：春气者病在头，故头常热也。肝之色青，故青筋浮露也。肝常有余，不治恐发惊风。乃用泻青丸，去大黄加黄芩为末，蜜丸服之，遂头凉筋隐，病亦少矣。

《叶天士医案精华・暑》

初病伏暑，伤于气分，微热渴饮，邪犯肺也。失治邪张，逆走膻中，遂舌绛缩，小便忽闭，鼻煤裂血，口疮，耳聋，神呆。由气分之邪热，漫延于血分矣。夫肺主卫，心主营，营卫二气，昼夜行于经络之间，与邪相遇，或凉或热。今则入于络，津液被劫，必渐昏寐，所谓内闭外脱。鲜生地、连翘、元参、犀角、石菖蒲、金银花。

《得心集医案・卷四・杂症门・颊颐浮烂》

许静堂内人，年近六十，素多劳虑，患口疮唇裂，顶生痱疹，久服祛风清火药，渐至两颊满颐浮烂淋漓，愈治愈剧。时值寇氛，静堂商楚被劫，家计萧条，疡医亦束手辞之，始延余诊，决一逝期，非求治也。余视所患处悉白色，水液流注，并无秽脓，自口颊延及胸项，亦无漫肿，且喜脉象不大，肉食不呕，身亦凉，便亦利，因谓此症七恶不见，五善备陈，十分可治，但取效甚迟耳。其家甚喜，及见疏方，用薛氏加味归脾法，戚友皆蹙眉，诸郎君亦咸缄口，察其必不能用。姑与在庠季子论曰：尊堂颊项浮烂，孰不谓之毒火？夫火犹贼也，贼至则驱之固也。然有邪盛正虚之时，不但贼不受驱，且驱之而正反伤，此安民攻寇之法，即医家攻补兼行之法。况养正之法，可转为驱贼之方，当今之世，乘正之虚，寇盗蜂起，孰知乱世之寇匪，即治世之良民？古之良帅，奉行坚壁清野之法，以养正安民为怀，首逆潜消，而胁从归顺。通之于医，正所谓养正则邪自除，未有伐正而能保身者也。况《内经》原有少火壮火之分，后贤更详有形无形之辨，乌可混施而不讲乎？尊堂禀赋虚弱，素多劳虑，离宫自燃，心火外炎，此本身之元气外越，收之养之不暇，尚可视为毒火而清之驱之乎？考古明贤之论，谓无形之火，生生息息，窈窈冥冥，为先天之化，为后天之神，为死生之母，为玄牝之门，又岂于形迹所能摹拟者哉！夫形迹不能摹拟，则虽外显火象，不可断为真热，概行攻伐。然亦非谓无实火也，惟在察其真假耳，故曰有形之火不可纵，无形之火不可残。若能知火之邪正，而握其盈虚伸缩之权者，则神可全而病可却，是生道在我矣。试观疡科痈疽溃后，气血已耗，每以补药收功，如八珍、十全、养荣、归脾之法，历历不爽，此岂余之创见乎？季子长揖钦服，其昆季与戚友谓曰：此老用药似非，而所谈却是。命煎药当余面进，服后果安。余归时，嘱临夜再进一剂，旬日中，竟服二十剂，其烂始敛，服至五十剂其功始半，但苦流注不干，促余外药。疡科余素不娴，敷贴之方未备，姑与古矿灰敷之。转进十全、保元，间服而痊。季子感余再造，蒙赠诗联，余亦领笑曰：此秀才人情也。

因忆向年朱叔岳母太夫人孀居有年，焦劳忧郁，虚火外炎，患口舌糜烂，日进清凉，虚火愈炽，复延外科包治，愈增糜烂，延及唇外。适余归里招视，其色甚白，脉息亦微，余谓并非外症，实皆心脾郁结，虚火烁金。夫心主血脉，脾主肌肉，肺主皮毛，故皆受累，急当调养气血，则虚火自藏，疏与归脾汤，兼进天王补心丹，嘱其多服。讵意只服数剂，余转浒湾，而前医复至，总认热毒攻注，谤余为火上添油，岳家无所依治，疡医日进丸药，外用膏丹，乃至牙宣颊裂，爪脱发落而逝。因思疡医之药，必是丹铅之毒，方有如此之酷，深堪悼惋。若知乱世之寇匪，即治世之良民，通于壮火食气，气食少火，壮火散气，少火生气之理，何至生灵荼毒，玉石俱焚耶？此余耿耿于衷，深为感悼，因并志之。

《得心集医案・卷五・产后门・潮热腹痛》

吴元初室人，产后三日，潮热腹痛，八珍五积之属，辄投不效，反致潮热愈盛，腹痛愈增。至第七日，口疮唇烂，有以为实火者，投芩连不纳；有以为虚火者，用附桂亦呕。遂至呃哕神昏，人事大危，诸医袖手。余谓此症唇口虽烂，然喜饮热汤，脐腹虽痛，而手可重按，显系内寒外热。第寒热拒格，药当偷关而过，所谓求其属也。宜与理中，先调其胃，法取小丸二两半，青黛为衣，石膏为衣，或呷或吞，任其缓进，盖仿长沙白通加人尿、猪胆之遗意也。药下果得胃安不呕，随进八味地黄汤，以导阴火，热收痛止而安。

《得心集医案・卷六・霍乱门・慢脾风》

许受基乃郎，时值六月，病烦渴吐泻之症，尝清凉补泻之药，渐至四肢冰冷，额腹发热，手如数物，足忽抽掣，眼皮连扎，目珠瞤动，吐泄交作，所下白冻甚多，小便赤涩，时欲饮水。一时数医咸至，有疏竹叶石膏汤者，有疏黄连解毒汤者，有疏洁古芍药汤者，有谓惊风不可治者。议论纷纷，毫无定见。余揣势在竭绝，本不可治，但细视其两目尚黑白分明，生机犹在。因再三辟其差谬，遂疏理中加附子枸杞与之，即令购药面煎，灌完回寓。次早复视，病势如前，因加黄芪，大剂面令煎服，自早至晚，灌药不辍。按治一日，诸风皆熄，四肢温和，小水已长，吐泻已止。次日烦躁之极，发出唇肿口疮舌赤等症，众议药燥之误，急欲清凉，余曰未可，更用八味地黄汤，导其阴火而愈。数日后复发遍身红肿，其家复议附子之毒，急于清解，余曰未可，更进理中加丹皮、桑叶，收其浮火而痊。许兄问曰：先生之见，与众不同，其理安在，请略言之。答曰：夫药之寒热，全在虚实之分，症之疑似，关乎真假之异。若非于此道，洞彻始终，值此垂危之际，焉能枯木回春乎？

《素圃医案·卷四·女病治效》

程若思守戎令眷，年二十外，腹痛作泻已久，渐增口舌生疮，因疮痛不能食热物，益致痛泻不止。前医谓痛泻宜温，口疮宜凉，用药牵制，辞不治。决之于余。诊其脉，两关虚大无力，食物便呕，呕止即腹痛，痛则下泻，而满口之疮，白如米粒。余曰：此脾虚寒也。盖脾土虚则肾水乘之，逼心火上逆，致口舌生疮，乃上焦假热，实中焦真寒。惟治其寒，不惑其热，宜用附子理中汤冷饮，使暗度上焦之假热。而冷体既消，热性随发，脾土得温而实，则肾水不上乘心，心火不逆，口疮不治而自愈，此五行相乘之道也。遂以附子理中汤加茯苓，令其冷饮，病人不知有姜附也。服四剂，口疮果不痛，再求治痛泻。予曰：但药热饮，则痛泻自止。温补一月，痛泻方愈。后十余年，怀孕病痢，亦用桂附干姜而愈，胎竟不堕。人之藏府各异，不可以一例论也。

徐从甫令爱，年近四十，暑月病疟，治失其宜，疟虽止而遗病不痊，自毗陵来就医。脉细涩无神，脾胃败伤，呕酸腹胀，面目浮肿，发热自汗，不思饮食，形骸骨立，经绝不行，已半年矣。检毗陵药方，皆干姜、丁、沉、吴萸、半夏、陈皮、厚朴疏削等药。疟后气血交虚，何能当此燥剂，致增诸证。余用人参六君子汤，加当归芍药砂仁，平补以调气血。一月有余，病减半能食，热退而汗全止。次年春间，值彼诞辰，大劳数日，前证复作，更多咳嗽喉痛，口舌生疮，夜出盗汗，俨似阴虚劳病，拟治后事。予曰：脉不细数，虽经不至，真阴未伤，犹可治也。不过因劳而复，仍属脾虚。《中藏经》曰：脾虚则上下不宁，谓咳嗽发热也。此为假火，不可以水折，反用人参、白术、茯苓、炮姜、麦冬、五味、甘草，合理中生脉汤。服二剂，口疮愈，再二剂，喉痛止。去炮姜，加归、芍，十数剂热汗咳嗽全退。后以白术煎膏，人参汤化下，专主补脾，百日而康，经亦续行。

《慎五堂治验录·卷二》

蓬莱镇王子安，业卜，庚辰。其令爱患湿温一月，曹医旦夕诊视，渐致危笃。复荐某医会诊，初用温燥，继进抱龙丸、龙胆汤，谓若不效，急办后事可也。所亲罗云斋邀余到彼一诊，意欲挽救。然王姓已经做衣制木。入门视之，颧红如赭，目直露卧，声嘶气促。诊其脉左弦洪，右浮数，舌黑尖红，唇鼻肿碎流血，下利稀水，渴饮喜酒，肢痉殴人，口疮耳聋。是邪入络隧之中，非死症也。书方以羚羊角、生天虫、桑枝、桑叶、丝瓜络、元参、薄荷之类，疏风化湿，活络清热。至晨，罗使王三会来请，即同往。将到其门，子安出迎，笑曰：痉已愈矣。惟耳仍不聪，口疮未敛，且加咳嗽，谅是佳兆也，再赐一方，必能痊愈。即用轻泻太阴，果汗出痦布而安。其加咳者，乃火郁之邪，还从表出，盖肺合皮毛也。

《慎五堂治验录·卷十二》

金聘之茂才。戊子正月下浣，起痄腮，作胀作痛，一日即痊。渐见小溲黄赤，小腹作痛，睾丸红肿，用香附熨之，遂致小溲涓滴不通。脉形左关弦数，舌苔白腻，此厥阴风火内燔，木气抑敛不舒。维厥阴肝脉能上至头巅，下走阴器，即司天中所云“木敛”之病也。用泄肝清热散郁治之。金铃子三钱，海金砂三钱，桑叶三钱，薄荷一钱（入煎），珀灯心五分，淡吴萸三分，橘核三钱，小青皮七分，山栀仁二钱，通草五分，鲜白菊芽根五钱。

小溲即通，口疮舌绛，相火湿热内盛，治之导赤意，引火下出小肠，则一举而二得矣。

木通、淡竹叶、山栀、桑叶、鲜菊根芽、草梢、金铃子、薄荷、橘核、黛灯心。

《陈莘田外科方案·卷二·喉痹》

徐，左，谢衙前。十一月六日。阴虚体质，风温袭郁肺经，咽痛而肿，红丝绕缠，朝轻暮重，咳呛音闪，脉细滑数。虑延喉痹，理之棘手。拟清泄上焦法。冬桑叶、地骨皮、白杏仁、枇杷叶、马兜铃、牛蒡子、瓜蒌仁、白桔梗、真川贝、生甘草。

二诊：冬桑叶、真川贝、炙橘红、生甘草、鼠粘子、牡丹皮、白杏仁、枇杷叶、马兜铃、瓜蒌皮、桔梗。

三诊：口疮，音闪稍亮。桑白皮、杏仁、马兜铃、蒌皮、生甘草、枇杷叶、地骨皮、川贝、白桔梗、丹皮、花粉、芦根。

《邵氏方案·卷之乐·口糜》

肺胃温邪化热，为口疮、口糜。芦根、知母、丹皮、薄荷、山栀、花粉、鲜地、连翘、生草。

《先哲医话·卷下·福岛慎独轩》

一男子年十有八，素患口疮赤烂，一日直视不语，心下石硬，醒复发，予拟前治，与风引汤十帖，始知人事，后与三黄汤全安。

《经方实验录·第一集上卷·葛根黄连黄芩汤证》

孙宝宝，住厅西路。

初诊：满舌生疮，环唇纹裂，不能吮饮，饮则痛哭，身热，溲少，脉洪而数，常烦躁不安，大便自可，拟葛根芩连汤加味。粉葛根四钱，淡黄芩钱半，小川连六分，生甘草三钱，灯心三扎，活芦根一尺。

[佐景按]孙君维翰，友人也。其小公子未二龄，甚活泼可爱，体肥硕，肖其父。每患微恙，余必愈之。顾以事繁，常无暇面诊，有时仅凭孙君之陈述而疏方焉。一日，孙君又言其孩身热、咳嗽、口渴、不安云云，当遥拟辛凉轻剂与之。服之二日，不差反剧。谓口舌生疮矣。当请面诊，允之。细察之下，乃知本为葛根汤证，今乃化热进而为葛根芩连汤证矣。葛根汤证何以化热变剧？盖辛凉轻剂不胜重任故也。

孙孩服此之后，将一剂而愈乎？曰：不然。次日，其病不增不减，仅维原状而已。何以故？盖药量不足故也，尤以黄连之量殊轻，随俗浮沉，我病不能自拔。

二诊：口疮，投葛根芩连汤，不见大效，宜进一步，合承气法。粉葛根四钱，细川连八分，生川军二钱，生甘草三钱，淡黄芩钱半，枳实钱半，玄明粉钱半(分冲)。

[佐景按]又次日，孙君来告，此方之效乃无出其右，服后一小时许，能饮水而不作痛状，夜寐甚安。越宿醒来，舌疮大退，肯吮乳。嘱减量再服，遂愈。乃知大黄内服，却胜冰硼外搽，因此散我固曾用于二三日前也。

《谷荪医话·卷二·口疮》

王肯堂治许久薇口糜，谓非干姜不愈，卒如其言。又从子懋铦亦患此等极危急，热甚欲饮冷水，与人参、白术、干姜各二钱，茯苓、甘草各一钱，煎成冷服，数服乃已。尤在泾谓此事是脾胃虚衰之火，被迫上炎，作为口疮。其说盖本诸丹溪，丹溪谓口疮服凉药不愈者，此中气不足，虚火泛上无制，用理中汤，甚则加附子。予以为此非虚火，乃郁火耳。观丹溪先言服凉药不愈，若是虚火，不但不愈，必增他变，此乃仅仅不愈，明系火为凉药所逼，无有出路，必以热药发之，始得宣泄而愈。此与《瘟疫论》所云疫证误服凉药，继则四肢厥逆，更医投附子而愈。非为治病，实以治药，同一机宜。王肯堂所治两证，其先亦必过服凉药，因其不愈，故藉干姜以治药耳。尤氏不悟，谓是虚火，又谓此证必饮食少思，大便不实、手足逆冷、肚腹作痛，全是想当然语，实则肯堂所治，未必如此，观其从子懋铦一证，既云热甚欲饮冷，则断非饮食少思、大便不实可知。

第四节

口　糜

口糜一病首见于《黄帝内经》，是因口腔黏膜发生白色斑点，样如糜粥而得名，病发时常伴灼热感及特殊臭味，甚则有咽喉肿痛、吞咽困难等症状。本病多由湿热熏蒸或虚火上乘所致，临床上多从湿从热论治，法以清热除湿，养阴和中。历代文献中针对不同的病因病机载有相应的方药予以治疗，具体用药上提倡内外兼施。西医学的白色念珠菌病可参考本病辨证施治。

【辨病名】

口糜，在古代文献中又有口糜烂、口中糜烂、口舌糜烂、口舌生疮糜烂等名。此外，有口糜泻、口疮糜烂泄泻一证，为口糜与泄泻交作之证，一并统录之。

1. 口糜、口糜烂、口中糜烂、口舌糜烂、口舌生疮糜烂

《黄帝内经素问·气厥论》:“膀胱移热于小肠,鬲肠不便,上为口糜。糜,武悲切。小肠之脉抵胃循咽,又循颈上颊。今膀胱移热,鬲塞于肠,不得便利,其热气熏蒸发越于上,则令口内生疮,谓之口糜。糜者,烂也。”

《黄帝内经素问·至真要大论》:“少阳之脉,至目锐眦,故目瘈瘲。若火气内发,则为口中糜烂。”

《大方脉·杂病心法集解卷四·口舌门·总括》:“口舌生疮糜烂,统名曰口糜,乃心脾二经蕴热深也。”

《罗氏会约医镜·卷之六·杂证·论口病》:“口糜烂是膀胱移热于小肠。”

《重楼玉钥续编·诸证补遗》:“口舌糜烂,曰口糜。”

2. 口糜泻、口疮糜烂泄泻

《医碥·卷之三·杂症·泄泻》:“有患口舌糜烂而泻者,乃心脾二经之热,心开窍于舌,脾开窍于口,其热上攻故糜烂。若移其热于胃与小肠,则运化失职,故泄也,名口糜泄。”

《杂病广要·脏腑类·泄泻》:“口疮糜烂泄泻一证,古经未载,以理推之,虽云属热,然其上发口糜,下泻即止,泄泻方止,口糜即生,观其上下相移之情状,亦必纯实热之所为也。”

【辨病因】

口糜之病因,有外感、内伤、不内外伤三个方面。其外感,感受六淫邪气,以湿邪,热邪为主,温热邪气灼伤津液,可致满发热、口糜等症;或感受瘟疫杂气,非其时而受其气,多从口鼻吸入,上焦先受之,可见咽痛口糜等症。其内伤,内伤七情,如谋虑不决、忧愁劳极者,可致口糜、舌破、唇裂等症;或饮食积滞,胃力不能承受,挟热上乘为口糜;劳郁伤肺则口臭、口糜。其不内外伤,或饮食不节、酒食伤中,或久病未愈、毒邪入里而生痰饮、积聚等病理产物,可致口糜、生疮、溃烂等症。

《杂病广要·内因类·痼冷积热》:“大凡人之生长乎两间,莫不恃气血以维持其性命,所以气不能离血,血不能离气。使气能平缓清肃,一如常度,自然营卫调顺,血脉流通,津精充溢,所谓气血相从,阴阳相和,何火之有。倘使七情抑郁,五志感触,六淫外侵,以致营卫不调,气血变乱,阴阳舛错,即我之真元,变而为烁石消金之烈焰,津精血液从此而枯,枯则虚火愈甚,轻为舌破口糜,齿疼目痛,二便秘结,淋浊不清,吞酸呕吐,头风斑疹等恙。”

一、外感

1. 外感热邪

《伤寒指掌·卷四·伤寒类症·风温》:“风温吸入,先伤太阴肺分……如发热口糜气秽者,此温邪劫伤肺胃之津也。宜生地、石膏、知母、麦冬、花粉、钗斛、梨皮之类主之。”

《伤寒指掌·卷四·伤寒类症·温热》:“温邪劫液,如发热不退,烁干胃中津液,以致口糜气秽。当用甘露饮、玉女煎之类。[邵评]热久阴伤,灼干胃液,不拘伏气温热,与受而即发之温热,俱有此候。口糜气秽,阴虚火旺也。二方滋阴液以清胃火为治。”

《疡科心得集·卷上·辨口疮口糜论》:“夫口疮与口糜者,乃心脾气滞,更外感风热所致。”

《和缓遗风·卷下》:“始病吸暑,发热下利,数十多行,阳津从热而上耗,阴液从利而下伤,满口皆糜,满舌皆绛,投甘凉而津得复,进咸寒而液得生,发热下利日益其灭,口糜舌绛日益其退,第热势一日作一日辍,而苔一日绛一日白。”

《感症宝筏·卷之四伤寒类证·风温》:“风温吸入,先伤太阴肺分。右寸脉独大(右寸肺脉也,大为邪热),肺气不舒,身痛胸闷,头胀咳嗽,发热口渴(上焦见症),或发痧疹(邪由肺而外出皮肤)。主治在太阴气分,栀、豉、桑杏、蒌皮、牛蒡、连翘、薄荷、枯芩、桔梗、桑叶之类(轻宜上焦肺分热邪,辛凉清散法也)清之解之……如发热、口糜、气秽者,此温邪劫伤肺胃之津也,宜生地、石膏、知母、麦冬、花粉、钗斛、梨皮之类主之。”

《温病正宗·下篇正宗辑要·分症·风温》:“然肺热每易及胃,温邪不解,必劫烁津液,或口糜,或舌绛,或骨节疼痛,或口渴引饮,或夜烦不寐,是气分热炽矣。”

2. 外感瘟疫杂气

《活幼心书·卷中·明本论·疮疹》："毒气自里达表，满口糜溃乳食不能进，非以粥饮饲之，则脾土虚而豆疮陷、必致不救，深可痛惜。"

《伤寒指掌·卷四·伤寒类症》："叶天士先生谓疫邪从口鼻吸入，上焦心肺先受，如喉哑喉痛、口糜舌燥者……疫邪入上焦如口糜、丹疹、喉哑、咽痛，舌苔红中间白或白中兼红，此邪在肺与包络也。宜犀角、鲜生地、元参、连翘、石菖蒲、川郁金、牛蒡子、射干、银花、人中黄之类。"

《证治针经·卷三·温疫上篇》："疫疠受自口鼻，治当专主三焦。是以上焦邪侵，喉哑口糜之验；膻中逆扰，神昏舌绛之招，及乎喉痛丹疹，当卒发乎崇朝。"

《医述·卷五·杂证汇参·疫》："疫疠一证，邪从口鼻而入，直行中道，流布三焦，非比伤寒六经可表、可下。夫疫为秽浊之气，古人所以饮芳香采兰草者，重涤秽也。及其传变，上行极而下，下行极而上，是以邪在上焦者为喉哑，为口糜。"

《医方简义·卷三·瘟疫杂气说》："瘟疫一症，其杂气从口鼻吸入，直行中道，流布三焦……况风寒暑湿燥火六气，皆能为疫，当随天时而分明之也。瘟疫深受者，如醉如迷，昏昏沉沉，蒙蒙昧昧，不恶风，亦不恶寒；或寐睡，或叫号，或狂乱，或谵语，其舌苔必先见微黄有津，转为灰黑；或化白砂之苔，或呕或哕，浑身壮热，或饮水无度；或一发热而即露瘢疹，或一发热而头面猝肿，或咽痛口糜，或口鼻出血，或身冷如冰而喷气如火，或头痛如破，而口痛肢痉咬牙，症象不能备举，在临诊审量。须嗅其口中喷气如火，而似遏勃气者，即疫症之大概耳。"

《感症宝筏·卷之四伤寒类证·瘟疫·大头天行》："叶天士先生谓：疫邪从口鼻吸入，上焦（受其无形之气）心肺先受，如喉哑喉痛（热毒秽邪入肺见症），口糜舌燥者（或白或兼燥而不润），先入于肺也。"

《王氏医案绎注·卷八》："暨痘痟后余毒内炽，口糜咽腐。"

二、内伤

1. 七情所伤

《古今名医汇粹·卷七·病能集五·口鼻齿证》："又有谋虑不决，肝移热于胆而口苦者；有脾胃气弱，木乘土位而口酸者；有膀胱移热于小肠，膈肠不便，上为口糜者，故口疮舌破，炎上之故，不独脾也。"

《疡医大全·卷十四·唇口部·唇病门主论》："如忧愁劳极，满唇破裂者，亦名曰口糜。"

《古今医彻·卷之三·杂症·口病》："一谋虑不决，上为口糜，用逍遥散，或升阳散火汤；大肠移热，用秦艽升麻汤。"

2. 饮食所伤

《曹仁伯医案论·芦墟东茜墩陈》："无如所患之症，火内挟饮食之积，结而不开，盘踞小肠，上升则口糜，下注则便泄，泄还不已，转而为痢，其色黄而带灰白，便则多痛，以昭邪盛则实之意焉。"

《幼科概论·五脏所属之部位及病能的现象》："若任何病人满意的进食，胃力不能承受，停滞不能运化，积聚生热，亦乘心部之实热，向外发泄。其症象为谵语迷睡，舌苔黄厚垢腻，或口糜舌烂，成为种种变态的重病。"

3. 劳伤口糜

《济阳纲目·卷一百零五·口唇舌病·论》："劳郁伤肺则口臭、口糜。"

三、不内外伤

1. 痰饮积聚

《玉机微义·卷四·痰饮门·论痰为诸病》："王隐君论云：痰证古今未详，方书虽有五饮痰诸饮之异，而莫知其为病之源……或眼粘湿痒、口糜舌烂、喉痹等证。"

《古今医统大全·卷之四十三·痰饮门·药方》："（隐君）滚痰丸治一切湿热食积等痰，窠囊老痰……一切急慢喉闭赤眼，每服八九十丸。腮颊肿硬，绕项结核，若瘰疬之状，正宜服之。口糜舌烂咽喉生疮者，每以五六十丸，同蜜少许，一处嚼碎噙睡，徐徐咽下。些少口疮等证，只以二三十丸如前噙嚼二三夜即瘥。"

《医学纲目·卷之二十一脾胃门·内伤饮食·百病皆生于痰》："一切腮颔肿硬若瘰疬者，及口糜舌烂咽喉生疮者，每服六七十丸，加蜜少许，一处嚼碎噙化，睡时徐徐咽之。"

《古今医鉴·卷之四·痰饮》："滚痰丸（批：按此方治诸痰之圣药），洞虚子曰：痰证古今未详，方书虽有悬饮、流饮、支饮、痰饮、溢饮之异，而莫知其为病之原……或浑身习习如虫行者，或眼沿涩痒，口糜舌烂，甚为咽肿喉闭。”

《证治准绳·类方第二册·痰饮》：“痰之为病……或阴晴交变之时，胸痞气结，闭而不发，则齿痒咽痛，口糜舌烂，及其奋然而发，则喷嚏连声，初则涕唾稠黏，次则清水如注。”

《景岳全书·卷之二十三心集·杂证谟·积聚》：“积久成疳，乃其经络壅滞，致动肝脾阳明之火，故为颊肿、口糜、牙龈臭烂之证。”

《医碥·卷之二·杂症·痰》：“痰在口，齿颊痒痛，牙床浮，口糜舌烂，口燥唾稠，呕冷涎、绿水、黑汁，胡言，不语。”

《医碥·卷之二·杂症·积聚》：“又积久则成疳，因经络壅滞郁成湿热，以致口糜龈烂。”

2. 饮酒口糜

《本草单方·卷十一·口》：“饮酒口糜：螺蚌煮汁，饮。(《圣惠方》)”

《古今医统大全·卷之六十三·口病门·治法》：“口糜，好饮酒人多有此疾，易老用五苓散、导赤散合服，效。”

《丹溪手镜·卷之下·肺痿肺痈肠痈》：“饮酒入口糜，导赤散、五苓散。”

3. 毒邪所伤

《活幼心书·卷中·明本论·疮疹》：“毒气自里达表，满口糜溃，乳食不能进，非以粥饮饲之，则脾土虚而豆疮陷，必致不救，深可痛惜。”

《疡科心得集·卷中·辨胎火胎毒及猴狲疳论》：“夫小儿之有胎火胎毒何也……痛楚号泣，臀腿焮红紫晕，其肤碎裂，状如刮痧，或遍体焮赤，或口糜难乳，或咽肿音哑。”

《新订痘疹济世真诠·呕吐泻泄论·口喷秽气论》：“有误补，以致毒火熏炙脾胃，臭气难近，攻于齿颊，上下唇红赤焮肿，满口糜烂，身热，二便不利。急宜清解，如竹叶石膏汤、清毒活血汤、归宗汤选用，庶免脾胃溃烂及牙疳之患。”

《王氏医案绎注·卷八》：“暨痘瘖后余毒内炽。口糜咽腐。”

【辨病机】

一、火气内发论

《素问经注节解·外篇·卷之五·至真要大论》：“火气内发，上为口糜呕逆。”

《黄帝素问直解·卷之八·至真要大论第七十四篇》：“若火气内发，则上为口糜，中为呕逆，下为血溢血泄，此少阳火气内发，而三焦之气不和于上中下也。”

《曹仁伯医案论·芦墟东茜墩陈》：“无如所患之症，火内挟饮食之积，结而不开，盘踞小肠，上升则口糜，下注则便泄，泄还不已，转而为痢，其色黄而带灰白，便则多痛，以昭邪盛则实之意焉。”

《医学说约·杂症提纲·火》：“气有余即是火矣，气滞则真元变为烈焰，水衰又不能制之，轻则口糜便秘，重则喉痹吐红，甚则热极生风，风痰内鼓而为瘫痪等症。”

二、湿热熏蒸论

《医宗金鉴·外科心法要诀·卷五口部·口糜》：“口糜阴虚阳火成，膀胱湿水溢脾经，湿与热瘀熏胃口，满口糜烂色红疼。”

《环溪草堂医案·臌胀水肿》：“陆，疟后湿热内蕴于脾胃之中，热上蒸为口糜，湿内蕴而为腹胀。”

《医原·卷上·望病须察神气论》：“舌绛有碎点黄白者，欲生疳也；舌与满口生白衣如霉苔，或生糜点，谓之口糜。因其人胃肾阴虚，中无砥柱，湿热用事，混合蒸腾。证属难治，酌用导赤、犀角地黄之类救之。”

《贯唯集·产后》：“陈右。据述产后感寒受湿，暑热交蒸，郁久化毒，发为口糜现象，齿浮龈肿，舌碎颐腐，妨于饮食，脉象搏数。”

《贯唯集·湿》：“张右。长夏湿热交蒸，郁于脾胃经络之间，以致唇舌发泡腐烂，病名口糜。”

《外科备要·卷一证治·口部》：“口糜由阳旺阴虚，膀胱湿水泛溢，脾经湿与热于郁久则化为热，热气薰蒸胃口致满口糜烂，甚于口疮色赤，痛甚则连及咽喉妨碍饮食。”

《柳选四家医案·评选环溪草堂医案三卷·下卷·肿胀门》：“疟后湿热内蕴于脾胃之中，热上蒸而为口糜。湿内蕴而为腹胀，拟和中清化湿热为法。”

三、脏腑郁热论

《杂病源流犀烛·卷二十三·口齿唇舌病源

流》："脏腑积热则口糜，口糜者，口疮糜烂也（宜《局方》凉膈散）。心热亦口糜，口疮多赤（宜花粉末掺之）。肺热亦口糜，口疮多白（宜黄柏、荜拨末掺之，良久，以水漱口）。膀胱移热于小肠，亦口糜（宜移热汤、柴胡地骨皮汤）。心脾有热，亦口糜（宜升麻散）。三焦火盛，亦口糜（宜回春凉膈散）。中焦气不足，虚火上泛，亦口糜，或服凉药不效（宜理中汤）。阴亏火泛，亦口糜（宜四物汤加知柏）。内热亦口糜，并咽喉肿痛（宜冰柏丸）。"

《医学入门·内集卷一·脏腑·脏腑条分》："热则火炎，喜笑而口糜。"

《证治针经·卷二·郁》："热郁而脘痞口糜，养（心脾之）营微参乎苦降（人参、川连、丹皮、生白芍、小麦、茯神）。"

《随息居重订霍乱论·卷下药方篇第四·方剂·碧雪》："治热极火闭，痧胀昏狂，及霍乱误服热药，烦燥瞀乱，及时疫愦乱，便秘发斑，一切积热，咽喉肿痛，口糜龈烂，舌疮喉闭，水浆不下等证。"

1. 心经实热

《彤园医书（小儿科）·卷之四·泄泻门·诸泻附法》："口糜泻，上发口疮，下泻即止；口糜愈，又作泻，上下相移，皆属心经实热。"

《暑症发原·手少阴心经症治》："少阴伤暑，脉浮洪者，易兼腑症，如嗌痛、颌肿、耳聋、口糜、小便短闭者，皆为腑症，心与小肠为表里也，无汗者清扬，有汗者与此汤。"

2. 脾经湿热

《幼科释谜·卷三·吐泻（单吐单泻）》："脾家积热，心烦口糜。"

《杂病广要·脏腑类·脏腑总证》："脾实即湿热邪胜六证：蛊胀，由于脾家湿热积滞，或内伤瘀血，停积而成；易饥，属脾家邪火；口唇生疮，口糜，中消，属脾家实火；湿热腹痛，按之愈甚。（《本草经疏》）"

《幼科概论·五脏所属之部位及病能的现象》："脾热则口出气息必臭，唇疮口糜，或吐舌舐唇。"

3. 胃中有热

《圣济总录·卷第九十七·大便秘涩》："胃蕴客热，口糜体黄，是谓热秘。"

《冯氏锦囊秘录·杂症大小合参卷六·儿科唇口病》："至若胃伤极而唇糜，壮热秽甚见痘者，名曰胃烂唇枭，十救一二。如忧愁劳极，满唇破裂者，亦名口糜。"

《沈氏医案·正文》："胃开窍于口，口糜者，胃中湿痰湿火，薰蒸于上也。"

《医宗金鉴·卷三十四·四诊心法要诀（上）》："胃中有热，则上发口糜，心空善饥。"

《医法圆通·卷一·各症辨认阴阳用药法眼·口臭》："口糜者，满口生百疮，系胃火旺也，可与甘露饮、凉膈散。"

《增订通俗伤寒论·伤寒脉舌·辨舌举要·观舌形》："凡舌起瘰而凸者，多见于温病、热病、温毒、时疫等证，皆属胃肠实热，枭毒内伏，急宜大剂凉泻，速攻其毒。若凹陷而有缺点者，其证有虚有实。实者多由于口糜，厥后舌起糜点，糜点脱去，则现凹点。由于霉毒上升者，宜去霉解毒；由于胃肾阴虚，浊腐蒸腾者，宜救阴去腐。"

4. 心脾郁热

《冯氏锦囊秘录·杂症大小合参卷十·伤寒口糜喉肿》："口糜者，因心脾受热，郁火熏蒸。治宜清理心脾，其脉则洪大有力，而为实热者也。"

《医宗金鉴·杂病心法要诀·卷五·口舌证治》："口舌生疮糜烂，名曰口糜，乃心、脾二经蕴热深也。"

《医碥·卷之三·杂症·泄泻》："有患口舌糜烂而泻者，乃心脾二经之热，心开窍于舌，脾开窍于口，其热上攻故糜烂。若移其热于胃与小肠，则运化失职，故泄也，名口糜泄。"

5. 心肺胃热

《医学实在易·卷四·热证·伤寒热入于里而实及表里热实诗》："口糜龈烂出血，心、肺、胃之火盛也，宜甘露（饮）主之。"

《医学摘粹·杂证要法·热证类·口糜龈烂出血》："心肺胃之火盛也，其火内炽，烁伤津液，以致口糜龈烂，或有时出血，以甘露饮主之。"

6. 心肾火毒

《幼科概论·望形色审苗窍知表里寒热虚实说》："口糜重舌，心肾之火毒上攻也。"

7. 小肠有火

《医方集解·泻火之剂第十四·导赤散》："治小肠有火，便赤淋痛，面赤狂躁，口糜舌疮，咬牙口渴。”

《绛雪园古方选注·中卷·内科·导赤散》：“小肠一名赤肠，为形脏四器之一，禀气于三焦，故小肠失化，上为口糜，下为淋痛。”

《医学指归·卷上·小肠经第六·本草脏腑虚实标本用药式》：“身热恶寒（手足太阳病同），嗌痛颔肿（同经），口糜（合胃经病，以脉循胃系也），耳聋（同经）。”

《暑症发原·手太阳小肠经症治》：“暑热入手太阳经脉，见浮洪，身热，微恶寒，嗌痛，领肿，渴不善饮，或口糜耳聋，或掌热汗出，此为经邪，宜越是汤主之。”

8. 膀胱移热小肠

《针灸甲乙经·卷六·五脏传病大论第十》：“膀胱移热于小肠，膈肠不便，上为口糜。”

《黄帝素问宣明论方·卷一·诸证门·诸证标目》：“膀胱移热于小肠，为口糜。”

《黄帝素问宣明论方·卷一·诸证门·口糜证》：“膀胱移热于小肠，膈肠不便，上为口糜，心肺壅热，水谷不化，转下小肠。”

《素问病机气宜保命集·卷下·疮疡论第二十六》：“治膀胱移热于小肠，上为口糜，好饮酒人多有此疾，当用导赤散、五苓散各半两煎服。”

《苍生司命·卷六（利集）·口病证》：“膀胱移热于小肠，上为口糜生疮溃烂者，柴胡地骨皮汤。”

《片玉心书·卷之五·口疮门》：“口糜者，满口生疮溃烂，乃膀胱移热于小肠，膈肠不便，上为口糜。”

《医学入门·外集卷四·杂病分类·外感》：“口糜，膀胱移热小肠，溺涩虚热，口疮糜烂者，柴胡、地骨皮等分，水煎服。”

《古今医鉴·卷之九·口舌》：“或膀胱移热于小肠，膈肠不便，上为口糜，生疮溃烂，则伤寒狐惑之证。”

《素问吴注·黄帝内经素问第十卷·气厥论三十七》：“膀胱移热于小肠，鬲肠不便，上为口糜。糜，武悲切。小肠之脉抵胃循咽，又循颈上颊。今膀胱移热，鬲塞于肠，不得便利，其热气熏蒸发越于上，则令口内生疮，谓之口糜。糜者，烂也。”

《类经·十五卷·疾病类·移热移寒》：“膀胱移热于小肠，膈肠不便，上为口糜。（膀胱之热上行，则移于小肠。小肠之脉循咽下膈抵胃，其支者循颈上颊，故受热为膈肠之病则痞塞不便，受热于咽颊之间则上为口糜。糜，苗肌切，烂也）”

《神农本草经疏·卷十二·木部上品·枸杞》：“《兰室秘藏》治口舌糜烂，因膀胱移热于小肠，则上为口糜，心胃壅热，水谷不下。”

《素问经注节解·内篇·卷之三·气厥论》：“膀胱移热于小肠，膈肠不便，上为口糜。（糜谓烂也。［按］小肠受化物，膀胱藏津液，膀胱居小肠之下。今受热而移于小肠，则反自下而上矣。火性炎上，胸膈肠胃俱为之不便，而口且糜烂。不便，不安也）”

《内经博议·卷之三·述病部上·寒热顺逆第三》：“膀胱移热于小肠，鬲肠不便，上为口糜。膀胱之热不解，则移于小肠。小肠之经，循咽下鬲，故受热为鬲肠不便，如是则否塞不通，壅遏于经，上侵咽颊，为口糜也。”

《吴氏医方汇编·第一册·口齿舌症》：“口舌生疮，皆膀胱移热于小肠，上为口糜。盖小肠者，心之腑也。诸经之热皆应于心，心脉部舌上，心火上炎，故口舌为患。”

《疡医大全·卷十四·唇口部·辨口味察证法》：“口糜，有膀胱移热于小肠，而口糜溃烂者。”

《罗氏会约医镜·卷之六·杂证·论口病》：“口糜烂是膀胱移热于小肠。”

《彤园医书（小儿科）·卷之一·初生门·口糜口疮》：“至若口糜，乃口内生疮，糜烂成片，是膀胱移热小肠，膈肠不便，故上为口糜。”

《金匮启钥（幼科）·卷二·口疮论》：“若生疮溃烂而痛，是谓之口糜，此因膀胱积热移于小肠，治宜导赤散合五苓散。”

《本草衍句·高士宗用药大略》：“口舌糜烂，治膀胱移热于小肠，上为口糜，心胃壅热，水谷不下。”

《儿科萃精·卷三·身体诸病门·口糜》：“小儿满口溃烂，乃膀胱移于小肠，上迫而生口糜。”

四、虚热论

《伤寒指掌·卷四·伤寒类症·温热》：“温邪劫液如发热不退，烁干胃中津液，以致口糜气秽，当用甘露饮、玉女煎之类。［邵评］热久阴伤，灼干胃液，不拘伏气温热与受而即发之温热，俱有此候。口糜气秽，阴虚火旺也。二方滋阴液以清胃火为治。”“口糜阴虚阳火成，膀胱湿水溢脾经，湿与热瘀熏胃口，满口糜烂色红疼。”

《外科备要·卷一证治·口部》：“口糜由阳旺阴虚，膀胱湿水泛溢，脾经湿与热于郁久则化为热，热气薰蒸胃口致满口糜烂，甚于口疮色赤，痛甚则连及咽喉妨碍饮食，初起宜服导赤散（日），如口臭下泻属脾经虚湿，宜服连理汤（日）；若满口糜烂连及咽喉，日轻夜重者，宜服少阴甘桔汤（盈）；若口糜腐臭、烦渴便秘、面赤唇焦、热甚脉实，服凉膈散（黄），外治俱用干姜、黄柏等分研极细，频频干撒或竹管吹入，温水漱口再吹。”

五、乳汁凝滞论

《幼科类萃·卷之一·乳哺论》：“初生芽儿，藉乳为命，乳哺之法不可不慎。夫乳者，荣血之所化也。至于乳子之母，尤宜谨节。饮食下咽，乳汁便通；情欲动中，乳汁便应；病气到乳，汁必凝滞。儿得此乳，疾病立至，不吐则泻，不疮则热，或为口糜，或为惊搐，或为夜啼，或为腹痛。病之初来，其溺必甚少，便须询问，随证调治。母安则子安，可消患于未形也。”

《幼科折衷·下卷·小儿哺乳宜慎择论》：“不吐则泻，不疮则疖，或为口糜，或为惊搐，或为夜啼，或为腹痛。”

《医灯续焰·卷十六·小儿脉证第七十八·小儿杂述·乳哺》：“乳者，奶也。哺者，食也。乳后不得便与食，哺后不得便与乳。小儿脾胃弱，乳食相并，难以克化。周岁以上，必成乳癖、食癖，作热作疼，疳病从此始。丹溪曰：小儿肠胃薄窄，一切酸咸甜辣、鱼肉水果，湿面煎炒，俱是发热难化之物，皆宜禁绝。只与熟菜白粥。非唯无病，且不纵口，可以养德。妇人无知，唯务姑息。畏其啼哭，无所不与。积成痼疾，虽悔何及。乳母尤宜谨节，饮食下咽，乳汁便通；情欲中动，乳脉便应。儿得此乳，疾病立至。不吐则泻，不疮则热。惊搐夜啼，口糜腹痛诸疾，所由来矣。”

六、少阳胆火论

《本草乘雅半偈·第十二帙·芷园素社痎疟论疏》：“如少阳之复，大热将至，民病疟，其兼证，鼓栗寒极，寒极乃热，血溢，血泄，少气，脉萎，嗌络焦枯，渴饮水浆，上为口糜，下为跗肿，赤黄色变，小便数而欠也。”

《黄帝内经素问集注·卷八·至真要大论篇第七十四》：“少阳之复，大热将至，枯燥燔爇，介虫乃耗，惊瘛咳衄，心热烦躁，便数憎风。厥气上行，面如浮埃，目乃瞤瘛。火气内发，上为口糜，呕逆，血溢血泄。发而为疟，恶寒鼓栗，寒极反热，嗌络焦槁，渴饮水浆，色变黄赤。少气脉萎，化而为水，传为胕肿。甚则入肺，咳而血泄。尺泽绝，死不治。少阳之火，复发于秋冬之时，是以枯燥燔爇，介虫乃耗，谓木枯草焦，而甲虫耗散也。惊瘛咳衄，热乘心肺也。便数憎风，表里皆热也。面如浮埃，面微有尘也。手足少阳之脉，皆上系于目，故目乃瞤瘛。火气内发者，阴火发于内也，上为口糜。”

《黄帝素问直解·卷之八·至真要大论第七十四篇》：“若火气内发，则上为口糜，中为呕逆，下为血溢血泄，此少阳火气内发，而三焦之气不和于上中下也。”

【论辨证】

一、辨卫气营血

1. 气分热

《温病正宗·下篇正宗辑要·分症·风温》：“然肺热每易及胃，温邪不解，必劫烁津液。或口糜，或舌绛，或骨节疼痛，或口渴引饮，或夜烦不寐，是气分热炽矣。”

2. 营血热

《医验随笔·沈鲐翁医验随笔》：“琴雪轩，某牙科之女，病顿咳已四月，不咳则已，咳则百余声不止，气不接续，骨瘦如柴，先生用麻杏石甘汤两剂而愈。年余又病，寒热咳嗽，痧点隐约不透，先生偕门人丁士镛同去，诊视脉象闷郁，舌苔光红，壮热，口糜，神情模糊，曰此邪热炽盛，故痧点不能透达也。”

《王孟英医案·卷一·暑》：“孟英自注云：温热暑疫诸病，邪不即解，耗液伤营，逆传内陷。痉厥昏狂，谵语发斑等证，但看病人舌色干光，或紫绛，或圆硬，或黑苔，皆以此丹救之。若初病即觉神情昏躁，而舌赤口干者，是温暑直入营分。酷热之时，阴虚之体，及新产妇人，患此最多，急须用此，多可挽回。切勿拘泥日数，误投别药以偾事也。兼治痘瘖毒重，夹带紫斑危证，暨痘瘖后余毒内炽，口糜咽腐，目赤神烦诸证。”

二、辨脏腑

1. 心火亢盛

《彤园医书（小儿科）·卷之四·泄泻门》：“口糜泻，上发口疮，下泻即止；口糜愈，又作泻，上下相移，皆属心经实热。”

《暑疟发原·手少阴心经症治》：“少阴伤暑，脉浮洪者，易兼腑症，如嗌痛，颔肿，耳聋，口糜，小便短闭者，皆为腑症，心与小肠为表里也。无汗者清扬，有汗者与此汤。”

2. 小肠实热

《医方集解·泻火之剂第十四·导赤散》：“治小肠有火，便赤淋痛，面赤狂躁，口糜舌疮，咬牙口渴。”

《绛雪园古方选注·中卷·内科·导赤散》：“小肠一名赤肠，为形脏四器之一，禀气于三焦，故小肠失化，上为口糜，下为淋痛。”

《医学指归·卷上·小肠经第六·本草脏腑虚实标本用药式》：“身热恶寒（手足太阳病同），嗌痛颔肿（同经），口糜（合胃经病，以脉循胃系也），耳聋（同经）。”

《暑疟发原·手太阳小肠经症治》：“暑热入手太阳经脉，见浮洪，身热，微恶寒，嗌痛，领肿，渴不善饮，或口糜耳聋，或掌热汗出，此为经邪，宜越是汤主之。”

3. 湿热蕴脾

《医宗金鉴·外科心法要诀·卷五口部·口糜》：“口糜阴虚阳火成，膀胱湿水溢脾经，湿与热瘀熏胃口，满口糜烂色红疼。”

《幼科释谜·卷三·吐泻》：“脾家积热，心烦口糜。”

《杂病广要·脏腑类·脏腑总证》：“脾实即湿热邪胜六证：蛊胀，由于脾家湿热积滞，或内伤瘀血，停积而成；易饥，属脾家邪火；口唇生疮，口糜，中消，属脾家实火；湿热腹痛，按之愈甚。（《本草经疏》）”

《环溪草堂医案·臌胀水肿》：“陆。疟后湿热内蕴于脾胃之中，热上蒸为口糜，湿内蕴而为腹胀。”

《外科备要·卷一证治·口部》：“口糜由阳旺阴虚，膀胱湿水泛溢，脾经湿与热于郁久则化为热，热气薰蒸胃口致满口糜烂，甚于口疮色赤，痛甚则连及咽喉妨碍饮食。”

《柳选四家医案·评选环溪草堂医案三卷·下卷·肿胀门》：“疟后湿热内蕴于脾胃之中，热上蒸而为口糜，湿内蕴而为腹胀，拟和中清化湿热为法。”

《幼科概论·五脏所属之部位及病能的现象》：“脾热则口出气息必臭，唇疮口糜，或吐舌舐唇。”

4. 胃热

《圣济总录·卷第九十七·大便秘涩》：“胃蕴客热，口糜体黄，是谓热秘。”

《冯氏锦囊秘录·杂症大小合参卷六·儿科唇口病》：“至若胃伤极而唇糜，壮热秽甚见痘者，名曰胃烂唇枭，十救一二。如忧愁劳极，满唇破裂者，亦名口糜。”

《沈氏医案·正文》：“胃开窍于口。口糜者，胃中湿痰湿火，薰蒸于上也。”

《医宗金鉴·卷三十四·四诊心法要诀（上）》：“胃中有热，则上发口糜，心空善饥。”

《医法圆通·卷一·各症辨认阴阳用药法眼·口臭》：“口糜者，满口生百疮，系胃火旺也，可与甘露饮、凉膈散。”

《重订通俗伤寒论·伤寒脉舌·观舌形》：“凡舌起瘰而凸者，多见于温病、热病、温毒、时疫等证。皆属胃肠实热，枭毒内伏。急宜大剂凉泻，速攻其毒。若凹陷而有缺点者，其症有虚有实，实者多由于口糜。”

5. 胃肾阴虚

《医原·卷上·望病须察神气论》：“舌绛有碎点黄白者，欲生疳也，舌与满口生白衣如霉苔，或生糜点，谓之口糜，因其人胃肾阴虚，中无砥柱，湿热用事，混合蒸腾，证属难治，酌用导赤、犀角地黄之类救之。”

三、辨六经

1. 阳明少阴合病

《伤寒指掌·卷一·阳明新法·阳明少阴》：“见舌苔中黄边紫，前半黄、后半紫，或前半白、后半红；脉左数右洪，外症潮热，舌燥唇焦，口糜气秽，齿衄烦渴。此景岳所谓阳明有余，少阴不足之症也。宜大小甘露、玉女煎之类，随症加减，无不应手。"

《增订通俗伤寒论·伤寒要诀·伤寒总论》："阳明兼证……兼心经证，嗌干舌燥，口糜气秽，欲寐而不得寐，或似寐而非寐，甚则郑声作笑，面色娇红。"

《感症宝筏·卷之四伤寒类证·温热·气血两伤》："若感温邪，治不中的，热毒内潘，必至气血两亏，如脉左数右大（数为虚，大刚为火）、烦渴口糜、舌赤唇焦（阴亏火盛之候）是也。宜玉女煎。[邵评]温邪误治，热入阳明，灼伤少阴阴液。此少阴不足，阳明有余，病在中下二焦也。宜滋肾阴以清胃火。"

《感症宝筏·卷之二上·阳明经证·阳明并病新法·阳明少阴》："凡见舌胎中黄边紫，前半黄后半紫（少阳舌色），或前半白后半红，脉左数（肾虚），右洪（胃热），外症潮热、舌燥唇焦、口糜气秽、齿衄烦渴（热伤阴血），此景岳所谓阳明有余，少阴不足之证也。宜大小甘露、玉女煎之类，随证加减，无不应手。"

2. 阳明腑证

《圣济总录·卷第九十七·大便秘涩》："论曰：大便秘涩，盖非一证，皆营卫不调，阴阳之气相持也。若风气壅滞，肠胃干涩，是谓风秘；胃蕴客热，口糜体黄，是谓热秘。"

《普济方·卷三十九·大肠腑门·大便秘涩不通》："胃蕴客热，口糜体黄，是谓热秘。"

四、辨三焦

上焦病证

《伤寒证治准绳·卷八·脉法》："三焦通，则上下内外左右皆通也。今表气微，虚里气微急，三焦相溷，则内外不通矣。上焦病，则郁热内发而为口糜蚀龈。"

《证治汇补·卷之三·外体门·发热》："热在上焦，咽干口糜。"

《伤寒直指·卷一·辨平脉法第一》："三焦者，原气之别使，主通行上中下之三气，经历于五脏六腑。通行三焦者，即纪氏所谓禀真元之气，即原气也，上达至中焦。中焦受水谷精悍之气，化为营卫。营卫之气与真元之气通行达于上焦，则上下内外左右皆通。今表气微虚，里气微急，则三焦相混，内外不通矣。上焦病则郁热内发，而口糜龈蚀。"

《临证指南医案·卷五·疫》："是以邪在上焦者，为喉哑，为口糜。"

《银海指南·卷二·三焦主病》："头痛鼻塞，耳聍面疮，目红肿痛，唇疮口糜，此皆上焦病也。治宜清火发散，疏肝养目。"

《证治针经·卷三·温疫上篇》："疫疠受自口鼻，治当专主三焦。是以上焦邪侵，喉哑口糜之验；膻中逆扰，神昏舌绛之招；及乎喉痛丹疹，当卒发乎崇朝。"

《医述·卷二·医学溯源·审证》："热在上焦，咽干口糜。"

《医述·卷五·杂证汇参·疫》："疫疠一证，邪从口鼻而入，直行中道，流布三焦，非比伤寒六经可表、可下。夫疫为秽浊之气，古人所以饮芳香采兰草者，重涤秽也。及其传变，上行极而下，下行极而上，是以邪在上焦者为喉哑，为口糜。"

《感症宝筏·卷之四伤寒类证·瘟疫·大头天行》："叶天士先生谓：疫邪从口鼻吸入，上焦（受其无形之气），心肺先受，如喉哑喉痛（热毒秽邪入肺见症），口糜舌燥者（或白或兼燥而不润），先入于肺也。"

《儿科萃精·卷四·时疫门·瘟瘢痧疹》："小儿瘟毒痧疹，口糜喉哑，治在上焦，方用乌犀角三分，鲜生地二钱，细玄参钱半，连翘壳一钱，石菖蒲二分，金银花钱半，临服冲入金汁半两；汤方至宝丹半粒。"

【论治法】

《黄帝内经素问·气厥论》曰："膀胱移热于小肠，鬲肠不便，上为口糜。"历代文献表明，口糜一证多由阳旺阴虚，膀胱水湿泛滥，脾经湿热蕴结，湿热熏蒸于胃所致，常伴有泄泻、烦渴、气秽等症。或外感六淫，内伤七情，酒食所伤而致实热或虚热，总不离阳旺阴虚，湿热熏蒸。法以清热除湿，养阴和中。

《医宗金鉴·杂病心法要诀·卷四·泄泻死证》："口糜泄泻虽云热，上下相移亦必虚，心脾开窍于舌口，小肠胃病化职失，糜发生地通连草，泻下参苓白术宜，尿少茯苓车前饮，火虚苓桂理中医。［注］口疮糜烂泄泻一证，古经未载，以理推之，虽云属热，然其上发口糜下泻即止，泄泻方止，口糜即生，观其上、下相移之情状，亦必纯实热之所为也。心之窍开于舌，脾之窍开于口，心脾之热，故上发口舌疮赤糜烂。胃主消化水谷，小肠主盛受消化，心脾之热下移小肠、胃腑，则运化之职失矣，故下注泄泻也。口糜发时，晚用泻心导赤散，滚汤淬服之，即生地、木通、黄连、甘草梢也。下泄泻时，早晚用参苓白术散，糯米汤服之。若小便甚少，下利不止，则为水走大肠，宜用茯苓、车前子二味各等分，煎汤时时代饮，利水导热。若服寒凉药口疮不效，则为虚火上泛，宜用理中汤加肉桂大倍茯苓，降阳利水。降阳而口糜自消，水利泄泻自止，可并愈也。"

《麻疹阐注·卷二·牙疳》："口糜者，口中糜烂或时出血，宜清心脾胃、三经之火，兼润大肠。用金花消毒饮为主，化毒汤、清胃散俱可用。"

《儿科萃精·卷三·身体诸病门·口糜》："小儿满口溃烂，乃膀胱移于小肠，上迫而生口糜。古法主导赤散、五苓散合用，以导赤能去小肠之热，五苓能去膀胱之热，必合用乃效。［真按］口糜多因久病失治，不能概以实热括之。如果属热，内可服导赤、五苓两散，外则用薄荷、青黛、黄柏、人中白、儿茶、冰片、青果核灰、经霜西瓜皮，共为末，吹患处可愈。然亦有因肝脾之气不足，虚火泛上无制，则宜用理中汤收其浮游之火，外以上桂心末吹之，方能有效。寒热之界，毫厘千里，是不可以不辨。"

【论用方】

一、常用治口糜方论

1. 论导赤散

《绛雪园古方选注·中卷·内科·导赤散》："导，引也。小肠一名赤肠，为形脏四器之一，禀气于三焦，故小肠失化，上为口糜，下为淋痛。生地入胃，而能下利小肠，甘草和胃，而下疗茎中痛，木通、淡竹叶皆轻清入腑之品，同生地、甘草，则能从黄肠导有形之热邪入于赤肠，其浊中清者，复导引渗入黑肠而令气化，故曰导赤。"

《医宗金鉴·删补名医方论·卷四》："赤色属心，导赤者，导心经之热从小肠而出，以心与小肠为表里也。然所见口糜舌疮、小便黄赤、茎中作痛、热淋不利等证，皆心热移于小肠之证。故不用黄连直泻其心，而用生地滋肾凉心，木通通利小肠，佐以甘草梢，取易泻最下之热，茎中之痛可除，心经之热可导也。此则水虚火不实者宜之，以利水而不伤阴，泻火而不伐胃也。若心经实热，须加黄连、竹叶，甚者更加大黄、亦釜底抽薪之法也。"

《时方歌括·卷上·补可扶弱·导赤散》："导赤原来地与通，草梢竹叶四般攻，口糜茎痛兼淋沥，泻火功归补水中。（等分煎，生地凉心血，竹叶清心气，木通泻心火而入小肠，草梢达肾茎而止痛）"

2. 论滚痰丸

《医灯续焰·卷二·沉脉主病第十七·附方》："一切腮颔肿硬若瘰疬者，及口糜舌烂，咽喉生疮者，每服六七十丸。加蜜少许，一处嚼碎噙化，睡时徐徐咽之。曾有口疮者，服二三十丸，依前法噙之，三二夜即瘥。"

3. 论柴胡地骨皮汤

《医方考·卷五·口齿舌疾门第六十四·柴胡地骨皮汤》："膀胱者，水道之所出；小肠者，清浊泌别之区也。膀胱移热于小肠，则清浊不能泄别，湿热不去，势必上蒸，故令口中糜烂而疮。乃灶底燃薪，笼中肉糜之象也。是方也，柴胡辛温，所以升其清阳。地骨皮苦寒，所以降其浊阴。清浊既判，则乾清坤宁，膈肠利而口糜愈矣。实者加大黄、朴硝，谓大便秘涩，邪气自实，二阴皆秘，地道不通，故用大黄苦寒以泻实，朴硝咸寒以软坚，乃灶底抽薪之法也。"

《绛雪园古方选注·中卷·内科·柴胡地骨皮汤》："膀胱移热于小肠，膈肠不便，上为口糜者，手足太阳热结也。胃之水谷不得转输于下，则令肠膈塞而不便，恶热上蒸，口中糜烂，由于两阳之开阖混淆，当治少阳之枢，故以柴胡内开腑间结气，外通开阖之机，佐以地骨皮之甘寒，专泻下焦热淫，仍赖柴胡引领清气上升而行阳道，则热解糜平。"

《医方挈度·卷二》："阴亏内热，或因素禀，或因暑热病后，必见脉数，舌黄。柴地俱有滋阴养液之功，又有直清髓热之力。"

4. 论神犀丹

《温热经纬·卷五·方论》："［雄按］温热暑

疫诸病，邪不即解，耗液伤营，逆传内陷，痉厥昏狂，谵语发斑等证。但看病人舌色干光，或紫绛，或圆硬，或黑苔，皆以此丹救之。若初病即觉神情昏躁而舌赤口干者，是温暑直入营分。酷暑之时，阴虚之体，及新产妇人，患此最多。急须用此，多可挽回。切勿拘泥日数，误投别剂，以偾事也。兼治痘瘄毒重，夹带紫斑危证。暨痘疹后，余毒内炽，口糜咽腐，目赤神烦诸证。方中犀角为君，镑而煎之。味极难出，磨则需时，缓不及待。抑且价昂，非贫人所能猝办。有力者，预为合就施送，则患者易得，救活必多；贫者重生，阴功亦大。或存心之药铺照本制售，亦方便之一端也。"

《重订广温热论·第二卷·验方》："此丹由苏州温疫盛行，告危甚速，苏抚嘱叶天士先生撰方救世：专治温热暑疫，耗液伤营，痉厥昏谵，瘢疹，舌色光绛，或圆硬，或黑苔，皆以此丹救之。若初病即神情躁乱，舌赤口干，是热邪直入营分，酷热之时，阴虚之体，及新产妇人，尤易患此，急须用此挽回，不可拘泥日数，迟疑贻害，兼治痘瘄毒重，夹带紫瘢，及痘后余毒，口糜目赤，神烦瘛疭等症，屡效。"

《诊验医方歌括·上·温疫》："凡温热暑疫，诸病邪不即解，耗液伤营，逆传内陷，痉厥昏狂，谵语发斑等证，但看病人舌色干光，或紫绛，或圆硬，或黑苔，皆以此丹救之。若初病即觉神情昏躁而舌赤口干者，是温暑直入营分，酷暑之时，阴虚之体，及新产妇人患此最多，急用此挽救，切勿拘泥日数，误投别剂，兼治痘瘄毒重夹带紫斑危证，暨痘疹后余毒内炽，口糜咽腐，目赤神烦诸证。"

二、治口糜常用方

1. 大青丸方（《圣济总录·卷第一百一十七·口齿门·口糜》）

治口糜生疮，久不瘥，及心脾中热，乍发乍退。

大青（去根） 甘草（炙，锉） 枳壳（去瓤麸炒） 苦参（锉，各三分） 黄连（去须） 生干地黄（焙） 升麻（各一两）

上七味，捣罗为末，炼蜜和丸如梧桐子大。每服二十丸，食后熟水下，日二服。

2. 大黄汤（《圣济总录·卷第一百一十七·口齿门·口糜》）

治口糜生疮。

大黄（锉，一两） 芒硝（研） 黄连（去须） 黄柏（炙，各半两）

上四味，粗捣筛。每服三钱匕，水一盏煎至六分，去滓，入蜜半匙、酥少许，细呷含咽。

3. 大黄散（《圣济总录·卷第一百一十七·口齿门·口糜》）

治口糜生疮，久不瘥。

大黄（煻灰火煨，锉） 甘草（炙，锉） 黄柏（炙，锉，各一两） 密陀僧（研） 滑石（研，各一分）

上五味，捣研为散。每用一钱匕，绵裹含，有涎即吐。

4. 大黄蜜煎（《圣济总录·卷第一百一十七·口齿门·口糜》）

治口糜生疮。

大黄（一两，切如指头大）

上一味，以蜜煎五七沸，候冷取出，每含一块咽津。

5. 升麻丸（《圣济总录·卷第一百一十七·口齿门·口糜》）

治口糜生疮。

升麻 黄连（去须） 黄柏（炙，锉） 杏仁（汤浸去皮尖、双仁，各一两）

上四味，将上三味，捣罗为末，次研杏仁如膏，炼蜜三两，以药末并杏仁膏，合和为丸如弹子大。每服一丸，含化咽津。

6. 甘草丸（《圣济总录·卷第一百一十七·口齿门·口糜》）

治口糜生疮，痛不得食。

甘草（一寸，炙赤色） 杏仁（二十枚，汤浸去皮尖、双仁，研） 黄连（末，一分）

上三味，捣研为末和匀。每服绵裹如杏仁大，含化咽津。

7. 生蜜涂方（《圣济总录·卷第一百一十七·口齿门·口糜》）

治口疮糜烂。

蜜（生使）

上一味，频用涂疮上，三五次即愈。

8. 杏仁饼子（《圣济总录·卷第一百一十七·口齿门·口糜》）

治口糜生热疮。

杏仁（汤浸去皮尖、双仁，十四枚，别研细）

腻粉(一钱)

上二味,和研匀如膏,每饼如钱眼大,铅丹为衣。先用盐汤漱口,含一饼,涎出即吐。

9. 柴胡汤(《圣济总录·卷第一百一十七·口齿门·口糜》)

治口糜生疮。

柴胡(去苗)　地骨皮(各一两)

上二味,粗捣筛。每服三钱匕,水一盏煎至六分,去滓细含咽之。

10. 柴胡泽泻汤(《圣济总录·卷第一百一十七·口齿门·口糜》)

治小肠热胀,口糜生疮。

柴胡(去苗)　泽泻　陈橘皮(浸去白,焙)　黄芩(去黑心)　枳实(麸炒)　旋覆花　升麻　芒硝(别研,各三两)　生地黄(一升)

上九味,除芒硝外,㕮咀如麻豆大。每服五钱匕,水二盏煎取一盏,去滓,下芒硝末半钱匕搅匀,食后温服。

11. 黄柏散(《圣济总录·卷第一百一十七·口齿门·口糜》)

治口糜生疮。

黄柏(蜜涂炙干,去火毒)　白僵蚕(直者,置新瓦上,下以火爆蚕丝丝断,出火毒)

上二味等分。捣为细散,糁疮及舌上,吐涎。

12. 紫金散(《圣济总录·卷第一百一十七·口齿门·口糜》)

治大人小儿口糜生疮。

黄柏(蜜涂,慢火炙令紫色,半两)　诃黎勒(一枚,煨熟,去核)　麝香(研)　腻粉(研,各少许)

上四味,捣研为散,再同研匀。每用半钱许,糁疮上。

13. 必效散(《医学纲目·卷之二十五脾胃部·口·口糜》)

治口糜。

白矾　大黄(等分)

上为细末。临卧干贴,沥涎尽,温水漱之。

14. 胡黄连散(《医学纲目·卷之二十五脾胃部·口·口糜》)

治口糜。

胡黄连(五分)　藿香(一钱)　细辛(三钱)　黄连(三钱)

上为末。每用半钱,干掺口内,漱吐之。

15. 口糜散(《医方考·卷五·口齿舌疾门第六十四》)

治口疮糜烂。

黄柏　黄连(各一两)　雄黄　没药(各二钱)　片脑(五分)

五件共为细末。每用分许着于疮上,良。

16. 金泥膏(《万氏家抄济世良方·卷五·伤风咳嗽》)

治小儿口糜满口生疮者是,亦治大人。

黄柏　细辛　青盐

为末。噙之,吐涎即愈。

17. 白蚕黄柏散(《景岳全书·卷之六十宙集·古方八阵·因阵》)

治口糜。

黄柏(蜜炙)　白僵蚕(直者,新瓦上烙干断丝)

上为细末。用少许敷疮上,吐涎。

18. 导赤五苓散(《济阳纲目·卷一百零五·口唇舌病·治口糜方》)

治膀胱移热于小肠,膈肠不便,上为口糜。

茯苓　猪苓　泽泻　白术　肉桂　生地　黄木通　甘草(各等分)

上锉,水煎服。一方去桂。

19. 荜拨散(《济阳纲目·卷一百零五·口唇舌病·治口糜方》)

治满口白烂。

荜拨(一两)　厚黄柏(一两六钱)

上为末。用米醋煎数沸后,调上药,涎出吐之,再用白汤漱口,即愈,重者二次。

20. 柴胡地骨皮散(《济阳纲目·卷一百零五·口唇舌病·治口糜方》)

治膀胱移热于小肠而口糜生疮溃烂者。

柴胡　地骨皮(各五钱)

上锉,水煎,食后服。实者,加大黄、朴硝以利之。

21. 加味五苓散(《幼科证治大全·四七口疮》)

治小儿满口白烂,生疮口糜。

白术　猪苓　泽泻　木通　生地　赤茯苓　肉桂　甘草

上水煎服。

22. 少阴甘桔汤(《医宗金鉴·外科心法要诀·卷五口部·口糜》)

治口糜。

桔梗(二钱) 甘草(生,一钱) 川芎 黄芩 陈皮 元参 柴胡(各六分) 羌活 升麻(各四分)

葱白一根,水二盅煎八分,食远服。

23. 加味连理汤(《医宗金鉴·外科心法要诀·卷五口部·口糜》)

治胃热脾虚湿,口糜臭气泻泄俱。

白术(土炒,二钱) 人参 白茯苓 黄连 干姜(各一钱) 甘草(炙,五分)

水煎,热服。

24. 导赤汤(《医宗金鉴·外科心法要诀·卷五口部·口糜》)

治脾湿化热熏胃成口糜。

木通 生地(各二钱) 甘草(生,一钱)

竹叶二十片,水一盅,煎半盅,温服。

25. 姜柏散(《医宗金鉴·外科心法要诀·卷五口部·口糜》)

治口糜烂。

干姜 黄柏(末,各等分)

各研末,共合一处研匀。干搽口内,温水漱口。

26. 白虎抱龙丸(《串雅补·卷四·色方》)

治小儿惊风发热,泄泻,夜啼不乳,不食,牙疳、口糜等症。

寒水石(生熟各四两) 石膏(生熟各四两)

为细末,生甘草熬膏为丸如芡实大,朱砂为衣。每服一丸,白汤化服。

27. 驱腐丹(《疡医大全·卷十四·唇口部·鹅口疮门主方》)

治口糜、鹅口。

五倍子(去蛀,打碎,炒黑色) 硼砂(各二钱)

共研细末。略吹少许,不可过多。

28. 凉膈散(《杂病源流犀烛·卷二十三·口齿唇舌病源流·治口病方》引《局方》)

治口糜。

连翘(二钱) 大黄 芒硝 甘草(各一钱) 薄荷 黄芩 山栀(各五分)

加竹叶(七片),蜜少许,同煎至半,入硝去渣服。

29. 黄袍散(《杂病源流犀烛·卷二十四·咽喉音声病源流》)

治一切口疳口碎,走马胎疳,痧痘后疳,口糜口腐等症。

薄荷叶(一两) 黄柏 甘草(各三钱) 黄连(二钱) 冰片(不拘多少)

研细末,吹至患处。

30. 芦荟丸(《罗氏会约医镜·卷之八·杂证·论积聚》)

治积久成疳,乃经络壅滞,致动肝脾阳明之火,故有口糜、牙龈臭烂及体瘦、潮热、不食等症。

芦荟 胡黄连 黄连(炒) 木香(减半) 白芜荑(炒) 青皮(各五钱) 当归 茯苓 陈皮(各两半) 甘草(炙,七钱)

为末,米糊丸。米汤下。

31. 泻心导赤散(《彤园医书(妇人科)·卷三·呕吐哕泻·口糜下泻》)

治上发口糜,下泄即止,及至下泄,口疮即愈,上下相移,此心经实热。

生地 木通(各二钱) 甘草梢 淡竹叶(各一钱) 川连(五分)

32. 冰青散(《疡科心得集·家用膏丹丸散方》)

吹口糜疳腐,及烂头喉蛾、喉痹、喉疳、喉癣。

川连 儿茶 青黛 灯心灰(各三分) 西黄(二分) 冰片(三分) 人中白(煅,五分)

证重者,加珍珠。如痧痘后,牙龈出血,或成走马疳毒,加糠青、五倍子、白芷末。

33. 圣功丹(《重楼玉钥续编·吹乐方》)

治咽痛白腐、糜烂,口舌白疮,口糜,唇疮舌烂,舌根白疮诸症,并臻神妙。

青果炭(一钱) 凤凰衣(一钱) 儿茶(一钱) 川贝母(去心,一钱) 黄柏(八分) 薄荷叶(八分) 冰片(五厘)

上各药,另为细末,绢箩筛过,再为和匀,加入冰片,同窳收固,勿使泄气。每吹少许。腐烂重者,加人中白二钱。

34. 碧雪(《随息居重订霍乱论·卷下·药方篇第四·方剂》)

治热极火闭,痧胀昏狂,及霍乱误服热药,烦燥瞀乱,及时疫愦乱,便秘发斑,一切积热,咽喉肿痛，口糜龈烂，舌疮喉闭，水浆不下等。

寒水石　石膏　硝石　朴硝　芒硝　牙硝　青黛　甘草

八味等分，先将甘草煎汤去滓，纳诸药再煎，以柳木篦不住手搅令消熔得所，却入青黛和匀，倾入砂盆内，候凝结成霜，研细密收。每钱许，凉开水下。上焦病以少许含化咽津；不能咽物者，芦筒吹入喉中；齿舌病抹患处。

35. 养阴清燥汤（《重楼玉钥续编·内服方》）

治肺肾阴虚，感燥而发，咽痛白腐，缠喉，及口舌白疮，口糜唇疮等症。

大生地（二钱）　大麦冬（二钱）　川贝母（八分）　粉丹皮（八分）　玄参（一钱）　薄荷叶（三分）　生甘草（五分）

水一钟半煎至五六分，温服。

36. 加味八宝清胃散（《太医院秘藏膏丹丸散方剂·卷四》）

治咽喉诸症，单双乳蛾，红肿疼痛，满口糜烂，汤水不下，口舌生疮，瘟发颐，牙痈牙宣等症。

珍珠（二钱，豆腐煮）　琥珀（一钱五分）　牛黄（五分）　冰片（四钱）　儿茶（二钱）　乳香（五分）　没药（五分）　胡黄连（一钱）

上为细末，搽涂患处。

37. 清胃散（《太医院秘藏膏丹丸散方剂·卷四》）

治咽喉口舌诸症，单双乳蛾红肿疼痛，满口糜烂，汤水不下，口舌生疮，瘟毒发颐，牙痈牙宣等症。

冰片（二钱）　硼砂（五钱）　石膏（五钱，生）

上为细末。

38. 清胃搽牙散（《太医院秘藏膏丹丸散方剂·卷二》）

治咽喉口舌诸症，单双乳蛾红肿疼痛，满口糜烂，汤水不下，口舌生疮，瘟毒发颐，牙痈牙宣等症。

石膏（一两，生用）　白芷（三钱）　青盐（三钱）　熊胆（五分）　青黛（一钱）

上为极细末。每日早晚搽牙漱口。忌羊肉、甜物。

39. 神效托药方（《丁甘仁先生家传珍方·杂方》）

专治走马牙疳，满口糜烂，以此药托于足心，神效也。

川黄连　川黄柏　锦大黄（各三分）　木鳖子（三分）　生半夏（三分）　香附（三分）　麝香（五厘）　梅片（二分）

诸药共研细末，用鸡蛋清调涂足心，一周时去之立愈。

40. 治口糜验方

1）《丹溪心法·卷五·小儿九十四》

治小儿口糜（戴云：谓满口生疮者便是）：江茶粉草，上为末，敷之。一方用黄丹。

又方：苦参、黄丹、五倍子、青黛。上等分为末，敷之。

又方：青黛、芒硝。上为末，敷口中。

又方：黄柏、细辛、青盐。上等分为末。噙之，吐出涎，不过三日愈。亦治大人。

治毒口疮：五倍子、黄丹、甘草、江茶、芒硝等分为末，敷之。

2）《鲁府禁方·卷三康集·口疮》

治小儿满口白烂生疮，口糜。

白术　茯苓　猪苓　泽泻　木通　生地　肉桂　甘草

上各等分，煎服，神效。

3）《证治针经·卷二·郁》

治热郁而脘痞口糜。

人参　川连　丹皮　生白芍　小麦　茯神

4）《和缓遗风·卷下》

治口糜。

西洋参　元参　粉丹皮　甘中黄　银花　奎白芍　川贝母　茯神　建兰叶　鲜石斛　茅根　生地露

【论用药】

1. 乌梅

《顾松园医镜·卷二·礼集·果部》："乌梅（酸平，入肺、脾二经。解马汗毒、硫黄毒）主赤痢而止便血崩中（酸能敛血，酸能固肠），止久嗽而能下气除烦（酸能收肺气而止久嗽，酸能吸气归元而下气通，酸能敛浮热而除烦满），安蛔厥（蛔得酸则伏），治口干（酸能化津液），疗火炎头痛（酸能敛虚火下降，故口糜唇疮亦用之），蚀诸疮胬肉（疮疽愈后，有肉突起，烧研敷之）。"

2. 石膏

《顾松园医镜·卷二·礼集·金石部》："石

膏(辛甘淡,大寒,入肺、胃二经,捣碎)……口糜唇胗均收(糜烂也,胗疮也。仲淳云：口糜唇疮,口臭口淡,吞酸嘈杂善饥,皆属胃火),齿痛头风并选(上下龈痛,属胃与大肠之火,头风由于火热。凡头面赤肿,目暴赤肿痛者,皆宜用之)。解阳明之邪热,除肺金之痰火。祛暑气、止烦渴之神药,属实热者用之,起死回生,功同金液,俱气味俱薄,若投之甚少,难责其功,世医不解,特表著之。"

3. 田螺

《本草纲目·介部第四十六卷·介之二·田螺》:"饮酒口糜：螺、蚌煮汁饮。(《圣惠》)"

4. 枸杞

《本草思辨录·卷四·枸杞》:"金而外,后人又以地骨皮退内潮外潮,治骨蒸、骨槽风、吐血、下血、目赤、口糜、小儿耳疳、下疳等证,然系益阴以除热,有安内之功,无攘外之力。"

5. 黄连

《神农本草经疏·卷七·草部上品之下·黄连》:"同五味子、甘草,煮浓汁漱口,治口糜口疮良。"

6. 黄练芽

《本草纲目拾遗·卷七·藤部·黄练芽》:"解喉痛咽哽,消热醒酒,舌烂口糜,嚼汁可解。味苦涩,性寒,解暑、止渴、利便(食物宜忌)。生津明目,清积热解毒(药检)。"

7. 蔷薇根

《医学正传·卷之五·口病》:"治口糜：用野蔷薇花根,煎汤漱之。一云白蔷薇根,杵汁敷之。"

《证治准绳·杂病第八册·七窍门下·口》:"口糜,野蔷薇根煎汤漱之良。"

《本草备要·草部·蔷薇根》:"治泄痢消渴,牙痛口糜(煎汁含漱),遗尿好眠,痈疽疮癣。"

《本草从新·卷五草部·蔷薇根》:"苦涩而冷,入胃、大肠经。除风热湿热,生肌杀虫,治泄痢消渴,牙痛口糜(煎汁含咽),遗溺好眠,痈疽疮癣。"

《得配本草·卷四·草部·蔷薇根》:"苦、涩而冷,入手足阳明经。除风火湿热,疗遗尿血痢,治喉痹疮癣,能生肌杀虫。根白皮煎汁含漱,治牙痛口糜。酒净,捣汁冲药。"

《本草撮要·卷一·草部·蔷薇根》:"味苦涩而冷,入手足阳明经。功专除风热湿热,生肌杀虫。治泄痢消渴,遗溺好眠,痈疽疮癣,牙痛口糜(煎汁含咽)。子名营实,酸温。主治略同。"

【医论医案】

一、医论

《郁冈斋医学笔麈·卷上·口糜》

《经》云：膀胱移热于小肠,膈肠不便,上为口糜。宜以清凉之剂利小便,易老用五苓散、导赤散相合,服之神效。又云：少阳之复,火气内发,上为口糜,则又当用苦寒之剂也。如二法不效,则宜加炮干姜之类反佐之。

《医学读书记·续记·口糜》

王肯堂治许久薇口糜,谓非干姜不愈,卒如其言。又从子懋铻亦患此等极危急,热甚欲饮冷水,与人参、白术、干姜各二钱,茯苓、甘草各一钱,煎成冷服,数服乃已。尤在泾谓此事是脾胃虚衰之火,被迫上炎,作为口疮。其说盖本诸丹溪,丹溪谓口疮服凉药不愈者,此中气不足,虚火泛上无制,用理中汤,甚则加附子。予以为此非虚火,乃郁火耳。观丹溪先言服凉药不愈,若是虚火,不但不愈,必增他变,此乃仅仅不愈,明系火为凉药所逼,无有出路,必以热药发之,始得宣泄而愈。此与《瘟疫论》所云"疫证误服凉药,继则四肢厥逆,更医投附子而愈",非为治病,实以治药,同一机宜。王肯堂所治两证,其先亦必过服凉药,因其不愈,故藉干姜以治药耳。尤氏不悟,谓是虚火,又谓此证必饮食少思,大便不实、手足逆冷、肚腹作痛,全是想当然语,实则肯堂所治,未必如此,观其从子懋铻一证,既云热甚欲饮冷,则断非饮食少思、大便不实可知。

《杂病广要·内因类·痼冷积热》

大凡人之生长乎两间,莫不恃气血以维持其性命,所以气不能离血,血不能离气。使气能平缓清肃,一如常度,自然营卫调顺,血脉流通,津精充溢,所谓气血相从,阴阳相和,何火之有。倘使七情抑郁,五志感触,六淫外侵,以致营卫不调,气血变乱,阴阳舛错,即我之真元,变而为烁石消金之烈焰,津精血液从此而枯,枯则虚火愈甚,轻为舌破口糜,齿疼目痛,二便秘结,淋浊不清,吞酸呕吐，头风斑疹等恙。

《谷荪医话·卷一·口糜泄泻》

《金鉴》载口糜泄泻一症，为古书所无，其症上发口糜，下泻即止；泄泻方止，口糜即生，谓是心脾移热所致。口糜发时，晚用泻心导赤散，滚汤淬服。下泄泻时，早晚用参苓白术散，糯米汤服。若小便甚少，下利不止，则用茯苓、车前子二味等分，煎汤代饮。若服寒凉药，口疮不效，则为虚火上泛，用理中汤加肉桂，大倍茯苓，降阳利水，降阳而口糜自消，水利泄泻自止，可并愈也。予见一人患症与此同，医多不识，其人年五十余，性急多怒，予断为肝阳所致，肝阳上逆，则生心火而口糜，肝阳下郁，则犯脾土而泄泻，见症在心脾，而上下相移之故，则全在肝，治肝则心脾皆在治中，似较《金鉴》为得要领，为用黄连、麦冬、灯心草、防风根，小剂煎汤代茶服之良已。后又因怒举发，有吴医某以技自荐，其人信之，当糜时，姿与寒凉，口糜止而泻不已，改用温补止涩，调治两月，如《金鉴》理中加桂之法。彼虽未见，而用药当与暗合，且与附子并进，卒至泻止而恶寒特甚，时在冬月，医疑挟感，用豆豉发汗，而汗不出，继用麻黄一剂，竟遂漏亡阳而逝。咎医用麻黄之误，而不知其误，早在附桂，附桂热药，服之而反寒，此正仲景所谓热深厥深之理。病本在肝，肝为厥阴，故见症如是，此时热伏已深，用发散之剂，煽动其焰，遂一发而不能制，理固然也。

二、医案

《口齿类要·口疮二》

一男子口糜烂，脉数无力，此血虚而有火，用四物，加茯苓、白术，少用黄柏、知母，治之而痊。

《郁冈斋医学笔麈·卷下·口糜用干姜》

邑侯许少薇患口糜，余谓非干姜不能愈，公犹疑之，后竟从余言而愈。从子懋铻亦患此，势甚危急，热甚惟欲饮冷，余令用人参、白术、干姜各二钱，茯苓、甘草各一钱，煎成冷服，日数服乃已。噫！此讵可与拘方者道也。

《续名医类案·卷十七·口》

一男子口糜烂，服凉药愈甚，脉数而无力，以四物加酒炒栀、柏、元参，一剂顿退，四剂而痊。

《吴鞠通医案·卷三·滞下》

张三十八岁。甲子十一月十八日，先泄而后滞下，脾传肾，为难治。

初二日：四苓合芩芍法，以小便短，口糜，犹有滞下也。炒白芍二钱，半夏三钱，真山连钱半，泽泻三钱，炒黄芩钱半，猪苓三钱，乌梅肉三钱，茯苓皮三钱，赤苓炭钱半，当归一钱，灶中黄土三钱。头煎一杯，二煎一杯，分三次服。

《友渔斋医话·第四种·肘后偶钞下卷·肿》

沈氏（六八）。形衰气弱，流运失时，口糜内热，肢肿不纳，两脉沉细带数，此症难治。盖人气应天，目下仲夏，阳气弛张于外，如草木无不生长葱郁，而人岂可抑敛不伸耶？在年壮气盛，或于冬月为寒邪所逼，即病为伤寒；至春化温，及夏为热。所以可疗者，因其本气充实，举而升之，补偏救弊，以归天和。此则不然，姑拟一方，冀回万一。连翘、香豉、薄荷、防风、橘红、杏仁、山栀、人参、老姜皮。服此竟有效，然至秋时方起，欲其久住，难矣哉！

《临证一得方·卷一首部·口糜》

口糜延化乾板，入喉难治。乌犀角、石斛、广橘红、纯钩藤、焦车前、羚羊角、人中黄、飞滑石片、通草、茅根肉。

复腐烂如故，势颇利害。乌犀角、鲜石斛、人中黄、滑石、山栀、淡竹叶、羚羊角、淡黄芩、京贝母、赤苓、泽泻、茅根肉。

《临证一得方·卷二咽喉颈项部·捧喉痈》

捧喉痈，痰涎胶固，气塞口糜，脉代神疲，恶款已现，难卜无妨。炒僵蚕、嫩柴胡、杜苏子、广橘红、童便、川贝母、炒栝楼、杏心酪、马勃、竹沥。

《沈俞医案合钞·时证(俞案)》

病家来札云，犀角地黄汤服一剂，因病人不肯服药，暂止二日。然神色终不清，仍有谵妄搐搦之象，于原方少加制黄，服一剂，亦不见病之进退，然是夜更加发厥，口中糜白如鹅口。次日频进参须麦冬汤，至下午身有微热汗，次日又服阿胶黄连一剂，以后宿瘀渐止，神识亦清，夜忽起呃逆，服竹茹生姜合参麦冬而止，以后服养阴清热三四剂，口糜仍不退，反见咽干痛，因用甘露饮加黄连一剂，停药三四日，口糜已退，惟喉内尚有白点，耳亦能听，神气亦得清，饮食亦进，惟痰尚盛，声犹带嘶，时觉起坐不宁，脉象左弦软带数，右寸数而关尺细软。不大便已六七日矣，恐调理失宜，再酌一方。

《王氏医案三编·卷三》

沙沛生鹾尹令堂年五十七岁。体素弱而多怫郁，秋间患疟于诸暨，医治未效。冬初来杭，谢某叠进温补，其势孔亟，寒微热炽，昏谵瘛疭，目不识人，舌绛无液，苔色黄燥，便秘不行，延孟英视之。脉洪滑右甚，左手兼弦，乃痰热深蟠，内风煽动也。予知母、花粉、蒌仁、竹茹各三钱，佐以栀、薇、翘、贝、橘红、莲心。一饮而更衣溲畅，胸次较宽，痰嗽口糜，且知头晕，乃去知母、花粉、蒌、翘，加沙参、苡、斛、麦冬、野蔷薇露。

《得心集医案·卷六·霍乱门·啼哭》

陈庶凡之子，素禀木火阴亏体质，及周时当季夏，每多夜啼，渐至口糜舌烂，唇红齿燥，面白颊赤，小便赤短，时忽惊叫，微有搐掣，用尽石膏、竹叶、芩连、木通之药，苦寒叠进，其火愈盛。前医束手辞去，庶凡来寓请救。余视之，果属火症，并无他岐，前医之药，种种皆是。然凉之不效，乃太仆所谓大热而甚，寒之不寒，是无水也，当滋其肾。况此儿阴亏之质，纯阳之姿，内火发外之症，岂六淫外入之疾者比。以六味地黄汤，生脉散，数服而安。

《临症经应录·卷三·幼童痘疹门·口糜》

某。心脾积热，移于小肠，口舌破烂，溺涩，欲成口糜。急宜清降。生甘草、苦桔梗、山栀子、黄芩、生地、木通、连翘、寸麦冬、钗石斛、竹叶、灯心。

《归砚录·卷四》

管君锡棠仲郎兰谷之室，季秋患寒热，娠已八月矣。继因其子患惊，忧劳数月，遂兼痰嗽，而舌糜口臭。服药数帖而娩，其胎已腐，然寒热、咳嗽、口糜诸恙不减。医以其产后也，用药益无把握，驯致气逆自汗，面赤无眠，束手嘱备后事矣。适余游武原归，延诊。其脉寸关弦滑右大，恶露流通，二便无阻。是下焦无病，虽在产后而病与产后无涉。若云产后宜温，固是谬说，而此之口舌糜臭，亦非大热，毋庸重剂凉解。良由胎已早殒，失于早下，以致浊气熏蒸于肺胃，故见以上诸证。既见诸证而早为肃清，则源澄流洁，奚至是耶？设再误作产后虚喘而妄投补剂，则虽死而莫知其所以死也。爰以南沙参、省头草、厚朴、杏仁、菖蒲、桑皮、竹茹、枇杷叶、冬瓜子、丝瓜络为方，蔷薇叶、芦根煮汤煎服。两剂气顺嗽蠲，知饥进谷；去杏、朴，加苡仁、甘草，口舌随愈，寒热亦休；惟骨节痠疼，合目即汗，改清热养阴而起榻；腰足尚痠软，授滋补气血而痊。

《沈菊人医案·卷上·温邪》

顾。夏秋痃疟，延及半年，真阴被劫，而又封藏不固，精摇乎寐，阴精日夺。古人云：冬不藏精，春必病温。吸感温邪，遂为咳嗽。胁痛，身热，自汗，热解不尽，风阳上烁，阴气重伤，致虚焰之火升腾于上，口糜滋腐，妨谷，神疲，脉虚数，两尺空。此根本先拨之兆，难免虚脱之虞。既承相招，勉拟泄化救阴，以冀挽回于万一。西洋参、淡秋石、桑叶、元参、连翘、天冬、鲜生地、川贝母、丹皮、甘草、藿斛。另用西瓜霜一钱、月石一钱、生草三分、人中白七分、冰片一分，研细，吹患处，又泡薄荷、硼砂汤漱口。

又，温邪劫烁阴津，阴乏上承，少火悉成壮火，虚火上焰，蒸为口糜牙疳。昨进泄化救阴，病情稍有转机，惟脉象虚数，无神，两尺全不耐按，则仍根本之未固也。至于神倦嗜寐，仲圣所谓少阴病，但欲寐，是肾经见证确矣！今宗其法，拟救阴护阳，以冀阴津来复，脉象有神也。大生地、炙甘草、生蛤壳、生白芍、鲜藿斛、清阿胶、麦门冬（包黄连）、西洋参、人中白、川贝母。

又，进救阴护阳法，阴气似乎稍复，脉象略有精神，惟两尺仍不耐按，是积虚之阴骤难恢复，已亢之阳仍在上腾，故口糜龈腐，犹未退也。仍宜毓阴泄化。大生地、麦冬、木通、人中白、生蛤壳、元参、北沙参、川贝、生草、淡竹叶、炒竹茹。

又，上腾虚炎之火，得滋而熄，下焦久涸之阴，得补而复，口糜渐退，胃气稍苏，此佳境也。惟咳嗽痰稠，小溲短赤，上焦清化之原犹未肃也。脉见右寸独数，左尺尚不耐按，乃肺有余热，肾乏阴精也。上实下虚，金水同源，法当清上实下矣。生地、玉竹、地骨皮、甜杏仁、马勃、川通草、沙参、蛤壳、人中白、海浮石、生草。

又，肾为水脏而司二便，小便频数，腰酸且痛，脉左尺独弱，右关独大，此肾阴亏而胃有余热也。法当壮水之原，兼泄阳明客热。大熟地、天冬、川贝、西洋参、淡秋石、大生地、麦冬、知母、霍石斛。

陈。温邪两候无汗，咳嗽痰稠，口糜牙疳，午后火升气逆，此阴气空虚，肺失清肃，夜则呓语，脉沉弦数。邪火逼烁阴津，慎防喘脱。生地、川连、川贝、瓜蒌、白石英、淮膝、洋参、甘草、玉竹、桑皮、人中白、知母。

钱。前进辛苦法，通泄阳明，病机已转，苔灰已化，干呕亦止。又以咸苦坚阴法，和阳定风，阴气似乎略复。然病机虽已转旋，而阴气尚难自立，何也？久热不解，阴已灼伤，又兼下利，是重伤其阴也。阴气何能猝复乎？而况内蕴之湿热尚恋，遂借无形之虚阳上旋而为口糜，滋腐满口，所谓一波未平，一波又起，其奈之何！商其治法，必先立阴。欲立其阴，必先止利，利止而阴复，一定之理也。前方既合，无庸更张，仍以前法参，渗温和脾，冀其取效。川黄连（盐水炒）、细生地、淡黄芩（姜汁炒）、赤苓、甘草、金石斛、人参（淡秋石二钱同煎）、清阿胶（蛤粉炒）、淮山药、木通、白芍、熟生谷芽。另用吹药：西瓜硝、真珠、甘草、薄荷、梅冰片、犀黄、月石、甘蔗皮，共研细末吹。

《沈菊人医案·卷下·虚损》

孙。失血之后肺肾暗虚，金不生水，水乏上承，阴气不立，少火悉成壮火，消烁阴津，口糜，舌干咽痛，脉数，溲赤。况当春令，阳气极升，万花烂熳之时，身中阴气正涸。勉拟甘凉生津、咸寒益肾，冀壮水以制阳光也。西洋参、麦冬、梨汁、阿胶、燕窝屑、鲜生地、石斛、蔗汁、元参、淡秋石。

《慎五堂治验录·卷六》

陶季良，壬午九月初五，宋家泾。进甘露饮，寒热凉，咳嗽减，口糜舌碎渐敛，垢腻黄苔亦化。昨因动怒，咳嗽复加，左关脉大，邪未化净，复来肝逆，前方佐以疏肝。黄芩、茵陈、枇杷叶、川石斛、碧玉散、川贝母、桑叶、苇根、旋覆花、生香附灯心。

《慎五堂治验录·卷九》

周礼斋。身热有汗不至足，舌根有痰不能咯，语言蹇涩不遂，白痦布而不透，耳聋便薄，脉软苔黄。湿热化风，痰阻舌根，有痉厥之忧，急予清热涤痰，祛风利湿为治。羚羊角、天竺黄、丝瓜络、桑枝、桑叶、钩钩、天生虫、石菖蒲、海风藤、竹沥、连翘、杏仁、滑石、苇根。

身热暮重，舌音渐清，痰稍能吐，耳聋略聪，肢痉定，白疹多，脉形软弦，苔黄且腻，口糜咽痛，邪未楚也，仍宜宣熄。枇杷叶、羚羊角、桑枝、胆星、银花露、碧玉散、生僵蚕、竹茹、竹沥、竹黄、石菖蒲、活地龙、杏仁、蔷薇花露。

《临诊医案·正文》

汪先生，四月二十九，星若诊：夫热为天之气，湿为地之气，热得湿而弥炽，湿得热而愈张，蕴郁三焦，相火相煽，内窜心胞络中，神志时清时浑，呓语如梦，音糊风动，手痉捻撮，斑疹隐约未透，咳呛痰稠，气促呃逆，胸闷骨楚，脉形弦数少神，舌黑苔干。此系邪热由卫入营扰及厥阴，震动君主，殊为棘手，防今明额汗外脱不测，既蒙宠召，不忍坐视，勉拟存液清心镇肝达邪一法，聊尽人事而已，录方是否，祈请高裁政。

羚羊片（二钱），连翘心（一钱五分），炒赤芍（一钱五分），黑山栀（一钱五分），黑豆卷（四钱），鲜生地（六钱，二味同打），霍石斛（二钱），元参心（一钱五分），朱茯神（四钱），加卷心竹叶（十六片），小橘皮（八分），竹二青（水炒，二钱），另用石决明一两二钱煎汤代茶。

另用万氏牛黄清心丸一粒，纯钩钩二钱、石菖蒲五分，二味煎汤代水，均二次化服。

汪春翁，四月三十午诊：昨投万氏牛黄清心丸，服后神志稍清，肝风仍然未熄，寐则呓语如梦，斑疹较多，胸部未透，咳呛不畅，痰黏色黑，腑液溺少，赤而作疼，气冲呃逆，唇燥齿黑，口渴不引饮，饮不解渴，脉形濡而数，舌中干黑过刺。此系温邪挟湿，春感夏发，热邪渐入心营，扰乱神明，震动肝风，势属燔灼。防其额汗，痉厥不测，勉宗前法，仍以清心镇肝为主，但危笃若此，惟百中图一而已，录方是否，候高明政用，并请崇山太世叔指政。黑豆卷二钱，鲜生地六钱（二味同打），羚羊角（切片煎冲）二钱，辰茯神四钱，天竺黄一钱五分，霍石斛（煎冲）三钱，陈胆星六分，刀豆子五粒，陈柿蒂五个，小橘皮一钱，炒赤芍一钱五分，纯钩钩（后下）三钱，加佛手露拌炒竹茹二钱，另用九孔石决明一两四钱（煎汤代水）。

春翁，五月初一日：呃逆虽平，然阴液下耗，阳明湿浊上腾，口糜满布，咽干燥痛，神志稍清，寐则仍有谵语，肝风略熄，耳聋失聪，疹点夹瘢，化而未尽，胸膺晶痦，脉濡数而少神，舌焦，腑三天未更，小溲短赤且痛。此系湿温化燥劫津，邪热由气分渐入营中，遂致液涸邪张，扰动神明，殊为危险。夏至将临，虞其额汗，痉厥不测，勉拟存液清心，兼以降浊一法，未审然否，祈候高明政用。生西洋参（佛手露一钱五分内炖冲）一钱二分，甘中黄五分，陈胆星六分，淡竹叶三钱，霍山石斛（另煎冲）三钱，天竺黄一钱五分，炒赤芍一钱五分，朱灯心廿寸，朱拌茯神三钱，纯钩钩三钱，加辰砂益元散（绢包）三钱，木通一钱。

汪春翁，五月初三日：连投存液降浊之剂，服后口糜稍去未尽，神志渐清，时有惊跳，乃水不养木所致，耳聋略聪，斑疹化，晶痦未回，纳谷少思，痰稠不能畅唾，胸部仍有窒塞。此平素操劳兼嗜鸦片，气弱湿胜，感邪引动伏湿，先从上受，属于肺失治，邪势鸱张，过膜原扰膻中，遂致风动神迷。首宗喻氏宣窍一法，继以存津清心，刻虽包络之热渐解，奈舌糜未退，津液未回，况兼情不耐。当此九仞之际，虑其余波作浪，须糜退津回，可许吉期，录方尚祈明哲政。生西洋参（佛手黄一钱五分同炖）二钱，甜新会一钱五分，福泽泻（盐水炒）二钱，天花粉二钱，铁皮石斛（打汁）六钱，天竺黄一钱五分，柏子仁（净）三钱，谷子露（冲服）一两，煅苍龙齿二钱，纯钩钩（后下）三钱，加碧玉散（包）三钱，甘中黄五分。

《龙砂八家医案·恒斋公方案》

常熟萧宅女。上则喉口糜烂，下则腹痛便溏，病由去秋延及今夏，时作寒热如疟，缘劳心体质，夏气失长，秋冬收藏，今至暑气，为之内伏。今诊脉左尺寸俱紧，右关重按见涩，面色赤黑晦滞，舌苔腻厚黄白。睹色切脉，见症情形，明明肾水郁及丙火，三焦失司宣化耳。河间云：膀胱移热于小肠，膈肠不便，心胃壅热，上为口糜，主以柴胡地骨散。奈病久食减亏虚，虚火易以升动，用药以此为棘手，不获已。小其剂，缓其制以进之。柴胡（去苗）、地骨皮二味等分，为末，水一盏煎至八分，去滓，食前服，每服药末，或二三钱可也。进三服大效。

《王应震要诀·王震云先生诊视脉案·云间程氏绍南先生医案》

痞满作胀便清。

孙佑修。久郁不舒，肝脾气结，清浊混于中焦，胸膈痞满作胀，阑门之气不利，大便旁流清水，小便时通时阻。《经》云：清阳在下，则生飧泄；浊阴在上，则生䐜胀。又少阳为枢，枢机不利，肝气横行决冲，因多变幻诸症。细审六脉，左三部沉细而软，重按无神，右三部庶几稍舒，口舌糜烂赤紫，两足时有冷状。此系病久阴亏，兼之君相之火亢炎，拟固本汤以清晨服，晚进滋肾丸导火下行，使其口糜舌肿即退，然后再商调理。炒生地、提麦冬、淡天冬、黑元参、湖丹皮、奎白芍、炒枸杞、甘草梢、赤茯神加灯草。滋肾丸：黄柏、知母、甜肉桂，用猪脊髓和为丸。

《贯唯集·产后》

陈，右。据述产后感寒受湿，暑热交蒸，郁久化毒，发为口糜现象，齿浮龈肿，舌碎颐腐，妨于饮食，脉象搏数。从景岳法治。鲜生地、细生地、熟石膏（冰糖拌）、知母、川连、牛膝、银柴胡、芦荟、生甘草、银花、青黛、薄荷、川萆薢、贝母。

《贯唯集·湿》

张，右。长夏湿热交蒸，郁于脾胃经络之间，以致唇舌发泡腐烂，病名口糜。法当清暑泄热，以宣其毒。青蒿、萆薢、鸡苏散、赤猪苓、泽泻、通草、山栀、淡芩、银花、芦荟、大贝、知母、花粉、淡竹叶、荷叶、灯草。

《毛对山医话·正文》

曾从余学医，颇有机变，因令诊，春冶躄额，曰尊年营卫，既亏痢疾，大下阴液已涸，今口糜呃逆，胃气将绝，实难措手，惟有扶持元气，兼养胃阴，冀得胃气稍醒以图转机，未识是否余曰子言颇合，遂与定生脉佐芍药、银花、陈皮、炙草等味，以糯稻根煎汤代水。春冶用党参，余曰是方所重在参党参，气味平淡，仅可调补，常病岂能恃以为治，乃用吉林上好山参，每服五分，日进药一次参刚，昼夜四次。如是者五日，旁症悉除，渐能进粥，旬余而痢亦止，然仍不撤参药，至冬初能大啖肉，食盘飧罗列，无不称美。春初始，能起床，步履然，能食不充肌肉。

《曹沧洲医案·风温湿热》

幼。泄泻起惊之后，满口口糜，舌灰黄、糙燥，胸闷肌灼，神蒙，脉数。胃阴大夺，肝火上亢，最防厥变，势甚险恶。真风斛、青蒿、茯苓、银花、石决明、丹皮、扁豆衣、通草、竹卷心、赤芍、甘草、鲜稻叶。

《邵氏方案·卷之射·浮肿》

口糜之后，加以足肿。此气阴并虚也。生地、苓皮、於术、土贝母、党参、加皮、归芍，人中黄七分、一钱。

《邵氏方案·卷之御·泄泻》

痰气降而大便溏泄，脾土伤矣，加以胃败口糜，殊难兼顾。党参、沙参、川贝、苓皮、麦冬（元米炒)、於术、玉竹、橘红、青皮。

《邵氏方案·卷之御·痢》

1）素有嗜,痢下五月之久,舌黄斑剥,势将口糜、呃逆,收功难许。丽参、归芍、木香、荷米饮、阿胶、炙草、肉果、化肝煎

2）痢延年余,舌质光,曾经吐蛔。防其口糜、呃逆。安胃丸,生地、炙草、青皮、参须、阿胶、归芍、陈皮。

《邵氏方案·卷之御·红痢》

伏邪下痢红积,延今七十余日,素有嗜好。防其噤口、口糜、呃逆之变。丽参、炙草、归身、青皮、泽泻、白芍、木香、肉果、陈皮、红曲。

《邵氏方案·卷之书·肛痈》

素有嗜好,肛门外疡,已耗气血,加以便泄半年,舌质红,脉细软,脾肾阴阳两伤。防其口糜、呃逆。丽参、炙草、补骨脂、霞天胶钱半,枸杞、白芍、归身、北五味,化肝煎,菟丝。

《竹亭医案·卷之四》

妹倩王履安兄,嘉庆戊寅十月二十六日,丹症治验。始于额痛,喉疼、寒热,舌苔白腻。当用羌、防、甘、桔、藁本、僵蚕、牛蒡、马勃、桑白皮、干浮萍草煎服。次日天明,微汗,头额痛缓,而面额、颈项俱发作红丹成块,大小不一,光亮而痛于外,内痛大减。仍先寒后热,喉痛未减,早轻午重,时有呓语。脉形浮弦,左大右小。再以荆芥、牛蒡、酒炒黄芩、连翘、葛根、蝉衣、生地、薄荷、甘、桔辈清疏之,使素蕴之风热丹毒出表为最。服后寒热俱轻,额痛十减六七,惟丹块愈觉高突,足征丹毒外达之象,故胸膈不闷、语言清楚。三日间头面、手臂肢体俱发丹毒,大如胡桃,小如蚕豆。此即时行丹毒、大头疙瘩瘟之类也,当以家制霞城散水调涂丹,顷之痛减,高突渐平,而寒热未罢,口干欲呕,小溲色赤,究竟邪毒未尽。即于前方去葛根、蝉衣、生地,加花粉、山栀、贝母、滑石辈,加雪梨肉二两同煎服,仍用霞城散水调涂,甚妙。服煎剂,夜稍寐,无乱语,头额之丹块亦十平其七八。惟两颧、耳后及唇下尚未大平,肢臂、下体之小块亦稍平,痛大减。仍于前方损益之,服后寒热、喉疼俱退尽,而犹觉口中不爽,自知难过而又不能言。其所以然之故,细审之,此口糜也,兼之鼻声如齆。《经》云:心肺有病而呼吸为之不利也。又曰:膀胱移热于小肠。膈肠不便,上为口糜。治以苦寒之剂,以辛温佐之,拟既济解毒汤法,以清余蕴之邪。

黄芩一钱半(陈酒浸透,炒),川黄连一钱(陈酒浸透,炒),桔梗一钱半,甘草一钱半,连翘壳一钱五分,当归一钱,柴胡一钱,升麻一钱。河水煎服,外仍用前药如法涂之,赤肿立平。服后口糜十去其八,项颐之块亦俱起皱纹。再以清火解毒二三剂,大小丹粒渐自脱盖,其疤尚有一层白衣剥下,宛如痘之托衣,从此收功,亦丹毒中之险症也。

《竹亭医案·卷之五》

湖广周正琏,年五十三,已丑八月十四日诊,暑湿症误治几危治验。病由七月间暑湿内侵,寒热胸闷。医以清疏却湿,热虽退,而胸闷、痰多、溲赤、便秘未减。更医,医以清凉佐大黄、芒硝等服之,大便仍未解。又以消导佐更衣丸,亦不解。又有用麻仁丸等法,不应。医更数手,非但便秘十余日不通,反增口糜、咽干,舌胎淡白湿润,上腭、两颔干燥无津。刻吐白痰,黏腻如胶,状若瓜子大,时吐无宁刻。小溲短赤,大便十余日未解,食饮甚少。细审之,因口苦黏腻,痰胶满嘴,牙龈白腐,上腭干涸,以故粥难下咽,惟用炒米泡汤咽下以充饥,非不欲食者可比。于八月十四延治,诊其脉左沉细如丝,右脉稍大于左,亦在沉小、弦细之间。知其中焦阻膈,上则口糜,下则便秘。概以通幽攻伐,非惟大便不通,徒伤中气,无怪乎口糜腐而干涸喜饮也。当以厚朴、蒌仁、二苓、麦、斛、阿胶、南枣、元参辈服之,肢体少有微汗,身中渐有活动之机。

次日:原方去厚朴、阿胶,加二原地、麻仁等。服后有转失气,而大便仍无,似觉精神稍健,其口苦、黏腻白痰、龈腐、干涸、喜饮、刻吐黏沫无已,俱未一减,《经》云:膈肠不便,上为口糜,下则便溺不爽者是也。治阳明而兼治少阳,冀其中焦和而口齿利,食饮贪而大便通矣。

八月十六日方附下:小生地四钱,瓜蒌仁三钱,淡干姜八分(炒),僵蚕一钱半(炙),地骨皮三钱,广藿香一钱半,鲜石斛三钱,柴胡八分,薄荷头一钱,归身一钱半,生甘草六分。上药十一味,煎好去渣,入生白蜜六钱,冲,用此以润大便之燥结。服此一帖,口糜若失,黏腻之痰竟不一吐,且口舌上腭干涸、龈腐亦不自觉矣。

次日:原方去归身、薄荷,加麦冬、赤茯苓等。

再剂，胃和食增，惟大便半月未解。仍宜养胃、生津、润燥以通幽，方用生首乌、玉竹、柏子仁、归、陈、麦、斛、枳实、山楂等。煎服一剂，午后大便结粪成条，早晚两次，解之甚畅，诸恙向安矣。

月余之病，医更数手。因妄通大便而致口糜肉腐，甚至食难下咽，几乎误事。得余十六日方，一剂而口糜等全愈，再剂而食进神安。又以生津润燥一剂，而半月之便秘顿通。用药若有神助，全赖心领意会间，非笔舌所能罄其长也。

《顾氏医案·女科时症门》

深秋凉风触动暑湿伏邪，初起间日瘅疟，已属阳明见症，尔来热无定时，脉空数，两关独大尺短，舌绛边碎，口糜气秽，咽哽塞。胃中邪热内蒸，阴液日渐告涸。不但虑其病久正脱，抑恐毒气内陷，则胃败不食。姑拟彻热救阴、清胃解毒之法，以消息病机。黄连、生地、人中黄、川贝、黄芩、阿胶、川石斛、银花。

平旦潮热又发，燥而渴饮，胸痞气粗，口糜气秽，鼻痒舌干，脉数。悉属肺胃蕴热，阴液内涸之象。喻西昌为的对之方，但其热势猖狂，深恐鞭长莫及。清燥救肺汤用参须、人中黄，去麻仁。

连进苦泄滋阴，甘寒化热，津液不回，神识模糊，脉数无力。邪热匿于痰中，蒙闭心营，正气不得振托，明日三候陡然昏厥，将何料理？不忍束手，竭蹶拟方，以冀弋获。犀角、麦冬、知母、生地、石膏、石决明、人参、川贝、竹沥。

夜来得微汗，神醒而倦怠懒言，脉右弦数，唇仍干，身热暂解。目前之急，痰邪终未能出，虑其明日复然，治法不外清营化痰，公议方损益。犀角、麦冬、石决明、竹沥、生地、石膏、川贝母、芦根、人参、知母、霍斛。

晚诊：更衣不畅，渴饮脉数，邪火之势未衰也，胃中津液大亏。若明晨忽然风动，将何以御之？此时滋清熄风之外，无他道也。羚羊角、麦冬、川贝、灯心、石决明、芦根、南沙参、生地、霍斛、竹叶。

病情如昨，脉象稍逊，寤言不寐，邪热逗留不去，正气日渐消除磨，假使今晚复热，岂不大费踌躇也乎？公议清阴中之热，和胆胃之热。生地、麦冬、川贝、竹茹、鳖甲、石决明、橘白、花粉、川斛、丹皮。

晚诊：热不复发，固属转机，然脉软少神，更衣怯力，口干舌蹇，阴液颇亏，伏热不清，怕其骤虚，口疳糜烂。责在专司滋阴和胃，以熄余焰。生地、川斛、丹皮、橘白、麦冬、川贝、茯神、稻须。

脉形虽软，病情未减，即古云难成而易亏者，阴气也。口糜不除，胃中自觉热气上升，乃余焰未熄。宗前法滋阴清化，和胃生津。生地、茯神、稻须、甘蔗汁、丹皮、川斛、麦冬、石决明。

晚诊：诸症仍若，毋庸多赘，惟似寐非寐，醒则喉间咳呛，足见肺胃阴液不能上供。本拟再用滋剂，因未及一昼夜药已两进，恐药力过病，拟用色白味甘性润者，扶助胃气，清泄肺胃而已。沙参、冬瓜子、通草、麦冬、川斛、芦根、川贝、茯苓。

又，诊得右关独大，喉间作痛，嗌干，二便时难，知饥少纳，此皆阴液少于涵养，水火有亢炎之势。急请专司调治，以免蔓延。宗前法复入咸降之品。生地、麦冬、料豆衣、天冬、桔梗、绿豆衣、川斛、生草、淡秋石。

交今日来大便三次，便后气粗神倦，寐则眼睛露白，渐次有诸虚之象。拟用三才加味，一以摄纳正气，一以静摄肝阳，频频灌溉，庶几免太过不及之象。人参、天冬、川斛淮麦、生地、石决明、茯神、南枣。

夜来又作潮热，热时神蒙，幸喜为刻无多，脉形仍数，翻覆不已，究属余邪留恋。拟清骨散以搜剔之，佐以清胃。生地骨皮、知母、川斛、鳖甲、丹皮、麦冬、草梢。

《顾氏医案·虫门》

鬲肠不便，上为口糜，下为滞下，内生蛲虫，劳心抑郁所致。胡黄连、赤芍、小木通、鹤虱草、苦楝根皮、槟榔。雌鸡淡清汤先饮少顷，然后服药。

《王孟英医案·卷一·疟》

沙沛生鹾尹令堂，年五十七岁，体素弱而多怫郁。秋间患疟于诸暨，医治未效。冬初来杭，谢某叠进温补，其势孔亟。寒微热炽，昏谵瘈疭，目不识人，舌绛无液，苔色黄燥，便秘不行。延孟英视之，脉洪滑右甚，左手兼弦，乃痰热深蟠，内风煽动也。予知母、花粉、蒌仁、竹茹各三钱，佐以栀、薇、翘、贝、橘红、莲心。一饮而更衣溲畅，胸次较宽，痰嗽口糜，且知头晕，乃去知母、花粉、蒌、翘，加沙参、苡、斛、麦冬、野蔷薇露。

《王孟英医案·卷一·痢》

孙心言以七十之年患滞下，胡某知为暑热，以青磷丸下之，治颇不谬。继则连投术、朴、夏、葛等药，渐至咽疼口糜，呃忒噤口。诸医进补，其势孔亟。伊婿童秋门迓孟英诊之，右脉滑数上溢，身热面赤，溲涩无眠，体厚痰多，时欲出汗。在痢疾门中，固为危候，第以脉证参之，岂是阳虚欲脱？实由升散温燥之剂，烁其阴液，肺胃之气窒塞而不能下行也。与大剂肃清之药，一剂知，二剂已。随以生津药溉之，痢亦寻愈。

《王孟英医案·卷二·调经》

管君幼斋令正，汛停七月，至仲秋经行不多，腹乃微胀，继则胸闷不饥，身有寒热。吕某以桂枝、黄连等药进，而痞闷转加，二便不行，口糜而渴，得饮即吐，夜不能寐，五内如焚。余诊之，脉弦软而细，面赤足冷，神惫不支，是营阴素亏，气机多郁，郁久生热。辛燥忌投，授沙参、蒌、薤、栀、茹、旋、菀、冬瓜子、枇杷叶。二剂，而燥矢行，胸腹舒知饥，吐止，继以宣养而瘥。其汛停良由血不足，非有血不行而阻也。

《王孟英医案·卷二·产后》

管君锡棠仲郎兰谷之室，季秋患寒热，娠已八月矣。继因其子患惊，忧劳数月，遂兼痰嗽，而舌糜口臭。服药数帖而娩，其胎已腐。然寒热、咳嗽、口糜诸恙不减。医以其产后也，用药益无把握，驯致气逆自汗，面赤无眠，束手嘱备后事矣。

《丁甘仁医案·卷二·痢疾案》

吕右经闭一载，营血早亏，今下痢赤白，已延三月，腹痛后重，纳谷衰少，形瘦骨立，舌光无苔，脉象濡细。据述未病喜食水果，既病又不节食，脾土大伤，中焦变化之血，渗入大肠，肠中湿浊互阻，积而为痢也。今拟温运脾胃，以和胃气，寒热并调，去其错杂。炒潞党参一钱五分，熟附块一钱，炮姜炭六分，生白术三钱，清炙草六分，全当归二钱，炒赤白芍各一钱五分，肉桂心（饭丸吞服）三分，焦楂炭三钱，大砂仁（研）八分，阿胶珠一钱，戊己丸（包煎）二钱，炒焦赤砂糖三钱。

二诊：经治以来，血痢虽则轻减，而余恙如旧。舌边碎痛，恐起口糜之先端。谷食衰少，胃气索然。欲温中则阴分愈伤，欲滋养则脾胃益困，顾此失彼，棘手之症，难许完璧。专扶中土，以冀土厚火敛之意。

祁右痢下匝月，次数虽少，谷食不进，里热口干，加之呃逆口糜，脉小数，舌质红，苔糜腐，痢久伤阴，木火冲胃，湿热败浊，稽留曲肠，肠膜已腐矣，危状叠见，恐难挽回。勉拟参连开噤意，聊尽人工。西洋参一钱五分，川雅连五分，炒黄芩一钱，生白芍一钱五分，甘草五分，陈皮一钱，炒竹茹一钱五分，清炙枇杷叶三钱，柿蒂十枚，石莲三钱，焦麦芽一钱五分，荠菜花炭三钱，滋肾通关丸（包煎）一钱五分。

《全国名医验案类编·初集四时六淫病案·第一卷风淫病案·风温夹食案》

钱苏斋：住苏州谢衙前。

病者：吴吉人，年四十九岁，住苏城赛儿巷。

病名：风温夹食。

原因：素体瘦弱，食积易停，温邪由口鼻吸入肺胃，与痰滞胶结而发。

证候：初起表热，一日即解，能食不大便，痰嗽气逆。病届五日，曾陡作胀闷、喘急欲绝，旋即平复。迄十一日晨，始行大便一次，登厕方毕，腹中疠痛不止，冷汗如雨，气促脉微，昏谶痰嘶，面色晦黯，呼号欲绝。自晨迄晚，连易五医，俱言不治，或仅书生脉散方以固其正，余审其龈腭间有糜腐，与之语神识尚清，中气未夺，按其腹并不拒，但言绕脐剧痛，矢气臭秽而极多，量其热度，止九十八度。

诊断：脉甚细弱，而舌苔焦黄垢腻厚浊。此温邪与痰滞交结，阻塞肠胃间欲下而不得下，故有此剧烈之腹痛也。冷汗频流，此痛汗非脱汗也。脉虽微细，身虽无热，其人阳气素弱，邪亦不甚，但积滞大多，非一下所能愈者。兹当舍脉从证，先与急下之剂，不可误认为正虚欲脱之证，致犯实实之戒，反致不救也。

疗法：下法宜用汤，汤之言荡也。惟痰热宿滞，皆胶黏之物，淤积既久而又多，非一下即能荡涤无余者。观其满口糜腐、矢气叠转，胃将败而生机未绝。攻下之中又宜相度缓急，分数次以行之。

处方：礞石滚痰丸七钱（包煎），焦六曲三钱，莱菔子三钱，广橘红一钱，海蛤粉四钱，陈胆星一钱，制半夏三钱，炒枳壳一钱，瓜蒌实六钱，光杏仁三钱，山楂炭三钱，芒硝一钱（冲）。

又方：川连七分，楂炭三钱，枳实钱半，制半夏三钱，白杏仁三钱，乌药钱半，苏梗钱半，六曲三钱，槟榔钱半，全瓜蒌七钱，川郁金钱半，大腹绒钱半。

三方：枳实导滞丸七钱（包煎），广橘红一钱，制半夏三钱，莱菔子三钱，白杏仁三钱，苏子三钱，瓜蒌实五钱。

效果：服第一方，下宿垢甚多，腹痛缓，自觉未畅，矢气尚多。与第二方，又解一次，痛止痰平，但自言腹中宿垢尚多。再服第三方，又畅下宿垢甚多，糜腐去而舌苔脱去大半，下露淡红新肉。乃用石斛等养胃法，调理旬余而痊。

[廉按]风温夹食，食积化火酿痰，数见不鲜。此案诊断既明，方亦稳健可法。

《留香馆医话》

杨右。温病久延，业已瘆布，便解而内热绵绵不断，舌光绛如柿，津液之竭，势将口糜起腐，此为温热伤阴，病后失于调理，一误再误，渐延虚怯，虽有良方，恐难奏效。枫斜、白芍、龟板、南北沙参、香谷芽、熟地、甘草、鳖甲、麦冬、乌梅肉，另以枫斛代茶恣饮之。

复诊：津液稍润，舌光如故，仍守原法，望其纳谷方是生机。原方加米露、研蔷衍花，仍以枫斜汤代茶。

三诊：津液已回，内热颇减，既畏药不肯服、以枫斛汤常服可也。此病若在膏粱之体或善操心机之人，决无生理，幸是农家作苦之人，平素无思无虑，竟得渐愈。

第五节

唇风

唇风，主要指以口唇红肿发痒、破裂流水，甚则口唇干裂脱屑，瞤动不止为主要特征的病症。据历代文献记载，唇风多因阳明胃经风火上攻、热灼阳明或脾热肺燥所致。治当疏风清热、养血祛风为法。

【辨病名】

唇风，在古代文献中又以唇瞤、驴嘴风、唇颤动、恬唇风等代称。

《吴氏医方汇编·第一册·口齿舌症》："若唇干，以舌润之，润至何处，干至何处，名唇风。"

《疡医大全·卷十四·唇口部·唇瞤门主论》："窦汉卿曰：脾胃受风，则唇瞤动裙揭矣。"

《疡医大全·卷十四·唇口部·唇风门主论》："胡景周曰：凡下唇肿痛，或生疮，名驴嘴风。上唇肿痛生疮，名鱼口风。"

《临证一得方·卷一 首部·唇风》："唇风时发，干裂起盖。"

《重楼玉钥·卷上·喉风三十六症·驴嘴风》："驴嘴风生在下唇，逐时肿大不堪论。更加作痛如刀刺，敷药频施效自神。初起下唇生一红疮，逐时肿大渐至下唇长出，用消芦散熏。"

《喉舌备要秘旨·喉部·辨喉症经络治法》："如唇嘴反青黧黑，直如鱼口，气急不收，口唇颤动，摇头不止，皆是不治之症。"

《集喉症诸方·喉风三十六症·驴嘴风》："驴嘴风生在下唇，逐时肿大苦伸吟，若然肿痛如刀刺，医者须将角药频。"

《王旭高临证医案·卷之二·肝风痰火门》："至于口唇干燥赤碎，名恬唇风。"

《喉科秘诀·卷下·大水风》："[光按]龙嘴风，即鱼口风之变症。生在上唇，驴嘴风生在下唇。"

【辨病因】

据历代文献记载，唇风之病因多为外感六淫邪气，以风邪、热邪为主。脾之华在唇，阳明胃经环唇夹口，脾胃相表里，脾胃受邪上扰口唇，则生唇风。或有内伤七情、饮食劳役等所致湿热内生、阴虚血燥，津液不上承于唇，则口唇干燥或裂，甚则瞤动不止。

《外科正宗·卷之四·杂疮毒门·唇风第一百三十九》："唇风，阳明胃火上攻，其患下唇发痒作肿，破裂流水，不疼难愈。"

《外科大成·卷三分治部下·唇部·唇风》："唇风生下唇，发痒不疼，肿裂流水，由胃火上攻也。"

《外科心法要诀·卷五·唇部·唇风》："此证多生下唇，由阳明胃经风火凝结而成。初起发痒，色红作肿，日久破裂流水，疼如火燎，又似无皮，如风盛则唇不时瞤动。"

《吴氏医方汇编·第一册·口齿舌症》："口唇，上属阳明，下属大肠，燥则干，热则裂，风则润，寒则揭。若唇干，以舌润之，润至何处，干至何处，名唇风。"

《王旭高临证医案·卷之二·肝风痰火门》："至于口唇干燥赤碎，名恬唇风，亦由肝风胃火之所成也。”

《外科备要·卷一证治·唇部》:“按脾之荣在唇,脾热则唇赤或肿,寒则唇青或噤,风则唇动或㖞,燥则干焦或裂,虚则唇白无色,湿热则唇胖湿烂,风热则唇肿生核,狐则上唇有疮,惑则下唇有疮,此外科辨唇之大要也。”

【辨病机】

一、阳明胃经风火攻论

历代文献认为,唇风病机多由阳明胃经风火上攻所致。脾之华在唇,阳明胃经环唇夹口,脾胃相表里,脾胃受邪上扰口唇,则生唇风。

《外科正宗·卷之四·杂疮毒门·唇风第一百三十九》:“唇风,阳明胃火上攻,其患下唇发痒作肿,破裂流水,不疼难愈。”

《外科大成·卷三分治部下·唇部·唇风》:“唇风生下唇,发痒不疼,肿裂流水,由胃火上攻也。”

《外科心法要诀·卷五·唇部·唇风》:“此证多生下唇,由阳明胃经风火凝结而成。初起发痒,色红作肿,日久破裂流水,疼如火燎,又似无皮,如风盛则唇不时瞤动。”

《王旭高临证医案·卷之二·肝风痰火门》:“至于口唇干燥赤碎,名铦唇风,亦由肝风胃火之所成也。”

二、热灼阳明论

热灼阳明胃经,灼伤津液,阴虚内动生风,又阳明胃经循行环唇夹口,故生唇风。

《剑慧草堂医案·卷中·唇风》:“热灼阳明,唇风咳呛。”

三、脾热肺燥论

脾主运化水液,肺主宣降。脾开窍于口,其华在唇,脾热则津液运化失常,肺燥则津液宣发受制,津液不能上乘至唇,故生唇风,可见口唇干燥或干裂。

《临证一得方·卷一 首部·唇风》:“唇风时发,干裂起盖,脾热肺燥故也。”

【论治法】

历代文献表明,唇风病机多由阳明胃经风火上攻或热灼阳明所致,治当清热、祛风。又热盛易灼伤阴血,阴虚阳亢则亦生内风,故唇风之论治,又应兼养阴、养血之法。

《王旭高临证医案·卷之二·肝风痰火门》:“至于口唇干燥赤碎,名铦唇风,亦由肝风胃火之所成也。治当清火、熄风、养阴为法。”

【论用方】

1. 铜粉丸(《外科正宗·卷之四·杂疮毒门·唇风第一百三十九》)

治唇风。

铜青(五钱)　官粉(三钱)　明矾(一钱五分)　轻粉(一钱五分)　麝香(一分五厘)　冰片(一分二厘)　黄连(二两,切片,煎稠膏)

上共为细末,黄连膏丸如芡实大。每用一丸,汤泡纸盖,每洗顿热,上面清水勤洗之,其患自愈。

2. 薏苡仁汤(《简明医彀·卷之五·唇证》)

治风热在脾,唇瞤动,或结核,或浮肿。

苡仁　防己　赤小豆　甘草(炙,各等分)

上㕮咀。每七钱,水煎服。

3. 滋阴地黄丸(《外科大成·卷三分治部下·唇部·唇风》)

治阴虚火燥,唇裂如茧。

熟地　山药　山萸　五味子　麦冬　当归　菊花　枸杞　肉苁蓉　巴戟

上等分,为末,炼蜜为丸如梧子大。每服七八十丸,空心,白滚汤送下。

4. 双解通圣散(《外科心法要诀·卷五唇部·唇风》)

治唇风。

防风　荆芥　当归　白芍(酒炒)　连翘(去心)　白术(土炒)　川芎　薄荷　麻黄　栀子(各五钱)　黄芩　石膏(煅)　桔梗(各一两)　甘草(生,二两)　滑石(三两)

共研粗末。每用五钱,水一盅半煎八分,澄渣,温服。

5. 生地膏(《吴氏医方汇编·第一册·口齿舌症》)

治一切损伤,及热毒暑疖。

生地(一两二钱)　粉甘草(三钱)　当归(六钱)　黄占(一两五钱)　香油(六两)

熬成膏，听用。

6. 双解复生散（《彤园医书（外科）·卷之五肿疡初起·天字号》）

治痈疽发背诸般肿毒初起，恶寒发热，四肢拘急，内热烦渴，便秘，用此发表攻里。

芥穗　防风　白芷　川芎　麻黄　黄芪　甘草　栀仁（各六分）　连翘　金银花　羌活　薄荷　当归　白芍　炙术　沙参　滑石末（各一钱）　大黄　芒硝（各二钱）

表重姜葱引，里甚白蜜引，服取汗下。

7. 荆防败毒散（《彤园医书（小儿科）·卷之一初生门·牙痈》）

治痈初起，牙床焮肿疼痛，发热恶寒。

荆芥　防风　羌活　独活　柴胡　全胡　枳壳　桔梗　川芎　茯苓　薄荷　甘草　生姜　葱白

8. 真金散（《彤园医书（小儿科）·卷之一初生门·目烂赤热》）

黄连　黄柏　赤芍　当归（各一钱）　杏仁（五分，去皮尖，炒黄）

切碎研末，用乳汁浸一宿，日中晒干，再研至无声，细绢筛过。每用一字，捣生地汁调成糊，乳调亦可，频频搽点患处。

9. 清咽利膈汤（《彤园医书（小儿科）·卷之一初生门·喉风蛾痹》）

治喉风总方。

炒研牛蒡　芥穗　防风　连翘　栀子　玄参　桔梗　炒连　条芩　银花　甘草　薄荷　大黄　芒硝　淡竹叶

10. 坎宫锭子（《外科备要·卷四方药·肿疡溃疡敷贴汇方·巨字号》）

治诸热毒，肿痛赤热，并搽痔疮。

京墨（一两）　胡连　儿茶　熊胆（各二钱）　牛黄　麝香（各三分）　冰片（一钱）

共研极细，猪胆汁一合捣姜汁，浸大黄汁，米醋各少许，兑匀糊药作锭阴干。每用水磨汁，笔蘸频涂。

11. 黄连膏（外科备要·卷四 方药·肿疡溃疡敷贴汇方·阙字号）

治湿热诸毒，初起红肿热痛。

姜黄　黄连　川柏（各钱半）　归尾（三钱）　生地（五钱）　麻油（六两）

浸药三日，慢火炼焦去渣，下黄蜡二两，溶化布滤，入磁碗中桑枝搅成膏，摊贴。

【论用药】

1. 井华水

《疡医大全·卷十四·唇口部·唇风门主论》："胡景周曰：凡下唇肿痛，或生疮，名驴嘴风。上唇肿痛生疮，名鱼口风。以井华水常润之，乃可搽药，以芒硝涂之。"

2. 牛膝

《疑难急症简方·卷四·外科·诸疮毒类分》："驴嘴风：下口唇先肿，系危症，牛膝叶加盐、酒糟，捣敷。"

3. 桃仁

《外科备要·卷一 证治·唇部》："如风盛则唇不时歙动……冬月唇裂出血，桃仁和猪油捣膏涂之。"

《彤园医书（外科）·卷之二·外科病症·唇部》："初起发痒，色红焮肿，渐破流水，痛如火燎，又似无皮。风盛唇畏风吹，不时瞤动……冬月唇裂出血，桃仁和猪油捣膏涂之。"

4. 薏苡仁

《本草纲目·主治第四卷·百病主治药·唇》："风湿入脾，口唇瞤动，唇揭，同防己、赤小豆、甘草煎服。"

【医案】

《临证一得方·卷一 首部·唇风》

唇风时发，干裂起盖，脾热肺燥故也。桑白皮、天冬肉、肥知母、炙紫菀、赤茯苓、白蒺藜、黑玄参、肥玉竹、香青蒿、炒米仁。

《曹沧洲医案·唇齿舌门》

顾。（唇）茧唇风，肿硬，牙龈红肿，表热胸闷，汗少烦躁。内外两病，正在发越之时，未可泛视。桑叶、银花、枳壳、赤苓、丹皮、土贝、竹茹、地丁草、连翘、大竹叶、益元散（包）、白茅根。

《陈莲舫医案·卷上·驴唇风》

杨，左，十四。驴唇风根，向春又发，脉见细弦。治以和养。冬桑叶、焦山栀、净银花、荆芥穗、煨石膏、南花粉、粉丹皮、生甘草、薄荷尖、净连翘、块滑石、新会皮、荷叶、茅根肉（去心）三钱。

［按］此方无腹痛可用，否则不可用。

博，右。禀体阴虚郁热蒸痰，发于少阳部则为子母疬，发于阳明部则为驴唇风，脉见弦数。自痧疹后阴分更伤，肌肤皆为枯燥。拟以清养。北沙参、旱莲草、夏枯花、黑料豆、冰糖、炒膏、制女珍、新会皮、肥知母一钱五分，川石斛、川贝母、生甘草、白海粉一钱五分，茅根肉。八帖后去北沙参，换用西洋参八分。

第六节

骨槽风

骨槽风，即牙龈连颊硬肿疼痛，牙龈腐烂出血流脓之症。因其生于牙叉接骨（下颌骨）之处，故名牙叉发；又因往往烂穿腮部，故名穿腮毒、穿腮发。多因过食膏粱、禀赋不足、阴络亏空、外感风邪、七情内伤及“虫蚀”而致。现代临床颌骨骨髓炎与之相类，临床上多发于下颌骨。

【辨病名】

1. 骨槽风

《本草易读·卷三·白芷五十》：“牙根痛连腮颊肿痛，口难张，骨槽风也。”

《医宗金鉴·杂病心法要诀·卷五·牙齿口舌总括》：“骨槽风者，牙龈连颊硬肿疼痛，牙龈腐烂，出血脓也。”

《救生集·卷一·风湿痿痹门》：“骨槽风，牙缝出血痛不可当，名骨槽风。”

2. 牙叉发

《外科大成·卷二·分治部上（痈疽）·面部》：“生牙叉接骨之处。一名牙叉发。”

《医宗金鉴·外科心法要诀·卷三面部·骨槽风》：“此证一名牙叉发，一名穿腮发。”

3. 穿腮毒

《类证治裁·卷之六·齿舌症论治》：“骨槽风，名穿腮毒。”

《疡医大全·卷十六·龈齿部·骨槽风门主论》：“王肯堂曰：骨槽风又名穿腮毒。”

《杂病源流犀烛·卷二十三·口齿唇舌病源流》：“有骨槽风，又名穿腮毒者。”

4. 穿腮发

《医宗金鉴·外科心法要诀·卷三面部·骨槽风》：“此证一名牙叉发，一名穿腮发。”

5. 穿珠、附骨、穿喉、牙槽风、穿腮

《疡医大全·卷十六·龈齿部·骨槽风门主论》：“窦汉卿曰：骨槽风，一名穿珠，一名附骨，一名穿喉，一名牙槽风，一名穿腮。”

【辨病因】

一、过食膏粱

《外科正宗·卷之四·杂疮毒门·骨槽风第五十三》：“膏粱厚味，致脓多臭秽。”

《焦氏喉科枕秘·卷一·治喉痹单方》：“小儿生此，乃气禀虚弱，感暑风湿热，或食肥甘，而起于耳前，或耳下，腮肿连项。”

二、禀赋不足

《焦氏喉科枕秘·卷一·治喉痹单方》：“小儿生此，乃气禀虚弱。”

《包氏喉证家宝·咽喉七十二证考》：“骨槽风，耳下牙关紧痛，略有小核，寒热如疟，大人由于七情，小儿本于禀赋。”

三、阴络亏空

《疡科心得集·卷上·辨牙咬托腮寒热虚实传变骨槽论》：“其生于阴亏络空者。”

四、外感风邪

《疡科捷径·卷上·面部·骨槽风》：“骨槽风本属阴方，外被风邪久恋留。”

五、七情内伤

《外科正宗·卷之四·杂疮毒门·骨槽风第五十三》：“此得于郁怒伤肝，致筋骨紧急，思虑伤脾，致肌肉腐烂。”

《吴氏医方汇编·第一册·口齿舌症》：“骨槽风，一名穿腮毒，初生于耳，下及项，略有小核，渐大如栗，牙齿肿痛，寒热交作，腐烂不已，有忧思惊悲所致。”

《杂病源流犀烛·卷二十三·口齿唇舌病源流》：“有骨槽风，又名穿腮毒者，由忧愁惊恐，悲伤思虑所致。”

《焦氏喉科枕秘·卷一·治喉痹单方》：“此症忧愁多虑，太阳受病，结于大肠之间。邪毒交生，蕴于经络之内。或郁怒伤肝，致筋骨紧急。思虑伤脾，致肌肉结肿。”

《包氏喉证家宝·咽喉七十二证考》：“骨槽风，耳下牙关紧痛，略有小核，寒热如疟，大人由于七情，小儿本于禀赋。”

六、虫蚀

《重楼玉钥·卷上·喉风三十六症·牙痈风》：“凡骨槽风，首初起牙骨及腮内疼痛，不肿不红，惟肿连脸骨者，是骨槽风也。然齿症不一，有齿䘌者，是虫蚀齿至龈。”

【辨病机】

一、气血凝滞论

《疡科心得集·卷上·骨槽风后论》：“夫骨槽风之证，固有传变而成者矣，亦有非传变而成者。其人或有忧愁思虑惊恐悲伤，以致气血凝滞。”

二、肝胆火窜论

《疡科心得集·卷上·辨牙咬托腮寒热虚实传变骨槽论》：“其生于阴亏络空者，或其人素嗜酒，不节欲，常有郁勃不舒，偶感微邪，引动肝阳胆火上循入络。”

三、火毒内闭论

《医门补要·卷中·多骨症》：“骨槽风与牙疔，初起食荤腥，必助火闭毒，坚肿串溃，连及面颈，牙关紧闭，最为延迁，每成多骨，待多骨结聚拔去之。凡外疡不戒荤鲜，患口难敛，则脓凝结于内，日久坚硬，遂为多骨。”

四、肾虚胃火论

《重楼玉钥续编·诸证补遗》：“牙槽风，齿痛不已，龈肉浮肿，紫黑色出血，久则腐烂，属肾，虚兼胃火，用口疳药加牛黄，倍珍珠、儿茶吹之。”

五、风毒入骨论

《张氏医通·卷八·七窍门下·齿(齲蛀骨槽风)》：“生于耳前腮颊，痛引筋骨，寒热如疟，牙关紧闭，不能进食，不待腐溃而齿便脱落。此风毒窜入骨槽所致。”

《医宗金鉴·外科心法要诀·卷三面部·骨槽风》：“起于耳前，连及腮颊，筋骨隐痛，日久腐溃，腮之里外筋骨，仍然漫肿硬痛，牙关拘急，皆由邪风深袭筋骨故也。”

《疡科心得集·卷上·骨槽风后论》：“或由风寒袭入筋骨，邪毒交生。”

六、湿火热毒论

《临证指南医案·卷八·牙》：“牙症不外乎风火虫虚，此但言其痛也。其他如牙宣、牙搓、牙菌、牙疳、牙痈、穿牙毒、骨槽风、走马牙疳之类，皆由于湿火热毒蕴结牙床。须分上下二齿，辨明手足阳明及少阴之异。又当察其专科而任之。(华玉堂)”

七、阳明风热论

《重楼玉钥·卷上·喉风三十六症·牙痈风》：“有齿齲者，亦以阳明入风热之邪，抟齿龈气血，腐烂为脓血臭汁，谓之齿齲，亦云风齲。有齿历蠹者，由骨髓气不能荣盛，故令齿黑黯，谓之历齿。”

《医门补要·卷上·骨槽痈》：“风热上壅阳明，致耳下漫肿，牙关胀痛，为骨槽痈。以针刺牙根尽处，出血即松。内服清散方。若牙关紧闭，滴水不入，名骨槽风。若牙痛见牙根，肿凸一点，即是牙疔。”

八、阳明瘀湿风火凝聚论

《重楼玉钥·卷上·喉风三十六症·牙痈风》：“凡骨槽风，首初起牙骨及腮内疼痛，不肿不红，惟肿连脸骨者，是骨槽风也。然齿症不一，有齿䘌者，是虫蚀齿至龈，由胃经瘀湿风火凝聚而成，齿根胀痛腐烂，时出脓血臭汁也。”

九、太阳阳明交生邪毒论

《疡医大全·卷十六·龈齿部·骨槽风门主

论》:"窦汉卿曰……此乃忧思惊虑,太阳受证,结于大肠之间,邪毒交生,灌于经络之内。"

十、少阳阳明感于风火论

《医宗金鉴·外科心法要诀·卷三面部·骨槽风》:"乃手少阳三焦、足阳明胃二经风火也。"

【辨病症】

一、辨证候

《本草易读·卷三·白芷》:"牙根痛连腮颊肿痛,口难张,骨槽风也。"

《外科全生集·卷一·阳症门·牙痈》:"倘牙骨及腮内疼痛,不肿不红,痛连脸骨者,是骨槽风也。倘以痈治,则害之矣。"

《疡科心得集·卷上·辨牙咬托腮寒热虚实传变骨槽论》:"起自牙关坚固不开,腮肿龈胀,恶寒身热,脉细而数,渐渐成脓。至十日或半月后,脓从牙龈而泄,或从舌旁而出,或在左延及于右,或在右延及于左,即名沿牙毒;久则腮边出头,即名穿牙毒;外通里彻,即名骨槽风,延及必成朽骨,必俟多骨脱落,方能收功。此证虽不害人性命,然收功延日,难以速痊。"

《类证治裁·卷之六·齿舌症论治》:"骨槽风名穿腮毒,生耳下及项,由小核渐大如胡桃,齿龈肿痛,牙关紧急。"

《验方新编·卷一·齿部·牙根肿痛》:"倘牙骨及腮内疼痛,不肿不红,痛连脸骨者,名骨槽风。"

《验方新编·卷一·齿部》:"(牙腮疼痛初起不红不肿久则溃烂或有骨出)此名骨槽风,乃阴疽也。初起有误认牙疼,多服凉药,以致成功,烂至牙根,延烂咽喉不救。"

《焦氏喉科枕秘·卷一·治喉痹单方》:"而起于耳前,或耳下,腮肿连项。隐隐皮肉痛彻筋骨,略有小核如李大,红肿,寒热如疟,或下或上,或左或右,牙关紧急。"

《冷庐医话·卷五·外科》:"又骨槽风不可误认牙痛。"

二、辨病位

《外科全生集·卷一·部位论名》:"骨槽风患于牙床。"

《外科全生集·卷一·阴症门·骨槽风》:"马曰:骨槽风生于牙关开合处,名颊车穴。如坚硬贴骨,按之不热,可服阳和汤。"

《医宗金鉴·外科心法要诀·卷三·面部·骨槽风》:"此证属在筋骨阴分,故初起肿硬难消,溃后疮口难合,多致不救。"

三、辨阴阳

《外科全生集·王序》:"骨槽风亦阴疽类,非由瘵发。由发后服凉药,延久成瘵耳。"

《医宗金鉴·外科心法要诀·卷三·面部·骨槽风》:"此证属在筋骨阴分,故初起肿硬难消,溃后疮口难合,多致不救。"

《疡科心得集·卷上·骨槽风后论》:"此证属在筋骨阴分,故初起肿硬难消,溃后疮口难合,肝脾受伤,热毒蕴积,是以筋骨紧急,肌肉腐烂,而脓多臭秽。"

四、辨新久

《外科正宗·卷之四·杂疮毒门·骨槽风第五十三》:"初起生于耳前,连及腮项,痛隐筋骨;久则渐渐漫肿,寒热如疟,牙关紧闭,不能进食……初则坚硬难消,久则疮口难合。"

《医碥·卷之四·杂症·齿》:"牙槽风,齿痛不已,龈肉连颊浮肿、紫黑、出血、腐烂,口疳药内加牛黄,倍珍珠、儿茶,频吹。久不愈,牙缝出脓,甚则齿落,名牙漏(上边龙门牙落,不治)。"

《杂病源流犀烛·卷二十三·口齿唇舌病源流》:"初起生耳下及颈项,隐隐皮肤之内,有小核;渐大如胡桃,牙龈肿痛,寒热大作;腐烂不已,日增红肿,或左或右,或上或下,牙关紧急,不能进食。"

《杂病源流犀烛·卷二十四·咽喉音声病源流·通治咽喉口舌唇齿等症君臣佐使药味别名》:"牙槽风初起,先齿痛不已,后牙根肉浮肿,紫黑色,或出血,久则腐烂而臭。"

《疡科心得集·卷上·辨牙咬托腮寒热虚实传变骨槽论》:"起自牙关坚固不开,腮肿龈胀,恶寒身热,脉细而数,渐渐成脓。至十日或半月后,脓从牙龈而泄,或从舌旁而出,或在左延及于右,或在右延及于左,即名沿牙毒;久则腮边出头,即名穿牙毒;外通里彻,即名骨槽风,延及必成朽骨,必俟多骨脱落，方能收功。此证虽不害人性命，然收功延日，难以速痊。"

《疡科捷径·卷上·面部·骨槽风》："骨槽风本属阴方，外被风邪久恋留。初起酸疼微赤肿，溃而迟敛足堪忧。"

《包氏喉证家宝·辨喉证》："牙槽风证，初起先齿痛不已，后牙龈内浮肿，紫黑色，或出血，久则腐烂而臭，难速愈。"

五、辨经络

《临证指南医案·卷八·牙》："牙症不外乎风火虫虚，此但言其痛也。其他如牙宣、牙搓、牙菌、牙疳、牙痈、穿牙毒、骨槽风、走马牙疳之类，皆由于湿火热毒，蕴结牙床。须分上下二齿，辨明手足阳明及少阴之异。又当察其专科而任之。(华玉堂)"

六、辨预后

《外科正宗·卷之四·杂疮毒门·骨槽风第五十三》："又有外腐不合，虚热不退，坚肿不消，形焦体削者死。"

《外科大成·卷二·分治部上·面部》："若坚肿不消，外腐不合，虚热不退，形焦体削者为逆，不治。"

《张氏医通·卷八·七窍门下·齿(龋蛀、骨槽风)》："若腐肿不消，虚热不退，形焦体削者，不治。"

《疡医大全·卷十六·龈齿部·骨槽风门主论》："《心法》曰……若寒热不退，形焦体削，痰盛不食，或口内腐烂，甚则穿腮落齿者，俱为逆证。当腐烂之初，治法同牙疳施救，亦不过稍尽人事耳。"

《杂病源流犀烛·卷二十三·口齿唇舌病源流》："如破伤入风，虚火上升，呕吐血痰，臭秽不食，必至不可救矣。"

《疡科捷径·卷上·面部·骨槽风》："骨槽风本属阴方，外被风邪久恋留。初起酸疼微赤肿，溃而迟敛足堪忧。"

《经验选秘·卷一》："牙蚀，此症每因患骨槽风所致，透骨穿腮亦属危险。用南星散拂患处，数日愈。"

《焦氏喉科枕秘·卷一·治喉痹单方》："若外腐不合，虚热不退，坚硬不消，形体消瘦者死。"

《医门补要·卷中·骨槽风不治症》："有种骨槽风，溃脓后牙关仍肿闭不开，或不肿闭，牙根又无肿烂处，患口已合，只耳下有一细孔，静时并无所见，每逢言笑，稍流清水。惟呷饮食，则脂水津津不绝，治亦无效，乃终身痼疾。"

《包氏喉证家宝·辨喉证》："凡小儿走马牙疳，及大人骨槽风，须防落牙。至上门牙偏左一牙，是牙中之王，此牙一落，余牙必落，最重，难治。此牙不落，余牙尚可治。"

【论治法】

一、分期论治

《疡医大全·卷十六·龈齿部·骨槽风门主论》："又曰……治用口疳药加牛黄、倍珍珠儿茶。初起五日用之，紫色退至白色，再五日长肉，再五日自愈。"

《杂病源流犀烛·卷二十四·咽喉音声病源流·通治咽喉口舌唇齿等症君臣佐使药味别名》："牙槽风初起，先齿痛不已，后牙根肉浮肿，紫黑色，或出血，久则腐烂而臭，急用吹药(宜用冰王方加牛黄、儿茶、珍珠)，然不能速效，必至半月始愈。初治五日，紫色退至白色，再至五日，可长肉，再治五日，方可望痊。此症若久不愈，甚则齿缝出白脓，谓之牙漏，极难调治，须戒酒色，忌食一切辛辣炙煿，内服滋阴降火之剂(宜犀角地黄汤加减)，外用口疳吹药，方可渐愈。甚则齿落，上爿左边第一门牙落者，不治。已上二经，皆属胃火肾虚，内必须服煎剂为妙。"

《重楼玉钥续编·诸证补遗》："牙槽风，齿痛不已，龈肉浮肿，紫黑色出血，久则腐烂，属肾，虚兼胃火，用口疳药加牛黄，倍珍珠、儿茶吹之。"

《焦氏喉科枕秘·卷一·治喉秘法》："骨槽风如口噤者，治之先吐风痰，垂下五分灸七壮，清阳散火疗之愈。舌下痰痈刺青筋，胶涎随出如蛋清，加味二陈汤、清热如圣散用之皆灵。"

二、升水降火，健脾清金

《疡医大全·卷十六·龈齿部·骨槽风门主论》："蒋示吉曰：治此必使水升火降，脾健金清乃愈。"

三、疏散育阴，解毒泄热

《疡科心得集·卷上·辨牙咬托腮寒热虚实传变骨槽论》："治当以疏肝散郁育阴为主，佐以解毒泄热。"

四、防齿脱落

《杂病源流犀烛·卷二十四·咽喉音声病源流·通治咽喉口舌唇齿等症君臣佐使药味别名》："小儿走马牙疳，及大人牙槽风，俱要防齿落，上爿左边门牙，为牙中之主，此牙落，则余牙尽落矣，最重难治。若此牙不落，余牙虽落无妨。凡治牙疳，俱用黄药多青药少，倘有碎处，先用长肉药吹一管，后用本药吹之，无虞。"

五、戒酒色发物

《疡医大全·卷十六·龈齿部·骨槽风门主论》："同牙槽风法，兼服滋阴降火之剂。戒酒色、发物。"

【论用方】

一、概论

《外科正宗·卷之四·杂疮毒门·骨槽风第五十三》："初宜艾灸肿顶及耳垂下五分，各灸七壮，膏贴以泄内毒，真君妙贴散敷肿上；牙关内肿用线针刺去恶血，冰硼散搽之，使内外毒气得解，宜服降火化痰、清热消肿之剂；溃后当托里药中加麦冬、五味，外腐者玉红膏，使水升火降、脾健金清乃愈。"

《外科大成·卷二·分治部上·面部》："初宜艾灸肿项及耳垂下五分，各灸七壮，膏盖之，肿处涂离宫锭子。牙关内肿，用线针刺去恶血，搽冰硼散，使内外毒气得解，服清阳散火汤。如溃后，于托里药中加麦门冬、五味子、藿香之类，使水升火降，脾健金清乃愈。若误用寒凉，则非理中汤佐以姜附不能收功。外腐用绛珠膏，忌用刀针蚀药。"

《尤氏喉科秘书·用药法》："牙槽风，用口疳药加牛黄，倍珍珠、儿茶。初治五日，紫色退至白色，再五日可长肉，再五日，方可望痊。"

《张氏医通·卷八·七窍门下·齿（䶛蛀骨槽风）》："初则坚硬难消，急宜艾灸其外，针刺齿龈以泄其毒。用冰、硼、玄明粉为散吹搽，内服降火化痰消肿之剂。久则疮口难合，非参、芪、归、芍补托，兼肉桂、冬、味之类，不能破结敛肌。"

《医宗金鉴·外科心法要诀·卷三·面部·骨槽风》："初起热不盛者，内宜服清阳散火汤，外以清胃散擦牙，真君妙贴散敷腮，如初起发表之后，人壮火盛者，用皂刺、大黄、甘草节、白芷、僵蚕下之，后减大黄，加生石膏以清之。然亦不可过用寒凉之药，恐其凝结也。有硬肿日久失治，不能尽消者，脓势将成，宜用中和汤托之。已溃按痈疽溃疡门治法。亦有过服寒凉，以致肌肉坚凝腐臭，非理中汤佐以附子不能回阳，非僵蚕不能搜风。如法治之，诸证俱减，惟牙关拘急不开，宜用生姜片垫灸颊车穴二七壮（其穴在耳垂下五分陷中处），每日灸之，兼用针刺口内牙尽处出血，其牙关即开。若寒热不退，形焦体削，痰盛不食，或口内腐烂，甚则穿腮落齿者，俱为逆证。当腐烂之初，治法即同牙疳，亦不过稍尽人事耳。"

《医碥·卷之四·杂症·齿》："牙槽风，齿痛不已，龈肉连颊浮肿、紫黑、出血、腐烂，口疳药内加牛黄，倍珍珠、儿茶，频吹。久不愈，牙缝出脓，甚则齿落，名牙漏（上边龙门牙落，不治）。外吹疳药，内用滋阴降火之剂。又牙槽风溃后，肿硬不消，出臭血而不出脓者，名牙疳。臭秽难近，清胃散。有风加防风，甚则用芜荑消疳汤数下之。牙疳烂黑，防穿腮，芦荟消疳饮，外用人中白散。疳速者，一日烂一分，两日烂一寸，杀人最速，名走马疳。鼻梁发红点如朱，及上唇龙门牙落者死，口疳药加牛黄。小儿痘后毒发，多此证。或用绿矾一块，安铁绣器上烧干，先用青绢蘸浓茶搅口净，乃敷之。若恶寒喜热，胃气伤者，补中益气。"

《杂病源流犀烛·卷二十四·咽喉音声病源流·通治咽喉口舌唇齿等症君臣佐使药味别名》："牙槽风初起，先齿痛不已，后牙根肉浮肿，紫黑色，或出血，久则腐烂而臭，急用吹药（宜用冰王方加牛黄、儿茶、珍珠），然不能速效，必至半月始愈。初治五日，紫色退至白色，再至五日，可长肉，再治五日，方可望痊。此症若久不愈，甚则齿缝出白脓，谓之牙漏，极难调治，须戒酒色，忌食一切辛辣炙煿，内服滋阴降火之剂（宜犀角地黄汤加减），外用口疳吹药，方可渐愈。甚则齿落，上爿左边第一门牙落者，不治。已上二经，皆属胃火肾虚，内必须服煎剂为妙。”

《疡科心得集·卷上·骨槽风后论》：“初宜用艾灸以解其毒，服降火化痰清热消肿之剂；溃后或用八珍汤或十全大补汤，补托药中，宜加麦冬、五味。亦有过服寒凉，以致肌肉坚凝腐臭者，非理中汤佐以附子不能回阳，非僵蚕不能搜风也。若牙关拘急不开，宜用生姜片垫灸颊车穴（穴在耳垂下五分陷中）二七壮，兼用针刺口内牙尽处出血，其牙关自开。如外腐不脱，脓水不清，久则必成朽骨，俟朽骨脱去，始能收口。如或穿腮落齿，虚热不退，形焦体削，痰盛不食者，俱为逆证。设至后脾气醒复，饮食加增，亦有向愈收功者。其腐烂处，用口疳药加牛黄、珍珠、儿茶吹之，外用升膏提之。”

《新刻图形枕藏外科·枕藏外科诸症·第七十八形图》：“骨槽风，大肠风热，牙齿疳腐，血流咽喉，连块肿痛，服乳香荜拨散、当归连翘散。”

《类证治裁·卷之六·齿舌症论治》：“用鹅翎探吐风痰，内服黄连解毒汤、仙方活命饮加柴胡、桔梗、元参、黄芩。忌刀针点药。”

《验方新编·卷一·齿部》：“（牙腮疼痛初起不红不肿久则溃烂或有骨出）未溃烂者，宜用二陈汤加阳和丸煎服，或服阳和汤消之。已溃烂者，用阳和汤、犀黄丸，每日早晚轮服。如有多骨在内，用推车散吹入，过夜，其骨不痛自出，俟骨出尽用生肌散吹入，内服保元汤加肉桂、当归、川乌、生芪、生草收功，屡试神验。此林屋山人经验神妙方也。”

《焦氏喉科枕秘·卷一·治喉秘法》：“骨槽风如口噤者，治之先吐风痰，垂下五分灸七壮，清阳散火疗之愈。舌下痰痈刺青筋，胶涎随出如蛋清，加味二陈汤、清热如圣散，用之皆灵。”

《焦氏喉科枕秘·卷一·治喉痹单方》：“先探风痰，初宜艾灸，肿项及耳下五分，各灸七壮。膏贴之，以泄内毒，用金箍散，加追风散，敷外肿处。牙关肿处，吹本追风散。刀刺出血，吹秘，服清阳散火汤。溃后服千金内托加五味、麦冬，或中和汤，吹秘，合生肌。使水升木降，脾健金清乃愈。”

《焦氏喉科枕秘·卷一·治喉痹单方》：“骨槽风起太阳经，皆因郁怒致伤筋，思虑伤脾肌肉结，耳下牙关急痛生。垂下五分针七壮，吹用追风亦用针，清阳散火初宜用，中和内托值千金。”

《经验选秘·卷二》：“骨槽风，患在腮内牙根之间，不肿不红，痛连脸骨，形同贴骨疽者是，倘以痈治则害之矣。初起最易误认牙疼，多服生地、石膏，以致成功，烂至牙根，延及咽喉不救。当用二陈汤加阳和丸煎服，或阳和汤消之。倘遇溃者，以阳和汤、犀黄丸，每日早晚轮服。如有多骨，以推车散吹入，隔一夜其骨不痛，自行退出。吹至次日无骨退出，以生肌散吹入；内服保元汤加肉桂、归、芎、芪、草宜生，收功而止。”

《先哲医话·卷上·荻野台洲》：“骨槽风自胃热来者，宜杨梅一剂散。”

二、治骨槽风通用方

1. 砒霜散（《太平圣惠方·卷第三十四·治牙齿风疳诸方》）

治牙齿风疳、骨槽风及口气。

砒霜（一钱） 麝香 川升麻末 诃黎勒皮末 干虾蟆灰（各半钱）

上件药，细研，以皂荚五挺，水浸掬取汁，熬成膏。调散子，涂于纸上，剪作片子贴之。吐下恶涎，立效。

2. 丁香散（《太平圣惠方·卷第三十四·治齿漏疳诸方》）

治齿漏疳，宣露及骨槽风，脓血不止。

丁香（一分） 生地黄（五两，以竹刀子切，放铜器内炒令黑白） 干虾蟆（一分，炙） 莨菪子（半两，炒黑） 麝香（一钱，细研）

上件药，捣细罗为散。每至夜间，用湿纸片子，上掺药，可齿龈患处大小，贴之。有涎即吐，以瘥为度。

3. 乌金散（《圣济总录·卷第一百二十·齿龈肿》）

治骨槽风，牙龈肿痒及风冷痛齿宣有血，牢牙。

槐白皮（锉） 猪牙皂荚 威灵仙（去土） 生干地黄（各一两，以上七味锉碎，泥固济入罐子内，用瓦一片盖口，炭火十斤烧赤，放冷，取出研末） 细辛（去苗叶） 升麻（各半两，并捣罗为细末） 麝香（一两，别研）

上一十味，捣研为细末，相和令匀。每临卧用水调药半钱，涂在纸上，于牙龈上贴之，贴三两次即愈。

4. 胡桐泪散(《圣济总录·卷第一百二十·齿龈肿》)

治骨槽风痛，龈肿齿疏。

胡桐泪(一两) 槐树根(五两) 白蔷薇根(五两) 垂柳梢(五两) 李树根(五两)

上五味，捣筛为粗散。每用半两，水二大盏煎至一盏，去滓，热含冷吐。

5. 黄矾散

1)《圣济总录·卷第一百二十一·口齿门·齿龈宣露》

治齿龈宣露及骨槽风，小儿急疳，龈肉肿烂。

黄矾(坩埚烧通赤，研入，一两) 生干地黄(焙) 胡桐泪 升麻(各半两) 干虾蟆头(二枚，炙焦)

上五味，捣研为散。每用半钱匕，干贴，良久吐津，甘草水漱口，一两服立效。

2)《幼幼新书·卷第二十五·口齿疳第二》引《聚宝方》

治大人、小儿齿龈宣露、骨槽风，小儿急疳，龈肉烂恶肿痛。

黄矾(一两，研入，坩埚烧过者) 生地黄(干者) 梧桐律 川升麻(各半两) 干虾蟆头(二枚，炙焦)

上五味为末。每用半钱干贴，良久吐津，甘草水漱口，一两服立效。一方用熟干地黄及蟾头烧灰。

6. 草乌头散(《圣济总录·卷第一百二十一·口齿门·牙齿动摇》)

治牙齿动摇疼痛及骨槽风。

草乌头(实大者，一两分作三分，一分烧存性，二分烧黑色为度) 青盐(半两) 细辛(去苗叶，半两) 地龙(去土，一分)

上四味，捣罗为散。早夜如齿药，揩牙齿动摇处。

7. 雄黄散

1)《圣济总录·卷第一百七十二·小儿急疳》

治小儿急疳，及脾毒骨槽风，蚀动唇口。

雄黄(一分) 水银(半钱，与雄黄同研令星尽) 铜绿(一钱) 麝香(一字)

上四味研匀，以瓷合盛。每先以新绵揾去血，甚者剪去恶肉贴之，一日三敷之。

2)《幼幼新书·卷第二十五·走马疳第一》引《庄氏家传》

治走马疳、骨槽风等。

雄黄(半两) 水银 铜绿(各半钱) 麝香(半字)

上先将雄黄同水银研令星尽，次入铜绿、麝香，研匀细。先用盐浆水揩患处，揾令干，次贴药，有涎吐之。如走马疳先剪去死肉，贴药，其效甚捷。

8. 如圣散(《鸡峰普济方·卷第十七·眼目》)

治大人小儿急慢牙疳及牙龈蚀漏，脓出不止，并骨槽风及定牙龈肿痛闷者。

香白芷 零零香叶 甘草(各二两) 寒水石(三两，并为末) 草乌头(一个重一钱，以上擘开破，用如粉香白者) 石龙胆 砒霜 铅白霜(各一分) 硼砂(半分，并研)

上为末，研匀密收。每用时先净漱口了，用半字轻揩掺，有涎吐了神效。

9. 地骨皮散

1)《鸡峰普济方·卷第二十一·杂治》

治骨槽风，牙齿宣露，肿痒浮动，疼痛作时或龈烂生疮。

地骨皮 麦蘖(各一两) 皂角(半两) 青盐(一分)

上为细末。每服看患人大小用之，仍以盐浆水先漱口了，掺擦。

2)《幼幼新书·卷第三十四·口疮第一》引《博济方》

治骨槽风，牙齿宣露，肿痒浮动，疼痛作时或龈烂生疮，兼治大人、小儿口疮。

地骨皮 麦蘖(各一两) 猪牙皂角(半两) 青盐(一合)

上件四味同杵令匀，粗入锅内炒过，再杵为末。每服看患大小用之，仍先以盐浆嗽口了掺擦。

10. 麝香矾雄散《杨氏家藏方·卷第十一·口齿方二十一道》

治大人、小儿牙齿动摇，龈腭宣露，骨槽风毒，宣蚀溃烂，不能入食者。

胆矾(二钱) 雄黄(二钱) 麝香(一钱，别研) 龙骨(一钱)

上件同研令极细。每用一字，以鹅毛蘸药扫

患处,日用一二次。若小儿走马疳,唇龈蚀烂者,先泡青盐汤洗净,后用新绵拭干掺药。

11. 沉香漱口散《普济方·卷六十九·牙齿门·骨槽风》

治牙槽热毒之气,冲发齿根肿痛,或疮,或瘥,或发,并宜服。

香附子　沉香　升麻　华阴细辛(各一两)

上为细末。每用二钱,水一大盏,同煎至三两沸,去滓,温漱次吐,误咽不妨,不计时候,日用三四次。

12. 地黄膏(《普济方·卷六十九·牙齿门·骨槽风》)

治骨槽风痛,龈肿齿宣露,齿根挺出,时流脓血不止。

生地黄　胡桐泪　白矾(各半两)　麝香(一分)

上为极细末,与生地黄汁相和匀,于银器中,以文武火慢煎成膏。临时以药于齿龈上涂之,有津即咽,每用一字,食后卧。

13. 齿痛方(《普济方·卷六十九·牙齿门·骨槽风》)

治骨槽风热,牙齿疼痛不可忍,满口牙齿俱动,宜用此方抽热。

细辛　羌活　荆芥穗　防风　大黄　茜草　川芎(各一分)

上为细末。每服三钱,以热汤调,热含冷吐,如此使两三次后,方吃后方。

14. 茵陈散

1)《普济方·卷六十九·牙齿门·骨槽风》

治牙齿疼痛,外面疼痛不可忍。去骨槽风热,治牙痛。

麻黄　荆芥穗　升麻　黄芩　羌活　独活　牡丹皮　薄荷　连翘　茵陈　射干　大黄　僵蚕　半夏(各一分)　细辛(半两)　牵牛(一两)

上细杵罗为末。每服三钱,水一盏,先煎汤热,下药末,搅一搅,急泻出,食临卧,和滓热服。

2)《张氏医通·卷十五·齿门》

治齿龈赤肿疼痛及骨槽风热。

茵陈　连翘　荆芥　麻黄　升麻　羌活　薄荷　僵蚕(各五钱)　细辛(二钱半)　大黄　牵牛头末(各一两)

为散。每服三钱,先以水一盏,煎沸入药搅之,急倾出,食后和滓热服。世本多半夏、黄芩、射干、独活、丹皮。

15. 如意汤(《普济方·卷六十九·牙齿门·骨槽风》)

治骨槽风、走马牙疳及洗金疮。

荆芥穗　防风　薄荷叶　白芷　黄柏　黄连　地骨皮　贯众(各等分)

上为粗末。水煎,温漱。

16. 生肌散《普济方·卷六十九·牙齿门·骨槽风》

治骨槽风。

枯白矾　白藓皮　黄柏　白芷(等分)

上为末。先服如意汤毕,上此药神效。

17. 乳香荜茇散(《普济方·卷六十九·牙齿门·骨槽风》)

专治牙疼骨槽风。

天麻　防风　荆芥穗　草乌头　荜茇　细辛　川乌头　红豆　盆硝(各一钱)　乳香　没药　官桂(各半钱)　麝香(少许)

上为细末。每用一字或半钱,口含温水,鼻内搐之,维左右用。

18. 玉池散

1)《普济方·卷六十九·牙齿门·骨槽风》

治牙脓血变骨槽风者及骨已出者。此方张龙图传之。

藁本　升麻　防风　细辛　白芷　川芎　甘草节　当归　槐花　独活(各等分)

上为末。每服三钱,生姜三片,水一盏煎七分,温漱,服之立效。

2)《古今医鉴·卷之九·牙齿》

治牙流脓血,变骨槽风者,及骨已出者,或摇不牢,牙痛牙痒。

地骨皮　白芷　升麻　防风　细辛　川芎　槐花　当归(去头)　藁本(去土)　甘草(生,各一钱)

上作一剂,水煎去渣,温热漱口,冷则吐之,煎服尤妙。张龙图去地骨皮,加独活。

19. 中和汤(《本草易读·卷三·桔梗》)

治骨槽风初起,又托一切半阴半阳之疮痈。

桔梗　白芷　人参　黄芪　藿香　肉桂　甘草　白术　川芎　当归　白芍　麦冬　姜　枣

水酒煎服。

20. 升阳散火汤（《外科大成·卷二·分治部上·面部主治方》）

治骨槽风。

牛蒡子　防风　荆芥　薄荷　黄芩　龙胆草　黄连　贝母

水煎，食远服。

21. 升桔汤《外科大成·卷二·分治部上·面部主治方》

治骨槽风，并咽喉耳痛。

升麻　桔梗　昆布　连翘　射干　甘草（等分）

水煎，食远温服。

22. 黄连消毒饮（《惠直堂经验方·卷三·痈疽门》）

专治脑疽对口，及一切头上太阳经病。初患三日者，服之立效。又治骨槽风，初起二剂而愈，真神方也。

生地（酒洗）　连翘　桔梗　羌活　归身（各一钱）　炙黄芪　人参　炙甘草　生甘梢　陈皮　归尾　黄连　生黄芪　防风　独活　藁本　防己（酒洗）　苏木　黄柏　黄芩（各五分）　知母（四分，酒洗）　泽泻（七分）

用水三钟煎盅半，加酒一小杯，再煎数沸，食后服。痛甚者加乳香、没药各一钱（去油），同煎服。凡服后不得饮水，恐再作脓效迟。

23. 牛膝散（《金匮翼·卷五·齿·齿痛》）

治风龋疼痛，解骨槽风毒痛。

牛膝（一两，烧灰）

每以少许末，著齿间含之。

24. 清阳散火汤（《疡科捷径·卷上·面部·骨槽风》）

清阳散火用翘芩，白芷荆防牛蒡升。甘石蒺藜相共用，当归活血最堪称。

防风　连翘　白芷　淡芩　石膏　荆芥　牛蒡　蒺藜　生草　当归　升麻

25. 真君妙贴散《疡科捷径·卷上·面部·骨槽风》

真君妙贴散奇方，白面硫黄荞面镶。三味共和为饼子，阴干研末贴敷良。

硫黄（二斤）　荞面（二斤）　白面（二斤）

共为细末。用清水和拌得宜，晒成面饼，俟阴干，研细，清水调敷。

26. 犀黄丸（《重楼玉钥·卷上·症治汤头备录》）

治一切骨槽风，并患乳岩、瘰疬，痰核、横痃，肺痈、小肠痈流注等症。

犀黄（三分）　乳香（一两，灯心炒去油）　没药（一两，制同上）　真麝香（钱半）

共研细末，取粟米饭一两，捣为丸如绿豆大，晒干忌烘。每服三钱，热陈酒送下，饮醉，盖被取汗出，醒后痈消而痛自息矣。

27. 阳和汤《重楼玉钥·卷上·症治汤头备录》

专治骨槽风。

大熟地（一两）　鹿角胶（三钱，石膏隔水顿，冲服）　上肉桂（一钱）　白芥子（二钱，炒研末）　生甘草（一钱）　姜炭（五分，即炮姜）　麻黄（五分）

麻黄得熟地不发表，熟地有麻黄不腻膈神用在斯。水三钟煎至五分。食远服。

28. 阳和丸（《重楼玉钥·卷上·症治汤头备录》）

专治骨槽风症。

上交桂（一两）　黑炮姜（五钱）　麻黄（三钱）

共研细末，炼蜜为丸。每服须加前二陈汤同煎，为妙，本方勿增减出入。

29. 推车散（《重楼玉钥·卷上·喉风诸方》）

专治牙痈、骨槽风生多骨者，吹入神效。

取推车虫（即羌螂）炙研极细末，每一钱加入干姜末五分，同乳细收固。每用少许，吹入患处孔内。若孔内有骨，次日不痛，而骨自出。凡吹过周时，而无骨出者，则知内无多骨也。

30. 二陈汤（《重楼玉钥·卷上·症治汤头备录》）

治湿痰为患及骨槽风等症。

陈半夏（三钱，九制者佳）　广陈皮（三钱，去净白）　白茯苓（二钱）　生甘草（一钱）

上加白芥子二钱，炒研。引用生姜三片，水煎服。

31. 牙疼药捻（《太医院秘藏膏丹丸散方剂·卷二》）

治牙齿腐烂及骨槽风、多骨疽等症。

珍珠　儿茶　琥珀　龙骨　乳香　没药　冰

片　硼砂　牛黄　明雄黄　石膏(各等分)

上为细末。面打糊合一处做捻，塞牙缝内。自然消肿解毒止脓，生肌长肉。忌鸡、鱼、猪、肉、烟、椒、酒、甜等物。

32. 御制平安丹(《太医院秘藏膏丹丸散方剂·卷四》)

治喉痹、喉痈、缠喉肿毒、单双乳蛾、口舌糜烂、牙宣、牙痈、牙疳、齿漏、风火牙疼、骨槽风疼、小儿走马牙疳、痘疹余毒攻目、眼疾等症。用丹外敷，内服三五分，立有神效。

麝香(四两)　灯草灰(十六两)　猪牙皂(十二两)　闹羊花(八两)　冰片(四两)　细辛(四两)　西牛黄(二两四钱)　明雄黄(四两)　朱砂(四两)　草霜(四两)　大腹子(十两)　炒苍术(十两)　藿香(十二两)　陈皮(八两)　制厚朴(八两)　五加皮(八两)　茯苓(十六两)

共研极细面。

33. 柴胡连翘汤(《本草简要方·卷之二·草部一·柴胡》)

治热毒马刀瘰疬、妇人气寒血滞经闭。头部各种热毒，非用此药不能速效。即骨槽风初起未化脓，重用柴胡，佐以苁蓉、生地、玄参、黄芩，二三剂即可消去，实具神力。

柴胡　连翘　知母(酒炒)　黄芩(炒，各五钱)　黄柏(酒炒)　生地　炙草(各三钱)　当归尾(一钱五分)　肉桂(三分)　牛蒡子(炒，研，三钱)　瞿麦穗(锉，如豆大)

每服三五钱，水二大钟煎至一钟，去滓，温服。

34. 治骨槽风验方

1)《圣济总录·卷第一百二十·齿龈肿》

治齿龈肿。

赤小豆(二合，炒熟)　黑豆(二合，炒熟)　柳枝(一握，锉)　地骨皮(一两)　柳蠹末(半合)

上五味，捣筛为散。每用四钱匕，水一大盏煎至七分，去滓，热含冷吐。

郁李根(一两)　川椒(一分)　柳枝(二两，锉)　槐枝(二两，锉)　莨菪子(半两)　蔷薇根(二两，锉)

上六味，捣筛为粗散。每用四钱匕，水一大盏煎至七分，去滓，热含冷吐。

白矾(一两，烧灰)

上一味，研为细末。每用半钱，敷齿根下则愈。

松节(一两)　细辛(半两)　胡桐泪(一两)　蜀椒(一分，去目及闭口者，微炒)

上四味捣碎，为五度用。每度以酒二盏，煎十余沸，去滓，热含冷吐。

生地黄(一斤，取汁)　胡桐泪(半两，细研)　白矾(半两，枯研)　麝香(一分，细研)

上四味，研为极细末，与生地黄汁，相和令匀，于银器中，即以文武火，慢慢煎成膏。临时以药于牙龈上涂之，有津即咽，每用一字，食后夜卧。

2)《普济方·卷六十九·牙齿门·骨槽风》

治牙痈肿塞，口噤而不能开。

附子　黄连　矾石(一两)

上为末，纳口中。如有口噤不能开者，须用银箸斡开，将药以芦管细细吹入咽喉中，即苏醒。

治骨槽风，牙疼肿：用桔梗为末，枣瓤和丸如皂子大。绵裹咬之，肿则荆芥汤漱之。

3)《本草易读·卷七·槐米》

牙根肿痛，欲成骨槽风。

槐米(三钱，焙)　苦参(三钱，焙)　蛇皮(半条，焙)

共为末，蜜一两，丸三粒。每服一丸，用老鼠枕头根，每七枚，煎水送下。

4)《金匮翼·卷五·齿·齿痛》

治齿痛。

郁李根一握，水一盏煎至六分，热含之，吐虫长六分，黑头。

大醋一升，煮枸杞根白皮一升，取半升，含之虫立出。(《肘后》)

5)《脉因证治·卷四·齿》

治骨槽风。

皂角(不蚛，去子)　杏仁(烧，存性)

上每味一两，入青盐一钱，揩用。

6)《救生集·卷一·风湿痿痹门》

用天南星一个，挖空中心，填满雄黄，白面包裹，炭火煨焦，取出伏地气半日，去面将天南星研末，擦牙缝数遍，止血止疼。

7)《春脚集·卷之一·牙齿部》

治骨槽风方，汤药。

熟地(一两)　鹿角胶(三钱，石碎，隔水顿化，冲服)　好肉桂(一钱)　白芥子(二钱，炒研)

甘草（一钱） 炮姜（五分） 麻黄（五分）

水煎，空心服。

治骨槽风方，丸药。

好肉桂（一两） 炮姜（五钱） 麻黄（三钱）

共为细末，炼蜜为丸梧桐子大。每服二三钱，用半夏三钱，广陈皮三钱（去白），白茯苓二钱，甘草一钱，白芥子二钱，生姜三片，水煎汤送下。

治牙根肿烂，穿唇破颊，并一切口疮极妙。

胡黄连（一钱） 胆矾（二分） 儿茶（二分）

为末，擦之。

8）《疑难急症简方·卷四·风气风毒》

张璞山方：屋上瓦松（越陈越好），新瓦上（先煅炭），猪下巴骨，按患取骨（后煅炭），梅冰三十文。共研，麻油调敷患处，须留出疮头。如果对症，十余天必效。

【论用药】

1. 地骨皮

《本草纲目·木部第三十六卷·木之三·枸杞地骨皮》："煎汤嗽口，止齿血，治骨槽风。（吴瑞）"

《本草通玄·卷下·木部·地骨皮》："肝木不宁则风淫，而为肌痹头风及骨槽风。惟地骨皮滋水养木，故两经之症，悉赖以治。"

《本草详节·卷之五·木部·地骨皮》："主有汗骨蒸，在表无定风邪，泻肾水，降肺中伏火，去胞中火，退晡热，疗上膈吐血，煎汤漱口，止齿血，治风湿痹，去骨槽风。"

《本经逢原·卷三·灌木部·地骨皮》："又主骨槽风证，亦取入足少阴，味薄即通也。"

《本草思辨录·卷四·枸杞》："《千金》而外，后人又以地骨皮退内潮外潮，治骨蒸、骨槽风、吐血、下血、目赤、口糜、小儿耳疳、下疳等证，然系益阴以除热，有安内之功，无攘外之力。"

2. 胡桐泪

《海药本草·玉石部卷第　·胡桐泪》："主风疳䘌，齿牙疼痛，骨槽风劳。能软一切物。多服令人吐也。作律字非也。"

《本草纲目·主治第四卷·百病主治药·牙齿》："胡桐泪：为口齿要药。湿热牙痛，及风疳䘌齿、骨槽风，为末，入麝，夜夜贴之；宣露臭气，同枸杞根漱；䘌黑，同丹砂、麝香掺。"

3. 骨碎补

《本草正义·卷之七·石草类·骨碎补》："寿颐先业师阆仙朱先生，尝用以治寒痰凝滞，牙关不利，颊车隐痛之骨槽风重证，甚有捷验。"

4. 桔梗

《本草纲目·草部第十二卷·草之一·桔梗》："骨槽风痛，牙根肿痛：桔梗为末，枣瓤和丸皂子大，绵裹咬之，仍以荆芥汤漱之。（《经验后方》）"

【医案】

《续医说·卷七·神针·女膝穴》

刘汉卿郎中患牙槽风，久之颔穿，脓血淋漓，医皆不效。在维杨时，有丘经历妙于针术，与汉卿针委中及女膝穴，是夕脓血即止。旬日后，颔骨蜕去，别生新者，完美如昔。又张师道亦患此症，复用此法针之亦愈。委中穴在腿脉中，女膝穴在足后跟，考诸针经无此穴。惜乎后人未之知其神且验也。（《癸辛杂志》）

《临证一得方·卷一首部·骨槽》

1）少阴虚虚实实之火上炎，复感暑邪，咽痛，牙床红肿酸疼，关窍禁闭，成骨槽风之重候也。炒僵蚕、煅磁石、羚羊角、老钩藤、炒秦艽、玉桔梗、生茜草、安肉桂、赤茯苓、焦车前、元明精、茅根肉。

复：骨槽风稍退，脉数而细，拟壮水制火归源之法。生地黄、粉丹皮、活磁石、甘杞子、太阴元精石、山茱萸、淮山药、刺蒺藜、荷叶蒂、焦山栀、白茯苓、新会皮、安玉桂。

2）肝肾火浮，齿痛龈肿，口不能张，内腐气腥，此即骨槽风之渐也。石决明、活磁石、元精石、焦车前、炒泽泻、老钩藤、淡秋石、怀牛膝、人中黄、生地、洋青铅。

复：骨槽旁实稍松动，最难收敛。原生地、制首乌、粉丹皮、煅牡蛎、煅石决、炒白芍、潞党参、新会皮、远志肉、酸枣仁、炙鳖甲。

再复：骨槽已溃头孔不一。生西芪、生地黄、甘人中黄、炒怀膝、鲜石斛、象贝母、福泽泻、焦车前子、新会皮、炒黄芩、煅磁石、干荷蒂、焦半夏曲。

三复：外肿已束，但内腐潭深，势难速敛。炒僵蚕、羚羊角、飞青黛、盐新会、鲜生地、象贝母、飞滑石、盐泽泻、黑玄参、人中黄、天花粉、茅根肉。

《医门补要·卷下·医案》

一妇耳下始隐痛，渐肿大，经治后肿虽退，而牙关仍紧,延已两月。颐下有一孔流脓,是骨槽风之脓毒,结成多骨,抵拒牙关。用刀刺牙床后尽处,插入降丹少许,闭口半日勿食,免药毒入喉伤人,提出多骨,乃痊。

一人牙关初肿闭,他医令其食荤腥发物,则风热被荤味助火滞毒,肿硬愈甚,牙关永紧,只进稀粥,成骨槽风锢疾,终身不治。

《陈莘田外科方案·卷二·牙槽风》

叶,左,朱母桥。七月廿九日。素有肝气便血,木旺土虚则湿胜,湿郁化热,湿热上乘阳明,而为牙槽风也。腐孔深潭,绵延三旬,日甚一日,舌苔薄白,脉右细数,面色萎黄,胃纳减少。病属内因,理之棘手者。拟从脾胃治之。野於术、广藿梗、半夏、桔梗、北秫米、云茯苓、江枳壳、陈皮、生草、丹皮、泽泻。

二诊:大便下□,胸脘不舒,面黄纳少。野於术、桔梗、云茯苓、煨天麻、甘草、制半夏、泽泻、新会皮、益智仁、丹皮、生谷芽。

三诊:腐势蔓延,胃呆便止,胸腹通畅,外腮肿痛得止,腐盛,面色萎黄稍减。制冬术、白扁豆、炙广皮、人中黄、炒米仁、丹皮、云茯苓、制半曲、金石斛、白桔梗、泽泻、鲜稻叶。

四诊:广藿梗、白桔梗、鸡内金、泽泻、炙广皮、炙冬术、粉甘草、香橼干、云苓、炒黄半曲。朝服水泛归脾丸,建莲汤送下。生熟谷芽各五钱,煎汤代水。

五诊:午后乍寒乍热,纳少便多,肛门气垂,腐孔深大。人参须、归身、广橘白、米仁、炙甘草、煨姜、云茯苓、白芍、川石斛、淮药、半夏,大枣二个。

六诊:人参须、炒白芍、淮山药、半夏、大枣、麦冬肉、炙甘草、煨姜、橘白、云苓、川斛。

七诊:人参须、东白芍、炙橘白、茯苓、粳米四钱,白扁豆、麦冬肉、川贝母、川石斛、甘草、淮药、小红枣。

盛,左,双凤。九月廿七日。暑邪病后,风湿热郁蒸阳明,右牙槽风,内外两溃,溃孔岩,外腮结肿,势欲窜头,内肿颇多,虑其积脓成骨,腐损牙床。理之棘手者。羚羊角、牡丹皮、白蒺藜、赤芍、桔梗、冬桑叶、瓜蒌根、人中黄、制蚕、土贝。

二诊:牙槽痈,外溃坚硬未化。羚羊角、天花粉、赤芍、桔梗、土贝、白蒺藜、丹皮、鳖甲、人中黄、云苓。

《陈莘田外科方案·卷二·骨槽风》

唐,幼,西塘。七月十六日。右穿腮骨槽风,起经七月,内外两溃,脓水淋漓,牙床脱落,多骨亦出。毒留恋于络,理之棘手者。细生地、牡丹皮、肥知母、怀牛膝、麦冬、石决明、天花粉、甘中黄、钩钩。

二诊:小川连、牡丹皮、肥知母、麦冬、川石斛、生鳖甲、怀牛膝、生草、天花粉。

三诊:中生地、牡丹皮、鳖甲、怀牛膝、西洋参、麦门冬、肥知母、赤芍、云苓、甘中黄。

四诊:右耳中作痛。青蒿梗、白蒺藜、天花粉、石决明、黄甘菊、牡丹皮、细生地、金石斛、嫩钩钩、甘中黄、土贝母。

五诊:小生地、天花粉、怀牛膝、羚羊角、麦门冬、肥知母、白桔梗、牡丹皮、甘中黄。

六诊:微有寒热。西洋参、制半夏、江枳壳、甘草、钩钩、金石斛、广橘红、云苓、竹茹、牡丹皮、石决明。

七诊:西洋参、钩钩、橘白、石决明、川贝母、云苓、甘草、川石斛、牡丹皮。

八诊:制首乌、金石斛、橘白、云苓、决明、西洋参、川贝、丹皮、甘草、钩钩。

九诊:首乌、云苓、丹皮、川贝、中黄、洋参、鳖甲、决明、钩钩、陈皮。

《马培之医案·骨槽风》

1) 腮颊为手阳明所过之地,骨槽风症缘阳明湿热与外风迫结而成。其来必骤,盖火性急故也。今外溃已久,牙关不开,缘颊车中坚硬未消,开合不利。古之用中和汤者,因从病久脉虚,故用黄芪之补托,四物之养血,桂心、白芷以散结邪,银花、花粉、元参、贝母之清化蕴毒。前言所议极是。但阳明多气多血之经,温补过施恐有偏弊之患,拟照古之中和汤不增不减可也。川芎、当归、白芍、生地、肉桂、黄芪、花粉、粉甘草、桔梗、大贝、银花、红枣。

2) 骨槽风,颊车内外俱肿,内溃流脓。宜清胃解毒自主外溃为要。川连、石膏、元参、花粉、羚羊角、丹皮、赤芍、银花、甘草、黄芩、淡竹叶、芦根。

3) 骨槽风,溃后筋脉急缩,以致牙关紧强,兼之余蕴未清,膀理结核,两耳作鸣而音不聪,厥少不和,阳浮于上。拟养阴清肝,兼和脉络。北沙参、菊花、当归、白芍、广皮、石决明、白蒺藜、夏枯草、泽泻、丹皮、甘草、荷叶。

丸方：川芎、当归、半夏、僵蚕、大贝、陈皮、茯苓、白蒺藜、北沙参、夏枯草、元参、白芷、甘草、海螵蛸。蜜水法丸，早膳后服三钱。

4）骨槽风症，窦汉卿名穿珠穿腮。《心法》曰：牙上发、牙槽发，二者皆以手少阳三焦、足阳明胃二经风火是。夫手少阳之经系手走头，足之阳明系头走足。恙由手经而入，始则牙痛颐肿，面肿上过太阳，继入阳明，则由项及胸。初时先下于前，嗣又慢补于后，以致毒火蕴遏，伤阴耗气，不能去毒化脓，散漫无定，脉象左部散大，右部濡小，舌㖞目定，阳缩，头面无华，汗多，气血两败，已成陷症。药病不能医，命由天定，非人力所能挽也。拟方尽人事而已。西洋参、茯苓、甘草、银花、花粉、川石斛、麦冬、大贝母、绿豆。

昨晚进汤药虽有转机，脉仍未起，未可为恃。原方中加生地五钱。

骨风溃久，牙骨已损，完功不易，当以补托。黄芪、当归、党参、甘草、白术、白芍、川芎、肉桂、大生地、花粉、红枣。

《疡科指南医案·牙部》

孙，左。骨槽风。花粉六钱，归尾三钱，白芷一钱，银花一两，川芎一钱，薄荷一钱半，六一散六钱。

又方：大黄、花粉、赤芍。三味以丝瓜叶汁磨敷。

复诊：原方加连翘一钱半，减六一散二钱。

《疡科指南医案·面部》

丁，左。病有发肌表者，有发于筋骨者。肌表者易愈，筋骨者难痊。此名骨槽风。外观似属阳明之表症，其实系筋骨之重疡，为此内连咽喉，下连颐颔，上达发鬓。肿势漫延，虽得脓而硬仍不减，法当大补气血兼以消坚疏利，耐心久投为嘱。升麻三分，柴胡三分，僵蚕二钱，川芎一钱，当归六钱，甘草一钱，苡仁二钱，银花六钱，黄芪一两，陈皮三两，甲片一两，洋参三钱，加骨碎补一两、猪牙床骨（炙）五分。

《爱月庐医案·骨槽风》

齿乃肾之余，龈属胃之脉。想骨槽风之症，邪深着骨，每多成漏之虞，良由元本不足，肾水素亏，外束风邪，袭入阳明胃络，乘虚而邪伏于骨，酝酿而成。据述症起二月，先自内溃，后复外穿，溃后脓秽难净，牙床骨露，甚至积成脓骨，内外肿势未能全消，此系正不托邪，邪蕴难清之故。症源弥深，势恐难以奏效。所幸者饮食如故，胃未受伤，中气尚能扶持。兹拟标本兼顾，缓缓图之。西洋参、连翘、扁金斛、赤白芍、知母、福泻、净银花、米仁、新会皮、粉丹皮、元参。

《曹沧洲医案·唇齿舌门》

顾。（齿）牙槽风，内外肿甚，牙关拘紧，作痛焮热，表热脉数。风郁阳明络。治宜清化泄降主之。桑叶、土贝、石决明、钩勾、白蒺藜、炒黑荆芥、忍冬藤、制僵蚕、赤芍、防风、丝瓜络、泽泻。

王。（齿）牙槽风，内外肿胀，稍有寒热，脉数带弦。当内外两治。桑叶、赤芍、枳壳、忍冬藤、牛蒡子、土贝、竹茹、泽泻、白蒺藜、连翘、通草、煅瓦楞壳。

金。（齿）骨槽风，肿甚脓多，形将外溃。体虚病深，不易为力。桑叶、石决明、忍冬藤、泽泻、丹皮、赤芍、丝瓜络、连翘、白蒺藜、土贝、马勃、桑枝。

《曹沧洲医案·外疡总门科》

沈。（牙槽风）内外肿胀，稍有寒热，脉数弦。当内外两治。桑叶三钱，赤芍三钱五分，枳壳三钱，忍冬藤四钱，牛蒡子三钱，土贝五钱（去心），竹茹三钱，泽泻三钱，白蒺藜四钱（炒去刺），连翘三钱，通草一钱，煅瓦楞壳一两（先煎）。

金。（牙槽风）肿胀作痛，纳少，脉数。风热走入阳明络，势在方张，未可忽视。桑叶三钱，白蒺藜三钱，制僵蚕三钱，秦艽三钱，牛蒡子三钱，土贝四钱，马勃七分（包），钩勾三钱（后下），赤芍三钱，石决明一两（先煎），丝瓜络三钱五分，白茅根一两。

项。（骨槽风）肝肾不足，风入筋骨间，右牙骱酸痛着骨，脉细。此骨槽风也。归身二钱，淡木瓜一钱，土贝四钱，苏梗三钱五分，白蒺藜四钱，丝瓜络三钱五分，钻地风七分，煅瓦楞壳一两（先煎），秦艽三钱五分，制僵蚕三钱，伸筋草三钱五分，桑枝一两。

《丁甘仁医案·卷八·外科案·骨槽风》

周左。骨槽风肿硬不痛，牙关拘紧，缠绵二月余，此阴症也。位在少阳，少阳少血多气之脏，脉络空虚，风寒乘隙而入，痰瘀凝结，徒恃清凉无益也。法当温化，阳和汤主之。净麻黄五分，肉桂心四分，大熟地（二味同捣）四钱，炮姜炭五分，生草节八分，白芥子（砂研）一钱，鹿角霜三钱，小金丹（陈酒化服）一粒。外用生姜切片，上按艾绒灸之，再覆以阳和膏。

朱右。骨槽风破溃经年，脓积成骨，流水清稀，气血两亏，不能载毒外出，缠绵之症也。法与补托。潞党参三钱，生黄芪四钱，全当归二钱，京赤芍二钱，云茯苓三钱，炮姜炭五分，陈广皮一钱，川贝母三钱，炙僵蚕三钱，香白芷六分。

金右。骨槽风穿腮落齿，脓水臭秽，症属棘手。西洋参二钱，北沙参三钱，川石斛四钱，赤白芍各一钱五分，金银花三钱，粉丹皮二钱，川贝母三钱，天花粉三钱，旱莲草二钱，黛蛤散（包）六钱。

施左。颐肿坚硬，寒热交作，牙关开合不利，骨槽风之渐也。宜与疏散。荆芥穗一钱五分，青防风一钱，薄荷叶八分，炒牛蒡二钱，生草节八分，苦桔梗一钱，大贝母三钱，炙僵蚕三钱，晚蚕砂（包）三钱，山慈姑片八分，万灵丹（入煎）一粒。外用消核锭，陈醋磨敷。

二诊：寒热已退，肿硬渐消，此系风痰交阻络道所致。再与疏散。荆芥穗一钱五分，青防风一钱，薄荷叶八分，炒牛蒡二钱，生草节八分，苦桔梗一钱，大贝母三钱，炙僵蚕三钱，小青皮一钱，光杏仁三钱，万灵丹（入煎）一粒。

洪左。颊车漫肿焮红，且有寒热，肝胃之火升腾，风热之邪外乘。宜以清疏。荆芥穗一钱五分，青防风一钱，薄荷叶八分，炒牛蒡二钱，生石膏（打）四钱，生草节八分，苦桔梗一钱，京赤芍二钱，大贝母三钱，炙僵蚕三钱，金银花三钱，茅芦根（去心、节）各一两。

邹左。骨槽痈内外穿溃，腐烂已久，气阴两伤，少阴伏热上升，喉痹燥痛，蒂丁下坠，妨于咽饮，咳嗽痰浓夹红，舌质红绛，脉象濡小而数，加之手足浮肿，动则气喘，胸膺骨胀，肺络损伤，子盗母气，脾土薄弱。肺喜清润，脾喜香燥，治肺碍脾，治脾碍肺，棘手重症。勉拟培土生金，养肺化痰，未识能得应手否？南沙参三钱，生甘草六分，栝蒌皮二钱，猪肤（刮去油、毛）三钱，淮山药三钱，苦桔梗一钱，生苡仁四钱，冬瓜子皮各三钱，连皮苓四钱，川象贝各二钱，藏青果一钱。外用金不换吹喉搽腐。

病名索引

（按中文笔画排序）

三画

四画

五画

六画

七画

八画

九画

十画

十一画

十二画

十三画

十四画

十五画

十六画

十七画

廿二画

廿四画

方剂索引

（按中文笔画排序）

一画

二画

三画

四画

五画

六画

七画

八画

九画

十画

十一画

十二画

十三画

十四画

十五画

十六画

十七画

十八画

十九画

廿画

廿一画